中药固体制剂
制备工艺与设备

中国制药装备行业协会◎组织编写
顾　问◎高　川
主　编◎刘旭海　罗晓健

人民卫生出版社
·北　京·

图书在版编目（CIP）数据

中药固体制剂制备工艺与设备 / 刘旭海，罗晓健主编. —北京：人民卫生出版社，2023.5

ISBN 978-7-117-34754-9

Ⅰ. ①中… Ⅱ. ①刘… ②罗… Ⅲ. ①固体－剂型－中药制剂学 Ⅳ. ①R283.62

中国国家版本馆 CIP 数据核字（2023）第 076088 号

中药固体制剂制备工艺与设备

Zhongyao Guti Zhiji Zhibei Gongyi yu Shebei

主　　编：刘旭海　罗晓健
出版发行：人民卫生出版社（中继线 010-59780011）
地　　址：北京市朝阳区潘家园南里 19 号
邮　　编：100021
E - mail：pmph @ pmph.com
购书热线：010-59787592　010-59787584　010-65264830
印　　刷：北京市艺辉印刷有限公司
经　　销：新华书店
开　　本：787 × 1092　1/16　　印张：29
字　　数：706 千字
版　　次：2023 年 5 月第 1 版
印　　次：2023 年 5 月第 1 次印刷
标准书号：ISBN 978-7-117-34754-9
定　　价：85.00 元
打击盗版举报电话：010-59787491　E-mail：WQ @ pmph.com
质量问题联系电话：010-59787234　E-mail：zhiliang @ pmph.com
数字融合服务电话：4001118166　E-mail：zengzhi @ pmph.com

顾　问　高　川

主　编　刘旭海　罗晓健

副主编　贺志真　陈露真　鲁永胜　王谷洪

王孟刚　费翼城　饶小勇　刘震麒

编　委（以姓氏笔画为序）

丁国富　王云攀　王吉帅　王谷洪

王宝艺　王孟刚　冯玉波　刘　微

刘旭海　刘欣浩　刘震麒　孙凯南

李小飞　李柏刚　张　磊　陈露真

罗晓健　秋　晖　饶小勇　费翼城

贺志真　贺辰阳　彭　伟　鲁永胜

审　校　李宝秦　许智英　王莉莉

前 言

中药固体制剂是临床应用最广泛的制剂，《中华人民共和国药典》（2020 年版）主要收录了颗粒剂、丸剂、片剂、胶囊剂、散剂、膜剂等。固体制剂以口服为主，也可用于其他给药途径。与液体制剂相比，固体制剂具有性质稳定，生产成本低，服用、携带与运输方便等优点，因此，中药固体制剂在中药制剂中占有重要地位，是中药制药发展水平的重要标志之一。

中药固体制剂制备过程主要有中药前处理、干燥、制粒、混合、充填、压片、包衣等工序，具有工艺复杂、设备种类多的特点。制药设备和制剂工艺是高质量药品的两个重要保障条件。制药设备是制剂工艺实现的重要手段，制剂工艺是制药设备发挥作用的载体，两者相互依存，协同作用，是制剂生产的重要基础。随着药品“质量源于设计”理念、过程分析技术与连续化生产的兴起，以及人们对药品的关键物料属性、关键工艺参数与药品关键质量属性的深刻理解，制药设备和制剂工艺的相互作用越来越受重视，促进了制药设备和制剂工艺的深度融合，制药设备的创新加速了新工艺、新制剂的产生，制剂工艺的发展推动了制药设备研发和制造水平的提高，从而保障药品质量的安全、有效、可控和生产过程的绿色、高效、环保。

本书内容共十章，以问题和需求为导向，以中药制剂工艺为主线，理论联系实践，详细介绍常用中药固体制剂成形设备的基本组成、工作原理、关键部件的设计原则与结构特点，分析设备因素对药品质量、生产效率、节能、环保等的影响，并针对中药固体制剂研发和生产中常出现的问题，侧重从设备的角度，提出解决思路与建议。

本书编委均来自中药制药企业、制药设备制造企业和高校，将他们丰富的理论知识与实践经验毫无保留地贡献出来，与大家分享。

本书编写和出版得到了中国制药装备行业协会及其理事长、秘书长等的宝贵建议和大力支持，全书引用了大量的参考文献，限于篇幅不能全部列出，在此一并致以最真诚的谢意。

本书不仅可作为制药企业与制药设备企业生产、管理人员的日常工作指导手册，而且还可作为相关专业教师、学生阅读的参考书。中药固体制剂制备工艺和设备发展很快，限于业务水平和时间有限，本书内容难免存在不足，敬请读者批评指正。同时欢迎读者就有争议的问题进行讨论，以便再版时进行修订。

刘旭海 罗晓健

2022 年 9 月 29 日

目 录

第四章 中药片剂制备工艺与设备

第七章 中药固体制剂包衣工艺与设备

第八章 中药固体制剂药品包装工艺与设备

第十章 中药固体制剂工艺验证与设备确认

第一章

中药粉体的基本性质及表征方法

粉体是固体制剂最重要、最基本的组成部分。中药固体制剂占全部临床制剂品种的70%以上，中药固体制剂在转运、成形、运输、贮藏等过程中均离不开粉体，粉体的性质对制剂的成形性（图1-0-1）、稳定性甚至疗效均会产生很大的影响。粉体的基本性质主要体现为粒径大小、粒度分布、形态、密度、比表面积、孔隙率等，这些性质影响了粉体的流动性、吸湿性、黏结性、成形性，因此，研究和掌握中药粉体基本性质对中药制剂成形和研究高质量的中药产品具有十分重要的意义。

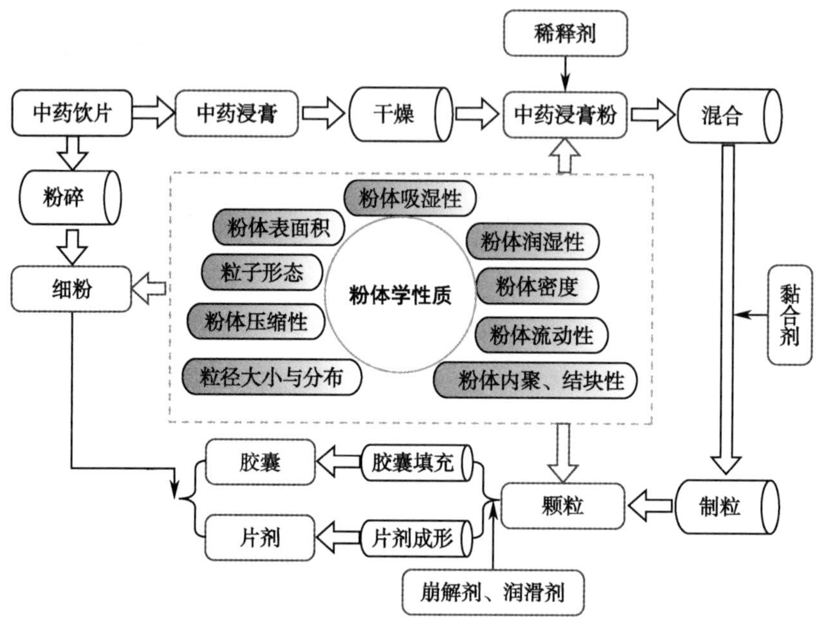

图1-0-1　粉体学性质与固体制剂的相关性

粉体是指细小固体粒子的集合体，是颗粒的组成单元。根据其组成粒径的大小，粉体可分为颗粒（大于100μm）、微粉（1～100μm）、纳米粉（＜1μm）。而中药固体制剂常根据药典筛的大小将中药固体粉体分为6级：最粗粉、粗粉、中粉、细粉、最细粉、极细粉（表1-0-1）。

表1-0-1　粉体等级

粉体等级	规定范围
最粗粉	能全部通过一号筛，混有通过三号筛不超过20%的粉末
粗粉	能全部通过二号筛，混有通过四号筛不超过40%的粉末
中粉	能全部通过四号筛，混有通过五号筛不超过60%的粉末
细粉	能全部通过五号筛，含能通过六号筛不少于95%的粉末
最细粉	能全部通过六号筛，含能通过七号筛不少于95%的粉末
极细粉	能全部通过八号筛，含能通过九号筛不少于95%的粉末

粉体的性质可分为基本性质和其他性质，基本性质指粉体粒径大小与分布、粒子形态，其他性质包括粉体的流动性、吸湿性以及压缩成形性等。

第一节　粉体的基本性质

一、粉体粒径大小与分布

粉体的粒径大小及分布是粉体的最基本性质，是粉体的重要物理参数之一，决定了粉体的组成情况，直接影响其流动性、溶解性、吸附性，对制剂释放与疗效等也有影响。因此，了解粉体粒径大小与分布对制剂工艺及产品质量均具有重要意义。

粉体的粒径影响混合的均匀性，混合过程中粒径较大的粒子易处于粉体表面层，粒径较小的粒子易堆积在里层，从而导致粉体的离析。粒径越小粉体越容易团聚，导致流动性差。压片过程中粒径分布及大小对压片物料的混合均匀性、可压性、片重差异和有效成分的溶出都有显著影响。对于全粉末压片，药物和辅料粒径分布均匀对于改善压片物料的流动性更加重要，可避免因机器震动或搅拌器搅拌不均带来的粉末分层、片重差异大等问题。粉体粒径越小，压缩时粒子重排空间越大，有利于粒子群趋向于更大变形的位置排列，片面光洁度越好，药物的溶出度越好。

（一）粒径大小的表示方法

粉体是由大小不同的粒子集合而成，粒径的形态也各有不同，因此，粒径大小很难严格按照直径或长、宽、高来描述，往往只能采用一些近似或相似的方法来处理，根据颗粒形状，粉体粒径大小常采用几何学粒径、筛分径、比表面等价径等来表示。

1．**几何学粒径**　是根据粉体投影的几何学尺寸定义的粒子径，反映了粒子的特征尺寸。常以三轴径、投影圆面积相当径、球体相当径等表示（表 1-1-1）。

表 1-1-1　几何学粒径表示方法

名称	定义
三轴径	粉体平面投影图上测定的长径、短径和高
投影圆面积相当径	与粉体投影面积相同圆的直径，也称 Heywood 径
球体相当径	与粉体体积相同球体的直径

2．**筛分径**　又称为细孔通过径，粒子通过粗筛网且被截留在细筛网时，粗、细筛网孔直径的算术或几何平均值称为筛分径（筛分平均径）。

3．**比表面等价径**　是与粒子具有相同比表面积球的直径。

（二）粒径分布表示方法

粉体是由不同粒子构成的集合体，粒径分布反映粉体中不同粒径粒子的分布情况，常用频率分布、累计分布和分布跨度表示。

频率分布表示各粒径所对应的粒子在全体粒子群中所占的比例。累计分布表示小于（或大于）某粒径的粒子在全体粒子群中所占的比例。

累计分布通常采用 D_{10}、D_{50}、D_{90} 表示。D_{10} 表示粒径小于该数值的颗粒占 10%，如 D_{10} 为 38.4μm，即表示粒径小于 38.4μm 的颗粒占整个粉体的 10%。D_{50} 表示粒径大于该数值的颗粒占 50%，D_{50} 也称中位径或中值粒径。D_{50} 不表示粉体的平均粒度，表示粉体的平均粒度另有参数，例如 D（4,3）、D（3,2）等，D（4,3）表示体积平均径，D（3,2）表示面积平均径。

分布跨度通常采用公式表示：分布跨度 =（$D_{90}-D_{10}$）/D_{50}。跨度值越小表示粒径分布越集中，值越大表示粒径分布越宽。

（三）粒径大小及分布的测定方法

粉体的粒径大小及分布测定方法有很多，主要有光学显微镜法、电子显微镜法、筛分法、激光衍射法等，具体见表 1-1-2。

表 1-1-2　常用粒径测定方法

测定方法	基本原理	适用粒子径范围 /μm
光学显微镜法	根据粒子投影像测得粒子大小	＞ 0.500
电子显微镜法	利用电子成像原理测得粒子大小	＞ 0.001
筛分法	利用筛孔机械阻挡对粒子进行分档	＞ 45.000
激光衍射法	基于 Fraunhofer 散射和 Mie 理论测得粒子大小	0.020 ～ 3 500.000
激光散射法	基于光子相关分析理论测得粒子大小	0.001 ～ 2.000
库尔特计数法	基于小孔电阻原理测得粒子大小	0.100 ～ 1 000.000

二、粉体形态

粉体粒子形态各异，粒子的形态指一个粒子的轮廓或表面上各点所构成的图像，如球形、立方形、片状、柱状、鳞片状、粒状、棒状、针状、块状等。粒子形态可影响粉体的流动性、充填性，也会影响粉体的表面积。

粉体形态会影响混合的均匀性，表面光滑的球状粉末混合时，其流动性好，易于混合均匀，但也易于分离出来。形态不规则、表面不光滑的粒子混合时虽不易混合均匀，但一旦混合均匀就不易分离，容易保持均匀的混合状态。粒子的形状也会影响其压缩性，如立方晶系的结晶对称性好，易压缩成形；鳞片状和针状结晶压缩时易呈层状排列，机械黏合作用力弱，压缩成形性差；树枝状结晶压缩时机械结合力大。例如普通淀粉结晶形态完整，表面光滑，压缩结合力小，弹性复原率大；可压性淀粉的结晶表面粗糙，有裂隙和空洞，增加了压缩时颗粒间啮合力，受压时表现为塑性变形，压缩成形性高。颗粒形状会影响散装粉末的特性和颗粒单元操作的性能。例如，形状会影响粉末的填充行为，从而影响其体积密度和存储容量。

中药复方提取物粉体形态与提取物的干燥方式密切相关。由图1-1-1可知，同一中药复方提取物，经喷雾干燥制备的中药浸膏粉呈球形或类球形，真空干燥、真空带式干燥制备的浸膏粉呈片状或块状，冷冻干燥制备的浸膏粉呈块状或片状，且表面呈蜂窝状。

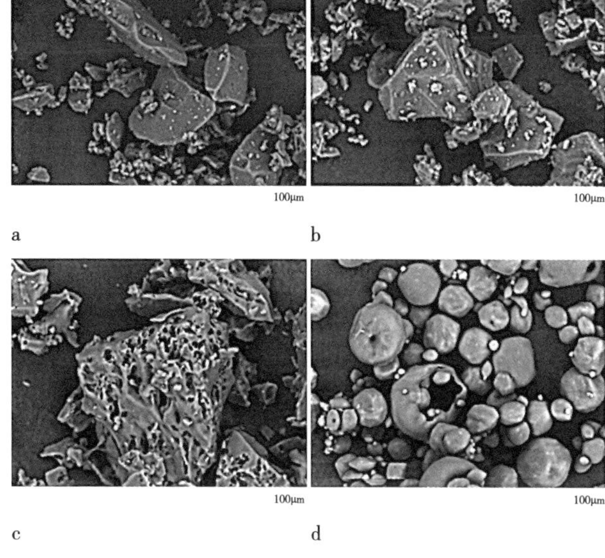

图1-1-1　中药浸膏不同干燥方式干燥物的形态
a. 真空干燥；b. 真空带式干燥；c. 冷冻干燥；d. 喷雾干燥。

（一）粒子形态的表示方法

粒子形态通常采用形状指数和形状系数来表示。形状指数采用球形度和圆形度来描述。形状系数常用体积形状系数、表面形状系数、比表面积形状系数来描述。

（二）粒子形态的测定方法

粒子形态根据粒子大小和测定原理不同，常用的测定方法有光学显微镜法、扫描电子显微镜法、透视电子显微镜法等。

三、粒子的比表面积

粉体比表面积与粒子大小密切相关，粒子越大，比表面积越小，粒子比表面积越大，则粒子粒径越小。粒子比表面积越大，与外界接触面积越大，易吸附空气中的水分，造成流动性差、结块等，所以测定比表面积非常有必要。

（一）粒子比表面积的表示方法

粒子比表面积常用体积比表面积和重量比表面积来表示。

（二）比表面积的测定方法

直接测定粉体比表面积的常用方法有气体吸附法和气体透过法。常用的设备有全自动比表面积测定仪、勃氏透气比表面积测定仪等。

第二节 粉体的其他性质

一、粉体的密度

粉体的密度是指粉体单位体积的质量。粉体实际上是一种颗粒气体混合物，粉体中的单个粒子颗粒之间存在空间。此外，许多粉体是多孔的，也就是说，颗粒本身存在孔隙。因此，这些粒子间空间和粒子内空洞的存在导致了不同密度的定义。针对粉体内部、粉体之间的空隙不同，根据所取的体积不同，密度的意义不同，通常密度可分为真密度、粒密度、堆密度和振实密度等。

粉体的密度大小影响了混合均匀性，在混合过程中，密度大的粒子易在粉体下层，密度较小的粒子易在粉体上层，从而造成粉体离析，密度大小不同不仅给混合过程带来困难，而且已混合好的物料也会在输送过程中再次产生离析。因此混合过程中应尽量使混合物料的密度接近。

粉末的堆密度和压缩度是粒子间摩擦力的体现，反映粉体的凝聚性和松软状态，二者结合起来表征物料的流动性和填充性。粉体的堆密度与散剂和颗粒剂的分装、胶囊剂和片剂的填充密切相关。如压片物料的堆密度越小，粒子表面越粗糙，比表面积和孔隙率越大，粒子流动性越差，物料堆积时易产生“结拱”现象或形成鼠洞，不利于压片时物料的填充，容易增大片重差异。

（一）密度的表示方法

粉体的体积由粉体真体积、粒子内空隙、粒子间空隙等组成，密度常用表示方法有真密度、粒密度、堆密度和振实密度等。真密度表示为粉体质量除以真体积得到的密度，不包括粉体内外空隙的体积。粒密度表示为粉体质量除以粒体积得到的密度，包括内部空隙（含开口细孔和闭口细孔）但不包括粉体之间空隙。堆密度，也称松密度，表示为粉体质量除以该粉体所占体积得到的密度，包括内部空隙和粉体之间的空隙。振实密度表示为粉体经一定规律振动或轻敲后测得的堆密度。理论上，真密度≥粒密度≥振实密度≥堆密度。

（二）密度的测定方法

不同密度测定方法不同，真密度的测定方法有氦气测定法、液体汞和苯置换法等。粒密度的测定方法有密度瓶法和吊斗法。堆密度的测定方法通常有固定质量法、体积计法、固定体积法。

二、粉体的流动性

粉体流动性是指克服流动阻力，使粉末粒子相互移动，涉及克服接触粒子之间的表面相互作用，以及抵抗粉末流动的表面相互作用，可分为内耗和内聚力（粉体流动的阻力有两种：①粒子之间的摩擦力；②粒子与外界的器皿、管道等之间的摩擦力）。内耗是正常压力下一个粒子对另一个粒子的摩擦阻力。当不存在法向压力时，粒子之间可能仍然存在可以抵抗流动的吸引力，称为内聚力，内聚力通常随着法向压力的增加而变得更强。对于干粉，这些内聚力可分为范德瓦耳斯力、静电力和磁力。

范德瓦耳斯力通常是最重要的。由于原子核周围电子云的极化，它们在原子或分子水平上发生，导致每个粒子表面的原子之间产生正 / 负吸引力。粒子尺寸越小，每单位质量粉末的接触表面积越大，因此粒子之间的组合范德瓦耳斯力越大。范德瓦耳斯力的另一个重要方面是，随着粒子之间距离的减少，范德瓦耳斯力迅速增加，因此，当粒子被紧密地压实在一起时，范德瓦耳斯力将更大，范德瓦耳斯力越大，则流动性越差。

粉体的流动性影响了固体制剂成形、输送、填充、灌装等，粉体的流动性对颗粒剂、胶囊剂、片剂等制剂的重量差异影响较大，是保证产品质量的重要指标之一。粉体的流动形式很多，如重力流动、振动流动、压缩流动、流态化流动等，相对应的流动性评价方法也有所不同（表 1-2-1）。

表 1-2-1　粉体流动形式与其对应的流动性评价方法

种类	现象或操作	流动性的评价方法
重力流动	瓶或加料斗中的流出，旋转容器型混合器，充填	流出速度，壁面摩擦角，休止角，流出界限孔径
振动流动	振动加料方式，振动筛充填	休止角，流出速度，压缩度，表观密度
压缩流动	压缩成形（压片和胶囊充填）	压缩度，壁面摩擦角，内部摩擦角
流态化流动	流化层干燥，流化层造粒颗粒或片剂的空气输送	休止角，最小流化速度

粉体流动性评价方法通常采用休止角、流出速度、压缩度和豪森纳比（Hausner ratio）等。

休止角是粉体堆积层的自由斜面与水平面形成的最大角。常用的测定方法有注入法、排出法、倾斜角法等。休止角可以直接测定，也可以通过测定粉体层的高度和底圆盘半径后计算而得。即 $\tan\theta$ = 高度 / 半径。休止角是粒子在粉体堆体积层的自由斜面上滑动时所受重力和粒子间摩擦力达到平衡而处于静止状态下测得的，是检验粉体流动性好坏的最简便方法。休止角越小，摩擦力越小，流动性越好（表 1-2-2），一般认为 $\theta \leqslant 40°$ 时即可以满足生产流动性的需要。

表 1-2-2　休止角与流动状态的相关性

流动状态	休止角 /°
非常好	25 ～ 30
好	31 ～ 35
较好	36 ～ 40
一般	41 ～ 45
差	46 ～ 55
非常差	56 ～ 65
极差	＞ 66

流出速度是指将物料加入漏斗中，待全部物料流出所需的时间。如果粉体的流动性很差而不能自由流出，需加入玻璃球助流，测定自由流动所需玻璃球的量以表示流动性，加入量越多，流动性越差。

压缩度是粉体流动性的重要指标，其大小反映粉体的团聚性、松软状态。将一定量的粉体轻轻装入量筒后测量最初松体积，采用轻敲法使粉体处于最紧状态，再测量最终的体积，计算松密度（ρ_{bulk}）与振实密度（ρ_{tapped}）。根据公式：压缩度 =[（$\rho_{tapped}-\rho_{bulk}$）/$\rho_{tapped}$］× 100%，压缩度＜ 20% 时流动性较好（表 1-2-3），当压缩度＞ 38% 时，粉体很难从容器中自动流出。压缩度可以反映胶囊和片剂的填充性，压缩度越小，越有利于填充。粉体的压缩度也与片剂的抗张强度有关，压缩度小，说明物料内部孔隙率小，粒子之间摩擦力小，流动性、填充性好；另一方面，压缩度还反映物料的可压性，物料压缩度越大，孔隙率越大，压缩时粒子的变形空间越大，易朝着塑性变形的方向发生重排，且粒子之间的结合点越多，机械嵌合作用越大，片剂的抗张强度越大。粉体的压缩度大小对物料干法制粒也有很大影响，压缩度越大，浸膏粉的可压性越好，压制成胚片越容易，颗粒得率越高。在保证物料流动性较好的前提下，适当增加粉末的压缩度，可以提高浸膏粉的压缩成形性，降低胚片的脆碎度。

表 1-2-3　压缩度与流动性的相关性

流动状态	压缩度 /%
非常好	≤ 10
好	11 ～ 15
较好	16 ～ 20
一般	21 ～ 25
差	26 ～ 31
非常差	32 ～ 37
极差	＞ 38

三、粉体的吸湿性

粉体吸湿性是指粉体表面吸附水分的现象。粉体在湿度较大的空气中容易发生不同程度的吸湿现象，从而导致粉体的流动性下降、固结、润湿、液化等，造成称量、混合、灌装等困难。有些粉体吸湿还会发生变色、分解等化学反应。通常采用临界相对湿度（CRH）来评价粉体吸湿性强弱，CRH 越小说明粉体越容易吸湿，CRH 越大则粉体越不容易吸湿。如图 1-2-1 所示，A、B 两种中药浸膏粉，其对应的 CRH 分别在 a 和 b 点，A 物质的 CRH 小于 B 物质的 CRH，说明 A 物质比 B 物质更容易吸湿，但是根据两条曲线的斜率可知，A 物质较 B 物质的吸湿速度慢。因此，为了防止粉体在使用与贮存过程中吸湿，需控制生产环境的相对湿度在粉体临界相对湿度之下，此外，还可以通过加入 CRH 大的辅料（如乳糖等）来提高粉体的 CRH。

CRH 的测定方法有：静态饱和溶液法和动态水分吸附仪法。

测定CRH的意义：CRH可作为粉体吸湿性指标，一般CRH愈大，愈不易吸湿，为选择制剂处方生产（暴露时间）、贮藏的环境条件提供参考。

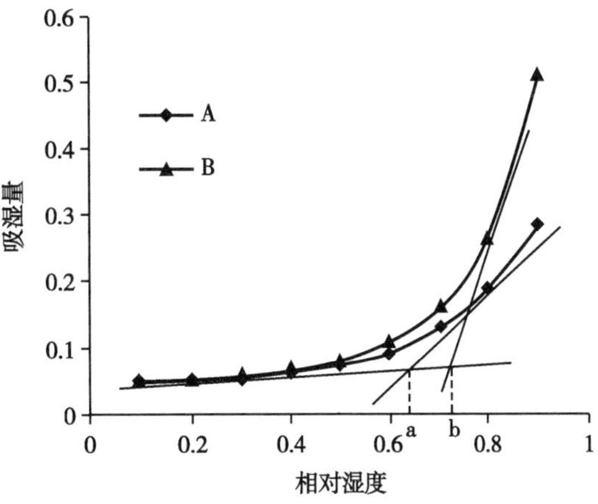

图 1-2-1　不同中药浸膏粉的临界相对湿度图

四、粉体的润湿性

粉体的润湿性就是粉体与液体表面形成固 - 液界面时所表现的性质。评价粉体润湿性强弱的参数为接触角，接触角（θ）就是固体表面与液滴切线的夹角，接触角越小则润湿性越好。θ=0° 为扩展润湿，液体完全润湿固体表面，液体在固体表面铺展；0° ＜ θ ≤ 90° 为浸渍润湿，液体可润湿固体；90° ＜ θ ＜ 180° 为黏附润湿，液体不能润湿固体；θ=180° 为完全不润湿，液体在固体表面凝聚成小球。湿法制粒过程中接触角越小，越有利于润湿剂或黏合剂在中药浸膏粉中分散，可以有效防止湿法制粒过程中黏结成团。

接触角的测定方法有：液滴法、毛细管上升法等。

五、粉体的黏附性与内聚性

粉体由于分子间作用力的存在易产生聚集，粉体的黏附与内聚可看作是相同现象的两个组成部分。黏附性指不同分子间产生的引力，如粉体粒子与器壁间的黏附。内聚性是指同分子间产生的引力，如粉体粒子之间发生黏附而形成聚集体。产生黏附性和内聚性的原因有：干燥状态下范德瓦耳斯力与静电力发挥作用；润湿状态下粒子表面存在的水分形成液体桥或由水分的蒸发而产生固体桥发挥作用。

中药浸膏粉成分复杂，常含有亲水性、亲脂性、酸性、碱性等成分，成分间极可能形成亚稳态，且浸膏粉的粉体间还存在较强的范德瓦耳斯力、架桥、静电等，导致中药浸膏粉具有较强的黏附性和凝聚性，使其流动性较差。

粉体黏附与内聚的存在，易导致粉体粒径大小的变化，影响粉体流动性。粒径越小的粉体越容易发生黏附与内聚，通常粒径＞ 250μm 的粒子流动性较好，当粒径＜ 100μm 时颗粒间的内聚性增强，可能出现流动性问题。当粉体的粒径＜ 10μm 时，内聚性很强，在重力作用下很难流动。

六、粉体的充填性

粉体的充填性在片剂、胶囊剂的装填过程中具有重要意义。粉体在填充过程中与粉体的大小、形状、粒度分布、堆密度及孔隙率等有关。粉体充填时，粉体粒径分布较宽，充填时小粒子易进入大粒子的间隙，使孔隙率变小，得到充填紧密的粉体。充填时，形状不规则、结构差异大的粉体很容易形成弓形空隙或架桥，从而造成充填时装量差异较大。粉体充填变化规律可以川北方程（式 1-2-1）和久野方程（式 1-2-2）表示。

$$\frac{n}{C}=\frac{1}{ab}+\frac{n}{a}\frac{n}{C}=\frac{1}{ab}+\frac{n}{a} \quad （式 1\text{-}2\text{-}1）$$

$$\ln（\rho_f-\rho_n）=-kn+\ln（\rho_f-\rho_0） \quad （式 1\text{-}2\text{-}2）$$

式中 C 为体积减少度，a 为最终的体积减少度，a 值越小流动性越好，b、k 为充填常数，其值越大充填速度越大，充填越容易。ρ_0、ρ_n、ρ_f 分别为最初（n=0）、n 次振荡、最终（体积不变）的密度。

七、粉体的压缩性质

粉体的压缩成形性对片剂的制备过程和胶囊的填充有显著影响。因此，粉体的压缩特性对药物处方筛选与工艺选择有重要意义。粉体在压缩过程中主要有三种形变方式：弹性变形、塑性变形和脆性变形。弹性变形是在施加外力时发生变形，但解除压力时恢复原样。塑性变形是施加压力时一旦发生变形，解除压力也不能恢复原样。脆性变形是粉体在压力下破碎而产生的形变，解除压力后不能恢复原形，且破碎时产生了新生界面，增加了表面能，从而增强结合力。

粉体压缩过程经过几个有序的阶段：①冲模中的粒子重新排列成致密的充填结构；②粒子的弹性形变；③粒子的塑性形变；④粒子的破碎；⑤粒子的结合。粉体的压缩性质对片剂的成形至关重要，塑性和脆性形变有利于片剂的压制成形，而明显的弹性形变不利于片剂成形，往往易造成片剂的顶裂、腰裂等缺陷。

评价粉体压缩特性的方法主要有：经验方程法，如 Heckel、Kawakita 和 Walker 方程（表 1-2-4）；能量指数法，即根据压缩曲线下面积求得各个阶段所需要的功来解释粉体的压缩机制，也称为应力缓和曲线法。

表 1-2-4 粉体的压缩方程

名称	方程式	说明
Walker 方程	$V=a_1-K_1\ln P_a$	粉体相对体积与压力对数之间的关系
Kawakita 方程	$\frac{P_a}{C}=\frac{1}{ab}+\frac{P_a}{a}\frac{P_a}{C}=\frac{1}{ab}+\frac{P_a}{a}$	$C=(V_0-V)/V_0=abP/(1+bP)$，a 和 b 为常数
Heckel 方程	$\ln\frac{1}{e}=\ln\frac{1}{e_0}+KP\ln\frac{1}{e}$ $=\ln\frac{1}{e_0}+KP$	e 为粉体层空隙率，P 为压力，K 为常数

八、粉体的黏性与结块性

粉体在胶囊充填、压片等过程中需要一定的黏性，黏性有利于成形。但是黏性可能会使粉体在储存和运输过程中变得黏稠，呈饼状、柱状等现象，这些现象被认为是粉体的结块性，也称黏性。粉体黏性 / 结块性产生的原因有分子和静电吸引、分子之间的范德瓦耳斯力、库仑力、塑性流动或液 / 固桥形成等。黏性与片剂的压缩成形性呈正相关，适当增加黏性有利于片剂成形，粒子间的黏聚力能增强片剂硬度，但是可能会降低片剂的溶出速率。粉体中适宜的含水量在压片过程中会产生一种黏聚力，这种黏聚力能提高片剂的硬度，有利片剂成形，如果水分含量过低则会发生裂片，但水分含量过高又会引起黏冲。

结块可能是由于颗粒之间的范德瓦耳斯力而发生的，也可能是由于粉末吸水形成毛细管力的液桥，使粉末变硬而发生的，还有可能是堆积存在的压实应力导致范德瓦耳斯力吸引物相互作用更强烈。结块性是粉体的一种不良性质，易受水分与温度影响，中药浸膏粉体结块性与其无定形特性相关，许多浸膏粉（如富含多糖、小分子糖和有机酸等）的结块性通常可以采用玻璃化转变理论来描述。

中药多以提取物入药，提取物多以单糖、多糖、蛋白质和鞣质等构成，其体系为一个无定形混合体系，按其力学性质区分为玻璃态、高弹态和黏流态。无定形物质在一定恒定压力下，物质的形变状态与温度变化有关（图 1-2-2）。在低温区间，无定形物质呈刚性，受外力作用形变很小，状态类似玻璃，称为玻璃态；升温至特定区间，受外力作用下形变明显，且在一定温度区间随温度升高，形变相对稳定，称为高弹态（也称橡胶态）；温度升高至无定形物质形成黏性流体，形变不能恢复，称为黏流态（图 1-2-2）。中药粉末在干燥、制粒等工序以及贮存、运输等过程中都会伴随温度和水分的变化，由于温度和水分的变化易导致无定形中药提取物产生黏壁、制粒塌床、结块、成柱等现象，严重影响了产品质量，因此，测定玻璃化转变温度对指导中药制剂处方筛选、工艺优化和确定贮藏条件具有重要作用。

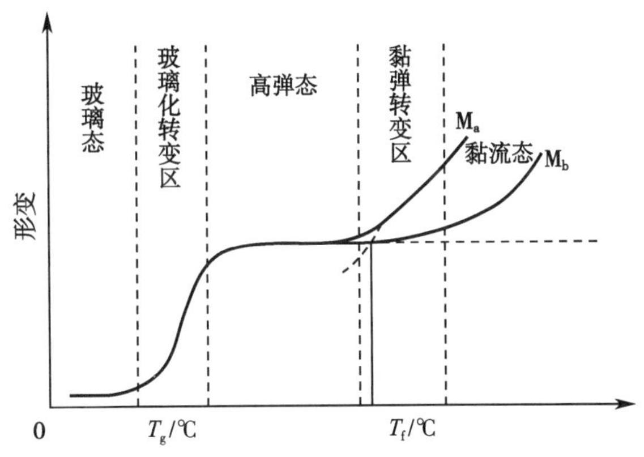

图 1-2-2　无定形物质相态变化图

玻璃化转变是指无定形物质玻璃态与橡胶态（高弹态）之间的转变，对应的转变温度称为玻璃化转变温度（glass transition temperature, T_g）。T_g 为玻璃化转变现象中的关键参数，影响产品的加工及贮存性能。当物质处于玻璃态时，体系黏度大而自由体积小，运动阻力大，分子处于被冻结状态，松弛时间几乎无穷大，使玻璃态物质的分子扩散速率和化学反应速率极低，具有很高的物理和化学稳定性；而玻璃化转变后，分子链段运动解冻、体系黏度迅速下降、扩散系数迅速上升，从而导致各种反应速率加快，体系稳定性下降。

玻璃化转变温度测定方法有：膨胀计法、折光率法、差示扫描量热法（DSC）、热机械分析法（TMA）、动态热机械分析法（DMA）、核磁共振法（表 1-2-5）。差示扫描量热法是最传统、最常用的测量方法，是一种热分析的技术，借助补偿器测量使样品与参考比较物达到同样温度所需的加热速率（热流率）与温度的关系，画出曲线，然后计算得到 T_g 值。热机械分析法是利用敏感性好的探针测量材料的膨胀系数，根据这种变化测量材料玻璃化转变温度。动态热机械分析法是最为灵敏的方法，测量对试样施加恒振幅的正弦交变应力，观察应变力随温度或者时间的变化规律，从而计算力学参数，用来表征弹性体。

表 1-2-5　玻璃化转变温度测定方法

测定方法	原理	优点	缺点
差示扫描量热法（DSC）	功率差与温度的关系	制样操作简单，适合各种状态样品	灵敏度差，不适合玻璃化转变微弱或转变处伴随其他热效应的样品
热机械分析法（TMA）	样品形变与温度的关系	灵敏度高	对样品尺寸和表面平整度要求严格，不适合粉末样品和 T_g 以上黏度低的样品
动态热机械分析法（DMA）	动态模量和力学损耗与温度的关系	灵敏度高，可检测微弱的二次松弛	测试时间长，结果受夹具影响，对样品形态和尺寸敏感，不适合粉末样品

第二章

中药散剂制备工艺与设备

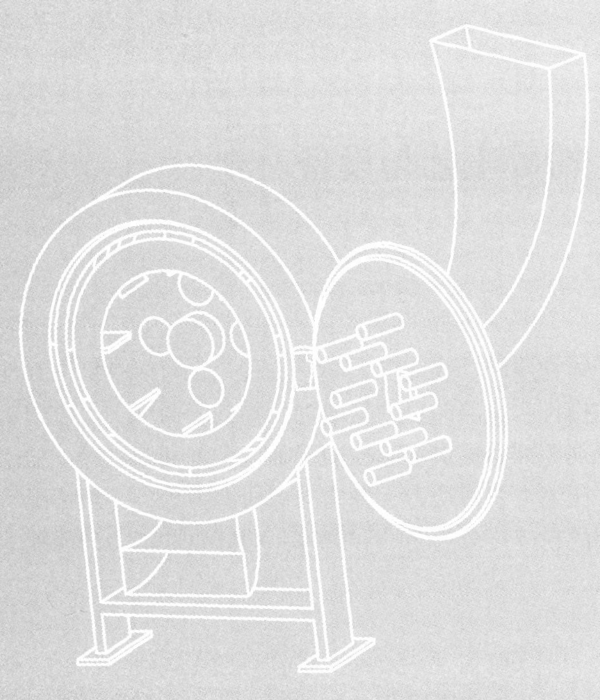

第一节 概 述

一、散剂的定义与分类

散剂是原料药物或与适宜的辅料经粉碎、均匀混合制成的干燥粉末状制剂。散剂是中药传统制剂之一，目前临床仍然常用。与其他传统固体制剂相比，散剂具有起效快、制备简单、药物和剂量可随证加减等优点，但存在口感差、易吸潮、挥发性物质易散失等问题。散剂可分为口服散剂和局部用散剂。散剂除了可直接作为剂型，也是制备其他剂型如颗粒剂、胶囊剂、片剂、混悬剂、气雾剂、粉雾剂和喷雾剂等的中间体。因此，散剂的制备技术与要求在其他剂型中具有普遍意义。

二、散剂的质量控制

除另有规定外，口服用散剂为细粉，儿科和局部用散剂应为最细粉。散剂干燥、疏松、混合均匀，色泽一致，制备含毒性药、贵重药或药物剂量小的散剂时，应采用配研法混匀、过筛。并对其粒度、外观均匀性、水分、装量差异、装量、无菌、微生物限度等按照《中华人民共和国药典》(以下简称《中国药典》)(2020 年版)四部方法进行检查，均应符合规定。

三、散剂的制备工艺

散剂的制备工艺为：原料→粉碎→过筛→混合→分剂量→包装→成品。

本章重点阐述粉碎、过筛、混合。

第二节 粉碎工艺与设备

一、粉碎的定义与目的

粉碎一般是指借助机械力将大块固体物质破碎成适当大小的过程，也可以指借助其他方法将固体药物破碎成一定粒度粉体的操作。粉碎的目的是增加药物的表面积，促进中药有效成分溶出和吸收；为制备丸剂、片剂等剂型提供基础；便于临床调剂和服用等。粉碎所借助的外加机械力主要包括冲击力、压缩力、剪切力、弯曲力、研磨力等，一般情况下是上述多种力的综合作用。药材或饮片的粉碎可分为粗碎和磨碎。粗碎以冲击力与压缩力为主，磨碎以剪切力和摩擦力为主。

二、粉碎的原理

（一）粉碎的基本原理

物体内部存在分子间的内聚力，内聚力的不同使各种物体展现不同的硬度和性质。粉碎通过外力破坏物体分子间的内聚力，使其表面积显著增加。根据能量守恒定律，外力作用的能量转化为表面能。因此，粉碎的基本过程是将机械能转化为表面能的过程。按粉碎后的粒径大小，粉碎又分为破碎和磨碎。破碎是将块状物料变成粒状物料，如渗漉法提取时的粗粉。磨碎是将粒状物料变成粉状物料，如气流粉碎饮片成微粉。粒状物的磨碎需要较多能量，因为既要产生新的表面，又要产生新的裂纹。饮片粉碎过程只有一部分饮片受到外力而粉碎，另外部分的饮片受外力作用不足以粉碎，实际上用于粉碎的能量不多，大部分消耗于饮片的弹性形变，粉体之间或粉体与设备之间的摩擦、震动、粉体迁移、发声、发热等。

通过粉碎减少饮片粒径，需要对饮片施加压碎或研磨的力，产生破碎（弹性形变或脆性形变）或塑性形变。脆性物质容易断裂而粉碎，如石膏、磁石。塑性形变强的饮片如冰片、乳香、没药则较难粉碎。大多数饮片受力后的形变介于脆性形变和塑性形变之间，施加外加力产生同时发生的弹性和塑性变形。

（二）影响粉碎的因素

1．饮片的特性　饮片来源复杂，质地、硬度迥异，有容易粉碎的结晶型矿物类中药，如石膏等；有脆性差的非极性结晶型中药，如冰片、樟脑等。花、叶、果实和部分根茎类饮片容易粉碎，而大多数饮片含有较多的纤维素，具有较强的韧性和一定量水分，降低水分可以增加脆性，利于粉碎。还有油脂、树脂、树胶类药物如乳香、没药、松香脂，动物药的皮、角、内脏等，都具有一定的弹性，粉碎时能产生弹性形变，最后转变成热能，降低了粉碎效率。干浸膏粉碎时，温度较低容易粉碎，如果粉碎工艺参数或设备选择不当，容易产生热量，使干浸膏软化、黏结，堵塞筛网，影响粉碎过程的顺利进行。饮片的性质是影响其粉碎的第一因素，决定了粉碎方法的选择、粉碎设备的选型。

2．粉碎度　粉碎度是饮片粉碎前后的粒径之比，用以评价粉碎效果。中药粉碎度的选择应根据饮片性质、剂型特点、设备性能和用途等因素确定。粉体的颗粒特性已成为固体制剂产品开发和质量控制中至关重要的因素之一。中药粉体和辅料的粒度大小与分布，可能会对其药效成分溶出、生物利用度、含量均匀度、稳定性等产生显著的影响，也可能影响生产过程中粉体的流动性、总混均匀度、可压性等。因此，在中药制剂研发时应重视中药粉体和辅料粒度对制剂质量、安全性、有效性和生产可行性影响的研究，确定合适的质量标准，保证中药制剂的安全性、有效性、一致性和生产效率。饮片粉碎一般采用分段粉碎或研磨设备，可以满足生产或临床用药需要。

3．水分　水分影响饮片的粉碎，水分越少，越容易粉碎。饮片粉碎常需要干燥，含水量＜5% 时容易粉碎，含水量≥5% 时可能影响粉碎效率，出现粉体聚结甚至液化。水合物在粉碎时可能会因为粉碎过程中温度升高释放水合的水分，此时需要冷却或减慢粉碎的速度。如果水分更高会增加饮片的韧性，粉碎的粒度可能达不到预期的要求，甚至难以粉碎。

4．温度　饮片粉碎过程中有部分机械能转化成热能，升高粉碎区域的温度，造成饮片中热敏性成分破坏或挥发性成分散失，也会引起干浸膏变软、增大黏性，降低粉碎效率，甚至出现粉碎困难。

（三）粉碎方法

粉碎操作消耗大量机械能，因此必须遵循“不作过度粉碎”的原则，根据物料的性质、形状、粒径、粉碎度和生产规模等因素，设计选用合适的粉碎流程、操作方式和粉碎设备。

根据粉碎物料的性质、产品的粒度要求、粉碎时物料的状态以及粉碎设备性能的不同，粉碎有多种不同的方法。

1．自由粉碎与闭路粉碎　在粉碎过程中，若将达到规定粒度的细粉及时移出，则称为自由粉碎。反之，若细粉始终保持在粉碎系统中，则称为闭路粉碎。在自由粉碎过程中，细粉的及时移出可使粗粒有充分的机会接受机械能，使粉碎设备所提供的机械能可有效地作用于粉碎过程，故粉碎效率较高，适合连续生产。而闭路粉碎过程中，物料滞留量对粉碎效果影响很大，过度粉碎的能量消耗也很大，导致粉碎效率下降，同时产生大量的过细粉末。

2．开路粉碎与循环粉碎　在粉碎过程中，若物料仅通过粉碎设备一次即获得所需的粉体产品，即为开路粉碎。若含有尚未充分被粉碎的物料时，一般经筛选后将过大物料返回进行二次粉碎，称为循环粉碎。

3．干法粉碎和湿法粉碎　干法粉碎是通过干燥处理使中药中的含水量降至一定限度后再进行粉碎的方法，除特殊情况外，干法粉碎是中药粉碎的常用方法，干法粉碎可分为单独粉碎与混合粉碎。

将中药处方中的单味饮片单独进行粉碎的方法称为单独粉碎。单独粉碎既可按被粉碎药物的性质选取较为适宜的粉碎设备，又可避免粉碎过程中因药物损耗程度的不同而产生含量不准的现象。单独粉碎可有效减少损耗，并有利于劳动保护，适用于牛黄、西洋参等贵重中药，蟾蜍、斑蝥等剧毒或刺激性强的中药，雄黄、硫黄等氧化性或还原性较强的中药，以及磁石、自然铜等质地坚硬的中药。

将处方中硬度或某些性质相似的饮片合并粉碎的操作方法称为混合粉碎。混合粉碎可减少粉末的重新聚结趋向，同时具有粉碎与混合的作用，是中药复方粉碎的常用方法。根据中药的特殊性，混合粉碎还有一些特殊的方法，如串料粉碎、串油粉碎、蒸罐粉碎，可降低某些中药单独粉碎或常规混合粉碎的难度。

湿法粉碎是在固体药物中加入适量水或其他液体进行研磨粉碎的方法。传统的“水飞法”即是湿法粉碎，采用水飞法粉碎樟脑、冰片、珍珠、炉甘石、朱砂等，其目的是借液相分子的辅助作用使药物更易于粉碎及粉碎得更细腻。它的优点是不产生粉尘，可用于刺激性较强或有毒药物。

4．低温粉碎　低温粉碎是利用物料在低温状态的脆性，借助机械力破碎的方法。该方法适用于熔点低、软化点低、热塑性的药物，同时适用于因温度上升而失去结合水或由于氧化还原作用而变质的药物，如树脂、树胶、干浸膏，以及含糖量较高、遇热软化的中药。

5．**超微粉碎**　一般粉碎方法可将固体药物粉碎至颗粒直径 75μm 左右，而超微粉碎则可将固体药物粉碎至直径 5μm 以下。中药超微粉碎细粉具有巨大的比表面、孔隙率和表面能，有利于难溶性成分的溶解和吸收。

三、药用粉碎设备

（一）药用粉碎设备分类

根据 GB/T 28258—2012《制药机械产品分类及编码》，药用粉碎设备分类简述见表 2-2-1。

表 2-2-1　药用粉碎设备分类

设备分类	设备名称	工作原理	优点	缺点
机械式粉碎机械	齿式粉碎机	物料受到冲击、剪切以及物料间的高速撞击作用而被粉碎	结构简单，适用于多种物料的粉碎	物料颗粒不宜过大，磨损件磨损较快
	锤式粉碎机	物料受到锤击、剪切及物料间的高速撞击作用而被粉碎	有结构简单，破碎度大，生产效率高等特点，可进行干、湿两种形式破碎	物料的抗压强度不超过 100MPa
	刀式粉碎机	物料受到剪切、撞击以及物料间的高速撞击作用而被粉碎	粉碎效果相对均匀，适合干性物料。该机具有摇摆设计，方便对物料的倾倒和清理	磨损件磨损较快
	涡轮式粉碎机	物料在高速气流带动下，受到碰撞、撞击等多重力量作用而粉碎	结构简单、坚固、粉碎效果好	粉碎量较少
	压磨式粉碎机	由各种磨轮与固定磨面的相对运动，对物料进行碾磨性粉碎	对多种物料都可进行粉碎，粉碎效果好	产量较低
	铣削式粉碎机	通过铣齿旋转运动，对物料进行粉碎	结构简单，粉碎度大	易升温
	碾压式破碎机	利用相对运动，经挤压粉碎	粉碎度大，效率高	粉碎粒度较大
	颚式破碎机	物料受到反复挤压、搓、碾等多重力量的作用而粉碎	生产效率高	物料过度破碎，粉尘较多
	立轴剪切式粉碎机	在高速旋转的刀片冲击下，物料与刀片、齿圈间相互碰撞、摩擦、剪切从而被粉碎	生产效率高，细度高（40～400 目），粉碎细度不停机可调	没有筛网过筛，有时粒径不易控制
	其他机械式粉碎机	以机械方式为主	结构简单、运行稳定	加工过程温度升高

续表

设备分类	设备名称	工作原理	优点	缺点
气流粉碎机械	粗粉气流粉碎机	物料受到气流产生的冲击、碰撞、摩擦等多重力量综合作用下的粉碎	无运动部件及运动死角，温度较低，无产品污染	高速气流带走易挥发药物成分，对中草药加工难度大
	细粉气流粉碎机			
	超细气流粉碎机			
	超微气流粉碎机（圆盘式气流粉碎机）			
	其他气流粉碎机			
研磨机械	微粒研磨机	物料在冲击、碰撞、摩擦和剪切等多重力量共同作用下而粉碎	结构简单，操作方便	粉碎量少，生产效率低
	球磨机	由瓷质球体或不锈钢球体为研磨介质	设计简单、操作方便	需要适宜转速
	乳钵研磨机	由立式磨头对乳钵的相对运动，对物料进行研磨	结构简单	产量较小
	其他研磨机械	颗粒受到冲击、碰撞、摩擦和剪切等综合双向力的作用而粉碎	粉碎粒度较小	粉碎范围不够大，产量小
低温粉碎机械	低温粉碎机	经低温处理，对物料进行粉碎	保证了粉碎细度，温度低	适用范围较窄

（二）常用药用粉碎设备

1．机械式粉碎机械

（1）齿式粉碎机（也称万能粉碎机）

1）工作原理：物料受到冲击、剪切以及物料间的高速撞击作用而被粉碎。齿式粉碎由一组固定齿盘、一组活动齿盘和一个环形筛板完成，两组齿盘上均安装有多个相互交错的钢齿。工作时，活动齿盘高速旋转，其中的物料受到钢齿的高速冲击而被粉碎。通过调节活动齿盘转速、钢齿和筛网的规格可调节最终粒径的细度。

2）基本结构：主要由加料斗、抖动装置、入料口、钢齿（活动齿盘、固定齿盘）、环状筛板、出粉口和水平轴等部件组成。关键部件为钢齿、环状筛板，要求硬度高、耐磨性好，与物料接触材料要求为 SUS304 及更高标准的材质（图 2-2-1）。

3）基本工作过程：①粉碎，物料从加料斗经抖动装置进入粉碎室，靠活动齿盘高速旋转产生的离心力由中心部位被甩向室壁，在活动齿盘与固定齿盘之间受钢齿的冲击、剪切、研磨及物料间的撞击作用而被粉碎；②分级，物料到达转盘外壁环状空间，细粒经外形筛板由底部出料，粗粉在机内重复粉碎。

4）工作特点和适用场合：①适合不同块状或粒状原辅料（但物料颗粒不宜过大）粉碎，粉碎效果良好，被粉碎物可直接由主机磨腔中排出、粒度大小通过更换不同孔径的网筛获得，研

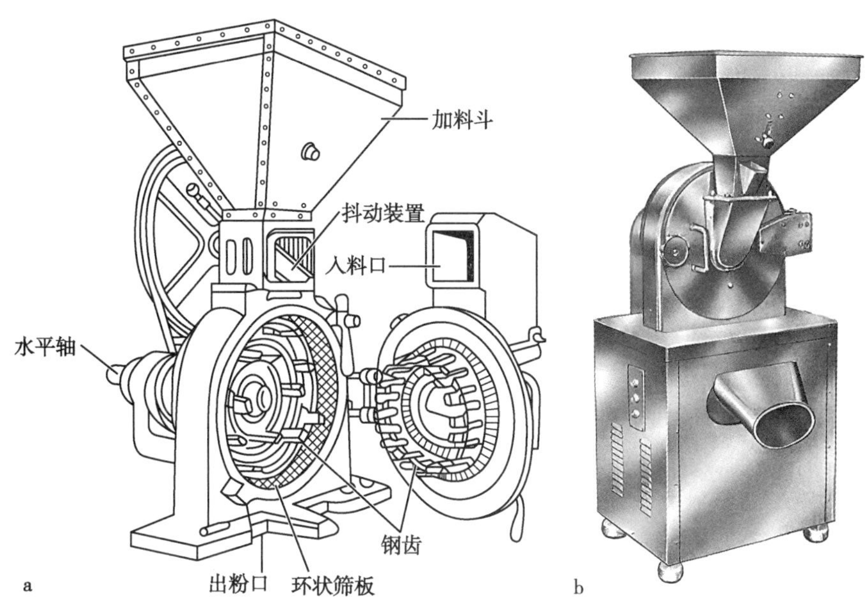

图 2-2-1　齿式粉碎机

a. 示意图；b. 实物图。

磨后的颗粒通常为 30 ～ 1 500μm；②在高速运转粉碎过程中易发热，故不适宜粉碎含油脂、含多糖高的中药物料；③设备结构简单、坚固、运转平稳；④外形尺寸小，占地面积小，与大型粉碎设备相比，安装方便，适用于更多用户和生产场景；⑤粉碎硬度高的物料，环形筛板易破损。

（2）锤式粉碎机（图 2-2-2）

1）工作原理：物料受到锤击、剪切及物料间的高速撞击作用而被粉碎。

2）基本结构：锤式粉碎机由星形进料阀、气动阀、锤子、外衬筛板、机壳等部件组成（图 2-2-2），关键部件为锤子、外衬筛板，要求硬度高、耐磨性好；与物料接触材料要求为 SUS304 及更高标准的材质。

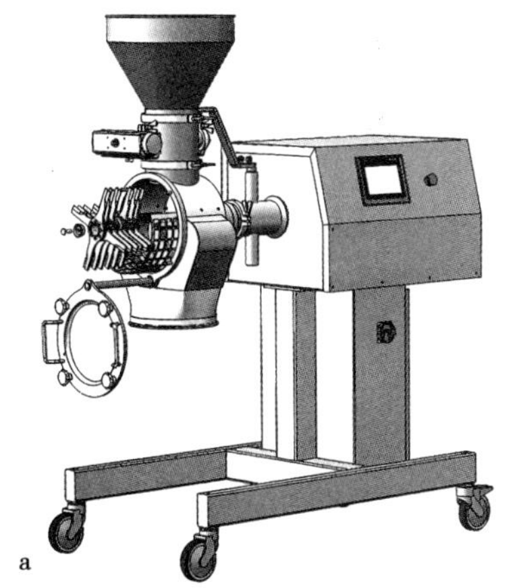

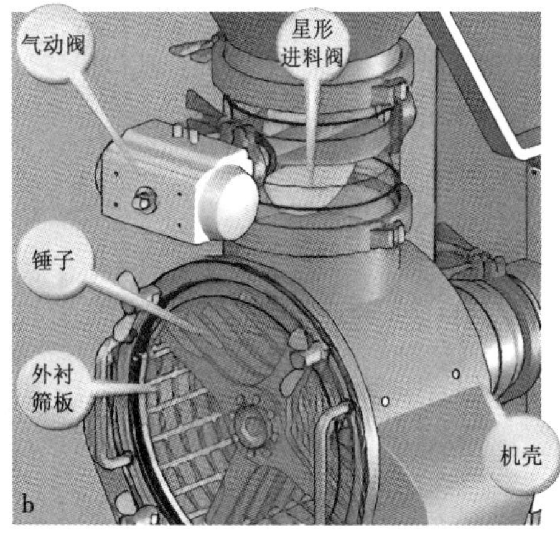

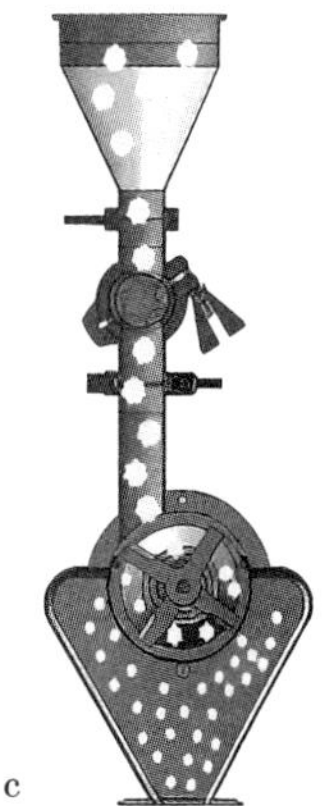

图 2-2-2　锤式粉碎机

a. 整体外观图；b. 粉碎腔外观图；c. 粉碎机腔原理图。

3）基本工作过程：①粉碎，粉碎时药物由进料口通过进料阀进入粉碎区，在高速旋转的锤子冲击作用下粉碎；②分级，粉碎后较细的颗粒将在气流的携带下从粉碎机的出处排出。较粗的颗粒，由衬板碰撞反弹仍回到锤头粉碎区，继续粉碎，直至达到要求后排出。

4）工作特点和适用场合：①该机大多采用干式粉碎，其粉碎药物粒径可达几十微米，尤其适合于脆性中药的粉碎如砂仁、豆蔻，粉碎水分含量大、高脂肪性的中药如酸枣仁、灵芝孢子粉、阿胶易堵塞，不易出料；②与万能粉碎机外衬筛板需在整个圆周上安装不同，该机外衬筛板在圆周上所占角度为180°；③锤头一侧是方形，另一侧是楔形。轴可以正反转，顺时针旋转时用方形面撞击、粉碎非纤维性物料；④逆时针旋转时用锲形刃撞击、切割、粉碎（纤维性）物料，适合纤维性强的中药粉碎；⑤结构简单，破碎度大，生产效率高，可进行干、湿两种形式破碎；⑥物料的抗压强度不超过100MPa。

（3）刀式粉碎机

1）工作原理：物料受到剪切、撞击以及物料间的高速撞击作用而被粉碎。

2）基本结构：主要由锁紧手轮、进料斗、出料口、电机、支架、粉碎腔、刀片和筛网等部件组成，关键部件为刀片和筛网（图2-2-3）。

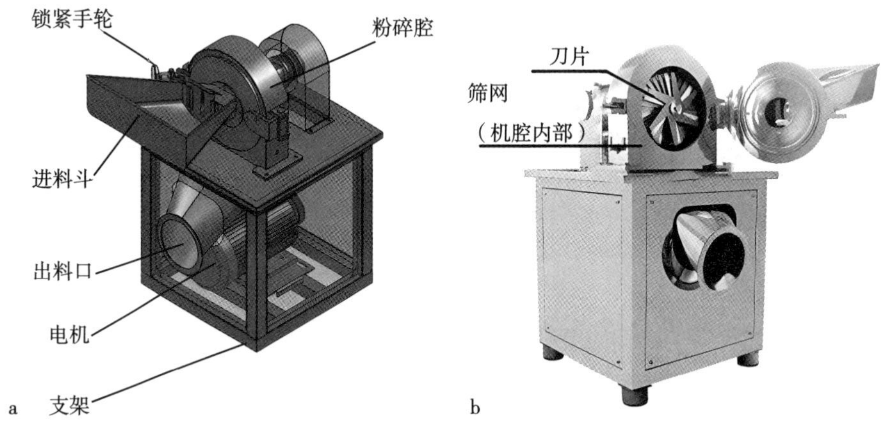

图2-2-3 刀式粉碎机

a. 示意图；b. 实物图。

3）基本工作过程：物料通过料斗均匀投入粉碎腔内，粉碎腔内的刀片一面为快口刀刃，另一面为冲击式刀片。电机带动刀片高速运转，对进入腔体的物料进行割裂、剪切，从而达到理想的切碎效果，当物料被粉碎到一定细度时，在离心力及风力的作用下经筛网排出腔体，从出料口排出。

4）工作特点和适用场合：①粉碎效果相对均匀，适合干性物料；②该机具有摇摆设计，方便对物料的倾倒和清理；③磨损件磨损较快。

（4）涡轮式粉碎机

1）工作原理：物料在高速气流带动下，碰撞、撞击等多重力量作用从而粉碎。

2）基本结构：主要由机壳、筛网、涡轮、出料口、入料口、料杆及机门等组成，关键部件为涡轮和筛网（图2-2-4）。

3）基本工作过程：涡轮式粉碎机工作时，外部电机带动涡轮进行高速旋转，机门上

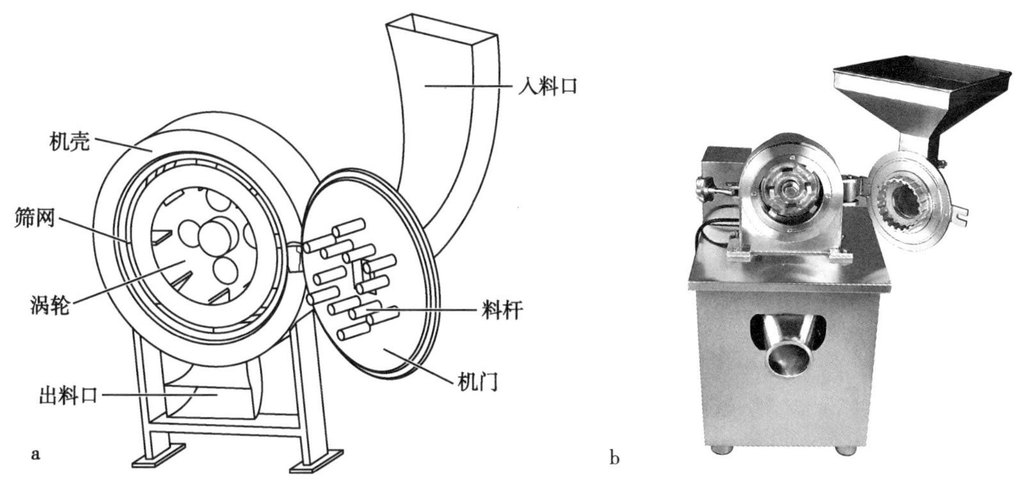

图 2-2-4　涡轮式粉碎机
a. 示意图；b. 实物图。

的料杆、涡轮以及筛网进行破碎、研磨。当物料从入料口进入机壳内腔之后，物料随着涡轮高速转动产生的气流不断地撞击在料杆和涡轮叶片上，在撞击过程中不断地进行粉碎；当经过初步粉碎的物料运动到涡轮与筛网之间的空隙时，涡轮和筛网上的磨块会对其进行研磨，研磨后的物料即可在气流的作用下从出料口排出。

4）工作特点和适用场合：①结构简单、坚固、粉碎效果好；②粉碎量较少；③适合纤维性中药的粉碎。

（5）颚式破碎机

1）工作原理：物料受到往复挤压、搓、碾等多重力量的粉碎。

2）基本结构：主要由定颚板、侧衬板、动颚板、轴承、偏心轴、动颚板拉杆螺栓、调整装置、肘板、弹簧、和弹簧拉杆等组成，关键部件为定颚板和动颚板（图 2-2-5）。

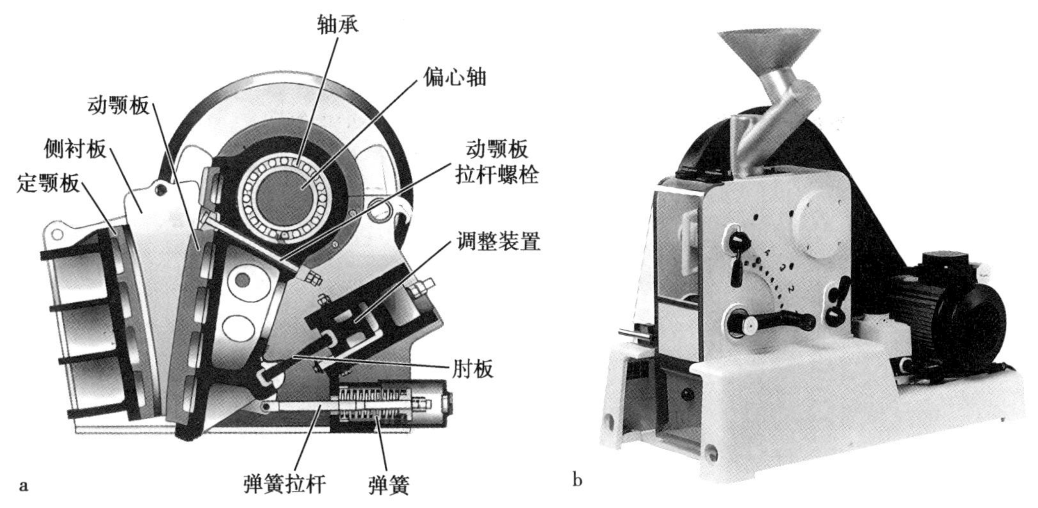

图 2-2-5　颚式破碎机
a. 示意图；b. 实物图。

3）基本工作过程：电动机驱动皮带和皮带轮，通过偏心轴带动动颚板上下运动，当动颚板上升时，肘板和动颚板间夹角变大，从而推动动颚板向定颚板靠近，此时物料受到挤压、搓、碾等多重力而被破碎。当动颚板下行的时候，肘板和动颚板的夹角变小，动颚板在拉杆、弹簧的作用下与定颚板的间距拉大，此时被破碎的物料从破碎腔出料口排出，随着偏心轴的连续运转，动颚板作周期性往复运动，进入破碎腔的物料不断地被破碎、排出，实现连续生产。

4）工作特点和适用场合：①破碎腔深而且无死区，提高了进料能力与产量；②破碎比大，产品粒度均匀；③垫片式排料口调整装置，可靠方便，调节范围大，增加了设备的灵活性；④结构简单，工作可靠，运行费用低；⑤大多数中药饮片处理用颚式破碎机时，大多数都不便调节物料的进料速度，物料因进料速度过快易导致破碎不充分；⑥某些中药饮片内部富含汁液，在定颚板与动颚板对其进行破碎加工时，中药饮片内部的汁液会浸染定颚板与动颚板，在后续对其他类型的中药饮片进行加工时，该汁液容易沾染到后续的中药饮片上，进而影响后续的中药饮片加工。同时在对中药饮片破碎加工完成后，由于定颚板与动颚板的位置相对固定，因此无法对定颚板上残留的中药饮片汁液进行深度清洁，造成使用不便。

（6）立轴剪切式粉碎机

1）工作原理：物料在碰撞、摩擦、剪切多重力量作用下被粉碎。

2）基本结构：立轴剪切式粉碎机组由立轴剪切式粉碎机、出料管、拆装平台、旋风分离器、闭风器、除尘箱管 A、脉冲除尘箱、除尘箱管 B 和引风机等组成；主机的主要结构由喂料斗、喂料绞龙、进风口、机壳、粉碎盘、锤头、齿圈、导流圈、分级叶轮和出风口等组成，关键部件为粉碎盘、锤头、齿圈、导流圈和分级叶轮（图 2-2-6）。

立轴剪切式粉碎机在同一腔体内设置有粉碎区和分级区。粉碎区位于腔体的中下部，装有粉碎盘、锤头、齿圈，锤头安装固定于粉碎盘外周构成粉碎转子，粉碎转子通过皮带传动由电机驱动高速旋转；齿圈与壳体连接，固定于粉碎转子外周。分级区位于粉碎区上部。分级区由分级叶轮和导流圈（同心环结构）构成，分级叶轮驱动电机可变频调速，通过改变转速以达到控制粒度的目的。主机下部设置有进风口，叶轮内上部设有气流和物料共同出口，通过管道与辅机设备和风机连接，由风机运行产生系统负压。

3）基本工作过程：将粒径小于 5mm 的物料送入机体与导流圈之间的粉碎室，在粉碎室内被高速旋转的刀片冲击下，物料甩向固定在机体上的齿圈，物料与刀片、齿圈间的相互碰撞、摩擦、剪切进行交替粉碎。粉碎后的物料在负压气流的拉力作用下，小粉粒克服重力，随气流越过导流圈，进入分级室，分级叶轮由叶片组成，高速旋转的叶片产生与负压相反的离心力，沉入叶道内的粉粒同时受到负压气流的向心力和粉粒自重及叶轮产生的离心力的作用，粉粒中大于临界直径（分级粒径）的颗粒因质量大，被甩回粉碎室继续粉碎，小于临界直径的颗粒经排粉管进入旋风分离器实现固体颗粒与空气的分离，颗粒进入闭风器落入料桶，空气从旋风分离器上部排出，分级叶轮的旋转速度越高，分级的粉粒越细。调整分级叶轮的旋转速度是控制粉粒大小的决定因素。

4）工作特点和适用场合：①立轴结构设计，刀片与齿圈之间的间隙小，强化粉碎过程中的剪切作用，适合高韧性、高纤维性特点中药（如黄柏、甘草、葛根、檀香等）的粉碎；②转子转动平面水平配置，物料可以均匀地分布在粉碎圆周上，避免物料在机腔内因

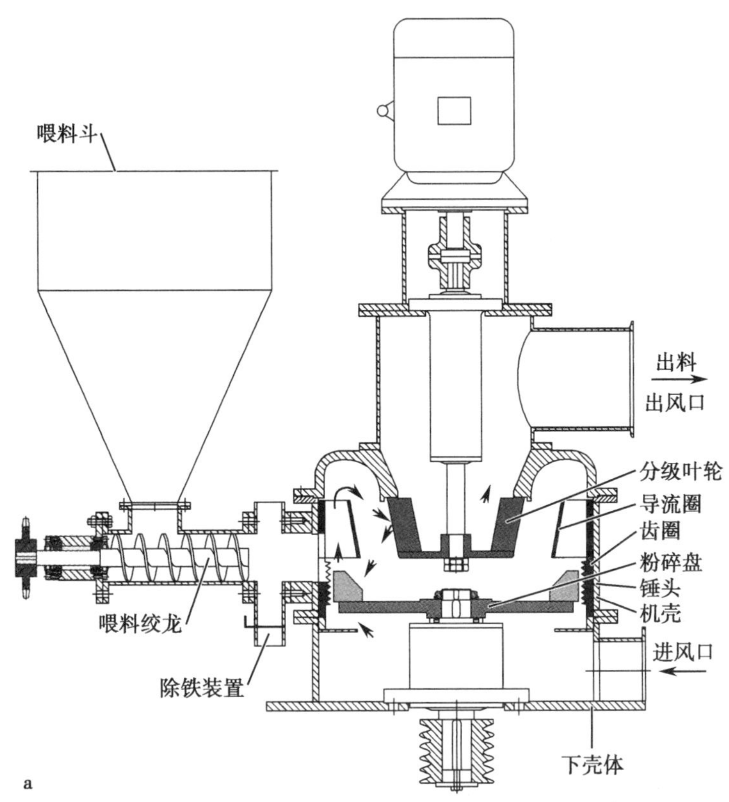

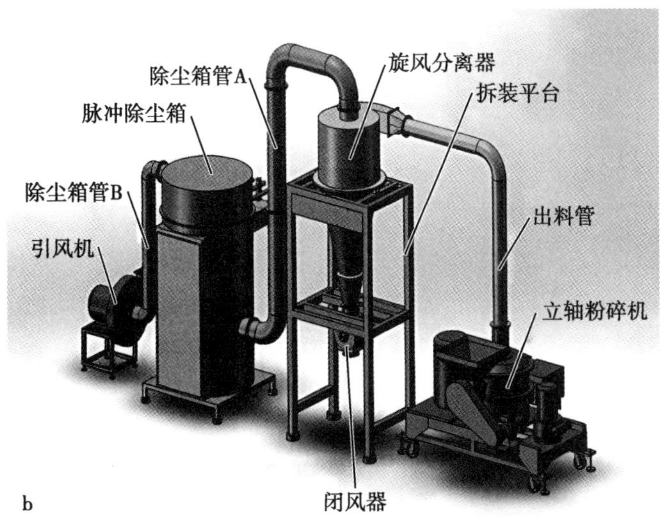

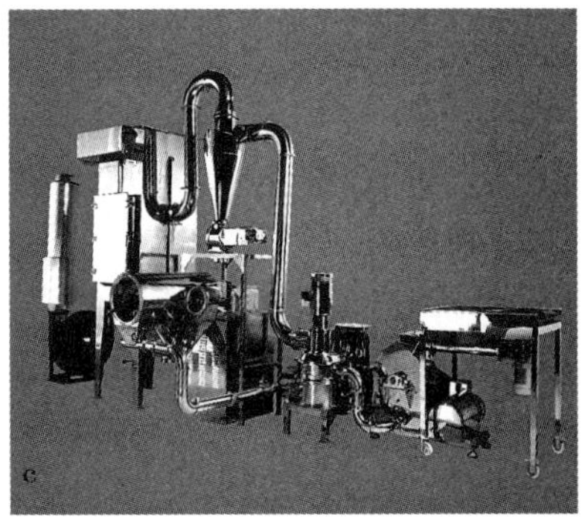

图 2-2-6　立轴剪切式粉碎机组

a. 主机部分结构示意图；b. 机组示意图；c. 实物图。

重力影响而形成下部浓度高，上部浓度小的情况，避免粉碎载荷的集中，使剪切更加省力，提高粉碎效率；③设备配置有导流圈，可以避免上升的气固两相流与下降流之间相互影响，可以使粉碎后的物料能够快速的输送至分级区进行分级，而分级后的不合格物料可以快速地回到粉碎区进行再次粉碎，提高生产效率；④利用粉碎转子的转动产生压强梯度，使机腔内产生快速循环的小环流，物料随环流快速循环，生产效率高；⑤物料在粉碎过程中有发热现象，是高速运动的颗粒碰撞和挤压引起的，因而不适用于黏性大、油脂含量过高的热敏性物料、低熔点物料的粉碎。

2．气流粉碎机械

（1）圆盘式气流粉碎机

1）工作原理：物料受到气流产生的冲击、碰撞、摩擦等多重力量综合作用下被粉碎。

2）基本结构：圆盘式气流粉碎机由加料斗、压缩空气口1、进料管、下盖、压缩空气口2、粉碎腔、上盖、出料口、喷嘴和喷射环等部件组成，其中关键部件为粉碎腔、下盖和喷嘴（图2-2-7），常用于珍珠粉、鳖粉、三七等的粉碎。

3）基本工作过程：①粉碎，物料在净化、干燥的压缩空气的推动下进入小口径的进料管，在流体文丘里效应的作用下，以超音速进入粉碎腔；净化、干燥的压缩空气经压缩空气口2喷射环通过多个喷嘴形成高速射流，气流入口与固定的喷射环管成一定角度所产生的旋转涡流使颗粒之间、颗粒与机体间产生强烈的冲击、碰撞、摩擦、剪切而粉碎成细粉；②分级，粗颗粒在离心力的作用下甩向粉碎腔，在压缩空气的作用下进行循环粉碎，而超细粉体在离心气流带动下被导入粉碎机中心出口管进行捕集而达到分级。

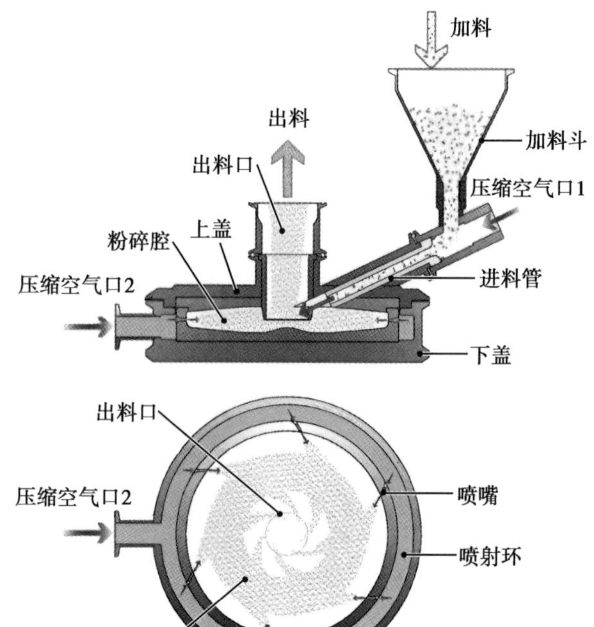

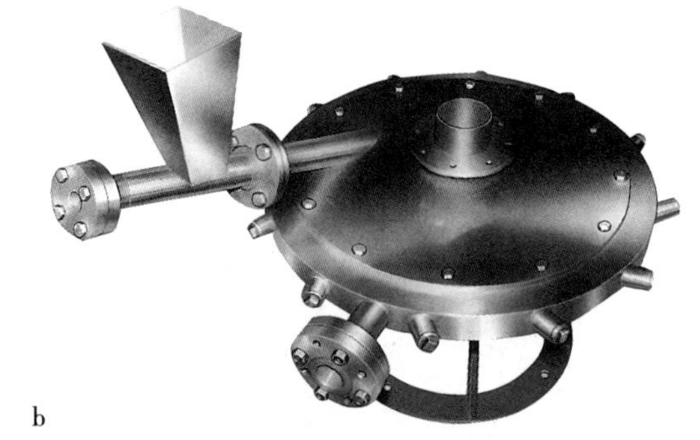

图2-2-7　圆盘式气流粉碎机

a. 示意图；b. 实物图。

4）工作特点和适用场合：①适用于含水量＜3%的中药的超微粉碎，细度可调节；②可获得高纯度微米级和亚微米级的超微颗粒（粒径约10μm，目数可达1 250目，达极细粉）；③压缩气体经喷嘴绝热膨胀产生焦耳-汤姆孙效应，一般在低于室温（10～20℃）工况条件下进行，特别适合热敏性、低熔点物料实行超微粉碎，如大黄、石斛等；④粉碎时间极短，不需重复粉碎，效率高；⑤整套系统密闭粉碎，粉尘少、噪音低；⑥生产过程清洁环保；⑦结构简单维修方便，主机体积小，能自动分级；⑧被粉碎的物料速度较高，与粉碎腔内壁产生剧烈的冲击、摩擦和剪切，导致粉碎腔内壁磨损，造成粉体的污染，尤其是对于硬度很高的物料磨损更严重，因此要配有相应内衬，以适应硬质、黏壁物料的粉碎。

（2）循环管式气流粉碎机

1）工作原理：物料受到气流产生的冲击、碰撞、摩擦等多重力量综合作用下的粉碎。

2）基本结构：主要由循环管道、给料装置、进气口 1、进气喷嘴、进气口 2、粉碎区、排料及排气口等部件组成，关键部件为循环管道和进气喷嘴（图 2-2-8）。循环管式气流粉碎机适用于黏性大的中药材（如龙眼肉、枸杞子等）的超微粉碎。

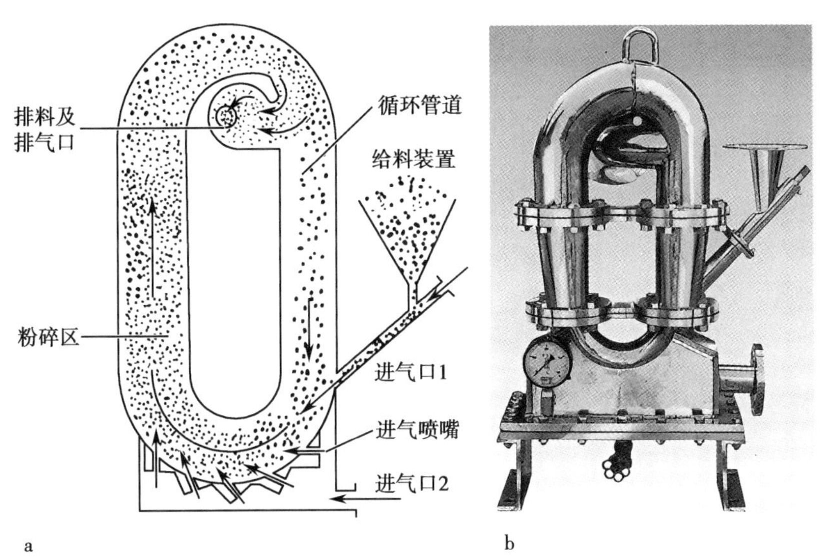

图 2-2-8　循环管式气流粉碎机

a. 示意图；b. 实物图。

3）基本工作过程：①粉碎，净化、干燥的压缩空气从进气口 1 将物料经给料装置推入循环管粉碎区，净化、干燥的压缩空气从进气口 2 经一组进气喷嘴加速后高速射入循环管式粉碎区，由于管道内外径不同，因此气流及物料在管道内的运动轨迹、运行速度不同，致使各层颗粒间产生摩擦、剪切、碰撞作用而粉碎；②分级，在离心场力的作用下，大颗粒靠外层运动，细颗粒靠内层运动，细颗粒到达一定细度后在射流绕环管道运动产生的向心力作用下向内层聚集，最后由排料口排出机外，而粗颗粒则继续沿外层运动，在管道内再次循环粉碎。

4）工作特点和适用场合：粉碎室内腔截面不是真正的圆形截面，循环管各处的截面面积也不相等，分级区和粉碎区的弧形部分曲率半径是变化的。这种特殊形状设计，使其具有加速颗粒运动和加大离心力场的功能，提高了粉碎和分级功能，使粉碎粒度可达 0.2 ～ 3μm（粒度比极细粉还小）。循环管式气流粉碎机适用于小颗粒且对目数要求高的产品，如决明子、芡实、茯苓等中药材的粉碎。

（3）流化床对撞式气流粉碎机

1）工作原理：物料受到气流产生的冲击、碰撞、摩擦等多重力量综合作用下被粉碎。

2）基本结构：流化床对撞式气流粉碎机主要由进料仓、电机、分级机、细粉与空气出口、粉碎室、进气口、环形气管、喷嘴、机座等组成，关键部件为喷嘴和分级机（图 2-2-9）。

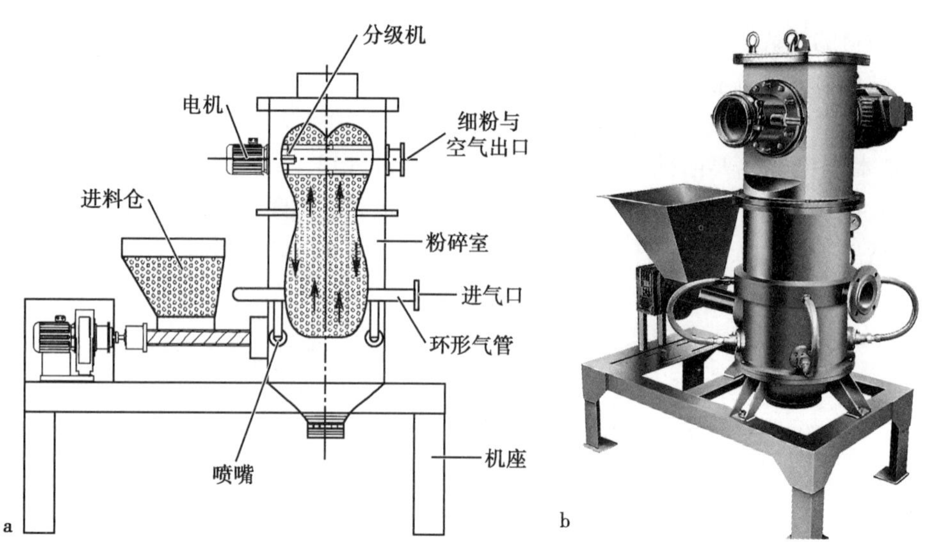

图 2-2-9 流化床对撞式气流粉碎机

a. 示意图；b. 实物图。

3）基本工作过程：①粉碎，将净化、干燥的压缩空气导入多个相向布置的喷管，形成超音速气流，进入粉碎室，使物料呈流化状态，物料由料斗送至粉碎室经喷嘴出口的气流加速，并撞击到多路射流的交叉点上实现粉碎，粉碎室内形成了高速的两相流，粉体相互碰撞，实现粉碎；②分级，粉碎后的物料被上升的气流输送至叶轮分级区内，经过涡流高速分级机，在离心力的作用下进行粗细分级，粉碎后的物料可按照设定的粒度范围准确分离，不合格的粗粉返回到物料进口进入粉碎室再次粉碎。合格的细粉随气流进入旋风收集器，微细粉尘由除尘器收集，净化的气体由引风机排出。

4）工作特点和适用场合：①气流带颗粒呈多角度对撞，作用力大，粉粒的受力复杂，粉碎效率高，可将粒径 800μm 的物料粉碎到 3μm（粒度比极细粉还小）；②精确的超细气流分级系统，降低了流化床对撞式气流粉碎机能量消耗，较圆盘式气流粉碎机能耗降低约 30% ～ 40%；③物料主要是进行相互之间的冲撞，对室内壁冲撞少，对室内壁磨损轻，污染少；④通过喷嘴的介质只有空气且不与物料同路进入粉碎室，避免了物料粒子在途中产生的撞击、摩擦以及沉淀；⑤有独立的超细分级机，可按照设定的粒度范围准确分级；⑥喷嘴喷射出来的空气发生绝对膨胀使粉碎室温度较低，适合热敏性物料粉碎，如大黄、石斛等；⑦对纤维性材料有独特的粉碎效果；⑧体积较小，同等规格流化床对撞式气流粉碎机比圆盘式气流粉碎机体积减少 10% ～ 15%，占地面积减少 15% ～ 30%；⑨颗粒不断高速冲击分级叶片，在粉碎超硬物料时，分级叶片易磨损；⑩适合粉碎精度不高但处理量较大的中药粉碎，如藻类、豆类等。

3．研磨机械

球磨机

1）工作原理：由瓷质球体或不锈钢球体为研磨介质，物料在冲击、碰撞、摩擦和剪切等多重力量共同作用下被粉碎。

2）基本结构：球磨机主要由罐体、研磨球、机座、电机、皮带和皮带轮等组成，关键部件为罐体和研磨体（图 2-2-10）。罐体材料一般为不锈钢、聚氨酯、陶瓷、刚玉甚至

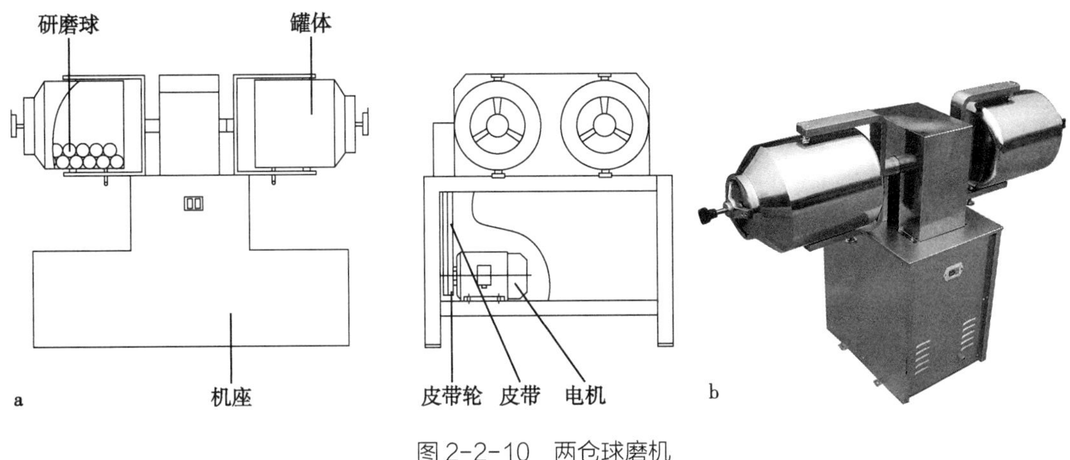

图 2-2-10　两仓球磨机

a. 示意图；b. 实物图。

氧化锆，研磨体材料一般为不锈钢球或瓷球。球磨机有单仓球磨机、两仓球磨机或多仓型球磨机，但其基本的工作原理一致。

3）基本工作过程：将饮片加入球磨机筒体内部，内部装有一定形状和大小的研磨体（钢球或瓷球）。球磨机旋转时，研磨体在离心力和与筒体内壁的衬板面产生的摩擦力的作用下，贴附在筒体内壁的衬板面上，随筒体一起旋转，并被带到一定高度，在重力作用下自由下落，下落时研磨体像抛射体一样，冲击底部的物料把物料击碎。研磨体上升、下落是周而复始的循环运动。在球磨机旋转的过程中，研磨体还会产生滑动和滚动现象，因而研磨体、衬板与物料之间发生研磨作用，使物料实现细磨作业。

4）工作特点和适用场合：①如图 2-2-11 所示，当转速较低时（a），球体和物料随筒体内壁上升，球体和物料的倾角等于或大于自然倾角时，沿斜面滑下，不能形成足够的落差，球体对物料的研磨作用很小，球磨机的效率低；当筒体的转速处于上述二者之间的某一转速时（b），球体被带到一定的高度后沿抛物线落下，对筒底物料的撞击作用最大，研磨效率最高，此时的转速称为最佳工作转速；如果筒体的转速很高（c），由于离心力的作用，致使物料和球体不脱离筒壁，而随其一同旋转，这时球体对物料已无撞击作用，研磨效率则更低；②球磨机粉碎程度高、应用范围广、适应性强、设备结构简单、密闭性好；③其相对能耗大、粉碎时间长、效率低、噪声大。

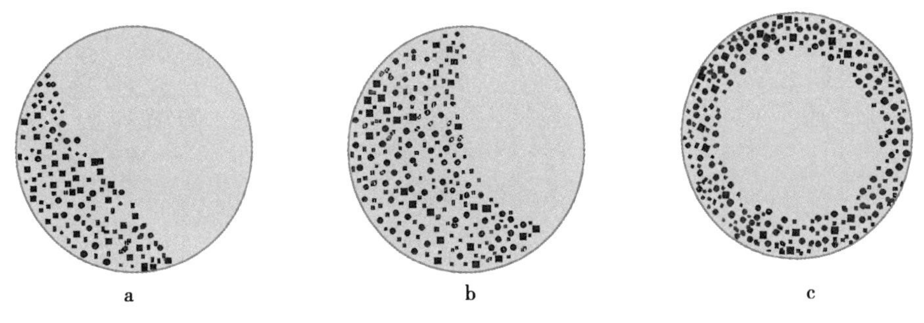

图 2-2-11　球磨机在不同转速下，圆球转动情况

球体开始随罐体做整周旋转时的转速称为球磨机的临界转速，它与罐体直径的关系为：

$$n_{临}=42.3/\sqrt{D}\ (\text{r/min}) \qquad (式\ 2\text{-}2\text{-}1)$$

式中 $n_{临}$为罐体临界转速，D 为罐体内壁直径。

临界转速时，圆球易失去研磨作用，故实际生产中，球磨机的转速一般取临界转速的75% ～ 88%。

5）影响粉碎因素：①圆筒的转速，适宜的转速为临界转速的 0.5 ～ 0.8 倍，此时粉碎主要靠撞击和研磨共同作用，粉碎效果最佳；②球体的大小与密度，球体的直径越小、密度越大，粉碎的粒径越小，生产中应根据物料的粉碎要求选择适宜大小和密度的圆球。一般来说，圆球的直径不应小于 65mm，应大于被粉碎药物颗粒直径的 4 ～ 9 倍；③球体和物料的总装量，一般情况下，提高球体的填充率可使生产能力和产量增加，但不能过高，因为球体填充率增加会使内层球体的数量增加，但内层球体的粉碎作用较弱；另外球体数量增加以后，在抛射球体的落点处，球体堆积较高，从而减缓了球体的冲击力，导致产量和粉碎效率降低，能耗增大。罐体内球体的体积约占罐体总体积的 30% ～ 35%，湿法粉碎时球体的体积约占罐体总体积的 40%，被粉碎的物料装量不超过罐体总容积的50%。

中药中成分多样复杂，有的粒径粗，有的粒径细；有的硬，有的软；有的黏性大，有的黏性小。因为各物料的粉碎难易程度不同，所以若将各种物料同时加入球磨机，则细的、黏性大的物料成为较粗硬物料的衬垫，在粗硬物料颗粒的表面形成薄层，削弱了研磨介质对硬物料颗粒的研磨作用，也造成了软物料颗粒的过度粉碎，延长了球磨时间。因此，在研磨操作时应先加入较难粉碎的物料，一定时间后再加入易粉碎的物料，这样可以缩短研磨时间，提高球磨效率。

6）存在的问题与解决措施：①球磨机罐体装量小、相对能耗大、粉碎时间长。可以通过选用多罐体式球磨机以提高产能，提高生产效率（图 2-2-12）；②研磨球长期碾压使用，可能会有极少量细小颗粒脱落，因此球体要选用坚固耐磨的材料。用于药物粉碎的球磨机的粉碎腔体在粉碎过程中不能引入二次杂质，所以粉碎腔体的内衬一般要用不锈钢、聚氨酯、陶瓷、刚玉甚至氧化锆，现代工业陶瓷一般由常用非硅酸盐类化工原料或人工合成原料，如氧化物（氧化铝、氧化锆、氧化钛等）和非氧化物（氮化硅、碳化硼等）制造；这几种材料都具有高熔点、高硬度、高耐磨性、耐氧化、化学性质不活泼等特点，可有效预防中药的二次污染。但绝对不能使用普通铁质材料，因为药物中所含的鞣质、苷类物质可与铁发生反应，可能降低药物疗效，产生不良反应。

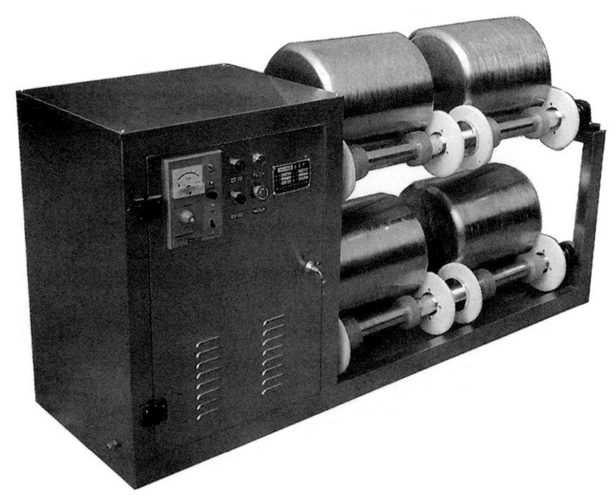
图 2-2-12　四筒式球磨机

4．低温粉碎机械　当物料粉碎时，物料在挤压、剪切、碰撞等外力作用下会发热。对于部分含多糖、含油脂的中药，粉碎的粉体落入料桶后，热量难以散发，从而造成粉体结块、团聚，针对这种问题，低温粉碎机可以在粉碎过程中给物料降温，从而解决物料发热问题。

低温粉碎机有水冷间接冷却式和风冷直接冷却式两种。

（1）水冷间接冷却式低温粉碎机

1）工作原理：被粉碎的发热药材撞击到被工艺冷却水通过水冷环片冷却的粉碎腔内壁进行热量交换，从而温度降低。

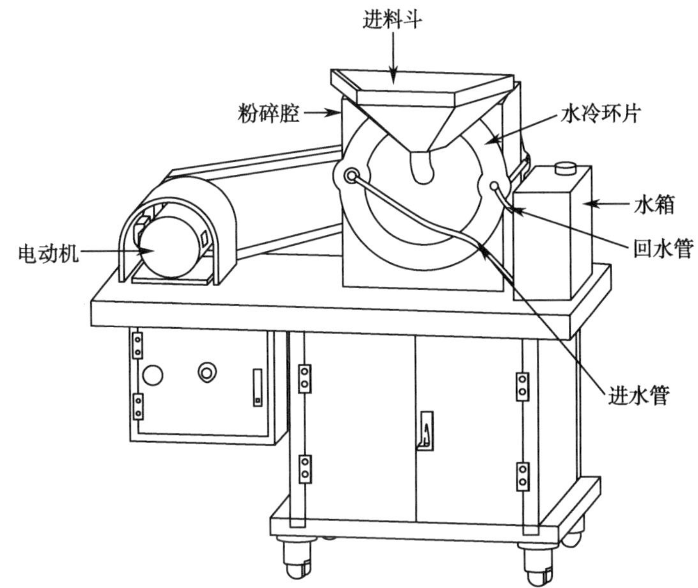

图 2-2-13　水冷间接冷却式低温粉碎机

2）基本结构：水冷间接冷却式低温粉碎机主要由电动机、粉碎腔、进料斗、水冷环片、水箱、回水管和进水管等组成，关键部件为水冷环片（图 2-2-13）。

3）基本工作过程：水冷间接冷却式低温粉碎机是在常规粉碎机基础上增加了水冷环片，工艺冷却水从进水管进入水冷环片，对粉碎腔内壁进行冷却后，再从回水管排出，循环往复，冷却粉碎腔内壁。饮片进入机腔后，在机件的撞击、剪切、挤压等力量作用下成为发热粉体，并与机腔内壁接触时冷却，从而使温度降低。

4）工作特点和适用场合：适用于含多糖、油脂，升温时易软化的饮片的粉碎。

（2）风冷直接冷却式低温粉碎机

1）工作原理：被低温冷却的干燥空气在粉碎腔内裹挟着被粉碎的发热药材粉体进行热量交换，从而使得药材粉体降温实现低温粉碎。

2）基本结构：风冷直接冷却式低温粉碎机由空气处理系统（含进风口、初效过滤段、中效过滤段、表冷段、加热段、高效过滤段、送风风机和送风口）、进料机、粉碎机、分级机、旋风收集器、隔离收集器、引风机、出风管和消音器等组成，关键部件为空气处理系统（图 2-2-14）。

3）基本工程过程：工作时，饮片从进料机投入，进入粉碎机粉碎腔，被空气处理系统低温冷却干燥的空气也进入粉碎机粉碎腔，低温冷却干燥的空气在粉碎腔内裹挟着饮片粉体进行热量交换，从而使得饮片粉体降温冷却，通过旋风收集器进入收料桶。

4）工作特点和适用场合：①机械粉碎机需配套具有恒温恒湿功能的空气处理系统；②因饮片粉体被低温干燥空气全方位裹挟，接触时间长，相较于水冷间接冷却低温粉碎机，对物料的冷却效果更显著；③适用于含多糖、油脂，升温时易软化的饮片粉碎。

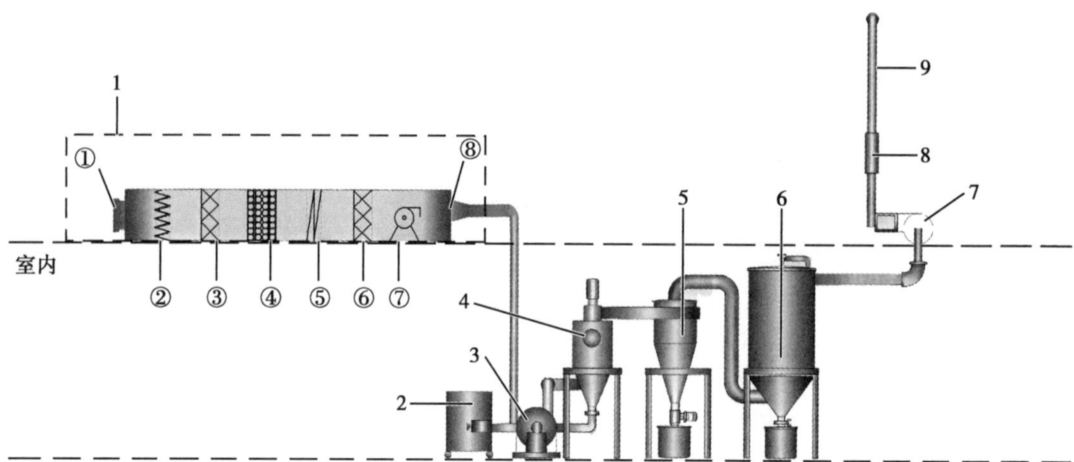

1. 空气处理系统（①进风口，②初效过滤段，③中效过滤段，④表冷段，⑤加热段，⑥高效过滤段，⑦送风风机，⑧送风口）；2. 进料机；3. 粉碎机；4. 分级机；5. 旋风收集器；6. 隔离收集器；7. 引风机；8. 出风管；9. 消音器。

图 2-2-14　风冷直接冷却式低温粉碎机

第三节　筛分工艺与设备

一、概述

（一）药筛的种类

筛分是通过一种网孔性工具，将粗粉与细粉分离的操作过程，此过程也称为过筛，这种网孔工具叫筛或箩。筛分不仅能将粉碎好的粉末按大小区分，将物料中不符合质量规范尺寸的粉粒或杂质去除，而且兼有混合作用，以保证物料的均一性，筛分对提高物料的流动性和均匀混合具有重要影响。

粉末的粗细用粉末的粒度分布或粉末平均粒度来表示。药筛是按照《中国药典》（2020年版）规定，统一由标准药筛厂生产，药筛的性能和标准主要决定于筛网。

药筛按照制筛的方法不同，分为编织筛与冲眼筛两种。

编织筛网常以不锈钢丝、尼龙丝、绢丝编织而成。编织筛在使用时筛线易于移位，故常用金属筛线在交叉处压扁固定。

冲眼筛是在金属板上冲压出圆形或多角形的筛孔而制成，这种筛坚固耐用，孔径不易变动，但筛孔不能很细，多用于离心筛等设备。

（二）药筛的规格

以药筛筛孔内径来划分筛号是一种比较简单科学的方法，易于控制。目前制药行业常用目数来表示筛号和粉末的粗细，多以每英寸（1 英寸 =0.025 4 米）长度的孔数来表示，例如：每英寸有 20 个孔的筛称为 20 目筛，能通过 20 目筛的粉末叫 20 目粉。

《中国药典》(2020 年版）凡例部分对药筛的标准规定是以筛孔的内径大小为根据的，共有九种筛号。一号筛孔内径最大，九号筛的筛孔内径最小。每种筛号都标明相对应的目数（表 2-3-1）。

表 2-3-1 《中国药典》(2020 年版）筛号与筛孔尺寸关系表

筛孔内径 /μm	筛目	《中国药典》筛号	筛孔内径 /μm	筛目	《中国药典》筛号
2 000 ± 70	10	1 号筛	150 ± 6.6	100	6 号筛
850 ± 29	24	2 号筛	125 ± 5.8	120	7 号筛
355 ± 13	50	3 号筛	90 ± 4.6	150	8 号筛
250 ± 9.9	65	4 号筛	75 ± 4.1	200	9 号筛
180 ± 7.6	80	5 号筛			

粉末分等如下：

最粗粉　指能全部通过一号筛，但混有能通过三号筛不超过 20% 的粉末

粗粉　指能全部通过二号筛，但混有能通过四号筛不超过 40% 的粉末

中粉　指能全部通过四号筛，但混有能通过五号筛不超过 60% 的粉末

细粉　指能全部通过五号筛，并含能通过六号筛不少于 95% 的粉末

最细粉　指能全部通过六号筛，并含能通过七号筛不少于 95% 的粉末

极细粉　指能全部通过八号筛，并含能通过三号筛不少于 95% 的粉末

二、筛分设备

固体制剂生产常用筛分设备有摇摆筛、旋振筛、超声波振荡筛等。

（一）摇摆筛

摇摆筛是为了满足大产量筛分的需要而特殊设计的一种高效筛分机，适合精细与超细粉末与微粒状物料，如朱砂粉、雄黄粉和珍珠粉等。

1. 工作原理　摇摆筛模仿了人工低频高效筛分的特点，其运动轨迹与人工筛分相类似，作轻微的椭圆摇摆运动，使物料在筛网上形成水平与抛掷三维翻滚运动，物料在自身重力的作用下，穿过筛网孔落入下层。

2. 基本结构　摇摆筛由进料口、上盖、观察孔、筛框、密封圈、出料口、网架、束环、底框、主枢轴总成、调整块、网、激振板、调整螺栓、摆振体、阻旋弹簧、主轴总成、皮带轮、底座、检查孔、电机组成。关键部件是筛框、网、激振板、阻旋弹簧（图 2-3-1）。

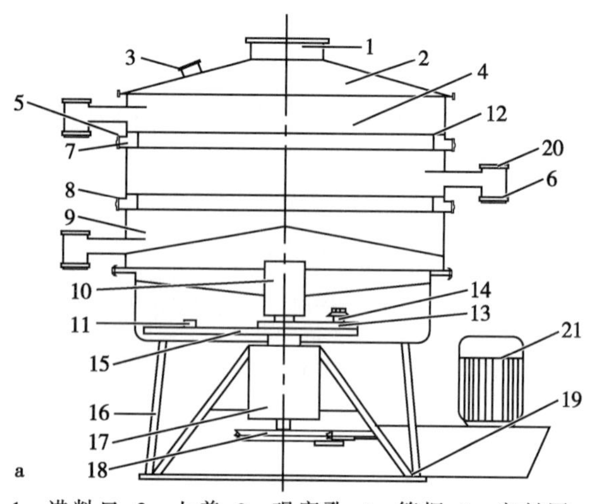

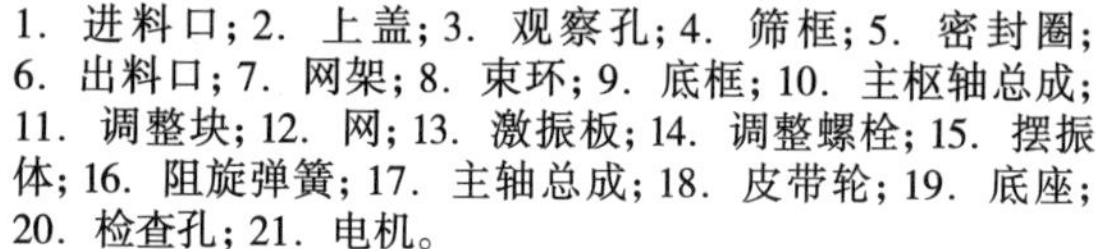
1. 进料口；2. 上盖；3. 观察孔；4. 筛框；5. 密封圈；6. 出料口；7. 网架；8. 束环；9. 底框；10. 主枢轴总成；11. 调整块；12. 网；13. 激振板；14. 调整螺栓；15. 摆振体；16. 阻旋弹簧；17. 主轴总成；18. 皮带轮；19. 底座；20. 检查孔；21. 电机。

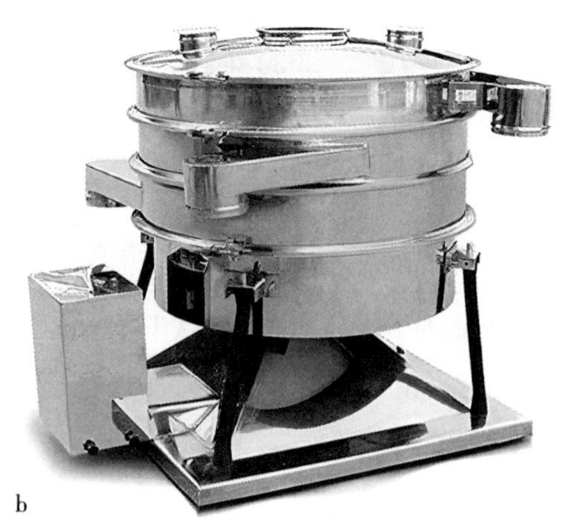

图 2-3-1 摇摆筛

a. 示意图；b. 实物图。

3．工作基本过程　物料从进料口落入上层筛网，在电机转动作用下做回转运动，使得筛体做轻微的椭圆摇摆运动，物料在筛网上形成水平与抛掷三维翻滚运动，从中心到外缘在整个筛面上均匀分散，以螺旋运动往轴向传播，在筛面上做非线性的三维运动，穿过筛网落下的粉粒通过出料口收集。与旋振筛不同，摇摆筛是通过调整摆振体上面的径向角和切向角，可改变物料在网面上的运动轨迹。

4．工作特点和适用场合　①产量相对高。最大处理量可达 60 000kg/h，径向角和切向角的调整可调节筛网上渐开线运动，这种运动使物料能在较小的面积上走过相对长的路，以提高筛分精度；物料在网上运动的着网时间相对其他筛分机要长，筛分产量相对提高；②低转速，扬尘少。密度轻的物料也能贴筛面运动，筛分更彻底；低转速也降低了设备噪音；③摇摆动作柔和：不存在高频振动，可有效保护颗粒的原状不被破坏，更适用于颗粒状结晶脆性物料，提高了物料的成品率。

（二）旋振筛

旋振筛是一种特殊的、高精度细微粉筛选机，最高可对物料筛分到 500 目，适用于粒、粉、黏液等中药物料的筛分过滤。对粒的筛分主要是将满足粒径要求的颗粒筛分出来，对粉的筛分主要是将结块的粉粒筛分出来，对黏液的筛分主要是将固体颗粒筛分出来。

1．工作原理　筛面上的物料在水平、垂直和倾斜三个方向的振动作用下改变轨迹，细粉在重力作用下通过筛孔进入底槽，由出料口排出；粗粉粒顺着筛面移动，自筛出口排出收集。

2．主要结构　旋振筛由进料口、防尘盖、筛框、筛网、网架、加重块、筛盘、弹簧、振动电机、下部重锤、出料口等组成，与物料接触材料要求 SUS304 及更高标准的材质，关键部件为筛网、加重块、振动电机和下部重锤（图 2-3-2）。

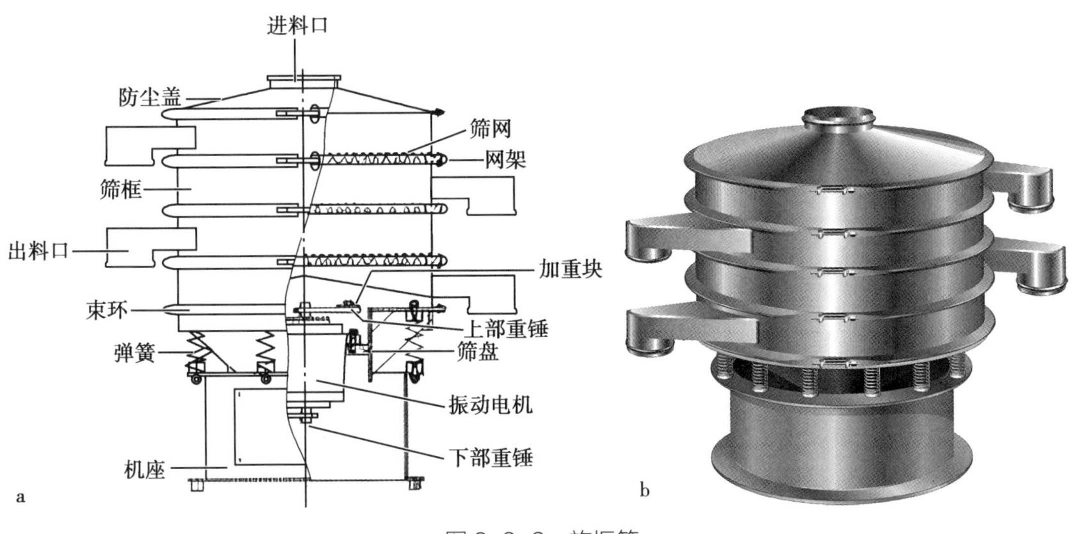

图 2-3-2　旋振筛

a. 示意图；b. 实物图。

3. **基本工作过程**　旋振筛是由直立式电机作为激振源，电机上、下两端安装有偏心重锤，将电机的旋转运动转变为水平、垂直、倾斜的三次元运动，再把这个运动传递给筛面。筛面上的物料在水平、垂直和倾斜三个方向的振动作用下改变轨迹，调节上、下两端的相位角，可以改变物料在筛面上的运动轨迹。该机是利用偏心轮或凸轮的往复振动，物料在重力作用下通过筛孔入底槽，由出料口排出，粗粉粒顺着筛移动，自筛出口排出收集。

4. **工作特点和适用过程**　①由于中药品类众多，有植物类中药、矿物类中药以及动物类中药，有的含多糖、油脂、水分较多，有的含纤维较多，因其密度、湿度、黏度等特点，从而设备内部构造不同，配置也不相同。对于黏附性大的粉体可以用旋转胶球，提高筛分效率，故旋振筛具有筛分过滤效率高、筛网不堵塞、换网快捷、筛网不易松动、使用寿命长，便于清洗等特点；②可设置成多筛层，通过在上、中、下合理匹配不同目数的筛网，能达到一次同时筛选出多种不同规格的产品，且更换筛网工序简单、设备操作方便，主要应用于干式粉状或粒状物料的筛分；③处理量最大可达 2 000kg/h，除了常见的多层式旋振筛，还有单层筛网式直排式振动筛（图 2-3-3）。直排式振动筛只对粗细两种粒径的物料筛分，主要适用于大处理量筛分、除杂等，将合格物料与不合格物料、杂质分离。

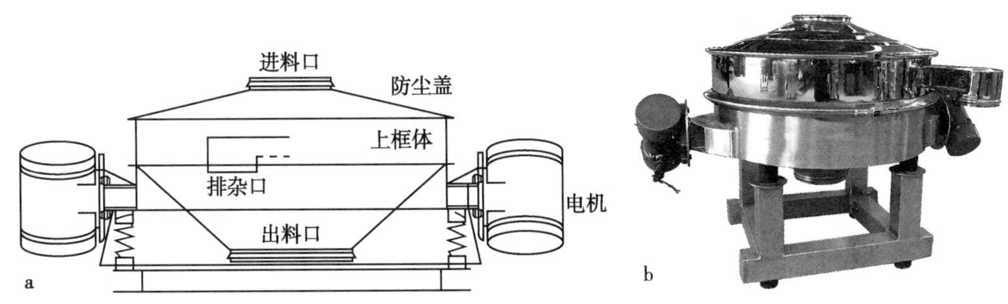

图 2-3-3　单层直排式旋振筛

a. 示意图；b. 实物图。

（三）超声波振荡筛

1．**工作原理**　通过附加在筛网上的超声振动波（机械波），使超微细粉体接受巨大的超声加速度，从而抑制黏附性粉体黏附、楔入等堵网情况，提高筛分效率和清网效率。

2．**基本结构**　超声波振荡筛是在常规旋振筛的每一层筛网底部安装了超声波换能器，在超声波电源控制下工作，其他结构与旋转筛相同（图 2-3-4）。

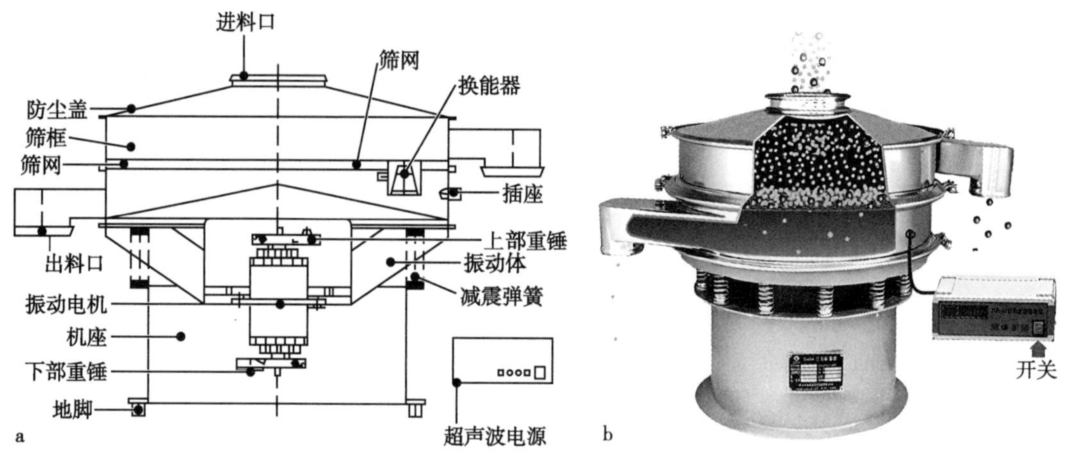

图 2-3-4　超声波振荡筛

a. 示意图；b. 实物图。

3．**基本工作过程**　将物料从上部加入超声波振荡筛，物料在受到以电机为动力的机械振动的同时又受到了安装在筛网下超声波换能器的振动波作用，使超微细粉体接受巨大的超声加速度，从而抑制黏附性粉体黏附、楔入等堵网情况，提高了筛分效率和清网效率。

4．**工作特点和适用场合**　①用于吸附性强、易团聚、易产生静电、密度大 / 密度小，以及水分、油脂、多糖、纤维含量高的中药物料（强吸附性，易团聚药物主要是含树脂或多糖多的药物，如熟地黄、乳香、枸杞子、龙眼肉等；密度大的中药如朱砂粉、雄黄粉、珍珠粉、三七、牡蛎、鳖甲、石决明等；密度小的如叶类中药）；②控制粉体在较窄的粒度范围；③产量大，最大处理量可达 5 000kg/h（因超声波振荡筛是在旋转筛的每一层筛网上加了能产生高频低幅振动的超声波振子，使得物料难于黏附在筛网上，故同样尺寸的超声波振荡筛的产量要高于旋振筛）；④不适合易碎颗粒的筛分。

三、影响筛分的因素

影响筛分的因素归纳如下：

1．**粒径**　物料的粒径越接近于分界直径时越不易分离。

2．**水分、油脂与多糖含量**　物料中水分含量、油脂含量或多糖含量越高则黏性越强，易成团，堵塞筛孔。

3．**纤维量**　纤维含量高的物料不易过筛，纤维会卡在网孔中。

4．**密度**　若粗粒密度大、细粒密度小则不易过筛。

5．**筛网松紧度**　紧绷状态的筛网，能够高效地传递振荡能量，筛分效果较好；如不能紧绷筛网，则振荡时松垮状态的筛网会对振荡能量产生阻尼效应，从而削弱筛分效果。

6．**筛面的振动频率**　适宜的振动频率，过筛效率高，反之过筛效率低。

7．**筛面面积**　筛面面积小不易过筛。

8．**筛面倾角**　筛面倾角偏大和偏小都不易过筛。

9．**给料速度**　给料速度偏大，筛分效率会降低。

10．对于易破碎的颗粒剂，不宜选用超声波振荡筛。

四、筛分常见问题与解决措施

导致筛分效率降低的原因有很多种，如筛孔堵塞、筛机进料不均匀、筛网绷得不紧、物料水分含量高导致物料黏在筛网上不能顺利过筛等（表 2-3-2）。

表 2-3-2　常见问题与解决措施

常见问题	解决措施
筛孔堵塞	筛孔堵塞是导致振动筛筛分效果不好最常见的原因，此时应减少物料量，并清理筛面，解决筛孔堵塞问题。另外，水分过高容易导致物料黏结成团，不易过筛。此时，可调整筛网的倾角，增大倾角以改善筛分效率降低的问题
筛机进料不均匀	进料过少降低生产效率，进料过多造成物料过厚，不能得到充分筛分，造成筛分效率降低。因此，调节合适的进料速度，保证进料均衡
筛网绷得不紧	筛网偏松，导致振动能量传递到物料的能力损失，降低筛分效率，应绷紧筛网
粒径	当粒径接近筛网孔径时，筛分效率明显降低。筛分效率会随着颗粒的粒径接近筛网孔径颗粒的比例增加而明显降低。这是因为这些颗粒粒径略大于筛网孔径，使筛网的有效筛分面积降低
筛面倾角	筛网的角度影响颗粒沿筛面运动的速度，减少在筛面上的停留时间及颗粒通过筛面的概率
颗粒形状	筛网上处理的绝大多数物料颗粒是异形的，当球形颗粒在各个方向上等概率通过时，异形的接近筛网孔径的颗粒必定按一定方向通过筛孔。细长颗粒和板状颗粒在某一方向上具有较小的横截面积而在其他方向上则有较大的横截面积。因此，异形颗粒筛分效率降低
有效筛分面积	筛分的概率与孔网比率成正比。孔网比率指筛孔面积与筛面的总面积之比。筛网材料占据的筛面越小，颗粒进入筛孔的概率越大，孔网率与筛网孔径成正比。筛网线细，则孔网率高，但是工作时其筛网易于磨损，这就是细粒物料不用细筛而改用分级机分级的原因
振动频率	为了使物料抛离筛面，筛子应该是振动的，振动使得物料再次落回筛面并沿筛面运动。合适的振动频率可使物料产生分层作用，分层作用使细物料穿过料层而向下到达筛面，进而使大颗粒上升至顶部。分层作用可增加物料的通过率
物料水分、油脂和多糖含量	物料水分、油脂和多糖含量高则物料黏性高，使物料较难筛分。可以增加超声波功能或胶球以提高振动效果

第四节　混合工艺与设备

一、概述

混合是指两种或两种以上不同组分的物料在外力作用下发生运动速度和方向改变，使各组分颗粒得以均匀分布的操作过程。混合操作以含量的均匀一致为目的。在固体混合中，粒子是分散单元，不可能得到分子水平的完全混合，因此应尽量减少各成分的粒度，以满足固体混合物的相对均匀。根据组分的特性、粉体的用量和实际的设备条件，选择适宜的方法。影响混合效率的因素很多，物料中各组分的粒度大小、外形、密度、含水量、黏附性和团聚性都会影响混合过程。

少量药物与辅料的混合可采用搅拌法或研磨法；当各组分的混合比例较大时，应采用等量递加混合法，即先称取小剂量的药粉，然后加入等体积的其他成分混匀，依次倍量增加，直至全部混匀，再过筛混合即可。

规模化生产时多采用容器固定型和容器旋转型混合机。容器固定型混合机中，物料在固定容器内叶片或螺旋推进器的搅拌作用下进行混合；容器旋转型混合机依靠容器本身的旋转作用带动物料产生多维运动而使物料混合。

理想的混合物是一个药物的每个粒子与其他药物粒子紧密交叉均匀分布，然而，在实际混合过程中难以实现。生产中存在有序混合和随机混合，不含内聚力等表面效应粒子间的混合叫随机混合，如无明显粒径或密度等差异的自由流动药物的混合；有序混合是不同粒径的粒子以及具有内聚力的粒子间的混合。混合物可以是中间品，也可以是最终产品。在固体制剂中，根据处方需要把不同性质的物料按不同的比例进行均匀混合，混合效果直接影响制剂的外观及内在质量。如果操作不当，混合均匀的粉体在填充、分装、管道输送、长途运输等过程中可能出现离析现象。故合理的混合工艺是保证固体制剂质量的重要措施之一。

因此，很好地理解混合机制和药物性质、设备功能和加工条件对混合物质量的影响至关重要。

（一）混合原理

混合有三种主要的原理：粉末床的大部分对流运动、主要减少离析程度的剪切运动、单个颗粒的扩散运动。最有效的混合机以这三种原理运行（对流混合、剪切混合、扩散混合）。

由于混合机工作部件表面对物料的相对运动，物料在外力作用下产生类似流体的扰动，所有颗粒在混合机内从一处向另一处作相对流动，位置发生转移，产生整体的流动，称为对流混合。

把分离的颗粒撒布在不断展现的新生料面上，如同一般扩散作用，颗粒在新生成的表面上微弱地移动，使各组分的颗粒在局部范围扩散，达到均匀分布，称为扩散混合。

在物料团块内部，由于颗粒间的互相滑移和冲撞作用，如同薄层状流体运动，引起局部混合，称为剪切混合。

三种混合方式的作用不能完全分开，在各种混合机上，这三种混合方式都存在，只是某一种方式在起主导作用。比如高剪切混合机中，剪切混合起主导作用；中型散装容器（IBC）混合机中，扩散混合占主导作用。

（二）混合均匀度

均匀度是衡量混合效果的重要指标，固体颗粒混合均匀的指标常用混合度、混合时间和混合曲线表示。

如图 2-4-1 所示，在整个混合过程中，初期以对流混合为主，这一阶段的混合速度较大；在第Ⅱ区域中，则以扩散混合为主；在全部混合过程中剪切混合都起着作用。物料在混合机中，从最初的整体混合达到局部的混匀状态。在混合的前期，均化的速度较快，颗粒之间迅速地混合，达到最佳混合状态后，不但均化速度变慢，而且会向反方向变化，使混合状态变劣，这种反混过程叫离析。当混合过程进行到一定程度，混合过程总是离析和混合反复交替，在某个时刻达到平衡。此后，均匀度不会再提高，一般再也不能达到最初的最佳混合状态，这种反常现象，认为是由混合过程后期出现的反混合所造成的。实际的情况，往往是混合效果先达到一最高值，然后又下降而趋于平衡。平衡的建立基于一定的条件，适当地改变这些条件，就可以使平衡向着有利于均化的方向转化，从而改善混合操作。

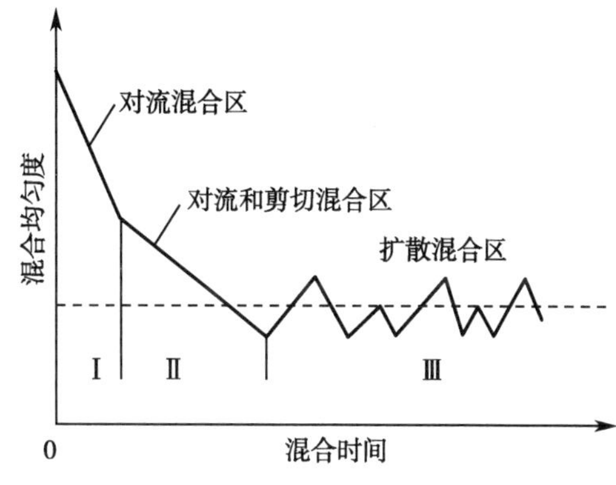

图 2-4-1　混合过程曲线

（三）混合方式

常用的混合方法有三种，分别是搅拌混合、过筛混合和研磨混合。

1．**搅拌混合**　是将物料置于容器中通过搅拌进行混合的操作，多做初步混合之用。制剂生产中常用混合机进行混合。

2．**过筛混合**　是将已初步混合的物料多次通过一定规格的筛网使之混匀的操作。由于较细较重的粉末先通过筛网，故在过筛后加以适当的搅拌混合效果更好。

3．**研磨混合**　是将各组分物料置于乳钵中进行研磨的混合操作，一般用作少量物料的混合。如中药散剂制备中常用的打底套色法、等量递增法。

在工业生产中的混合过程，多采用使容器旋转或搅拌的方法使物料发生整体或局部的移动而达到混合目的。

二、混合设备

混合设备通常是由两个部件构成，即容器和提供动能的装置。由于固体颗粒自身及其在混合时所具有的多种形态，因而提供能量的方式是多种多样的。

固体制剂常用的混合设备有：容器回转式混合机、机械搅拌式混合机、气流式混合机等。

（一）容器回转式混合机

容器回转式混合机的特点是依靠容器本身旋转而使物料产生重力作用，形成滑移摩擦或摩擦运动的混合状态，混合效果取决于合理的旋转速度。该混合机结构简单、混合速度慢、易清洁，广泛应用于物性差异小、流动性好的粉体间的混合。

容器回转式混合机包括：V 型混合机、IBC 混合机、二维混合机、三维混合机、双圆锥混合机等。

1. V 型混合机

（1）工作原理：按照颗粒落下撞击摩擦运动原理设计。容器的形状相对于轴是非对称的，由于回转运动，粉体粒在倾斜圆筒中，连续地反复交替、分割、合并；物料随机地从 V 形一区传递到另一区，同时粉粒体粒子间产生滑移，进行空间多次叠加，粒子不断分布在新产生的表面上，这样反复进行剪切、扩散运动，从而达到混合目的。

（2）主要结构：V 型混合机主要由进料口、轴承、链轮、料桶、减速机、出料蝶阀和电机等组成（图 2-4-2），一端装有电机与减速机，电机动力通过皮带传给减速机，减速机再通过联轴器传给 V 形桶，使 V 形桶连续运转，带动桶内物料在桶内上、下、左、右进

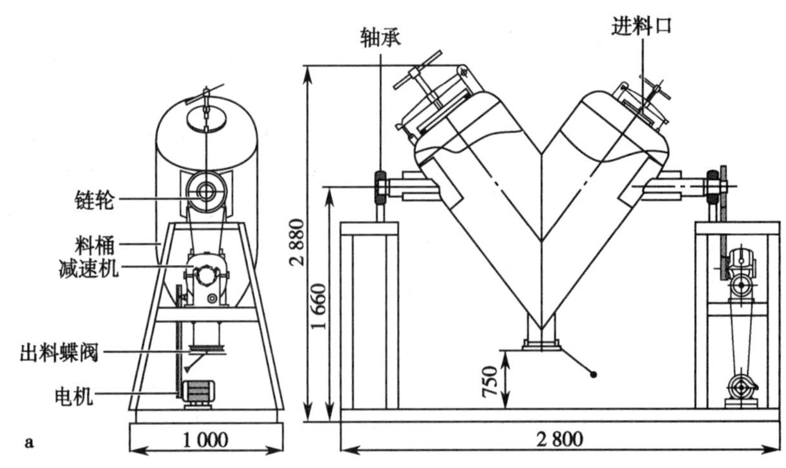

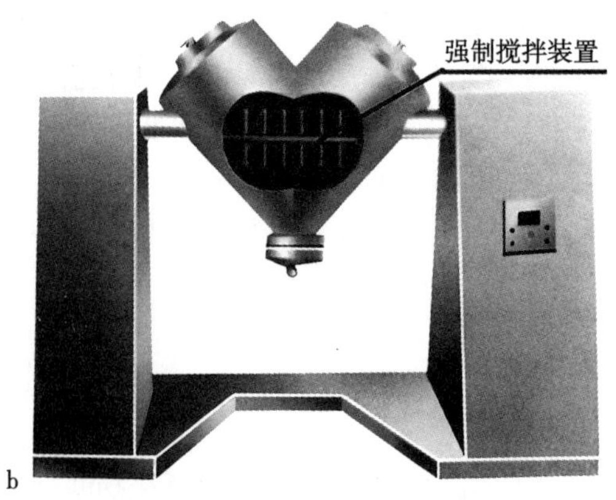

图 2-4-2 V 型双臂混合机

a. 示意图；b. 实物图。

行混合。其中料桶和强迫搅拌装置是重点部件，必须采用 SUS304 及更高标准的不锈钢材料加工。混合机的进料口采用快开结构，使进料和清洗时操作简便。混合机筒体两侧拼缝处加焊两块不锈钢引板并采用抛光处理，使筒体内无一处死角，确保混合机在混合、清洗时能够达到理想的效果。混合机内设有强制搅拌装置，提升混合效率。

V 型混合机有双臂（图 2-4-2）和单臂（图 2-4-3）两种结构形式，双臂结构比单臂结构载荷要大很多，力学结构更好，双臂结构负载在两个臂之间，好比人体双臂做引体向上运动，两臂受力平衡。

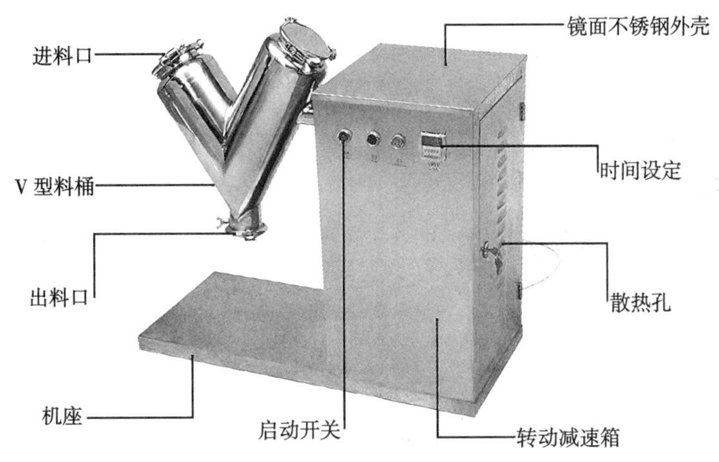

图 2-4-3 V 型单臂混合机

（3）基本工作过程：物料从进料口加入料桶后，电机通过皮带（或链条）、减速机将动力传给 V 形桶，使 V 形桶连续运转，带动桶内物料在桶内上、下、左、右进行混合。物料混合均匀后从出料口排出。混合机内一般设有强制搅拌装置，提升混合效率。

（4）工作特点和适用场合：①很多中药含油脂类、多糖类成分，黏性较强，较难混合，可以加装强制搅拌装置，以破坏物料之间的黏结、搭桥；②相比于西药混合，中药有时会有不同组分、色泽或质地相差悬殊的配方，利用 V 型混合机的特性，可将量少、色深或质轻的粉末放置于混合容器中作为底料，再将量多、色浅或质重的药物粉末分次加入，采用“等量递增法”混合均匀（套色）。混合时通常先用量大的组分饱和混合器械，以减少量小组分的损失；③适用于物料流动性良好、物性差异小的粉粒体的混合，以及混合度要求不高而又要求混合时间短的物料混合；④由于 V 型混合容器内的物料流动平稳，不会破坏物料原形，因此 V 型混合机也适用于易破碎、易磨损的粒状物料的混合，或较细的粉粒、块状、含有一定水分的物料混合用；⑤由于料桶为 V 形，相对方锥混合机等对所在操作间空间要求高；⑥料桶是重点部件，必须采用 SUS304 及更高标准的不锈钢材料加工；⑦混合机的进料口采用快开结构，使进料和清洗时操作简便；⑧单臂 V 型混合机占地空间小，但单臂好比人体做单臂引体向上运动，受力加倍，且不平衡，不适合大品种生产。

2．IBC 混合机

（1）工作原理：物料在料斗内上、下、左、右进行流动，从而实现混合。

（2）基本结构：IBC混合机主要由主机架、混合动力、主动力支撑、混合架、提升动力总成、提升丝杆总成、IBC（混合料斗）、副轴支承组件和副机架等组成，关键部件为混合料斗（图2-4-4）。电机与减速机安装在IBC混合机的主机架上；料斗在设计上需配备混合机固定和夹紧的功能部位，底部带有轮子，方便自由移动，整体结构结实牢固，不会在混合反转时因受力而变形。

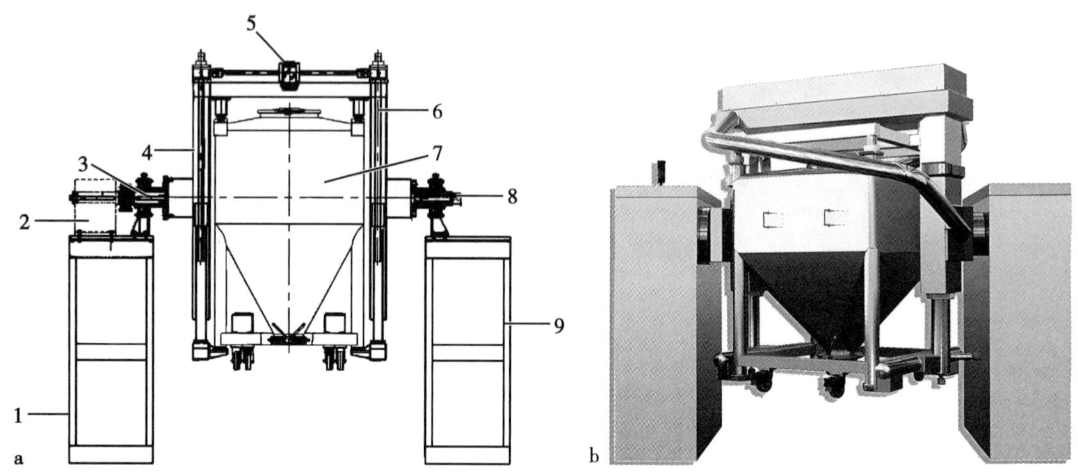

1. 主机架；2. 混合动力；3. 主动力支撑；4. 混合架；5. 提升动力总成；6. 提升丝杆总成；7. IBC；8. 副轴支承组件；9. 副机架。

图2-4-4　双臂IBC混合机

a. 示意图；b. 实物图。

IBC混合机有双臂（图2-4-4）和单臂（图2-4-5）两种结构形式，单臂IBC混合机只有一个机架；双臂结构比单臂结构载荷要大很多，力学结构更好，双臂结构负载在两个臂之间，好比人体双臂做引体向上运动，两臂受力平衡。

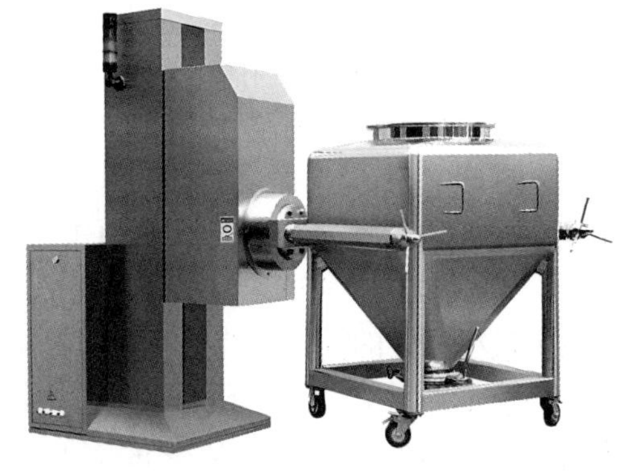

图2-4-5　单臂IBC混合机

（3）基本工作过程：将有物料的IBC推入混合架上，混合架的提升装置将IBC提升悬空，电机动力通过皮带传给减速机，减速机再通过链条或联轴器传给混合架，对IBC进行翻转。在翻转过程中，在重力、IBC的作用下物料做三维流动，从而实现了混合。

（4）工作特点和适用场合：①对于含油脂类、多糖类成分较多，其黏性较强、比较难混合的中药颗粒，需要在IBC中加装扰流盖（类似搅拌原理），以强制破坏物料之间的黏结、搭桥；②方形IBC有多个平面，混合时比圆形IBC效率高，故IBC混合机的IBC只有方形，IBC最大容积可达3 000L，装料系数50%～80%；③IBC不固定在混合机上，有双重功能，一是作为周转料桶转动物料，二是作为混合机的罐体混合物料；④ IBC 锥面一般与水平面呈 30° 夹角，IBC 中的物料除了随 IBC 翻动外，同时沿斗壁做切向运动，产生强烈的翻转和高速的切向运动，从而达到最佳的混合效果；⑤物料在混合前后的转运中，不需要频繁地转料、加料，能有效地控制粉尘与交叉污染，减少物料的损失，控制物料的分层；⑥ IBC 必须采用 SUS304 及更高标准的不锈钢材料加工；⑦单臂 IBC 混合机占地空间小，混合完毕可直接分料。但单臂 IBC 混合机单边受力，受力极不平衡，不适合大品种生产，单臂混合机机架还需要做顶部支撑，要考虑厂房结构是否满足安装要求；⑧ 800L 以上的方锥混合机一般设计为固定式。

3．二维混合机

（1）工作原理：工作时，料桶转围绕中心点以径向中心轴为轴线左右摇摆运动，同时又围绕中心轴做 360° 旋转运动。在这两个运动的作用下，物料在料桶翻滚和左右来回移动，料桶内壁上扰流翅片强化物料间的随机流动，在这两个运动的共同作用下，物料得到混合。

（2）基本结构：二维混合机由料桶（料桶内壁焊接有多个扰流翅片）、出料口、料桶电机、机座、减速机、辊轮、料桶支撑架、进料口和摆动电机等构成，关键部件为料桶、料桶支撑架、辊轮、料桶电机和摆动电机（图 2-4-6）。

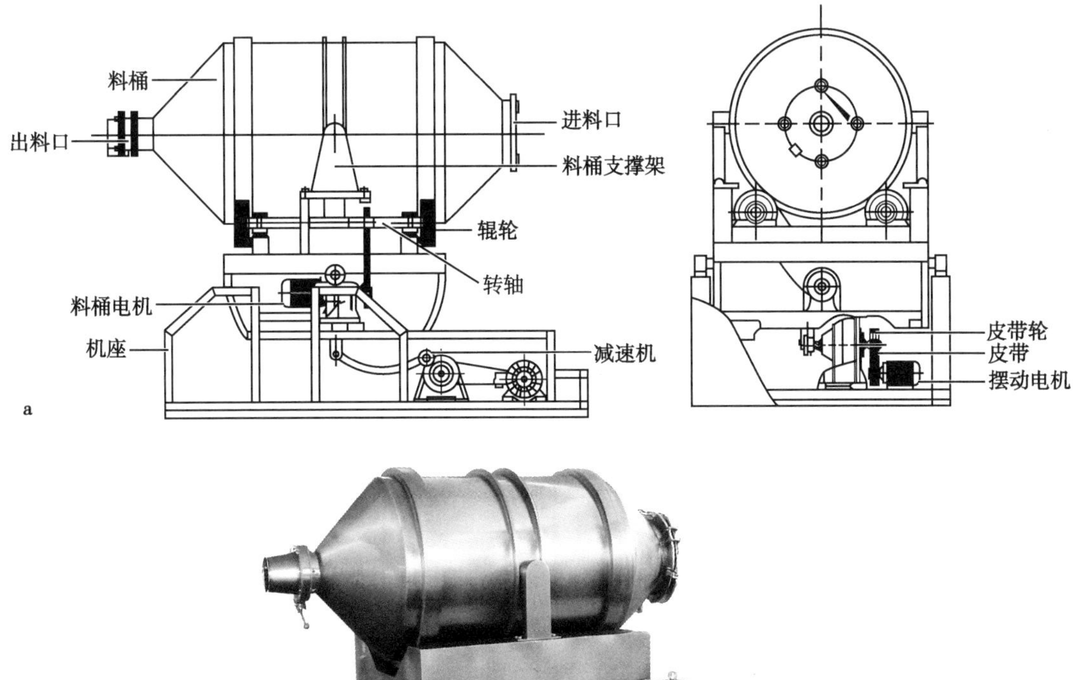

图 2-4-6　二维混合机

a. 示意图；b. 实物图。

（3）基本工作过程：物料从进料口进入料桶后，料桶电机通过减速机、皮带（或链条）、转轴、料桶支撑架和辊轮等部件驱动料桶围绕中心轴做 360° 旋转运动；同时摆动电机通过皮带、皮带轮和料桶支撑架驱动料桶围绕径向中心轴做左右摇摆运动。在这两个运动的作用下，物料在料桶翻滚和左右来回移动，料桶内壁上扰流翅片强化物料间的随机流动，桶内物料得以混合，混合结束后，料桶出料向下倾斜到最低位，打开阀门，料桶做 360° 旋转出料。

（4）工作特点和适用场合：①与固定容器式混合机相比，底部不积料；②工作时，料桶既做旋转运动又做摇摆运动，物料容易混合；③同样装量情况下，占地面积小，空间高度低；④在出料后期，尾料不易出干净。

4．三维混合机

（1）工作原理：物料在桶内上、下、左、右进行流动和扩散，从而实现混合。

（2）基本结构：三维运动混合机由底座、主电机、减速皮带轮、传动皮带、减速机、链轮、主动轴、被动轴和混合桶等部件组成（图 2-4-7）。与物料直接接触的混合桶采用不锈钢材料制造，桶体内外壁均经抛光，混合桶为关键部件。三维混合机的机械传动部分由一个主动轴及一个被动轴组成。主动轴连接电机，主动轴和被动轴分别铰接一个叉形摇臂，混合桶的前、后端分别与一个叉形摇臂铰接，混合桶前端的两个铰接点的连线与后端的两个铰接点的连线呈空间垂直。

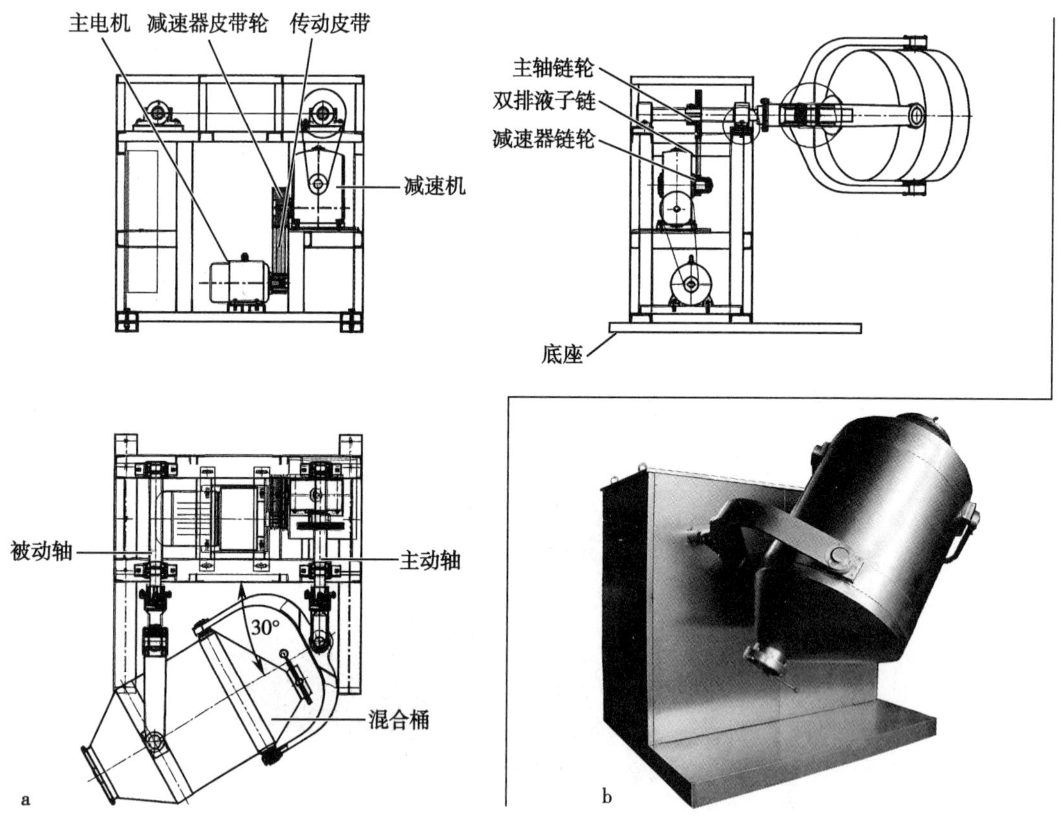

图 2-4-7 三维混合机

a. 示意图；b. 实物图。

（3）基本工作过程：将物料从上部加入三维混合机的混合桶中，在运行时由于混合桶多方向运转，使各种物料在混合过程中，加速了流动和扩散作用，混合结束后从底部出料。

（4）工作特点和适用场合：①该机的混合桶多方向运动，物料无离心力作用，无密度偏析及分层、积聚现象，各组分可有悬殊的重量比，混合率达 99.9% 以上，是各种混合机中的一种较理想产品；②桶体装料率大，最高可达 90%（普通混合机仅为 40%），效率高，混合时间短，具有结构简单、黏度低、无运动部件、维修少、能耗低等特点；③三维混合机广泛适用于制药干粉物料混合，能非常均匀地混合流动性较好的粉状或颗粒状的物料，对不同密度和不同粒度的几种物料也能进行快速而均匀地混合；④该机利用三角摆动、平移转动及摇滚原理，产生强力的交替脉冲运动，连续不断地推动进行混合物料，其产生的涡流具有变化的能量梯度，从而能产生出色的混合效果；⑤由于主动轴和被动轴受力限制，三维混合机的装量不会很大，因而不适合大品种生产。

5．双圆锥混合机

（1）工作原理：物料在重力和离心力反复作用下，进行聚合和分离从而达到混合均匀。

（2）基本结构：双圆锥混合机由进料口、料桶体、螺旋叶片组、机架、出料口和动力机构等组成，关键部件为料桶体和螺旋叶片组（图 2-4-8）。

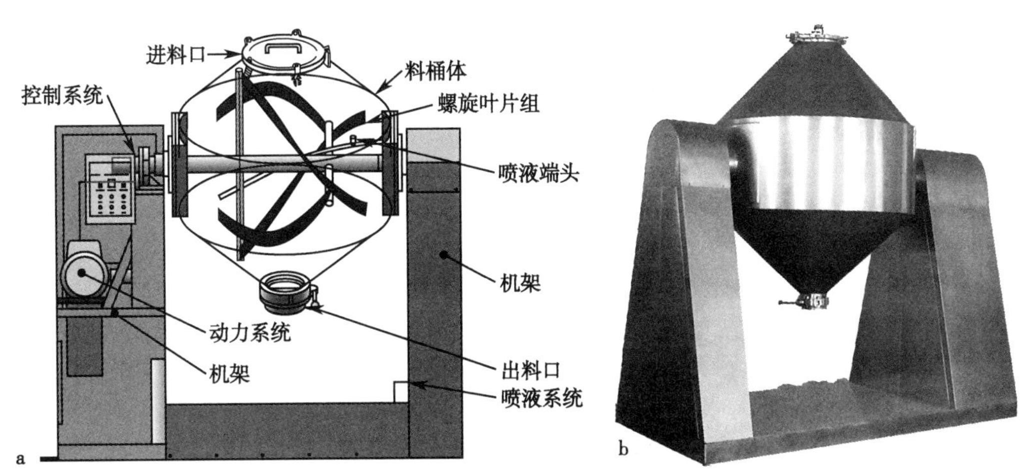

图 2-4-8　双圆锥混合机

a. 示意图；b. 实物图。

（3）基本工作过程：物料装入料桶体后，由电动机、减速机经齿轮传动带动混合罐体转动，通过罐体的回转，物料在重力和离心力反复作用下，进行聚合和分离而达到混合均匀，混合好的物料靠自重由排料口卸出。对于含多糖、含油脂、含水、黏性大的中药颗粒要配置螺旋叶片组，以强制打散黏结的颗粒。

（4）工作特点和适用场合：①料桶体内有螺旋叶片组，在混合时可以强制打散黏结在一起的物料；②料桶体由不锈钢板制成，两端圆锥的顶角根据所装物料的休止角决定，为便于出料一般设计成 90° 或者 75°。

（二）机械搅拌式混合机

机械搅拌式混合机主要有：槽式混合机、锥形螺旋混合机、桨叶式混合机、高剪切混合机等。

1．槽式混合机

（1）工作原理：在混合作业时，正反搅拌桨叶侧表面推动物料左右快速移动，物料在移动同时上下翻动，使得物料之间产生对流、扩散、翻滚等混合运动，从而达到对物料混合的目的。

（2）基本结构：槽式混合机主要由混合槽、倒料齿轮、倒料电机、倒料减速机、机体底座、减速机、搅拌电机、搅拌齿轮和搅拌桨叶等组成（图 2-4-9），与物体接触处全采用不锈钢制成，关键部件为混合槽和搅拌桨叶。因中药常含多糖、油脂等成分，粉体易发黏、结块，槽式混合机中的搅拌桨叶能有效地破坏黏合成块的中药粉料。

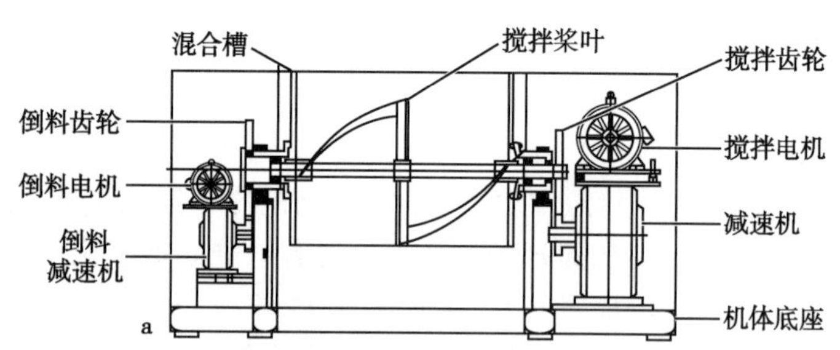

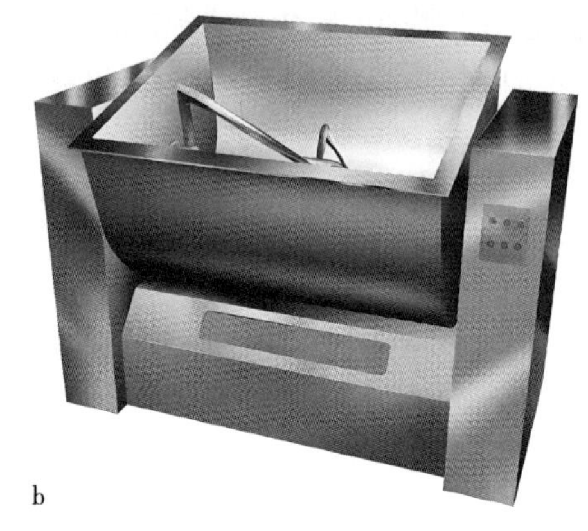

图 2-4-9 槽式混合机
a. 示意图；b. 实物图。

（3）基本工作过程：在混合作业时，将混合主辅料加入混合桶内，电机带动搅拌桨叶旋转，搅拌桨叶侧表面推动物料左右快速移动，物料在移动同时上下翻动，使得物料之间产生对流、扩散、翻滚等混合运动，从而达到对物料混合的目的。混合均匀后，倾倒混合槽将物料排出。

（4）工作优点和适用场合：①搅拌桨叶呈左右旋双方向，其对含多糖、油脂等成分或含水的中药黏性物料搅拌混合效率高，比一般的混合机效率高 20% 以上；②分散性好，适应性广，混合效果好，较好解决了由于物料密度不同引起的均匀度不高和死角等问题；③投资小、上线快；④结构紧凑、使用简单方便、外形美观、占地面积小、清理方便；⑤搅拌桨叶与混合槽底部有 3 ～ 5mm 的间隙，会有少量物料沉底现象；⑥为了操作方便，用于中药混合的槽式混合机容积不大，最大约 550L。

2．锥形螺旋混合机 锥形螺旋混合机是指利用圆锥形筒体内螺旋轴的旋转作用，对物料进行搅拌的混合设备，锥形螺旋混合机有锥形单螺旋混合机和锥形双螺旋混合机两种。

（1）锥形单螺旋混合机

1）工作原理：中心螺旋将筒内物料从底部提升至顶部，同时螺带将物料由下向上沿筒壁盘旋提升，物料相互之间产生对流剪切掺混扩散，从而实现混合。

2）基本结构：锥形单螺旋混合机主要由进料口、电机及减速机、锥体、螺带、中心螺旋和出料口等组成（图 2-4-10）。

3）基本工作过程：通过进料口加入物料，贴靠锥体内壁的螺带以及锥体中轴上的中心螺旋在电机及减速机的驱动下旋转。螺带沿筒壁向上提升物料，中心螺旋作用相反，向下推动物料，物料形成漩涡流动状态，从而使物料混合均匀。在出料过程中，螺带清除贴壁物料，中心螺旋向下排出物料。

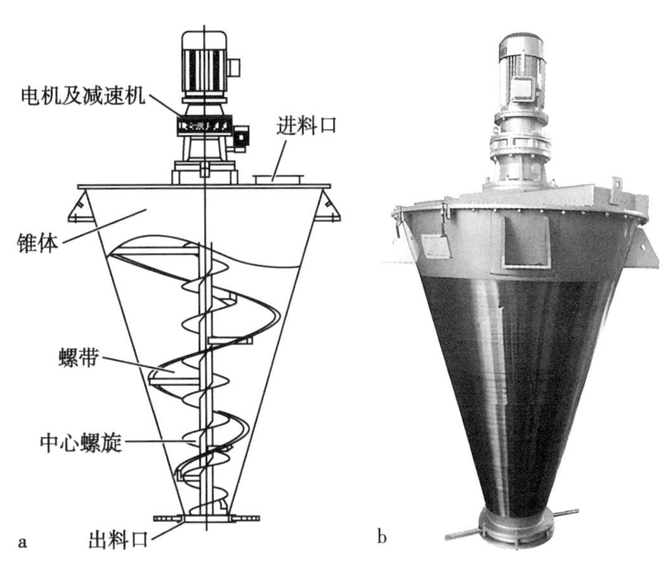

图 2-4-10 锥形单螺旋混合机

a. 示意图；b. 实物图。

4）工作特点和适用场合：①中心螺旋、螺带的强制搅拌作用，非常适合含油脂、多糖的黏性中药物料混合；②底部重力出料，时间短；③装量大，最大容积可达 10m^3（装载系数 0.6）；④螺带贴靠内壁，容易清除有一定黏度的贴壁物料；⑤相对锥形双螺旋混合机，锥体底部局部死角区域较小；⑥上部有轴密封圈，如不密封，减速机润滑油将会流进物料并污染物料；⑦安装空间要求高。

（2）锥形双螺旋混合机

1）工作原理：两股非对称物料流沿筒壁由下向上螺旋流动，并离心扩散。被提到上部的两股非对称物料再向中心凹穴汇合，形成一股向下的物料流，补充了底部的空穴，从而形成对流循环，使物料得到均匀混合。

2）基本结构：锥形螺旋混合机主要由主减速器、减速器、电机、减速机、传动头、转臂、传动箱、锥体、螺旋、出料阀等部分组成，关键部件为锥体和螺旋（图 2-4-11）。锥体

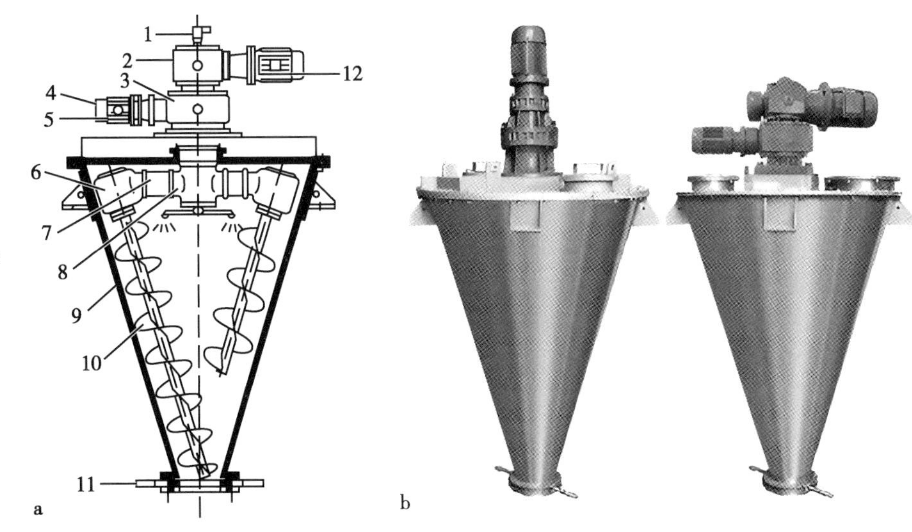

图 2-4-11 锥形双螺旋混合机

a. 示意图；b. 实物图。

由不锈钢板焊接成圆锥形筒体，固定在支架上，操作时筒体不转动。锥体顶盖上有加料口，下部有卸料口，并安装有可启闭的卸料阀。主减速器、减速器、电机、减速机和主电机组成传动装置安装在顶盖中央。主电机和主减速器使螺旋轴沿筒体内壁做行星式旋转运动，电机和减速机使螺旋轴自转。传动头、转臂、传动箱和螺旋组成锥体内的搅拌部分。

3）基本工作过程：将所要混合的各种物料从圆锥形筒体顶部加料口加入，锥形双螺旋混合机通过两根非对称螺旋的快速自转，使物料向上提升，形成两股非对称的、沿筒壁由下向上的螺旋物料流。转臂带动的螺旋公转运动，使螺旋外的物料不同程度进入螺柱包络线内，一部分物料被错位提升，另一部分物料被抛出螺柱，从而达到全圆周方位物料的不断更新扩散，被提到上部的两股物料流再向中心凹穴汇合，形成一股向下的物料流，补充了底部的空穴，从而形成对流循环。由于上述运动的反复，物料在较短的时间内获得了均匀混合。混合好的物料由下部的出料阀卸出。

4）工作特点和适用场合：①两根非对称螺旋，混合效果好；②因为有螺旋的强制搅拌作用，非常适合含油脂、多糖的黏性中药物料混合；③装量大，最大容积可达 $10m^3$（装载系数 0.6）；④底部重力出料，时间短；⑤与单螺旋相比，双螺旋锥形混合机对混合物料适应性广；⑥相对锥形单螺旋混合机，锥体底部局部死角区域偏大，死角区域物料不易混合；⑦黏壁物料不易清除；⑧上部有轴密封圈，如不密封，减速机润滑油将会流进物料并污染物料；⑨安装空间要求高。

5）工作特点和适用场合：与单螺旋相比，双螺旋锥形混合机对混合物料适应性广，其他与单螺旋相同。

3．桨叶混合机

（1）工作原理：混合机中的物料受到异向向外旋转的桨叶的驱赶，在筒体内往复循环混合，并受剪切、分离作用，从而使物料快速混合均匀。

（2）基本结构：桨叶混合机主要由筒体、链传动、减速机、出料阀装置、搅拌轴、密封装置、桨叶、喷液装置和进料口等组成，关键部件为筒体和桨叶（图 2-4-12）。两侧有检测门，便于混合过程检测及设备清洗。桨叶混合机单轴桨叶、双轴桨叶，还有固定式和

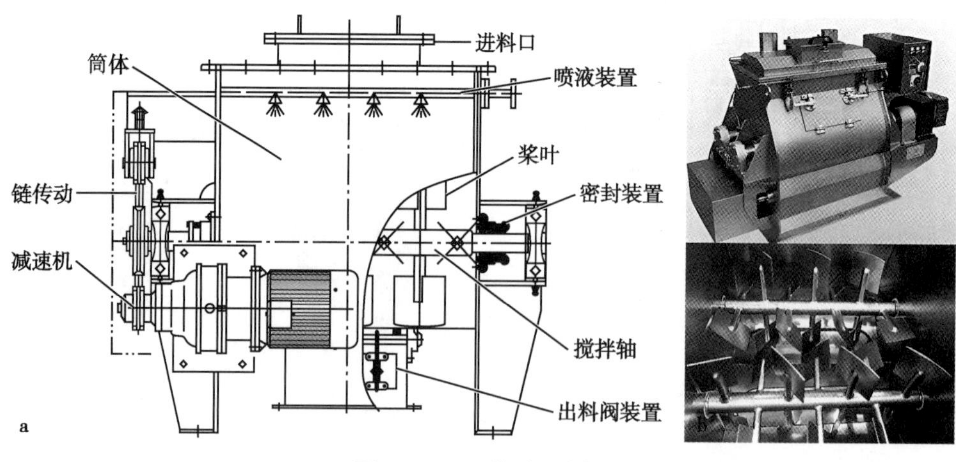

图 2-4-12　桨叶混合机
a. 示意图；b. 实物图。

抽拉式两种。与单轴桨叶混合机相比，双轴桨叶混合机混合效率更高；与固定式相比，抽拉式桨叶混合机更方便清洗。

（3）基本工作过程：将物料加入筒体内，两组同时异向向外旋转的平行桨叶轴运行轨迹成相交关系，且错位啮合。驱动装置驱使桨叶轴快速旋转，旋转的桨叶产生离心力，将物料有效抛撒至筒体内上方，达到抛物线的最高点后下落，物料再受桨叶的驱赶，在筒体内往复循环混合，并在双轴的啮合空间混合、剪切、分离，致使物料快速混合均匀。

（4）工作特点和适用场合：①可进行液体、油脂的添加混合；②适用于含油脂、多糖、含水量较多，具有黏性的中药物料的混合；③最小混合比例 1∶5 000；装填系数 40% ～ 80%；④每根轴上搭载十字形桨叶，两根十字桨叶轴的运行轨迹成相交关系，且错位啮合。两组桨叶的角度不同，混合机筒体底部为 W 形；⑤不适合密度悬殊物料的混合；⑥在混合过程中容易有混合死角，在混合过程中容易损伤粉体的颗粒形状。

4．高剪切混合机

（1）工作原理：物料通过锥形混合仓的顶部投入，在搅拌桨的作用下被推向锥形容器壁，并向上移动，随即又回落至混合仓，如此流动实现混合。

（2）基本结构：高剪切混合机主要由锥形混合仓、顶盖、搅拌桨、出料阀、皮带轮 1、皮带、皮带轮 2 和电机等组成（图 2-4-13），锥形混合仓为锥形，顶盖也呈锥形。锥形混合仓、顶盖和搅拌桨是关键部件。

由于搅拌桨和切碎桨的作用，对于含油脂、多糖，易黏结的中药团块具有较好的混合效果。

（3）基本工作过程：物料通过锥形混合仓的顶部投入，物料在高速旋转的搅拌桨的作用下被推向锥形容器壁，并向上移动，锥形顶盖引导物料向混合仓中心流动，随即又回落至混合仓，搅拌桨上的桨叶紧贴混合仓内壁，可实现充分混合。

（4）工作特点和适用场合：①可对粉末与粉末，或粉末与液体进行混合；②因采用高速旋转的搅拌桨强制搅拌，非常适合含油脂、多糖、水，具有黏性的中药粉末和液体的强力混合；③内部剪切桨叶紧贴混合仓内壁，可以将物料充分均匀混合；④混合时间短，在 30s 至 5min 之间；⑤产品区域无轴承或密封，无润滑油污染物料风险，通过物料和混合腔之间的夹套可以实现对物料温度的控制。

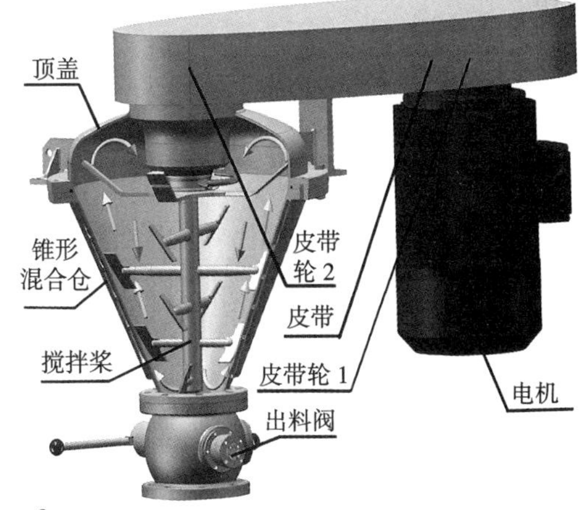

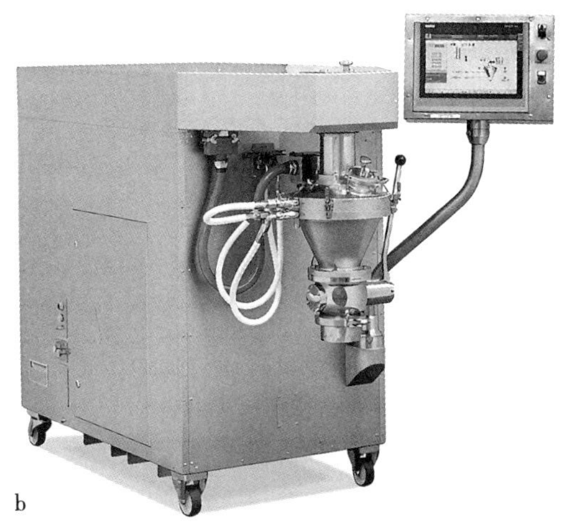

图 2-4-13　高剪切混合机

a. 示意图；b. 实物图。

（三）气流式混合机

主要有扩散型与对流型气流式混合机两种。

1. 扩散型气流式混合机（也称正压气流式混合机）

（1）工作原理：压缩气流经混合料仓底部混合头上的喷嘴送入混合腔体内，物料随压缩空气沿筒形混合料仓壁螺旋式上升，形成流态化混合状态，经过若干个脉冲吹气和停顿间隔，中心部分的物料脉动上行、周边物料脉动下行，顶部物料由中心向外扩散，底部物料由周边向中心移动，实现物料脉动循环，从而使物料充分混合。适用于流动性好、物性差异小的粉体间混合。

（2）基本结构：扩散型气流式混合机主要由混合料仓、压缩空气进气口、混合头、排放锥阀和过滤器等组成（图 2-4-14）。重要部件是混合料仓、混合头、排放锥阀等。

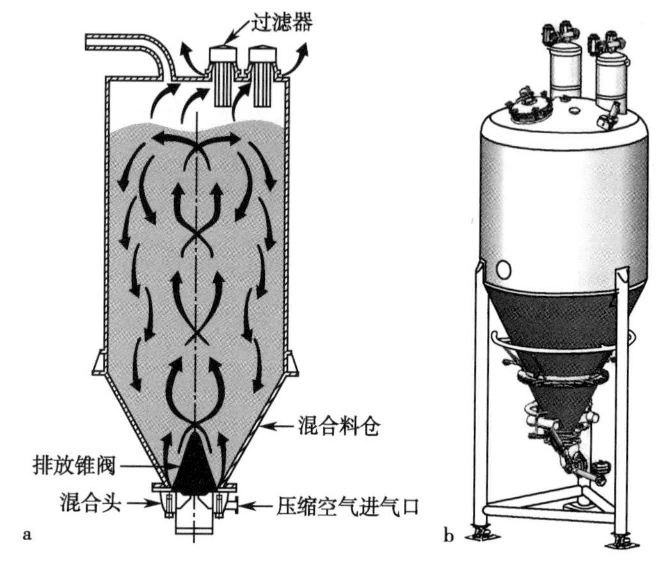

图 2-4-14 扩散型气流式混合机
a. 示意图；b. 实物图。

（3）基本工作过程：物料加入混合料仓后，从位于混合料仓底部混合头上喷嘴喷入洁净干燥的压缩空气，物料随压缩空气沿筒壁螺旋式上升，形成流态化混合状态，经过若干个脉冲吹气和停顿间隔，中心部分的物料脉动上行、周边物料脉动下行，顶部物料由中心向外扩散，底部物料由周边向中心移动，实现物料脉动循环，从而使物料充分混合。

（4）工作特点和适用场合：①批处理能力大，混合速度快，混合均匀度高，适合于大批量物料的短时间均匀混合操作；②结构简单，维护工作量少；③单位能耗低；④不适用于流动性差、物性差异大的粉体间混合。

2. 对流型气流式混合机（也称负压气流式混合机）

（1）工作原理：对流型混合机在工作时，通过空气压缩机和真空机使混合容器内产生负压，物料从左右进料管进入，经左右吸料管吸入混合桶的顶部，实现对流混合。进入混合桶内的物料依靠重力落入混合容器底部的大三通管内，再经左右吸料管，吸至混合桶顶部进行混合，如此反复，实现物料的充分混合。

（2）基本结构：对流型气流式混合机主要由小三通管、耐压容器罐、右吸料管、混合桶、大三通管、右进料管、左进料管和左吸料管等组成，其中混合桶，左、右吸料管是关键部件（图 2-4-15）。

（3）基本工作过程：空气压缩机和真空机产生的负压气流，通过左、右进料管，左、右吸料管同时以负压吸入不同的物料，进入对流型混合机混合桶，进料结束，关闭左、右进料管，此时物料从混合桶底部再次被分流吸入混合桶上部，形成左右各半环全密闭上

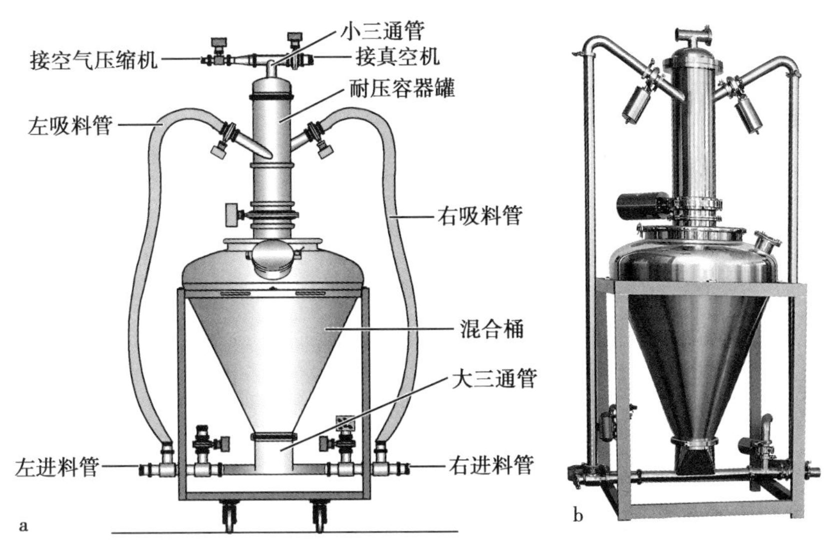

图 2-4-15 对流型气流粉碎机

a. 示意图；b. 实物图。

料、混合、出料过程，如此反复，实现物料的充分混合。

（4）工作特点和适用场合：①混合时间短，混合效率高；②适用于存在相对密度差异的物料混合；③可在惰性条件下混合，且氮气消耗量少，适用于易吸湿、对氧敏感物料的混合；④通过对压缩空气喷射的时间、频率、压力和流量的调整来控制混合动作和强度，适用于不同特性的物料以及不同工况；⑤可闭口输送物料，不污染操作环境；⑥混合过程无机械式的混合运动部件参与，对物料磨损低；⑦混合过程无死角，不产生物料偏析和空洞现象；⑧可以在混合过程中添加额外的物料至混合桶内；⑨与传统混合机相比投资较大。

三、影响混合的因素

影响粉体混合效果的因素比较复杂，主要有物料的物理性质、混合机的结构形式和操作条件等。

（一）物料的物理性质对混合的影响

物料的粒度、密度、形状、粗糙度、休止角等物理性质差异将会引起分料，其中以粒度和密度差异影响较大。

针对不同的情况，需选择不同的防止分料的措施。从混合作用来看，对流混合最少分料，而扩散混合则最有利于分料。因此，应选用以对流混合为主的混合机。

对于粒度差和密度差等因素引起的分料，除了控制各组分物料的平均粒度在工艺要求的范围内之外，应使密度相近的物料粒度相近；而对密度差较大的物料，则使其颗粒的质量相近，以避免各组分物料的分料。

粒度差较大的配合料的混合过程，往往是混合质量先行达到一个最高值，经历过混合状态，然后又下降而趋于平衡。可以利用过混合现象，对混合的时间进行优选，以控制混合的时间来保证混合的质量。

如图 2-4-16 所示，物料的粒径大小和密度相等时，混合均匀度最好（菱形标识曲线）；如果装料时重颗粒在轻颗粒之上，当混合时间超过 15min 时，均匀度反而突然下降（矩形标识曲线）；而如果轻颗粒在重颗粒之上时，混合均匀度会一直较差（三角形标识曲线），但随着时间增加，最后会和重颗粒在上的情况一样。

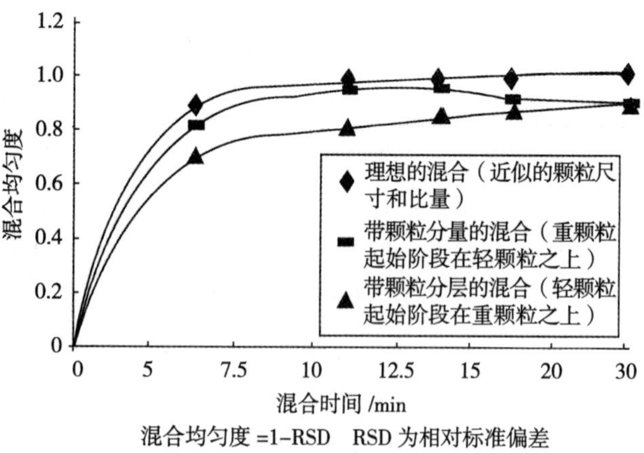

图 2-4-16　混合均匀度与混合时间的关系

因此，物料的物理性质对最终混合均匀度有较大的影响，所需的混合时间也不同。如果物料密度差异明显，应当先加密度小的物料，再加密度大的物料，使重物料在上面，并在 15min 内完成混合。

（二）混合机结构形式对混合的影响

混合机机身的形状和尺寸，所用搅拌部件的几何形状、尺寸和间隙，结构材料及其表面的加工质量，进料和卸料的设置形式等都会影响混合过程。设备的几何形状及尺寸影响物料颗粒的流动方向和速度，向混合机加料的落料点位置和机件表面加工情况影响着颗粒在混合机内的运动。

如图 2-4-17 所示，不带导向桨叶的双圆锥形料桶混合效率较差（见有菱形符号的曲线），当在双圆锥形料桶中加以导向桨叶或双圆锥形料桶带自转功能时，混合效果有明显改善（条形和圆形符号标识的曲线），但是，还略差于方锥形料桶混合的均匀度（三角形标识符号的曲线）。

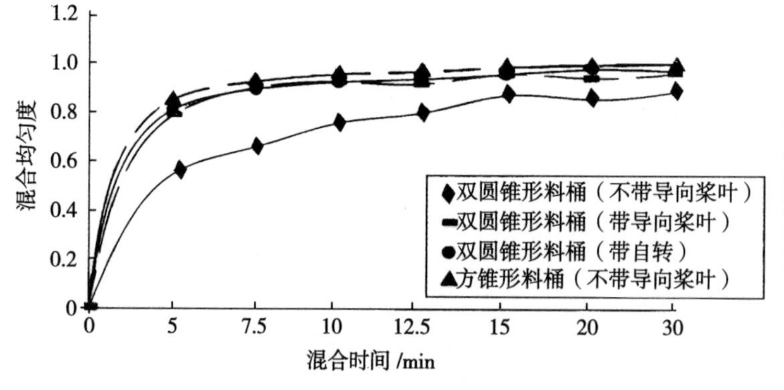

图 2-4-17　锥形料桶形状和导向桨对物料混合均匀度的影响

（三）混合机操作条件对混合的影响

混合机内各组分的数量及其所占据混合机体积的比例，各组分进入混合机的方法、顺序和速率，搅拌部件或混合容器的旋转速度等，对混合过程都有影响。

1. 转动速度对混合的影响　对于回转式容器混合机来说，物料在容器内受重力、惯性离心力、摩擦力作用产生流动而混合。当重力和惯性离心力平衡时，物料随容器以同样速度旋转，物料间失去相对流动而不发生混合，此时的回转速度为临界速度。适宜转动速度一般选择临界速度的 0.7 ～ 0.9 倍。

在不同转速下，容器内物料形成的情况如图 2-4-18 所示。

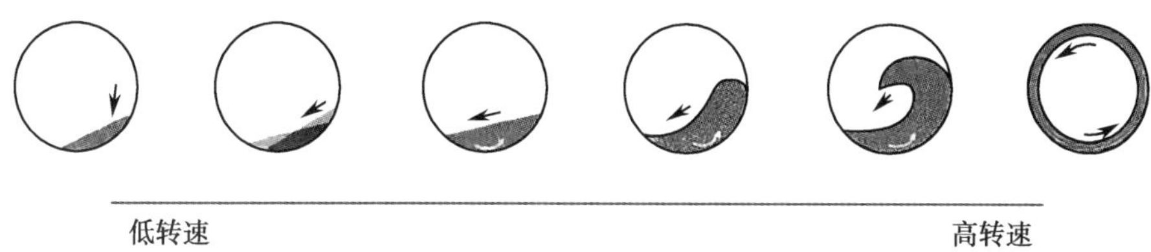

图 2-4-18　容器内物料形成的情况

惯性离心力与重力之比称为重力常数，用 F_r 表示（图 2-4-19）。开始时转速很低 $F_r < 1$，物料在容器内只是发生滑移，物料间易出现离析现象，混合效率低；随着转速的增加，物料开始翻滚，形成小瀑布现象；转速继续增加，物料剧烈翻滚，形成大瀑布现象；当转速增加到 $F_r > 1$ 时，物料所受离心力大于重力，物料跟随容器以同样的速度旋转，几乎不产生混合作用。很显然应控制转速使 $F_r < 1$。

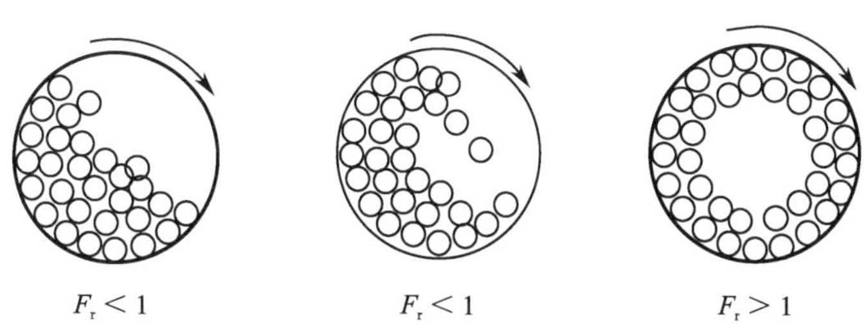

图 2-4-19　不同转速下回转容器内物料的运动状态

对于固定容器型混合机，桨叶式混合机的桨叶直径 d 与速度 n 成反比关系：

$$nd=K$$

式中，K 为常数，单位为 m/s。

实践表明，一般 K 值取 2.6 ～ 3.2m/s 时，混合效果最佳。

2. 装料方式对混合的影响　图 2-4-20 所示为混合机中采用两种不同装料方式对混合速度的影响。第一种是左右加料，颗粒横向扩散混合，两侧装料方式依靠局部的扩散混合；第二种是分层加料，颗粒上下对流混合，上下装料方式依靠整体的流动进行混合。由于在混合机中各个方向上的混合速度不一致，显然要达到同样的混合均匀度，两种装料方式所用的时间相差很大。

3．**装填量对混合的影响**　物料在容器中应尽可能得到较剧烈的流动，物料装满容器或装料量太少都不利于混合。装料过多不仅使混合机超负荷工作，还会影响物料在混合容器内的运动混合过程，无法达到混合效果；装料过少则不能充分发挥混合机的使用效率，同时不利于物料在混合机内的运动，影响混合质量。从图 2-4-21 中可以看出，装料量越少，混合均匀度越高（相对偏差小），当然，装料量如果太低，会影响使用效率。

实验表明，V 型混合机的最佳装料比为 50%，IBC 混合机的最佳装料比可以达到 60% 左右。

4．**混合时间对混合的影响**　物料的混合时间应适宜，混合时间过短，物料混合不充分；混合时间过长，易出现离析现象。在混合过程中，开始随着时间增加，物料混合均匀度提高，即物料混合越均匀，随着时间进一步增加，混合均匀度不再有很大变化，若再延长混合时间，则有些混合物料的混合均匀度反而下降（有一些则基本不变）。显然，混合操作所取的混合时间应该是随时间变化时混合均匀度不再有大的变化时的时间。

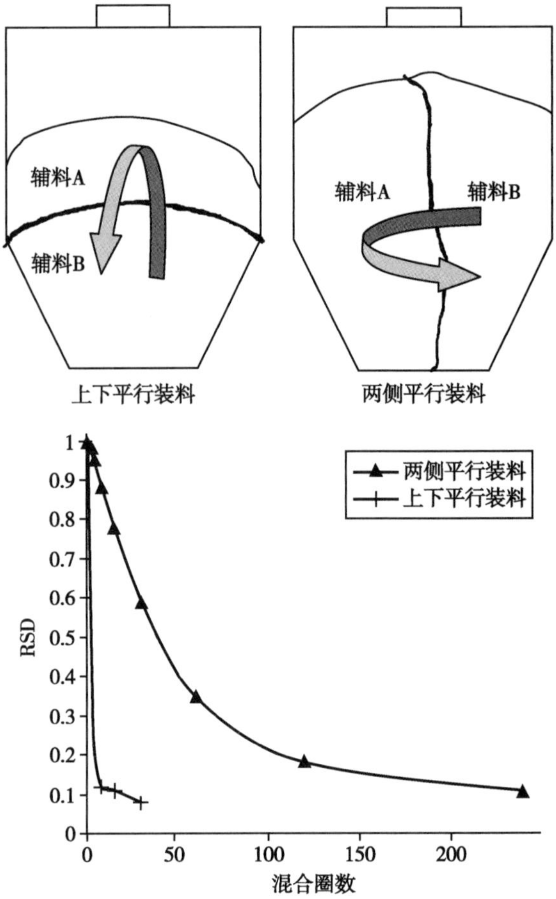

图 2-4-20　两种装料方式的效果对比

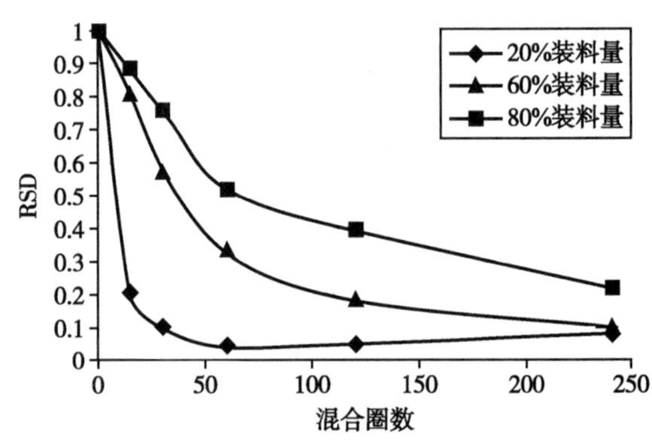

图 2-4-21　装料量对混合的影响

四、混合效果的检测与评价

（一）混合效果的检测方法

混合均匀度是混合工艺的关键质量指标，在混合工艺研究及验证过程应对混合均匀度进行监测，混合的取样应该具有代表性。

混合均匀度的取样位置应考虑设备的结构特点，确定设备最可能存在的死角，分层进行取样，以考察其混合效果。常见混合设备取样示意图如图 2-4-22 所示。

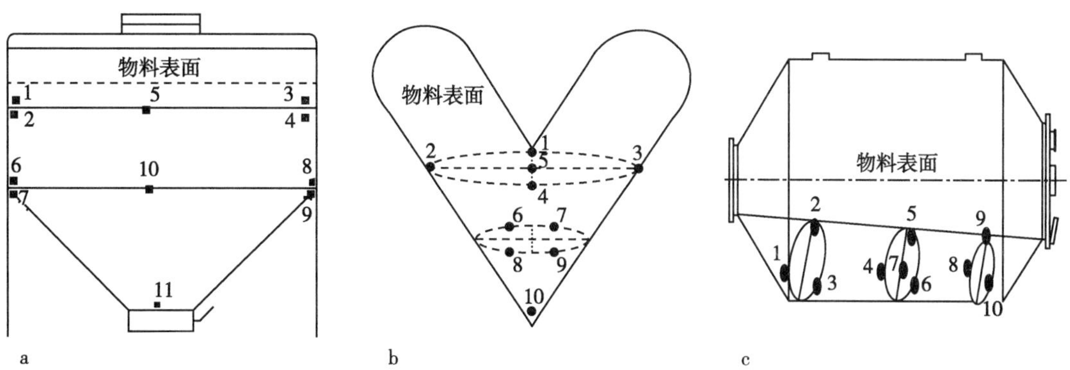

图 2-4-22　常见混合设备取样示意图

a. 方锥混合机：分别从混合机上部（1，2，3，4，5）、转角边缘处（6、7、8、9、10）和出料口（11）共 11 个位置取样；b. V 型混合机：分别从混合机上部（1，2，3，4，5）、中（6，7，8，9）和下部（10）共 10 个位置取样；c. 三维混合机：分别从混合机上部（1，2，3）、中间（4，5，6，7）和下部（8，9，10）共 10 个位置取样。

混合均匀度取样点建议至少选取 10 个，每点取样 3 份，取样量通常为单剂量的 1 ～ 10 倍内，如果取样量大于 3 倍单剂量应有科学的论证，每份样品应全量转移用于分析，避免二次分样。

（二）混合均匀度结果评价

选取每点一份样品进行检测，所得结果的单值应在均值的 10% 以内，所有结果的 RSD 应不大于 5.0%，若所有检测结果 RSD 不大于 5.0%，则应对剂量均匀度所有取样样品进行检测以进一步评价产品混合均一性；若所有检测结果 RSD 大于 5.0%，则应调查混合均一性不符合规定的原因。

五、混合设备的选型

固体混合机选型时，根据用户的需求与物料的特点，一般考虑下列因素：

1．**确定过程要求和操作目的**　包括混合产品的性质、混合均匀度、生产能力和操作方法。

2．**固体物料的物性**　如颗粒形状、大小及分布、密度和松密度、休止角、流动性、附着性、润湿程度，分析其对混合操作的影响。

3．**混合机的操作条件**　包括混合机的旋转速度、装料量，原料组分比例，各组分加入方法、顺序、加入速率与混合时间等。结合物性和混合机型式，确定操作条件与混合速度的关系，以及混合规模。

4．**操作可靠性**　如装料、混合、卸料和清洗操作是否方便。

第五节　分剂量与包装

一、分剂量

分剂量方法有目测法、重量法和容量法等。规模化生产时多采用容量法进行分剂量。散剂的粒度小且比表面积大，容易出现潮解结块、变色、降解或霉变等不稳定现象，除另有规定外，散剂应采用不透性包装材料并密闭贮存，含挥发性药物或易吸潮药物的散剂应密封贮存。

二、包装

目前的分剂量包装机按封口方式，可分为夹板式和辊筒式。按产能，可分为单列机和多列机。按走膜方式，可分为立式机和水平机。小袋包装的主要形式为：三边封、四边封、背封（具体内容见第八章）。

第三章

中药颗粒剂制备工艺与设备

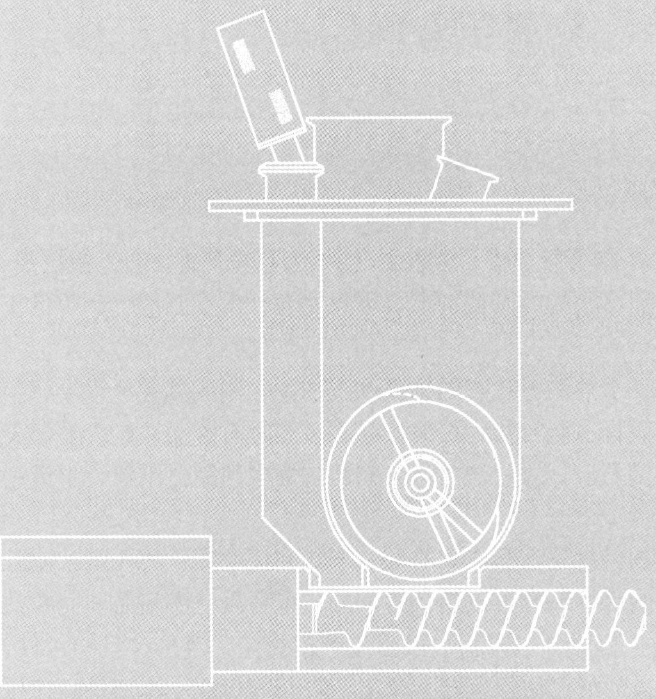

第一节 概 述

一、中药颗粒剂的定义与特点

中药颗粒剂系指提取物或饮片细粉与适宜的辅料混合制成具有一定粒度的干燥颗粒状制剂。中药颗粒剂是在汤剂的基础上发展而来的中药新剂型，具有吸收快，剂量小，口感好，适合儿童用药，服用、携带、运输方便等优点。颗粒剂的分散性、团聚性、吸湿性等较散剂相比均有所改善，多成分混合后利用黏合剂制备成颗粒可防止各成分的离析，贮存运输方便。中药颗粒剂临床应用广泛，中药颗粒剂可分为可溶颗粒（通称为颗粒）、混悬颗粒、泡腾颗粒、肠溶颗粒等。

二、颗粒剂的制备工艺

颗粒剂生产工艺主要包括配料、粉碎、过筛、混合、制粒、干燥、包装等，见图 3-1-1。

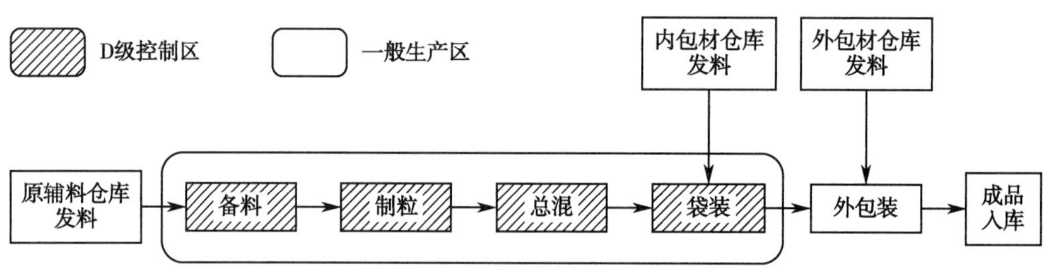

图 3-1-1 颗粒剂生产工艺流程图

三、制粒方法与机制

（一）制粒方法概述

制粒是固体粒子的加工过程，在制药行业中，制粒技术广泛应用于细粒剂、颗粒剂、片剂等固体制剂，也可应用于含有固体颗粒的其他剂型，可见制粒技术在制剂生产中的重要地位。

制粒是将粉状、块状、熔融液、水溶液等状态的物料经过加工，制成具有一定形状与大小的颗粒状物的操作。对颗粒剂而言，制粒物为最终产品，应当具有流动性好、外形美观、均匀等特点，符合颗粒剂的质量要求。对片剂而言，制粒物为中间品，不仅要求流动性好，而且要保证较好的压缩成形性。

制粒是将粉末、黏合剂或润湿剂经过外力制成具有一定形状和尺寸颗粒的技术，制粒是固体制剂生产的关键操作单元。制得的颗粒可以是最终产品，也可以是中间品。制粒的目的主要有增加粉体的流动性，防止粉体分层离析，减少生产中粉尘，改善含量均匀性，增加片剂的机械强度。制粒技术已被广泛应用于医药、化工、农药等行业。特别是高速压片机和高速胶囊充填机的出现，对颗粒的流动性、可压性、含药均匀性等提出了更高的要求，促进了制粒技术和设备的发展。

常用制粒方法有湿法制粒和干法制粒两大类。湿法制粒是在药物和辅料混匀后加入黏合剂，将粉末聚结制备成颗粒的方法。湿法制成的颗粒具有流动性好、可压性好等优点，湿法制粒适合热稳定性好、遇水稳定的物料制粒，该法在中药固体制剂生产中应用广泛。湿法制粒主要有高 / 低剪切湿法制粒、双螺杆制粒、流化床制粒和喷雾干燥制粒等。干法制粒是依靠外力作用使粒子间产生结合力形成薄片，经粉碎、过筛制成颗粒的过程。干法制粒主要有滚压制粒法、重压制粒法、直接压片法等。优点是使物料避免受到热、湿的影响，颗粒的密度大，体积小，缩短生产时间，耗能小，且产能受设备的影响较小，但有可能减少粉体的可压性，不利于片剂成型。干法制粒已成为中药配方颗粒的常用制粒方法。

（二）颗粒中粒子间的作用力

制粒是小粒子变成大颗粒的过程，制粒时粒子间存在着 5 种形式的作用力，主要是在小粒子之间，分别是非流动液体的附着力和黏附力，流动液体的架桥作用，固体桥，粒子间的吸引力，机械镶嵌。

1．**非流动液体的附着力和黏附力**　不可流动液体包括高黏液体和固体表面少量不能流动的液体。不可流动液体的表面张力小，易吸附在固体颗粒表面，产生较大的附着力和黏附力。

2．**流动液体的架桥作用**　是由粒子间液体的毛细管力和表面张力所产生的结合力。以可流动液体作为架桥剂进行制粒时，液体的加入量对制粒产生较大影响，由液体架桥产生的结合力，主要影响粒子的成长过程和粒度分布等。

3．**固体桥**　固体桥是黏合剂干燥或可溶性成分干燥后析出形成的结合力。固体桥的结合力，直接影响颗粒的强度及颗粒的溶解速率或分散能力。

4．**粒子间的吸引力**　固体颗粒粒子间产生的作用力主要指范德瓦耳斯力，或静电吸引力。

5．**机械镶嵌**　指由于粒子形变导致的作用力，多产生于搅拌和压缩过程中。

在上述粒子结合力中，固体桥的结合力最强，粒子间的吸引力最弱。

（三）制粒机制

1．**湿法制粒**　湿法制粒过程中不同阶段制粒机制见图 3-1-2，湿法制粒过程分四步进行，即润湿、成核、颗粒增长和聚集以及破碎。当液体黏合剂接触粉末混合物时，母核开

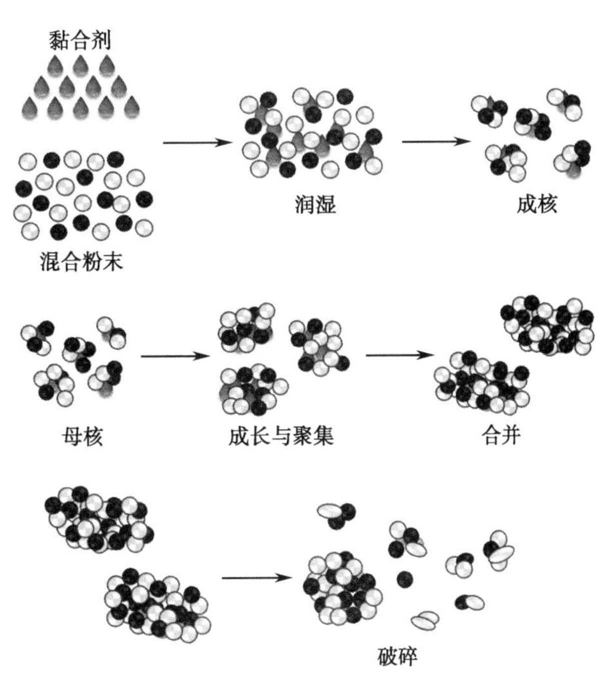

图 3-1-2　湿法制粒示意图

始形成并逐渐聚集、成长和团聚，随后稳定生长。显著影响成核和颗粒生长的因素包括黏合剂类型、黏合剂体积、搅拌桨速度、粉末混合物的粒径以及辅料和活性成分的溶解度。一旦黏合剂液滴与粉末混合物接触（润湿），成核过程开始形成最初的小颗粒，通过小颗粒间碰撞使颗粒聚集增大，再进一步碰撞出现大颗粒的破损，形成质地结实和较小颗粒。

2．干法制粒 干法制粒颗粒的成形经过粒子重排、变形、破碎、结合的过程。在滚压过程中，粉末先通过进料区，发生粒子重排，致密的粉末再进入压实区，受压轮压力的作用，粒子变形、碎裂并结合形成带状。颗粒重排出现在粉末粒子填充滚轮空隙的初期，附着在粒子上的空气逐渐逃逸，粉体减少了粒子间距离，从而增加粉体的密度。粒子形状和大小是影响重排过程中的关键因素。球形粒子孔隙率小，因此球形粒子重排较其他形状粒子位移小。粒子变形随着滚轮压力的增加而发生。粒子变形产生了粒子间新的接触点，即发生塑性变形。随着压力的不断加大，粒子破裂会产生更多新的接触点，由于粒子间范德瓦耳斯力作用而形成颗粒。

这些成粒机制在制粒过程可能同时发生，但可能以某种机制为主。例如，流化床制粒受润湿过程的影响很大，而高速搅拌制粒中有搅拌桨和切割刀就减少了润湿对颗粒大小的影响。这些颗粒形成机制作为一个整体，有时相互竞争，决定颗粒的质量属性。

四、制粒常用辅料

（一）干法制粒常用辅料

1．填充剂 填充剂的作用是使中药提取物具有理想的可压性、流动性和密度。通过填充剂能够调整粉体的塑性、弹性、脆性，确保条带均匀性和颗粒质量。干法制粒常用的辅料有麦芽糊精、淀粉及其衍生物、微晶纤维素、乳糖、甘露醇，山梨醇、$CaHPO_4$ 等。微晶纤维素（MCC）具有较好的塑性，甘露醇和 $CaHPO_4$ 的脆性较强，乳糖和甘露醇吸湿性差。此外，MCC 和淀粉衍生物可以起到填充剂和黏合剂的双重作用。

2．黏合剂 黏合剂的作用是黏结中药粉体和填充剂等，使颗粒或条带具有合适密度、颗粒具有较好的粒度分布、硬度。干法制粒的黏合剂常具有较好的塑性形变能力，且可在颗粒表面形成薄膜，通过增加粒子间的黏附力，提高颗粒的硬度。常用的黏合剂有聚维酮、聚乙二醇、羟丙基甲基纤维素、MCC、卡波姆等。部分中药提取物也具有黏合剂的作用。

3．润滑剂 润滑剂的作用是减少压轮和粉体间的黏结力，防止粉体黏压轮。常用的润滑剂有硬脂酸镁、滑石粉、聚乙二醇、山嵛酸甘油酯等。注意疏水性润滑剂过量可能影响颗粒得率、延缓片剂崩解或药物有效成分的溶出。

4．助流剂 助流剂的作用是降低颗粒间的摩擦力，增加其流动性。常用的助流剂有微粉硅胶（二氧化硅）、滑石粉、玉米淀粉等。

（二）湿法制粒常用辅料

润湿剂和黏合剂有黏结粉体的作用。润湿剂是指本身没有明显黏性，但可诱导中药粉体的黏性使之黏结制成颗粒。如纯水和不同浓度的乙醇。许多中药提取物和填充剂缺乏足够的黏性，不能仅靠水或乙醇诱导的黏性制造出符合要求的颗粒，此时需要加入本身具有黏性的辅料，使粉体黏结，利于制成颗粒，这种辅料叫黏合剂。

湿法制粒黏合剂有天然聚合物、明胶、淀粉浆、瓜尔胶和糖类（如糖浆、蜂蜜等），包括合成和半合成材料，例如各种纤维素衍生物、乙烯基吡咯烷酮衍生物和改性淀粉。最常用的黏合剂是聚维酮、部分糊化淀粉和各种纤维素醚，如羟丙基纤维素、甲基纤维素、羟丙基甲基纤维素，偶尔还有乙基纤维素和羧甲基纤维素钠。部分中药浸膏粉或中药浓缩液含有较多的多糖、蛋白质具有较好的黏性，制粒时作为黏合剂，可降低辅料用量。

五、影响制粒的因素

由于中药的成分复杂，应根据中药自身的性质特征选取适宜的制粒工艺和设备。制粒工艺及其设备较多，相同处方采用不同方法制粒，所得颗粒物的形状、大小、硬度、溶解性等也会出现不同程度的差异。

中药制粒主要有以下情况：①饮片全粉末制粒法，药味少、剂量小、细粉有一定黏性的品种适用于该种方法；②浸膏与饮片细粉混合制粒，此法中有时浸膏可全部或部分代替黏合剂；③干膏粉制粒，将处方中全部饮片制成浸膏（细料除外），干燥得干浸膏，再制颗粒、压片（浸膏片）等；④含挥发油饮片的制粒，一般将提取挥发油或挥发油制成包合物加入干燥的颗粒中；⑤饮片有效部位制颗粒，药材 / 饮片提取有效部位后，干燥，再粉碎成细粉，单独或与其他辅料一起制颗粒、压片等。

影响中药制粒的主要因素：①药物因素，药材的形成受外部环境的影响，如生长的温度、湿度、降水、地形、土壤、微生物等，这也就导致了不同产地的药材质量差别很大的重要原因之一，如不同的产地的饮片提取出的浸膏量、黏度可能差别明显，显著影响了制粒工艺和颗粒质量的稳定性；②处方因素，饮片有效成分（浸膏干物质）与辅料的比例决定了制粒方式的选择，常用于制粒的浸膏提取浓缩液相对密度为 1.00 ～ 1.25g/ml。第一种情况，以辅料为底料，以浸膏提取浓缩液为黏合剂，当浸膏提取浓缩液的量远超过辅料的容纳量，应选择流化床一步制粒；或者将浸膏提取浓缩液进行干燥并粉碎为细粉，再与辅料进行混合作为底料，根据浸膏粉的性质选择适宜的黏合剂进行制粒，此种情况对于设备的选择将不再局限于流化床一步制粒。第二种情况，以辅料为底料，以浸膏提取浓缩液为黏合剂，当浸膏提取浓缩液的量远小于辅料量时，可以选择高剪切湿法制粒或者挤压制粒，流化床制粒将不再是最佳选择；③设备因素，不同原理、不同性能的设备制得颗粒的粉体学性质及溶解性等可能有很大的差异，如饮片提取液喷雾干燥粉，一种用高剪切湿法制粒，另一种用干法制粒，用干法制得的颗粒的溶解性可能低于高剪切湿法制得的颗粒；④环境因素，由于大多数中药浸膏粉吸湿性较强，制粒时要严格控制环境湿度，保障产品的重现性。

六、中药颗粒剂质量要求

1．**性状** 颗粒剂应干燥，颗粒均匀，色泽一致，无吸潮、结块、潮解现象。

2．**粒度** 除另有规定外，按照《中国药典》（2020 年版）四部通则 0982 粒度和粒度分布测定法第二法中的双筛分法测定，不能通过一号筛与能通过五号筛的总和不得超过 15%。

3．**水分** 中药颗粒剂按照《中国药典》（2020年版）四部通则0832水分测定法测定，除另有规定外，水分不得超过8.0%。

4．**溶化性** 除另有规定外，颗粒剂照下述方法检查，溶化性应符合规定。含中药原粉的颗粒剂不进行溶化性检查。

（1）可溶颗粒检查法：取供试品10g（中药单剂量包装取1袋），加热水200ml，搅拌5min，立即观察，可溶颗粒应全部溶化或轻微浑浊。

（2）泡腾颗粒检查法：取供试品3袋，将内容物分别转移至盛有200ml水的烧杯中，水温为15～25℃，应迅速产生气体而呈泡腾状，5分钟内颗粒均应完全分散或溶解在水中。

颗粒剂按上述方法检查，均不得有异物和焦屑。混悬颗粒以及已规定检查溶出度或释放度的颗粒剂可不进行溶化性检查。

5．**装量差异** 单剂量包装的颗粒剂按下述方法检查，应符合规定。

取供试品10袋（瓶），除去包装，分别精密称定每袋（瓶）内容物的重量，求出每袋（瓶）内容物的装量与平均装量。每袋（瓶）装量与平均装量相比较[凡无含量测定的颗粒剂或有标示装量的颗粒剂，每袋（瓶）装量应与标示装量比较]，超出装量差异限度的颗粒剂不得多于2袋（瓶），并不得有1袋（瓶）超出装量差异限度1倍。

平均装量或标示量重量差异限度：1.0g及1.0g以下（±10%）；1.0g以上至1.5g以下（±8%）；1.5g以上至6.0g（±7%）；6.0g以下（±5%）。

6．**装量** 多剂量包装的颗粒剂，按照《中国药典》（2020年版）四部通则0942最低装量检查法检查，应符合规定。

7．**微生物限度** 以动物、植物、矿物质来源的非单体成分制成的颗粒剂，生物制品颗粒剂，按照《中国药典》（2020年版）四部通则1105非无菌产品微生物限度检查（微生物计数法）、1106非无菌产品微生物限度检查（控制菌检查法）及1107非无菌药品微生物限度标准检查，应符合规定。规定检查杂菌的生物制品颗粒剂，可不进行微生物限度检查。

第二节 湿法制粒

一、概述

湿法制粒是通过向粉状物料中加适宜的润湿剂或黏合剂将粉末制成颗粒的方法。在湿法制粒过程中，黏合剂通过润湿粒子的表面形成液体桥，进而使粒子之间产生黏着力，并成为软材，软材在机械力的作用下形成一定大小和形状的颗粒。制软材是最为关键的步骤，软材的质量由于所用原辅料性质不同很难制定出统一规格，软材的干湿程度，生产中多凭熟练技术人员或熟练工人的经验掌握，一般认为以用手握能成团而不黏手，用手指轻压能裂开为度，但其可靠性与重现性较差。因此，掌握影响软材黏性的各种因素，有利于湿法制粒过程的控制。

湿法制粒方式多样，包括挤压制粒、转动制粒、高速搅拌制粒、流化床制粒、复合型制粒、喷雾制粒等。目前工业化生产制粒单元操作常用设备为：高速搅拌制粒机、转动制粒机、流化制粒机、喷雾制粒机以及复合型制粒机。当前制粒机的发展与计算机紧密结合，实现机电一体化控制，将自动化操作程序、自动检验系统、数据收集系统等用于制粒机，最大程度减少人员介入，确保产品重现性良好，保障产品机械柔性化，提高生产效率，同时降低成本。

湿法制粒传统上是以槽式混合机制成软材，再经过摇摆制粒机制得湿颗粒，最终由烘箱干燥成干颗粒，这种方式各个工序相对独立，投资成本低，但是存在生产效率低，劳动成本高，设备占地面积大，易发生交叉污染等缺点。近年来已逐渐被高剪切湿法制粒机加沸腾干燥床或一步沸腾制粒机等所取代。

二、挤压制粒

（一）摇摆式挤压制粒

摇摆式制粒机（图 3-2-1）是目前国内常用的挤压制粒设备，结构简单、操作方便、生产能力大。

摇摆式制粒机的主要构造（图 3-2-2）是在一个加料斗的底部用一个滚轮，借机械动力做摇摆式往复转动，模仿人工在筛网上用手搓压而使软材通过筛孔而成颗粒。筛网具有弹性，可通过控制其与滚轴接触的松紧程度来调节制成颗粒的粗细。工作时，滚轮由于受到机械作用而进行正反转的运动，筛网不断紧贴在滚轮的轮缘上往复运动，软材被挤入筛孔，将原孔中的原料挤出，得到湿颗粒。而电动机带动胶带轮转动，通过曲柄摇杆机构使滚筒做往复摇摆式转动。在滚筒上刮刀的挤压与剪切作用下，湿物料挤过筛网形成颗粒，并落于接收盘中。

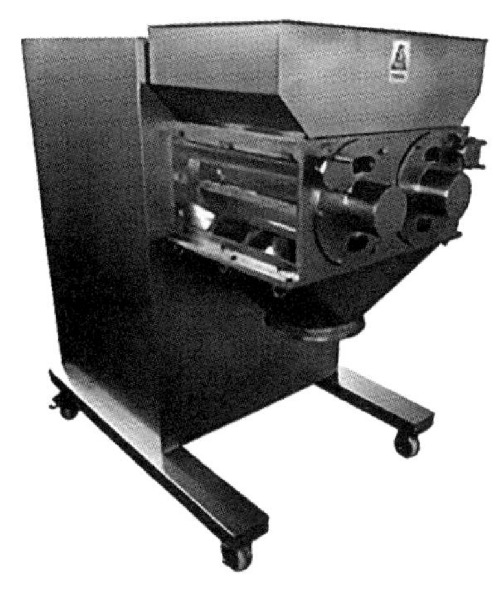

图 3-2-1　摇摆式制粒机实物图

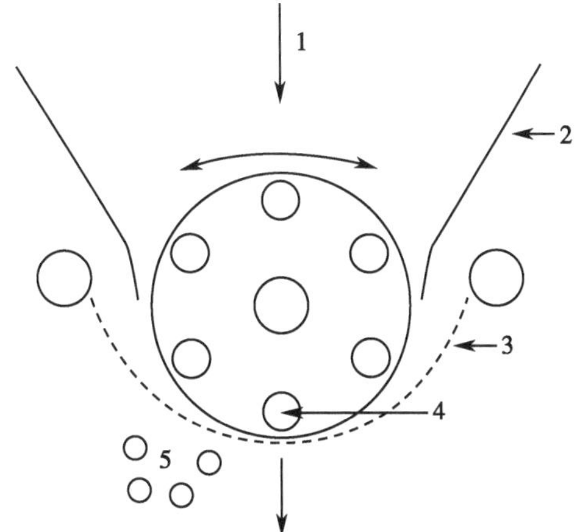

图 3-2-2　摇摆制粒机主要构造示意图

影响摇摆式制粒机制得颗粒质量的因素主要是筛网和软材。筛网常用的有尼龙丝、镀锌铁丝、不锈钢、板块四种筛网。尼龙丝筛网不影响药物的稳定性，有弹性，适用于“湿而不太黏但成粒好”的软材制颗粒。当软材较黏时，过筛慢，软材经反复搓、拌，制成颗粒的硬度较大，尼龙筛网易断。镀锌铁丝筛网可用于较黏的软材制颗粒，但易有金属屑

（断的铁丝）带入颗粒，还可能影响某些药物的稳定性。使用该筛网需要在设备的关键位置加装磁铁吸附断的铁丝。不锈钢筛网制粒效果较好，但易有断的不锈钢丝带入颗粒，且不能用磁铁吸附。板块筛网可解决有金属屑带入颗粒的问题，但价格贵、制颗粒速度慢。

采用摇摆式颗粒机制湿颗粒时，筛网安装的松紧程度对颗粒质量有较大的影响：如果制粒时筛网安装得比较松，滚筒往复转动搅拌揉动时，可增加软材的黏性、制得的湿颗粒粗而紧；反之，制得的颗粒细而松。所以在生产中安装筛网的松紧要适度。制粒时还需依据原辅料性质、粒径要求等选择合适的筛网目数。

制备软材是摇摆式挤压制粒的关键工序，而软材的制备往往对于操作人员的经验和技能要求较高。由于中药材产地和批次药材的差别较大，导致饮片提取的稠膏或者浸膏粉的黏性差异较大，制粒时难易程度和颗粒收率存在较大的差异。另外，采取摇摆制粒时，不同黏性软材对于筛网的堵塞和损坏也不尽相同，并增加了金属物进入药物的风险。采取槽型混合机和摇摆制粒的方式，是一种敞开式生产方式，生产方式粗糙，劳动强度大，现场产尘量大，是目前迫切需要改进的中药颗粒剂制粒方式。

（二）旋转式挤压制粒

旋转式挤出机也称篮式挤出机、立式挤出机（图 3-2-3）。两个相反方向旋转的叶轮（图 3-2-4）位于一个圆柱形筛网中，沿圆柱的主轴旋转。湿物料由重力进入给料轮中，经给料轮旋转将物料推送到挤出轮的外周空腔中。再由挤出轮扫过筛网的内表面，产生一个连续的压力波，将物料通过挤出筛网的小孔挤出。挤出机可以配合不同孔径和厚度的筛网及变速驱动。除真正挤出过程，物料不受任何压力，因此，产热相对较少，适用于处理热敏性物料。

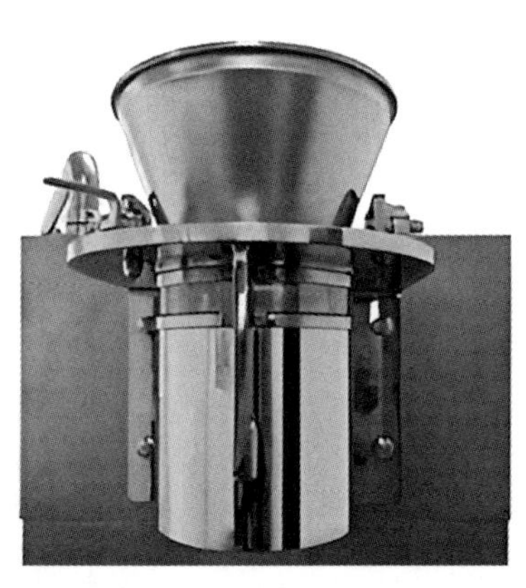

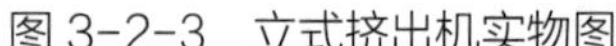

图 3-2-3　立式挤出机实物图

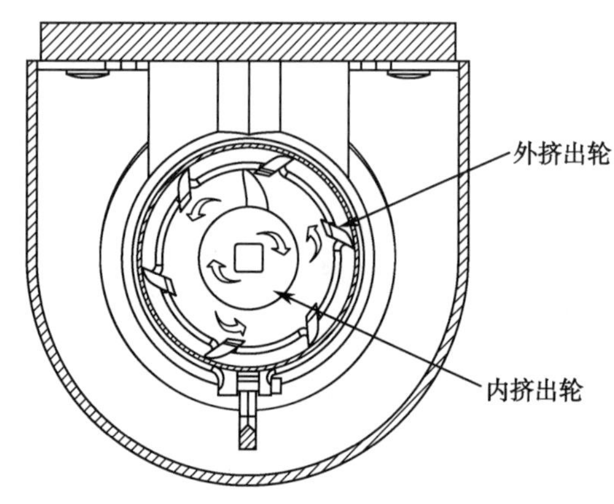

图 3-2-4　挤出部分俯视示意图

（三）影响挤压制粒效果的因素

在软材一定的条件下，影响挤出物性质的主要因素为：挤出速度与时间、物料所受挤压力及伴随挤压的温度。由于生产能力主要由挤出速度控制，在生产过程中，挤出速度越快，其生产能力也越高。适宜的挤出速度不仅是颗粒成形的先决条件，同时也会影响挤出物的释药速率。研究发现，挤出速度过快，会使挤出物的质量变差，物料较疏松，表面粗糙，呈鲨鱼皮状，粒度分布过宽，影响颗粒质量，另外，挤出速度过快，还会伴有温度升高的现象，不利于物料性质的稳定，且使润湿剂较易挥发；而挤出速度过慢，其耗时长，物料在圆筒内反复挤压造成物料失水干燥，从而影响圆整度。不同类型的挤出机以及不同的挤出板对于挤出速度也有影响，应根据不同的挤出设备选择不同的处方及工艺，以生产达到满意标准的挤出物。

挤出力对成粒的影响：挤出物所受的挤出力越大，其密度越大、强度越高，越不容易变形。而影响挤出力的主要因素是挤出机的挤出形式和孔板的厚度。挤出孔板的性质一般由 2 个参数决定：挤出板的厚度和挤出孔的大小。其中，挤出孔的大小决定了挤出物的粗细，挤出孔板厚度对挤出物性能的影响集中体现在挤出力对软材塑性的影响上。挤出孔板越厚，物料挤出时所需通过的距离越长，物料所受的挤出力越大。过大的挤出力必然会导致挤出物密度增大、强度提高，但这同时也降低挤出物的塑性变形能力。

挤出温度对于热敏性药物及物料的润湿剂类型均有较大影响。一方面，挤出温度的高低会影响到物料的黏度及含水量；另一方面，物料的黏度和含水量也会影响挤出温度。当物料的含水量较低，所得挤出物较为粗糙，而挤出筒的压力会逐渐升高，挤出温度也随之升高，挤出时间延长，这样会加快水分的蒸发速度，从而使含水量更低。对于降低挤出温度，一方面，可采用含较高浓度乙醇黏合剂制粒；另一方面，也可以通过改进挤出机结构以达到控制挤出温度的目的，如在挤出筒上面加上一个冷却夹套。

三、高剪切湿法制粒

（一）基本原理

将药物粉末、辅料和黏合剂加入一个容器内，靠高速旋转的搅拌器的搅拌作用和切碎器的切割作用迅速完成混合、制粒。高剪切湿法制粒机是在同一容器中能同时进行混合、加温、搅拌、高速切削等制粒工序的设备。

（二）设备结构

常见的高剪切湿法制粒机（图 3-2-5）主要分为以下几个部分：①机箱，机箱框架分为上、下两部分，平台支撑带盖容器、搅拌系统、切碎刀系统、出料装置，下框架主要承载减速机、搅拌电动机及传动系统；②带盖容器，容器呈倒圆锥形或圆柱形，底部中心装有搅拌桨，侧面装有制粒切刀，盖上设有呼吸口、真空上料口、喷枪口 / 清洗口、视镜口等，搅拌锅可以带有夹套，通过夹套循环热 / 冷液体或蒸气来加热或冷却锅中的内容物；③搅拌系统由电机、减速机、传动系统、压缩气体密封系统、搅拌桨组成，搅拌桨具有混合药物和辅料、分散黏合剂的作用，其转速通常为 50 ～ 300r/min；④切刀系统由电机、传动系统、十字交错多片切刀、压缩气体密封装置等组成，切割刀的功能是将湿块破碎成颗粒，转速范围为 100 ～ 3 000r/min；⑤出料装置由出料座、出料口、气动出料阀等组成；⑥控制系统由可编程控制器（PLC）、成套电器、气动元件、人机界面操作屏组成。常见型号和容积见表 3-2-1。

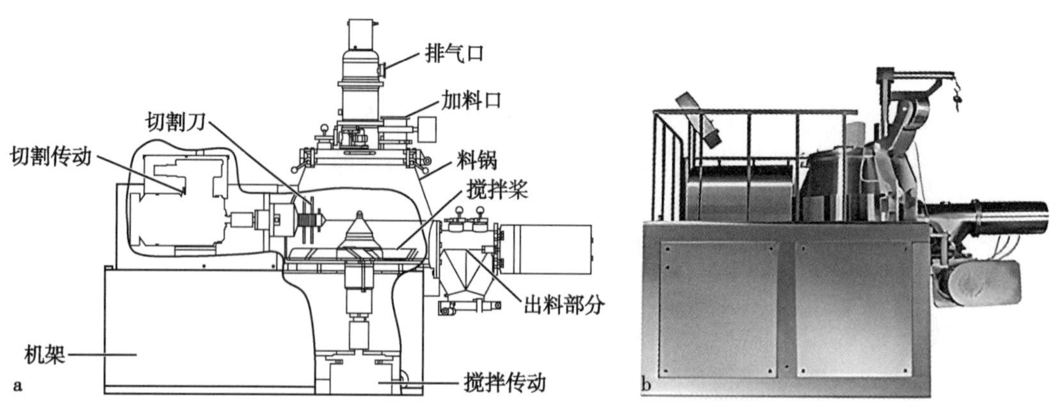

图 3-2-5 高剪切制粒机
a. 示意图；b. 实物图。

表 3-2-1 湿法制粒机型号及容积

型号	GHL-50	GHL-100	GHL-200	GHL-400	GHL-600	GHL-800	GHL-1000	GHL-1200
总容积 /L	53	110	210	410	620	802	1 005	1 295
工作容积 /L	15 ～ 40	35 ～ 85	65 ～ 165	125 ～ 325	190～495	240～640	250 ～ 700	390～1 035

对于不同型号大小的高剪切湿法制粒机，物料投料量必须满足物料体积在设备有效工作容积之内。

根据搅拌浆的方向和位置，高剪切湿法制粒机可以分为立式和卧式。立式高剪切湿法制粒机可以是顶部驱动或底部驱动。将药物粉末、辅料和黏合剂加入一个容器内，在高速搅拌桨和制粒刀的作用下，将药物、辅料迅速完成混合、制粒。

与传统湿法制粒方式相比较，高剪切湿法制粒机具有以下特点：①高效湿法混合制粒机结构上采用倒锥形制粒一体锅及特殊形状的搅拌浆和切割刀，使物料翻滚均匀，保证了制粒成品更均匀、可靠；②锅体可为夹层，内置水冷循环系统，恒温性能比一般气冷系统好，提高了颗粒质量；③搅拌桨与切割刀均采用变频调速，易于控制颗粒大小，以满足药品工艺的多样性；④使用压缩空气密封驱动轴，消除了粉尘黏结现象；⑤出料口与干燥设备相匹配，大机型自带扶梯，便于操作，出料口为圆弧形，杜绝死角；⑥制粒流态化，成粒近似球形，流动性好；⑦较传统工艺黏合剂用量减少 25%，所以干燥时间显著缩短；⑧采用可编程控制，可自动运行，也可手动控制，便于摸索工艺参数和流程；操作简便，按工艺安排调整好时间控制器，效率比传统工艺提高 4 ～ 5 倍；⑨由于在同一封闭容器内完成干混、湿混、制粒，工艺过程缩减，符合药品生产管理规范（GMP）；⑩整个操作具有严格的安全保护措施，在密闭的容器中操作，装有安全互锁装置。

（三）影响高剪切制粒的因素

1. 搅拌浆驱动位置 同样的原则设计不同的设备会对生产过程产生不同影响，制得的粒子可能有差异。如带有侧切割刀的底驱型高剪切湿法制粒机（图 3-2-6）应用最为广泛，具有制粒效率高，速度快、效率高的优点，使用广泛，是目前市场上的主流湿法制粒机设计形式，但是混合效果一般，操作窗口小；放大线性随搅拌桨的设计不同而不同。对于需要快速致密的颗粒，底部驱动制粒机可能是更好的选择。

而带有垂直切割刀的顶驱型高剪切湿法制粒机（图 3-2-7）具有制粒柔和、混合效果好、放大线性好、操作窗口大的优点，但是搅拌速度较低、效率稍低。顶部驱动制粒机由于终点测定窗口稍宽而更适合对于黏合剂用量敏感，需要制粒终点测定的制剂。

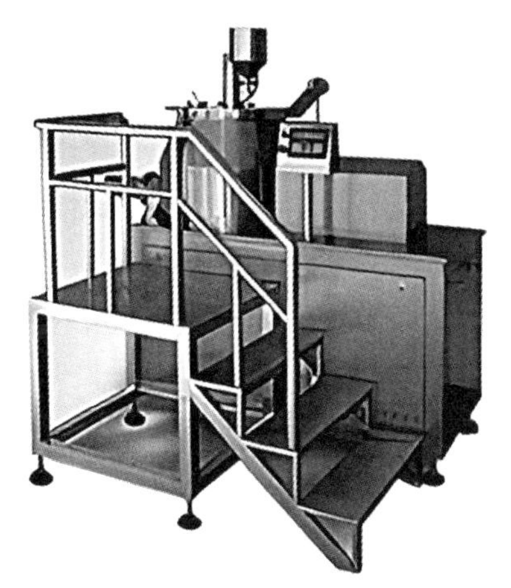

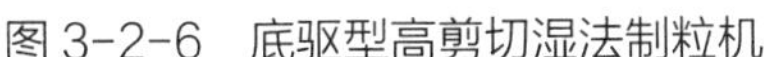

图 3-2-6　底驱型高剪切湿法制粒机

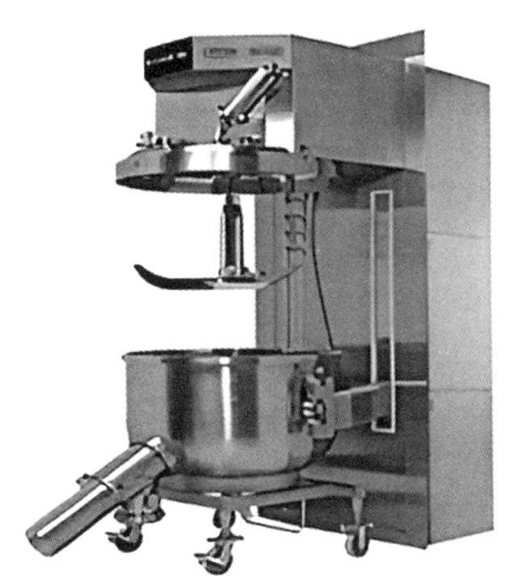

图 3-2-7　顶驱型高剪切湿法制粒机

2. **锅体形状**　如图 3-2-8、图 3-2-9 所示，圆柱形容器通常用于黏性低的物料，圆锥形容器适用于黏性高的物料。由于搅拌桨的搅拌作用，使粉料在容器内做旋转运动，圆锥形容器能够使物料沿锥形壁方向由外向中心翻滚，形成半流动的高效混合状态，物料被剪切、扩散达到充分的混合，混合效率更高。圆锥部分高度与切割刀最高点平齐或略高，对于黏性高、亲水性强的物料更适合。而圆柱形容器对物料存在撞击的作用力，更适合低黏性的物料，不易吸附在锅壁上。

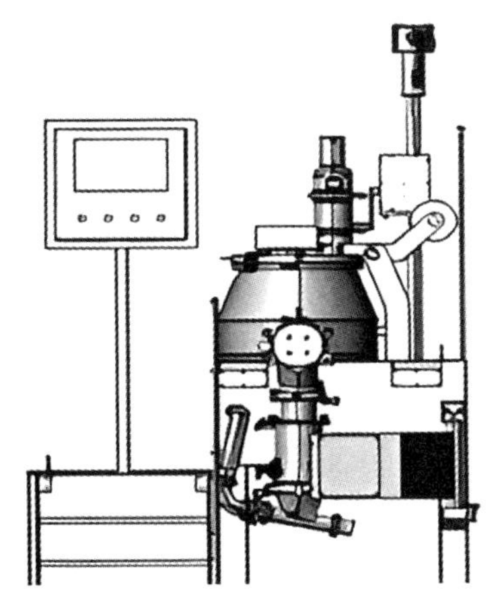

图 3-2-8　圆锥形容器的高剪切制粒机

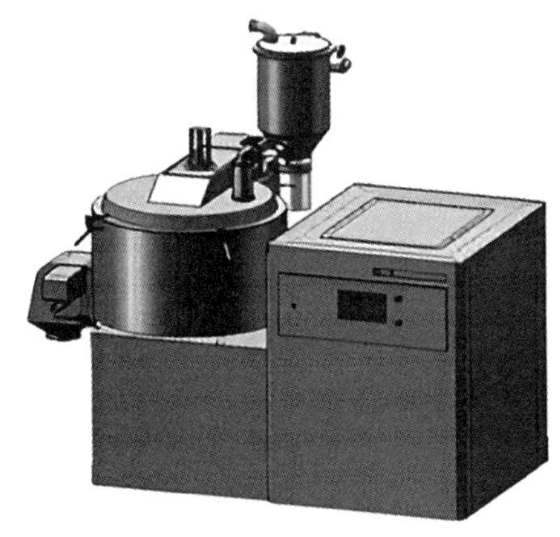

图 3-2-9　圆柱形容器的高剪切制粒机

3．搅拌桨的形状和角度、切割刀的位置等　搅拌桨是高剪切湿法制粒机最核心的部件，搅拌桨向物料施加的机械力越大，颗粒空隙率越低。物料的运动取决于搅拌桨的设计。当高剪切湿制粒机工作时，高速旋转的搅拌桨借助表面与物料间的摩擦力和侧面对物料的推力使物料沿搅拌桨切向运动。同时，由于离心力的作用，物料被抛向锅体的内壁，并沿壁面上升到一定高度后因重力作用又回到搅拌桨中心，接着又被抛起。这种上升运动与切向运动的结合，使物料实际上处于连续的螺旋状上、下运动状态。由于搅拌桨转速很高，物料运动速度也很快，快速运动着的颗粒之间相互碰撞、摩擦，使团块破碎，物料温度相应升高，同时迅速地进行交叉混合。这些作用促进了物料的分散和对表面改性剂的均匀吸附。

搅拌桨的形状对制粒效果起关键作用。常见的搅拌桨形状有“Z”字形、一字形、异形等（图 3-2-10）。一字型搅拌桨按照其旋转轴圆周的切线方向均匀分布设置，搅拌桨旋转时对物料同时产生沿圆弧切线和法线两个方向的作用力，除了带动物料做旋转运动外，还产生从料缸中心甩向外壁的运动。物料甩到外壁，撞击到料缸上部锥形腔壁后散落到料缸内，但对于高黏性的物料易导致物料黏附在锅壁上。“Z”字形搅拌桨在物料混合制粒时，会使物料向锅体中心抛起翻腾，减少了物料与锅壁发生碰撞，有效降低锅壁发热程度，有利于对热敏性物料和高黏性物料的混合制粒，且整体运行平稳。不同搅拌桨混合效率不同，直接影响物料混合均匀性。对搅拌桨形状的主要要求是使物料混合良好又避免物料产生过高摩擦热量。转动着的搅拌桨在其推动物料的侧面上对物料有强烈的冲击和推挤作用，该侧面的物料如不能迅速滑到叶轮表面并被抛起，就可能产生过热并黏附在搅拌桨和混合室壁上。所以在旋转方向上，搅拌桨的断面应是流线型，使物料在搅拌桨推进方向迅速移动而不至于受到过强的冲击和摩擦作用。好的搅拌桨设计不仅能够实现物料上、下的翻转，同时能够带动物料内外的翻转。

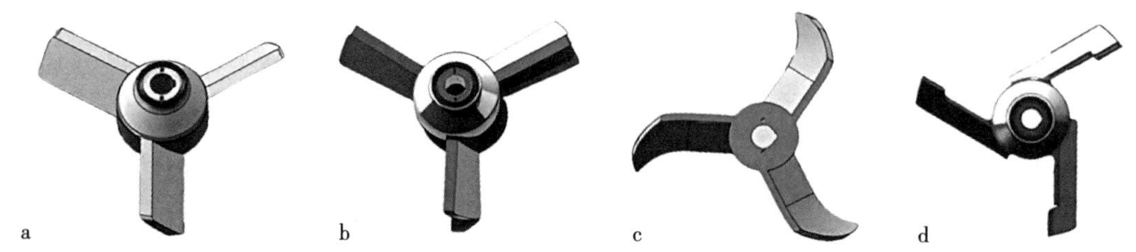

图 3-2-10　不同形状搅拌桨

a. 宽度均一直线型搅拌桨；b. 宽度不均一直线型搅拌桨；c.“Z”字型搅拌桨；d. 斜直线型搅拌桨。

搅拌桨的最大回转半径和锅体半径之差也是影响混合制粒效果的因素之一。搅拌桨与锅底和锅壁均需保证一定的间隙，过大的间隙可能造成锅体壁附近的物料不发生流动或黏在混合室壁上，间隙过大易产生死角；过小的间隙可能由于过量剪切而使物料过热，也易发生物料卡死现象，并且可能造成搅拌桨外缘与锅体壁的剐蹭。通常，搅拌桨与锅底的间隙控制在 1 ～ 1.5mm，搅拌桨与锅壁的间隙小于 5mm。

搅拌桨设计时除了考虑形状外，还要考虑其边缘的线速度。因为搅拌桨速度决定传递给微粒物料的能量，对物料的运动和升温有重要影响。一般设计时，外缘线速度为 20 ～ 50m/s。

切割刀的主要作用在于将物料切成小块以利于黏合剂的分布，同时侧向切刀也具有辅助物料上下翻滚的作用，常见的切割刀形状如图 3-2-11 所示。当物料受到搅拌桨作用后，在切割刀位置，配合上圆锥形的锅体结构，形成物料上下以及内外的翻滚。切割刀的高度和直径决定了一个锅装量的上下限。通常情况下，高剪切湿法制粒机的装量体积范围在切割刀最底部与切割刀最顶端这一锅体体积范围。切割刀高度需要尽可能涵盖 30% ～ 70% 装量体积范围，甚至 20% ～ 80%。切割刀运动方向需要与搅拌桨运动方向相反，以此保证物料运动方向一致，避免物料的扬起，造成物料黏附在锅壁或者锅盖之上。

图 3-2-11 中，直线型和弯刀型切割刀表面的刃口内侧和外侧的宽度一致，主要起到切割和上下翻滚物料的作用，"莲花"型切割刀内侧刀身更宽，但刀刃更窄，具有导流的作用，因此该种类型切割刀能够辅助物料内外翻滚。当物料受搅拌桨作用运动，形成环形物料带时，切割刀的设计宽度需要能够覆盖物料运动的聚集处。

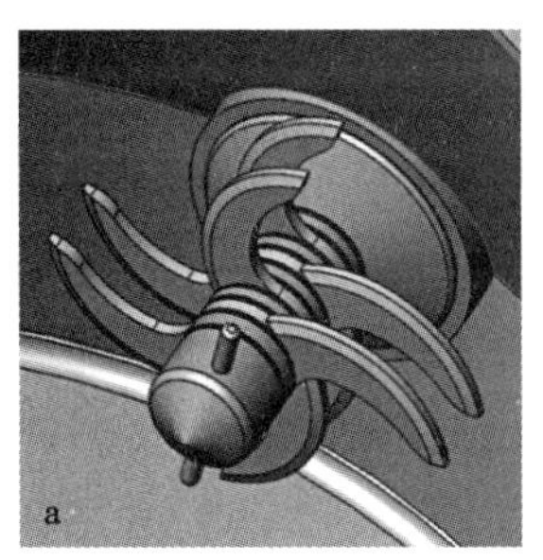

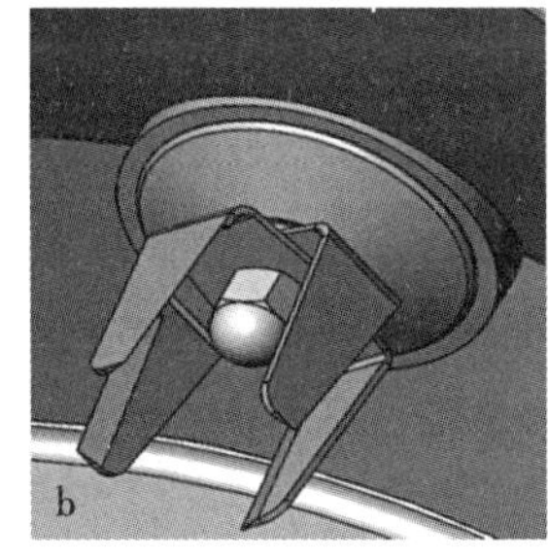

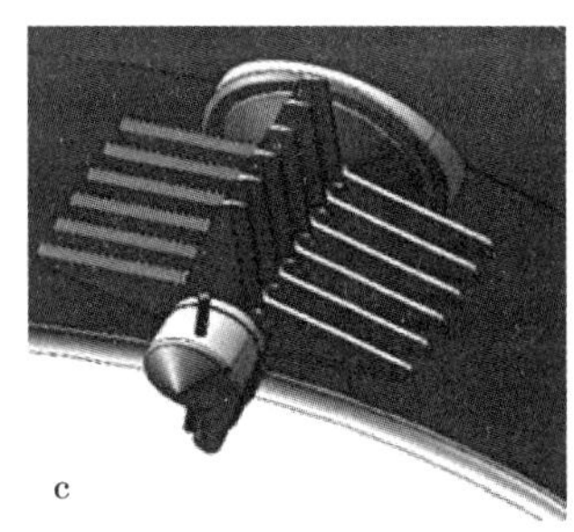

图 3-2-11　不同形状切割刀

a. 弯刀型切割刀；b."莲花"型切割刀；c. 直线型切割刀。

4. 黏合剂加液方式　黏合剂的加入方式主要分为球阀直接倾倒、无气喷枪滴注和雾化喷枪喷入。

无气喷枪是利用喷嘴芯内部独特设计的结构（图 3-2-12），当液体进入喷嘴时，即和叶片进行接触。独特的叶片设计使得流体在进入螺旋区之前能够保持稳定。旋转的液体穿过喷嘴时，分散开来。在这一喷雾类型中所产生的喷雾形状为由均匀分布、尺寸相同的液滴组成的轮廓鲜明的锥形。喷嘴中的大开放型通道使喷嘴堵塞的可能性降至最低。雾化喷枪原理是当高速压缩空气经过喷枪芯的时候会形成负压，利用负压将由喷嘴芯流出的液体撕裂为液滴。液滴大小与喷枪的耗气量有关。雾化喷枪与无气喷枪相比，其液滴更小，但面对高黏性液体或者大流量要求时，其雾化效果较差。所以必须根据不同工艺喷液速度的要求、黏合剂或浸膏的黏度选择合适的加浆方式。

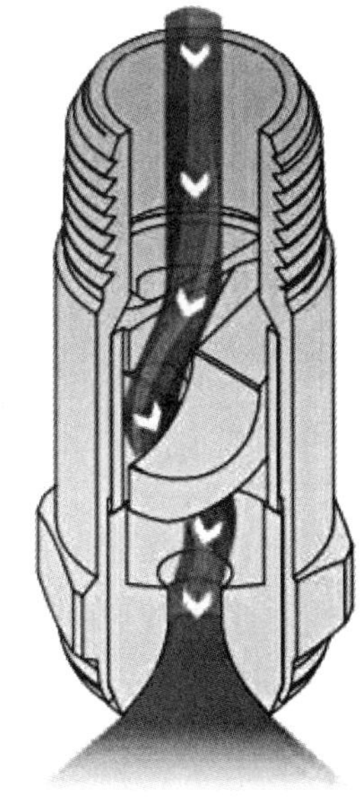

图 3-2-12　无气喷枪

黏合剂通过雾化喷入可获得粒径分布范围更窄的颗粒，与高剪切制粒相比，在低剪切制粒中，雾滴的大小对颗粒的粒径分布影响更大。黏合剂的雾化压力不能过大，雾滴应喷洒在物料表面，而不能喷在锅壁表面。

5．**设备设计要求**（表 3-2-2）

表 3-2-2　高剪切湿法制粒机的制造及控制要求

功能及分项		制造及控制要求
搅拌桨		①搅拌桨与锅底要平整 ②搅拌桨的形状需根据物料特性进行特定设计 ③搅拌桨与锅底间隙要小于 1.5mm ④搅拌桨与切割刀在高速运转下要平衡，不能晃动 ⑤搅拌桨与切割刀的轴承要密封严密，并且需具有防止粉尘和水进入轴承的措施 ⑥搅拌桨与切割刀要有足够的轴功率
控制系统	搅拌桨	搅拌桨转速要可设定并能精确控制
	切割刀	切割刀转速要可设定并能精确控制
	加浆流量	蠕动泵喷液速度需能在 PLC 上设定并能精确控制
	手动与自动	要具备手动控制与自动控制的功能
	终点判断	需能提供用扭矩作制粒终点判断
	工艺报警	须具备工艺参数上下限报警设置
数据检测处理与记录		能实时记录操作过程，并能自动将工艺参数生成报表，且可查询、可导出
清洗系统		能满足在线清洗、烘干设备
安全保护		具有醒目的急停按钮，设备接地等

6．**工艺对设备功能的要求**　高剪切湿法混合制粒工艺包括混合和制粒，主要功能要求包括对搅拌浆、切割刀、黏合剂喷液流速以及黏合剂液滴粒径控制。为制得均匀的颗粒，对于设备的功能要求如下。

（1）搅拌浆主要用于物料干混和加入黏合剂后湿混，要能够根据物料和黏合剂的特性控制搅拌桨的旋转速度，确保运动产生涡流，使物料充分混合。

（2）能均匀定量的加入黏合剂，可以选择蠕动泵进液、使用雾化喷枪均匀喷液。

（3）在制粒的过程中，要能够控制切割刀的转速，待搅拌桨将物料旋转至切割刀处时，要将可能产生翻腾的物料团块充分打碎成颗粒。

（四）高剪切湿法混合制粒常见问题及解决办法

影响颗粒成形的主要工艺因素有：搅拌桨、切割刀转速，雾化液滴大小，喷液速度以及制粒时间。

合适的搅拌桨和切割刀转速以及时间的设置首先需要保证物料混合的均匀性，不仅是预混时各组分物料分布的均匀性，也包括加浆时，黏合剂分布的均匀性。黏合剂分布的均匀性也与雾化液滴的大小和喷液速度相关。雾化液滴过大或喷液速度过快，易造成物料局部过湿。不同特性的物料对于混合均匀性的要求不一样。例如，吸湿性强的干膏粉对于黏合剂的分布均匀性要求较高，因此常采用高搅拌桨、切割刀转速，慢喷液、小液滴的方式保证最终颗粒的均匀性。最终颗粒的密度、硬度与搅、切的转速与时间相关。过高的搅、切速度或过长的制粒时间会导致颗粒的密度和硬度偏高。因此高速搅拌制粒所得颗粒是一个受多因素共同影响的结果。

1．**浸膏制粒**　在高剪切湿法制粒中，现有的技术手段主要依赖调节搅拌桨与切刀的转速，喷嘴的雾化压力与进液速率等主要参数来决定颗粒运动状态从而影响产品质量。因此，如果不能很好地调节以上控制参数，理解变量之间的影响关系，将会对产品质量造成较大的影响。浸膏湿法制粒常见问题及解决办法见表 3-2-3。

表 3-2-3　浸膏湿法制粒常见问题及解决办法

常见问题	主要原因	解决办法
浸膏质量不稳定	①中药基源、产地、采收季节差异 ②无效成分和杂质不明确 ③提取纯化浓缩工艺要求宽，如温度范围 ④浸膏质量标准范围宽，如密度	①明确中药基源、固定产地、采收季节等 ②细化浸膏提取纯化浓缩工艺参数 ③明确浸膏质量标准
雾化效果差	①浸膏黏度大，流动性差 ②喷枪自身结构问题	①对浸膏进行预处理，比如加热、稀释、过滤 ②选择雾化效果更好的喷枪
粒径分布不均匀；干燥后色差明显	①黏合剂不能迅速分散，导致局部过湿或局部过干，从而起球形成僵颗粒 ②搅拌桨、切割刀转速低，使物料产生多维运动不够，黏合剂不能迅速分散 ③设备结构不合理（如搅拌桨与底部间隙，搅拌桨 Z 字形角度以及横截面积）导致混合均匀性差	①选择雾化喷枪，通过蠕动泵控制进液速度，均匀定量地加入黏合剂 ②提高搅拌桨、切割刀转速，选择混合效率高的设备
锅壁四周黏物料；锅底结有一层物料	①浸膏黏性大，底料亲水性强 ②喷液量过大，物料过湿 ③设备结构不佳，锅底死角多，锅体内壁抛光度不够 ④搅拌桨与锅底间隙大 ⑤搅拌桨与锅壁间隙大 ⑥锅底不平整	①对浸膏进行预处理，如稀释 ②从其他参数角度提高成粒效果，如提高搅拌桨转速，缩短喷液时间，喷液结束后搅拌一段时间等 ③调整搅拌桨与锅底之间的间隙，对锅壁内部重新抛光
批次之间重现性不好	①浸膏提取含水量差异，导致制出颗粒性质不稳定 ②设备参数稳定性差 ③设备效率低，导致物料运动不充分 ④没有定时、定量加浸膏	①稳定中药浸膏提取工艺 ②考察参数稳定性

续表

常见问题	主要原因	解决办法
过度制粒，形成僵颗粒	①喷液过快、喷液量过大，制粒时间过长 ②工艺耐受范围窄，难以控制制粒终点 ③搅拌速度过快 ④设备效率偏低，物料分散性不好	①控制喷液量，调整搅拌桨切割刀速度 ②以扭矩变化作为判断制粒终点依据，不依靠人工经验 ③耐受范围窄的品种采取分段制粒，延长终点窗口，如制粒后期降低搅拌桨转速、降低喷液速度
颗粒偏湿，易堵筛网	①过度制粒颗粒偏湿 ②分散不均匀，颗粒内部有未充分雾化的浸膏液滴，出料速度太快 ③整粒机产能偏小	①调整工艺参数防止过度制粒 ②降低浸膏黏度，提高流动性，改善雾化情况 ③减慢出料速度 ④加大整粒机产能
湿法制粒产品粒径均匀，但流化床干燥后出现大球	过度制粒颗粒偏湿，流化过程中搓成球	①降低流化床风量，减缓颗粒运动 ②湿法制粒过程减少喷液量
加入浸膏量与锅体中底料比例失衡	为保证浸膏流动性将浸膏稀释	①选择其他工艺路线，如流化床制粒 ②预加热改善浸膏流动性
颗粒有色差	①浸膏与辅料混合均匀性差 ②浸膏量少，不能均匀润湿物料	①从喷枪和工艺参数提高混合均匀性 ②稀释浸膏

2．**干膏粉制粒** 除浸膏制粒外，另一种典型方法为以中药干膏粉、稀释剂等为底料，外加黏合剂制成颗粒。干膏粉的特性对制粒结果影响较大，尤其对于含多糖量较高，亲水性较强的干膏粉需精确控制制粒终点，才可得到符合要求的产品。表 3-2-4 归纳总结了干膏粉湿法制粒常见问题及解决办法。

表 3-2-4 干膏粉湿法制粒常见问题及解决办法

常见问题	主要原因	解决办法
不能制出正常颗粒，部分成球、部分细粉，易结块，常使用乙醇作（黏合剂）润湿剂	①黏合剂分散效果差 ②搅拌桨、切割刀转速低，使物料产生多维运动不够，与黏合剂接触时不能迅速分散 ③物料装量不合适 ④设备效率低造成物料不能均匀运动	①选择分散效果好的雾化喷枪 ②提高搅拌桨、切割刀转速，使润湿剂（黏合剂）分散更加均匀 ③选择混合均匀性高的设备 ④选择合适装量
喷液过程中易堵喷嘴口	①干膏粉亲水性强，喷枪位置过低，物料运动过程中与喷嘴口接触，遇水溶解 ②雾化压力过低	①适当增加喷嘴口与物料的距离 ②加大雾化压力

续表

常见问题	主要原因	解决办法
颗粒细粉多	用乙醇作润湿剂，黏性不够，干燥过程中颗粒松散易破碎	①使用分散效果好的雾化喷枪，调整乙醇溶度或其他黏度较大的黏合剂 ②调整工艺参数 ③选择高效率设备
制粒过程中物料易结块	①物料过湿 ②膏粉吸湿板结，受环境湿度影响较大 ③分散性不佳 ④喷液太快，太集中	①减少喷液量 ②控制环境湿度，做密闭转移处理 ③提高转速 ④更换分散性好的喷枪
批次重现性差	①干膏粉易吸湿，放置时间过长后水分增加，喷液量则相应调整 ②设备参数稳定性不好 ③饮片产地、提取工艺参数等差异	①测量原料水分、粒径分布 ②考察饮片产地、提取工艺参数等因素对干膏粉质量的影响，应予固定
颗粒有色差	①干膏粉与辅料干混均匀性差 ②黏合剂分散不均匀，不能均匀润湿 ③黏合剂量少，不能充分润湿	①从喷枪和工艺参数角度分析 ②增加黏合剂用量

四、流化床制粒

（一）概述

1．流化制粒技术 流化床制粒是使物料在自下向上的气流作用下保持悬浮的流化状态，再向流化状态的物料中喷入黏合剂液体，使物料粉末在黏合剂的架桥作用下相互聚结成颗粒的过程。流化床制粒也称一步制粒法，是将混合、制粒、干燥 3 个步骤在密闭容器内一次完成的方法。1959 年，美国威斯康星州的 Wurster 博士首先提出流化床制粒技术，随后该技术迅速发展，并广泛用于制药、食品及化工工业。我国于 20 世纪 80 年代相继从德国 Aeromatec 公司、德国 Glatt 公司、日本友谊株式会社引进流化床制粒设备。

2．流化制粒的特点 尽管流化床制粒受到诸多因素影响，但与其他制粒方式相比，该技术仍具有很多优点。

（1）物料的干混、湿混、搅拌、颗粒成形、干燥都在同一台设备内完成，减少了物料转移和操作环节，节约了生产时间。

（2）使生产在密封环境中进行，不但可防止外界对药物的污染，而且可减少药物对操作人员和环境的影响，更符合 GMP 要求。

（3）制得的颗粒粒度均匀，流动性、压缩成形性好。

（4）可使在组分中含量非常低的药物在颗粒中分布更均匀。

3．流化床制粒原理 在一个设备中，将颗粒物料堆放在分布板上，当气体由设备下部通入床层，随气流速度加大到某种程度，固体颗粒在床层上形成沸腾状态，此时称流化态（图 3-2-13），该床层也称流化床。

由于固体颗粒物料的不同特性，以及床层和气流速度等因素不同，床层可存在三种形态（图 3-2-13）。

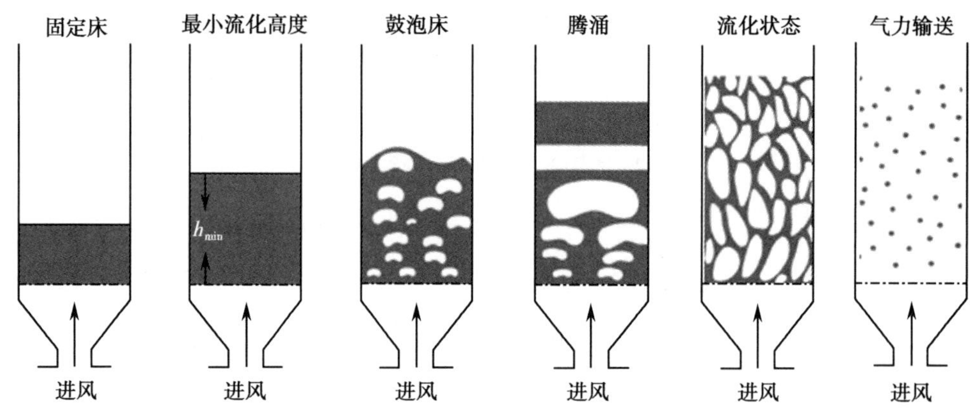

图 3-2-13 粉体在流化床内呈现流化态

第一阶段是固定床，当流速较低时，床层中颗粒虽与气体相接触，但固体颗粒的相应位置不发生变化，这时固定颗粒的状态称为固定床。

第二阶段是流化床，当气体通过床层的速度逐渐提高到某值时，颗粒出现松动，颗粒间空隙增大，床层体积出现膨胀。如果再进一步提高气体速度，床层将不能维持固定状态。此时，颗粒全部悬浮于气体中，显示出相当不规则的运动。随着流速的提高，颗粒的运动愈加剧烈，床层的膨胀也随之增大，但是颗粒仍逗留在床层内而不被气体带出。

第三阶段是气力输送，当气体速度大于固定颗粒的沉降速度时，固体颗粒就不能继续停留在容器内，而被气流带出容器。

如图 3-2-14 所示，在流化床制粒时，压缩空气和黏合剂液体按比例由喷嘴雾化喷至流化状态的物料粉末上。首先液滴使接触到的粉末润湿并聚集在其周围形成粒子核，同时再由继续喷入的液滴落在粒子核表面上产生黏合架桥作用，使粒子核与粒子核之间、粒子核与粒子之间相互结合，逐渐形成较大的颗粒。在带有筛分设备的闭路循环系统中，返回床内的细碎颗粒也常作为种核的来源，对于提高处理能力和产品质量是非常有益的。干燥后，粉末间的液体架桥变成固体架桥，形成多孔性、比表面积较大的颗粒。因流化床制粒

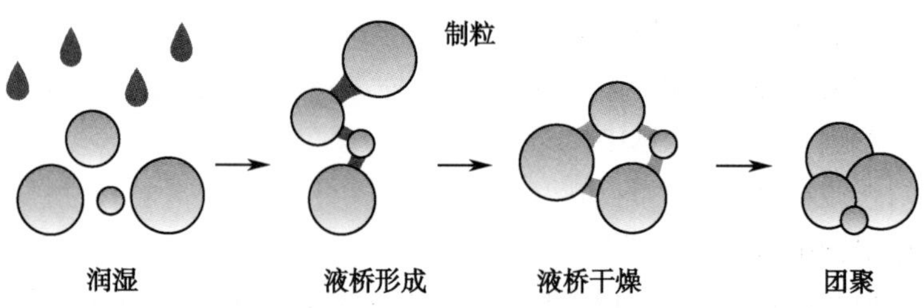

图 3-2-14 流化床制粒原理

过程不受外力作用，仅受床内气流影响，故制得的颗粒密度小，粒子强度低，但颗粒的粒度均匀，流动性、压缩成形性好。

4．流化床制粒机基本组成

设备结构：流化床制粒设备由进风处理系统、容器、喷雾系统、出风处理系统以及控制系统等组成（图 3-2-15）。

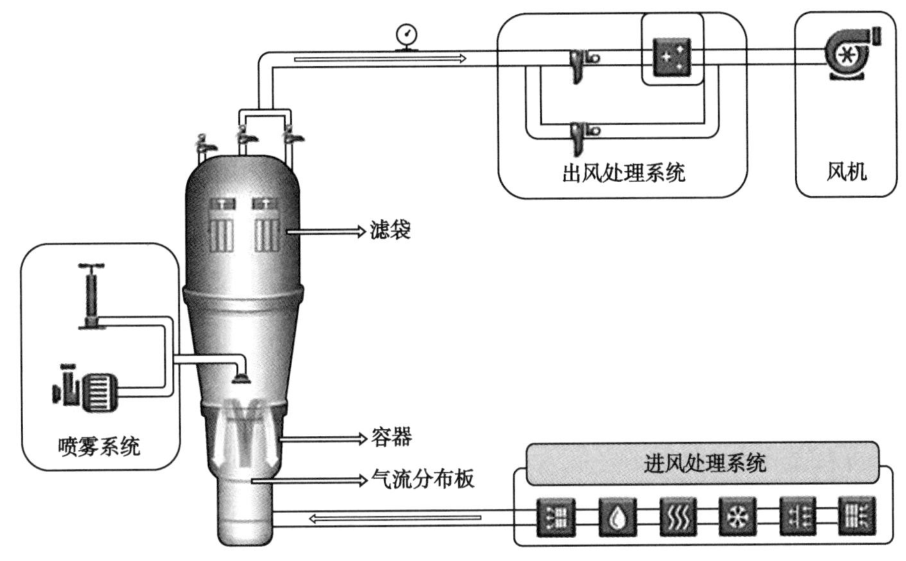

图 3-2-15　流化床基本组成

在工作时，空气由空气送入装置吸入，经过空气过滤器和加热器后，从容器的底部通过气体分布装置吹入容器内，再从容器的顶部通过空气排出装置排出容器，进入容器的热空气使容器内的物料呈流化状态并混合均匀，然后喷嘴将黏合剂或润湿剂均匀喷成雾状，散布在流化物料表面，物料聚结成粒，经过反复的喷雾和干燥，当颗粒大小符合要求且含水量符合标准时停止喷雾，制成的颗粒继续在容器内经热空气干燥，干燥后出料。气固分离装置阻止未与雾滴接触的物料随空气排出容器。

5．流化床的三种工艺类型　按喷雾方式不同通常可分为顶喷、底喷和切线喷三种工艺（图 3-2-16）。顶喷工艺主要用于干燥、制粒；底喷工艺主要用于包衣；切线喷工艺主要用于制丸、制粒及包衣。对应制粒设备有：顶喷流化床、底喷流化床、切线喷流化床。

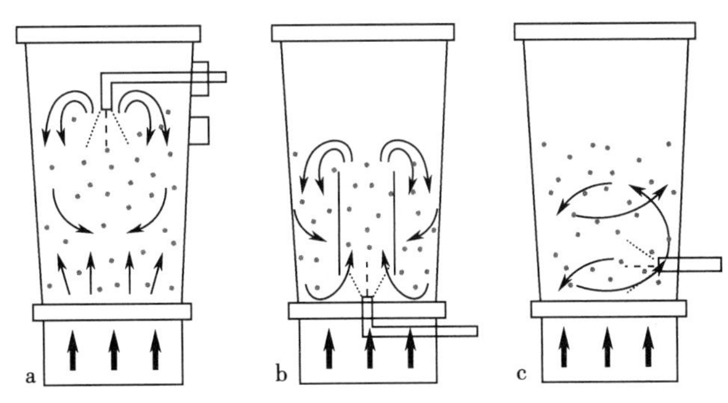

图 3-2-16　顶喷、底喷、切线喷示意图

a. 顶喷；b. 底喷；c. 切线喷。

（1）底喷工艺：又称为 Wurster 系统，是流化床包衣的主要应用形式，已广泛应用于微丸、颗粒，甚至粒径小于 50μm 粉末的包衣。

底喷装置的物料槽中央有一个

隔圈，底部有一块开有很多圆形小孔的气流分布板，由于隔圈内 / 外对应部分的底盘开孔率不同，因此形成隔圈内 / 外的不同进风气流强度，使颗粒形成在隔圈内外有规则的循环运动。喷枪安装在隔圈内部，喷液方向与物料的运动方向相同，因此隔圈内是主要包衣区域，隔圈外则是主要干燥区域。颗粒每隔几秒通过一次包衣区域，完成一次包衣 - 干燥循环。所有颗粒经过包衣区域的概率相似，因此形成的衣膜均匀致密。

（2）顶喷工艺：顶喷工艺用于制粒已有 50 多年历史，顶喷装置中颗粒受进风气流推动，从物料槽中加速运动经过喷液区域，喷枪喷液方向与颗粒运动方向相反。经过喷液区域后颗粒进入扩展室，扩展室直径比物料槽直径大，因此气流线速度减弱，颗粒受重力作用又回落到物料槽内。

（3）切线喷工艺：切线喷装置物料槽为圆柱形，底部带有一个可调速的转盘。转盘和槽壁之间有一间隙，可通过进风气流。间隙大小通过转盘高度调节，以改变进风气流线速度。颗粒由于受到三个力的作用：转盘转动产生的离心力、进风气流推动力、颗粒自身重力，因而呈螺旋状离心运动状态。喷枪装在物料槽侧壁上，喷液方向沿着物料运动的切线方向。

（二）流化床结构设计

1. 空气处理系统（图 3-2-17）

（1）空气处理系统结构：初效过滤段→中效过滤段→前表冷段→转轮除湿段→后表冷段→加热、风量调节段→加湿段→高效过滤段。

（2）工作原理：进风空气先被预过滤，再经过除湿、加热，通过控制设定混合，最后经高效过滤后得到洁净、符合生产工艺要求的空气。

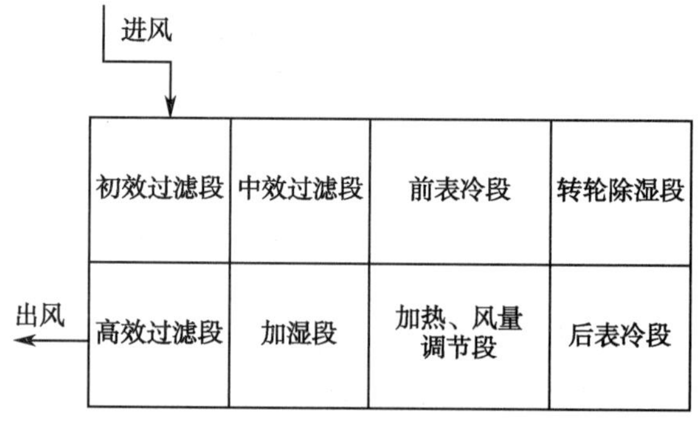

图 3-2-17　空气处理系统

（3）除湿机组功能及特点：表冷段用于对气流进行降湿降温。盘管由翅片（翅片为铝波纹片，增加换热面积，优化传热效果，与无缝钢管交叉逆流式布置，增加空气紊流，提高换热效果）以机械涨管方式牢牢地结合成形，加热器的集水管为无缝钢管，集水管上设有排水阀和放气阀，带有隔热密封圈，消除冷桥，降低漏风率。

除湿机组的机柜采用硬质铝合金框架，具有强度好、结构紧凑合理、防腐蚀能力强的特点。并具有防“冷桥”的措施，避免“结露”。

除湿机组采用双层彩钢保温板结构，中间夹有高密度聚氨酯发泡保温材料，合理的设计使保温、防火、强度、防腐和隔音效果达到最佳。

（4）空气过滤功能及选择：不同等级过滤器过滤水平见表 3-2-5。处理风采用初效袋式过滤，净化等级 G4，中效板式过滤，净化等级 F7，过滤材料为优质多层人造纤维外加被覆补强成形，容尘量大，清洗方便，坚固耐用，可确保处理风的洁净度。过滤器采用快速夹紧装置，正面检修，安装框架之间及过滤器与框架之间均采用特殊密封材料，有效降低漏风率。

表 3-2-5 不同等级过滤器过滤水平

国标	欧标	美标	粒径 /μm	效率 /%
初效过滤器	G1	C1	≥ 5.00	≥ 20.00
	G2	C2 ～ C4	≥ 5.00	20.00 ～< 50.00
	G3	L5	≥ 5.00	50.00 ～< 70.00
	G4	L6	≥ 5.00	70.00 ～< 90.00
中效过滤器	F5	M9, M10	≥ 1.00	30.00 ～< 50.00
	F6	M11, M12	≥ 1.00	50.00 ～< 80.00
高中效过滤器	F7	H13	≥ 1.00	10.00 ～< 99.00
	F8	H14	≥ 1.00	75.00 ～< 90.00
	F9	H15	≥ 1.00	90.00 ～< 99.00
亚高效过滤器	H10	H15	≥ 0.50	95.00 ～< 99.00
	H11	H16	≥ 0.50	99.00 ～< 99.90
高效过滤器	H12	H16	≥ 0.50	≥ 99.90
	H13	H17	≥ 0.50	≥ 99.99

（5）加热器：蒸气加热器，通常用紫铜管加铝翅片或 SUS304 不锈钢管加 SUS304 不锈钢翅片组成；电加热器，通常由 SUS304 不锈钢管和 SUS304 不锈钢翅片组成。

（6）机组控制系统：机组控制系统以 PLC 控制系统为核心，系统自动采集设备运行状态的数字量和模拟量信号，根据除湿工艺要求自行开发的运行程序及其内置的多路 PID 控制模块（proportional、integral、differential 三者的缩写），建立完善的自动控制系统。控制器分析输入信息后，通过控制器数字量输出控制设备部件的运行，通过内置 PID 运行并输出模拟量信号线性控制，调节各种制冷量、再生加热量等部件，从而确保机组送风温湿度的稳定。人机界面选用触摸屏。可通过人机界面在线查询各种性能参数、设备各部件的运行状态，故障信息；可根据车间工艺要求在线设置控制参数。再生加热设多重保护（再生温度超温保护、再生加热箱超温保护、再生出风超温保护），风机过载、转轮电机过载、转轮停转与再生加热联锁保护，确保再生系统和转轮的安全性能。机组充分考虑了开停机、各种保护及异常报警，操作简便，安全可靠。

2. 流化室结构及特点、功能 流化室依次包括气流分布板、物料腔体、扩展室、滤袋。气流分布板的作用是使进风气流更加均匀地与物料接触，使物料均匀流化；物料腔体和扩展室主要用于满足物料正常的运动轨迹，为了使腔体内物料有效混合形成合适的流化状态，滤袋用于物料的截留。

3. 气流分布板 气流分布板的作用是保证物料处于良好的流化状态，又无漏料现象。分布板是流化床制粒装置中的一个关键部件，因此，分布板结构的设计是流化床设计中的关键问题。该部件不仅要能支撑床内的颗粒物料，还能均匀分布气流进入流化室，使粉体产生良好的流化。要达到这个目的，对孔板式分布板有两个要求：一是气流通过时有一定的压力降幅；二是孔道的均布。体现在结构上，前者是开孔率，后者是孔数或孔径。孔道的均布也是分布板设计中的一个重要环节。在开孔率一定时，若孔径大，孔数则少。此时，板上孔道少，气流局限于几处通道，流化床中易出现腾涌、沟流，造成流化不稳定。但孔数过多，制造工艺复杂，且孔径相应过小也易堵塞。孔的分布有正三角形、同心圆形、斜孔形、风帽侧流式等。分布板的作用范围一般只局限于分布板附近一定高度的区域内。床层内气体与固体颗粒的接触，在接近分布板的区域要比远离分布板区域更为有效，经过进风系统得到适宜温、湿度的空气，从流化床进气腔经过气流分布板进入物料槽。进风腔和气流分布板的设计需确保流化空气能均匀地吹入物料槽内，否则会造成不均匀的流化状态。

烧结网是将同种或不同的多个单层不锈钢丝编织网叠放在一起，经过烧结、加压、轧制等工艺，采用真空烧结至1 100℃后扩散固溶制作而成的，是具有较高的机械强度和整体刚性的新型过滤材料。烧结网按照不同的层级和丝网结构来分，主要包括五层烧结网、多层金属烧结网、冲孔板烧结网、方孔烧结网和席型烧结网。五种烧结网都具有很稳定的过滤精度，且具有很好的耐压（最大压差：2.5MPa）、耐高温（－220～480℃）、耐腐蚀和被加工性（裁剪、冲压、折弯、焊接，加工制作成圆形、筒状、锥状、波纹状等各种形式的过滤元件）等性能。

（1）标准五层烧结网：标准五层烧结网分别由保护层、过滤层、分散层、骨架层四部分组成（图3-2-18）。其目数范围宽（1～200μm），适用于大部分辅料；具有极高的机械强度和耐压强度，加工、焊接与组装性能良好，使用方便；精度均匀、稳定；使用环境广泛，可用于-200～600℃的温度环境及酸碱环境；网孔孔道光滑，因此具有优良的清洗性，可反复使用，寿命长（可采用逆流水、滤液、超声波等方法清洗）。

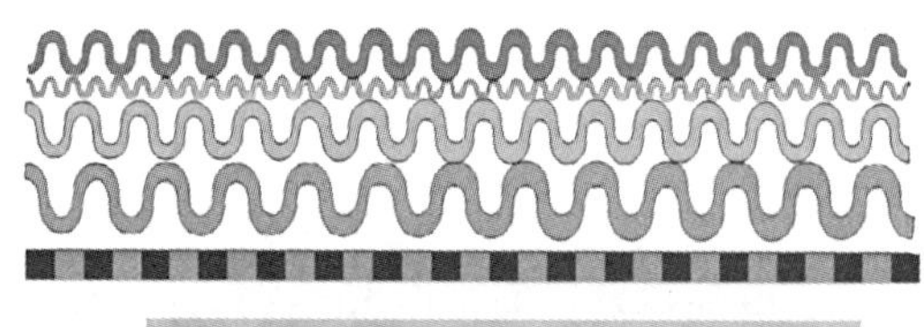

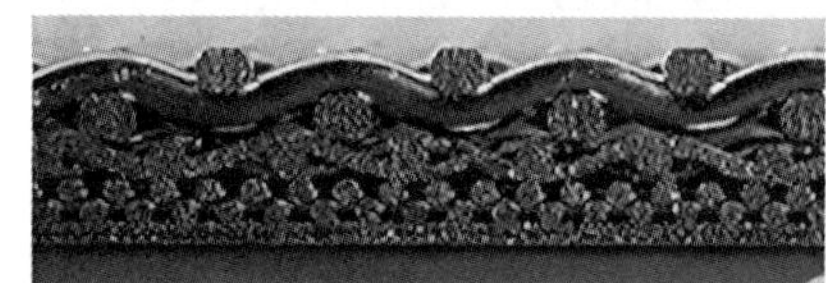

图3-2-18　烧结网截面

（2）冲孔板复合烧结网：它是由标准材质（SUS304或SUS316L不锈钢）的冲孔板与数层方孔网组成（图3-2-19），层数与构成丝网目数根据不同的使用条件与用途而定。

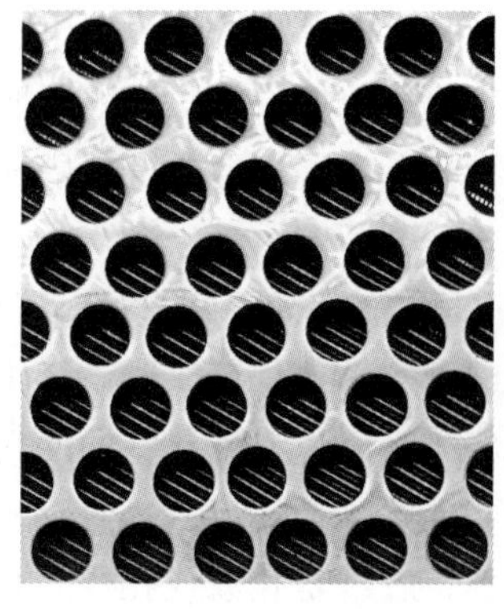

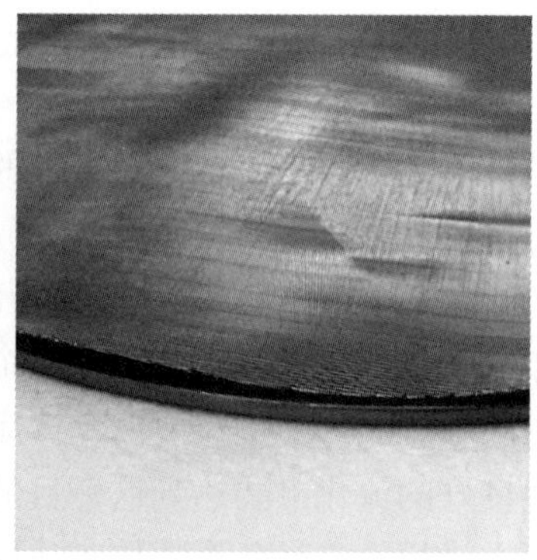

图3-2-19　冲孔板复合烧结网

因其是将耐压骨架与过滤网烧结为一体，所以具有更高的机械强度、更为优异的反清洗效果以及压降损失小的特点，现已在水处理、饮料、食品、冶金、化工和制药行业广泛应用。

（3）鱼鳞板：鱼鳞板开孔设计在起到物料截留和空气均布功能的同时，还克服了清洗困难，真正实现了在线清洗、控制流化状态和自动出料（图 3-2-20）。对于中药制粒物料黏性大、易吸湿、塌床的特点，鱼鳞板的分布板两侧压差更大，物料可以在低风量情况下剧烈沸腾，缺点是存在轻微的漏粉现象。

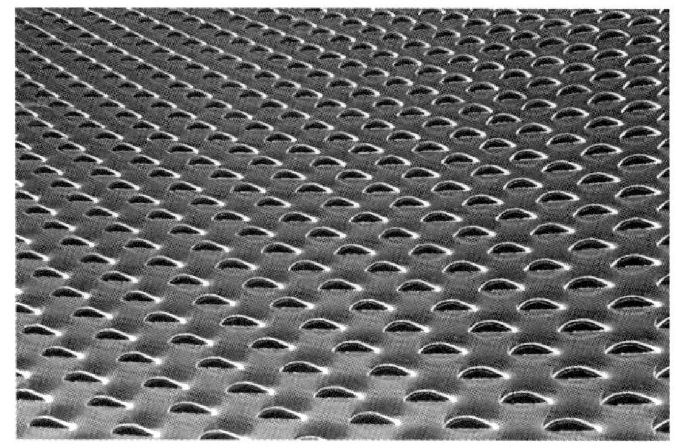

图 3-2-20　鱼鳞板

4．雾化系统

（1）雾化原理：喷枪雾化是通过气流将液体高度分散为细小液滴的过程。雾化的目的是增加一定液体的表面积，使其均匀分散在粉体表面。其工作原理是高速气体在液体表面产生较高摩擦力，导致液体分散成小液滴。在高速气流作用下，液体分散包含极其复杂的运动情况，但整个过程可被简略分两个阶段：第一阶段为高压气将液体撕裂成丝状和大液滴；第二阶段则是通过将上述液体形态进一步分散成越来越小的液滴来完成雾化。整个雾化过程受气液两相流体特性的共同影响，如液相表面张力、密度、黏度，以及气相流动特性，如速度和密度。在流化床的应用中，喷嘴雾化使用的气体介质通常是空气。

在雾化过程中，必须在液体和空气之间形成较高的相对速度差，使液体的分散过程能够在较高的摩擦力下得以实现。通常形成较高相对速度差的方法包括但不限于：在接触液体之前将空气膨胀到亚音速或超音速、通过将气流引向在喷嘴内所形成的不稳定低速液体上。高速空气通常可以很容易地穿透低速的液体，引起湍流和能量转移后形成一个小角度的喷雾。但是在较大的液体流量下，即使超高速气流也不能穿透液体从而进行分散。在这种情况下，相连的液体喷流只是被空气迅速加速，最终导致液体获得了空气的速度，使液体和空气之间的剪切力降到最低。在上述高液体流量条件下，单纯的气液两相速度差将直接导致不完全的雾化结果，如液滴大小分布广、喷雾中心液体比例高等现象。由于颗粒与部分未被分散的液体接触，增加了塌床的概率。因此，在高液体进料速率下，通过环形结构设计，液体块必须首先形成薄片，以帮助液体有效的空气接触并分散从而单个液滴。因此，在设计雾化过程时，未将液体进行预分散的雾化过程可被视为无效过程。上述雾化过程的原理如图 3-2-21 所示。

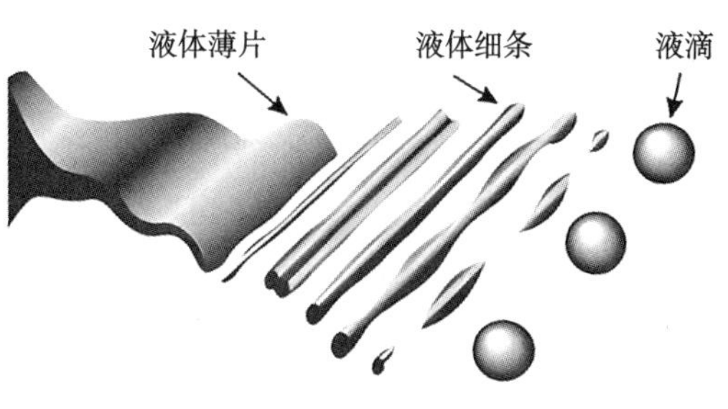

图 3-2-21　液体雾化过程原理

（2）双流体喷嘴：常用的双流体喷嘴有多种设计及尺寸可供选择，以达到特定工况下最佳的气液相接触条件。与流化床制粒有关的喷嘴类型属于射流式双流体喷嘴这一类别，通常条件下液相和气相的接触发生在喷嘴出口，这一原理被称为外部混合。在另一种典型的喷嘴设计中，液体以一个或多个不连续的射流的形式注入高速气流中，这一原理通常被称为平流喷射或内部混合雾化。内部和外部双流体喷嘴的设计方式如图 3-2-22 所示。

在规模化生产中，双流体喷嘴通常可以包含多种模块（如顶针等模块），用以达到特殊功能，具体的典型组合方式如图 3-2-23 所示。

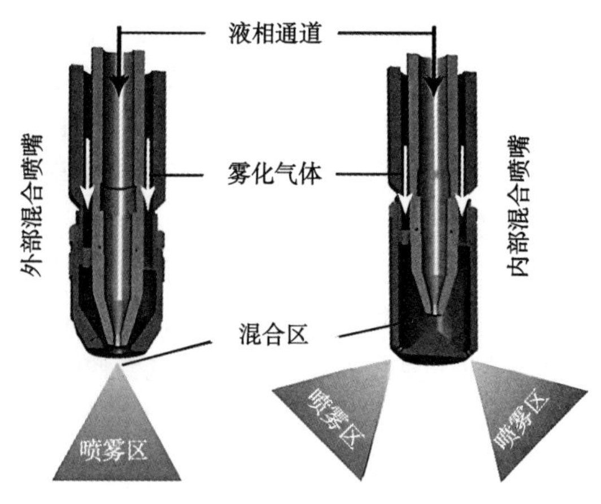

图 3-2-22　双流体喷嘴结构示意图

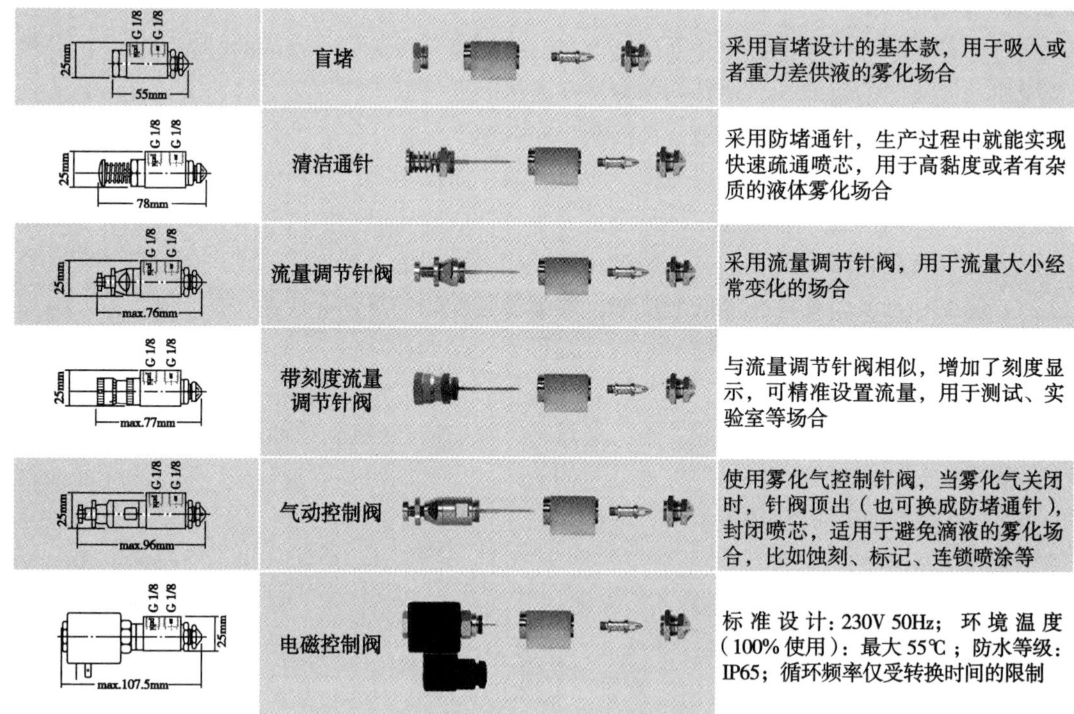

图 3-2-23　组合式双流体喷嘴及功能

（3）中药制粒中的雾化系统：在中药制粒中，干膏粉多为亲水性物料，喷枪雾化的均匀性直接会影响物料与黏合剂的混合均匀性，从而影响颗粒的粒径分布；同时干膏粉粒径小，多为 10 ～ 20μm，这就要求喷枪的雾化扇面尽可能接近腔体横截面积，可以增加干膏粉与液体的接触面积，减少滤袋吸附物料；浸膏制粒黏度大，喷枪的质量会影响浸膏的雾化液滴大小，从而影响物料与浸膏的混合效果。

当喷枪为空气雾化型时，雾化经历三个不同的相。在第一相，压缩空气基本在绝热条件下从喷嘴的高压到流化床膨胀。气体经历了焦耳 - 汤姆孙效应，温度下降。在第二相，液体形成不连续的液滴。在这个雾化过程中，液体的比表面积通常增加 1 000 倍。在第三相，液滴在形成后，直到完全干燥或与成品粒子碰撞才会停止运动。在这个过程中，溶液蒸发，液滴的直径缩小。形成液滴所需的能量由产品的表面张力及新的表面积提供。将 1g 水分散为 1μm 的小液滴大约需要 0.1cal［1cal=4.186 8J］的能量。黏合剂雾化所需的压力由压力调节器设定。雾化类型及雾化角度通过调节气帽来调整。雾化液面呈圆锥形，雾化压力越高，雾化液滴越小，扇面越大。通过微调空气帽和喷枪的雾化空气压力可以获得最佳雾化状态，即连续不间断、雾滴均匀、无明显大液滴。黏合剂通过喷枪管输送到喷枪口，通常用蠕动泵或正电压排出泵输送。液流停止时，气控喷枪针能防止黏合剂滴落。最常见的喷枪口直径在 0.8 ～ 2.8mm, 可以互换。

喷枪的安装位置，也就是喷枪到床层的距离是操作的关键参数。理论上，喷枪的安装高度会影响喷雾的均匀性和物料的润湿程度，应尽量调整喷雾面积与湿床表面积一样大，使粒径分布范围窄，如果位置太高，液滴从喷嘴到达物料的距离较长，加速了液相介质的挥发，造成物料不能润湿完全，使颗粒中细粉增多，呈现喷雾干燥现象。喷嘴位置太低，黏合剂还未充分雾化就与物料接触，所得颗粒粒度不均匀，而且喷嘴前缘容易出现堵塞情况。

5. **捕集袋** 流化床制粒机一般用内置式布袋除尘器定时清除积粉，这是保证正常运行的一个重要因素。清除方式主要有两种：一种是振荡式，由时间控制装置按预定的时间动作；另一种是反吹式（也可叫脉冲式），把布袋除尘器分成几组。

捕集袋主要用于粉体过滤，尽量避免药物粉体弥散至排风系统，有效确保收率及含量。其工作原理是带有气动振荡气缸的自动振荡系统来清洁过滤袋，使附在过滤袋上的流化床的细物料再回到流化床，两个过滤袋是交叉工作的，它们的振荡时间、频率和间隙可以根据产品性质在触摸屏设定（图 3-2-24）。

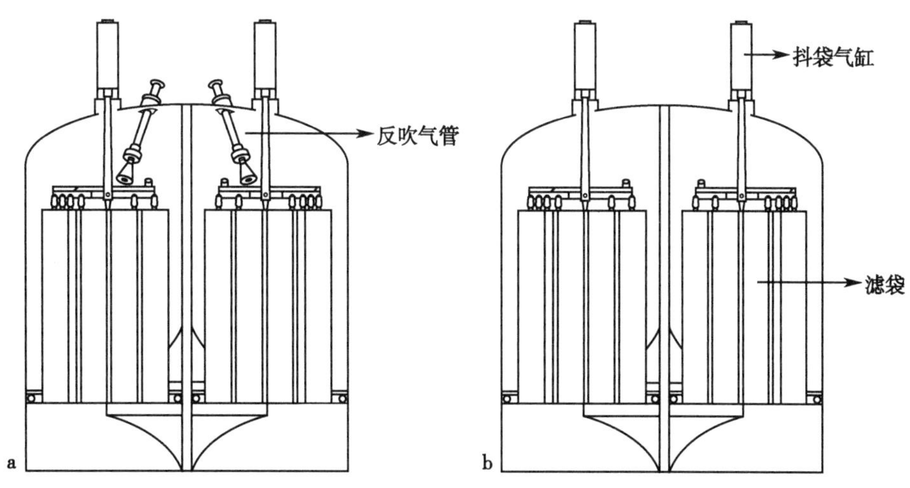

图 3-2-24 捕集袋示意图

a. 反吹式；b. 振荡式。

捕集袋要求具有高透气性、高集尘率、易清灰、耐腐蚀、使用寿命长等特点。

捕集袋规格：捕集袋一般采用聚酯或尼龙两种材料制成，有 5μm、10μm、20μm、30μm 和 50μm 的孔径可供选择；金属烧结过滤器，有 5μm、10μm 孔径可供选择。在制粒时通过压缩空气反吹上面的物料粉末，但金属过滤器反吹效果不如常规的抖袋，不易清洁。

安装方式：由一套卡宾钩悬挂在一个不锈钢支撑环上，带有充气膨胀密封圈的过滤器支架充气后，可使过滤袋与过滤室壁紧密接触，防止物料逃逸。

（三）影响流化床制粒的因素

1．工艺对制粒过程的影响 流化床制粒主要包括进风温度、进风风量、物料温度、雾化压力、加浆流速以及进风湿度等关键工艺参数，决定颗粒的质量，以下为主要的关键因素：

（1）制粒材料：制粒前首先要对物料性质进行分析，比如物料亲水性、吸湿性、粒径分布、含水量以及堆密度等。

干膏粉多表现为吸湿性强，若贮存温、湿度不控制，则表现为黏性强、流动性差、引湿性强，在制粒过程中受热时会使其中易溶成分溶解，导致物料软化结块，流动性差，甚至在未喷雾时就会出现结块塌床现象，因此干膏粉流化床制粒时应控制其含水量以及贮存条件。对于黏性特别大和引湿性强的浸膏粉，可以浸膏作为黏合剂制粒。

干膏粉多为流浸膏喷雾干燥或真空干燥制得，具有堆密度小、粒径细的特点，制粒时可能会存在成品颗粒蓬松，或粒度细、易吸附在滤袋上的问题。当与其他辅料混合制粒时，物料密度差异较大，容易分层，会造成混合不均匀。

（2）进风温度：进风温度高，干燥效率高，带来的结果是黏合剂液滴在接触物料前就已干燥，颗粒粒径整体偏小，细粉多，所得颗粒较松散。此外，中药颗粒高温下易软化，且黏性增大、流动性变差，易逐渐结成大的团块。

（3）进风湿度：对于吸湿性极强的中药物料来说，进风湿度大，物料在预热过程中可能就会板结，板结后接触黏合剂会造成外湿内干，干燥后易破碎成细粉；在制粒过程中可能会造成塌床，所以吸湿性强的物料要采用低湿度的进风。

在设备配置上，中药制粒需要安装进风处理系统，这样可以排除季节湿度变化的影响，使进风空气露点维持恒定，以保证参数的一致性和产品质量的稳定性。

（4）黏合剂黏度：不同固体含量的浸膏黏度不同，黏度大的浸膏流动性差，不能使用蠕动泵控制流速，同时喷枪的分散效果也会很差，这时候就需要对浸膏进行预处理，通过加热或稀释的方式，降低黏度。

在同等的泵速和雾化压力条件下，黏合剂黏度越大，形成的雾滴越大，所得颗粒粒径越大、脆性越小、硬度越大；黏合剂黏度越低，形成的雾滴越小，物料成粒困难，所得颗粒中细粉偏多，且较松散。

（5）雾化空气压力：雾化压力增大，易使黏合剂形成细雾，降低对粉末的湿润能力，所得颗粒粒径小、脆性大。压力过高会改变流化状态，使气流紊乱，粉粒在局部结块；压力较小则黏合剂雾滴大，颗粒粒径大，压力过小则会造成雾滴不均匀，从而导致颗粒粒径不均匀。

（6）进风量：进风量决定物料的流化状态。风量过大，较轻的物料容易吸附在滤袋上，这些物料就不参与制粒的过程，同时也会影响通风干燥效果，造成一部分物料透过滤袋逃逸使得成品率降低。风量偏小，则会造成物料流化状态差，物料出现团块，颗粒集中度低，严重的还会造成塌床。

（7）喷嘴位置：喷嘴位置过高，液滴还未接触物料就被干燥，造成颗粒整体偏小；当喷雾面积过大时还会喷到锅壁上造成物料的损失，应当调整喷雾面积与湿床表面积一样大。

喷嘴位置越接近流化粉体，所得颗粒粒径越大，硬度越高。但过低时，由于中药物料黏性大的特点，物料极易黏附在喷嘴口附近影响雾化效果，甚至会造成堵枪，也会影响颗粒的均匀性。

（8）捕集袋：捕集袋的通透性对颗粒质量有影响，若捕集袋质地不够致密，则物料中的较细粉末会穿透捕集袋而飞扬出去，降低颗粒的得率；若捕集袋质地过于致密，则通透性不好，水分蒸发困难，颗粒不能及时干燥，制得的颗粒粒径大，流动性差，严重时会出现物料结块。

捕集袋黏附性对颗粒质量也有影响，捕集袋的黏附性应越小越好。在制粒过程中，振摇能使黏附在上面的细粉尽可能地抖落下来，减少颗粒的细粉量，提高得率；若黏附性太强，捕集袋黏附的细粉过多，制得的颗粒中细粉量偏多，粒度不均匀。另外，捕集袋黏附了过多的细粉时，也会影响其通透性，从而影响颗粒质量。由于捕集袋多因静电效应而吸附细粉，因此，在安装捕集袋时应连接除静电的导线。此外，捕集袋材质对颗粒质量也有一定影响。

案例：××××咳喘颗粒

1）原生产情况

a．原设备无进风处理系统。

b．本品为无糖型颗粒，清膏密度 1.17g/ml（60 ～ 70℃测定），提取液含有鱼腥草冷浸膏，略呈胶质状，生产过程中易塌锅，重现性差。

c．一次成品率大于 85%，生产工艺总时间小于 6h。

2）处方：糊精∶清膏 =1∶4.8。

3）分析

a．该品种浸膏量很大，前期需要控制颗粒的增长速度，成粒太快会导致浸膏喷不进去，因此需要采取以下几个措施来减缓成粒速度：一是提高进风温度，二是提高雾化压力，三是减低喷液速度。总体原则就是提高干燥效率。

b．浸膏作黏合剂，黏度高，流动性差，直接用喷枪雾化效果不能达到理想的状态，可以将浸膏进行预处理，比如加热保温、稀释等，改善浸膏流动性，雾化更加均匀，这样颗粒更加均匀，集中度更高。

c．中药颗粒吸湿性强，需要配备进风处理系统以应对冬季、夏季的气候变化，有利于工艺过程和产品质量的稳定。

d．传统的烧结网透气性高，对于干膏粉来说极易扬起吸附在滤袋上，可以选择鱼鳞板，低风量条件下可以保持一个很好的流化状态，而且中药颗粒黏性大，鱼鳞板两侧的压差可以有效地防止塌床。

e．以糊精为底料，制粒前期颗粒比较松，流动性很差，对于设备控制的稳定性有较高要求，比如风量的稳定性、温度的稳定性和进风温、湿度的稳定性。

4）实验结果（表 3-2-6）

表 3-2-6　实验结果对比分析

项目	原工艺	优化后
底料：浸膏	1：4	1：4.8
总工艺时间	360min	220min
一次成品率（颗粒粒径：16 ～ 60 目）	约 80.00%	96.60%
过程描述	易塌床	过程顺利，不塌床
外观	色差明显，大小不均匀	无色差，颗粒均匀

2．设备对制粒过程的影响　对应上述描述的工艺要求，从设备的角度，为满足制粒工艺的需求，设备需要配置有引风机、气流分布板、雾化喷枪、蠕动泵、进风温度控制系统、进风湿度控制系统。为满足流化床制粒工艺的要求，对流化床制粒设备的功能要求如下。

（1）喷枪用于物料沸腾制粒，对于喷枪雾化压力要能精确控制并可调节压力大小。

（2）风量控制物料的流化高度，引风机的风量要能实时显示并可调节，只有稳定的流化状态才能确保物料均匀地与喷枪雾化的雾滴接触，形成均匀的颗粒。

（3）气流分布板用于保证物料的均匀流化，要求在生产过程中不产生堆边。

（4）蠕动泵用于均匀定量的加入黏合剂，以确保雾滴连续、均匀。

（5）能精确显示并控制进风湿度。进风湿度影响产品质量，会导致批间重现性差。

（6）能精确显示并控制进风温度。进风温度影响物料的干燥效率，进而影响产品质量。

（7）捕集袋用于满足物料的流化和拦截物料，要能够根据物料的特性选择合适孔径的捕集袋。

流化床制粒机的制造及其控制要求见表 3-2-7。

表 3-2-7　流化床制粒机的制造及控制要求

关键部件或系统		要求
风机		要有足够的功率，满足风量要求
气流结构		气流结构要均匀，保证物料流化均匀，没有堆边现象
控制系统	进风温度	进风温度可调节，波动幅度小
	进风湿度	进风湿度可显示、可控制，波动幅度小
	雾化压力	可显示、可调节
	加浆流量	可定量控制
	进风风量	进风风量可显示、可控制
	压差检测	要能实时检测滤袋压差、除尘箱压差
	报警设置	工艺参数上下限报警设置，参数超限后须有蜂鸣器能报警
喷液		能均匀按设定量进液
捕集袋振荡		可间歇式进行抖袋，避免捕集袋中残留过多粉尘

续表

关键部件或系统	要求
捕集袋	能拦截物料且防静电
排风过滤	可收集逃逸的粉尘
数据检测与记录	能实时记录工艺参数，可自动生成报表，且可查询、导出
清洗	能满足设备在线清洗
安全保护	具有醒目的急停按钮、设备接地

其中：

（1）制粒过程中风量、温度、湿度等与喷液系统应保持平衡，保证设备的干燥能力，避免发生塌床或因为过干、过湿等影响颗粒的质量。

（2）控制进风温度、进风湿度、进风风量等关键参数的稳定性，降低人员操作的难度，减少产品生产过程中的意外性。

（3）具有产品由小试向生产转换，设备良好的放大性，以减少工艺人员放大参数摸索的难度，缩短工艺放大的耗时，减少物料及人员的投入。

（4）不同设备对黏合剂的利用率不同，导致处方中黏合剂量的改变。不同设备制得颗粒的紧实度、粒径大小与分布可能存在差异，导致后续颗粒溶出、颗粒的可压性、流动性发生变化，影响压片时外加辅料的种类和用量。

（5）有利于企业节能增效。不同设备气流结构设计的不同，会导致干燥效率的差异，对于相同产品干燥效率更高的设备所需要的风量、温度更低，且能缩短生产时间。同时喷枪位置的合理设计可提高黏合剂利用率，设备整体性能的提高能够降低不合格品率，节能降耗，提高企业生产效率。

（6）简化处方设计，降低研发成本。设备关键参数控制的稳定性，气流结构的合理性降低了制粒过程的风险，降低人员操作的难度可减少处方中某些成分的用量，降低生产成本。

（四）流化床制粒常见问题及解决办法

1．浸膏制粒　中药固体制剂流化床生产颗粒时，常见的方法是将中药浸膏作为液相雾化喷入流化态的底料上。常用的底料有糖粉、糊精等。由于颗粒流态化后，在流化舱室内的传热与传动的效率都处于较高的状态，如果浸膏能够充分雾化，可得到质量较为均一的颗粒。因此，以浸膏为黏合剂的流化床制粒在中药固体制剂制粒中应用较多。

尽管如此，流化床设备仍是一种操作变量多且相互影响、操作窗口窄的制粒设备。同时，许多中药浸膏多糖含量高、黏度大，且容易受产地、采收时间等因素影响，导致浸膏制粒批间差异明显，因此在以浸膏法制粒的过程中雾化水平显得尤为重要。其他变量也会不同程度地影响产品质量，表 3-2-8 归纳总结了浸膏流化床制粒及常见问题及解决办法。

表 3-2-8 浸膏流化床制粒常见问题及解决办法

常见问题	主要原因	解决办法
物料堵喷嘴口	①黏合剂黏度大，物料易粘在喷嘴口 ②浸膏内有较大不溶性颗粒 ③干燥效率低，湿物料来不及干燥，粘在枪头上	①降低黏合剂黏度 ②将浸膏过滤，通过搅拌使不溶颗粒分散均匀 ③调整参数，提高干燥效率
颗粒内有浸膏滴	①浸膏黏度大，分散困难 ②喷枪分散效果不好 ③物料堵在喷嘴口影响雾化效果	①浸膏进行预处理，如加热、稀释 ②使用分散效果好的雾化喷枪 ③降低黏合剂黏度；调整参数，提高干燥效率，防止堵枪
收率低	①粉末细，捕集袋孔径大，细粉被气流吹走 ②粉末细，静电作用吸附在捕集袋和物料槽内壁上 ③物料预热时间过长，细粉吹到捕集袋上 ④开始阶段颗粒还未形成，风量太大，将粉末吹走	①注意分析粉末粒径，选择合适孔径大小的捕集袋 ②控制进风湿度，提高喷液速度，减少静电作用 ③将设备充分预热，投料后，控制物料预热时间 ④开始阶段低风量喷液，快速喷液润湿成粒
塌床	①环境湿度大 ②干燥效率低	①控制环境湿度 ②提高干燥效率，如降低喷液速度，及时调整风量，升高物料温度
雾化效果差	①浸膏黏度大，流动性差 ②喷枪问题	①对浸膏进行预处理，比如加热、稀释 ②喷枪结构改造
附壁	①原辅料粒径小，静电大 ②干燥效率低，物料过湿	①控制环境湿度，增加喷液速度，使物料充分润湿 ②调整参数，提高干燥效率
床层颗粒与外加浸膏比例失衡	处方不合理	①浸膏喷雾干燥成干膏粉 ②提高干燥效率，如浸膏加热，升高物料温度
颗粒色差	①浸膏黏度大，分散不均匀 ②喷枪雾化效果不佳 ③浸膏量少，不能均匀润湿物料	①浸膏稀释或加热，改善流动性 ②改善喷枪气流结构

2. **干膏粉制粒** 浸膏雾化制粒充分利用了浸膏的黏性，可以减少或不需添加另外的黏合剂，适合大部分中药制粒，但存在制粒时间长，生产效率低等问题。干膏流化床制粒是在流化床中将浸膏粉与适当辅料混合，喷入黏合剂的一种制粒方法，该法可以减少辅料用量，提高生产效率。在生产中，主要关注干膏粉流化状态，防止干膏粉塌床等，特别是干膏粉粒度分布较宽时，在固定的流化风量条件下会出现小颗粒溢出、大颗粒流化不佳的现象。这种物料特点会对除风量外其他的工艺参数带来较大的确定难度，随之出现的一些常见问题及解决办法见表 3-2-9。

表 3-2-9　干膏粉制粒常见问题及解决办法

常见问题	主要原因	解决办法
物料堵喷嘴口	①干膏粉吸湿性强，易黏在喷嘴口 ②干燥效率低，湿物料来不及干燥，黏在枪头上	①控制环境湿度，控制喷液速度 ②调整参数，提高干燥效率
干膏粉粒径差异大，流化易分层	浸膏干燥、粉碎工艺不合理	①干燥、粉碎工艺控制 ②参数控制，如低风量喷液，使粉体充分润湿，喷枪架高位 ③减少物料预热时间 ④投料前预混
收率低	①粉末细，滤袋孔径大，细粉被气流吹走 ②粉末细，静电作用吸附在捕集袋和物料锅内壁上 ③物料预热时间过长，细粉吹到捕集袋上 ④开始阶段颗粒还未形成，风量太大，将粉末吹走	①注意分析粉末粒径，选择合适孔径大小的捕集袋 ②控制进风湿度，提高喷液速度，减少静电作用 ③将设备充分预热，投料后，控制物料预热时间 ④开始阶段低风量喷液，快速喷液润湿成粒
易塌床	①干膏粉吸湿性强，环境湿度大 ②干燥效率低 ③设备气流结构问题	①控制环境湿度 ②提高干燥效率，如降低喷液速度；及时调整风量，升高物料温度
黏壁	①干膏粉粒径小，静电大 ②干燥效率低，物料过湿	①控制环境湿度，增加喷液速度，使物料充分润湿 ②调整参数，提高干燥效率
颗粒有色差	①设备气流结构问题，物料不能均匀地流化 ②喷枪雾化效果不佳 ③黏合剂少，不能均匀润湿物料	①增加黏合剂量 ②改善喷枪气流结构

第三节　干法制粒

一、概述

干法制粒技术起于 19 世纪末期，首先在日本、德国、美国等国家的制药行业中得到应用和发展，而在我国是从 20 世纪 40 年代才开始进行研究。干法制粒技术的原理是将药物与辅料的粉末混合均匀、压缩成大片状或条带后再粉碎成颗粒的方法，该法借助外界压缩力促使粒子间产生结合力，其制备方法有重压法制粒和滚压法制粒，必要时在药物（辅料）中可以加入干黏合剂，以增加粒子间结合力，提高颗粒质量和生产效率。干法制粒常用于对湿热敏感的药物制粒。

重压法制粒又称干压制粒、干挤制粒。重压法是将固体粉末首先在重型压片机压实，成为直径为 20 ～ 25mm 的片胚，再破碎成所需粒度的颗粒的方法，所制得的颗粒密度高，方便成品制剂生产。但存在一些缺点，如单位时间生产量小，生产效率低，工艺可控性差，能量消耗多等，因此在中药制粒中应用较少。

滚压法是利用反向转动的两个滚轮之间的缝隙，将粉末滚压成条带，再通过整粒机破碎成一定大小的颗粒的方法。其形状与大小决定于滚轮表面情况，如滚轮表面具有各种形状的凹槽，可压制成各种形状的条带。与重压法制粒相比，滚压法制粒具有生产能力大，工艺可操作性强，以及润滑剂使用量较小等优点，使其成为一种较常用的干法制粒技术。滚压设备的结构特征可提高机械操作性能、生产能力和压制产品的质量，经过不断改进，滚压制粒法从设备到生产技术都有了很大的发展，已成为中药配方颗粒等常用生产方法。

滚压干法制粒机制粒原理：干法制粒颗粒形成经过颗粒重排、颗粒变形、颗粒碎裂和颗粒黏合过程，具体制粒流程为：

干法制粒工艺流程：药物、辅料→混合、脱气输送→挤压→条带→破碎、过筛→颗粒。

颗粒重排：在外力作用下，粉体开始填充空隙。空气开始离开粉体混合物的空隙，颗粒开始更紧密地靠拢在一起，结果使粉体混合物的密度增加。这一阶段，颗粒大小和形状是关键因素，由于初始堆积紧密，球形颗粒比其他形状颗粒移动少。

颗粒变形：当压力增加时，颗粒变形。颗粒变形增加了颗粒间的接触点，黏合发生在此处，例如塑性变形。弹性变形和塑性变形都可以同时发生，但其中一个产生主要影响。

颗粒碎裂：颗粒在更高压力下形成碎片。颗粒碎裂形成多种新的表面位点，额外接触点和潜在的黏合位点。

颗粒黏合：当颗粒发生塑性形变和破碎时，粒子黏合。由于范德瓦耳斯力的作用，颗粒黏合发生在分子水平。

二、干法制粒设备

滚压式干法制粒主要由压紧、碾碎、分级等步骤组成。首先用滚压机将粉末压成条带（薄片状、板状或硬条状），用碾碎机碎成颗粒。滚压制粒机由滚压机和碾碎机两部分组成。滚压机由加料斗、送料螺杆、滚压轮及用于提高产量和质量附加的真空除气系统和其他辅助设备组成。碾碎机由破碎刀、整粒刀、整粒筛网及其他辅助结构组成（图 3-3-1）。

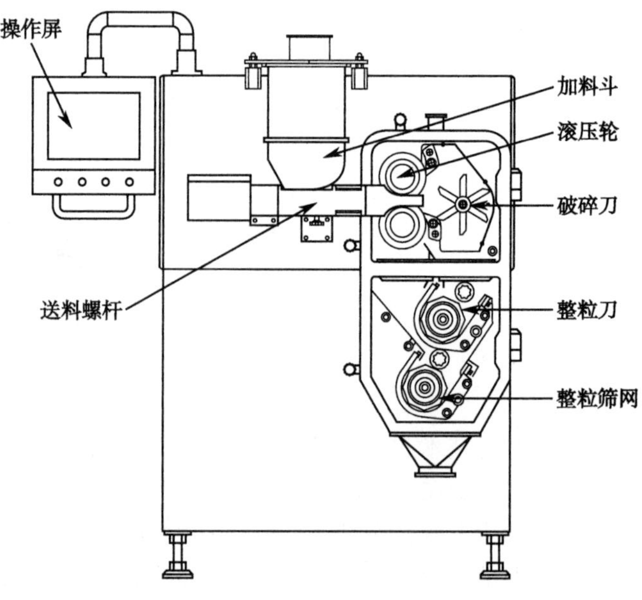

图 3-3-1　滚压干法制粒机示意图

滚压式干法制粒，按照滚压过程可分为三个部分：第一部分是进料区，粉末间隙中的气体在此处排除，送料螺杆和压轮表面将粉体送入压轮间隙中。该区域物料受到的压力较小，物料受到轻微的挤压促使粒子重排而压缩；第二部分是挤压区，物料受到强有力的挤压，使粒子产生变形和破裂；第三部分是挤出区，压制成形的物料薄片被挤出滚压机。在进料区和挤压区的转换区域称为捏合角，可压性好的物料具有很大的捏合角（30°），而可压性较差的物料具有很小的捏合角（7° ～ 10°），这是由于可压性好的物料表面摩擦力和粒子间的内摩擦力均较大，因此产生较大的捏合角（图 3-3-2）。

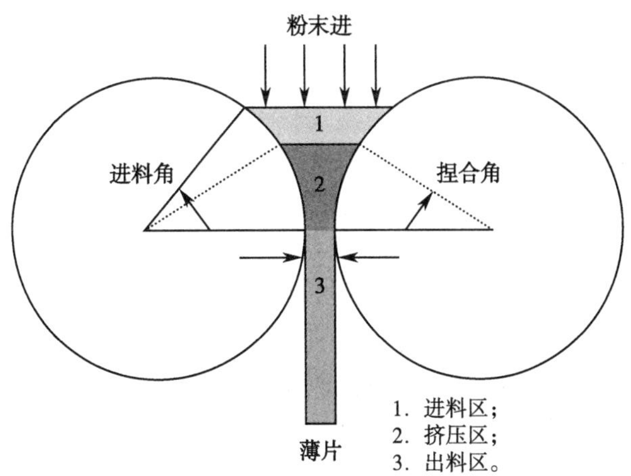

图 3-3-2　滚压区示意图

三、滚压干法制粒机结构

（一）进料系统

进料系统设计对于获得良好的压实产品至关重要，主要体现在对物料的脱气和物料的输送。物料的脱气体现在两个方面，首先是在加料斗中对物料进行脱气。把物料装入加料斗中，由于加料斗底部和顶部之间存在压力差，物料在搅拌推送装置的作用下不断翻转并且把物料推送到螺杆处，此时，物料与物料之间产生挤压碰撞，使得物料变得致密化。其次，是在进料螺杆处对物料进行二次脱气。这样设计的优势是可以充分排出物料中的空气，使物料变得更致密，尤其适用于粉体相对较轻、堆密度相对较小的物料，可以减少压轮压力，且由于物料致密化，有利于提高颗粒的成品率。物料的输送主要是进料螺杆螺距的设计，不同的螺距及角度，对物料的输送能力不一样，应当根据物料的性质选择合适螺距的螺杆。所以，进料系统结构设计在实现良好的工艺性和产品质量方面起着至关重要的作用。进料系统结构设计包括加料斗结构设计、进料螺杆结构设计、进料器的安装方向以及脱气系统等。

1. 加料斗结构设计　传统的加料斗多采用方锥式结构，不带搅拌装置，依托物料的流动性及人工挤压，对产品的选择性要求比较高，流动性差及堆密度较小的粉体极易在进料螺杆处架桥，导致送料不稳定，影响压制的条带厚度稳定性（图 3-3-3）。

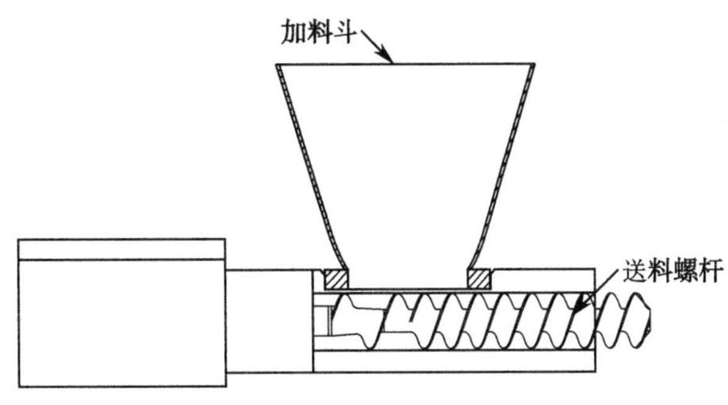

图 3-3-3　普通加料斗结构示意图

随着干法制粒机技术的发展，对进料系统进行了改进，可以采用双腔室进料斗，当物料加入料斗中后，物料在搅拌刀的作用下不断地翻动脱气，对物料进行有序管理，不仅能增强物料的密实性，更能有效防止物料架桥，从而保证进料螺杆能连续稳定地进料（图 3-3-4）。

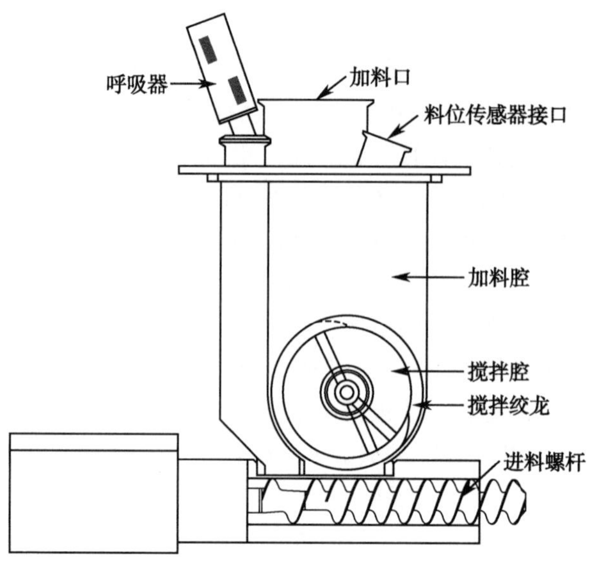

图 3-3-4 双腔室加料斗结构示意图

2. **进料螺杆结构设计** 垂直圆柱进料螺杆设计有利于固体粉末均匀分布在进料螺杆周围，但这种设计与常规滚压机的矩形进料螺杆设计不相符，其缺点是物料不能均匀地传递和滚压；处于滚压轮中间的物料多于滚压轮边缘部位，易造成边缘磨损，不仅增加了未压制物料量和细粉量，还造成压制物中间的强度较大，而边缘的强度较小。有一种多功能进料螺杆设计，可使物料在滚压轮上的分布深度和广度都优于单个进料螺杆（水平或垂直进料螺杆），以便于更均匀地分配物料，使压制物强度和厚度都更均匀。

目前常用的螺杆为具有桨叶的锥形螺杆（图 3-3-5）。螺旋桨叶的分布不同即上下螺距不同，如图 3-3-5 所示，a 和 c 的螺距明显小于 b 的螺距，物料越靠近螺杆顶端螺距越大，越靠近螺杆底端螺距越小。这样设计的目的在于大螺距施加于物料的作用力大，对物料进行初步挤压，起到预压除气作用，螺杆顶端对物料的作用力大，而螺杆底端由于螺距较小，对物料的作用力较小，便于物料顺利进入滚压轮压制区域。如果上下螺距相同，则对物料作用力过大，可能影响物料的流动性。为了配合两级预压的作用，锥形螺杆顶端和底端的锥形角大小不同，螺杆顶端锥形角一般为 60°，螺杆底端锥形角一般为 20°。相应地，送料锥形漏斗也分为两级，顶端锥形角为 60°，底端锥形角为 20°。

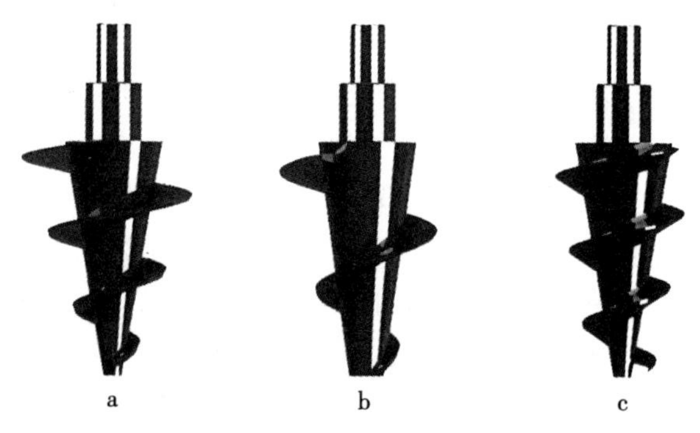

图 3-3-5 进料螺杆的简单示意图

3. **进料器的安装方向** 进料器有三种安装方向，分别是垂直、水平或倾斜（图 3-3-6）。垂直进料器的料斗在滚轮的正上方，进料螺杆可以是直的或略呈锥形的，直螺丝标准设计常见。锥形螺杆具有增强脱气和压实粉体的作用，更适合轻质、蓬松、容易吸附气体的粉体。水平进料器用于垂直对齐的滚轮，与立式螺旋进料机相比，水平进料器有利于减少粉体泄漏和提高压缩能力。倾斜螺旋进料器利用重力给粉，供料时漏粉较少，常用于多螺杆进料器的大型干法制粒设备。

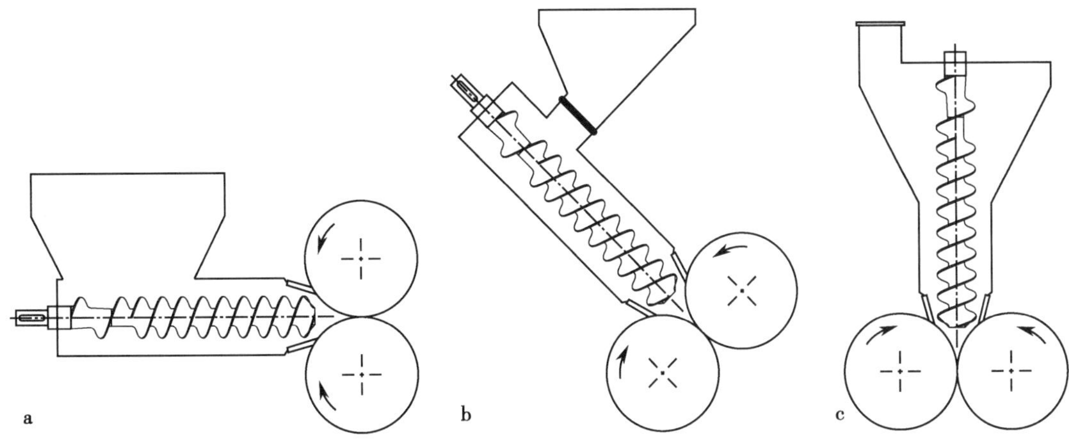

图 3-3-6　干法进料器安装方向示意图

a. 水平安装；b. 倾斜安装；c. 垂直安装。

（二）滚压轮结构

滚压轮是干法制粒机的关键组成部件，它的运行原理是两个滚压轮以相同的速度反方向转动，转动动力由减速器通过齿轮传动带动主动轴，再通过另一组齿轮传动带动从动轴，使两轴上的滚压轮做相向转动。其中一个滚压轮在压制机中是固定的，不能做水平移动，但另一个滚压轮则做水平移动，液压施加于水平移动滚压轮两端的固定位置上。

在滚压干法制粒机中，滚压轮的表面结构会对滚压过程以及颗粒的质量产生重要的影响，不同特性的物料需要选用不同的滚轮。通过对比研究滚压轮平滑表面与粗糙表面发现，粗糙表面滚轮在滚压过程中具有较多的优点。由于表面摩擦力的作用，表面粗糙的滚压轮比表面平滑的滚压轮具有更大的力量，容易使物料进入滚压轮狭缝区域。对于同种物料，表面粗糙的滚压轮比表面光滑的滚压轮具有更大的捏合角。因此，为了提高物料与滚压轮之间的摩擦力，使物料进入滚压轮狭缝区的量比较均匀，减少细粉的渗漏，目前滚压轮多采用表面凹槽结构。

常见的滚压轮表面凹槽有条形和菱形（图 3-3-7），区别在于表面摩擦力的不同。需要根据产品的特性选择不同的滚压轮，对于中药产品，条形滚压轮可能比较常用，因为菱形滚压轮表面的凹槽一般是一个倒三角形（V 形），V 形的夹角大小与深度对滚压产生很大的影响。一般 V 形的夹角弧度为 120°，深度常随着滚压轮的直径大小不同而改变。这种设计在一定程度上可增加滚压轮与物料之间的摩擦力，通过提高物料推动力以提高物料进料的稳定性，进而提高物料压制效果。但对于引湿性特别强且容易粘滚压轮的中药物料来说，其易使物料在夹角中黏结，容易影响物料的推动和挤压，开始运转不久就有物料粘在滚压轮表面上，刮刀无法将其刮下，且越粘越多，越粘越牢。物料在凹槽中的过多滞留将影响滚压轮表

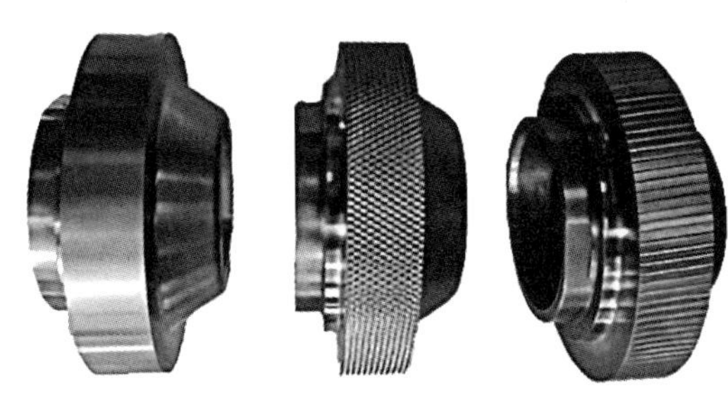

图 3-3-7　不同表面结构设计的滚压轮

面的粗糙度，从而降低了与物料的摩擦力，影响生产效率和产品质量，同时，在夹角黏结的物料不容易清洗。密条型滚压轮的摩擦力仅次于菱形滚型压轮，在一定程度上减少了物料的黏附且有利于刮刀刮料，比较适合于对中药干膏粉的制粒。

不同的设备生产厂家的滚压轮有不同的安装方向，如水平（并排对齐）、倾斜或垂直（一个滚压轮在另一个顶部），生产设备中以水平方向（图 3-3-8、图 3-3-9）。但有一个共同点，滚压轮的安装方向取决于进料螺杆的安装方向。

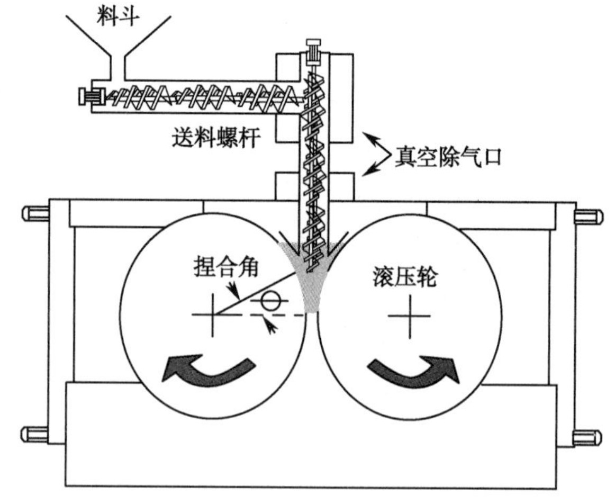

图 3-3-8　滚压轮水平安装

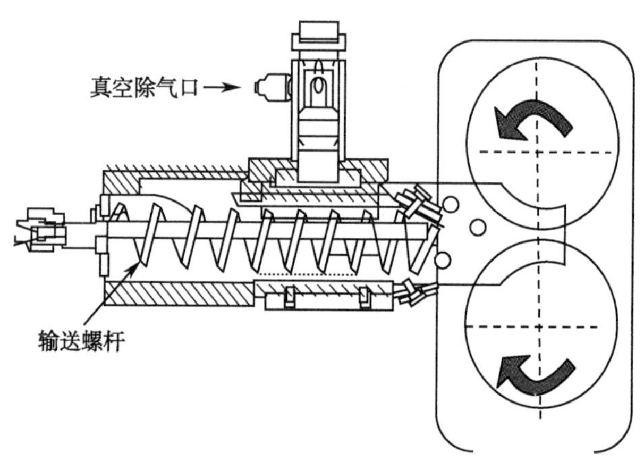

图 3-3-9　滚压轮垂直安装

（三）液压系统

除了进料螺杆系统设计、滚压轮结构设计外，液压系统也是影响干法制粒机设备性能的一个关键设备参数。

整个液压系统由电机、高压齿轮泵、电磁换向阀、蓄能器、比例溢流阀、主压力油缸和平衡副油缸（大小油缸）等组成（图 3-3-10、图 3-3-11）。主压力油缸（大油缸）活

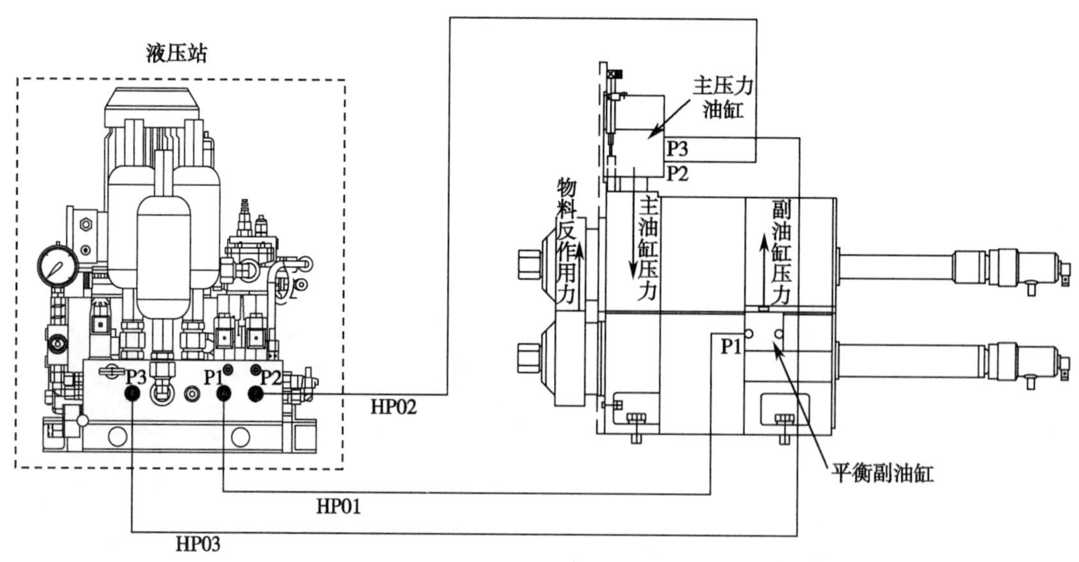

图 3-3-10　液压系统示意图

塞直径90mm，平衡副油缸（小油缸）活塞直径50mm。试压要求30MPa，30min内压力下降不超过0.5MPa。生产型干法滚压制粒机有三个蓄能器，第一个蓄能器压力范围是0～1.5MPa，对应的压力切断阀为4.6MPa，第二个蓄能器压力范围是0～3MPa，对应的压力切断阀为11MPa，第三个蓄能器压力范围是0～9MPa，可耐系统压力为25MPa。

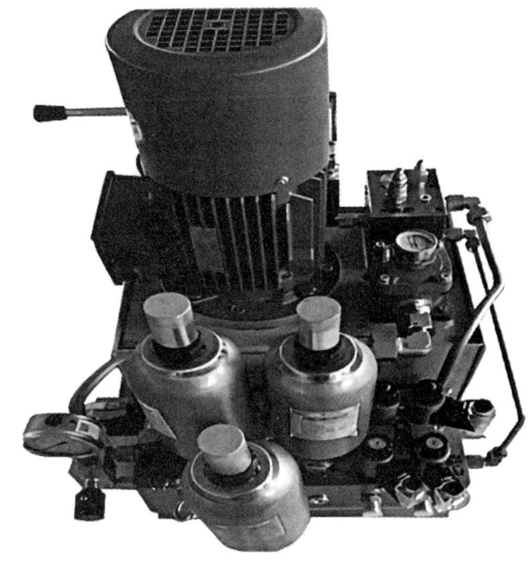

图3-3-11　液压站实物图

液压系统控制的稳定性会影响滚压轮压制条带的厚度和密度，从而影响制得颗粒的密度和成品率，为制得厚实均一的条带，可以采取特殊设计的压轮油缸，前后组合搭配，大油缸布置位置靠近滚压轮，加上高精度的滚压轮导向装置，可以极大地提高悬臂刚性压轮的压力输出，同时小油缸与大油缸联动控制，使得压出条带在宽度方向上的压力分布更加均匀，极大提高物料成片的均匀性。

（四）脱气系统

另一个影响条带产量和质量的关键因素是物料中的空气。物料在挤压过程中，如果不能有效去除物料中的空气，受压空气的膨胀作用会使压制成形的条带出现开裂和破碎，随之碎片及细粉量会增加。通过安装除气装置去除物料中含有的空气，可以明显提高滚压机的产量和效率。

常用的脱气装置安置点有：①通过双腔室进料料斗，料斗内的物料在搅拌装置的挤压下将空气从排气腔排出；②在进料螺杆前段安装脱气装置，物料经透气板过滤通过真空泵将物料中的空气抽走。两种方法合用在更大程度上提高了物料的紧实度，有利于物料成形（图3-3-12）。

为了评价滚压机真空除气装置的工作效果，称取密度为0.3g/cm^{3}的某中药产品，保持给料转速、螺杆进料转速、滚压轮转速、滚压轮压力及整粒转速相同，设备采用两级整粒结构，整粒一的筛网目数为6目，整粒二的筛网目数为12目，通过改变横向螺杆处的真空除气装置的负压大小来观察滚压轮压片的情况，并筛分对比10～40目颗粒的成品率。试验结果表明，真空除气装置的负压大小对低密度药物压制的漏粉率及成品率影响比较大，真空度由−15kPa调整到−45kPa，10～40目的成品率提高了10%，而且漏粉率也明显减少。

（五）冷却系统

干法滚压制粒机工作时，滚压轮与物料、物料与物料之间的挤压会产生很多热量，导致滚压轮和物料温度提高。一方面对活性药物稳定性不利，另一方面高温会引起物料黏性增加，尤其对于中药浸膏粉的滚压制粒，压轮温度升高后导致物料在滚压轮表面黏结，从而影响产品质量和生产效率。为了降低滚压轮和物料的温度，可以在两组滚压轮内通以冷

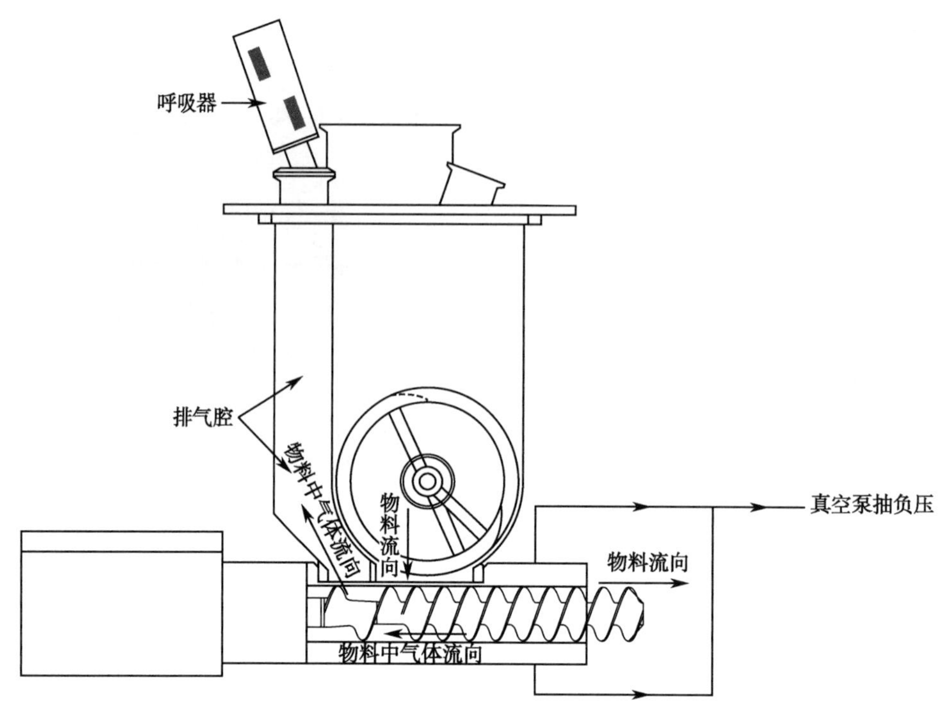

图 3-3-12 脱气装置示意图

却水，把挤压产生的热量带走。有些物料对温度特别敏感，要求在温度较低的情况下操作，应当控制循环水的温度，可以把负压冷水机的温度设低一些。冷却系统示意图如图 3-3-13 所示。

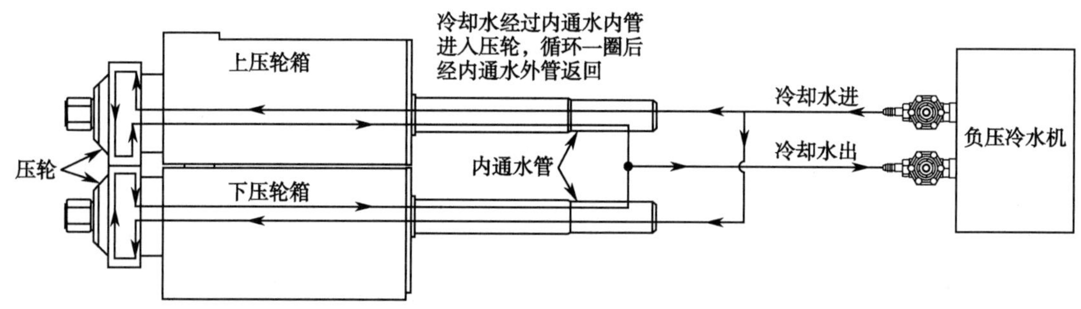

图 3-3-13 冷却系统示意图

（六）粉碎机

物料经滚压轮挤压成条带，经机器内部的小型粉碎机打碎成颗粒，再经过整粒筛网选择合适的粒径（图 3-3-14）。通常分为两级整粒系统，一级整粒是将条带进行预整粒，二级整粒是将预整粒的较大颗粒再次破碎整粒成需要的颗粒，一级整粒筛网目数的选择通常是二级整粒筛网目数的 1/2，如果一级整粒选择的筛网目数过大，则预整粒后的颗粒也会

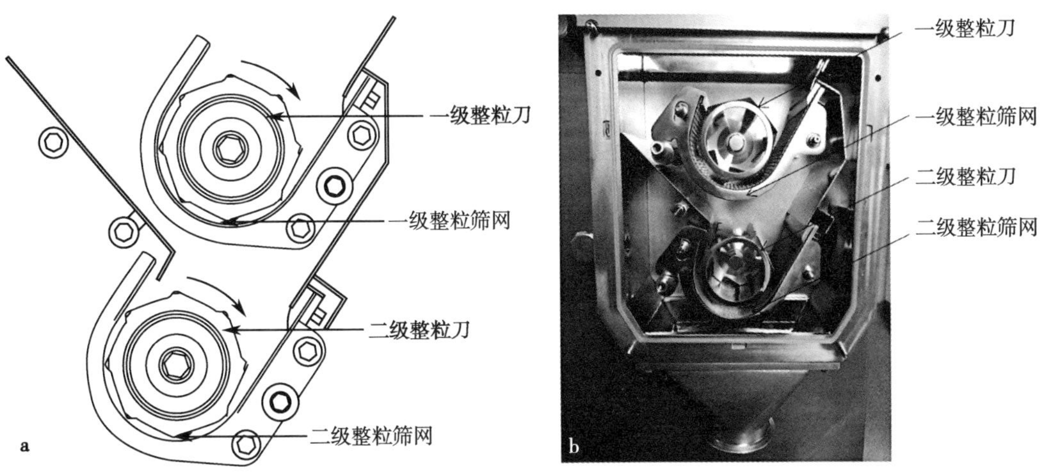

图 3-3-14　干法整粒机示意图与实物图

a. 示意图；b. 实物图。

越大，不仅会延长短片状颗粒通过二级整粒的时间，也会导致收得的物料中的细粉偏高；如果一级整粒的筛网目数偏小，则条带被过度整粒破碎，同样会导致收得的物料中的细粉偏多。

（七）工艺参数控制

影响干法制粒的关键工艺参数有螺杆速度、滚压轮速度、滚压轮间隙、滚压轮压力以及筛网的整粒转速等。目前，新型的干法制粒机都带有两种控制模式，一种是采用转速控制，需要人工匹配螺杆速度与滚压轮速度；另一种是采用滚压轮间隙控制。在转速控制模式中，螺杆速度、滚压轮速度以及滚压轮压力需要依托于物料的堆密度、制得的条带密实度进行调节，当物料的堆密度比较小时，则需要提高螺杆转速以保证条带的质量稳定，如果条带的密实程度比较低且整粒后细粉比较多，则需要继续提高螺杆进料转速或者提高滚压轮压力。反之，当物料的堆密度比较高时，则需要降低滚压轮转速或者降低滚压轮压力，否则，条带的密度较高会影响颗粒的质量属性。这种控制模式对人员的制粒经验要求比较高，需要根据物料的属性不断地调节螺杆转速与滚压轮转速的匹配性。在滚压轮间隙控制模式中，通过设定好滚压轮间隙以及滚压轮速度，螺杆进料速度可以自动匹配滚轮间隙，只需要根据条带的密实程度调节滚压轮压力即可，这种控制模式更加灵活，在一定程度上降低了对操作人员的经验要求。

获得符合要求的颗粒还需要对条带进行整粒破碎，生产上多采用两级整粒机构，一级整粒机构属于预整粒，将破碎后的条带状物料进行整粒，整粒的筛网孔径比较大，常用 4 ～ 10 目筛网；二级整粒属于精细整粒，将物料整粒成符合要求的颗粒，整粒的筛网一般比较小，常用 12 ～ 20 目筛网；两级整粒机构配合使用的优势是提高整粒效率，减少细粉率。

四、影响干法制粒的因素

滚压轮压力、滚压轮速度和螺杆速度对工艺可行性、条带质量和颗粒压片的影响非常明显。

（一）滚压轮压力

在滚压轮压力作用下，粉体经过重排、变形或破裂形成条带。压力越大，条带的孔隙率越小，破碎成颗粒时产生的细粉越少，成品率越高。某研究对某颗粒进行滚压干法制粒，主要的物料为干膏粉和糊精，粉体堆密度为 0.3g/cm^3，采用横条式滚压轮进行滚压制粒，并采用两级整粒的方式对破碎后的条带进行整粒，一级整粒筛网目数为 5 目，二级整粒筛网目数为 10 目，滚压轮压力分别采用 100bar（1bar=100kPa）、130bar 和 150bar，保持其他参数不变，制粒三批，每批投料 10kg 进行制粒，制粒完成后，统计 10 ～ 40 目的颗粒占比。结果表明，相对于滚压轮压力为 100bar，滚压轮压力为 150bar 压制的颗粒成品率提高了 20%。

但滚压轮压力也不是越高越好，因为过高的滚压轮压力会引起对药粉的过度压制，从而导致条带物碎裂，甚至引起条带物变色。所以，应根据具体的产品特性及剂型调整滚压轮压力。如片剂，如果滚压轮压力过高，压制的颗粒孔隙率较低，会影响压片机压片时的颗粒压缩性；如果滚压轮压力偏低，压制的颗粒细粉率高，颗粒流动性差，会影响片重差异。

（二）螺杆速度

对于强制进料设备，螺杆速度是显著影响颗粒质量的关键工艺参数。螺杆旋转产生向下的压缩力不仅可强迫粉体进入挤压区，还增加粉体密度，起到预压的作用。低螺杆速度可能导致挤压区进料不足，条带硬度差。而过高的螺杆速度则会在挤压区出现粉体堆积挤压，甚至会出现螺纹上颗粒熔化或结块而停机。螺杆速度应根据粉体流量、脱气和滚压轮速度和制剂处方特点确定。

（三）滚压轮速度

滚压轮速度决定粉体的压制时间和干法制粒机的产量。滚压轮速度的选择取决于粉体的流动性、塑性形变和弹性形变能力。对于塑性变形的材料，如 MCC，对压制时间很敏感，低滚压轮速度压制的颗粒具有较好的流动性和较低的脆性，但也可能减少可压性，导致片剂硬度低、脆碎度高。高滚轮速度和低螺杆速度可以减少塑性形变粉体的压制时间依赖。对于预胶化淀粉等以弹性形变为主的材料，条带硬度取决于粉体在挤压区的停留时间，因为压制的条带可能会有着较强的弹性恢复。高滚压轮速度或短停留时间可能出现条带开裂、变软。有人提出，理论上存在一个最大滚动速度（最短停留时间），被压实的材料在减压时会完全崩解。因此，高弹性材料的工艺过程和产量受其物理特性限制。而对于脆性材料，这种限制较少，压制时间对条带的硬度影响较小。

（四）滚压轮速度和螺杆速度对条带、颗粒质量的影响

条带和颗粒的质量是滚压轮速度和螺杆速度的综合作用结果。如果滚压轮速度不变，

低螺杆速度可能导致供料不足、条带变薄、硬度变小。另外，加快螺杆速度可能导致进料过多和条带变厚。为了获得高质量颗粒，控制滚压轮速度与螺杆速度的比率至关重要。有研究报道，当滚压轮速度和螺杆速度比值保持恒定时，条带的密度和硬度与滚压轮速度无关。它们之间比值的选择主要取决于粉体特性。

（五）真空脱气压力

物料在进入滚压轮之前都会进行预脱气处理，这是因为粉体中含气量比较多，物料在滚压轮处进行加压后致密性就比较差，甚至气体的存在也可能会导致溢料的现象，从而一定程度上增加了设备的漏粉率，减少了产品的合格率。粉体堆密度越小，真空脱气负压越大，则颗粒成品率越高，粉体堆密度越高，真空脱气负压对颗粒的成品率影响越小。

五、干法制粒设备对工艺的影响

干法制粒是将粉体直接压制成满足用户要求的颗粒状产品，较适合于对湿、热敏感的产品制粒，制粒过程中不需要喷入黏合剂，且制粒后的产品粒度均匀，堆积密度增加，不仅减少污染，又减少粉料和能源浪费，改善物料外观和流动性，便于贮存和运输，可控制溶解度、孔隙率和比表面积。为制得成品率高、漏粉低、质量符合要求的产品，干法制粒设备应达到如下效果。

1. 送料系统需要防止物料的堆积架桥，保证物料传输速度的稳定性。在物料进入滚压轮前对其进行排气，减少物料压缩过后回弹产生的细粉量，增加压片时的紧实度。滚压轮应根据不同物料有不同的纹路选择，压制过程中，滚压轮表面温度始终保持稳定，且滚压轮表面纹路在长时间的生产过程中能保持强度，耐腐蚀。整粒系统与压制速度保持匹配，减少整粒部分物料的堆积。所有关键参数能实时监控。

2. 合理的进料螺杆设计加上真空脱气，保证待压物料能以稳定的速率传送至滚压轮处。保证送料的连续稳定，从而避免此过程影响压制片剂的质量和稳定性，螺杆进料的稳定性以及物料进入压片前的排气效率决定了物料进入滚压轮间隙时分布的均匀性。

3. 干法制粒的关键在于条带质地均匀，压制过程中宽度方向压力分布均匀，输送至滚压轮前的物料能够及时被带走，避免物料的堆积。滚压轮运转过程中压力保持稳定，减少波动。

4. 干法制粒通常需长时间压制，物料在压制过程中受外力影响，粒子间发生摩擦、破碎，产生热量，热量的不断积聚导致压制过程的环境发生变化，生产过程的稳定性遭到破坏，所以需要适宜的冷却系统，保证滚压轮处于合理的温度。尤其是对于吸湿性强、黏度高的中药干膏粉制粒，当生产效率低，滚压轮的温度控制得比较低时，空气中的水分遇冷液化导致滚压轮表面潮湿，物料吸湿后会黏附滚压轮，影响产品的顺利压制；当生产效率高，滚压轮没有得到很好的冷却时，由于滚压轮表面的温度高，可能会使压制的颗粒产生色斑，影响产品的质量。

5. 合理设计的破碎刀和整粒网、整粒刀，能避免条带转变为颗粒时的过多损失，可提高干法颗粒的成品率。整粒速度与压制速度保持匹配，保证物料在整粒系统中无堆积，减少物料细粉量的产生。

干法制粒机的制造及控制要求见表 3-3-1。

表 3-3-1　干法制粒机的制造及控制要求

功能及分项		制造及控制要求
真空进料		能反馈控制并连续进料
进料螺杆		进料螺杆要有一定的轴功率
除气装置		物料在送入滚压轮之前要有除气装置
滚压轮		滚压轮表面结构需根据物料特性进行设计选型，滚压轮表面处理应光滑、平整，滚压轮内部水冷却系统需密封严密，不能漏水
整粒刀		整粒刀要有一定的倾斜角度
整体筛网		整粒筛网大小要可选择，且具备一定的强度，不易断裂
控制系统	①转速控制 ②手动与自动 ③滚压轮间隙控制 ④滚压轮冷却水温控制 ⑤滚压轮压力 ⑥工艺报警	①能精确控制进料螺杆转速、压轮转速、整粒转速 ②能实现手动控制与自动控制互换 ③滚压轮转速不变，要能通过设定滚压轮间隙来反馈控制螺杆进料速度 ④能设置冷却水温度，且能实时显示滚压轮进水、回水温度 ⑤可设定、可显示，且能精确控制，压力波动小于 2bar ⑥可设定工艺参数上下限，参数超限后蜂鸣器能报警
清洗		要能够满足在线自动清洗
数据检测与记录		能实时记录工艺参数，并能自动生成报表，且可查询、可导出
安全保护		具有醒目的急停按钮、设备接地

六、干法制粒常见问题及解决办法

相较于传统的湿法制粒，干法制粒技术虽然能够将干膏粉原料直接制成满足客户要求的颗粒状产品，具有辅料用量少、生产效率高等优点，但也存在颗粒一次成形率低、黏轮等问题。

中药浸膏粉干法制粒常见问题及解决办法见表 3-3-2。

表 3-3-2　中药浸膏粉干法制粒常见问题及解决办法

常见问题	主要原因	解决办法
黏轮	①环境湿度大，物料吸湿 ②滚压轮冷却水温度过低，滚压轮凝结水珠 ③滚压轮类型选择不合理 ④物料水分高 ⑤滚压轮刮刀间隙不合适 ⑥滚压轮压力过大 ⑦滚压轮冷却不到位，物料发热融化	①控制环境湿度 ②提高冷凝水温度 ③根据物料性质选择合适滚压轮 ④控制物料水分 ⑤调整刮刀与滚压轮间隙 ⑥调整滚压轮压力 ⑦优化滚压轮冷却装置

续表

常见问题	主要原因	解决办法
条带厚薄不均匀	①干膏粉堆密度小，孔隙率高，进料输送不稳定 ②滚压轮类型选择不合理 ③设备构造不合理	①完善送料排气装置 ②根据物料性质选择合适滚压轮 ③调整压力稳定性，进料稳定性等
送料不稳定	①物料孔隙率高 ②排气装置 ③设备构造不合理	①完善输料排气装置 ②选择设计合理的设备
颗粒颜色不均匀	①原料粒径差异 ②滚压轮压力不稳定 ③环境湿度影响，物料吸湿	①控制原料粒径 ②设备性能优化 ③控制环境湿度
堵筛网	①整粒刀与整粒网间隙不合理 ②整粒网孔径选择不合理 ③滚压轮压力大，条带过硬，发热融化 ④环境湿度大，物料吸湿	①调整整粒刀与整粒网间隙 ②选择合适整粒网孔径 ③调节压力 ④控制环境湿度，控制物料水分
漏粉率高	①滚压轮类型选择不合理 ②侧挡板间隙大	①网纹型滚压轮有利于增大物料与滚压轮表面的摩擦力 ②调节侧挡板间隙
螺杆送料前段物料堆积	①螺杆进料速度过快，滚压轮不能及时将物料带出 ②滚压轮选择不合适，摩擦力过小 ③螺杆设计不合理，物料分布不均匀	①调节进料速度 ②选择合适的滚压轮 ③优化螺杆设计

第四节 制粒新技术、新工艺、新设备

一、双螺杆制粒技术

双螺杆制粒技术凭借本身所具有的一系列优势，现已经被广泛地应用在塑料加工、火药、化工、食品等众多行业。其优势具体体现在操作简单、生产安全、减少人工与场地、缩短原材料混合与制粒共处理时间、降低生产成本、能结合过程分析技术实现实时放行等，这些优势可以充分满足制药行业向连续化、智能化、绿色环保发展的需求。

（一）设备结构与关键构件

当前，同向或逆向啮合双螺杆挤出制粒机已经被广泛地应用于制药行业当中，在一根螺杆的螺槽中需要插入另一根螺杆的螺棱，螺纹通过相互啮合的方式就能够将螺杆内部的停滞物质清除干净，其本身所具有的自洁功能十分强大。螺杆扭矩与输送能力密切相关，其中扭矩在一定程度上能够反映粉体在筒内的压实程度，其通常会随着各种因素而发生相应的改变，诸如进样速率、填充度等，刚启动时增长比较缓慢，然后会逐渐达到平衡值。

螺杆元件通常包括三部分，即输送元件、捏合元件与剪切元件，把各项功能的元件相互组装到一起全面落实于螺杆芯轴中，形成整个螺杆以后，从而实现连续性输送以及混合和剪切的目标。在双螺杆挤出制粒机中通常采取螺纹方式，捏合盘以及齿形盘占据的比例较低，遵循依次排列的方式，使用螺纹结构将啮合盘以及齿形盘相互衔接到一起。

1．**输送类型的元件**　落实于中心螺杆的螺纹结构属于同向啮合双螺杆挤出制粒机的重要输送元件，全啮合被封闭在机筒中，采取正位移方式高效率对物料进行传输，旋转螺杆，物料沿着轴向移动导程，对于大导程螺纹来讲，比较适合在输送物料中应用，而小导程螺纹则是适合在混合物料中应用。输送元件产生的作用良好，可以降低机械能，强化低剪切力，本身不会影响到颗粒粒径以及形状等。

2．**捏合元件**　捏合元件一般表现为捏合盘采取错列角安装在双螺杆芯轴中的方式，其有着较强的剪切效果，螺距上呈现出无限大的螺纹结构，在挤压以及剪切和拉伸物料的基础上传递机械能，作用在物料粉末内，将物料相互整合到一起。因为两项螺杆内的捏合盘为相切关系，因此不需要有一定的自洁性。捏合盘也没有输送能力，所以物料应当在后期物料轴向移动中的推动力作用中加以移动，在螺杆芯轴上通过组装各种功能的元件就可以形成一个整条的螺杆，以此能够实现多个目的，即连续输送、加压、混合与剪切等。

双螺杆挤出制粒机中占有很大比例的当属螺纹，捏合盘、齿形盘所占比例不高。常用元件的排布方式：螺纹、捏合盘、齿形盘依次排布在螺杆正位移方向上，利用一定比例的螺纹结构可以更好地连接捏合盘、齿形盘。

（二）双螺杆制粒技术工作流程

双螺杆挤出制粒机的具体工作流程为：经喂料口将物料及时送入输送区，沿轴绕螺杆可以输送到混合区，在混合区前通常会设置一个液体加样口；在混合区，为均匀混合、压实所有物料，有必要充分借助捏合盘所施加的强烈剪切机械作用，在此基础上还能够将部分大料团进行破碎处理；物料在第二段输送区的帮助下继续向前移动到剪切口，然后被齿形盘再次破碎，经模口成形可以保证所获得的颗粒与相关要求相符（图 3-4-1）。

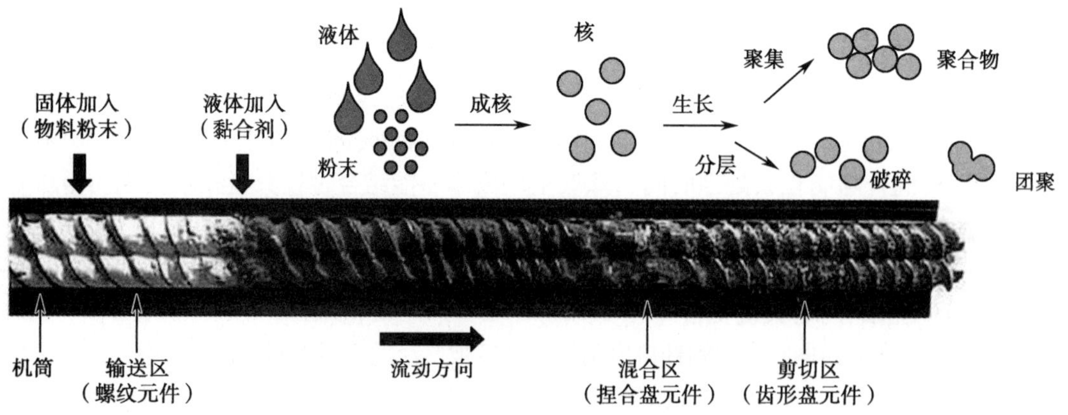

图 3-4-1　双螺杆制粒机工作流程示意图

通过组合排列螺杆上功能不同的元件，可以紧密地配合筒体内壁，以更好输送、剪切、混炼物料。颗粒在输送区（螺纹结构）的形状为类球形，但是存在一些尚未成形的粉末和比较大的料团；在捏合盘高剪切力与压缩力的影响下，那些到达混合区的大料团会直接破碎、混合，在压力作用下粉末会开始结合那些本身极具黏性的团块，形状有如长棒形；机械力到了剪切区以后会相应减少，一些比较大的残余物料可以得到有效粉碎，可以增加颗粒的均匀性。在螺杆各个区域中颗粒的粒径、强度会相应发生明显变化，物料在第一输送区极易出现不均匀输送、多孔和被破坏的情况；颗粒在混合区的强度、密度会明显增大，颗粒形状也会变得更加稳固；而在剪切区会变得更加均匀，外观也会更加光滑，孔隙率明显减少。

（三）双螺杆制粒过程参数对颗粒制备的影响

颗粒性质受到药物制剂配方中物料性质的影响。首先，配方内的基础物料性质影响了最终颗粒性质。所谓配方内的基础物料，主要表现为采取粉体形式添加进入制粒机的方式，其主要包含了活性成分以及辅料，双螺杆制粒技术受物料理化性质的影响，无法采取单一标准加以比较。因为配方有一定的溶解性，该项差异决定了颗粒的粒径以及空隙率等物理性质。其次，在使用带有输送元件螺杆结构期间，获取的颗粒平均粒径和黏合剂浓度之间的关系紧密，在增加捏合盘元件时，颗粒粒径伴随着黏合浓度增加而逐渐增加，这是由于捏合盘高机械力强化了对物料的破碎以及压实作用，促使颗粒快速增长。

颗粒性质受物料进样速率的影响，特别是在捏合盘等螺杆的非输送区。在进样速率提高的情况下，促使非输送区产生的机械压缩力更强，所得到的大颗粒更加致密；而在螺杆输送区，随着进样速率的提高，颗粒会缩小，究其原因就在于输送区只能传递低机械能，在进样速率比较高的情况下会导致物料粉体中液体分布的降低，从而不利于制粒。

在双螺杆制粒技术中常用的螺杆转速为 200 ～ 400r/min。螺杆转速在一定程度上会对过程本身产生一定影响，在转速比较低的情况下，会相应地降低填充度与颗粒脆性，但是不会影响到颗粒的其他性质；反之，在转速比较高的情况下会加速从进料、湿润区中移出物料，不能够确保过程稳定。同时，双螺杆的剪切速率、螺杆填充度、停留时间受螺杆转速的影响。

二、制粒检测技术

在中药固体制剂制备过程中，如水分、粒径、均匀性等关键质量属性对制粒、成形以及最终产品的质量都有直接影响，以下对制粒过程关键检测技术及系统予以介绍。

1. 快速成像技术分析粒径大小及分布　快速成像系统主要由光源、高速成像系统、图像传输模块、图像分析系统（包括硬件和软件算法）、结果显示系统等部件组成。在测量过程中，光源会短暂地产生高能脉冲光，颗粒在该脉冲期间的运动可以忽略不计，并且能捕捉清晰的图像。颗粒由不同角度的红色、绿色和蓝色发光二极管照亮。颗粒表面的颜色被捕捉到图像。利用图像梯度数据对颗粒边缘进行椭圆拟合，得到其最大和最小直径。最后结合在一定时间内统计到的颗粒数据，得到统计分布的数据，比如 D_n 数值以及统计分布直方图。可采集粉末、颗粒的实时分析数据和图像轮廓，并对分析得到的数据从粒径大小、数量以及统计分布等维度进行记录、归类显示（图 3-4-2、图 3-4-3、图 3-4-4）。

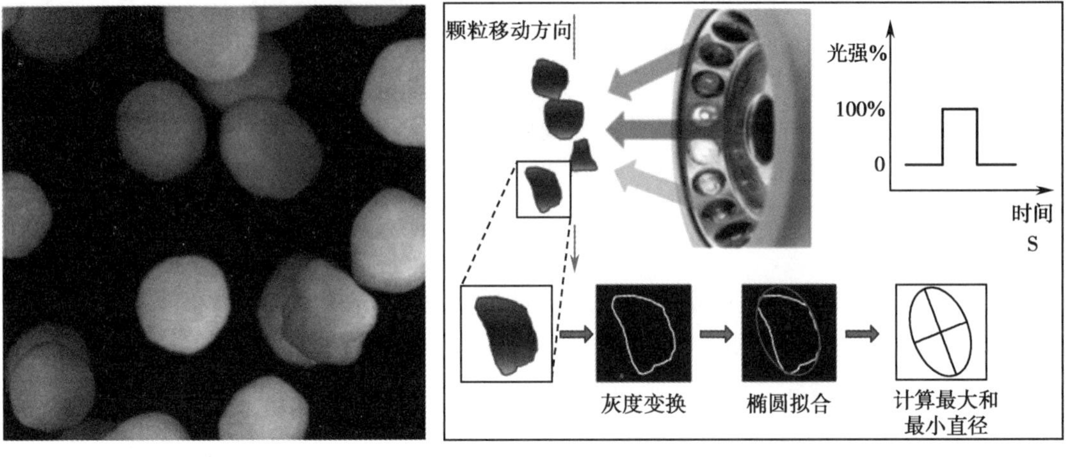

图 3-4-2 快速成像技术测粒径原理

2. **应用案例** 通过成像探头对产品在线拍照成像，通过对图像的分析可以得到颗粒或粉末的实时粒径，并根据内部算法实时进行统计分布的数据分析，这些数据包括：D_{10}、D_{50}、D_{90}，平均粒径，中位数粒径，统计分布直方图，以及其他更详细的统计数据。

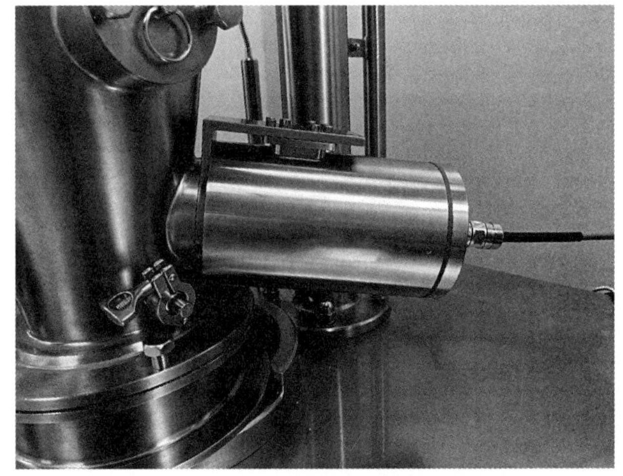

图 3-4-3 快速成像技术测粒径实物示例

对过程数据进行分析，可以与中间产品放行的标准对比。例如，可以通过对粒径分布趋势的监控，及时调整设备参数以减少细粉量或者改变颗粒团聚的速度，可以控制最终干燥完成的产品的粒径大小及分布，使其均在允许的范围内，如此可以减少后续成形工艺或者包装工艺的质量问题。

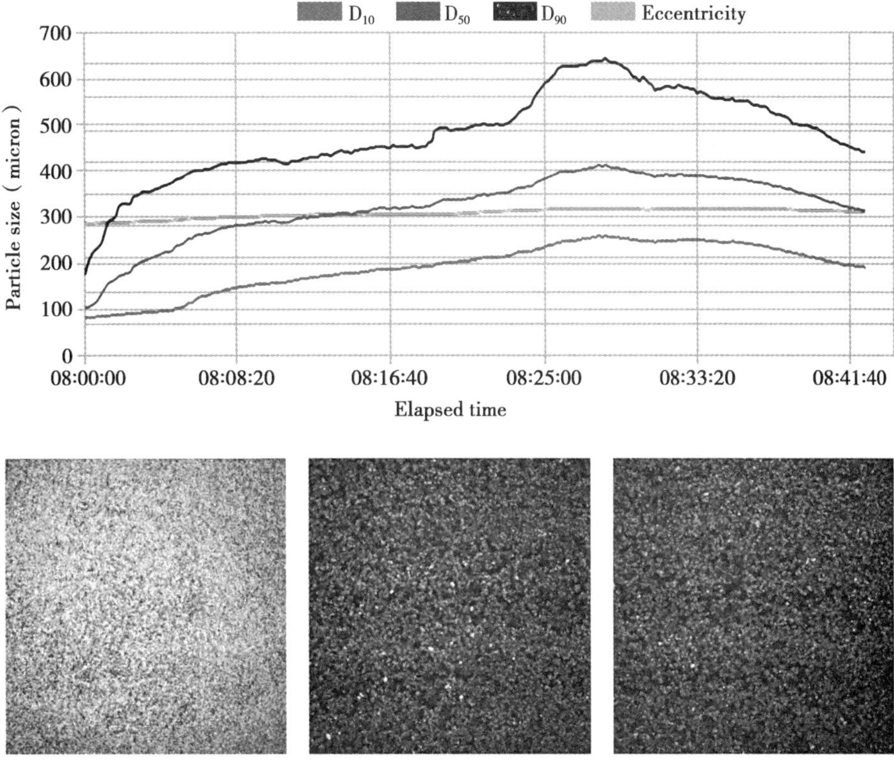

图 3-4-4　快速成像技术测粒径结果展示

第四章

中药片剂制备工艺与设备

第一节　概　　述

一、中药片剂的定义及特点

中药片剂指中药提取物、提取物加细粉或饮片细粉与适宜的辅料混匀后压制成圆形片状或异形片状的制剂。片剂具有剂量准确，物理、化学稳定性好，携带、运输、服用方便，能够较好满足临床用药需求等优点，但存在处方工艺、设备复杂，婴幼儿、老年患者及昏迷患者不易吞服等缺点。目前中药片剂已成为中药的主要剂型之一。

二、中药片剂的分类与形态

中药片剂以口服普通片为主，如片剂、包衣片、咀嚼片、分散片等。另有口腔用片剂，如含片、舌下片、口腔贴片等。尚有外用片剂，如溶液片、阴道用片等。

（一）中药片剂的分类

根据原料处理方法，中药片剂可分为以下四类：

1．**全浸膏片**　指将处方中的全部饮片用适宜的溶剂和方法浸提制成浸膏，加入适宜辅料制成的片剂，如穿心莲片。

2．**半浸膏片**　指将处方中的部分饮片粉碎成细粉，余下的部分饮片制成稠浸膏，两者混合后，加入适宜辅料制成的片剂。稠浸膏可全部或部分代替黏合剂，是中药片剂中应用最多的一类，如藿香正气片。

3．**全粉片**　指将处方中的全部饮片粉碎成细粉，加入适宜辅料制成的片剂，如参茸片。

4．**提纯片**　指将处方中的全部饮片经过提取，精制得到单体或有效部位，加入适宜辅料制成的片剂，如银黄片。

（二）片剂的结构与形态

1．**片剂的结构**　如图 4-1-1 所示，有单层片、多层片、包芯片、环形片等。

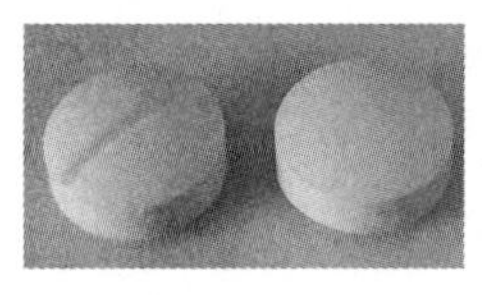

a

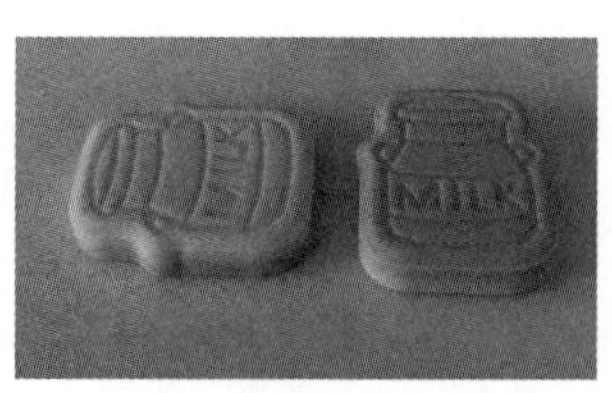

b

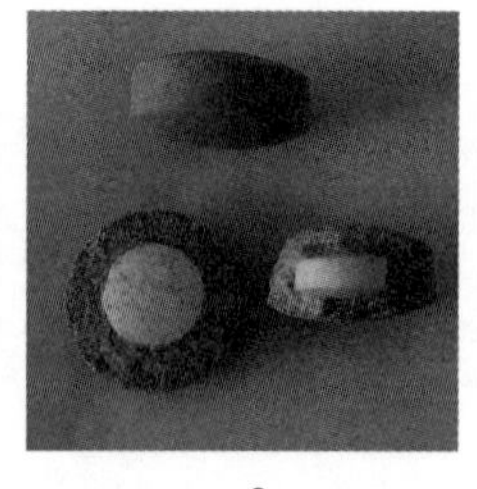

c

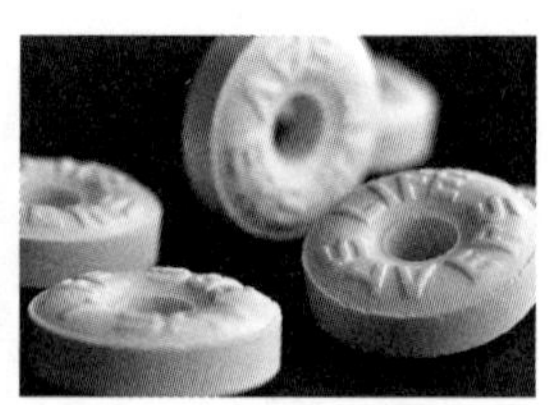

d

图 4-1-1　片剂形式

a. 单层片；b. 双层片；c. 包芯片；d. 环形片。

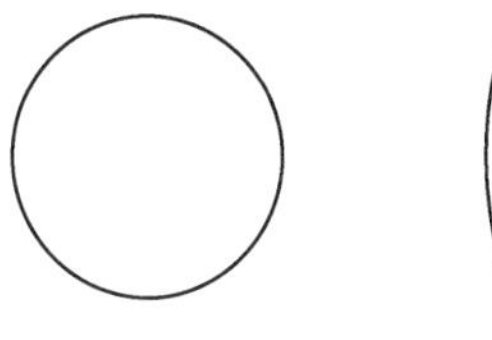

图 4-1-2　圆形片

2. **片剂外侧面形状**　片剂按外侧面形状分为圆形片（图 4-1-2）和异形片（图 4-1-3），而异形片又可分为胶囊形（图 4-1-3a）、椭圆形（图 4-1-3b）和多边形（图 4-1-3c）等。

3. **片形轮廓**　片剂按轮廓分为凹面片形（图 4-1-4a）和平面斜边形（图 4-1-4b）等。

其中凹面片形又分为浅凹形、标准凹形、深凹形、特深凹形和改良球形等（图 4-1-5）。

4. **片形面图案**　片剂按图案成形方式分为刻字片和印字片。所谓刻字片，即压片时将模具上的图案模压至片形面上（图 4-1-6），刻字片又分为凸出图案的刻字片和凹入图案的刻字片两种。所谓印字片，即采用印刷的方法将图案印刷在片剂的片形面（图 4-1-7）。刻字和印字的目的就是增加片剂的辨识度，避免误服。

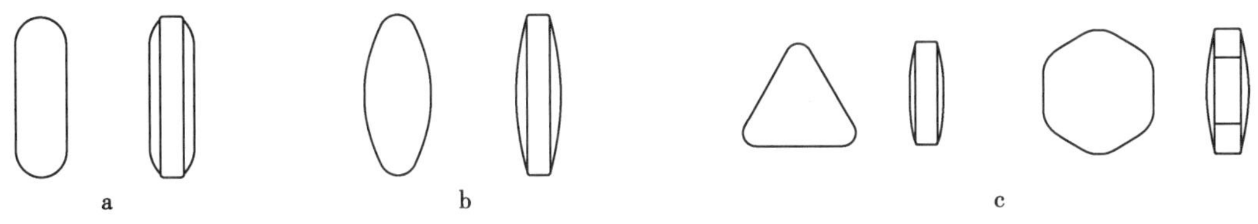

图 4-1-3　异形片

a. 胶囊形；b. 椭圆形；c. 多边形。

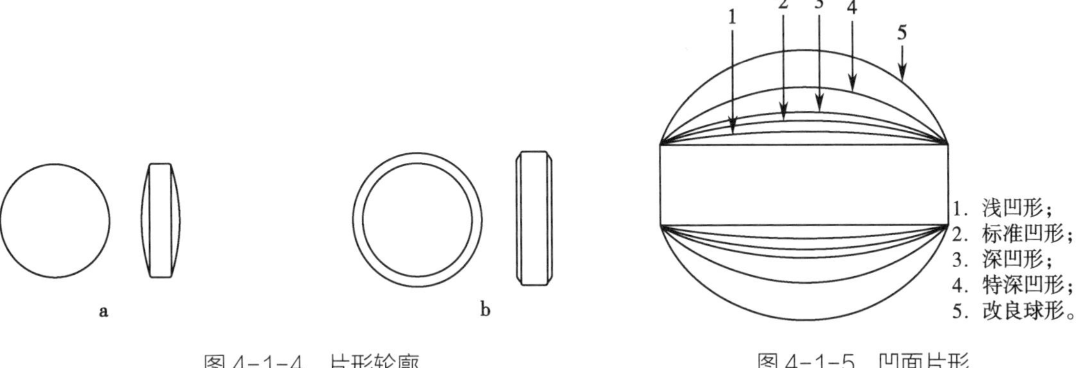

图 4-1-4　片形轮廓

a. 凹面片形；b. 平面斜边形。

图 4-1-5　凹面片形

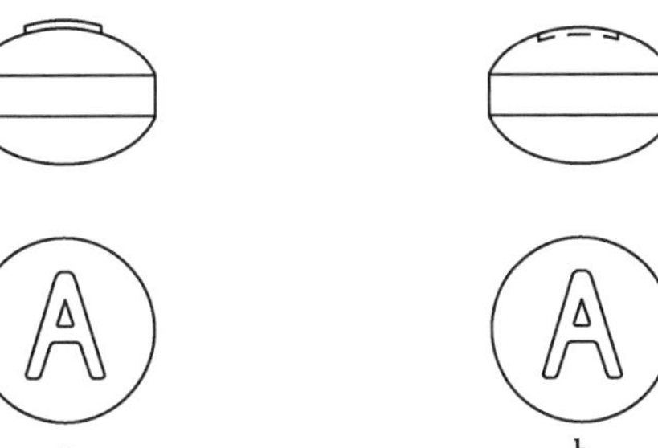

图 4-1-6　刻字片

a. 凸出图案；b. 凹入图案。

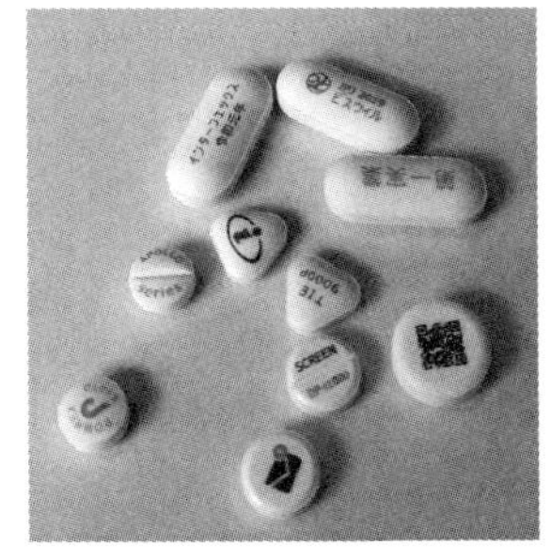

图 4-1-7　印字片

三、片剂的常用辅料

片剂由药物和辅料两部分组成，辅料为片剂中除药物以外一切物质的总称，亦称赋形剂，为非治疗物质。片剂常用辅料包括填充剂、润湿剂、黏合剂、崩解剂、润滑剂、着色剂等。

1．**稀释剂** 又称填充剂。稀释剂的作用主要是增加片剂的体积或重量，改善片剂的流动性和压缩成形性，提高药物含量的均匀性。常用的稀释剂有淀粉、糊精、预胶化淀粉、蔗糖、乳糖、甘露醇、山梨醇、微晶纤维素、硫酸钙、磷酸氢钙等。

2．**润湿剂和黏合剂** 制粒时加入润湿剂或黏合剂使物料容易黏结制粒。润湿剂本身没有黏性，但可诱导物料的黏性。常用的润湿剂有水和乙醇。在浸膏制粒时加入适当浓度的乙醇水溶液可降低物料黏性，便于制粒。黏合剂本身具有黏性，可使黏性差或无黏性的物料能够黏结成粒。常用黏合剂有淀粉浆、纤维素衍生物（甲基纤维素、羟丙纤维素、羟丙甲纤维素、羧甲基纤维素等）、聚维酮、明胶、蔗糖溶液。此外，由于一些中药浸膏具有一定黏性，也常作黏合剂制粒，起到药辅合一、减少辅料用量的作用。

3．**崩解剂** 崩解剂可促进片剂崩解成细碎颗粒，增加药物与液体的接触面积，有利于药物溶出。常用的崩解剂有干淀粉、羧甲淀粉钠、低取代羟丙基纤维素、交联羧甲基纤维素钠、交联聚维酮、泡腾崩解剂（如柠檬酸与碳酸氢钠混合物）。崩解剂的加入次序对片剂的崩解作用不同。外加法：制粒后加入崩解剂，片剂的崩解将发生在颗粒之间。内加法：制粒前加入，片剂的崩解发生在颗粒内部。内外加法：将崩解剂的一部分内加，一部分外加，片剂的崩解发生在颗粒之间和颗粒内部。外加法崩解产生的颗粒无法进一步崩解或溶解更小颗粒，可能影响药物的溶出。内加法虽然对溶出有利，但影响片剂崩解。内外加法兼顾崩解和药物溶出，是崩解剂比较理想应用的方法。

4．**润滑剂** 润滑剂是一个广义的概念，包括助流剂、抗黏剂和狭义的润滑剂。助流剂可降低颗粒之间的摩擦力，改善颗粒的流动性，如微粉硅胶、滑石粉；抗黏剂具有防止物料黏附于冲头与冲模，使片面光洁；狭义的润滑剂可降低物料与模壁之间的摩擦力，使片剂顺利从模孔推出，如硬脂酸镁、聚乙二醇类、十二烷基硫酸钠等。

5．**色、香、味及其调节剂** 为了改善片剂的外观和口味，常需加入着色剂、芳香剂和甜味剂等，提高患者的顺应性。

四、片剂的制备

（一）片剂制备工艺过程

片剂的生产方式有粉末直接压片法和制粒压片法两种：①粉末直接压片法的工作原理是将混合均匀的原辅料粉末直接置于压片机中压制成片状；②制粒压片法的工作原理是先将原辅料粉末制成颗粒，再置于压片机中压制成片状。制粒的目的是改善流动性，防止各成分的离析，防止粉尘飞扬及器壁上的黏附，调整堆密度，改善溶解性能，改善片剂生产中压力传递的均匀性。

颗粒制备又分为干法制粒和湿法制粒两种。湿法制粒压片适用于对湿、热稳定的药物，相较于干法制粒压片和粉末直接压片，其优点是流动性好、片重稳定、含量准确、压力小、分散性好，可防止分层、增加溶出度，但缺点是工序多、能耗大、费时、效率低。干法制粒压片和粉末直接压片可避免引入水分，适合将对湿、热不稳定的药物制成片剂。

通常，片剂生产工艺过程主要有制粒、压片、包衣和包装等 4 个工序（图 4-1-8）。

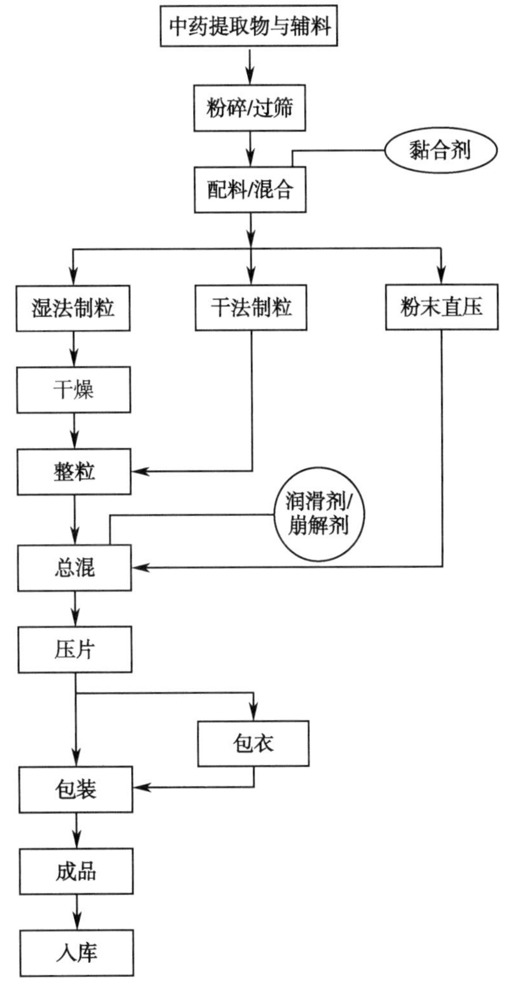

图 4-1-8　片剂制备工艺过程

（二）中药片剂制备

中药片剂制备常采用制粒压片法，将饮片浸提、精制、浓缩等处理后获得中间体，制备片剂，生产过程如下。

1．原料处理　目的是去粗取精，缩小体积，减少服用量，方便生产。常用的原料处理方法为：按处方要求，饮片经过清洁、灭菌、炮制、干燥处理备用；生药粉入药的饮片洁净干燥后粉碎成 100 目细粉；含水溶性药效成分较多的饮片，或纤维性强、黏性较大、质地疏松泡软或质硬的饮片，以水煎制成稠膏或干膏粉；含挥发性药效成分较多的饮片可用水蒸气蒸馏法提取挥发性成分，药渣再与处方中其他饮片加水煎煮或用其他方法提取，或将蒸馏后的剩余药液合并制成稠膏或干膏粉。含醇溶性药效成分的饮片可用适宜浓度的乙醇或其他溶剂提取后制成稠膏或干膏粉。有效成分明确的饮片采用规定方法和溶剂提取后压片。

2．制粒　大多数中药片剂都需要先制成颗粒再压片。制粒主要是为了增加其流动性和可压性，减少粉体分层和飞扬。不同的原料有不同的制粒方法，可分为全粉制粒法、细粉和稠浸膏混合制粒法、全浸膏制粒法和提纯物制粒法。干燥后的颗粒含水量一般控制在 3% ～ 5%。

3．压片　在压制中药片剂时，主压力的调整以及预压的合理使用都很重要，过高或过低都会影响片剂的质量。

（三）压片机主要参数

压片时，通过调整压片机的上冲入模深度、填充深度、强迫加料器的转速、预压片厚、主压片厚、预压片力、主压片力、转台转速等主要参数，以获得合规的片剂重量、硬度、脆碎度，以及期望的产量。

（1）上冲入模深度：压片时上冲杆冲头会进入中模孔内一段距离，即为上冲入模深度（图 4-1-9）。选择适宜的上冲入模深度很重要，一方面便于排除颗粒中的空气（俗称“排气”），以获得合格的片剂硬度和脆碎度；另一方面可避开中模孔严重磨损的部位，更经济地利用中模。然而，入模深度选择不当则会引起片剂质量问题，譬如入模深度过浅，很有可能发生中模孔内物料向外泄漏（俗称“泼粉”）造成剂量不准，反之，不仅“排气”不易，影响片剂硬度，而且还会造成压片机的上轨道严重磨损。

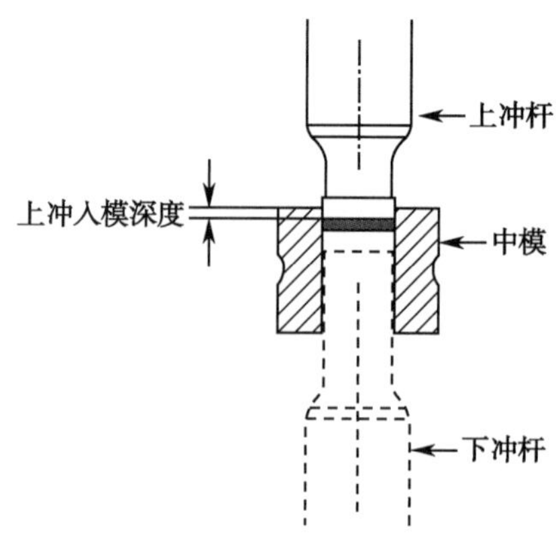

图 4-1-9　上冲入模深度示意图

（2）填充深度：压片机的物料填充采用的是容积式定量模式，一旦中模孔的孔径尺寸（ϕ）确定，填充深度（图 4-1-10）的任何改变都将直接影响模孔容积，导致物料填充量的变化，从而影响片剂重量。因此，填充深度是决定片重的重要参数之一，通过设置或调整填充深度可获得期望的物料填充量及片重。生产中，由于物料颗粒粗细不均易造成分层和流动性差等问题使得填料不稳，填充量随之发生变化，因此需要及时调整填充深度来保证剂量达标。

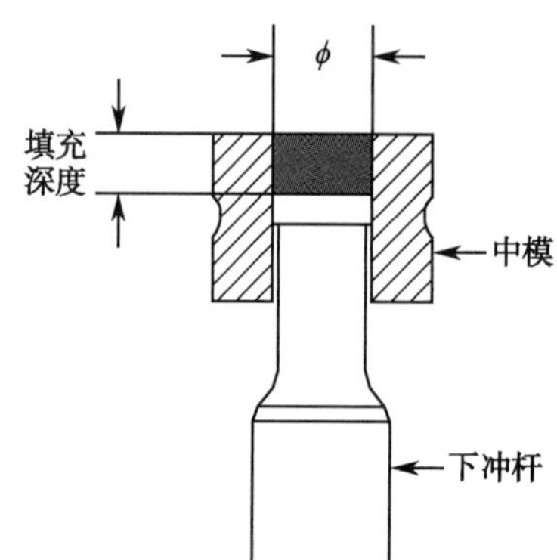

图 4-1-10　填充深度示意图

（3）强迫加料器转速：强迫加料器是一种有动力的助流和加料装置，借此辅助物料的流动和填料，其速度大小会对物料的填充产生影响，因此在使用中，强迫加料器转速参数应根据物料成分的特性和流动性、填充量的稳定性以及转台转速进行设置。

（4）预压片厚：预压是指片剂最终成形（即主压）之前的预成形，便于提前排除颗粒中的一部分空气（俗称“排气”），提高主压的成功率。预压片厚（图 4-1-11）一般大于主压片厚，通常，预压片厚总是大于主压片厚的 30% ～ 40%，在使用中还需根据实际生产要求做出相应的调整。

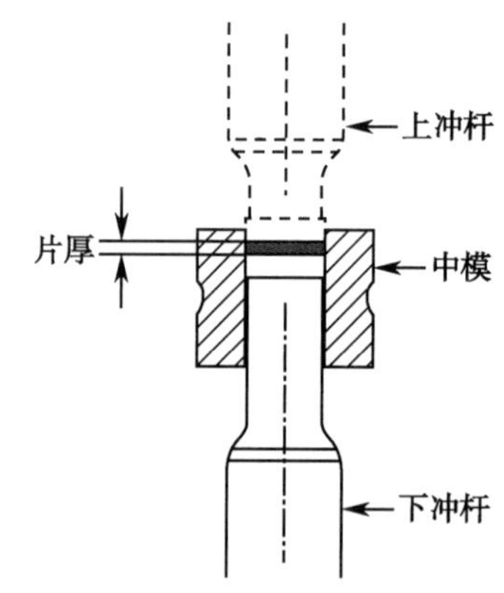

图 4-1-11　片厚示意图

（5）主压片厚：主压是将颗粒压制成片剂，实现片剂的最终成形。主压片厚（图 4-1-11）与主压力密切相关，对片剂硬度和脆碎度将产生影响，生产中需根据片剂的硬度和脆碎度要求做出相应的调整。通常，当片厚减少时片剂硬度会增加，反之则会降低。

（6）预压片力：预压片力通过调整预压片厚获得，当物料填充量一定时，预压片厚决定了预压片力的大小，即预压片厚减少，预压片力会变大，反之，预压片力则变小，可见，预压片厚与预压片力呈反比关系。然而，预压片力又不宜过大，应根据不同物料特性、转台转速以及片剂最终成形的结果来设置适宜的预压片力。

（7）主压片力：主压片力通过调整主压片厚获得，当物料填充量一定时，主压片厚决定了主压片力的大小，即主压片厚减少，主压片力会变大，反之，主压片力则变小，可见，主压片厚与主压片力呈反比关系。然而，对于有些可压性较差的物料，并不是主压片力越大就可以解决可压性问题，相反还会引起裂片和松片，因此，应根据不同物料特性、转台转速以及片剂硬度要求来设置适宜的主压片力。

（8）转台转速：转台转速不仅决定片剂的产量，还将影响片剂的重量、硬度和脆碎度。通常，物料填充量和压片时间（即保压时间）都与转台转速有关，当转台低速运行时有利于物料的填充和压片时间的延长，可获得稳定的片重和合格的片剂硬度，反之则不然。当物料的流动性和可压性都较好时，为获得较高的产量和生产效率，在保证片剂质量和压片机性能的前提下，转台可以较高转速运行。但要注意的是随着转台转速由低往高时，可能引起预压片力、主压片力、片重和片剂硬度等变化，与之前设置的参数产生差异，需对填充深度、强迫加料器转速、预压片厚、主压片厚等参数及时作出微调或重置。

五、片剂的质量评价指标

片剂质量评价指标主要有以下几种：外观形状、重量差异、崩解时限、脆碎度、溶出度、含量均匀度、硬度和抗张强度等。

1．**外观形状**　片剂外观应完整光洁，色泽均匀，刻字片字迹清晰，无污损等。

2．**重量差异**　按《中国药典》（2020 年版）四部通则 0101 片剂【重量差异】检查法。

3．**含量均匀度**　按《中国药典》（2020 年版）四部通则 0941 含量均匀度检查法。

4．**崩解时限**　按《中国药典》（2020 年版）四部通则 0921 崩解时限检查法。

5．**脆碎度**　按《中国药典》（2020 年版）四部通则 0923 片剂脆碎度检查法。

6．**溶出度**　按《中国药典》（2020 年版）四部通则 0931 溶出度与释放度测定法。

7．**硬度与抗张强度**　硬度和抗张强度已广泛用于实际生产之中，可反映物料的结合力和可压性，其中抗张强度消除面积的影响，更具有实际意义。

（1）硬度：系指片剂的径向破碎力，单位为 N。一般认为普通片剂的硬度应大于 50N。

（2）抗张强度：系指单位面积的破碎力，单位为 kPa 或 MPa。抗张强度在 1.5 ～ 3.0MPa 为宜。计算公式如下：

$$T_S=2F/(\pi \cdot d \cdot h)$$

式中 T_S 为抗张强度，F 为径向破碎力（单位：kN），d 为片剂直径（单位：m），h 为片剂厚度（单位：m）。

第二节　压片设备

一、概述

（一）压片机的定义

压片机是通过模具把干性的颗粒状或粉状物料压制成片状的压片设备。现代压片设备由主机与附属设备所组成，实现了机械化和自动化生产，生产效率得到极大的提升（图4-2-1）。

（二）压片机的发展历程

片剂创始于19世纪40年代，当时的人们依靠手工来完成片剂的制备，制备工具非常简陋，即利用模具和锤子，采取手工压模方式进行压片（图4-2-2）。压片时，把干性粉末手工填入至模具孔内，完成容积定量，接下来将与模孔大小差不多的“铁棒”插入模孔，用锤子敲打“铁棒”，使其形成片状物，其工艺过程是：填料、定量、打片、出片（图4-2-3）。片剂成形这一雏形及其简单制作方法的出现，为后来的发展奠定了基础。

随着19世纪后半叶工业革命蓬勃发展，早期的手摇单冲压片机取代了手工压片。手摇单冲压片机的工作原理是模拟手工打片方法，它由一副冲模（如上冲头、下冲头和中模）组成，上、下冲头相互间的挤压将模孔内的物料压制成片状（图4-2-4），以半机械形式来替代手工压片，形成一定的片剂产量。

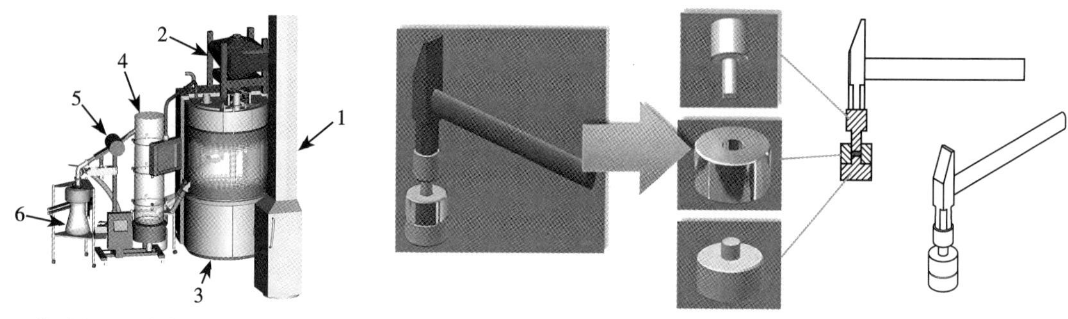

1. 提升机；2. 料桶IBC；3. 压片机；4. 筛片机；5. 金检机；6. 成品料桶。

图4-2-1 压片机与附属设备

图4-2-2 早期的手工压片

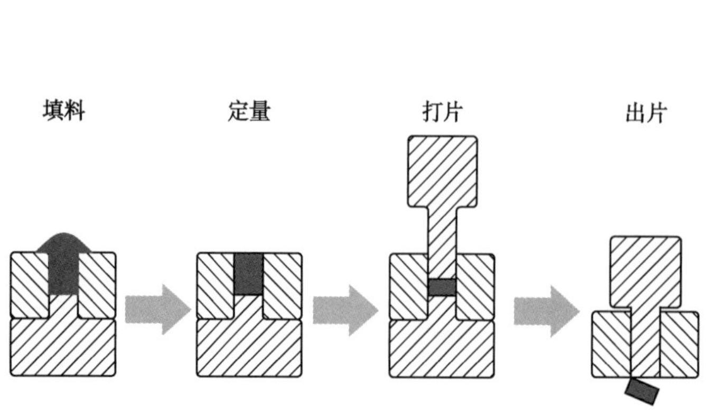

图4-2-3 手工压片的工艺过程

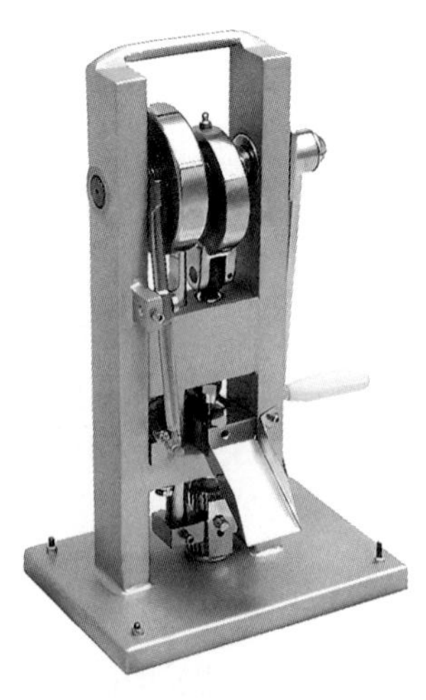

图4-2-4 手摇单冲压片机

19 世纪末，伴随着机械工业发展，旋转式压片机应运而生，它颠覆了早期手工打片和手摇单冲压片模式，实现连续化压片生产，从此压片机的发展上了一个新台阶（图 4-2-5）。

20 世纪 80 年代，电气自动化技术的进步推动了片剂制备逐步朝着高速和自动化方向发展，诞生了高速、高产量、片重和操作控制自动化的高速旋转式压片机（图 4-2-6）。

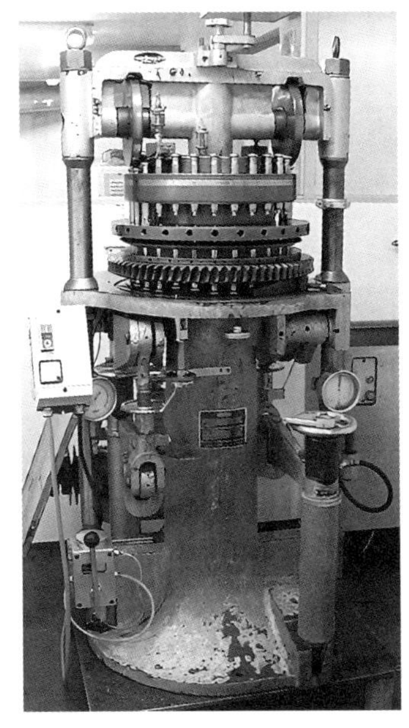

图 4-2-5　早期的旋转式压片机

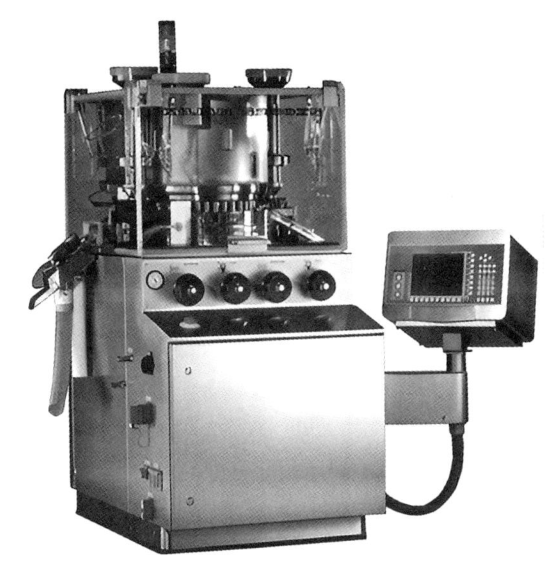

图 4-2-6　早期的高速旋转式压片机

二、压片机

我国现行的压片机标准为 GB/T 30748—2014《旋转式压片机》。

（一）压片机的分类

1. 按转台的运动方式分　有单冲压片机和旋转式压片机（图 4-2-7）。

2. 按压片机出料口数量分　有单出料旋转式压片机和双出料旋转式压片机。单出料旋转式压片机（图 4-2-8）以 360° 作为一个压片工作周期，而双出料旋转式压片机（图 4-2-9）以 180° 作为一个压片工作周期。显而易见，双出料旋转式压片机的产能要高于单出料，然而在体积和占地面积上双出料旋转式压片机要大于单出料旋转式压片机。

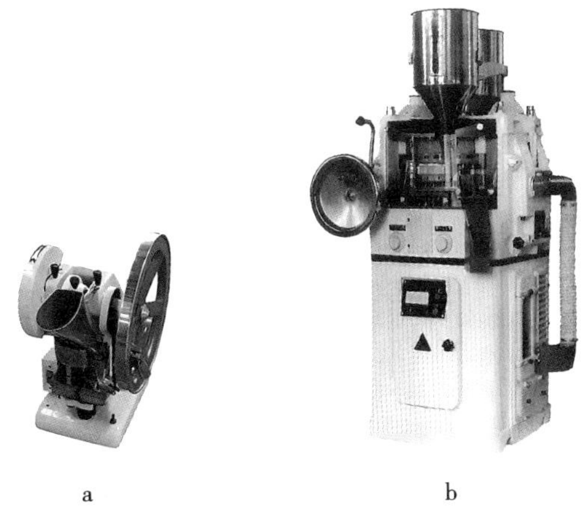

a　　b

图 4-2-7　按转台运动方式分类

a. 单冲压片机；b. ZP33 冲旋转式压片机。

3. 按转台线速度分　有低速旋转式

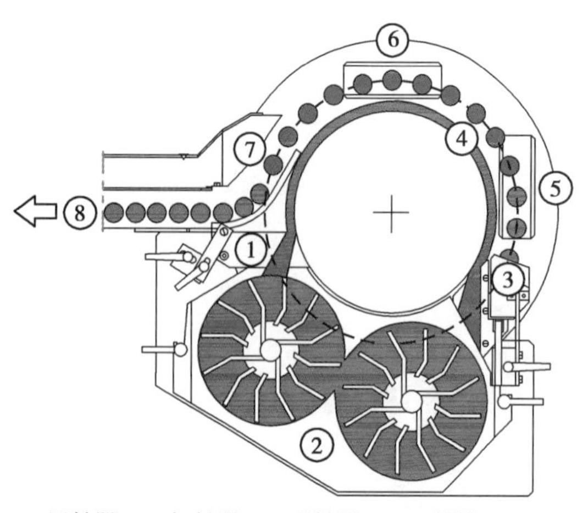

1. 回粉器；2. 加料器；3. 刮粉器；4. 回粉槽；5. 预压轮；6. 主压轮；7. 拦片条；8. 出片槽。

图 4-2-8 单出料旋转式压片机

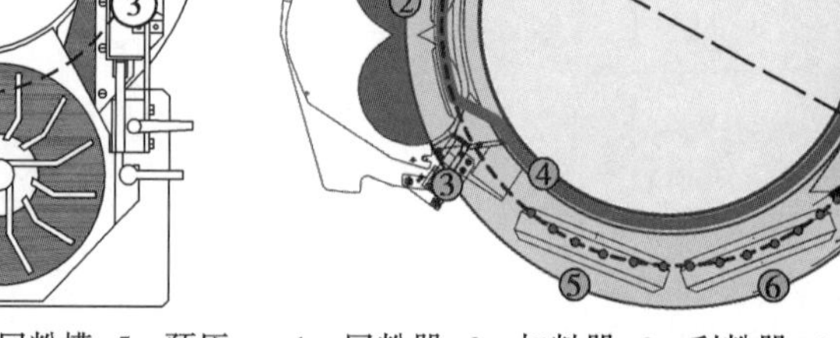

1. 回粉器；2. 加料器；3. 刮粉器；4. 回粉槽；5. 预压轮；6. 主压轮；7. 拦片条；8. 出片槽。

图 4-2-9 双出料旋转式压片机

压片机和高速旋转式压片机（图 4-2-10）。根据 GB/T 30748—2014《旋转式压片机》的规定，压片机以中模孔中心点的最高线速度划分高速和低速，高于 85m/min 的为高速压片机，低于或等于该速度的为低速压片机。

4. 按片重控制方式分 有通过操控调节手轮实现片重控制的非自动控制片重的旋转式压片机（图 4-2-11）和由预设的计算机控制程序来实现片重控制的自动控制片重的旋转式压片机。所谓非自动控制片重模式，即在生产过程中，片重是通过人工检测和调整来实现的（图 4-2-12）。所谓自动控制片重模式，即压片机控制系统运用压力应变和自动化控制技术，通过实时采集每副冲模主压片力的最大值来监测片重变化，系统根据实时信息迅速进行计算和判断，并发出调整物料充填量和剔除不合格片的指令，确保片重符合规定要求（图 4-2-13）。可见，非自动控制无法实现片重的自动和实时控制，属“事后”监控模式，因此片重差异大、精度低；而自动控制是实时控制模式，片重差异小、精度高，尤其是高速旋转式压片机更需要采用自动控制模式，高速运行下可避免出现片重差异过大和精度下降的风险。

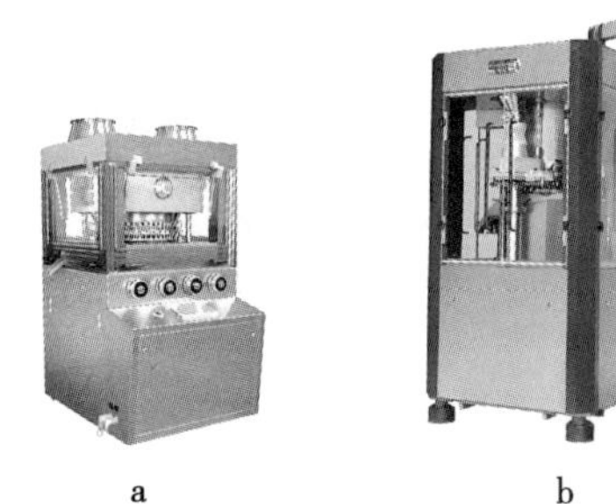

a　　b

图 4-2-10 按转台线速分类

a. 低速旋转式压片机；b. 高速旋转式压片机。

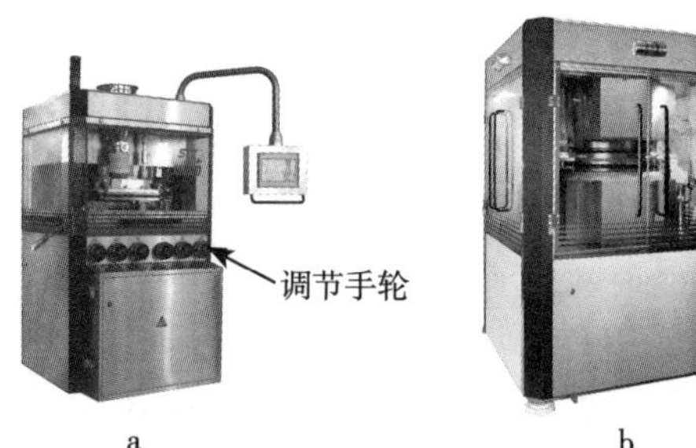

a　　b

图 4-2-11 旋转式压片机

a. 非自动控制片重；b. 自动控制片重。

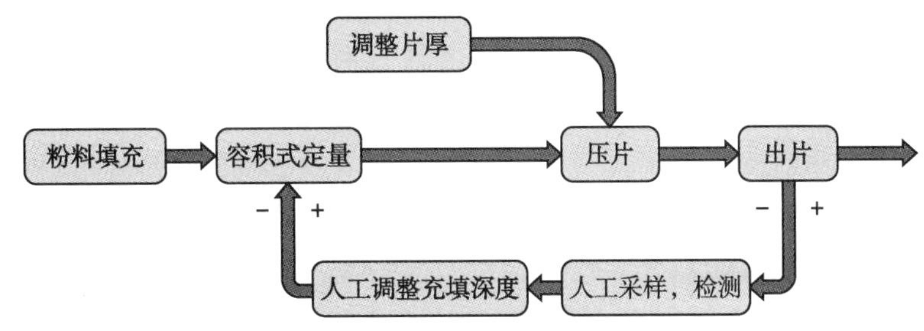

图 4-2-12　非自动控制片重模式的工作原理

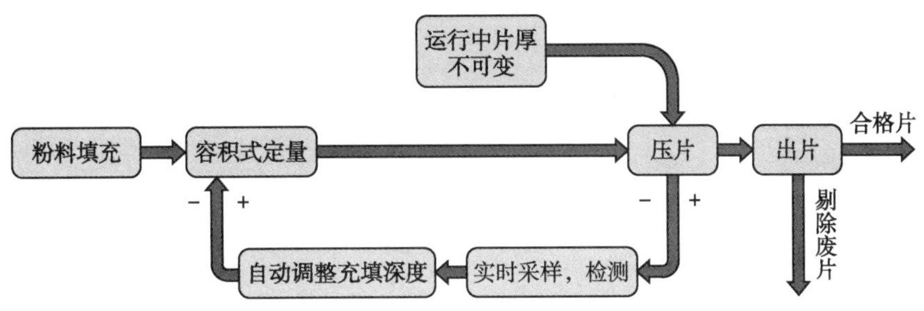

图 4-2-13　自动控制片重模式的工作原理

压片机作为片剂生产的核心设备，其运行正常与否将直接影响最终产品的质量和生产成本。随着科学技术的发展，无调节手轮（简称无手轮）压片机的问世（图 4-2-14），使过去通过人工操作手轮来调节填充深度、片厚等工作，如今在“HMI+PLC”或工控机上均可实现。不仅如此，当下部分高速旋转式压片机已具备生产工艺参数的设置、压片过程的数据采集和存储、备份还原、读写权限、保存时限、审计追踪等诸多功能，有利于提升片剂质量和生产管理水平。

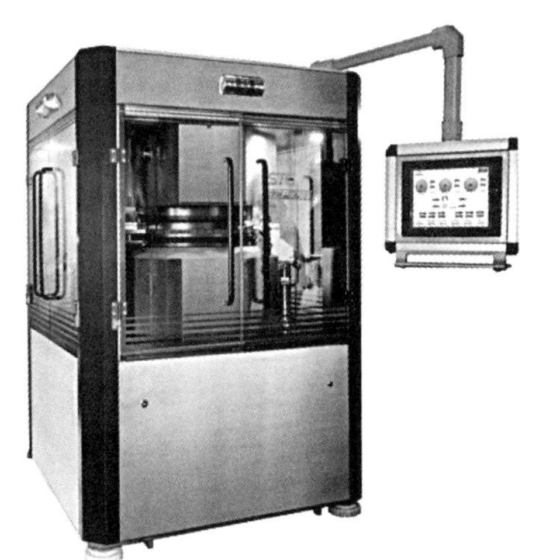

图 4-2-14　无手轮高速旋转式压片机

（二）压片的基本原理

1．旋转式压片机的工作原理　旋转式压片机因具有产量大、效率高等特点而得到广泛使用。它的工作原理是：由均布于转台的多副冲模在围绕转台中心做圆周运动的同时，上、下冲杆分别沿着各自固定轨迹作升降运动，当经过压轮时在上、下压轮的挤压作用下，将已填入中模孔内的物料压制成片剂（图 4-2-15，图 4-2-16）。

2．压片基本步骤　压片工艺过程基本分为四个步骤（图 4-2-17）。

（1）步骤一：物料填充。如图 4-2-18 所示，当中模经过栅式加料器（又称重力加料器）或者强迫加料器时，填充轨使下冲杆向下移动，此时中模孔内逐渐形成空穴并产生真

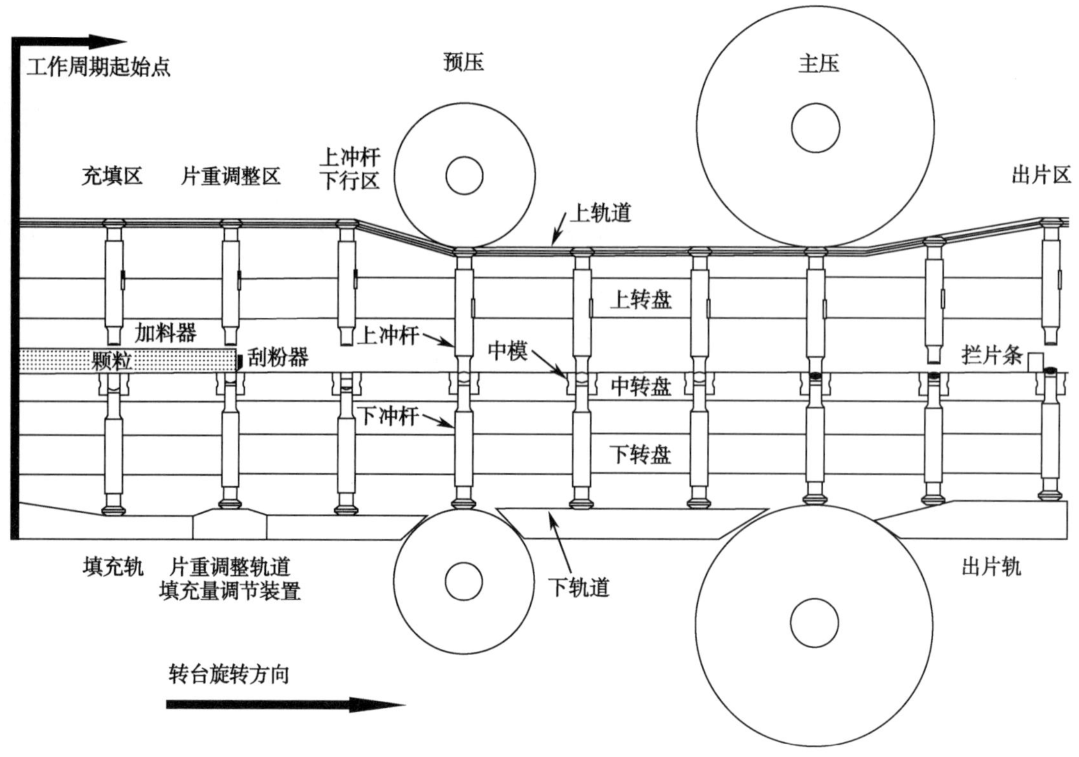

图 4-2-15　旋转式压片机的压片工艺过程

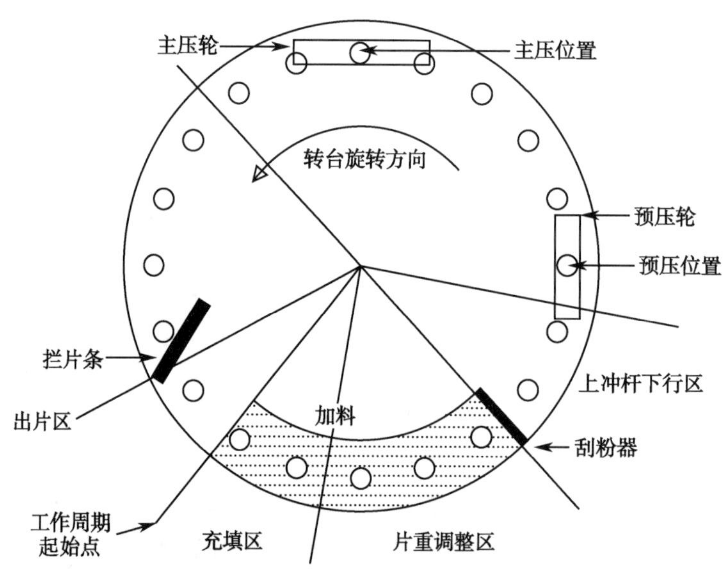

图 4-2-16　压片机工作周期俯视图

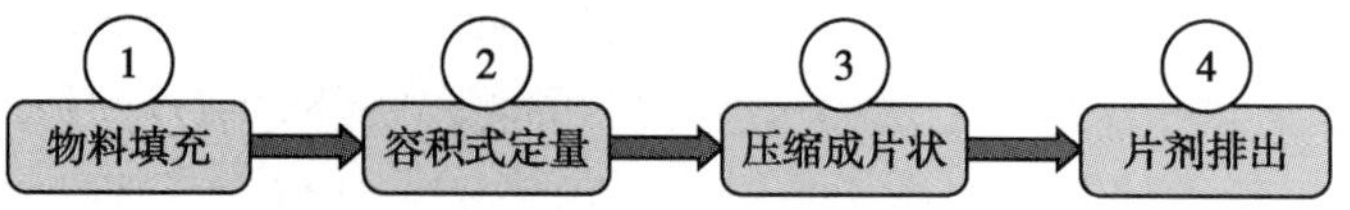

图 4-2-17　压片工艺过程四个步骤

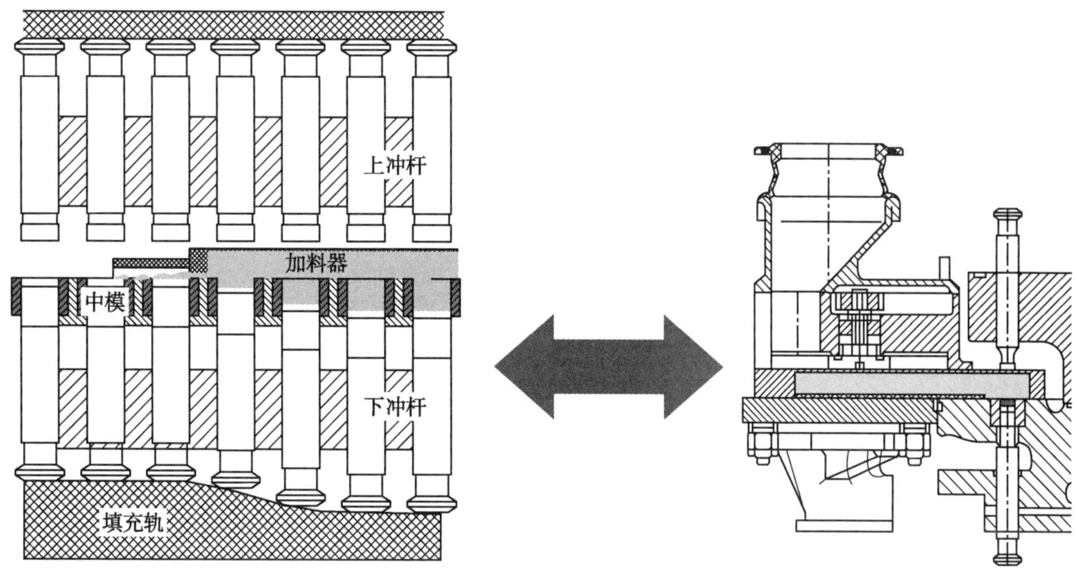

图 4-2-18　填充

空，在真空和空穴的共同作用下颗粒流入中模孔内，随着中模继续通过加料器，颗粒不断流入中模孔内。

（2）步骤二：容积式定量。如图 4-2-19 所示，填充量调节装置使下冲杆上升引起填充深度的变化，将过量的颗粒推出中模，中模离开加料器区域后，刮粉器刮过中模表面，去除多余的颗粒或粉末，以获得合格的剂量（即片重）。若填充量调节装置将片重调整轨位置继续抬升，使得填充深度减少，可去除更多颗粒而减少剂量；反之，片重调整轨位置降低使得填充深度增大，可增加剂量。

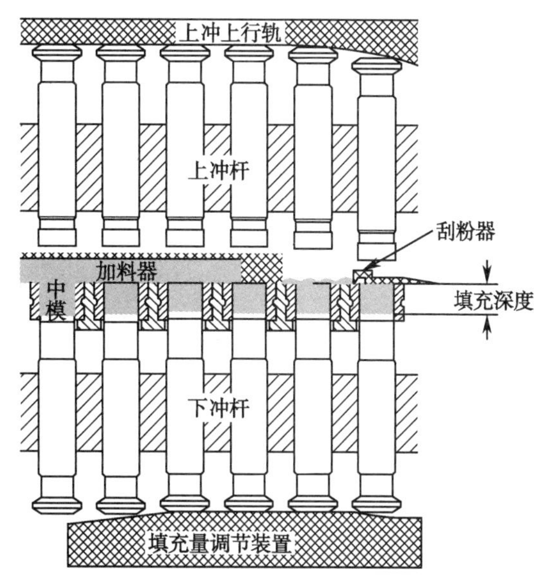

图 4-2-19　定量

人工操控的压片机，通过手动调节手轮方式来控制片重调整轨道的位置；而自动控制片重的压片机，由自动控制系统实现该轨道位置的调整。

（3）步骤三：压缩成片状。如图 4-2-15 和图 4-2-16 所示，上、下冲杆在进入压片区域之前先进入上冲杆下行区域，此区域允许下冲杆小幅度向下移动，使中模孔内的粉末柱下移且粉末柱顶端处于中转盘的台面之下。粉末柱的下降，既可防止因上冲杆进入中模孔瞬间将颗粒从中模孔内“泼”出，也可防止中模孔内的颗粒随着转台旋转在离心力作用下被“甩”出，避免剂量（即片重）的损失。上冲杆在上冲杆下行区域下降并进入中模之时，预压即将开始。

由图 4-2-20 可见，在预压区域，上、下冲杆同时经过预压轮，在上、下预压轮的施压下，去除颗粒中存留的空气，并对颗粒进行物理定位，疏松的颗粒被固定在中模内。在主压区域，上、下冲杆同时经过主压轮，在上、下主压轮的施压下使片剂形成最终特征。

（4）步骤四：片剂排出。如图 4-2-21 所示，进入出片区并在达到完全出片位置之前，上冲杆离开中模孔并迅速上升，在出片轨道（又称出片凸轮）推动下使下冲杆向上移动并将片剂推出中模。在完全出片位置，位于中模上方的拦片条将片剂导出中模和转台，进入出片通道。

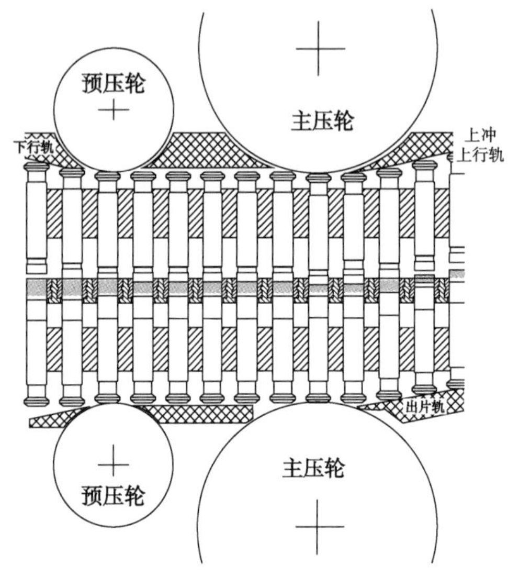

图 4-2-20　压片

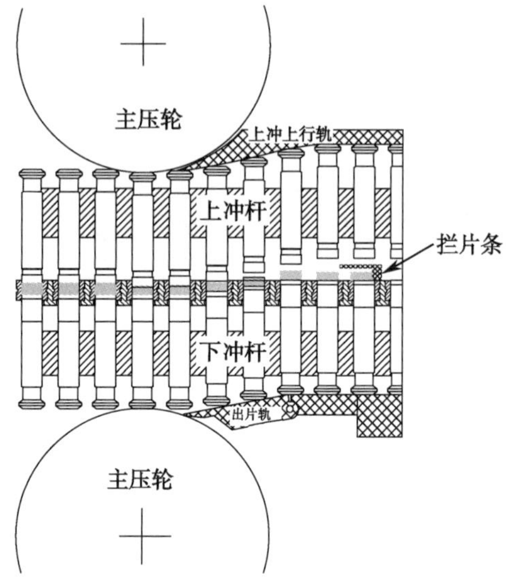

图 4-2-21　出片

（三）旋转式压片机的主要组成部分

压片机由多副冲模、转台、上轨道和下轨道、加料系统、填充量调节装置、预压和主压装置、出片装置、机架和传动装置、电气控制系统等组成。

1. 冲模　冲模由上冲杆、下冲杆和中模组成（详见本章第三节）。

2. 转台　由图 4-2-22 可见，转台由上转盘、中转盘和下转盘组成，上冲杆和下冲杆分别安装在上转盘和下转盘上，而中模则安装在中转盘上，中模由中模紧定螺钉固定，这是压片的主要工作区域。

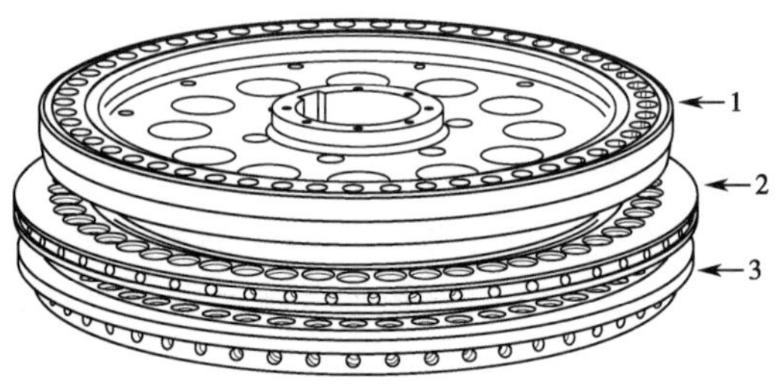

1. 上转盘；2. 中转盘；3. 下转盘。

图 4-2-22　转台

3. 上轨道和下轨道　上轨道和下轨道分别作为上冲杆和下冲杆的运动轨迹，上、下冲杆在随着转台做圆周运动的同时，又沿着上、下轨道的作用下做垂直上下的运动（图 4-2-15）。

4. 加料系统　如图 4-2-23 所示，加料系统由料斗和加料器所组成，物料通过料斗并在加料器作用下被填充至中模孔内。旋转式压片机的加料器一般有栅式加料器和强迫加料器两种形式。

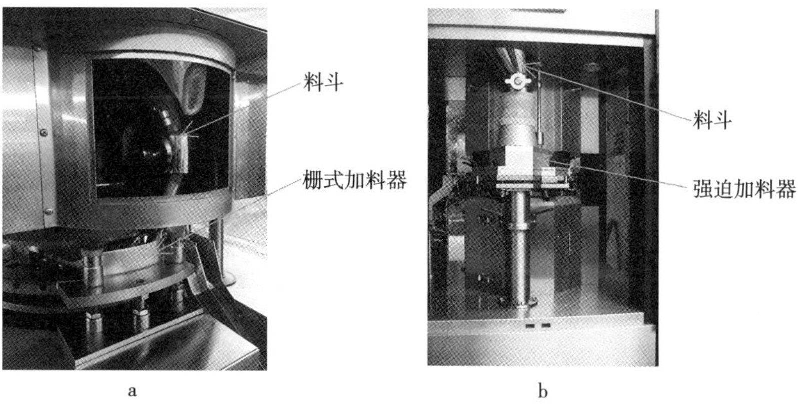

图 4-2-23　加料系统

a. 栅式加料器系统；b. 强迫加料器系统。

（1）栅式加料器：栅式加料器又称重力加料器（图 4-2-24），即在加料器框架内设有多个帮助颗粒流动的栅栏，颗粒依靠其自重并在栅栏的作用下填充至中模孔内。由于栅式加料器依靠颗粒的自由坠落来实施加料，当遇到颗粒流动性较差或颗粒中细粉含量较多而发生分层时，往往会引起片重超差；此外，一旦转台转速加快，栅式加料器的填料速度跟不上，也会影响片重差异。因此，栅式加料器一般适用于颗粒流动性好以及压片机运行速度较慢的生产场合。

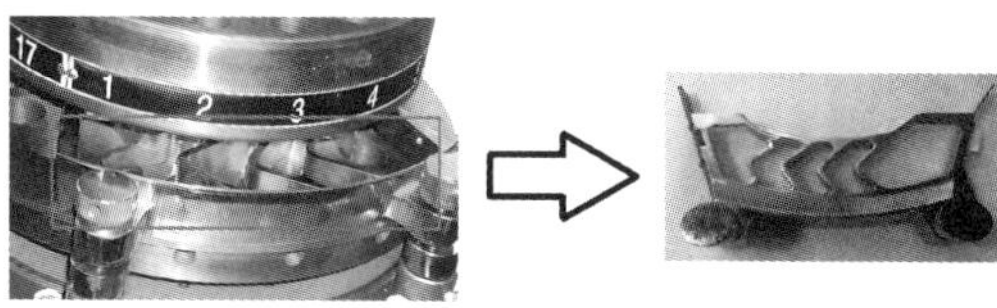

图 4-2-24　栅式加料器

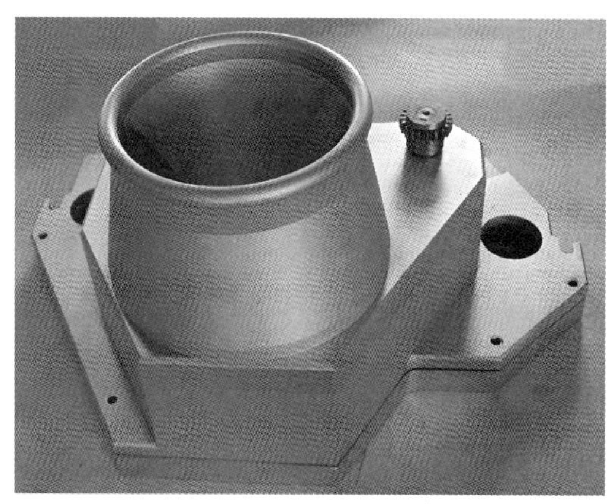

图 4-2-25　强迫加料器

（2）强迫加料器：如图 4-2-25 所示，强迫加料器内部有若干搅拌叶轮，由外置动力驱动且速度可调，在搅拌叶轮的作用下助力颗粒流动，迫使颗粒尽快填入中模孔内，有助于填料和剂量准确。强迫加料器既适用于转台高速运行下的物料填充，又适用于颗粒流动性较差、颗粒中细粉含量较多或非常细的颗粒（如全粉）等物料的填充。

通常，强迫加料器按搅拌叶轮的分布和数量分为单层两叶轮组合和双层三叶轮组合等结构形式（图 4-2-26）。

按搅拌叶轮的截面形状可分为矩形桨和圆形桨（图 4-2-27），其中圆形桨用于非常细或者流动性较差的颗粒，譬如粉末直接压片时。

根据颗粒和粉料的特性，强迫加料器的填料叶轮与计量叶轮有相向转动和同向转动两种不同转向的组合模式。

1）两叶轮相向转动：即填料叶轮按顺时针转动，计量叶轮按逆时针转动（图 4-2-28），这是常用的组合，适用于流动性好或较好的颗粒。

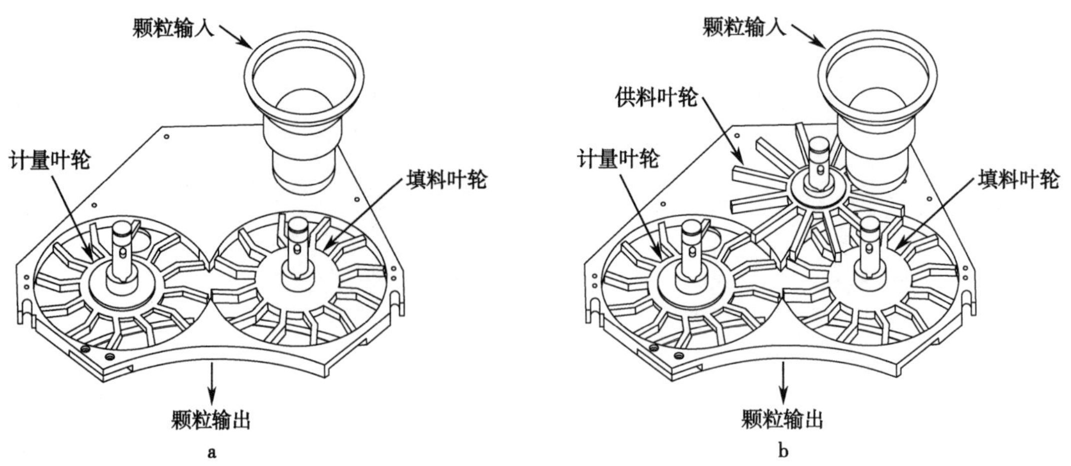

图 4-2-26　强迫加料器的结构形式

a. 单层两叶轮组合；b. 双层三叶轮组合。

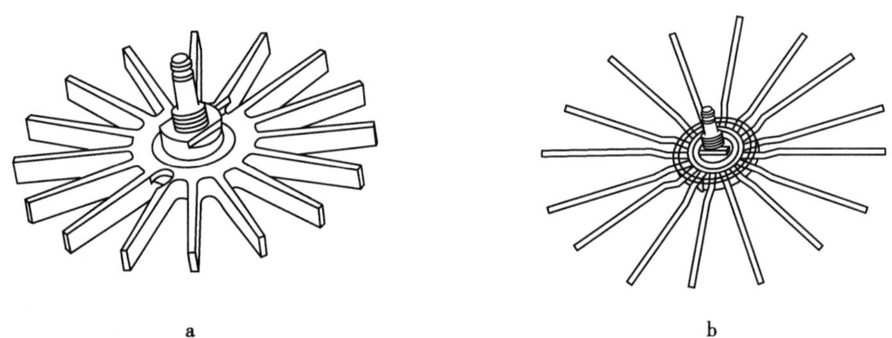

图 4-2-27　搅拌叶轮的结构形式

a. 矩形桨；b. 圆形桨。

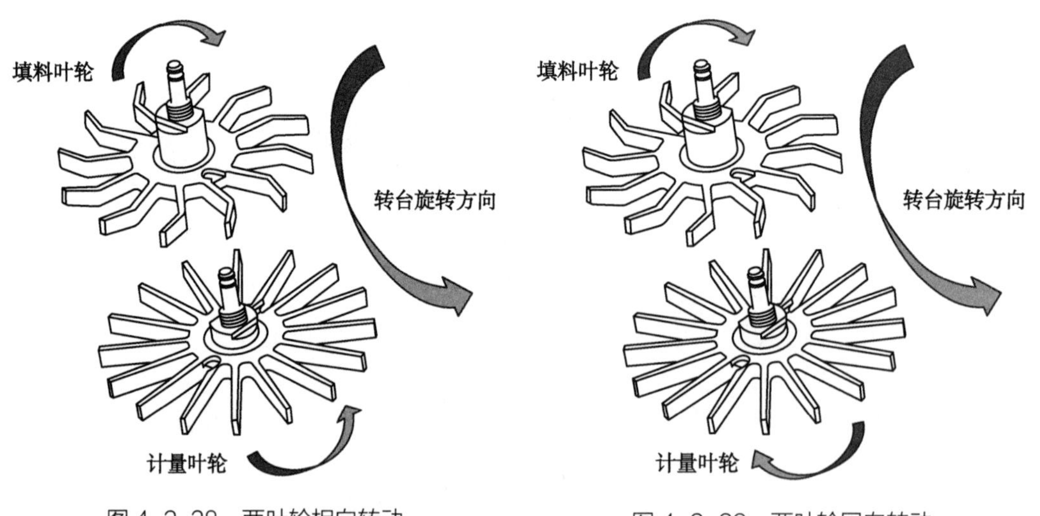

图 4-2-28　两叶轮相向转动　　图 4-2-29　两叶轮同向转动

2）两叶轮同向转动：即填料叶轮和计量叶轮均按顺时针转动（图 4-2-29），这是特殊组合。对于流动性较差或填料困难的颗粒或片剂，建议采用同向转动模式，使填料叶轮和计量叶轮以转台的相同方向运行。

另外，强迫加料器的速度对物料填充影响较大，其转速参数的选取与物料流动性、物料填充量、片径大小和转台速度高低等均有关。譬如，当颗粒流动性较差、片径较大、转台转速较高或者填充量较多时，强迫加料器的速度宜调得快些，反之则调得慢些。由于片剂生产过程千变万化，强迫加料器速度如何调整没有理论和计算可遵循，一般都通过“试错”和摸索而取得经验。

5．**填充量调节装置**　由图4-2-19可见，通过改变下冲杆在中模孔中的高度实现填充深度的调整，从而改变中模孔的容积来控制物料的填充量，以获得期望的剂量。填充量调节装置分为手动和伺服驱动两种模式。

（1）手动模式：即通过人工操作手轮来调节物料的填充量，属于非自动控制模式（图4-2-12）。该操作模式不仅劳动强度高，数据显示不准确，且无法实现自动记录，而且对填充量的调整无法作出实时响应，造成片重差异大、精度低。

（2）伺服驱动模式：即通过人机界面输入填充量的工艺参数，使伺服驱动系统按参数来调整填充量。有自动控制模式的压片机一般都采用伺服驱动模式，当切换至自动控制模式时，控制系统则会实时采集并计算主压力的单值和平均值，根据主压力的变化，系统实时给出调整填充量的指令，伺服驱动系统按指令迅速调整填充量，以获得预期的剂量（图4-2-13）。该控制模式不仅片重差异小、精度高，而且劳动强度低，易实现数据电子化，且可显示、可记录。

6．**压轮装置**　压轮是压片机的重要装置，它由上压轮、下压轮以及调节装置等所组成（图4-2-30），通过调节装置使上压轮和下压轮分别做垂直上下移动而改变它们之间的相对距离，以获得预期的片厚和压片力。当冲模行进到压轮装置时，上压轮、下压轮分别对上冲杆和下冲杆施加压力，将中模内的颗粒压制成片剂。

（1）上冲入模深度：通过调整上压轮的高度来调节上冲入模深度（图4-2-31），通常通过手动进行调整。所谓手动，即以人工操作方式调节上压轮的高度，但国外有些压片机

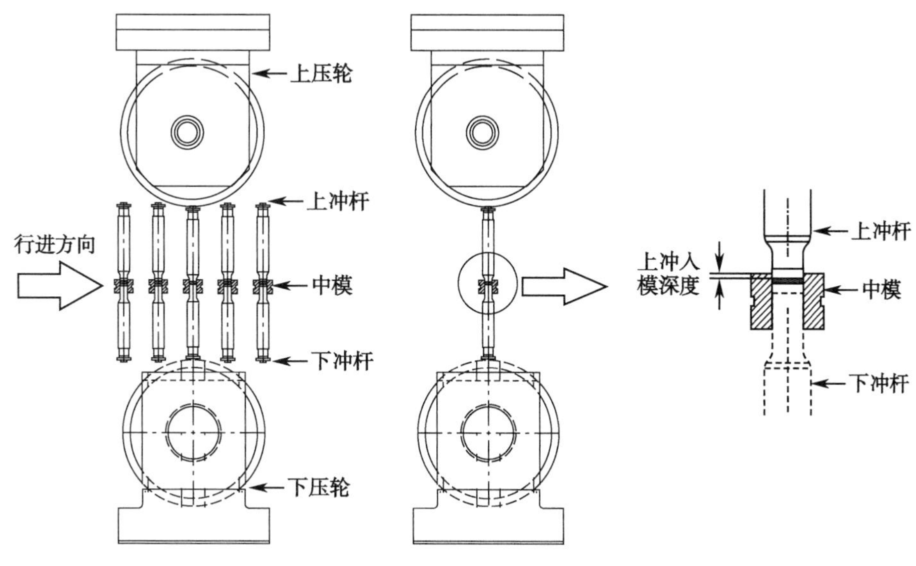

图4-2-30　压轮装置　　图4-2-31　上冲入模深度

也采用伺服驱动模式。当冲头的尺寸确定后，选择合适的上冲入模深度很重要，一方面便于压片时释放颗粒中的空气（俗称“排气”），防止发生裂片以获得合格的片剂硬度；另一方面可避开中模孔严重磨损的部位，更经济地利用磨具。

上冲入模深度的调整应按不同压片机的许用范围进行。若遇到细粉含量较高的物料或者易发生裂片时，可试着将上冲入模深度适当地调整得浅一点，譬如上冲入模深度可调整为 2mm 或 3mm，最浅应不超过 2mm（避免出现“泼粉”现象）。

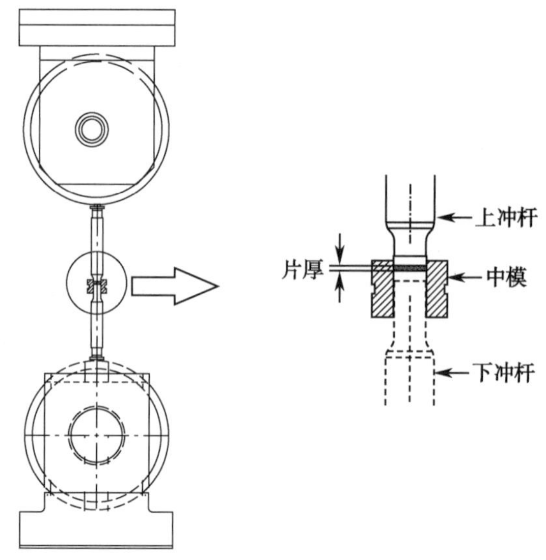

图 4-2-32　片厚

（2）片厚：通过调整下压轮的高度位置来改变上压轮与下压轮之间的相对距离，以获得预期的片厚（图 4-2-32）和压片力。当填充量一定时，片厚决定了压片力的大小，即片厚越薄压片力就越大，反之则小，可见，片厚与压片力呈反比关系。

下压轮调节机构分为手动和伺服电机驱动两种模式。所谓手动，即以人工操作手轮方式调节下压轮的高度来调整片厚，该操作模式不仅劳动强度高，数据显示不准确且无法实现自动记录。所谓伺服电机驱动，即通过人机界面分别输入片厚参数，使伺服电机按参数调节下压轮的高度来调整片厚，该操作模式准确性高，劳动强度低，易实现数据电子化，且可显示、可记录。

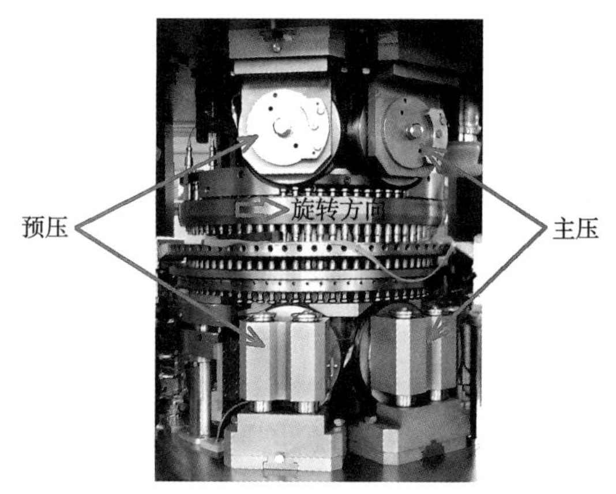

图 4-2-33　预压和主压

通常，预压片厚总是大于主压片厚的 30% ～ 40%，在使用中还需根据实际生产情况作出相应的调整。

（3）预压和主压：随着对片剂质量和产量的要求提高，有预压的压片机已成为市场的主流（图 4-2-33）。

1）预压：所谓预压即指片剂最终成形（即主压）之前的预成形，以便提前排出颗粒中的部分空气（俗称“排气”），使物料在主压时更具有可压性，降低主压后的片剂内应力，从而减少裂片等现象，改善片剂质量，同时可缩短主压时间，提高压片机的运行速度和工作效率。

预压片力通过调整预压片厚获得。为了确保片剂的质量，通常预压片力不宜过大，生产中应根据不同物料特性、转台转速以及片剂质量要求来设置适宜的预压片力。目前市面上压片机的最大预压片力和预压轮直径各有不同，譬如最大预压片力有 10kN、15kN、20kN、25kN、30kN 和 100kN 等，预压轮的直径有 50mm、80mm、100mm、150mm 和 250mm 等。而有的压片机为了提高预压片力，将预压片力与主压片力设计成一样的大小，譬如，预压和主压的压轮直径均已达到250mm，压片力均达到100kN，这对于可压性较差的中药而言，大压片力和大压轮的预压更有利于压制中药片剂。

2）主压：主压实现片剂的最终成形。从理论上讲，主压轮的直径越大越有利于缓慢排气，但受压片机的结构限制，主压轮的直径不可能无限大，通常主压轮的最大直径有250mm、280mm和300mm，足以满足压片的需求。根据不同压片机的结构，主压最大的压片力有60kN、80kN、100kN等，当压制可压性较好的物料时，主压片力一般为10～30kN，然而在压制某些可压性较差的物料时（尤其中药片剂），则需要较大或更大的主压片力，此种情形最好使用大压力的压片机，譬如最大主压片力达到100kN的压片机。需要注意的是，如果压片机长期处在大压力下运行，会对压片机的使用寿命造成危害，若有可能还得从处方工艺研究入手来改善物料的可压性，以此来降低主压片力。

另外，应根据不同物料特性、转台转速以及片剂质量要求来设置适宜的主压片力，尤其要注意的是保压时间受转台转速的影响较大，此时主压片力应根据转台转速实时做出适宜的调整，以弥补因转台速度快而引起保压时间的减少，譬如当转台转速增加时，可适当增加主压片力来弥补保压时间的不足；然而，若遇到可压性较差的物料时，就是增加主压片力也无济于事，相反还会引起裂片和松片，因此可适当降低转台转速来增加保压时间，或者从处方工艺研究入手来改善物料的可压性。

（4）压片力采样：有自动控制片重的压片机将应变式压力传感器分别置于其预压和主压装置中，压片时应变式压力传感器实时采集压片力信号，信号经放大和A/D转换后传输到电气控制系统，而脉冲信号对应的压片力信号为单个冲（即每个冲）压力信号最大值（图4-2-34），系统读取每个冲压力信号最大值并转化成算术平均值，然后与设置的参数值进行计算和比较，判断是否需要对填充量（即填充深度）作出调整，确保剂量的稳定。

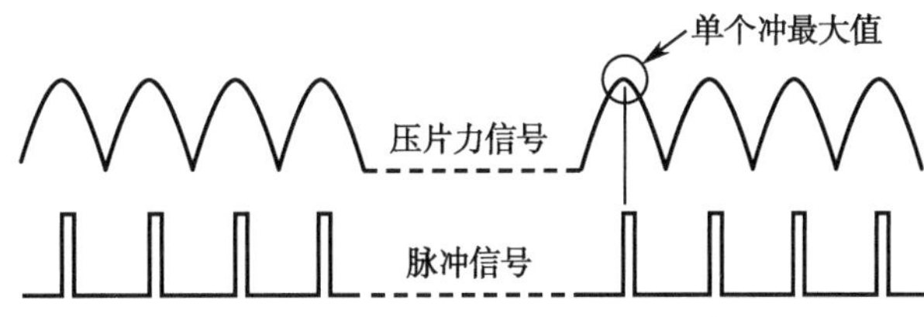

图4-2-34 压力采样信号

应变式压力传感器的精度是确保片重的关键指标，高性能的高速旋转式压片机通常要求其应变式压力传感器的响应频率≥1 000Hz，其线性误差≤1%。

（5）冲模超载保护：为了防止冲模压力超载，在压片机的主压装置中（有些还在预压装置中）设有冲模超载保护器，当压片力超过冲模最大压片力许用值时（见本章第三节），冲模超载保护器立即发出指令强制使压片机停机。随着技术的进步，冲模超载保护技术的发展经历了从弹簧超载保护、液压超载保护、应变式压力超载保护三个阶段，由于应变式压力超载保护技术响应快、精度高，当下在高性能、高速旋转式压片机上已得到广泛使用。

7．机架和传动装置 机架和传动装置是压片机的重要基本结构。为了符合GMP，传动装置通常置于压片机的底部，与压片室分开。压片机的传动装置一般由电动机、传动带、减速器和主轴所组成，电动机采用变频调速，实现转台速度的无级变速（图4-2-35）；当今有的国外压片机采用永磁同步扭矩电机直接驱动主轴的技术，减少了传送带和减速器等中间环节（图4-2-36）。

机架是压片机的“骨架”，它不仅承载各类部件，还要支撑起压片时所需的压片力，

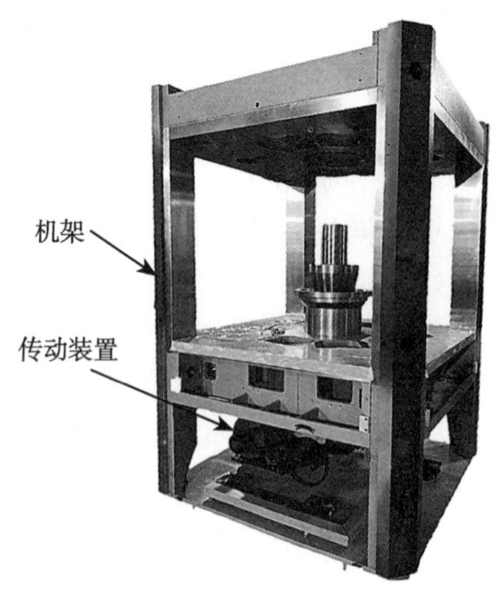

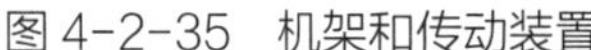
图 4-2-35　机架和传动装置

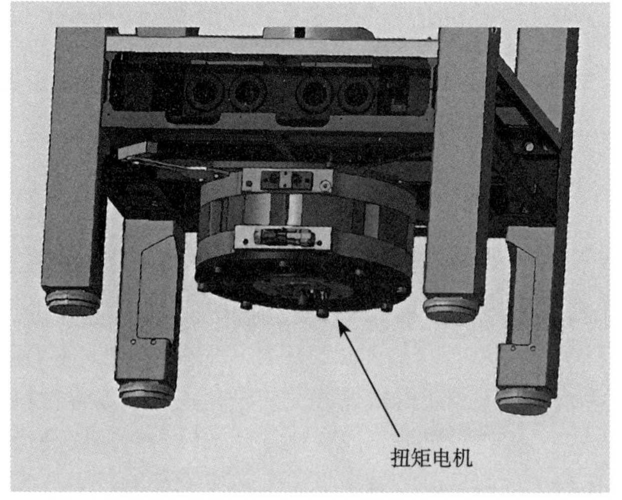

图 4-2-36　永磁同步扭矩电机直接驱动主轴的技术

因此，机架的强度和刚度对压片机尤为重要，倘若机架的强度和刚度不足，会发生：①压片时机架发生变形，压片力下降，影响片剂质量；②机器发生振动，影响片重，还会造成较大噪声。实践证明，压制中药片剂更需要高强度和高刚度的机架，这样才能满足中药片剂的特殊性。

8．冲杆防油防尘的密封结构　冲杆在转台上做上下运动，为了防止它们之间出现磨损或“咬死”现象，通常在转台冲杆孔内注入润滑油，或者在冲杆表面涂上润滑油。添加润滑油后虽然减少了冲杆与转台的磨损，却增加了药物和环境受到污染的风险，譬如上冲杆的渗油问题。因此，除了需要控制润滑油的注入量外，更重要的是冲杆必须有防油防尘的密封结构，在此重点介绍几种上冲杆常用的密封结构。

（1）如图 4-2-37a 所示，油封用于冲杆的密封，能阻止润滑油的泄漏。

（2）如图 4-2-37b 所示，一种安装在冲头上简易的集油 / 尘杯，能阻挡冲杆上的油污，或者避免黏附在冲杆上的粉尘掉落在产品中；此形式的集油 / 尘杯结构虽较为简单，但其安装孔必须与冲头直径相匹配，否则无法安装，所以，不同冲头需配置不同孔径的集油 / 尘杯。另外，为防止集油 / 尘杯脱落，上冲杆的冲头片形外侧面与冲头非工作面须形成台阶（即冲头非工作面的直径小于冲头片形外侧面）。

（3）如图 4-2-37c 所示，一种安装在冲杆上的集油 / 尘杯，能阻挡冲杆上的油污，或者避免黏附在冲杆上的粉尘掉落在产品中；此形式的集油 / 尘杯不用考虑冲头直径，互换性好，只需在冲杆上设计可安装集油 / 尘杯的凹槽。

（4）虽然集油 / 尘杯可阻挡冲杆上的油污，或者避免黏附在冲杆上的粉尘掉落在产品中，但有时因粉尘飞扬较严重（譬如物料中细粉较多或粉末直接压片），或者压片机高速运行下产生较多粉尘，集油 / 尘杯的作用会受到影响，对此情形可采用波纹套（图 4-2-37d），效果较为明显，缺点是使用成本较高。

9．电气控制系统　压片机电气控制系统是压片机的关键部分之一，主要对压片机的运行和生产过程进行实时控制和管理。一般来说，根据不同类型的压片机，电气控制系统

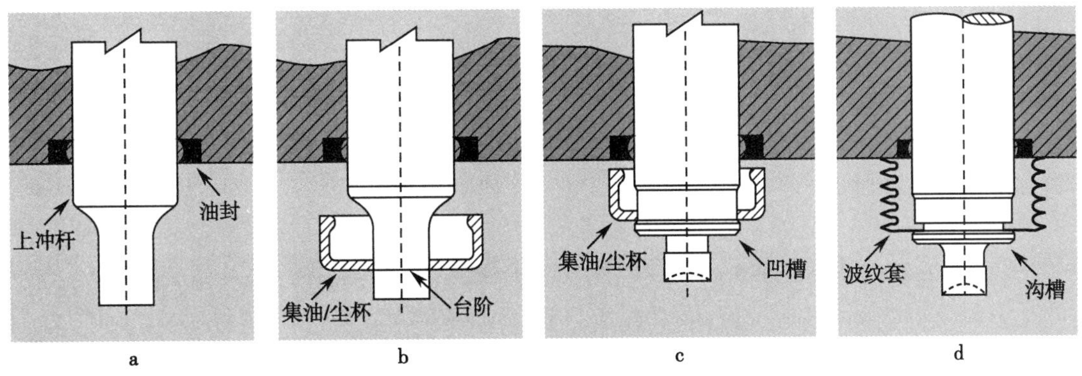

图 4-2-37 冲杆防油防尘的密封结构

可分为旋转式压片机电气控制系统和高速旋转式压片机电气控制系统，而高速旋转式压片机电气控制系统又可分为有手轮的电气控制系统和无手轮的电气控制系统两种。上述电气控制系统按其控制技术的难度，由低到高依次排序是：旋转式压片机电气控制系统、有手轮的高速旋转式压片机电气控制系统、无手轮的高速旋转式压片机电气控制系统。其中，对于无手轮的高速旋转式压片机，操作人员通过电气控制系统的"HMI+PLC"或工控机模式，不仅可以实现对填充深度和片厚、转台和加料器的运行速度、压力、采样、片重、废片的剔除、安全保护等工艺参数设置和实时控制，还具备读写和操控权限管理、工艺参数存储、生产数据采集和存储、备份还原、数据上传和保存时限、审计追踪等等功能，提升片剂质量和生产管理水平。

三、压片辅机

压片辅机包括除粉筛、上料机和除尘器等设备。

（一）除粉筛

除粉筛的主要作用是将黏附在片剂表面的粉末与片剂有效分离，提高片剂外观质量。生产时除粉筛置于压片机的出料口，可与压片机的出料口对接。除粉筛又分为滚筒式除粉筛和振动式除粉筛。

1．**滚筒式除粉筛**（图 4-2-38） 滚筒式除粉筛采用滚筒磨边和离心除粉的原理，以及压缩空气吹扫等方法，清除附着在片剂表面的粉末以及片剂边缘的毛边，使片剂表面光洁，边缘整齐。

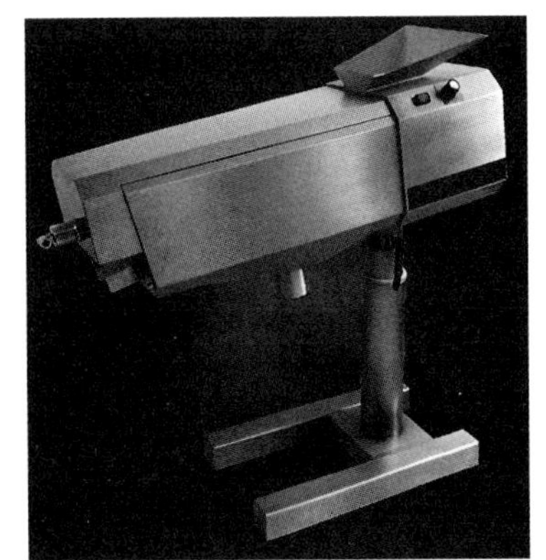

图 4-2-38 滚筒式除粉筛

2．**振动式除粉筛** 振动式除粉筛采用振动机构来清除附着在片剂表面的粉末以及片剂边缘的毛边，使片剂表面光洁。振动式除粉筛按片剂流动方向可分为下旋式振动除粉筛和上旋式振动除粉筛，执行 JB/T 20035—2013《除粉筛》行业标准。

（1）下旋式振动除粉筛（图 4-2-39）：即进料口在上，出料口则在下，片剂由上往下流动。

（2）上旋式振动除粉筛（图 4-2-40）：即进料口在下，出料口则在上，片剂自下而上流动，具备片剂除粉和提升的双重功能，其片剂除粉路径较长，除粉效果良好，出料口可与金属检测机连机。

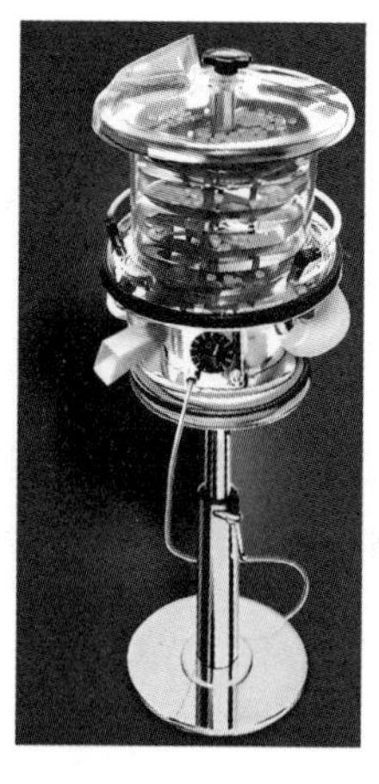

图 4-2-39 下旋式振动除粉筛

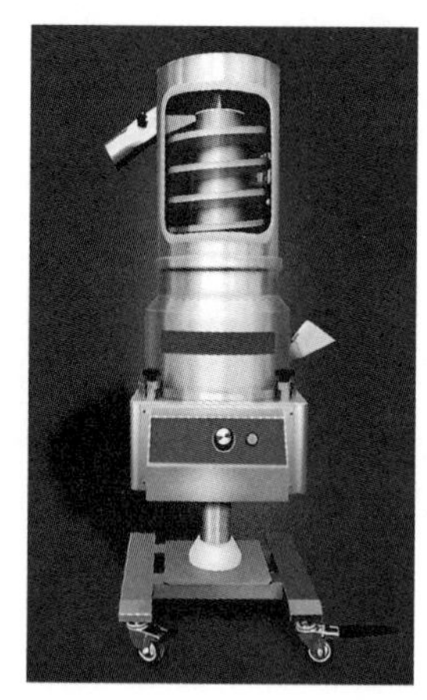

图 4-2-40 上旋式振动除粉筛

（二）上料机

上料机即为物料输送设备，其作用是将各种物料输送至压片机的料斗中。上料机可分为真空上料机、提升加料机和料斗提升机。

1. 真空上料机 真空上料机（图 4-2-41）采用负压气力输送技术，在负压气体作用下，将置于地面料桶中的物料提升并输送至压片机的料斗内。

真空上料机因体积小，安装和使用方便，受到药厂的青睐，尤其在一些老旧厂房改造时，由于车间层高受限，更能体现其优势。然而，真空上料机利用的是负压气力输送技术，在输送粗细不匀物料的过程中，物料中的细颗粒（即质量较轻的颗粒）在负压气体作用下往往“跑”得很快，“跑”在较粗颗粒的前面，而较粗颗粒（即质量较重的颗粒）“跑”得比较慢，落在细颗粒的后面，当进入压片机料斗后，粉料底部往往细颗粒居多，而大颗粒则“浮”在粉料的上面，引起粉料的偏析（即所谓的分层），易造成填充量不稳以及剂量不确定，影响片剂的重量和含量均匀度。

真空上料机的现行执行标准是 JB/T 20049—2014《药用真空上料机》。

2. 提升加料机与料斗提升机 相较于真空上料机，提升加料机和料斗提升机（图 4-2-42）发生粉料偏析（即所谓的分层）的概率较小，缺点是占地及占空间较大。其现行执行标准分别是 JB/T 20048—2020《提升加料机》和 JB/T 20134—2020《药用料斗提升机》。

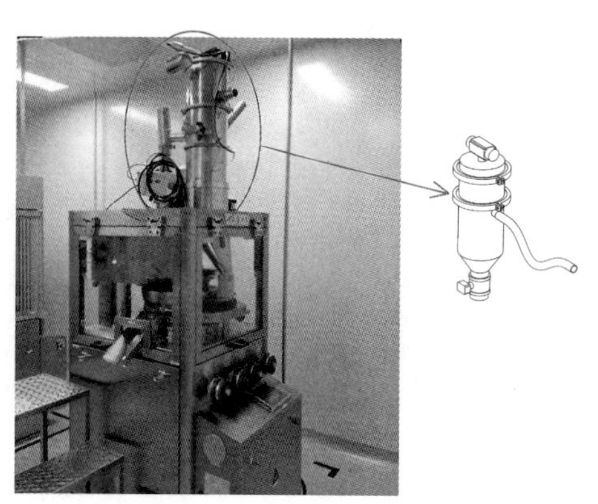

图 4-2-41 真空上料机

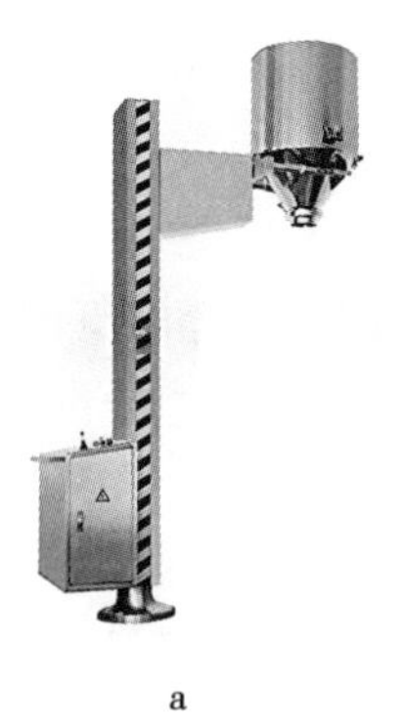

a

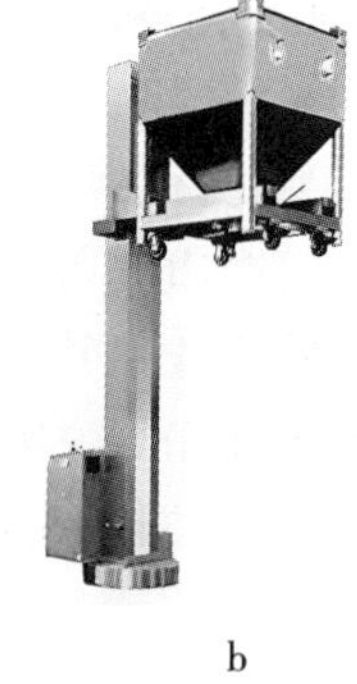

b

图 4-2-42 提升加料机和料斗提升机

a. 提升加料机；b. 料斗提升机。

（三）除尘器

除尘器（图 4-2-43）的作用是除去生产中压片室内飞扬的以及转台局部表面残留的粉末，防止粉末影响压片机的正常运。除尘器的规格应按压片机的机型及用途来选定，该机现行执行标准是 JB/T 20108—2007《药用脉冲式布袋除尘器》。

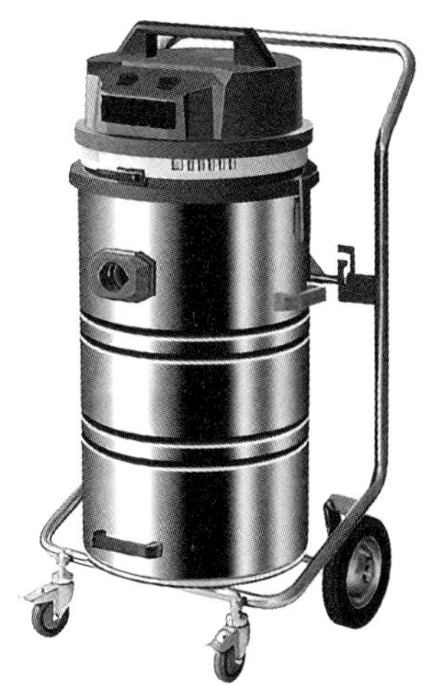

图 4-2-43　除尘器

第三节　冲　　模

冲模是上冲杆、下冲杆和中模的统称。

冲模的功能是生产出具有预先确定的物理特征（例如形状、厚度、重量和硬度）的片剂。为了达到该功能，中模孔内填充物料的深度由下冲杆的位置来决定，即下冲杆的位置决定了每片片剂所用的粉料量。当上冲杆的冲头插入中模孔后，通过上、下压轮对冲杆的冲尾施加压力，将物料压制成片剂：①片剂形状由中模孔和冲头片形面的形状所决定；②当上、下冲杆工作长度确定后，片剂的厚度由上、下主压轮之间距离所决定；③片剂硬度由压轮施加给冲尾的压片力大小所决定，当物料填充量确定后，片剂厚度又决定了压片力大小；④片剂的重量则由压制前装入中模孔内的粉料量决定，而下冲杆的位置又决定了每片片剂所用的粉料量。

事实上，要生产所需数量和质量的片剂，正确的冲模采购、检验和维护保养等过程更加重要，因此，片剂生产厂应当为这些过程建立标准操作规范（SOP）。

一、冲模术语

冲模术语如图 4-3-1 所示。

二、与冲模有关的标准

我国现行的冲模标准有 JB/T 20022—2017《ZP 系列压片机药片冲模》、GB/T 36032—2018《压片冲模 冲杆与中模》、JB/T 20080—2019《 T 系列压片冲模》和 GB/T 36033—2018《压片冲模 检测》4 项标准。除了 GB/T 36033—2018 标准外，前 3 项标准的主要差别在于冲身直径、冲杆总长度、冲尾形状、冲尾直径、冲尾内锥面斜角、冲尾外球面、冲尾厚度、中模外径、中模高度和中模凹槽等方面，而且这 3 项标准的技术规范有所不同，最重要的是，这 3 项标准的冲模互不兼容，即在同一台压片机上不可互换，因此，在采购压片机前应确定冲模采用的标准，而且只允许选定其中一项冲模标准。

1．4 项冲模标准的说明

（1）JB/T 20022—2017《ZP 系列压片机药片冲模》：该行业标准仅适用于某些 ZP 型旋转式压片机的冲模。

（2）GB/T 36032—2018《压片冲模 冲杆与中模》：该国家标准等同采用 ISO 18084:2011

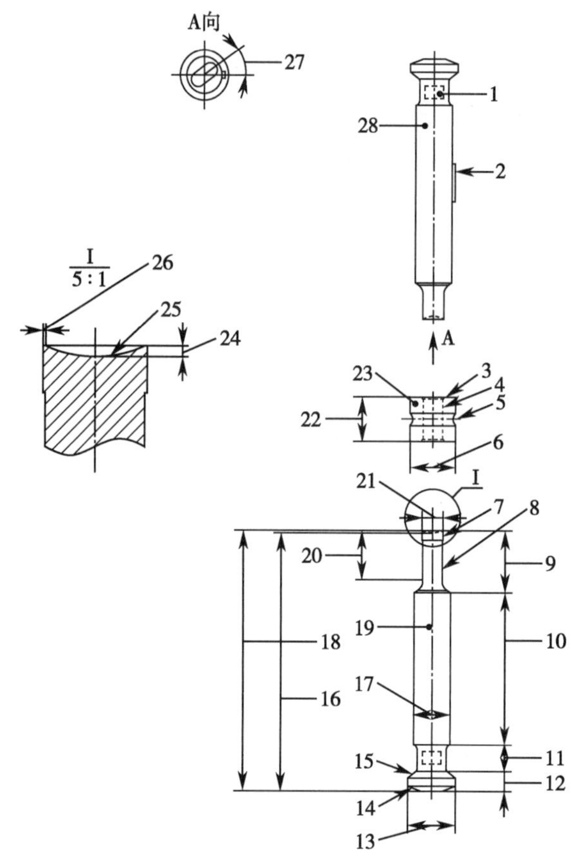

1．标记；
2．导向键；
3．中模端面；
4．中模孔；
5．中模凹槽；
6．中模外径；
7．片形外侧面；
8．冲头非工作面；
9．冲头；
10．冲身；
11．冲尾颈部；
12．冲尾；
13．冲尾直径；
14．冲尾外球面；
15．冲尾内锥面；
16．冲杆工作长度；
17．冲身直径；
18．冲杆总长度；
19．下冲杆；
20．冲头工作长度；
21．冲头直径；
22．中模高度；
23．中模；
24．片形深度；
25．片形面；
26．片形界面；
27．导向键定位角；
28．上冲杆。

图 4-3-1 冲模术语

《压片冲模 冲杆与中模》，但它又不同于欧洲冲模标准。

（3）JB/T 20080—2019《T 系列压片冲模》：该行业标准等同采用美国药学协会 TSM 标准（第七版），但与原先的美国药学协会 IPT 标准略有不同。

（4）GB/T 36033—2018《压片冲模 检测》：该国家标准统一和规定了冲模检测的方法。

2．冲模标准化的益处 冲模标准化给生产工艺、质量、经济效益等方面带来的益处显而易见：①可实现冲模质量的一致性；②冲模生产厂通过生产设备和生产工艺的标准化，实现更经济的生产；③冲模生产厂通过建立标准尺寸的圆形冲模库存，实现快速供货，而片剂生产厂亦可减少圆形冲模的库存，节约资源；④片剂生产厂可从不同的冲模生产厂采购冲模，实现采购渠道多样性；⑤使用标准的检测仪器和统一的检验方法进行冲模检测，确保检测数据的正确性。

3．不符合标准的冲模所引起的问题 使用不符合标准的冲模不仅会影响片剂质量、压片机性能以及片剂生产效率，还会降低冲模的使用寿命，影响机械的有效运行，给冲模和压片机造成严重损坏。

三、冲模的尺寸与粗糙度

执行标准不同，冲模的尺寸也不同，各标准的冲模尺寸和粗糙度介绍如下。

（一）JB/T 20022—2017 ZP 系列冲模

JB/T 20022—2017《ZP 系列压片机药片冲模》仅适用于某些 ZP 型旋转式压片机，其规定了上冲杆、下冲杆、中模的尺寸与粗糙度。

（1）上冲杆：该标准规定的上冲杆的尺寸与粗糙度如图 4-3-2 所示。

（2）下冲杆：该标准规定的下冲杆的尺寸和粗糙度如图 4-3-3 所示。

单位：mm

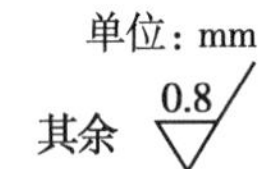

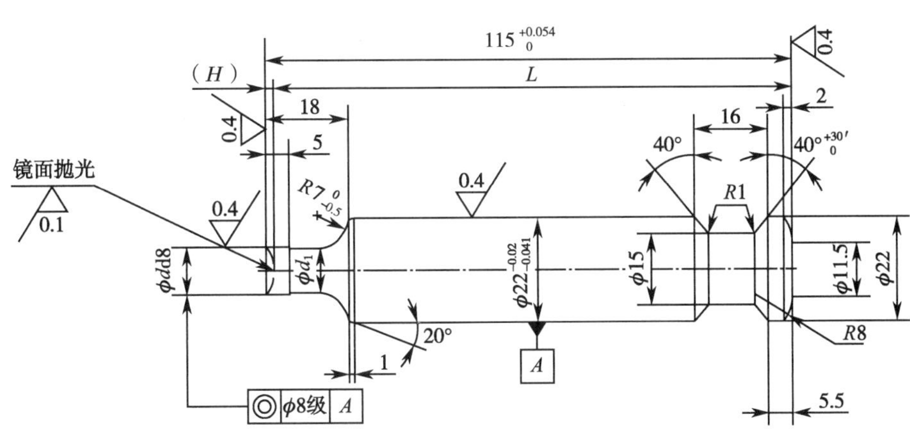

图 4-3-2 JB/T 20022—2017 规定的上冲杆

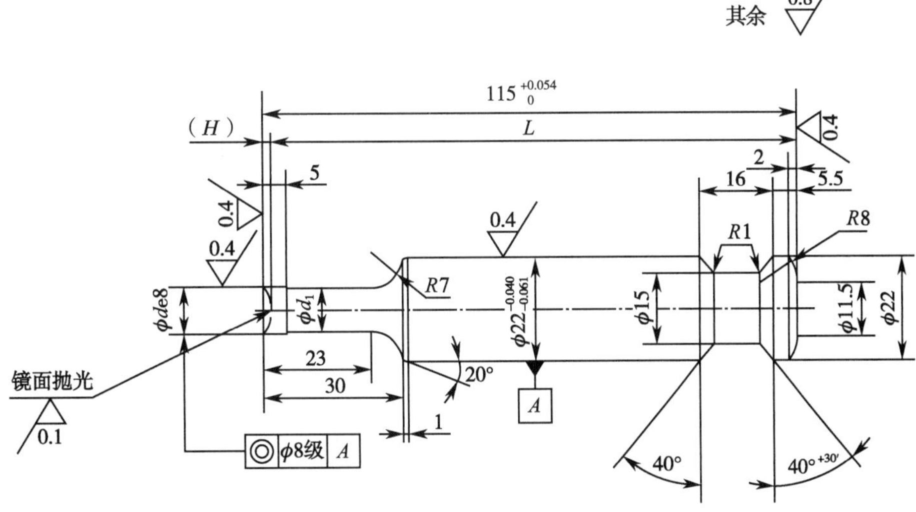

图 4-3-3 JB/T 20022—2017 规定的下冲杆

（3）中模：该标准规定的中模的尺寸与粗糙度如图 4-3-4 所示。

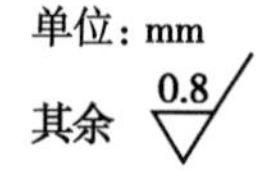

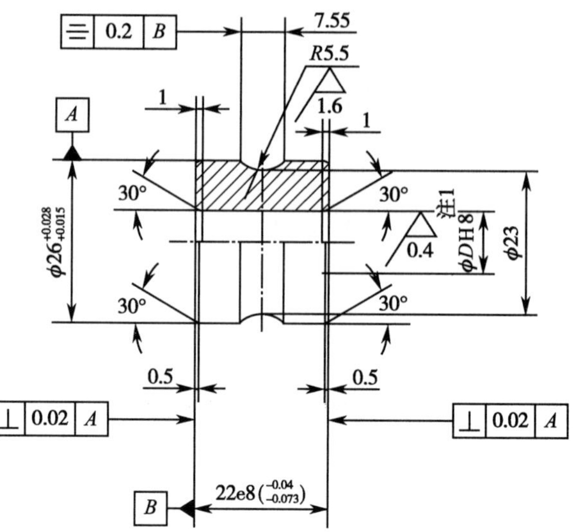

图 4-3-4 JB/T 20022—2017 规定的中模

（二）GB/T 36032—2018 冲模

GB/T 36032—2018《压片冲模 冲杆与中模》规定了冲杆和中模的尺寸与粗糙度。

（1）冲杆：该标准冲杆又分为上冲杆和下冲杆。

1）上冲杆：分为 B 型上冲杆和 D 型上冲杆，其尺寸与粗糙度见图 4-3-5 和表 4-3-1。

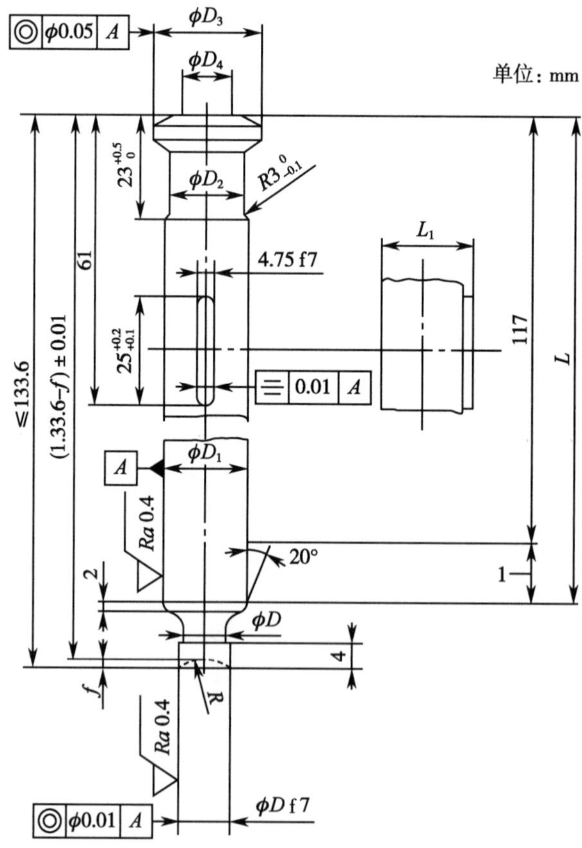

图 4-3-5 JB/T 36032—2018 规定的上冲杆

表 4-3-1　JB/T 36032—2018 规定的上冲杆部分尺寸 /mm

冲杆型式	D_1	D_2	D_3	D_4	L_1
	h6	0～0.1	0～0.1	±0.2	0～0.2
B 型	19.00	15.80	25.27	9.60	20.70
D 型	25.35	22.00	31.60	16.00	27.00

2）下冲杆：分为 B 型下冲杆和 D 型下冲杆，其尺寸与粗糙度见图 4-3-6 和表 4-3-2。

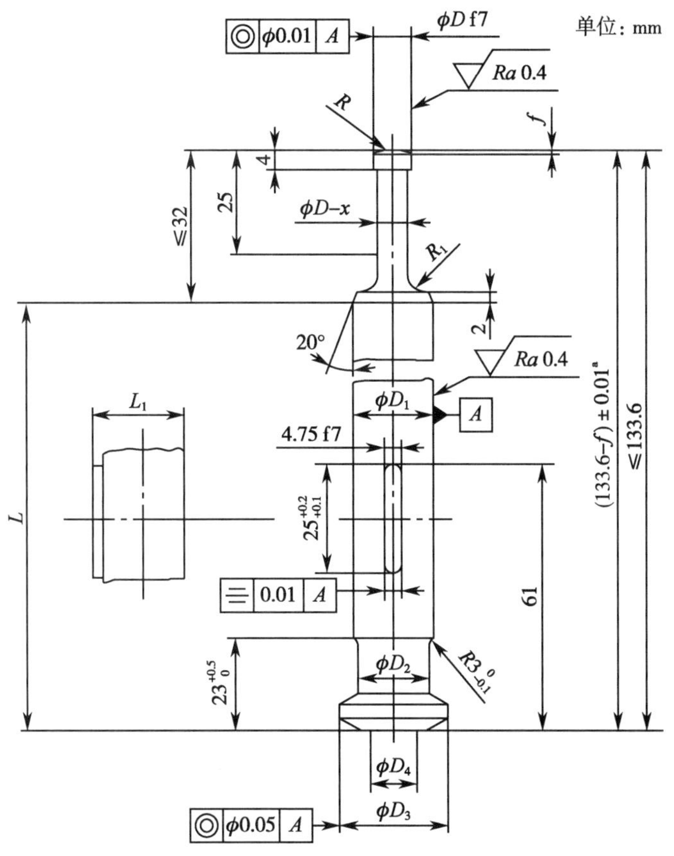

图 4-3-6　JB/T 36032—2018 规定的下冲杆

表 4-3-2　JB/T 36032—2018 规定的下冲杆部分尺寸 /mm

冲杆型式	D_1	D_2	D_3	D_4	L_1
	h6	0～0.1	0～0.1	±0.2	0～0.2
B 型	19.00	15.80	25.27	9.60	20.70
D 型	25.35	22.00	31.60	16.00	27.00

（2）中模：分为 D 型、B 型、BB 型等，其尺寸与粗糙度见图 4-3-7 和表 4-3-3。

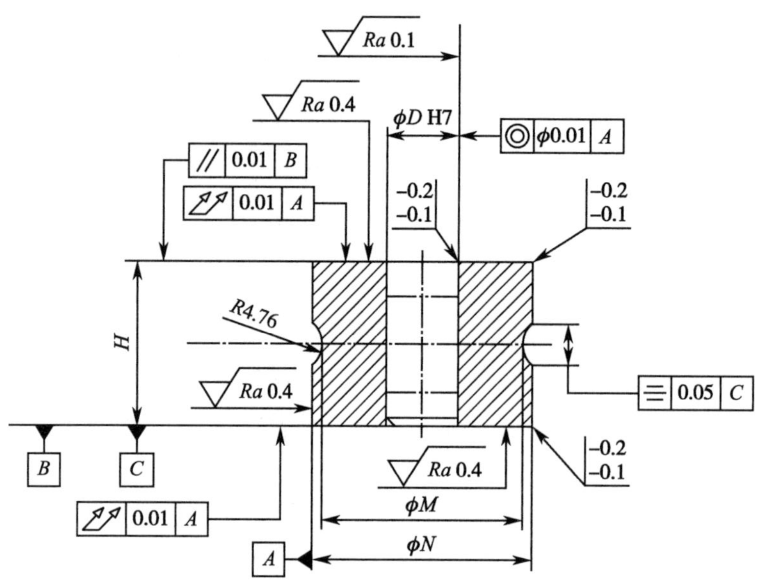

图 4-3-7　JB/T 36032—2018 规定的中模

表 4-3-3　JB/T 36032—2018 规定的中模尺寸 /mm

中模型式	N h6	M ±0.1	H h6
BB 型	24.00	21.50	22.22
B 型	30.16	27.80	22.22
D 型	38.10	35.70	23.81

（三）JB/T 20080—2019 T 系列冲模

JB/T 20080—2019《T 系列压片冲模》规定了冲杆和中模的尺寸。

（1）冲杆：该标准规定的冲杆分为 B 型和 D 型两种型式。

1）B 型冲杆：分为 B 型上冲杆和 B 型下冲杆，其尺寸与粗糙度如图 4-3-8 和图 4-3-9 所示。

2）D 型冲杆：分为 D 型上冲杆和 D 型下冲杆，其尺寸与粗糙度如图 4-3-10 和图 4-3-11 所示。

（2）中模：分为 BB 型、B 型和 D 型等，其尺寸与粗糙度如图 4-3-12、图 4-3-13 和图 4-3-14 所示。

（四）GB/T 36032—2018 与 JB/T 20080—2019 中的各型冲模组合

虽然 GB/T 36032—2018 与 JB/T 2008—2019 中规定的冲模尺寸及粗糙度有所不同，但它们在冲模型式组合上还是有着共同点，譬如这两个标准都有 B 型和 D 型冲杆、BB 型和 B 型以及 D 型中模等，它们的各型冲模组合如图 4-3-15 所示。

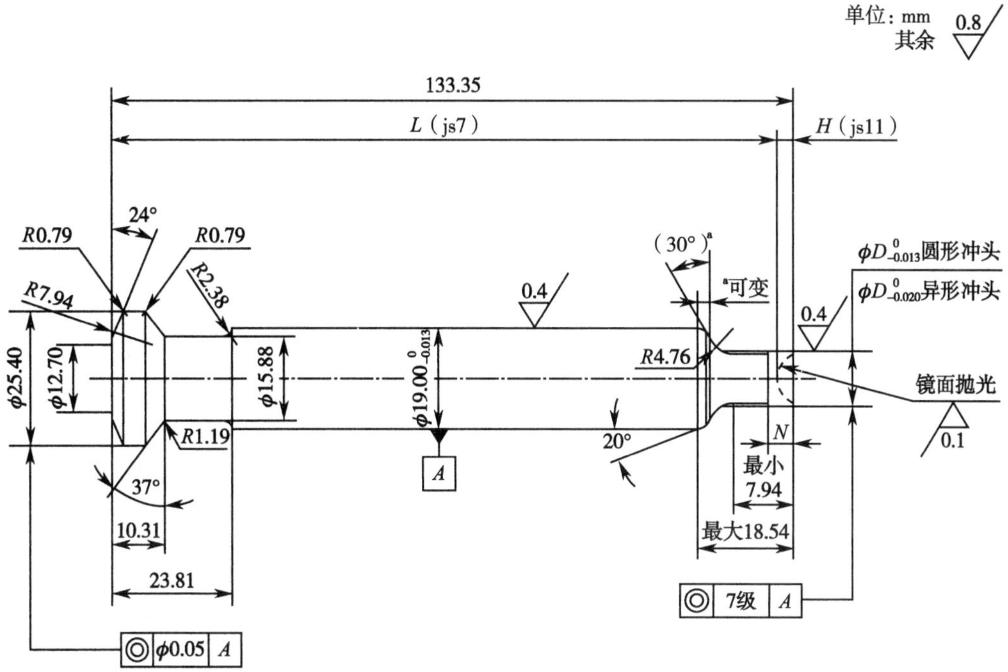

图 4-3-8　JB/T 20080—2019 规定的 B 型上冲杆

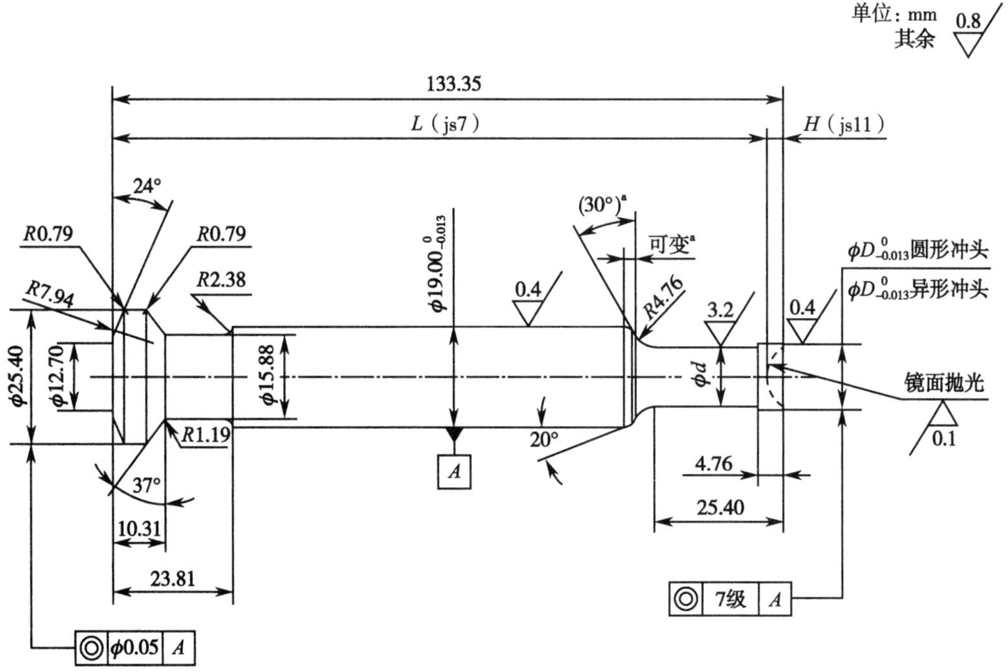

图 4-3-9　JB/T 20080—2019 规定的 B 型下冲杆

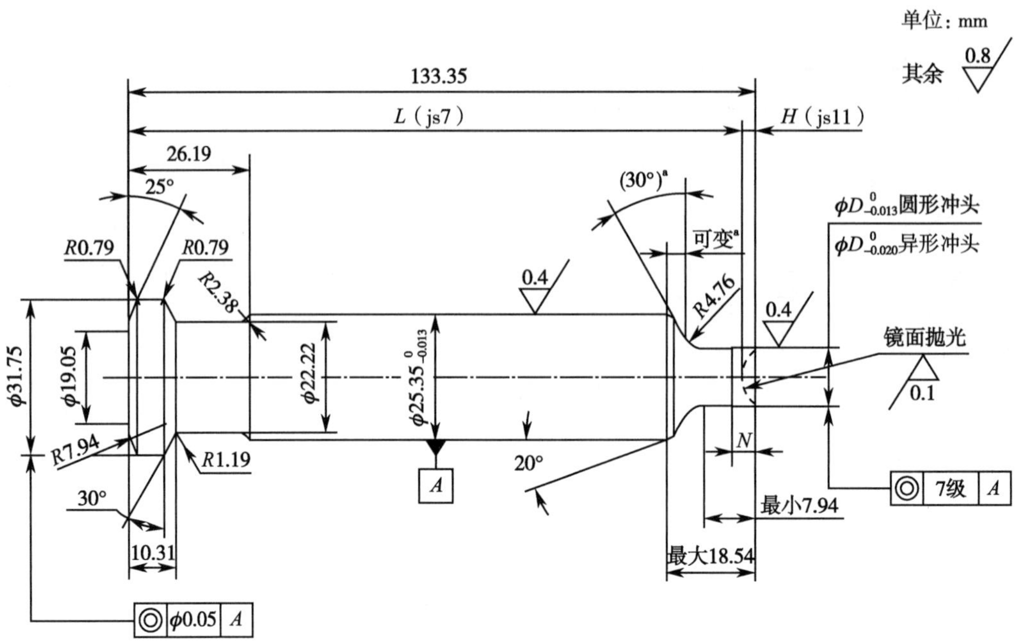

图 4-3-10　JB/T 20080—2019 规定的 D 型上冲杆

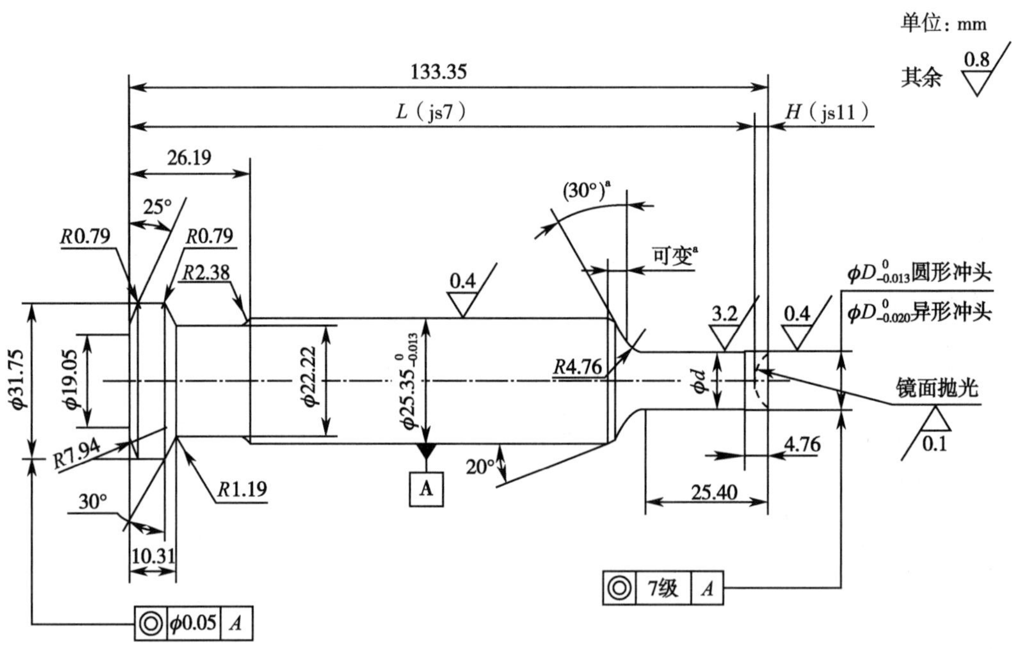

图 4-3-11　JB/T 20080—2019 规定的 D 型下冲杆

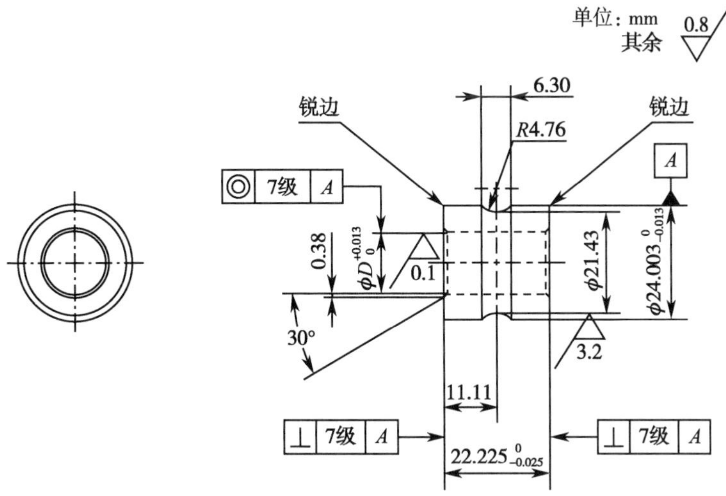

图 4-3-12　JB/T 20080—2019 规定的 BB 型中模

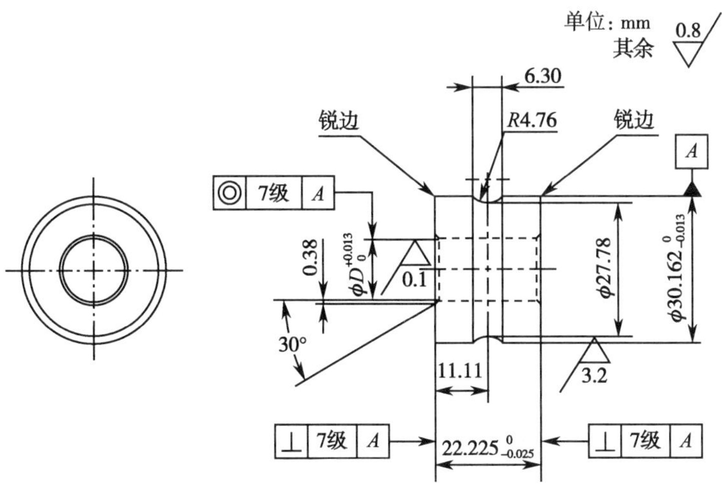

图 4-3-13　JB/T 20080—2019 规定的 B 型中模

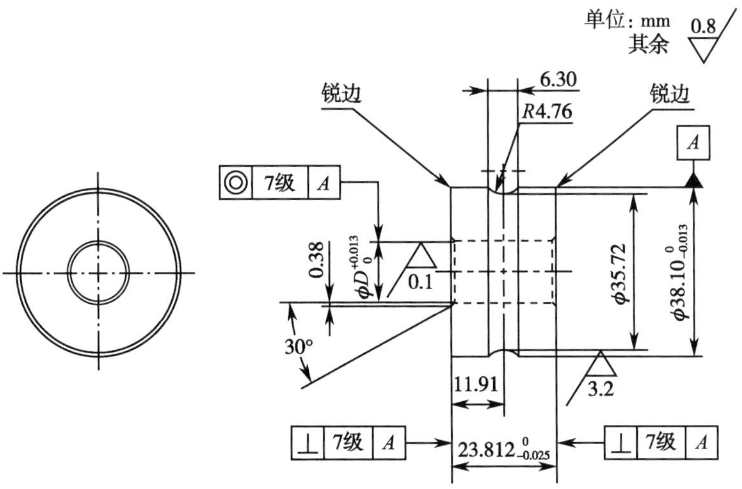

图 4-3-14　JB/T 20080—2019 规定的 D 型中模

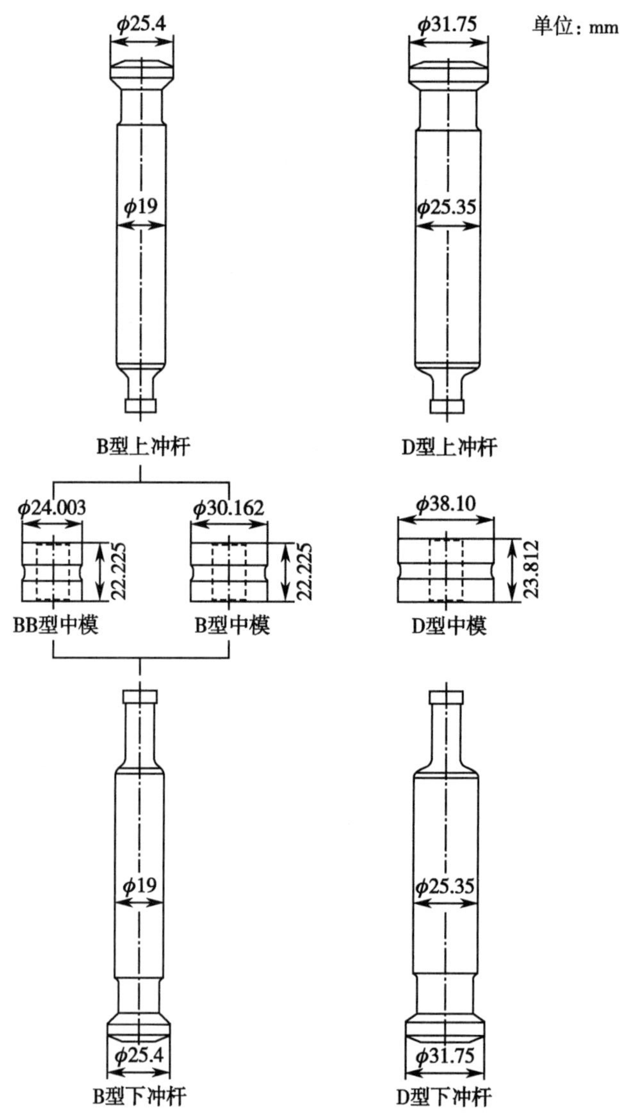

图 4-3-15　GB/T 36032—2018 和 JB/T 20080—2019 中的各型冲模组合

（五）与转台转向及片形相关的有键冲杆定位夹角

压制异形片需采用有键冲杆，有键冲杆定位夹角与压片机的拦片条（又称刮片条）的拦片轨迹、片形及转台旋转方向有关（图 4-3-16），而不同厂家生产的压片机的拦片条、转台型式以及转台旋转方向不尽相同，因此，选什么样的导向键定位角，需向压片机生产厂咨询。

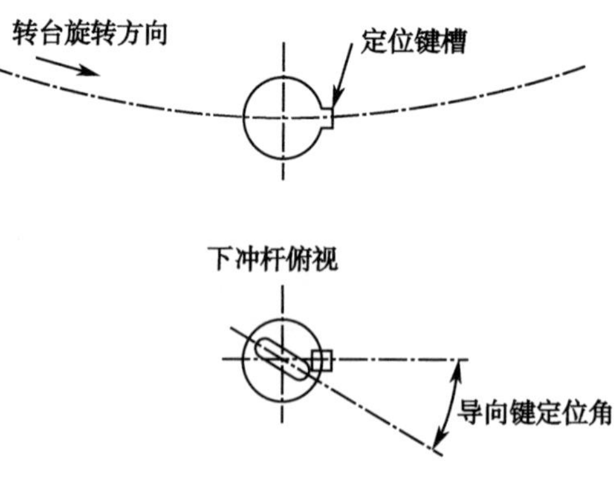

图 4-3-16　与转台转向及片形相关的有键冲杆定位夹角

四、冲模规格的选用

冲模的规格大小决定了最大片径（图4-3-17）及最大填充深度（图4-3-18），应按片剂生产的需求以及遵循相关的冲模标准来选用适宜的冲模规格。

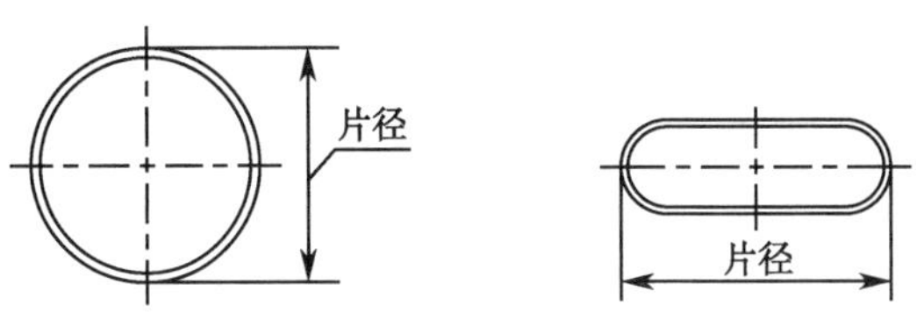

图4-3-17　片径

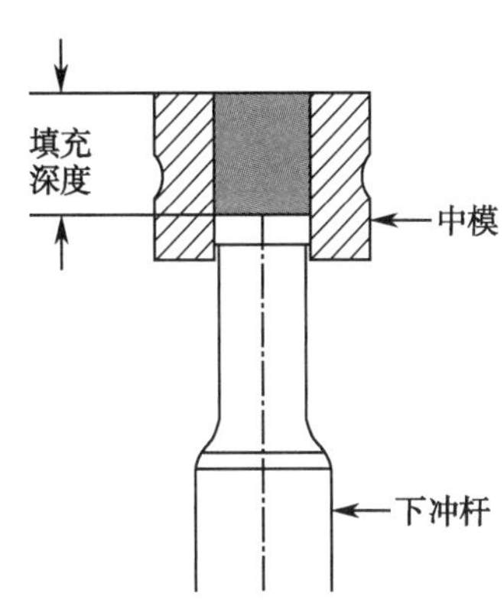

图4-3-18　填充深度

必须注意，JB/T 20022—2017《ZP系列压片机药片冲模》、GB/T 36032—2018《压片冲模 冲杆与中模》和JB/T 20080—2019《T系列压片冲模》3项标准的冲模是互不兼容的，即在同一台压片机上不可互换，在采购压片机前应确定冲模采用的标准，而且只允许选定其中1项冲模标准。

1．JB/T 20022—2017的冲模　由图4-3-4可见，该标准的中模外径为26mm，高度为22mm，常用于某些ZP型旋转式压片机。该型压片机只可允许压制最大片径为13mm和最大填充深度为15mm的片剂。

2．GB/T 36032—2018的冲模　该标准将冲模分为“BB型中模+B型冲杆”“B型中模+B型冲杆”“D型中模+D型冲杆”三种型式的组合（图4-3-15）。片剂大小由冲杆和中模的型式决定。

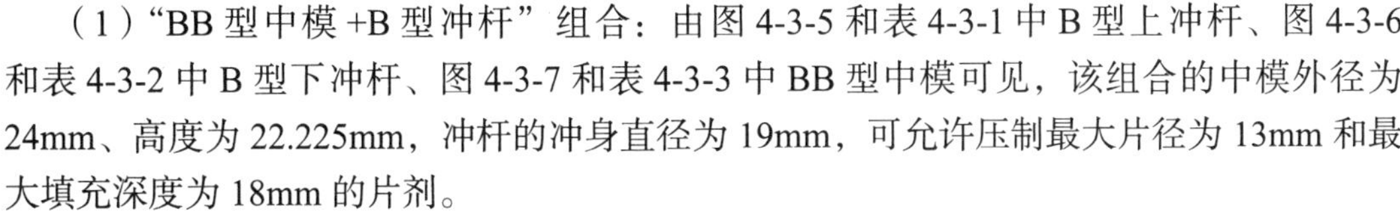

（1）“BB型中模+B型冲杆”组合：由图4-3-5和表4-3-1中B型上冲杆、图4-3-6和表4-3-2中B型下冲杆、图4-3-7和表4-3-3中BB型中模可见，该组合的中模外径为24mm、高度为22.225mm，冲杆的冲身直径为19mm，可允许压制最大片径为13mm和最大填充深度为18mm的片剂。

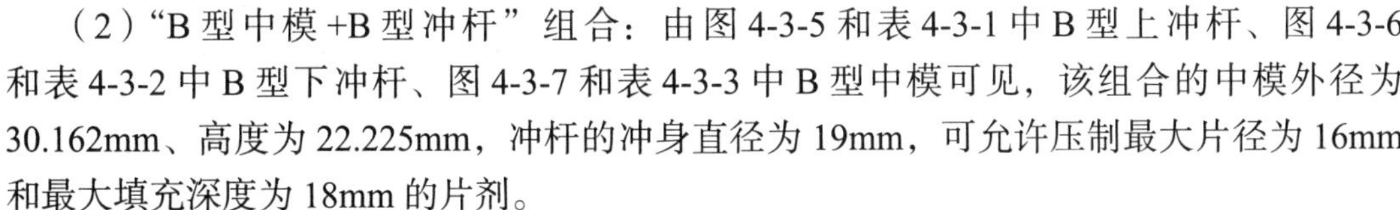

（2）“B型中模+B型冲杆”组合：由图4-3-5和表4-3-1中B型上冲杆、图4-3-6和表4-3-2中B型下冲杆、图4-3-7和表4-3-3中B型中模可见，该组合的中模外径为30.162mm、高度为22.225mm，冲杆的冲身直径为19mm，可允许压制最大片径为16mm和最大填充深度为18mm的片剂。

（3）“D型中模+D型冲杆”组合：由图4-3-5、表4-3-1中D型上冲杆、图4-3-6和表4-3-2中D型下冲杆、图4-3-7和表4-3-3中D型中模可见，该组合的中模外径为38.1mm、高度为23.812mm，冲杆的冲身直径为25.35mm，可允许压制最大片径为25mm和最大填充深度为18mm的片剂。

3．JB/T 20080—2019的冲模　该标准将冲模分为“BB型中模+B型冲杆”“B型中模+B型冲杆”“D型中模+D型冲杆”三种型式的组合（图4-3-15）。片剂大小由冲杆和中模的型式决定。

（1）“BB型中模+B型冲杆”组合：由图4-3-8、图4-3-9、图4-3-12可见，该组合的中模外径为24mm、高度为22.225mm，冲杆的冲身直径为19mm，可允许压制最大片径为13mm和最大填充深度为18mm的片剂。

（2）“B 型中模 +B 型冲杆”组合：由图 4-3-8、图 4-3-9、图 4-3-13 可见，该组合的中模外径为 30.162mm、高度为 22.225mm，冲杆的冲身直径为 19mm，可允许压制最大片径为 16mm 和最大填充深度为 18mm 的片剂。

（3）“D 型中模 +D 型冲杆”组合：由图 4-3-10、图 4-3-11、图 4-3-14 可见，该组合的中模外径为 38.1mm、高度为 23.812mm，冲杆的冲身直径为 25.35mm，可允许压制最大片径为 25mm 和最填充深度为 18mm 的片剂。

五、冲模对片剂生产的影响

合格的冲模尺寸和公差以及合理的片剂字体，是确保片剂良好生产和压片机正常运行的关键，为此，需要正确认识冲模尺寸和公差的控制以及片剂字体的设计，以便减少冲模尺寸和片剂字体对片剂生产的影响。

（一）冲模尺寸

1．冲杆的片形深度、工作长度和总长度　冲杆的总长度、片形深度和工作长度是冲模非常关键的尺寸（图 4-3-19），与最终片厚、片重和硬度等有直接关系。

（1）总长度：即从冲尾端面至冲头片形界面的长度尺寸（图 4-3-19）。冲杆的总长度包括片形深度（除平面冲头外）和工作长度两个尺寸，其中工作长度尺寸公差一般为 ±0.02mm，而不同深度的片形公差分别为 ±0.030mm、±0.037mm、±0.045mm。将工作长度和片形深度这两个公差组合，所产生的总长度的偏差分别是 ±0.050mm、±0.057mm、±0.065mm，但是，总长度是参考尺寸和辅助信息，并不约束生产或检验工作，因此没有公差的规定。

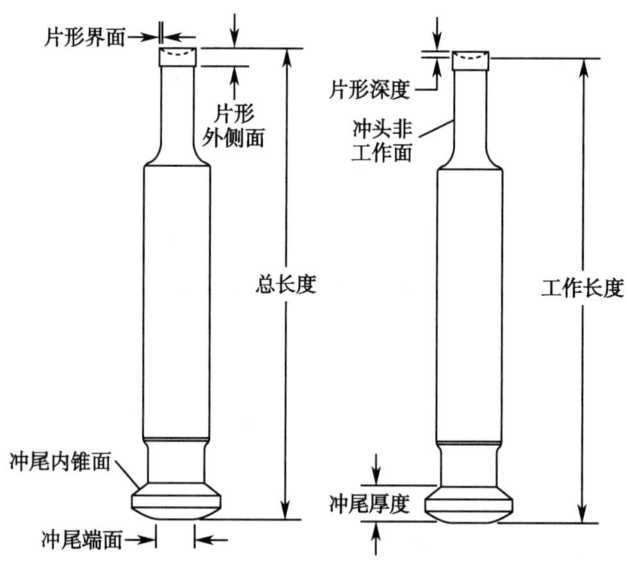

图 4-3-19　片形深度、工作长度和总长度

（2）片形深度：即从冲头片形界面至片形面最低点的深度尺寸（图 4-3-19），不包括片形面内凸出或凹陷的标识。尽管冲杆片形深度与片厚无关，但为了保持片剂的整体一致性，还是要确定片形深度是否在规定的公差范围内，因此，片形深度尺寸也应作为单独检验指标。

（3）工作长度：即从冲头片形面最低点至冲尾端面的长度尺寸（图 4-3-19）。上冲杆和下冲杆的工作长度与片剂厚度和重量有着十分密切的关系。

冲杆的片形深度和工作长度的准确性，将确保整套上冲杆和下冲杆的一致性。在这两个尺寸中最关键的是冲杆工作长度，其中，下冲杆工作长度的不一致直接影响片重差异，其在公差范围的偏差对片重的影响，对于较大片径的片剂重量可小至 1%，而对于较小片径的片剂重量则要大于 2% 或以上。

一旦压片机的片厚参数确定后，冲杆工作长度的不一致还会造成片厚的差异。对于自动控制片重的压片机，其电子片重监控装置（如通过压力采样类）受到冲杆工作长度不一致的影响更加明显，极易受到干扰以至于影响片重的自动控制。

另外，在冲模的生命周期中，常常需要修整冲尾端面，这会使修整后的冲杆工作长度与最初值发生变化，为此，除了必须改变出片凸轮高度外，还要将压片机上全套冲模的工作长度均控制在相同的公差范围内，即保持工作长度的一致，这样才不会对片重和片厚造成影响。

需要注意的是查验冲模时，冲杆工作长度应作为单独检验指标进行查验，而不是分别测得冲杆总长度和片形深度后将两者相减以求得工作长度。此外，应查验同一台压片机上所有的上冲杆或下冲杆的工作长度一致性，且必须将上冲杆和下冲杆分开查验。倘若所有的上冲杆或下冲杆均在所要求的公差范围内，则片剂的片厚、硬度和片重就能得以保证。

2．冲尾厚度　即沿着压片机轨道运动的冲杆末端（图 4-3-19）。压片机运行时，下冲杆的冲尾厚度一致性对于保持片重一致性至关重要，倘若下冲杆的冲尾厚度过薄而造成与轨道配合间隙过大，或者冲尾厚薄不一致时（图 4-3-20），极易在填充和定量区域发生下冲杆被向上抛起而引起片重不合格的风险。此外，下冲杆被向上抛起还会影响正常出片。

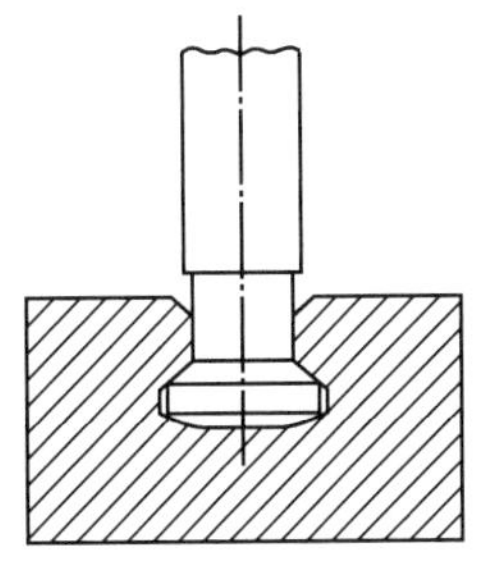

图 4-3-20　冲尾与轨道

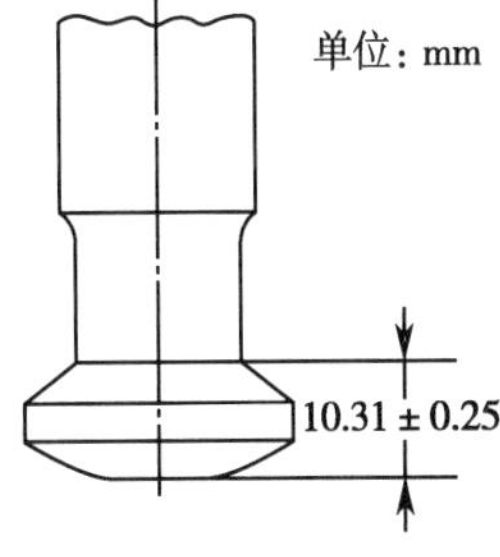

图 4-3-21　冲尾厚度尺寸

尽管冲尾厚度的公差为 ±0.25mm（图 4-3-21），但刚交货的新模具中该偏差通常比规定的公差要小得多。需要指出的是冲尾内锥面斜角（图 4-3-19）也是经常修整的部位，当修整冲尾时，要确保整套冲杆（即在同一台压片机上的所有冲杆）的冲尾厚度和冲尾内锥面斜角的一致性。

3．冲尾端面直径　冲尾端面（图 4-3-19）是承受压轮的全部压力的部位。冲尾端面直径和压片机转台速度决定了片剂承受最大压力的时间量，最大压力时间量通常称为保压时间，直接影响片剂的硬度。冲尾端面也是经常修整的部位，修整时应注意整套冲尾厚度的一致性。

4．片形外侧面　即冲头片形界面至冲头非工作面之间的长度（图 4-3-19）。片形外侧面是下冲杆的标准结构，有时也用于上冲杆（譬如为了安装在冲头上的集油 / 尘杯）。当下冲杆将冲头插入中模孔内，片形外侧面与中模孔紧紧贴合，防止细小颗粒从中模孔溢出。

5．冲头非工作面　即冲头与中模孔不发生接触的区域（图 4-3-19）。冲头非工作面直径小于冲头直径，为“凹陷”结构，既减少冲头与中模孔的接触面，减少冲头在中模孔中被粘住的可能，又便于冲头在中模孔中上下移动。此外，冲头非工作面与片形外侧面相交处能形成台阶和锐角结构，随着下冲杆冲头在中模孔中上下移动，该锐角可以刮掉中模孔壁上的粉末膜层，起清洁中模孔的作用。有些上冲杆为了便于安装集尘环，也增加了冲头非工作面（图 4-2-37b）。

（二）片剂字体

1．非包衣片与包衣片的字体　非包衣片（即素片）经薄膜包衣后成为包衣片，因此，非包衣片字体的技术指标与薄膜包衣片是不同的。

（1）非包衣片字体的技术指标（图 4-3-22）：由于对非包衣片字体的技术指标限制较少，因此字体可以较复杂些。非包衣片字体的技术指标为：①笔画宽度为字体高度的 18% ～ 20%；②笔画深度为笔画宽度的 50%，或不小于 0.076mm。

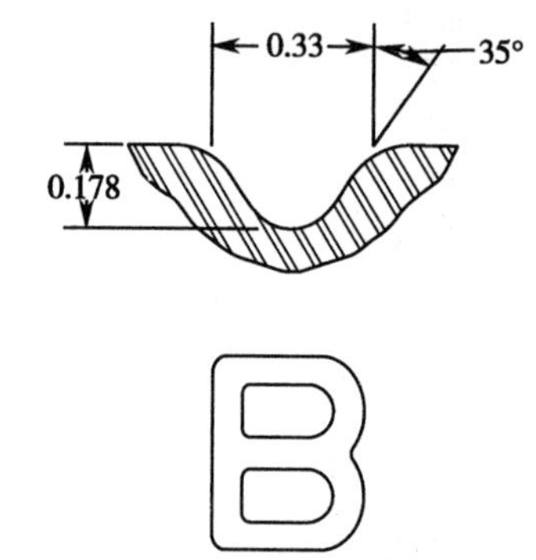

图 4-3-22　非包衣片字体的技术指标

（2）薄膜包衣片字体的技术指标（图 4-3-23）：薄膜包衣将影响片剂的字体、笔画和字体的复杂性，由于薄膜包衣依附在片剂表面，包衣层消耗了笔画宽度和深度，降低了字体的清晰度，可见，包衣后片剂字体的清晰度会受到字体设计以及包衣膜的类型和用量等影响。

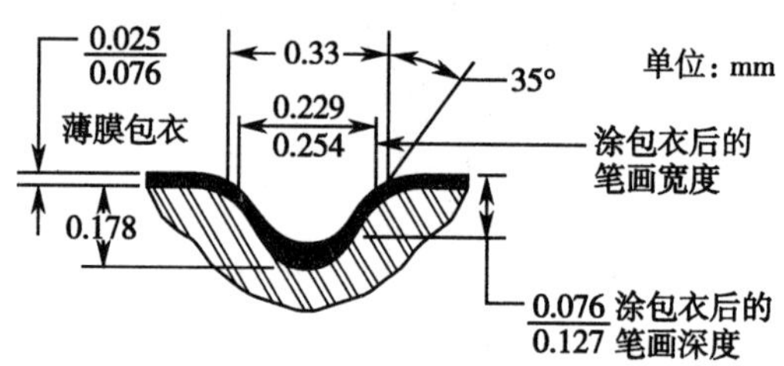

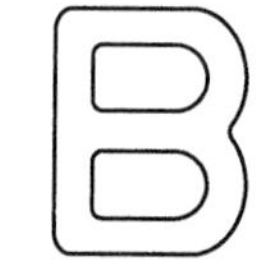

图 4-3-23　包衣后字体清晰度受到影响

对于薄膜包衣片，以下的技术指标可以提高字体的清晰度（图 4-3-24）：①建议笔画宽度等于字体高度的 22% ～ 24%，笔画深度不小于 0.178mm，除非能证明较浅的笔画深度曾经有效地用于薄膜包衣片生产外；②建议笔画角度可在 35° ～ 45° 变化，以 35° 笔画角度和笔画底部 0.127 ～ 0.178mm 的平面宽度为最佳。

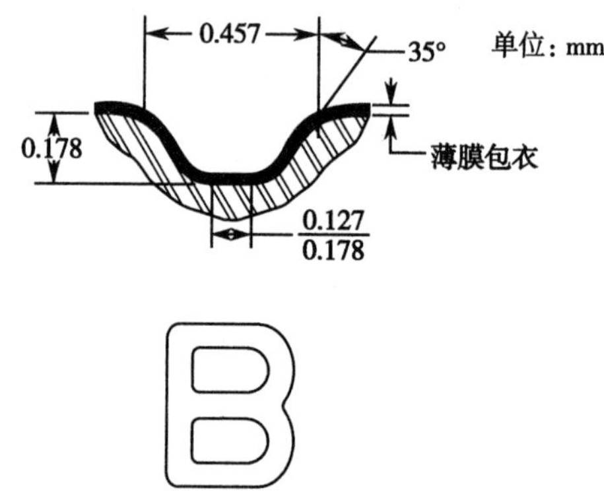

图 4-3-24　改良后的包衣片字体

2．防字体剥落　字体剥落又称黏冲，压片时发生片剂片形面上字体内的岛区或半岛区内的粉末剥落（图 4-3-25），粘在冲头的片形面上。防止字体剥落，就是要降低片剂片形面上字体中岛区或半岛区表面的局部压片力，从而降低粉末粘在冲头片形面上的发生率。

防字体剥落的方法有两种：①如图 4-3-26 所示，如果片剂片形面岛区的深度小于 0.152mm，则增加岛区周边笔画拐点的弧度，增加的幅度为岛区以外笔画拐点弧度的 1.5 ～ 2 倍；②如图 4-3-27 所示，如果片剂片形面岛区的深度大于或等于 0.152mm，则将岛区的高度减少 25% ～ 50%，并增加笔画拐点的弧度。上述措施可缓解岛区剥落问题。

尽管这些方法可缓解剥落和减少黏附在冲头片形面的问题，但缺少笔画拐点弧度是剥落问题的主要症结所在，原则上笔画拐点的特定弧度应为 1/3 笔画深度（图 4-3-28）。

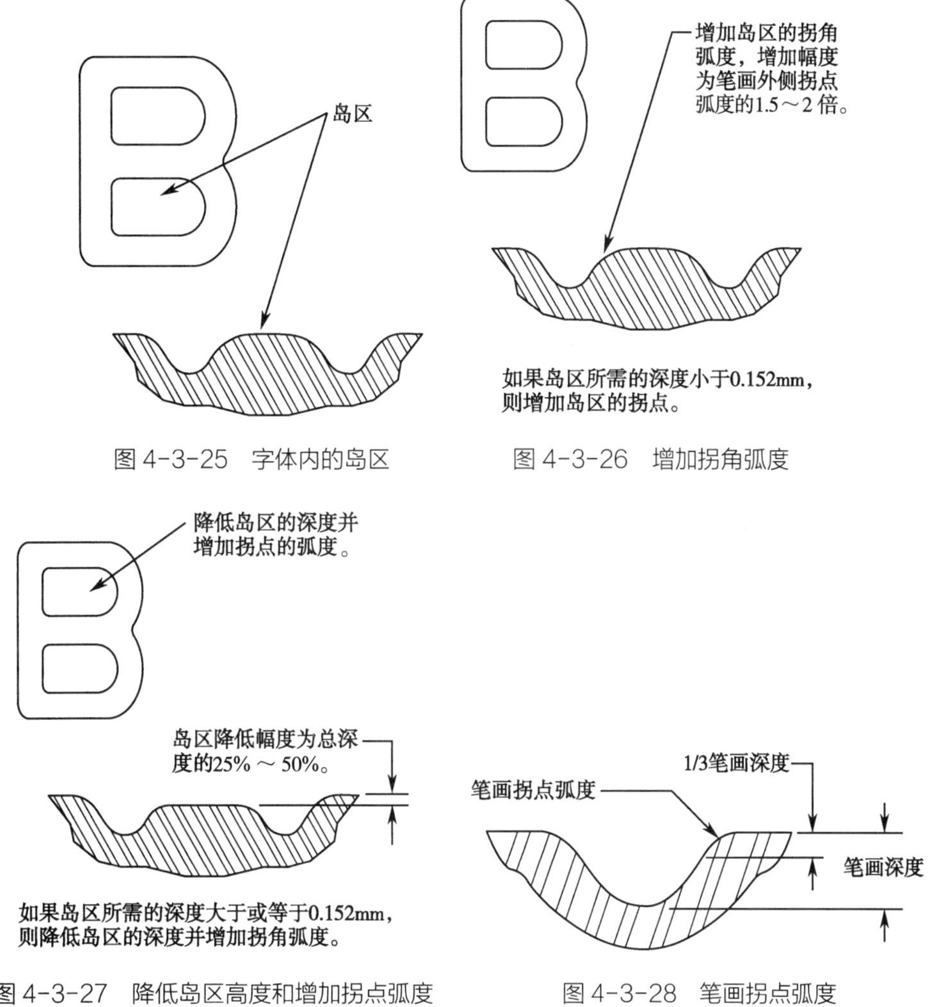

图 4-3-25　字体内的岛区

图 4-3-26　增加拐角弧度

图 4-3-27　降低岛区高度和增加拐点弧度

图 4-3-28　笔画拐点弧度

六、冲模钢、硬度和疲劳损坏

（一）冲模钢

用于压片冲模的钢应具有韧性、耐磨损和耐腐蚀性、高强度以及在热处理中抗变形等重要特性，这些特性由钢的化学成分和生产工艺所决定。通常，将用于压片冲模的钢分成三类：通用型、耐磨损型和耐腐蚀型。

长期以来，因钢的材料价格、加工成本、供货渠道等原因，国内的压片冲模基本上采用国产钢，即便如此，可选用的钢材料还是很少，基本为通用型钢。

1．**通用型钢**　通用型钢提供了良好的韧性和耐磨性的组合性能，有中国钢号 6CrW2Si 和 GCr15，以及美国钢号 S1、S5 和 408 等。

相较于 GCr15 轴承钢，6CrW2Si 合金工具钢具有较好的韧性，因此，国内大多数压片冲模基本用 6CrW2Si 钢制成，在高速压片机上使用较为广泛。而 GCr15 钢因其价格较低、货源较多、热处理工艺简单、易淬硬等特点，在低速压片机上应用较为普遍。

在国外，大多数压片冲模用 S1、S5 和 408（又称镍钢）等钢制成，其中 408 钢因其韧性较佳曾一度成为国际行业标准，而 S 系列钢在延展性上虽略逊于 408 钢，但在耐磨性上有较大提高，作为制作冲杆优先选用的通用型钢，目前几乎替代 408 钢。

2．**耐磨损型钢** 耐磨损型钢基本以美国钢号为主，有 A2、D2 和 D3 等，A2、D2 和 D3 等钢是耐磨损性极佳的高碳高铬钢。在常用的压片冲模钢中，D3 钢具有较高的耐磨损性，但它的韧性较低，几乎限制了它在模具中的应用；而 D2 钢的耐磨损性虽略低于 D3 钢，但其韧性较高，适于制作冲杆，除非片形面设计过于单薄易破裂。A2 钢在韧性和耐磨损性方面介于通用型 S 系列钢和 D2 钢之间，可用于制作冲杆和中模。

3．**耐腐蚀型钢** 这类耐腐蚀型钢基本也以美国钢号为主，有 S1、S7、408 和 440C 等。其中，S1、S7 和 408 钢对轻度腐蚀性片剂能提供某种程度的抗腐蚀性，若遇到较严重的腐蚀时则需要使用不锈钢的 440C 钢制作冲模。从耐磨损角度来看，440C 钢介于 S 系列和 D 系列冲模钢之间，由于 440C 钢的韧性较低（相当于 D3 钢的韧性），因此冲头必须采用坚固的片形面设计，以防冲头破裂。

4．**冲模钢的化学成分**（表 4-3-4）

表 4-3-4 冲模钢的化学成分

单位：%

钢号	C	Mn	Si	Cr	V	W	Mo	Ni	Co
GCr15*	0.95～1.05	0.25～0.45	0.15～0.35	1.4～1.65	—	—	≤0.10	<0.30	<0.25
6CrW2Si*	0.55～0.65	≤0.40	0.50～0.80	1.00～1.30	—	2.00～2.70	—	—	—
408	0.50	0.50	0.25	0.75	—	—	—	3.00	—
S1	0.40～0.55	0.10～0.40	0.15～1.20	1.00～1.80	0.15～0.30	1.5～3.00	0.00～0.50	—	—
S5	0.50～0.65	0.60～1.00	1.75～2.25	0.00～0.35	0.00～0.35	—	0.20～1.35	—	—
S7	0.45～0.55	0.20～0.80	0.20～1.00	3.00～3.50	0.00～0.35	—	1.30～1.80	—	—
A2	0.95～1.05	0.00～1.00	0.00～0.50	4.75～5.50	0.15～0.50	—	0.90～1.40	—	—
D2	1.40～1.60	0.00～0.60	0.00～0.60	11.0～13.0	0.00～1.10	—	0.70～1.20	—	0.00～1.00
D3	2.00～2.35	0.00～0.60	0.00～0.60	11.0～13.5	0.00～1.00	0.00～1.00	—	—	—
440C	0.95～1.20	0.00～1.00	0.00～1.00	16.0～18.0	—	—	0.00～0.75	0.00～0.50	—

注：*为中国钢号，其余为美国钢号。

（二）冲模硬度

钢的抗磨损性通常随着硬度的增加而增加，然而，钢的延展性和韧性却随着硬度的增加反而下降。冲模的硬度受到以下因素的影响：①冲模的使用寿命；②压轮钢材的硬度；③冲模钢的特性。

若冲模硬度过高而超过硬度的许用范围，则在使用期内极易破裂；若硬度过低则会使冲模快速磨损。对于平面圆弧形的冲头和深凹形的冲头，如果硬度不合理很容易引起冲头碎裂，因此，此类型的冲头的硬度可不同于冲尾和冲身。

由于压轮直接给冲尾施加压力，从机械学来说，倘若冲杆与压轮的硬度相同则很容易造成两者的同时损坏，因此冲杆与压轮的硬度必须有所不同；从经济角度考虑，压轮损坏所发生的维修成本远远高于冲杆，为了保护压轮免遭损坏，设计时压轮硬度高于冲杆硬度，通常压片机的压轮硬度≥ HRC63（洛氏硬度）。另外考虑到压片时冲头插入和拔出中模孔的频次较高，一般中模硬度要高于冲杆硬度。

JB/T 20080—2019《T 系列压片冲模》中 6.4 条规定了冲杆和中模的硬度：①冲杆硬度应为 HRC55 ～ HRC60；②中模硬度应为 HRC61 ～ HRC65。

（三）冲头的疲劳损坏

对冲头疲劳损坏的研究已有一些国外文献可供查阅，相对而言，国内在此方面几乎没有。下面简单介绍国外对冲头疲劳损坏的一些研究，以供参考。

疲劳损坏是指受重复的负载循环而造成机械部件的损坏。在应力水平接近于材料的最大应力极限的情况下，几百次负载循环之后就有可能发生疲劳损坏；相反，在应力水平低于最大应力极限约 50% 的情况下，可允许运行无数次负载循环而不发生损坏。

在疲劳试验中，应力交变循环大至无限次而试样仍不破损时的最大应力称为材料的疲劳极限，或称耐用极限。图 4-3-29 展示了一种高强度冲模钢的广义应力相对于循环寿命的关系曲线。图中，纵坐标为冲模钢的应力，横坐标为冲杆循环次数。

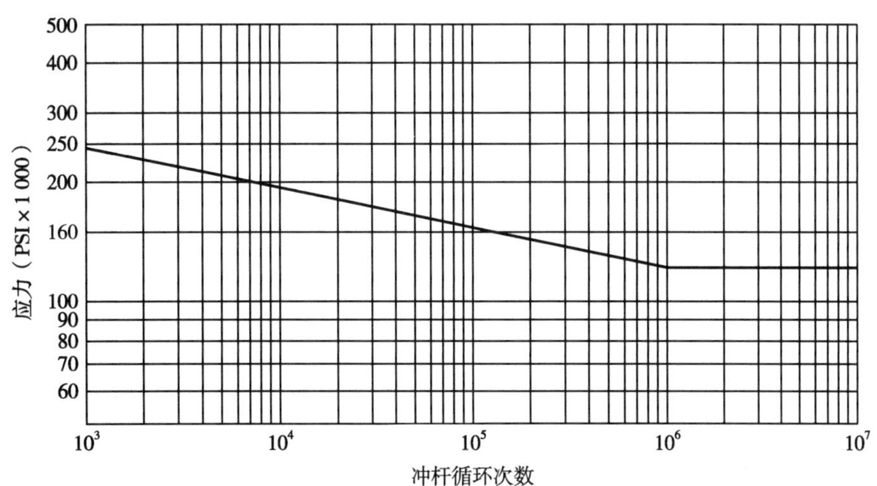

图 4-3-29　冲模钢的应力相对于循环寿命的关系

仔细分析上述冲模钢的疲劳特性曲线可以发现，有关疲劳损坏有以下几个要点：

（1）冲头疲劳极限一般相当于 100 万～ 400 万次负载循环寿命：如果事先不知道冲头的工作应力水平，若要确定冲模设计是否可满足运行要求，可预先假设所需负载循环次数至少为 100 万次。但在冲模设计和开发阶段，或者冲模初始生产中，不可能进行上百万次的压片试验来验证，因此，冲头疲劳极限（如冲头破裂问题）直到冲模进入片剂生产经过较长一段时间使用后才能确定。

（2）由图 4-3-29 可见，应力与循环寿命之间的关系为对数关系：譬如应力降低 25% 可导致冲头寿命提高 10 倍。通常冲头破裂是应力水平比无限寿命最大允许极限超出 20% 所致，因此，只需在设计上稍微变化就可避免冲头疲劳损坏的发生。

（3）冲头疲劳损坏是累积的：当冲头承受过度应力时会造成的极其微小的损坏，因而该冲模的使用寿命降低的百分率约等于在该应力水平的累计循环次数除以疲劳曲线给出的预计循环寿命。倘若冲头发生过度应力后，可将冲头应力长时间处于疲劳极限以下，使冲头疲劳时间远超 100 万～ 400 万次循环次数的范围，这就解释了为什么有些冲头在压制了几亿片片剂后才破裂的原因。

七、冲杆的承载能力

在片剂生产中不时会遇到与冲头破裂的有关问题。冲头破裂产生的后果是很严重的，不仅会引起调换冲模而产生的冲模成本问题，还会引起片剂的批量报废、额外增加对片剂检验的工作量，以及对操作者和设备造成损害等相关问题。冲头破裂除了因为超过冲模的疲劳极限外，与压片时冲模负载过大有很大关系。片剂生产中正确操作压片机的两个重要步骤是：①了解所使用的冲模可承受的最大压力极限；②根据冲模可承受的最大压片力许用值（即最大压力极限），在压片机上正确设置冲模过载保护值。

片径大小、片形面形式以及冲模采用何种钢材是决定冲头能够承受压片力极限值的关键因素，根据这些因素建立了两种用于确定各种压片冲模片形面最大压片力许用值的方法，一种是图表法，另一种是计算法。

（一）图表法

操作压片机时，可根据冲头片径和片形面在图 4-3-30 中查得冲头所能承受压片力的极

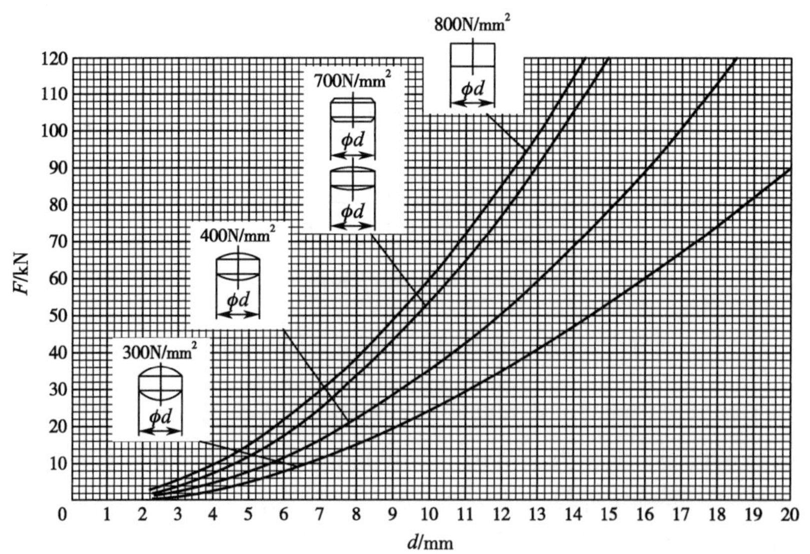

图 4-3-30　确定各种冲头最大压片力许用值的图表

限值。如图 4-3-30 所示，横坐标为冲头直径（d），纵坐标为压片力（F），最大负载曲线有平片（800N/mm^2）、平面斜边形或平面圆弧形（700N/mm^2）、浅凹形或标准凹形（400N/mm^2）、深凹形（300N/mm^2）四种。

举例：片径为 9mm，片形面为平面斜边形，查图 4-3-30 得最大负载曲线为 700N/mm^2，按图表查得冲模最大压片力许用值为 42kN。

需要说明的是该图表的最初应用局限于凹形面圆片和平面斜边形圆片等压片冲模，随着异形冲模的应用越来越普遍，出现了异形冲模借用该图表中圆形冲模数据的现象，但其只是异形冲模压片力的粗略近似值。此外，图表中的数据在某些情况下过于保守，而在其他情况下又显得不够，缺乏准确性。

（二）计算法

随着计算机技术的发展，在对几百种圆形、椭圆形和胶囊形片剂进行有限元分析（finite element analysis，FEA）的基础上，形成了一种用于确定冲模片形面最大压片力许用值的计算方法。该方法还可用于计算非标准圆形模具的冲头最大压片力许用值，尽管该计算法与简单查阅图表获取最大压片力许用值相比所需的时间要多些，但由此得出的最大压片力许用值更准确。

以下介绍计算法的具体步骤。

1．计算冲头片形面压片力许用值F

（1）计算凹面的圆形、胶囊形和椭圆形等片形面压片力许用值F：凹面的圆形、胶囊形和椭圆形的片形面分为两种。①凹面片形的圆形片（图 4-3-31）、凹面片形的胶囊形片（图 4-3-32）和凹面片形的椭圆形片（图 4-3-33）；②具有复合片形面的圆形片（图 4-3-34）和椭圆形片（图 4-3-35）。一般来说，复合片形面在每个轴线方向上具有 2 个或 2 个以上圆弧半径的片形。

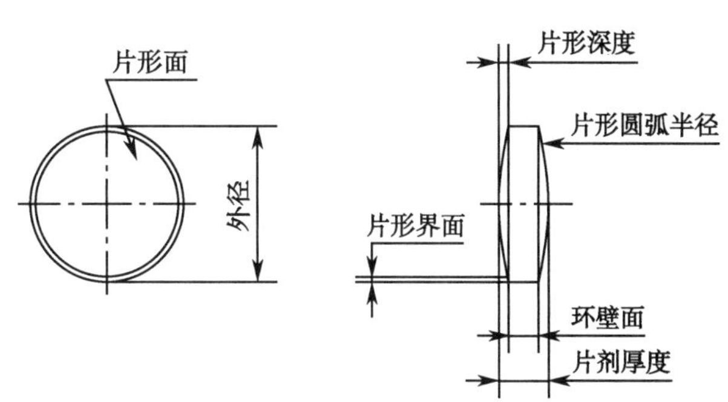

图 4-3-31　凹面片形的圆形片

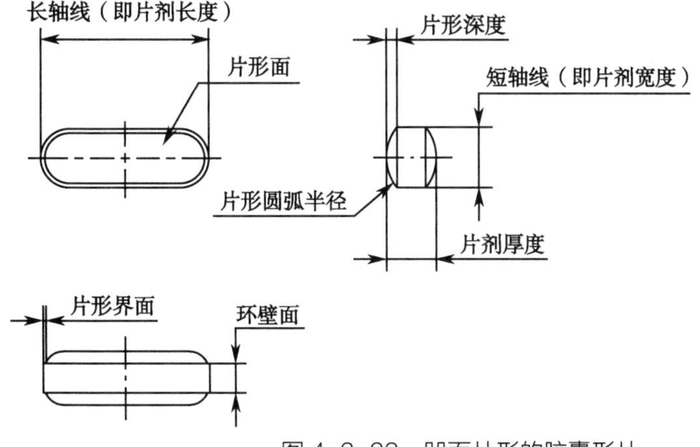

图 4-3-32　凹面片形的胶囊形片

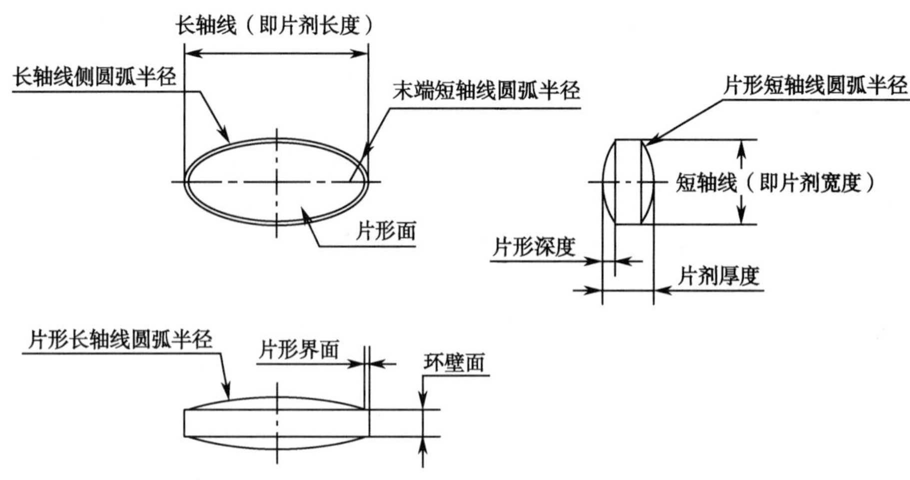

图 4-3-33　凹面片形的椭圆形片

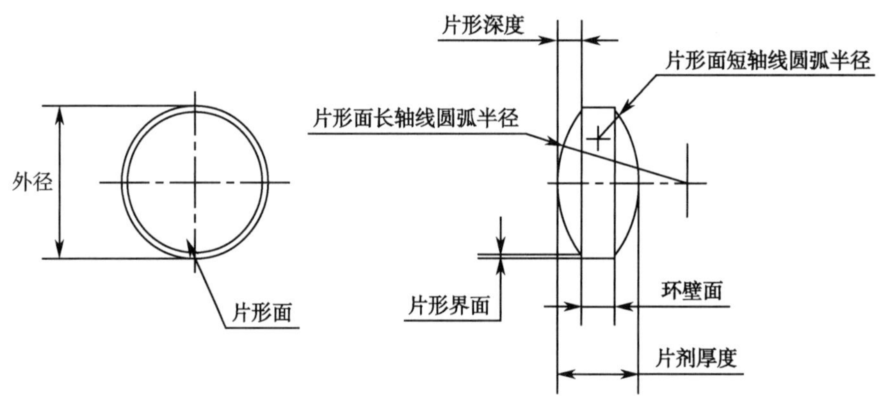

图 4-3-34　复合片形面的圆形片

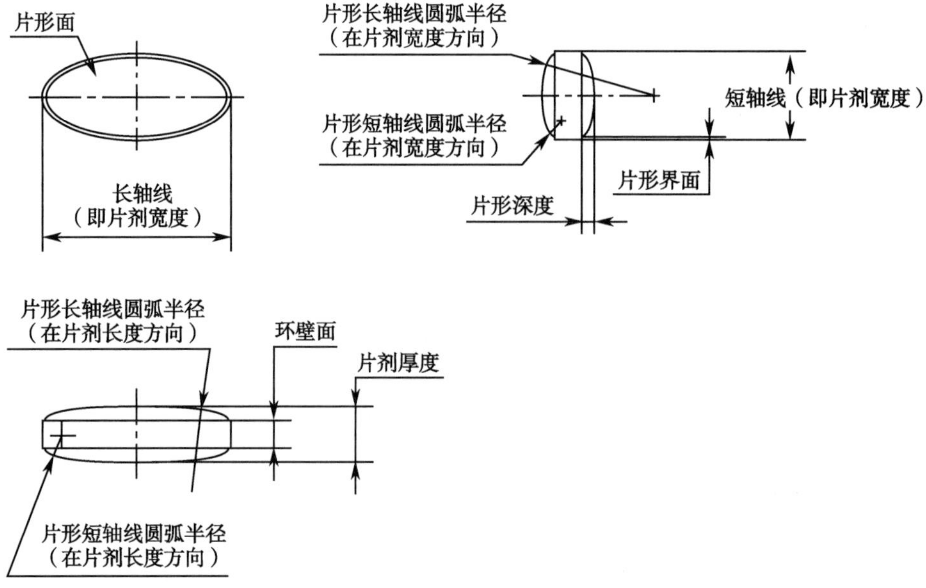

图 4-3-35　复合片形面的椭圆形片

由于胶囊形和椭圆形冲模的片形面短轴线（即片剂宽度）、长轴线（即片剂长度）和结构的变化范围很大，因此不能简单地用“确定各种冲头最大压片力许用值的图表”来转换这些类型片形面的压片力许用值。

大量数据分析和实践表明，可施加在圆形、胶囊形和椭圆形冲头片形面的压强（即每单位面积的力）*P* 与片形面形状因素 *W* 有非常密切的联系。片形面形状因素 *W* 被定义为片形深度与片剂宽度（短轴线）的尺寸之比。表 4-3-5 列出了凹面圆形、胶囊形和椭圆形冲模的片形面形状因素 *W* 与冲头片形面允许压强值 *P* 之间的关系。表中的允许最大压强值 *P* 的数据是以 S7 钢和 S1 钢的材料为样本，采用有限元分析法模拟实际片形面受力而导出的。我们可根据片形面形状因素 *W* 得出与此相对应的冲头片形面的允许压强值 *P*，再将可允许施加冲头片形面的压强值 *P* 乘以冲头的截面积，从而得出冲模片形面压片力许用值 *F*。

表 4-3-5 中的数据仅适用于 S7 钢和 S1 钢的材料，且片形界面宽度设为 0.127mm 的凹面冲模。

表 4-3-5　凹面片形面允许压强值与片形面形状因素之关系查询表

形状因素 *W*	允许最大压强 *P*/（kN/mm^2）	形状因素 *W*	允许最大压强 *P*/（kN/mm^2）	形状因素 *W*	允许最大压强 *P*/（kN/mm^2）
0.000	2.127	0.120	0.734	0.240	0.225
0.010	2.162	0.130	0.665	0.250	0.205
0.020	1.960	0.140	0.603	0.260	0.185
0.030	1.776	0.150	0.547	0.270	0.168
0.040	1.610	0.160	0.495	0.280	0.152
0.050	1.460	0.170	0.449	0.290	0.138
0.060	1.323	0.180	0.407	0.300	0.125
0.070	1.199	0.190	0.369	0.310	0.114
0.080	1.087	0.200	0.334	0.320	0.103
0.090	0.985	0.210	0.303	0.330	0.093
0.100	0.893	0.220	0.274	0.340	0.085
0.110	0.809	0.230	0.249	0.350	0.077

表 4-3-5 说明：①实践表明，对于 6CrW2Si、S5 和 408 等钢，允许压强值 *P* 应降低 10%（即乘以 0.90）；对于 GCr15、D2、D3 和 440C 等钢，允许最大压强值 *P* 应降低 20%（即乘以 0.80）；②凸出的刻字标识可使冲头片形面形成较大的应力集中区域。对于具有标识的冲模，允许最大压强值 *P* 应降低 20%（即乘以 0.80）；③表中这些数据值仅作为指导计算冲模片形面最大压片力许用值 *F* 使用。

分析研究表明，对于其他片形界面宽度的冲模（包括片形界面宽度为 0.127mm），可直接使用表 4-3-6 中公式求得允许最大压强值 *P*。

表 4-3-6 片形界面宽度与计算最大压强值 P 的关系

片形界面宽度 /mm	允许最大压强 P/（kN/mm²）
0.051	$10^{[0.377\,5-4.666\,5\cdot W]}$
0.076	$10^{[0.377\,5-4.518\,4\cdot W]}$
0.102	$10^{[0.377\,5-4.386\,1\cdot W]}$
0.127	$10^{[0.377\,5-4.266\,5\cdot W]}$
0.152	$10^{[0.377\,5-4.157\,5\cdot W]}$
0.178	$10^{[0.377\,5-4.057\,3\cdot W]}$

表 4-3-6 说明：①公式中 P 是允许最大压强值，W 是片形面形状因素，例如：确定片形面形状因素为 0.200、片形界面宽度为 0.152mm 的冲模片形面的允许最大压强值，则用片形界面宽度为 0.152mm 的公式，解得 $P=10^{[0.377\,5-4.157\,5\cdot 0.200]}=10^{[0.377\,5-0.831\,5]}=10^{-0.454}=0.351\,6\ kN/mm^2$；②表中计算公式适用于 S1 钢和 S7 钢的材料。对于 6CrW2Si、S5 和 408 等钢，允许压强值 P 应降低 10%（即乘以 0.90）；对于 GCr15、D2、D3 和 440C 等钢，允许最大压强值 P 应降低 20%（即乘以 0.80）。此外，凸出的刻字标识可使冲头片形面形成较大的应力集中区域，因此，对于具有标识的冲模，允许最大压强值 P 应降低 20%（即乘以 0.80）。

计算凹面的圆形、胶囊形和椭圆形等冲头片形面最大压片力许用值有以下四个主要步骤：

1）计算片形面形状因素 W：凹面片形和复合片形面的计算方法是不同的。

a. 凹面片形的圆形片、胶囊形片和椭圆形片（图 4-3-36、图 4-3-37）：通过将片形深度 H 除以片剂宽度（即短轴线）D，得到片形面形状因素 W（式 4-3-1），即：

$$W=H/D \qquad （式 4-3-1）$$

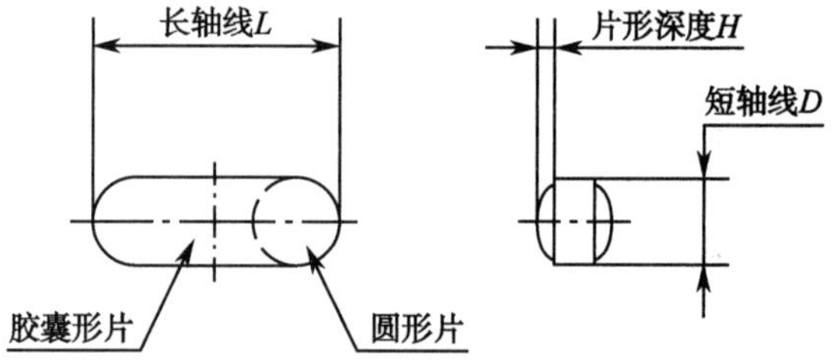

图 4-3-36 凹面片形的圆形片和胶囊形片

b. 复合片形面的圆形片和椭圆形片（图 4-91）：通过将片形深度当量值 He 除以片剂宽度当量值 De，得到片形面形状因素 W（式 4-3-2），即：

$$W=He/De \qquad （式 4-3-2）$$

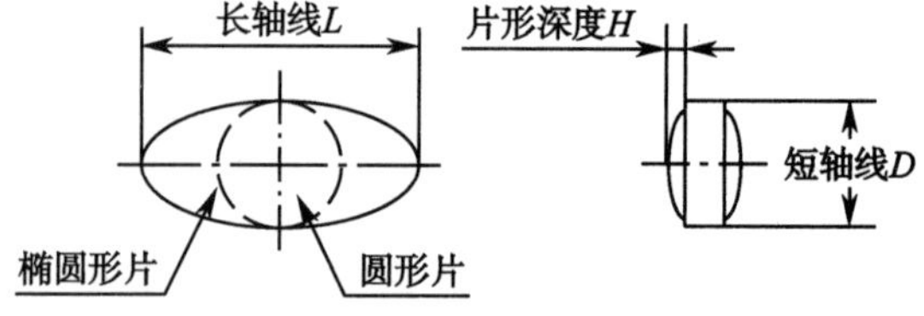

图 4-3-37 凹面片形的椭圆形片

其中，片形深度当量值 He 和片剂宽度当量值 De 可用片形短轴线圆弧（在片剂宽度方向）来确定（图 4-3-38）。

确定这些当量值尺寸有图解法和计算法两种方法：①图解法，在图 4-3-38 上延伸片形短轴线圆弧，直到与片形界面平面相交为止，然后用标尺测量 He 和 De。②计算法，倘若已知片形短轴线弧度的中心位置（图 4-3-38），则可直接计算 He 和 De（式 4-3-3、式 4-3-4），即：

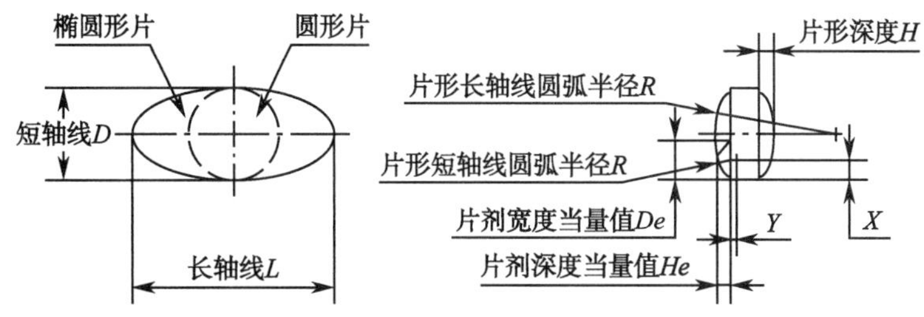

图 4-3-38　复合片形面的圆形片和椭圆形片

$$He = R - Y \quad （式 4-3-3）$$

式中，R 为片形短轴线圆弧半径（在片剂宽度方向），Y 为片形短轴线圆弧中心至片形界面的距离。

$$De = 2 \cdot X \quad （式 4-3-4）$$

式中，X 为片形短轴线圆弧中心至片剂外测环壁面的距离。

2）确定冲头片形面允许最大压强 P：冲头片形面允许最大压强 P 的确定有两种方式。①对于片形界面宽度为 0.127mm 的冲模，根据计算所得片形面形状因素 W，直接查找“凹面片形面允许压强值与片形面形状因素之关系查询表”（表 4-3-5），得到与 W 相对应的冲头片形面允许最大压强值 P。如果计算所得 W 值在表 4-3-5 中居于两个值之间，则需用内插值替换法求得冲头片形面允许最大压强值 P；②对于其他片形界面宽度的冲模（包括片形界面宽度为 0.127mm），可直接使用表 4-3-6 中公式求得允许最大压强值 P。

3）计算冲头片形面截面积 S：经分析推导，可用式 4-3-5、式 4-3-6 和式 4-3-7 计算（注：片剂宽度 D 和片剂长度 L 应以 mm 为单位）。

对于圆形冲模：

$$S = 0.785 \cdot D^2 \text{（mm}^2\text{）} \quad （式 4-3-5）$$

对于胶囊形冲模：

$$S = 0.785 \cdot D^2 + D \cdot (L - D) \text{（mm}^2\text{）} \quad （式 4-3-6）$$

对于椭圆形冲模：

$$S = 0.785 \cdot D \cdot L \text{（mm}^2\text{）} \quad （式 4-3-7）$$

用上述公式可求得圆形、胶囊形和椭圆形的冲头截面积。其中，对于椭圆形冲模来说，以上截面积的计算值是近似值，误差通常在实际冲头截面积的 5% 范围内，而且所有误差均偏向保守（即计算值小于实际冲头截面积），不会对冲模片形面最大压片力许用值 F 的计算产生较大影响，因此这些误差可忽略不计。

4）计算冲模片形面最大压片力许用值 F：通过将冲头片形面允许最大压强 P 与冲头片形面截面积 S 相乘，求得冲头的冲模片形面最大压片力许用值 F（式 4-3-8）。

$$F = P \cdot S \text{（kN）} \quad （式 4-3-8）$$

（2）计算 30° 斜边角度的平面斜边圆形片、胶囊形片和椭圆形片冲模片形面最大压片力许用值 F：大量分析和实践表明，平面斜边形冲模片形面最大允许压力的大小取决于斜边角度和片形深度，受冲模直径和形状的影响却很小。如图 4-3-39 所示，标准的平面斜边形冲模设计包括了斜边角度为 30° 和斜边与平面之间半径为 0.38mm 的倒角圆弧。

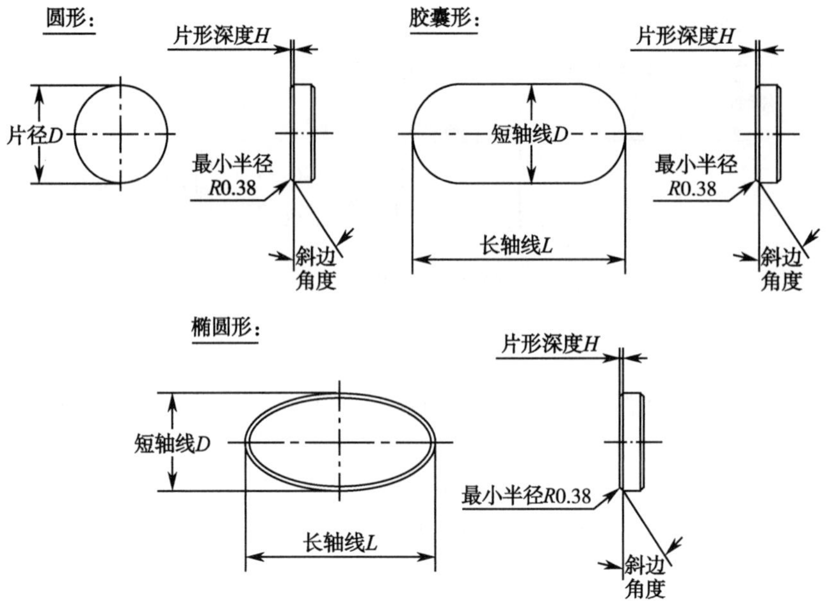

图 4-3-39　30° 斜边角度的平面斜边圆形片、胶囊形片和椭圆形片

表 4-3-7 列出了片形深度 H 与 30° 斜边角度的平面斜边形的冲头片形面允许最大压强值 P 之间的关系。

表 4-3-7　30° 斜边角度的平面斜边形的冲头片形面压强许用值与片形深度之关系查询表

冲模直径 /mm	片形深度 H /mm	允许最大压强 P /（kN/mm^2）	冲模直径 /mm	片形深度 H /mm	允许最大压强 P /（kN/mm^2）
3.000	0.168	0.474	11.500	0.406	0.298
3.500	0.188	0.453	12.000	0.406	0.297
4.000	0.204	0.428	12.500	0.406	0.300
4.500	0.220	0.413	13.000	0.406	0.301
5.000	0.236	0.399	14.000	0.406	0.300
5.500	0.252	0.385	15.000	0.406	0.297
6.000	0.272	0.373	16.000	0.414	0.295
6.500	0.284	0.361	17.000	0.478	0.273
7.000	0.300	0.352	18.000	0.508	0.264
7.500	0.316	0.343	19.000	0.508	0.263
8.000	0.332	0.332	20.000	0.508	0.266
8.500	0.348	0.322	21.000	0.508	0.266
9.000	0.364	0.315	22.000	0.508	0.266
9.500	0.380	0.309	23.000	0.508	0.266
10.000	0.396	0.303	24.000	0.523	0.261
10.500	0.406	0.299	25.000	0.603	0.242
11.000	0.406	0.299			

表 4-3-7 说明：①实践表明，对于 6CrW2Si、S5 和 408 等钢，允许最大压强值 P 应降低 10%（即乘以 0.90）；对于 GCr15、D2、D3 和 440C 等钢，允许最大压强值 P 应降低 20%（即乘以 0.80）；②由于平面斜边形片形面上最大应力点发生在斜边至片形面平面的弧度上，相对而言，凸出的刻字标识一般不影响允许最大压强值 P，因此，凸出的刻字标识的影响可忽略不计；③表中这些数据值仅作为指导计算冲模片形面最大压片力许用值 F 使用。

表 4-3-7 中的允许最大压强值 P 的数据是以 S1 钢和 S7 钢的材料为样本进行有限元分析所得，该表仅适用于材质为 S1 和 S7 钢，且片形界面宽度为 0.076mm、具有 30° 斜边角度的、圆形和异形的平面斜边形冲模。此冲模的圆形或异形最大压片力许用值的计算有以下三个步骤：

1）确定冲头片形面允许最大压强 P：根据片形深度 H，直接用表 4-3-7 来确定冲头片形面允许最大压强值 P（kN/mm^2）。

2）计算冲头片形面截面积 S：经分析，30° 斜边角度的平面斜边形的冲头片形面截面积 S 的计算方法与凹面的圆形、胶囊形和椭圆形等冲头的计算方法相同（式 4-3-5 ～式 4-3-7）（注：片剂宽度 D 和片剂长度 L 应以 mm 为单位）。

3）计算冲模片形面最大压片力许用值 F：通过将冲头片形面允许最大压强 P 与冲头片形面截面积 S 相乘，求得冲头的冲模片形面最大压片力许用值 F（式 4-3-8）。

（3）计算平面圆弧的圆形片、胶囊形片和椭圆形片冲模片形面最大压片力许用值 F（图 4-3-40），平面圆弧形冲模片形面实际上是平面斜边形片形面的扩展。

对于圆形冲模来说，平面圆弧形和平面斜边形这二种冲模的片形深度设计是相同的，因此，平面圆弧形的圆弧是从片形界面延伸至片形面平面，正好包含在 30° 斜边角度内。换言之，对照标准的平面斜边形冲模的片形面，平面圆弧形片形面的圆弧在与片形界面相交处正好与平面斜边形的斜边相切（图 4-3-41）。

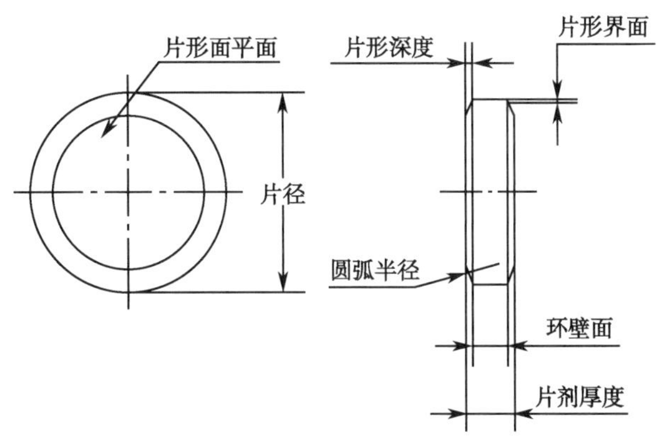

图 4-3-40　平面圆弧形冲头片形面

因此，平面圆弧形片形面上的圆弧半径 R 用式 4-3-9 计算：

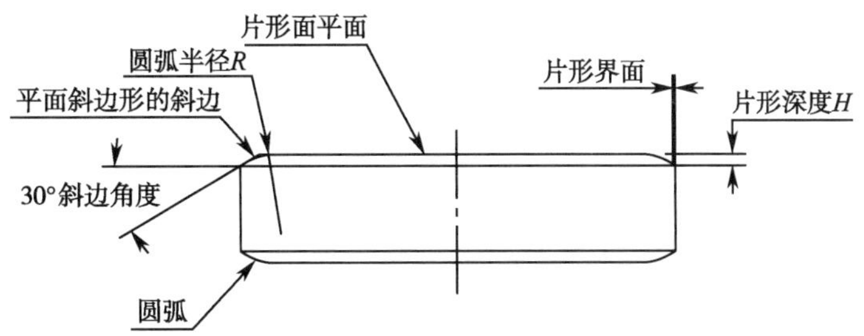

图 4-3-41　平面圆弧形片形面的圆弧在与片形界面相交处正好与平面斜边形的斜边相切

$$R = H/(1-\cos 30°) = 7.464 \cdot H \qquad （式 4-3-9）$$

式中，R 为圆弧半径（单位：mm），H 为片形深度（单位：mm），30° 为斜边角度。

表 4-3-8 列出了片形深度 H 与平面圆弧形的冲头片形面允许最大压强值 P 之间的关系。表中的允许最大压强值 P 的数据是以 S1 钢和 S7 钢的材料为样本进行有限元分析所得，该表适用于 S1 钢和 S7 钢的材料，且片形界面宽度为 0.076mm、具有平面圆弧形设计的、圆形和异形的平面圆弧形冲模。

表 4-3-8　平面圆弧形的冲头片形面压强许用值与片形深度之关系查询表

冲模直径 /mm	片形深度 H /mm	允许最大压强 P /（kN/mm^2）	冲模直径 /mm	片形深度 H /mm	允许最大压强 P /（kN/mm^2）
3.000	0.168	0.609	11.500	0.406	0.616
3.500	0.188	0.624	12.000	0.406	0.612
4.000	0.204	0.615	12.500	0.406	0.615
4.500	0.220	0.621	13.000	0.406	0.616
5.000	0.236	0.620	14.000	0.406	0.618
5.500	0.252	0.616	15.000	0.406	0.616
6.000	0.272	0.618	16.000	0.414	0.617
6.500	0.284	0.619	17.000	0.478	0.616
7.000	0.300	0.624	18.000	0.508	0.615
7.500	0.316	0.617	19.000	0.508	0.614
8.000	0.332	0.608	20.000	0.508	0.616
8.500	0.348	0.617	21.000	0.508	0.616
9.000	0.364	0.619	22.000	0.508	0.614
9.500	0.380	0.618	23.000	0.508	0.615
10.000	0.396	0.614	24.000	0.523	0.616
10.500	0.406	0.613	25.000	0.603	0.615
11.000	0.406	0.618			

表 4-3-8 说明：①实践表明，对于 6CrW2Si、S5 和 408 等钢，允许压强值 P 应降低 10%（即乘以 0.90）；对于 GCr15、D2、D3 和 440C 等钢，允许最大压强值 P 应降低 20%（即乘以 0.80）；②由于平面圆弧形片形面上最大应力点发生在边缘弧度上，相对而言，凸出的刻字标识一般不影响允许最大压强值 P，因此，凸出的刻字标识的影响可忽略不计；③表中这些数据值仅作为指导计算冲模片形面最大压片力许用值 F 使用。

由表 4-3-8 以及相关研究表明，所有满足以上条件的平面圆弧形片形面在几何形状上是相似的，因而它们的片形面允许最大压强值 P 也是近似相等的，为了便于计算，将满足以上条件的任何平面圆弧形冲模的允许最大压强 P 统一取值为 0.616kN/mm^2，该数值是表 4-3-8 中所有允许最大压强值 P 的平均值。

同样，平面圆弧形冲模的片形面截面积 S 的计算方法与凹面的圆形、胶囊形和椭圆形等冲头的计算方法相同。因此，在计算平面圆弧形的圆形或异形冲模的最大压片力许用值 F 时，只要将该冲模的片形面截面积乘以允许最大压强值 0.616kN/mm²，即可求得该冲模的最大压片力许用值 F。

2．冲模片形面最大压片力许用值的计算实例

（1）以凹面片形的胶囊形冲模为例计算其片形面最大压片力许用值 F：如图 4-3-42 所示，已知某一凹形面的胶囊形冲模片形面的尺寸：长轴线 L=17mm，短轴线 D=7mm，深凹形片形面，片形深度 H=1.354mm，片形界面宽度为 0.127mm，冲模的钢材料为 S7。其片形面的最大压片力许用值 F 的计算如下：

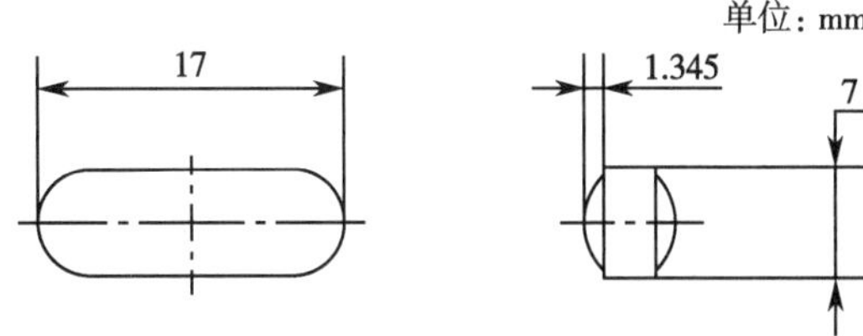

图 4-3-42　某一凹面片形的胶囊形片剂

1）计算片形面形状因素 W：由式 4-3-1 计算得

$$W = H/D = 1.354/7 = 0.193\,4$$

2）确定冲头片形面允许最大压强 P：根据上述计算所得片形面形状因素 W 值等于 0.193 4。已知片形界面宽度为 0.127mm 和冲模的钢材料为 S7，查表 4-3-5“凹面片形面允许压强值与片形面形状因素之关系查询表”得知，以上计算所得的片形面形状因素 W 值 0.193 4 介于表中 0.190 与 0.200 之间，分别查得 0.190 的 W 值对应的允许最大压强值为 0.369（kN/mm²），0.200 的 W 值对应的允许最大压强值为 0.334（kN/mm²），然后用内插值替换法计算得：

$$P = \{(0.193\,4 - 0.190)\cdot(0.334 - 0.369)/(0.200 - 0.190)\}+0.369$$
$$= 0.357\,1\ (\text{kN/mm}^2)$$

3）计算冲头片形面截面积 S：由于是胶囊形冲模，由式 4-3-6 计算得

$$S = 0.785\cdot D^2 + D\cdot(L - D)$$
$$= 0.785\cdot 7^2 + 7\cdot(17-7) = 108.465\ (\text{mm}^2)$$

4）计算冲模片形面最大压片力许用值 F：由式 4-3-8 计算得

$$F = P\cdot S = 0.357\,1\cdot 108.465$$
$$= 38.733\ (\text{kN})$$

（2）以复合片形面的椭圆形冲模为例计算其片形面最大压片力许用值 F：如图 4-3-43 所示，已知某一复合片形面的椭圆形冲模片形面的尺寸：长轴线 L=16mm，短轴

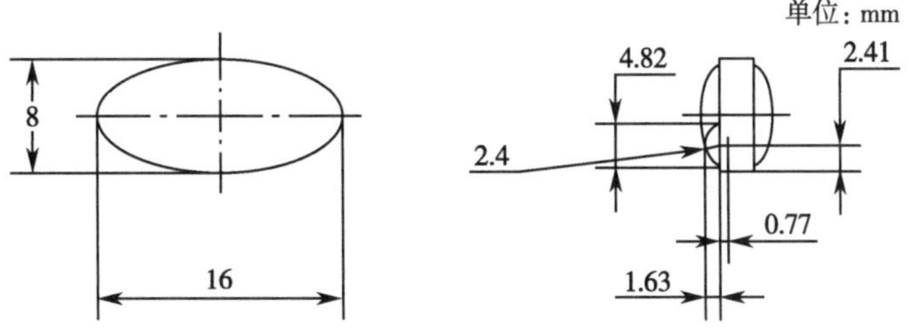

图 4-3-43　复合片形面的椭圆形

线 D=8mm，片形深度等值 He=1.63mm，片形短轴线圆弧半径 R=2.4mm，片剂宽度等值 De=4.82mm，X=2.41mm，Y=0.77mm，片形界面宽度为 0.102mm，冲模的钢材料为 D2。其片形面的最大压片力许用值 F 计算如下：

1）计算片形面形状因素 W

a. 用图解法：在图上将片形短轴线圆弧 R 延伸，直到圆弧 R 与片形界面的平面相交为止，然后用标尺测量得 He 和 De，由式 4-3-2 计算得

$$W = He/De = 1.63/4.82 = 0.338$$

b. 用计算法：已知片形短轴线圆弧 R 的中心相对于片剂外测环壁面的距离 X 和片形界面的距离 Y，则直接用式 4-3-3 和式 4-3-4 来计算 He 和 De。

$$He = R - Y = 2.4 - 0.77 = 1.63$$

$$De = 2 \cdot X = 2 \cdot 2.41 = 4.82$$

然后由式 4-3-2 计算得

$$W = He/De = 1.63/4.82 = 0.338$$

2）确定冲头片形面允许最大压强 P：已知片形界面宽度为 0.102mm，故不能以表 4-3-5“凹面片形面允许压强值与片形面形状因素之关系查询表”来确定允许最大压强值 P，因此采用表 4-3-6 中片形界面宽度为 0.102mm 对应的公式，即：

$$P=10^{[0.377\,5-4.386\,1\cdot W]}=10^{[0.377\,5-4.386\,1\cdot 0.338]}=0.078\,5\ (\mathrm{kN/mm^2})$$

由于冲模的钢材料为 D2，则根据表 4-3-6，对于材料为 D2 钢的冲模允许最大压强值 P 应降低 20%（即乘以 0.80），由此求得允许最大压强值 P'：

$$P' = 0.80 \cdot P = 0.80 \cdot 0.078\,5 = 0.062\,8\ (\mathrm{kN/mm^2})$$

3）计算冲头片形面截面积 S：对于椭圆形冲模，由式 4-3-8 计算得

$$S = 0.785 \cdot D \cdot L = 0.785 \cdot 8 \cdot 16 = 100.48\ (\mathrm{mm^2})$$

4）计算冲模片形面最大压片力许用值 F：由式 4-3-8 计算得

$$F = P' \cdot S = 0.062\,8 \cdot 100.48 = 6.312\ (\mathrm{kN})$$

（3）以平面圆弧形的圆形冲模为例计算其片形面最大压片力许用值 F：如图 4-3-44 所示，已知某一平面圆弧形的圆形冲模片形面的尺寸：片径 D=9mm，片形深度 H=0.364mm，片形界面宽度为 0.076mm，冲模的钢材料为 6CrW2Si。其片形面的最大压片力许用值 F 计算如下：

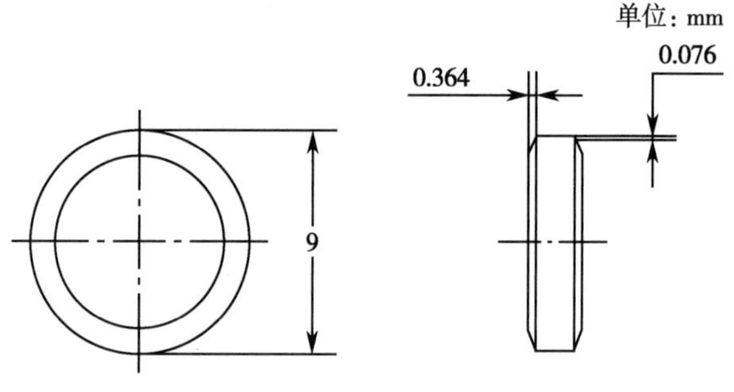

图 4-3-44 某一平面圆弧形

1）确定冲头片形面允许最大压强 P：根据已知条件，统一取允许最大压强值 P 为 0.616kN/mm²；同时，该冲模的钢材料为 6CrW2Si，根据表 4-3-8 的要求，对于 6CrW2Si 钢，其冲模允许最大压强值 P 应降低 10%（即乘以 0.90），由此求得允许最大压强值 P'：

$$P' = 0.90 \cdot P = 0.90 \cdot 0.616 = 0.554\,4\ (\mathrm{kN/mm^2})$$

2）计算冲头片形面截面积 S：由于是圆形冲模，由式 4-3-5 计算得

$$S = 0.785 \cdot D^2 = 0.785 \cdot 9^2 = 63.585\ (\mathrm{mm}^2)$$

3）计算冲模片形面最大压片力许用值 F：由式 4-3-8 计算得

$$F = P' \cdot S = 0.5544 \cdot 63.585 = 35.2515\ (\mathrm{kN})$$

八、冲模检测

在片剂生产中，冲模的质量至关重要。随着具有电气自动化和自动控制片重系统的旋转式压片机的逐步推广，这种重要性进一步地突显出来。倘若对冲模质量把控不严，或者不合格的冲模流入片剂生产中，就会影响片剂质量、压片机性能及片剂生产速度，不合格的冲模还会降低冲杆使用寿命，降低机械的有效运行，对冲模和压片机造成严重损坏。GB/T 36033—2018《压片冲模检测》对规范冲模检测和监控冲模质量有着十分积极的指导意义。

（一）常用测量仪器介绍

1．**模具检测台**　如图 4-3-45 所示，模具检测台包括测量平板、测量范围为 0 ～ 300mm 的高度游标卡尺、带箭头接触点的千分表、专用托架。专用托架用于固定冲杆，分为 B 型冲杆托架和 D 型冲杆托架。

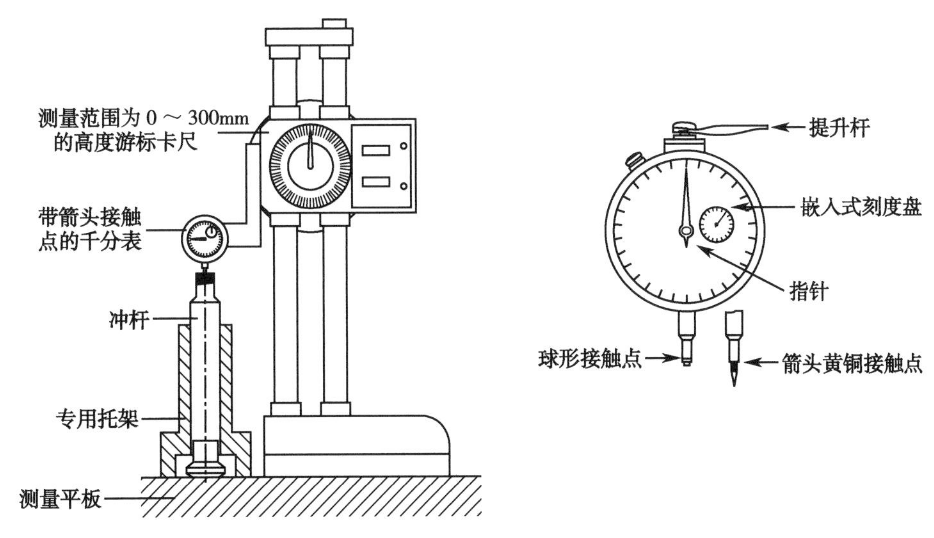

图 4-3-45　模具检测台

在使用模具检测台时应注意以下几点：①根据被测对象选择千分表上的箭头，箭头分为黄铜接触点或球形状接触点，黄铜接触点用于刻字或平分线片形面，以及较小冲头直径和深凹形的凹面片形；球形接触点则用于平面片形和凹面片形的冲头；②移动专用托架中的冲杆和高度游标卡尺，尽可能使千分表的接触点与冲头片形面最低点接触；③使千分表的指针在刻度盘有足够的转数（注：指针的转数在嵌入式小刻度盘上显示），确保能测量出冲头片形面的深度，然后将千分表设置为零，并记录高度游标卡尺的读数。

2．V 形架　可将被测的冲杆和中模置于适当位置（图 4-3-46）。

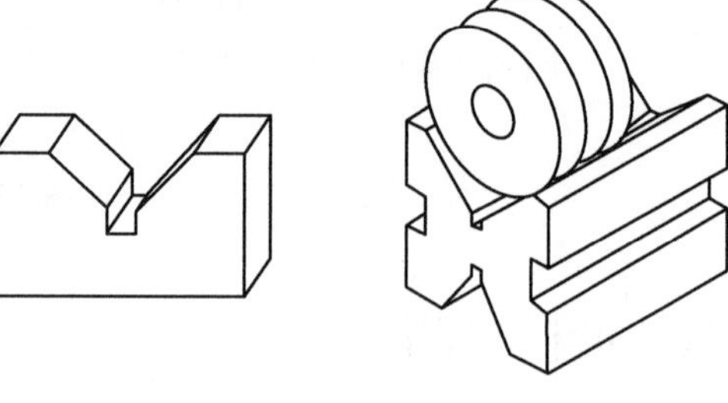

图 4-3-46　V 形架

3．外径千分尺（图 4-3-47）　主要用来测量冲身直径、冲头直径、中模外径和中模高度等，常用规格有 0 ～ 25mm 和 25 ～ 50mm 等。

4．测量冲尾和冲尾颈部的专用卡规（图 4-3-48）　主要用于测量冲尾和冲尾颈部的尺寸，易于操作和使用。

5．塞规（图 4-3-49）　用于测量中模孔径极限偏差，易于操作和使用。

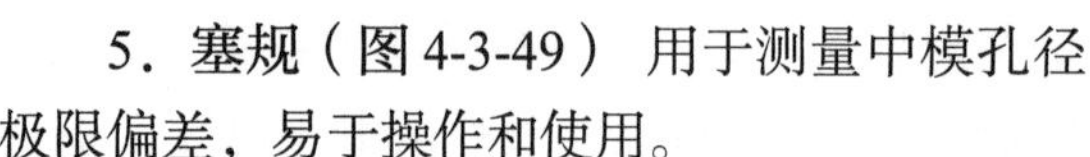

6．杠杆千分表（图 4-3-50）　用于测量中模孔的同轴度和中模两端面的平行度。

7．游标卡尺（图 4-3-51）　用于测量冲头工作长度等尺寸，常用规格有 0 ～ 100mm 或 0 ～ 150mm 或 0 ～ 200mm 等。

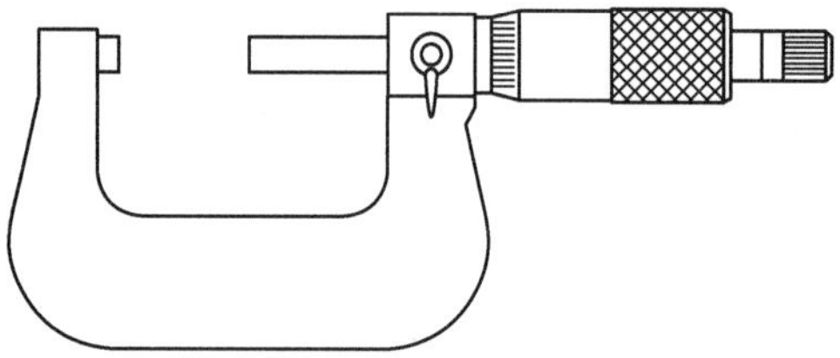

图 4-3-47　外径千分尺

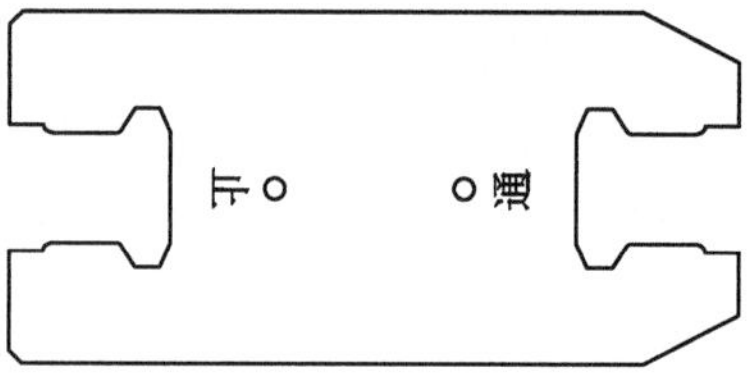

图 4-3-48　专用卡规

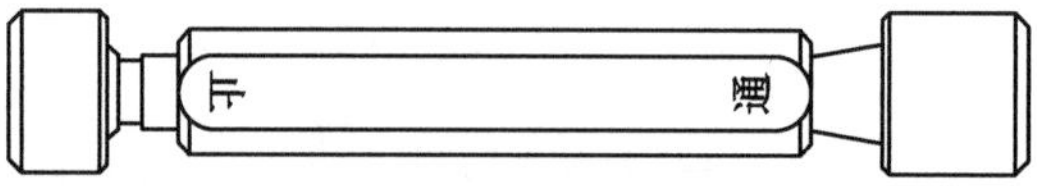

图 4-3-49　塞规

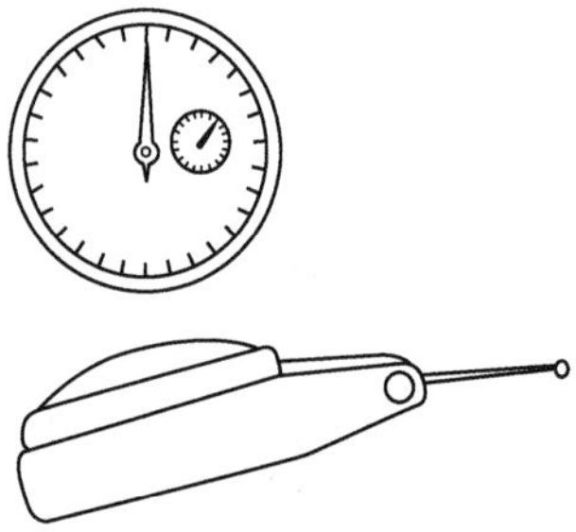

图 4-3-50　杠杆千分表

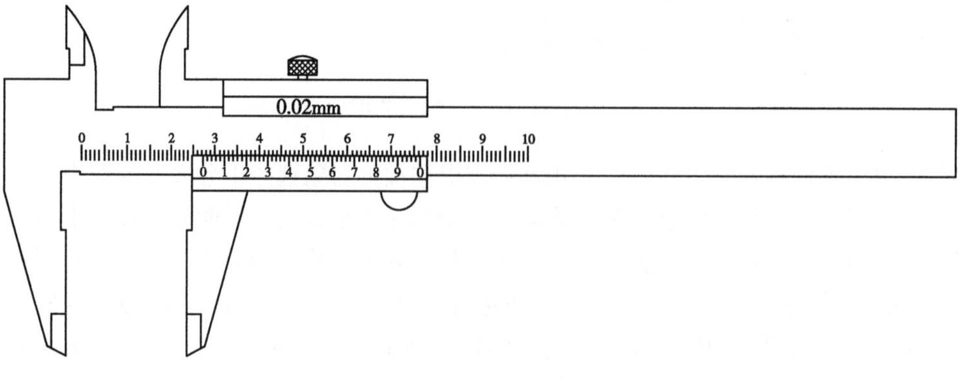

图 4-3-51　游标卡尺

8．**高倍放大镜**（图 4-3-52）用于检查冲头和片形面的表面质量，建议用 10× 或以上放大倍数的放大镜。

9．**表面粗糙度比较样块或表面粗糙度测量仪**　用于检查冲模表面粗糙度。表面粗糙度比较样块是以比较法来检查表面粗糙度，通过目测，将被测冲模表面与比较样块进行比较，判断表面粗糙度的级别；表面粗糙度仪是专用检测仪器，具有测量精度高、测量范围宽、操作简便、便于携带、工作稳定等特点。

10．**洛氏硬度计**　用于检测冲模硬度。

11．**片形深度专用测量仪**　由千分表与专用支架座组成（图 4-3-53）。

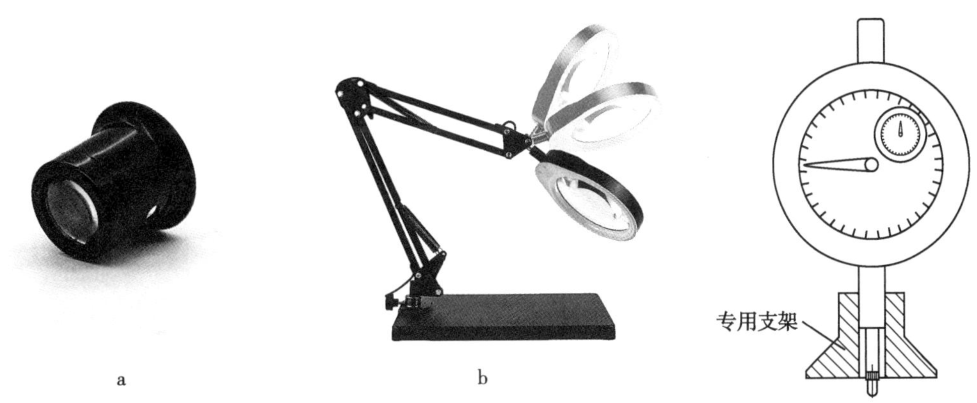

图 4-3-52　高倍放大镜
a. 眼罩式放大镜；b. 台式放大镜。

图 4-3-53　片形深度专用测量仪

（二）冲模尺寸检测

1．不同形状冲头的检测

（1）圆形冲头的检测：如图 4-3-54 所示，转动冲杆，用外径千分尺测量冲头直径不少于 3 处，取最大和最小的测量值为其极限值。

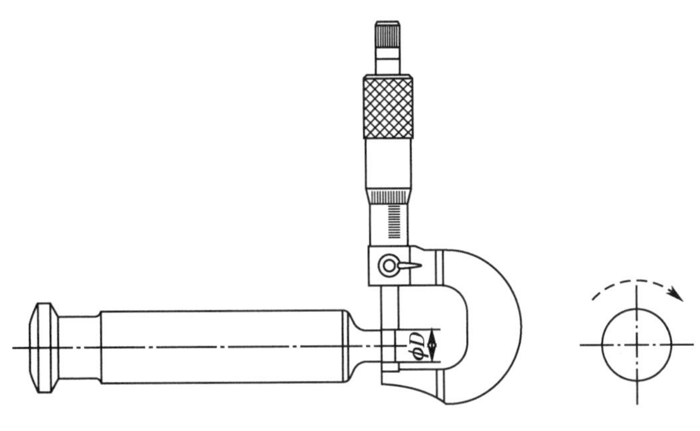

图 4-3-54　圆形冲头的检测

（2）规则的异形冲头的检测：如图 4-3-55 所示，用外径千分尺测量尺寸 D 和 e，必要时进行换算，亦可用专用环规进行测量。

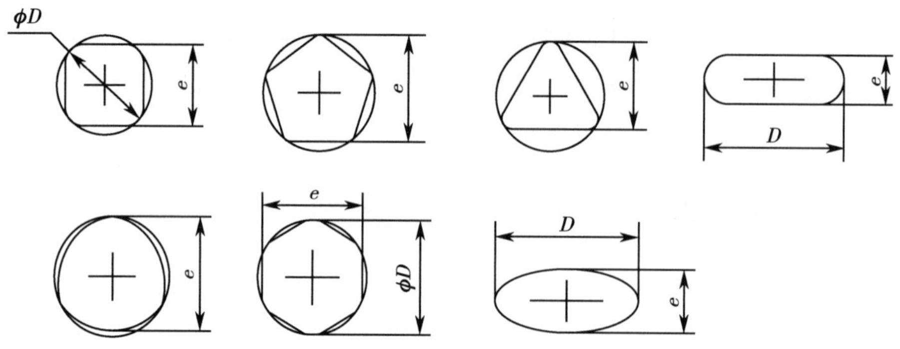

图 4-3-55　规则的异形冲头的检测

（3）非规则的异形冲头的检测：用专用环规进行测量。

2．**冲身直径极限偏差检测**　如图 4-3-56 所示，转动冲杆，用外径千分尺沿轴向测量冲身两端及中部截面的冲身直径不少于 3 处，取最大和最小的测量值为其极限值。

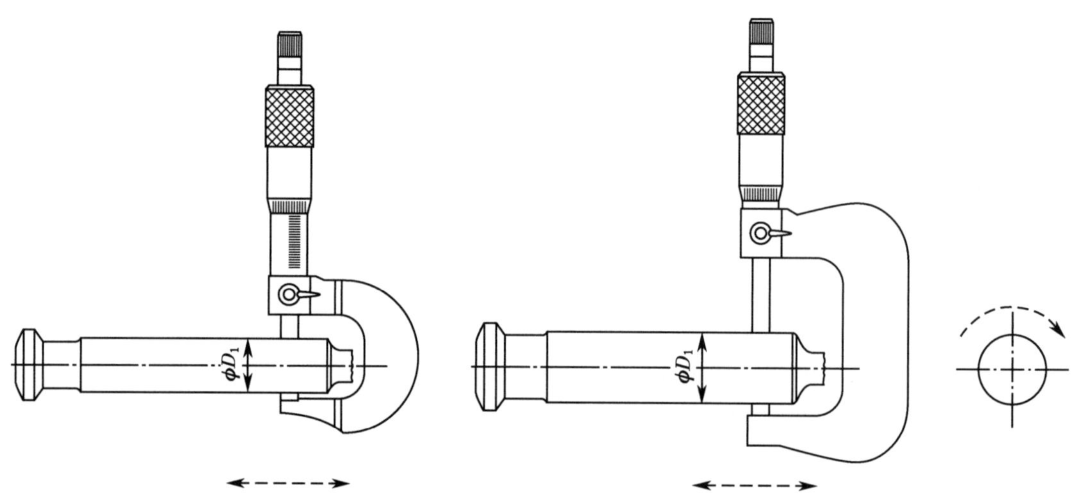

图 4-3-56　冲身直径极限偏差检测

3．**冲杆工作长度极限偏差检测**　如图 4-3-57 所示，将冲杆置于专用托架中，用带箭头接触点千分表的高度游标卡尺（测量触点尽可能靠近片形面中心处）测得冲杆工作长度 L 的实际值。

不同片形的冲杆检测方法为：①凹面片形、平面斜边形和平面圆弧形的冲杆，按图 4-3-57a 检测；②带有标准平分线、字体或图案的凹面片形、平面斜边形和平面圆弧形的冲杆，按图 4-3-57b 检测。

4．**冲杆总长度极限偏差检测**　如图 4-3-58 所示，将冲杆置于专用托架中，用高度游标卡尺测得冲杆总长度 L_0 的实际值。

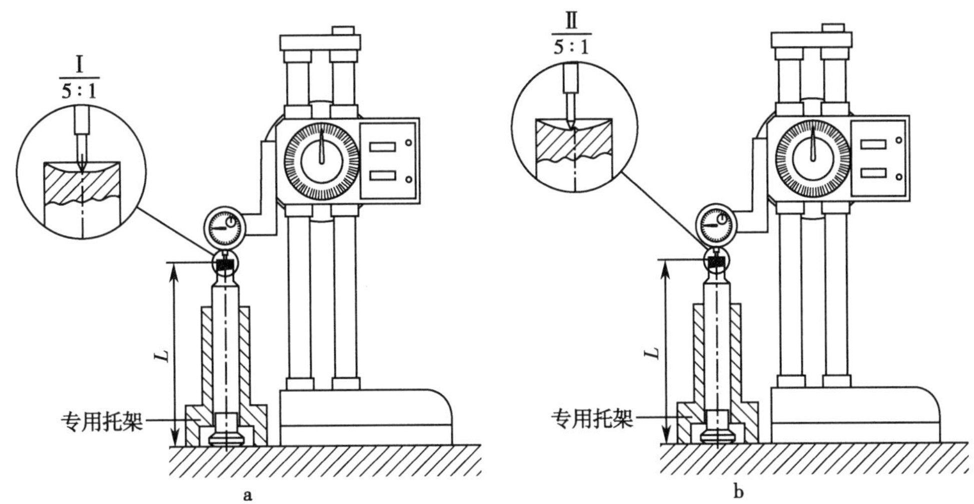

图 4-3-57　冲杆工作长度极限偏差检测

a. 测量无字体和平分线的片形面；b. 测量有字体和平分线的片形面。

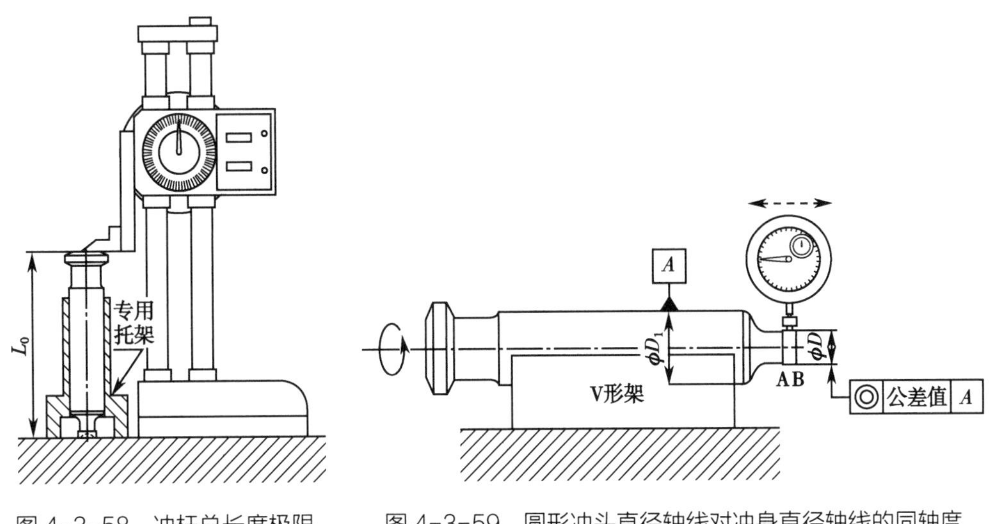

图 4-3-58　冲杆总长度极限偏差检测

图 4-3-59　圆形冲头直径轴线对冲身直径轴线的同轴度误差检测

5．**圆形冲头直径轴线对冲身直径轴线的同轴度误差检测**　如图 4-3-59 所示，将 V 形架置于平板上，冲身放置在 V 形架中，让千分表接触点与圆形冲头的片形外侧面 A 端或 B 端接触并对准冲身基准轴线，在旋转冲杆过程中分别测量 A 端和 B 端两截面，取两截面上测得千分表示值差值的最大值（绝对值）即为同轴度误差。

6．**冲头工作长度检测**　用游标卡尺进行测量（图 4-3-60）。

7．**冲尾和冲尾颈部的轮廓误差检测**　用专用卡规的通端和止端进行测量（图 4-3-61）。

8．**冲尾直径轴线对冲身直径轴线的同轴度误差检测**　如图 4-3-62 所示，将 V 形架置于平板上，冲杆的冲身放置在 V 形架中，让千分表接触点与冲尾直径 A 端或 B 端接触并对准冲身基准轴线，在旋转冲杆过程中分别测量 A 端和 B 端两截面，两截面上测得千分

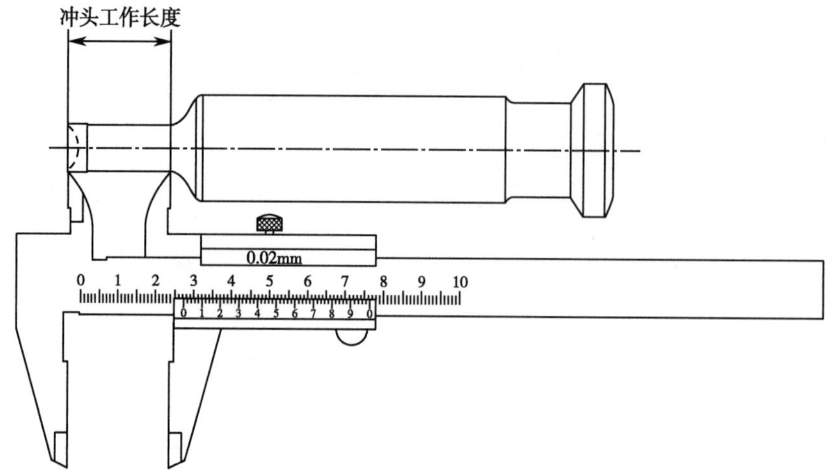

图 4-3-60　冲头工作长度检测

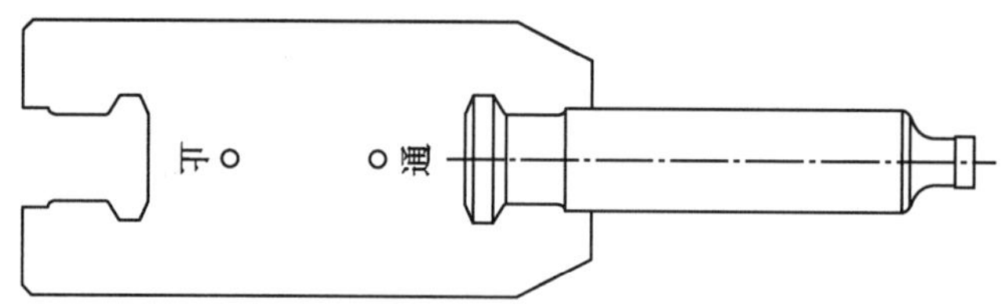

图 4-3-61　冲尾和冲尾颈部的轮廓误差检测

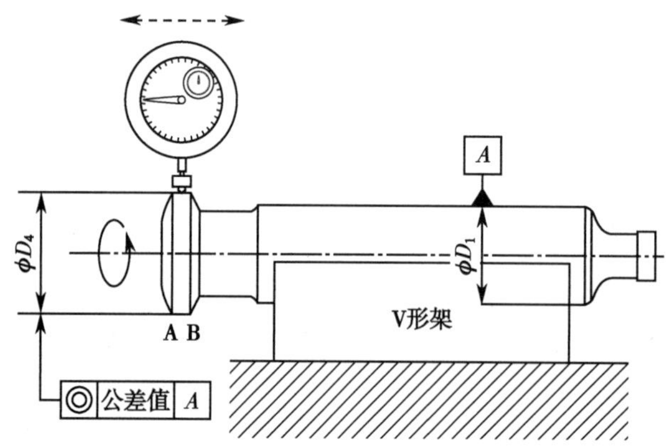

图 4-3-62　冲尾直径轴线对冲身直径轴线的同轴度误差检测

表示值差值的最大值（绝对值）即为同轴度误差。

9．片形外侧面、冲头非工作面、冲身、冲尾颈部和冲尾的表面粗糙度检测　用表面粗糙度比较样块对比确认，或用表面粗糙度测量仪查验。

10．中模外径极限偏差检测　如图 4-3-63 所示，转动中模，用外径千分尺沿轴向测量不少于 3 处的中模外径，取最大和最小测量值为极限值。

11．中模孔径极限偏差检测　不同孔形的检测方法为：①圆形孔检测按图 4-3-64，用塞规的通端和止端进行测量；②异形孔检测用专用塞规的通端和止端进行测量。

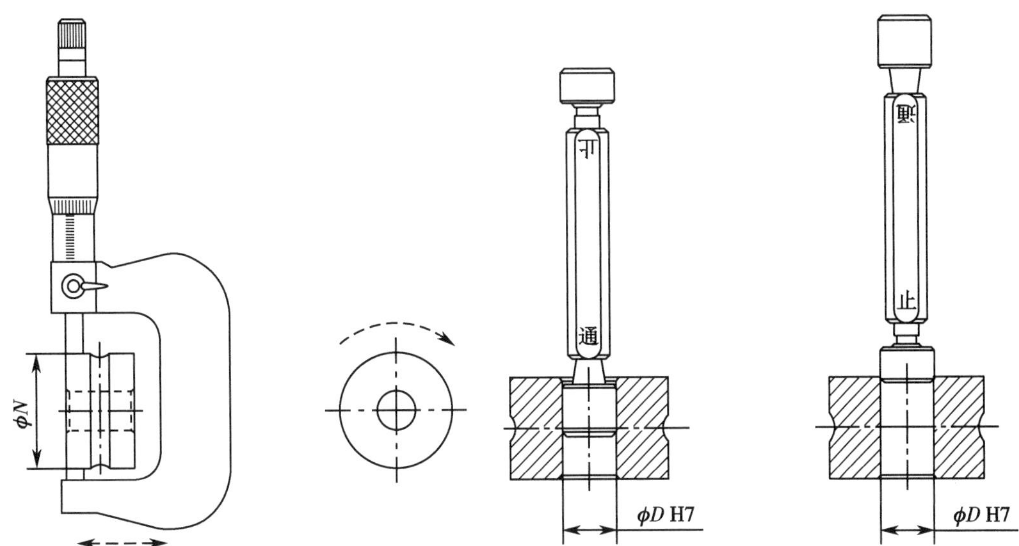

图 4-3-63　中模外径极限偏差检测　　图 4-3-64　圆形中模孔径极限偏差检测

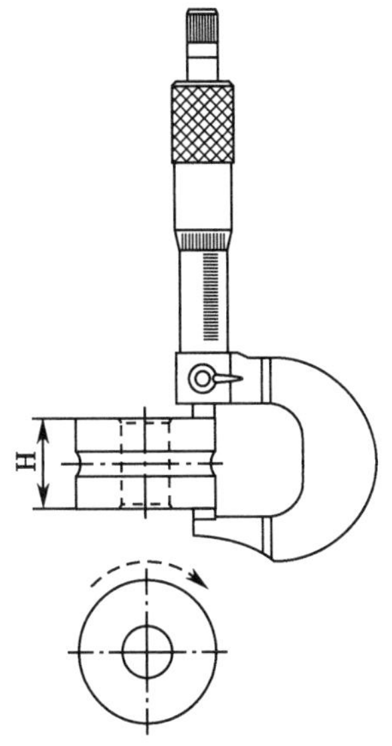

图 4-3-65　中模高度极限偏差检测

12．**中模高度极限偏差检测**　如图 4-3-65 所示，转动中模，用外径千分尺测量中模高度不少于 3 处，取最大和最小的测量值为其极限值。

13．**中模孔径轴线对中模外径轴线的同轴度误差检测**　如图 4-3-66 所示，将 V 形架置于平板上，中模放置在 V 形架中，让杠杆千分表接触点与中模孔 A 端或 B 端接触并对准中模外径基准轴线，在旋转中模过程中分别测量 A 端和 B 端两截面，两截面上测得杠杆千分表示值差值的最大值（绝对值）即为同轴度误差。

14．**中模两端面的平行度误差检测**　如图 4-3-67 所示，将中模置于平板上，在杠杆千分表测量被测端面时，中模沿几个方向作直线移动，在整个测量过程中杠杆千分表示值最大差值即为两端面平行度误差。

15．**中模凹槽对中模两端面间中心面的对称度误差检测**　用专用卡规测量（图 4-3-68）。

16．**中模外径、孔径和端面的表面粗糙度检测**　用表面粗糙度比较样块对比确认，或用表面粗糙度测量仪查验。

17．**上冲杆和下冲杆硬度检测**　用洛氏硬度计检查冲身或冲尾颈部或冲尾，每件试样检测不少于 3 处，取最小读数值为该试样的硬度值。

18．**中模硬度检测**　用洛氏硬度计检查中模端面，每件试样检测不少于 3 处，取最小读数值为该试样的硬度值。

19．**片形深度检测**　用千分表插入专用支架直接测得片形深度 H 的实际值（图 4-3-69）。

20．**片形面的文字、符号和图形检测**　用高倍放大镜查验（图 4-3-70）。

21．**片形面和片形界面的表面粗糙度检测**　用表面粗糙度比较样块对比确认，用高倍

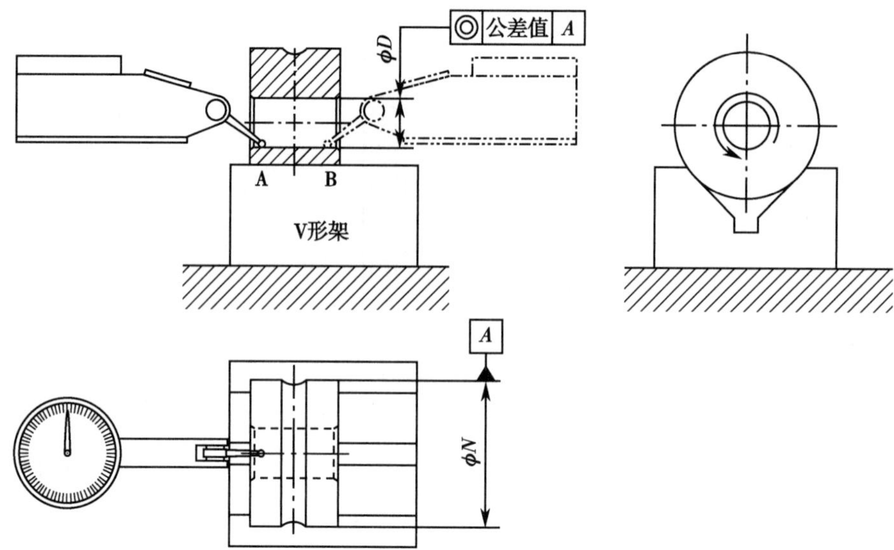

图 4-3-66　中模孔颈轴线对中模外径轴线的同轴度误差检测

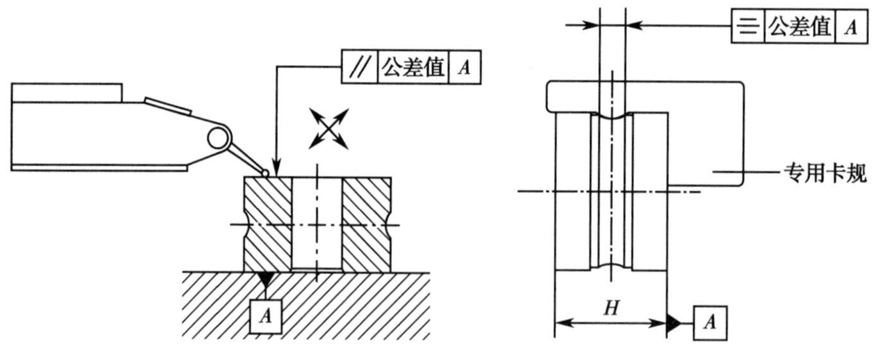

图 4-3-67　中模两端面的平行度误差检测　　图 4-3-68　中模凹槽对中模两端面间中心面的对称度误差检测

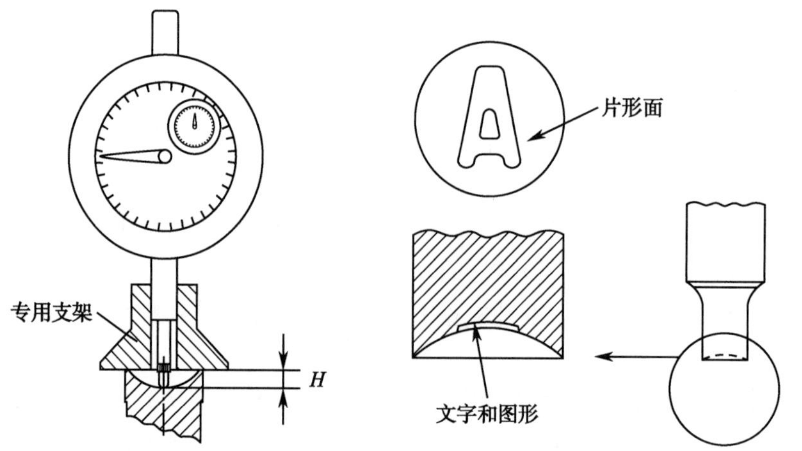

图 4-3-69　片形深度检测　　图 4-3-70　片形面的文字、符号和图形检测

放大镜查验片形面是否有碰伤和腐蚀，或者用指甲从片形界面划过，检查片形界面是否有凸起的毛刺（图 4-3-71），注意不要将指印留在冲杆上。

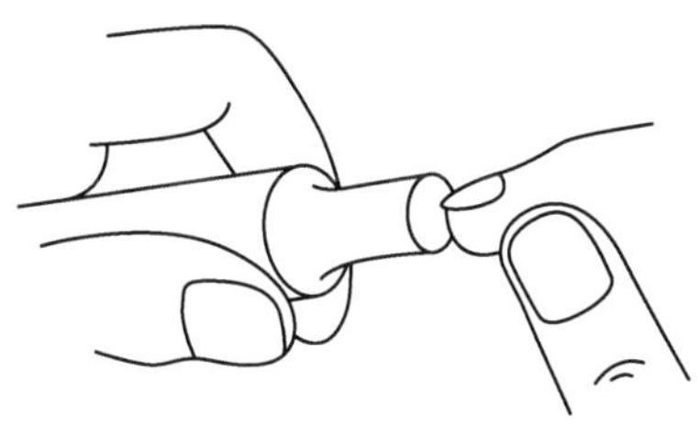

图 4-3-71　用指甲检查片形界面

22．凹面片形的圆弧半径检测　用内半径或外半径的半径规检查凹面片形圆弧半径，比较半径规与凹面片形圆弧，应当有良好的匹配度。

23．有键上、下冲杆的导向键宽度极限偏差检测　如图 4-3-72 所示，用外径千分尺沿冲身轴线方向测量导向键宽度不少于 2 处，取最大和最小的测量值为其极限值。

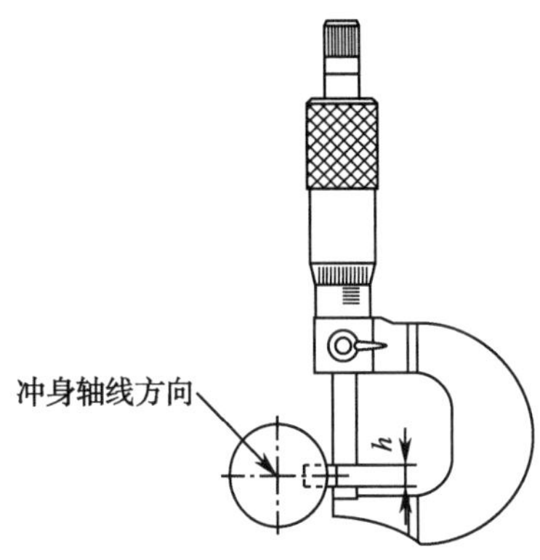

图 4-3-72　有键上、下冲杆的导向键宽度极限偏差检测

24．有键上、下冲杆的导向键高度极限偏差检测　如图 4-3-73 所示，用游标卡尺沿冲身轴线方向测量导向键高度不少于 2 处，取最大和最小的测量值为其极限值。

25. 有键上、下冲杆的导向键对冲身直径轴线对称度误差检测　如图 4-3-74 所示，上冲杆或下冲杆分别从专用导向键环规的两端插入，各测量一次。

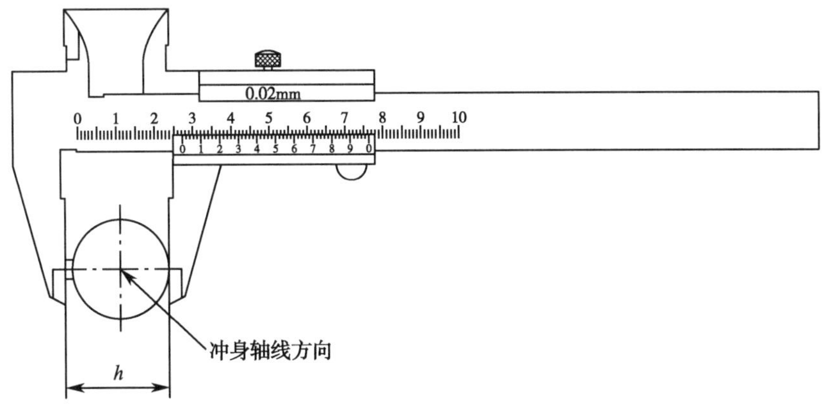

图 4-3-73　有键上、下冲杆的导向键高度极限偏差检测

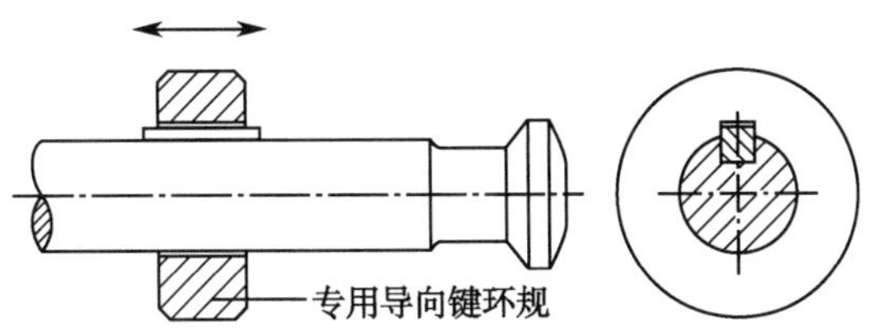

图 4-3-74　有键上、下冲杆的导向键对冲身直径轴线对称度误差检测

九、冲模维护保养

冲模维护保养的目的是最大限度延长冲模使用寿命。对冲模进行维护保养还能将许多压片过程中产生的问题减少到最低程度，如片剂重量和厚度的变化、片剂未压透、黏片或“戴帽”等。冲模维护保养的成本和维护冲模所花费的时间，会通过冲模使用寿命的延长和生产中问题发生率的降低而得到补偿。

对于冲模维护保养，人的因素非常重要。负责冲模维护保养的人员必须十分尽责和适应能力强，更重要的是在冲模的搬运和抛光方面，比较理想的是让具有机械基础技能和接受过技能培训的人员来从事这方面的工作。

（一）冲模的搬运、清洁和储存

1．搬运 冲模维护保养中非常重要的一个要点是必须重视冲头的精致特性，即便冲头在设计时已经考虑到其能承受好几吨重的压片力，但当其在与硬物接触时，哪怕是轻轻碰触，也很容易造成冲头的损坏，因此当搬运冲模时，冲头不能与下列物体碰触：①其周边的冲模（包括冲杆和中模），无论在压片机中、工作台上或是在储藏容器里；②压片机上任何的零部件；③任何金属工具或设备；④金属储藏容器中的任何金属。

每年有许多冲模不是在使用中损伤，而是在搬运中受到其他机械作用而损伤（如碰伤、擦伤和摔伤），无法修复。如果维护人员或者操作者将冲头想象成玻璃器皿，能像对待玻璃器皿那样来对待冲头的话，这种不必要的损失就可以减少，甚至可以消除。因此，搬运冲模要格外小心，防止损伤，建议：①使用PVC瓦楞板，在拆装、搬运和维修过程中可将冲杆隔开，防止冲模滚动到一起发生相互碰擦（图4-3-75），或者使用搁架和储藏盒也可以避免冲模碰擦，减少损失；②使用特殊设计的专用手推车、架子或托盘（必须带有分隔装置，防止冲杆滚动或移动），便于冲模搬运。

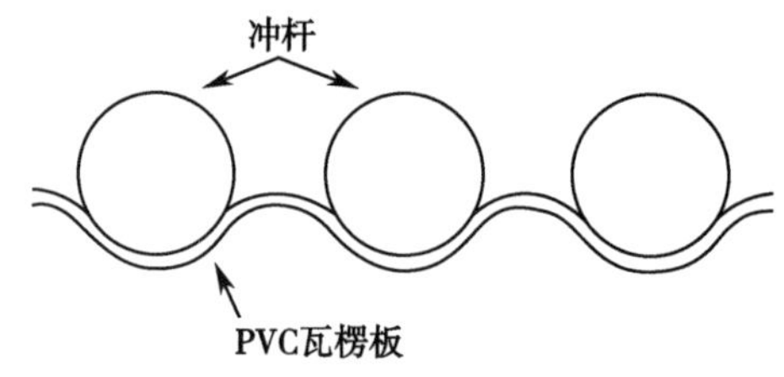

图 4-3-75 PVC 瓦楞板

2．清洁 生产结束从压片机上拆卸下来的冲模，在进行维护保养前应进行清洁和检验，超声波清洗槽是理想的清洗装置，当然也可采用其他清洗方式。此外，所使用的液体清洗剂应无毒、不会引起锈蚀。清洗后的冲模必须及时和仔细地进行干燥处理，以防冲模表面残留水分引起锈蚀。

应特别注意的是，维修人员或者操作者不可用手或手指擦拭冲模任何表面，因为清洁后的冲模上留下的指印会造成锈蚀，很难清除。

3．储存 冲模必须小心和谨慎地存放，目前集中存放冲模的方法有两种：一种是将冲模储存在柜子中（图4-3-76），另一种是将冲模储存在专门设计的塑料存储盒内（图4-3-77）。存放冲模时操作者应佩戴手套，避免用肌肤直接触碰冲模而引起锈蚀，另外，存放时应在冲模表面涂上一层薄薄的无毒润滑剂，保护冲模免受锈蚀。如果冲模已经存放了很长时间，应定期检查，确保没有发生锈蚀。

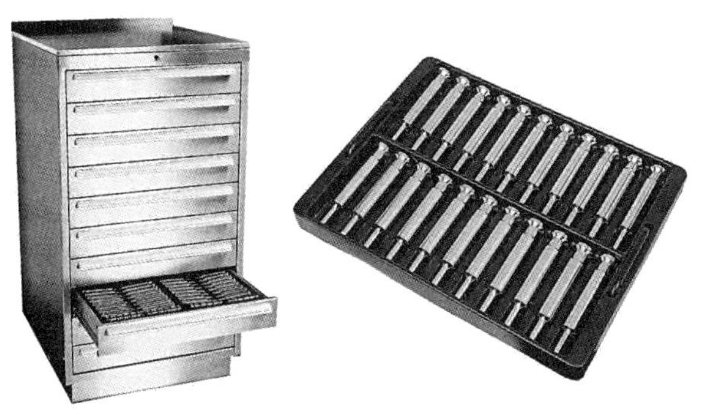

图 4-3-76　存储柜

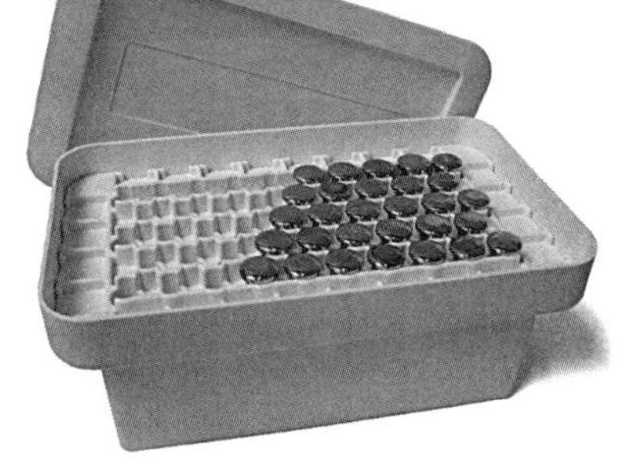

图 4-3-77　塑料存储盒

（二）冲模的维护保养工具

下列设备和器材可用于冲模的一般清洁、抛光以及冲模修理，如清除毛刺、去碎屑、碰伤和抛光等。

1．抛光和打磨设备及测量仪　用于冲模抛光和打磨设备有：电动卡盘、小型手持式电动打磨机、双出轴及可调速的台式抛光机、抛光机等，测量仪有半径规。

（1）电动卡盘：电动卡盘有两种型式，一种紧凑型台式卡盘，转速为 1 500r/min，可有效地用于研磨、去毛刺等中模孔和模具的一般维护（图 4-3-78）；另一种在电动机上装有一个 125mm 的标准三爪卡盘，该卡盘是可自动定圆心（图 4-3-79）。此外，车床用的弹簧夹头用于冲模清洁和抛光也非常有效。

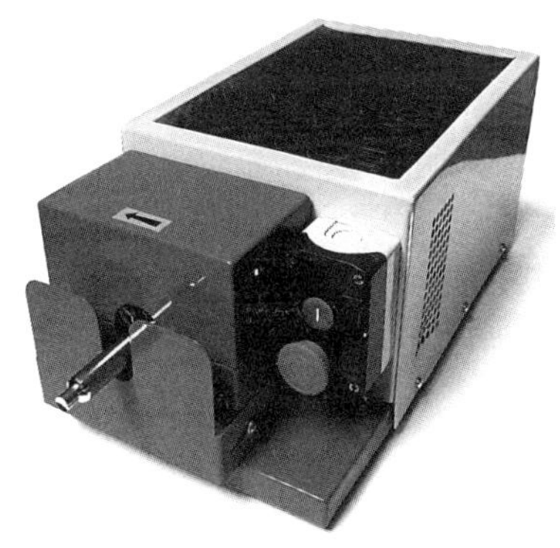

图 4-3-78　紧凑型台式卡盘

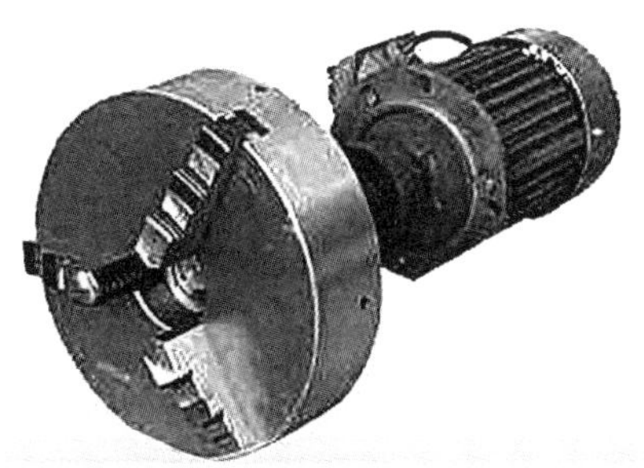

4-3-79　电动机与标准三爪卡盘组合

（2）小型手持式电动打磨机：该机可与电动卡盘一起配套使用，便于抛光圆形的凹面片形冲头和圆形模孔（图 4-3-80）。

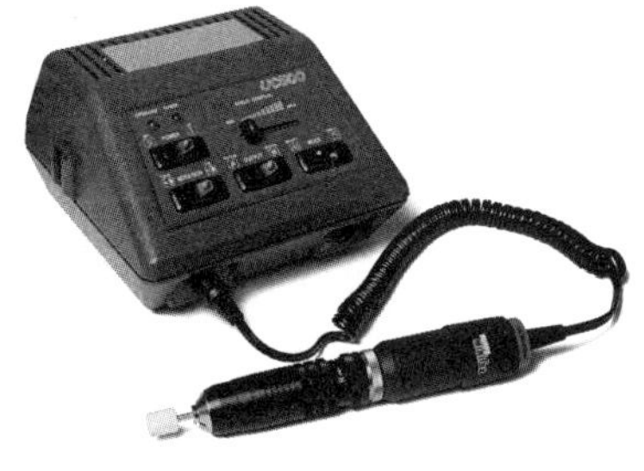

图 4-3-80　小型手持式电动打磨机

（3）双出轴及可调速的台式抛光机：可对平面斜边形、异形和刻字冲头进行抛光和去毛刺，包括平分线（图 4-3-81）。该抛光机配有安装尼龙刷和圆锥形羊毛毡打磨头的夹头，以及一个用于铜丝轮刷的接头。

（4）抛光机：把变旧和变色的模具固定在支架上，用核桃壳或玉米颗粒等介质作为磨料，采用旋转和拖曳的方式将模具不断与磨料发生摩擦，完成微细和高质量抛光的全过程（图 4-3-82），整个抛光过程由机器按预先设置的运行参数进行，具有高效而低劳动强度的特点。

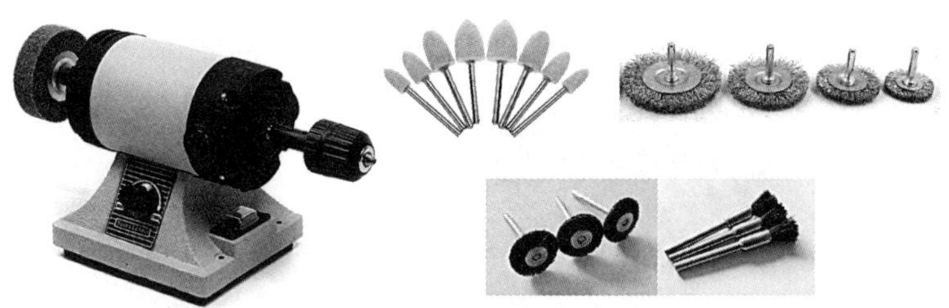

图 4-3-81 双出轴及可调速的台式抛光机

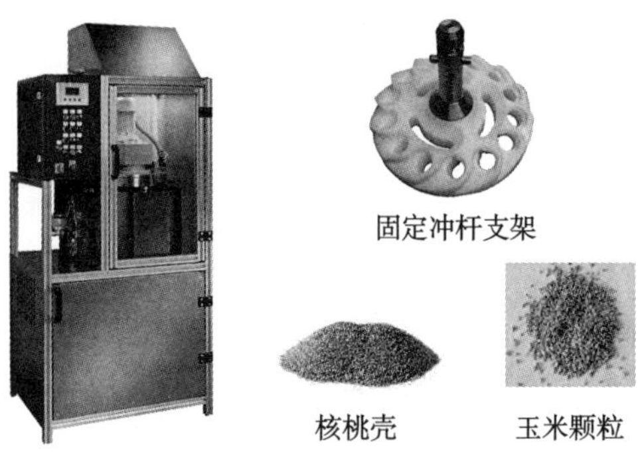

图 4-3-82 抛光机

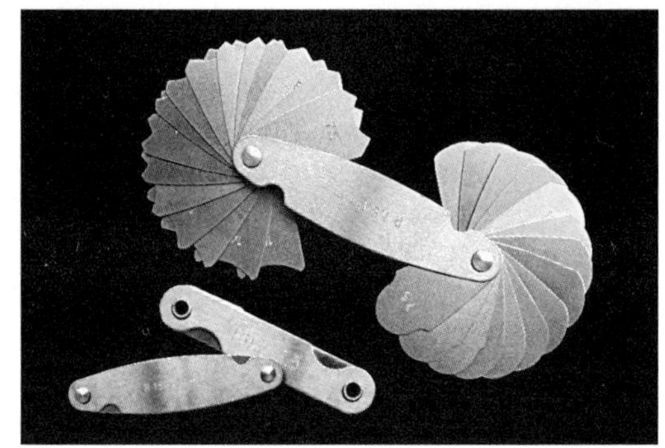

图 4-3-83 半径规

（5）半径规（公制尺寸）：用于内半径或外半径的查验（图 4-3-83）。

2．维护保养器材

（1）用于电动卡盘和小型手持式电动打磨机的抛光器材

1）圆锥形羊毛毡打磨头：用于凹面片形冲头和片径较大的片面斜边形冲头的抛光（图 4-3-84）。①对凹面片形冲头抛光时，打磨头的头部应修成球形，球形半径与凹面片形冲头有着相同的半径，且打磨头的头部宽度应小于冲头直径；②对片径较大的平面斜边形冲头抛光时，打磨头的头部可修成平端，其直径应稍小于冲头直径，约为冲头直径的三分之二。

2）轮式和笔式尼龙刷：用于所有片径较小的平面斜边形、异形、刻字和平分线等冲头的抛光（图 4-3-85）。建议使用类似于牙科工具形式的尼龙轮刷，轮刷直径不应超过 23mm。当需要对冲头片形面进行镜面抛光，但又要防止脏物粘在字体或花纹内时，建议使用笔式尼龙刷。

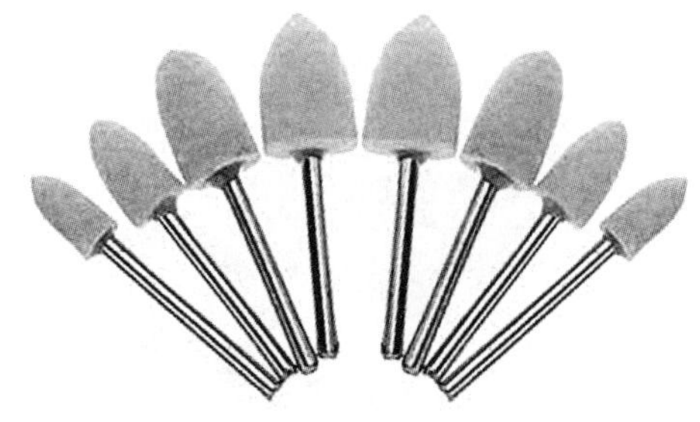

图 4-3-84 圆锥形羊毛毡打磨头

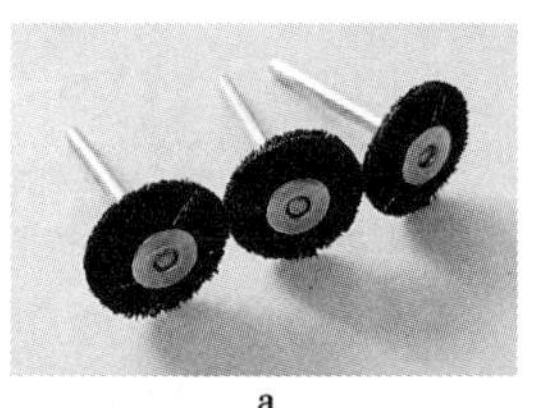

a

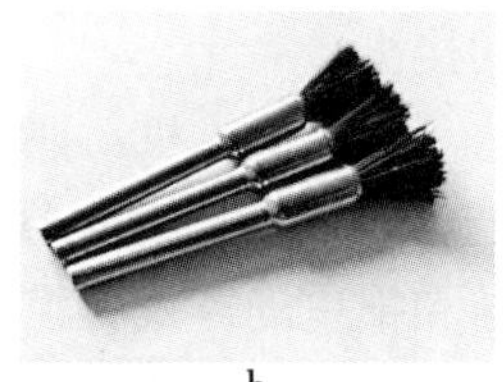

b

图 4-3-85 尼龙刷

a. 轮式；b. 笔式。

3）金刚石研磨膏：规格为 12 ～ 38μm。

（2）用于双出轴及可调速的台式抛光机的抛光器材：①如图 4-3-85 所示，轮式和笔式尼龙刷；②如图 4-3-86 所示，直径不应超过 50mm 的铜丝轮刷；③规格为 12 ～ 38μm 的金刚石研磨膏。

3．其他器材　①棉絮；②不同尺寸的金刚砂研磨棒（图 4-3-87a）；②自粘的细粒度为 320 粒和 600 粒金刚砂布的研磨棒（图 4-3-87b）；③粒度为 80 粒和 180 粒的中等粒度金刚砂布，以及粒度为 320 粒和 600 粒的细粒度金刚砂布；④ Scotch-Brite 砂带；⑤油石（又称阿肯色磨石）；⑥ V 形架（图 4-3-46）；⑦高倍放大镜（图 4-3-52）；⑧ PVC 瓦楞板（图 4-3-75）；⑨测量仪。

4．抛光剂的使用　规格为 12 ～ 38μm 的金刚石研磨膏用于冲头抛光时，对冲头片形面有很大磨蚀作用，特别是较粗粒度的金刚石研磨膏，除非使用得十分节制，否则抛光时会去除金属过多，对随后的冲杆使用寿命造成影响，因此，使用时要格外谨慎和小心。

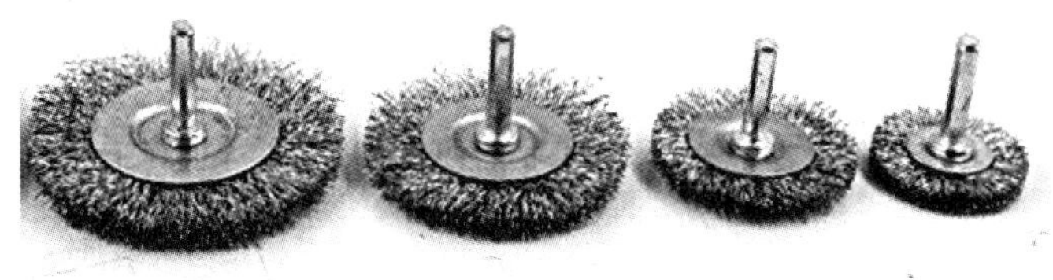

图 4-3-86　铜丝轮刷

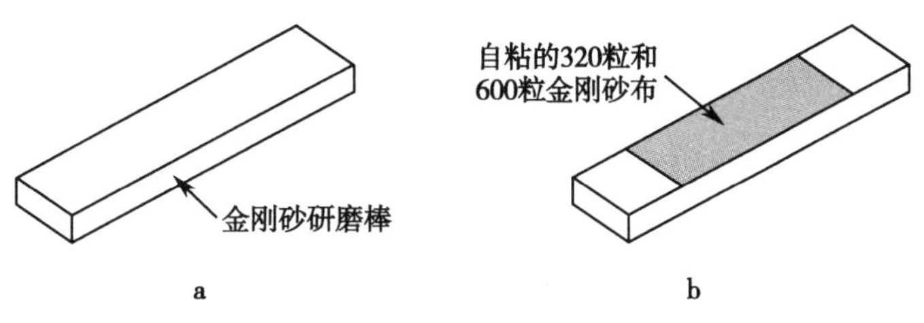

图 4-3-87　研磨棒

a. 金刚砂研磨棒；b. 自粘金刚砂布。

（三）安全注意事项

对冲模进行维护保养应注意下列安全事项：①应由具备机械加工技能、懂得压片冲模精致特性并经过专门培训的人员担任维护保养工作；②按照冲模维护保养手册以及培训内容开展工作；③始终戴好安全防护眼镜；④在良好的照明条件下进行维护保养工作；⑤注意免受冲头锐角和键槽的伤害；⑥使用电动卡盘时必须用安全防护罩；⑦扎紧宽松的工作服、头发和首饰；⑧开机前确保冲模已被牢固地夹紧，不要将锁紧扳手留在卡盘或夹头上；⑨操作运动部件时不能戴手套，不能用布来擦拭正在旋转的冲杆，但可用棉絮来清洁旋转的冲杆；⑩不要对抛光毡施加过度的压力，这很可能会发生打滑，引起事故。

（四）维护保养示例

1. 冲尾的修理 操作步骤如下：

（1）使用工具：电动卡盘，粒度为80粒金刚砂布和棉絮。

（2）操作：①将冲杆置于卡盘中，使冲尾向外伸出，夹紧部分冲身，注意不能损伤冲头；②启动电动卡盘；③用手指夹住砂布对冲尾的受损部分稍加拂拭，施加稳定的压力，直至所有痕迹都被清除，如果冲尾已经严重受损，则要施加较大压力直至变平滑为止；④用金刚砂布对冲尾进行抛光；⑤用棉絮对冲尾进行清洁。

2. 修理有缺口或有伤痕的冲头 操作步骤如下：

（1）测量冲头：用千分尺测量冲头直径（图4-3-54）。

（2）使用工具：电动卡盘，棉絮，自粘的细粒度为600粒金刚砂布的研磨棒。

（3）操作：①将冲杆置于电动卡盘中，使冲尾向内并伸出，冲头朝外须注意不能损伤冲头，夹紧冲身；②启动电动卡盘；③如图4-3-88a所示，非常小心地将研磨棒施加于冲头片形外侧面，确保研磨棒与冲头片形外侧面平行，将研磨棒慢慢地前后移动，需注意不要让四分之一的研磨棒与冲头片形外侧面接触（图4-3-88b），否则会把片形外侧面倒成锥形；另外，还需注意的是修理只是去除冲头片形外侧面上的毛刺或表层凸出的金属，除了必须去除损坏之处外，不允许去除冲头片形外侧面上任何更多的金属，任何凹痕或缺口只能加以掩饰；④用棉絮清洁冲头片形外侧面；⑤用千分尺再次测量冲头直径，确保冲头直径尺寸在允许的范围内。（注：整修冲头片形外侧面时，如果研磨棒和油石交替使用效果会更好。）

3. 保持冲杆工作长度 如果整套中发现只有一两支冲杆磨损厉害并超差，则可用备用冲杆来置换，置换前须测量备用冲杆是否符合标准，尤其要与其他冲杆的工作长度保持一致；如果整套中很多冲杆都磨损了，则需对整套所有冲杆的冲尾端面进行修整，步骤如下：①从整套中挑出工作长度最短的冲杆；②以该最短的冲杆工作长度作为标准，用磨床磨削去除余下的冲杆冲尾端面上的金属，使所有冲杆的工作长度都能达到最短冲杆的工作长度，允许误差须控制在0～0.025mm范围内（必须注意，在加工前应就有关最小冲尾厚度的允许值咨询相关冲模生产厂和压片机生产厂）；③检查经过磨削过的冲尾端面直径，冲尾端面直径必须小于冲尾颈部直径，否则在压力下可能会发生断裂（图4-3-89）；④检

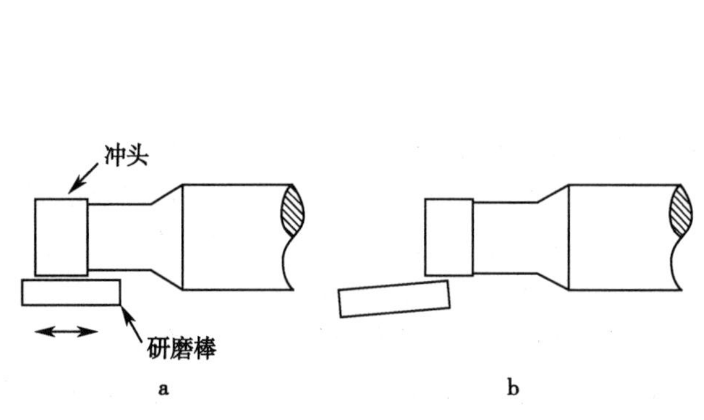

图4-3-88 修理有缺口或有伤痕的冲头片形外侧面

a. 正确的操作；b. 错误的操作。

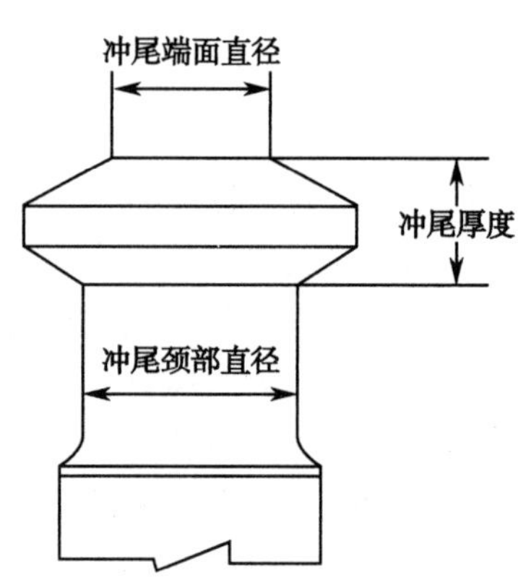

图4-3-89 冲尾及颈部

查经磨削过的冲尾厚度，若不符合标准则须更换；⑤经修整后仍有某些冲杆达不到最小工作长度的要求，则应更换；⑥对重新修整过冲尾的冲杆进行抛光；⑦对已重新修整过的冲杆应做好标记，并与其他冲杆分别存放。（安全提示：操作磨床是特殊技术性工作，应当由具备机械加工技能、有磨床操作证、接受过专门培训、懂得压片冲杆精致特性的人员进行操作。）

4．冲头、冲身、冲尾、片形面的抛光　建议使用抛光机（图 4-3-82），具体操作步骤按抛光机的使用说明，或者经抛光机生产厂培训后进行。

如果冲头片形外侧面、冲身、冲尾上出现锈蚀或变色污点，需要抛光，但又无抛光机（图 4-3-82），亦可在电动卡盘上进行，步骤如下：①将冲尾插入电动卡盘中，而冲头及冲身的一半伸出卡盘，然后夹紧一半的冲身（如果是异形冲模须将冲杆上的导向键卸去）；②启动电动卡盘；③用 Scotch-Brite 砂带轻轻地对冲身进行拂拭和抛光，如果冲杆锈蚀严重，可用 600 粒的细粒度金刚砂布抛光（需要注意，这里仅仅对锈蚀或变色的点进行去除和抛光，过度抛光会使冲身直径变小，这是不被允许的）；④对冲头片形外侧面进行抛光，需用自粘的细粒度为 600 粒金刚砂布的研磨棒，研磨棒必须与冲头片形外侧面保持平行（图 4-3-88a），紧贴片形外侧面，小心地施加压力，让研磨棒沿着冲头的前后方向移动，并防止冲头片形外侧面被倒成锥形；另外，过度抛光会使得冲头直径变小，这是不被允许的；⑤关掉电动卡盘，卸去冲杆；⑥将一块清洁的棉絮推入卡盘，以防冲头插入时因碰擦卡盘内的后板而受损，接下来颠倒冲杆，让冲头和部分冲身插入卡盘中，使冲尾和未曾抛光的冲身伸出夹盘外，然后夹紧另一半抛光过的冲身；⑦用 Scotch-Brite 砂带轻轻地对冲身其余部分进行抛光；⑧对冲尾抛光可使用 180 粒的中等粒度金刚砂布，但要避免对冲尾端面过度抛光，这很可能使冲杆工作长度减少。

5．中模孔抛光　应尽量避免对中模孔的抛光，任何抛光都会造成冲头和中模孔之间的间隙增加，有可能发生中模孔变形。通常情况下只需用干净布擦拭中模孔和外径即可，除非影响片剂质量而不得不对中模孔进行抛光，但这仅作为最后的手段。如果要对中模孔抛光，建议使用以下方法和步骤：①使用工具，如电动卡盘、小型手持式电动打磨机、羊毛毡打磨头、金刚石研磨膏和抛光液等；②确保羊毛毡打磨头的外径小于中模孔内径；③羊毛毡打磨头置于小型手持式电动打磨机中；④将中模置于电动卡盘中，以中模外径定位并夹紧，确认中模旋转正确和无明显跳动；⑤在羊毛毡打磨头上涂上金刚石研磨膏，并用抛光液将金刚石研磨膏稍稍稀释；⑥启动电动卡盘，启动小型手持式电动打磨机；⑦将旋转的羊毛毡打磨头插入中模孔并沿着中模孔壁前后移动，用很轻的压力打磨内孔，需要注意的是不要过度对中模孔进行抛光，这很容易造成中模孔变形和尺寸变大；⑧抛光完成，将中模从卡盘中取出，用棉絮清洁中模孔；⑨检查中模孔的粗糙度和尺寸。（必须注意，不要对镀铬的冲模进行抛光，因为镀铬层将会被去除掉。）

第四节　影响片剂质量的因素及解决方法

一、片剂生产中常见问题的原因、分析和措施

表 4-4-1 列出了片剂生产中常见问题的原因、分析及措施。

表 4-4-1　片剂生产中常见问题的原因、分析和措施

序号	问题	可能的原因	分析和措施
1	片重不一致或超标	下冲杆运行不稳定	①下轨道须清洁，须得到充分润滑；②压片机运行时发生过度振动，需降低压片机转速；③填充调节装置发生磨损或松动，需修整或更换配件
		加料器缺料或阻塞	①料斗下料口调节阀设置不正确；②料斗中发生物料“结拱”；③物料过度循环使用，造成流动性降低
		粉料难以填入中模孔	①压片机转速过高；②参见“加料器缺料或阻塞”；③强迫加料器搅拌叶轮的形状选用不当；④强迫加料器的转速不合理；⑤使用错误的填充轨
		刮粉器效果差	刮粉刀片弯曲、磨损或没有紧贴转台中转盘的台面
		上、下冲杆工作长度不一致	检查上、下冲杆工作长度是否符合标准
		中模突出于转台中转盘台面	①清洁中转盘中模孔底部；②检查中模尺寸是否符合标准
		自动填充控制系统工作不正常（有自动控制片重功能的压片机）	检查自动填充控制系统
		下冲杆冲尾厚度不一致	检查下冲杆的冲尾厚度尺寸是否符合标准
2	片厚不一致或超标	片剂重量不一致	参见本表序号 1
		主压轮跳动并超标	①物料密度发生突变；②压轮不能自由转动；③采用液压方式的冲模超载保护装置，液压系统内含混有过多空气；④压轮轴或轴承磨损失效
		上、下冲杆工作长度不一致	检查上、下冲杆工作长度是否符合标准

续表

序号	问题	可能的原因	分析和措施
3	片剂硬度不一致（易碎）	片剂重量和厚度不一致	①参见本表序号 1 和序号 2；②参见本表序号 7
		上、下冲杆工作长度不一致	检查上、下冲杆工作长度是否符合标准
		填充至中模孔的物料粗细不匀	①料斗中的物料出现分层或“结拱”现象；②物料循环过度引起分层
		物料在料斗中出现分层	①减少颗粒尺寸的变化；②减少机器振动；③降低压片机转速
		物料含水量低	添加黏合剂或增加水分
4	压片机振动过度	传动皮带磨损或松弛	检查传动皮带
		上、下冲杆工作长度不一致	检查上、下冲杆工作长度是否符合标准
		压片机在靠近物料密度最高点附近运行	在片重和片厚允许范围内增加厚度和 / 或减少重量
		出片压力过大	①出片凸轮已磨损；②增加物料的润滑剂，或将中模孔上部修成锥形；③中模孔壁出现环状“台阶”
		有液压方式的冲模超载保护装置，压力稳不住	液压系统内含混有过多空气
5	产品中有脏物（即黑斑）	物料中有脏物，或在压片时被润滑油玷污	①经常清洗压片机；②压片机润滑过度或设置不当；③使用冲杆集油 / 尘杯，必要时用填充物封堵转台冲杆孔键槽；④加料器部件存在摩擦；⑤冲杆未清洁
6	物料过度损耗，收率低	加料器底部与转台中转盘台面的间隙过大	①调整加料器基座，使加料器底部与转台中转盘台面达到合理范围；②加料器底部磨损，需重新修理或更换
		中转盘台面刮粉不够	刮粉刀片磨损或有粉料黏结，需修理或清理，或参见本表序号 1 中的“刮粉器效果差”
		压片物粉料从上冲头与中模孔间“喷出”，俗称“泼粉”	①压片力太高，需适当调整；②物料中细粉过多；③除尘器过度吸粉，需调整风量；④上冲头与中模孔之间的间隙过大
		中模下部漏粉多	①下冲头与中模孔之间的间隙过大；②物料中细粉过多

续表

序号	问题	可能的原因	分析和措施
7	"戴帽"或分层	片剂内部有气泡	① 用较高压片力压制压片；②降低压片机转速，增加保压时间；③增加预压片力；④适当减少物料中的细颗粒；⑤上冲头与中模孔的合理间隙；⑥减少冲头片形深度；⑦将中模孔上部修成锥形
		压片力过大	①适当地调整压片力；②在允许的范围内减少片剂重量或增加片剂厚度
		中模孔壁出现环状"台阶"	①可将中模倒置使用，避开环状"台阶"；②对中模孔进行珩磨或研磨等修理
		出片时片剂膨胀得太快	①调整出片凸轮；②降低压片机转速
		物料不结实	增加黏合剂的量，或使用黏性较强的黏合剂
		物料过于干燥	提高物料含水量
		物料润滑过度	降低润滑剂量，或在添加润滑剂之前将所有原辅料充分混合
		冲头磨损，片形界面有毛刺或卷边	修整或调换冲杆
		下冲杆在出片处的位置过低，造成片剂没有完全出模	调整下冲杆出片位置的高度
		拦片条离中转盘台面的位置过高	调整拦片条的高度
8	黏冲（黑色为黏冲区域）	物料含水量过高	①检查物料的含水量；②检查室内湿度
		冲头片形面问题	①冲头片形面上有凹点，需对冲头片形面重新抛光；②刻字面图案不当，需重新设计；③设法对冲头片形面进行镀铬或采用其他的镀层
		压片力不足	在允许范围内增加压片力
		物料润滑不够	在允许范围内适当调整润滑剂

续表

序号	问题	可能的原因	分析和措施
9	片剂有斑点和痕迹	物料中有脏物，或在压片时被润滑油玷污	①检查转台上转盘的冲杆油封是否正常；②调整上冲润滑使之达到合理水平；③检查上冲杆集油环是否正确；④参见本表序号 5
		物料受到料斗、加料器或强迫加料器搅拌叶轮的相互摩擦而造成的污染	正确地清洁并重新设置各个零部件
		物料含水量过高	重新干燥物料以达到规定要求
		物料的颗粒尺寸过大	缩小颗粒尺寸
10	平分线或字体模糊	字体设计不正确	根据有关规则重新设计字体
		冲头磨损	置换冲杆
		物料中颗粒尺寸太大	缩小颗粒尺寸
		黏合剂不适合	增加黏合剂强度
		压片力不足，未压透	增加压片力
11	字体出现双印痕	冲杆发生旋转	使用带键冲杆
12	碎片或裂开	冲头片形面粗糙度差，不光洁	对冲头片形面进行抛光
		冲模磨损严重	置换冲模
		冲模设计问题（如刻字或平分线太尖锐）	对冲头进行修整或置换冲模

续表

序号	问题	可能的原因	分析和措施
13	片剂多层裂开	预压片力过大	减少预压片力
		物料润滑过度	减少物料中的润滑剂

二、中药片剂压片过程中的一些问题及对策

中药片剂易出现分层（或“戴帽”）、松片、黏冲、崩解迟缓等问题，以下是分析与对策。

1．**分层**　常见的原因及解决方法有以下几种：

（1）原材料：中药原料中药物纤维性及含油量均较强，都会引起分层。对策是：①可将纤维性强的药物提取，采用全浸膏或半浸膏工艺的解决方法；②对含油量较强的药物可采用吸收等解决方法。

（2）赋形剂：对于中药片剂中含黏性成分少而纤维性强或质地疏松的药物，可以将黏性较强的糖浆与淀粉浆混用，或提高淀粉浆浓度等进行制粒，解决分层问题。

（3）其他：药物粉料太粗或颗粒尺寸不均匀、压片力过大、硬脂酸镁用量不当、物料含水量不当以及压片机运行速度过快等情况也容易引起分层，可以通过控制颗粒粒径均匀度和细粉含量，控制硬脂酸镁的用量，控制物料的含水量，调整好压片力，降低压片机运行速度等方法来解决分层问题。

2．**松片**　松片，即片剂硬度不达标，常见原因及解决方法为：

（1）原材料的提取问题：由于中药原料中有较多药物含有纤维素和挥发油等成分（如种子类）以及黏性差（如矿物质等）的物质，若采取药粉制粒，一方面颗粒中会存有较多空气，另一方面材料黏性较差，压片时易引起松片，因此宜采用提取制成浸膏的方法。

（2）药粉细度与颗粒粒径问题：由于原生药粉太粗，使得颗粒弹性增强，降低了黏合剂的作用，容易引起松片，即使片剂勉强成形，但放置一段时间后仍容易吸潮引起膨胀而松散，因此，必须控制药粉的细度。

（3）中药颗粒粗细比例问题：控制中药颗粒粗细比例很重要，倘若中药颗粒粗细比例失调，颗粒太粗就会降低颗粒间的内聚力，从而引起松片；颗粒太细会引起颗粒的流动性差，导致颗粒在冲模孔中的填充量不足而引起松片。

（4）物料的含水量问题：研究表明，如果物料水分太少，可使颗粒弹性增大，引起松片，因此需控制物料的含水量，一般物料的含水量宜控制在3%～5%。此外，黏合剂和湿润剂的正确使用及用量适宜，也是避免松片的重要因素。

（5）物料中细粉量问题：需合理控制物料的细粉量，倘若物料中的细粉太多，在压片时细粉会阻碍颗粒中空气溢出，相当部分的空气会残留在片剂内，当压片力消失，由于气体膨胀便产生了松片和分层。

3．黏冲　可以采取以下措施来防止黏冲：①确保冲头和片形面的光滑与清洁；②控制物料含水量在 3% ～ 5%，这是因为物料含水量过高，容易使片剂变形引起黏冲；③正确选用和使用润滑剂并混合均匀，润滑剂选用不当、用量不够或者混合不匀，都会引起黏冲。

4．崩解时限　影响崩解时限的因素除了主药、赋形剂、物料含水量外，还有压片力。如果压片时压片力愈大，片剂的孔隙率就愈小，片剂的硬度愈大，崩解时间愈长。因此，在片剂崩解时限合格的情况下应选择适宜的压片力。

第五节　压片机选型

对于片剂生产，选择适宜的压片机是非常重要的。一般而言，旋转式压片机的选型需考虑的因素有：①压片机的适用性；②满足特征规格，如片形、片径、片形、产量、压片力、数据显示及记录和其他特殊需求；③满足 GMP。

按使用的场合压片机可分为实验型压片机和生产型旋转式压片机，这里主要讨论生产型旋转式压片机的选型，并且重点介绍冲模采用 GB/T 36032—2018《压片冲模 冲杆与中模》、JB/T 20080—2019《T 系列压片冲模》等标准的生产型旋转式压片机。目前我国压片机执行的是 GB/T 30748—2014《旋转式压片机》，该标准已涵盖相关压片机的 GMP 要求，下面根据压片机的特点和主要性能重点讨论如何来选择旋转式压片机以及需注意的事项，供选型参考。

一、压片机适用性

按压片机的适用性可分为常规型和特殊型两种：①常规型，如压制单层片、双层片、微片、环形片、泡腾片和粉末直接压片等；②特殊型，如压制包芯片、微丸压片、三层片等（表 4-5-1）。

表 4-5-1　压片机的适用性

分类	用途	采用的机型	特殊配置	备注
常规型	单层片	常规型压片机，有单出料和双出料两种	圆片：冲杆不带导向键。异形片：冲杆带导向键	—
	双层片	常规型压片机，出料口仅有一个	至少有两组压轮，以及两套加料器并确保不混色	可压圆形片和异形片
	微片	常规型压片机，有单出料和双出料两种	特殊多头冲模和较小填充深度的填充轨道	参见本章第七节中“微片”

续表

分类	用途	采用的机型	特殊配置	备注
常规型	环形片	常规型压片机，有单出料和双出料两种	与异形类似，但采用特殊的环形冲模和转台	可压双层片
	泡腾片	常规型压片机，有单出料和双出料两种	特殊的喷润滑剂系统，以及特殊的下冲轨道	—
	粉末直接压片	常规型压片机，有单出料和双出料两种	采用定制化的特殊加料系统和除尘系统	参见本章第七节中“粉末直接压片”
特殊型	包芯片	特殊型压片机，仅为单出料	片芯整理和下料机构、两次加料和两次压片	参见本章第七节中“包芯片”
	微丸压片	特殊型压片机，有单出料和双出料两种	特殊的压轮装置和加料系统	亦可压制单层片，参见本章第七节中“微丸压片”
	三层片	特殊型压片机，出料口仅有一个	至少有3组压轮，以及3套加料器并确保不混色	亦可压圆形和异形片

二、选择片径和冲模

1．**选择片径**　常规型压片机的技术参数表都会给出片径信息（表4-5-2）。

表4-5-2　压片机部分技术参数表

项目	参数		
冲模型式	BB	B	D
最大片径/mm	13	16	25

由表4-5-2可见，片径与冲模型式有关，即冲模型式决定了最大片径。按国家和行业有关冲模标准（见GB/T 36032—2018《压片冲模 冲杆与中模》和JB/T 20080—2019《T系列压片冲模》），冲模型式分为BB、B和D等，对应的最大片径分别是13mm、16mm和25mm等，一旦根据所需生产的片径选定冲模型式，也就确定了压片机可压制的最大片径。最大片径是指最大圆形片直径和最大异形片外接圆直径。

2．**选择冲模**　选择合适的冲模至关重要。选择时：①要有前瞻性思考，譬如，采购一台压片机不仅仅为了当下某一品种的生产，因此需要对未来的生产情况进行预估，系统性地考虑和优化安排，让压片机的使用率最大化；②要注意适宜性，譬如有的片剂，若选择B型或BB型冲模可满足片径大小，但是因其物料的可压性较差则需要足够保压时间，然而B型冲杆的冲尾端面小于D型冲杆，影响保压时间，为此，建议改用D型冲模可获得较多的保压时间，虽然因采用D型冲模后会减少一些冲位数（在同样大小的转台上，D型冲模所占的冲位数要少于B型和BB型），产能有所下降，但确保了产品质量；③要注意标准化和通用化，对于企业自身而言，若选用同一标准、同一型式的冲模，有利于冲模在各压片机间实现互换，优化生产成本和管理。

3．冲模型式与转台的冲位数有关　譬如，有三个相同尺寸的转台中转盘上分别采用BB型、B型和D型等中模，根据各型中模外径尺寸大小，各转台的冲位数有所不同，冲位数的排序依次为BB型＞B型＞D型。显然，对于相同尺寸转台中转盘，采用BB型中模的冲位数必定多于其他型式的中模，以此类推，B型中模的冲位数少于BB型，多于D型。

综上所述，选型时除了根据所需的圆形片直径和异形片外接圆直径来选择相对应的最大片径外，还要考虑生产的适宜性和管理成本等综合因素，以此确定冲模型式和压片机的冲位数。然而，冲位数又与产能有关，后续会继续讨论。

三、选择压片力

1．预压和主压　除了仅少数压片机只有主压外，目前市面上大多数压片机都配有预压和主压，随着现代压片机的发展，预压和主压兼有已成为压片机的标配。有预压和主压的压片机适用于：①需要高速运行的情况；②物料可压性较差（如中药片）；③粉末直接压片；④特殊品种，如多层片、包芯片、微丸压片等。

2．主压片力　这是压片机的关键参数。不同厂家的压片机提供了不同的主压轮直径和主压片力，譬如主压轮直径分别有250mm、280mm和300mm等，最大主压片力分别有60kN、80kN和100 kN等。当压制可压性较好的物料以及较小片径的片剂时，主压片力一般为10～30kN；而当压制可压性较差的物料（譬如中药片剂等）以及较大片径的片剂时，则需要较大的主压片力，个别的会达到60～70kN。因此，对于可压性较差的物料以及较大片径的片剂，建议使用主压片力较大的压片机，譬如最大主压片力达到100kN的压片机。须注意的是如果压片机长期在大压力下运行，会对压片机的使用寿命造成影响，需要从处方工艺研究入手尽可能改善物料的可压性，以此来降低主压片力。另外，压片时的保压时间受转台运行速度的影响较大，选择适宜的主压片力亦可弥补保压时间的不足。

3．预压片力　不同厂家的压片机的预压轮直径及预压片力各有不同，譬如预压轮直径有50mm、80mm、100mm和150mm等，最大预压片力有10kN、15kN、20kN、25kN和30kN等，需根据所生产的物料可压性来选择适宜的预压片力。随着生产需求和压片机的发展，有的压片机将预压和主压的结构设计成一样大，如图4-2-33所示，预压和主压的压轮直径均达到250mm，压片力也均达到100kN，当主压和预压采用同样的大压轮和大压片力，对于压制可压性较差的物料或中药更为有利。

4．中药片剂　对于中药片剂生产有以下要求：①尽可能选用有预压和主压的压片机；②尽可能选用直径较大的预压轮（譬如与主压轮一样大）；③尽可能选用较大的预压片力和主压片力的压片机。此外，还应选用高刚度和强度的压片机机架，因为坚实的机架才可承受大的压片力。

四、选择产能

常规型压片机的技术参数表提供产能信息，表 4-5-3 列举了某型压片机的产能信息。

表 4-5-3　压片机某些技术参数表

<table>
<tr><th>项目</th><th colspan="2">单位</th><th colspan="3">参数</th></tr>
<tr><td>冲位数</td><td colspan="2">—</td><td>75</td><td>63</td><td>51</td></tr>
<tr><td>冲模型式</td><td colspan="2">—</td><td>BB</td><td>B</td><td>D</td></tr>
<tr><td>最大片径</td><td colspan="2">mm</td><td>13</td><td>16</td><td>25</td></tr>
<tr><td rowspan="2">生产能力</td><td rowspan="2">片 /h</td><td>min</td><td>135 000</td><td>113 400</td><td>91 800</td></tr>
<tr><td>max</td><td>720 000</td><td>604 800</td><td>489 600</td></tr>
<tr><td>转台转速</td><td colspan="2">r/min</td><td colspan="3">15 ～ 80</td></tr>
</table>

从理论上说，冲位数越多，机器运行速度越快，产量就越大。但实际并不然，因为压片机的实际产能不仅与冲位数和机器运行速度有关，还与片剂的片径大小、片形、物料流动性、可压性、保压时间、片重、片剂硬度等有关，更与压片机的使用寿命和维护成本密切相关。以下对一些关键因素作详细说明。

（1）对于圆形片剂：当压制流动性和可压性较好的物料时，尽管压片机可以实现最高速度运行，但是实际生产运行速度不宜超过压片机最高速度的 70%。因为圆形片采用的是无键冲杆，运行时无键冲杆不仅随着转台绕转台中心旋转（即公转），还会绕着自身轴心旋转（即自转），此时无键冲杆引起的机械磨损（譬如轨道、转台和压轮等）较为均匀，倘若压片机能以不超过最高速度的 70% 运行，则对压片机的磨合、使用寿命和维护保养极为有利。

（2）对于异形片剂：尽管物料的流动性和可压性较好，但是建议异形片的实际生产运行速度不宜超过压片机最高速度的 50%。这是因为异形片采用的是有键冲杆，运行时有键冲杆仅随转台绕转台中心旋转（即公转），不发生自转。此时有键冲杆对压片机的转台、轨道和压轮等的机械磨损较为严重，倘若压片机以不超过最高速度的 50% 运行，则有助于减缓机械磨损，有利于压片机的维护保养和延长使用寿命。

（3）对于较大片径的片剂：物料的流动性和可压性对较大片径片剂的生产能力影响比较大，片径较大的片剂所需的装量、压片力、保压时间均要高于片径较小的片剂，实践证明，较大片径片剂的重量和硬度等指标随着转台转速的提升而明显下降，进而影响产能。为了保证良好的片剂质量，压制片径较大的片剂时转台转速不宜过高，除非所使用的物料流动性和可压性对产能不会造成影响。

（4）对于压片用的物料：物料的流动性和可压性决定了压片机的产能，如果物料的流动性和可压性良好，在满足片剂质量的情况下，压片机可以选择较高的运行速度，反之则应选择较低的运行速度。

五、选择上冲入模深度

尽可能选用上冲入模深度可调的压片机。当冲头的尺寸确定后，选择合适的上冲入模深度很重要，一方面，压片时若遇到因排气不畅发生裂片的现象，可借助调整上冲入模深度的方法排除物料中的空气（俗称“排气”），以获得合格的片剂硬度和脆碎度；另一方面，通过调整上冲入模深度可避开中模孔严重磨损的部位，更经济地利用模具。此外，对于双出料压片机，可变的上冲入模深度能满足双层片的压制需要。

不同压片机的上冲入模深度的调整范围是不同的，有的压片机上冲入模深度调整范围为 2 ～ 5mm，有的为 2 ～ 7mm，还有的为 2 ～ 8mm，等，但最浅都不会少于 2mm，因为一旦少于 2mm 则易引起较严重的“泼粉”现象，造成片重超差。

六、数据显示及记录

随着自动控制片重和无手轮压片机的广泛使用，过去通过人工操作手轮来调节填充深度、片厚工作，如今在 HMI 或工控机上均可轻松实现，这不仅减轻了工人的劳动强度，而且实现了压片机控制数据、工艺参数的电子化，如生产工艺参数的设置和存储、压片过程的数据采集和存储、备份还原、读写和操控权限、保存时限、审计追踪等，能满足当下对片剂生产的数据完整性要求，提升片剂质量和药品生产管理水平。

然而，不是所有的压片机均具备上述功能，或者其中某些功能不一定是压片机的标配，采购方应事先询问供货方，并根据自身的需要进行合理选配。

七、选型中的一些问题

压片机选型的合理与否事关片剂生产的质量和效率，选型不当或者选型前准备工作不充分，都将产生不利的影响。因此选型时应重视以下几点：

1．**物料对压片速度的影响**　不同物料都有其特定的流动性和可压性，而其流动性和可压性将决定压片机的运行速度。一台高速压片机，在压制流动性和可压性较好的物料时能以高速运行，反之则会以较低或更低的速度运行。

2．**设备变更引起的差异**　同样的物料，原先在低速压片机上生产，设备更新后使用了高速压片机，然而生产出来的片剂质量差异较大，片重和片剂硬度不达标，机器速度也上不去。究其原因是这两种压片机的型式和速度大不相同，当压片机从低速机替换成高速机时会引起一系列偏差。因此，在采购前需要通过生产放大的可行性评估，评估设备的变化是否会对制剂的关键质量属性造成影响，必要时还要对处方工艺进行研究。

3．**试机对选型合理性的影响**　试机，就是通过试错的方式找到适宜的压片机。由于物料的迥异以及片剂新品层出不穷，选型前或选型中的试机，是验证压片机适用性必不可缺的工作。事实表明，通过试机可给出选型方案的同时，又能少走很多弯路，虽然费时费力费钱，但能起到事半功倍之成效。然而，试机中必然会出现一些问题，有的是设备问题，但更多的是物料与压片机及冲模的适宜性问题，这需要供需双方协同配合和共同努力，找到最终解决方案。

第六节　在线检测设备

药品质量检测是药品生产领域的一个重要环节，为药品的安全生产和使用提供了重要保障。然而，目前国内片剂生产过程质量检测基本依靠人工，采用离线检测和分析方法，效率低，劳动强度高，尚未实现实时监控和过程控制。随着科技发展，在线检测技术已逐步进入片剂生产中（图 4-6-1），以下介绍几种片剂的在线检测设备。

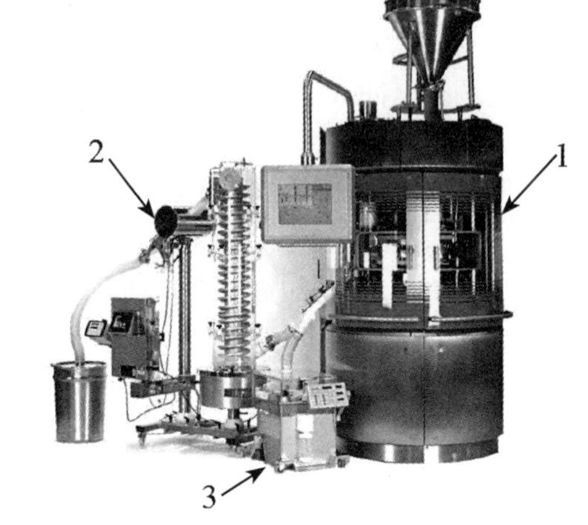

1．压片机；2．药片金属检测机；3．多功能药片检测仪。

图 4-6-1　片剂在线检测设备

一、药片金属检测机

片剂生产时常有异物混入其中，如金属异物。药片金属检测机（图 4-6-2）是检测片剂中金属异物的专用设备，使用时将其置于压片机出料口，或置于筛片机出料口，与压片机或者筛片机的出料口连接。药片金属检测机属无损检测设备，其工作原理是：在金属检测机的检测头内存在一个检测磁场，任何金属物体（不管该金属物体是否被产品所包裹）通过检测通道时都会影响和改变检测磁场从而被系统检测到。当检测系统检测到片剂中含有金属异物时，系统会启动自动剔除装置，从而将含有金属异物的不合格片从合格产品中剔除。

目前市面上的金属检测机可检测出异物：直径≥0.3mm 的铁、直径≥0.35mm 的铜和直径≥0.5mm 的不锈钢等，操作系统采用图标式人机界面和多级密码设计，能够设置和存储 200 个或以上的预设定。

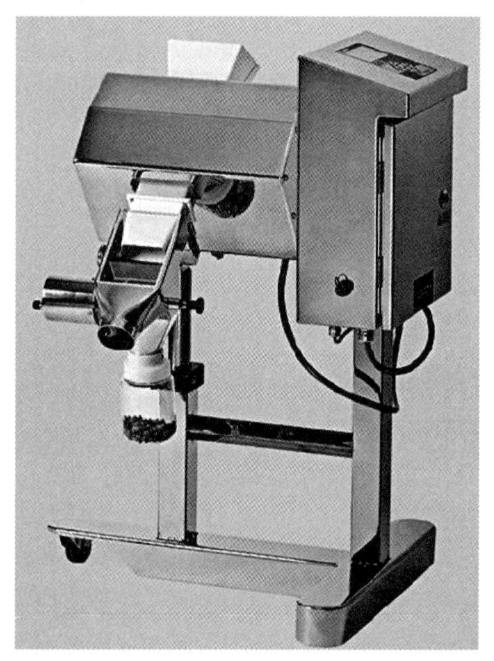

图 4-6-2　药片金属检测机

二、多功能药片检测仪

对药片质量的监控除了压片机本身的自动控制系统外，还需要对其生产时输出的药片定时取样检测，常见的定时取样检测是靠人工完成，由于人工取样和检测的滞后性，无法满足实时监测的要求。20 世纪 80 年代中期，德国 Kraemer Elektronik 研发生产了测片厚、片宽、片重的三参数药片测试仪，可以在线检测样片质量，实时反映片剂质量数据，并对片剂质量及时干预和修正，有助于提高片剂质量。

如今，多功能药片检测仪（图 4-6-3）除了片厚、片宽、片重和片剂硬度等物理性检测外，倘若运用近红外（near infrared，NIR）技术，还可以检测片剂中的活性成分。

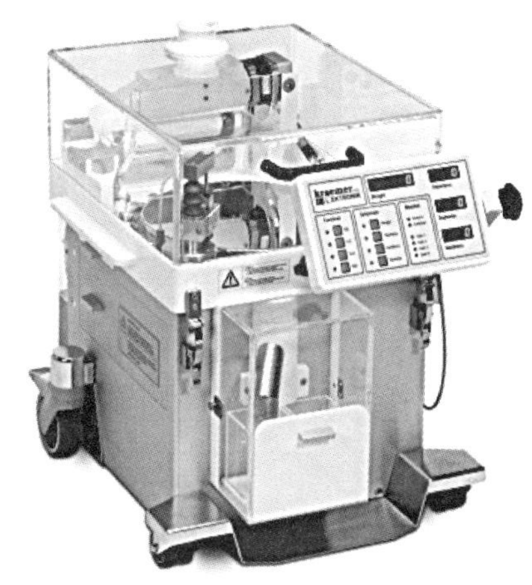

图 4-6-3　多功能药片检测仪

多功能药片检测仪既可用于片剂生产在线检测，也可用于实验室。在线检测时，多功能药片检测仪一般置于压片机的取样口，与取样口连接。压片机按设定好的时间定时取样，样片从取样口流入多功能药片检测仪后进行自动检测，检测数据可存储、打印或上传。

多功能药片检测仪按药片推送机构的运动方式分为回转式和直线式（图 4-6-4）。

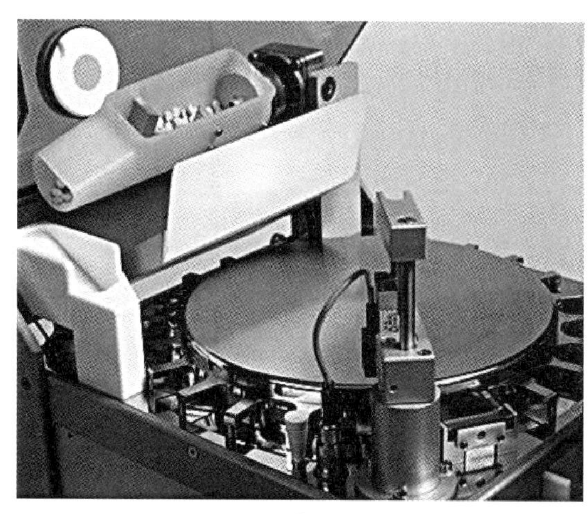

a

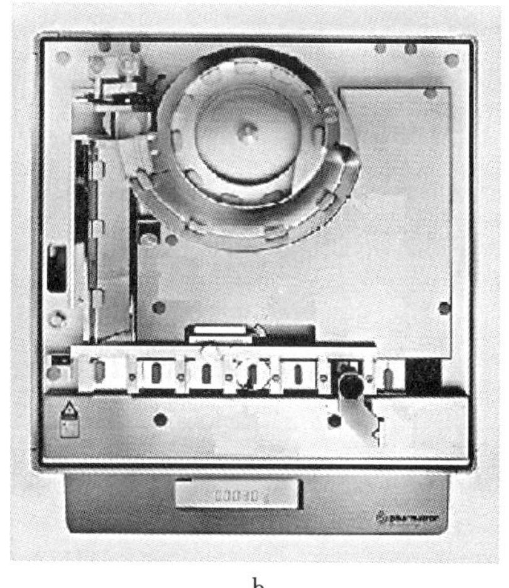

b

图 4-6-4　按药片推送机构运动方式分类

a. 回转式；b. 直线式。

多功能药片检测仪基本结构由片剂分离及下料机构、推送机构、称重机构、片厚测量机构、片宽测量机构、硬度测量机构以及电气控制系统等组成。

国外某厂家将多功能药片检测仪与压片机中央控制单元连接，形成“双重控制”回路，将多功能药片检测仪采集到样片的片厚、片重和片硬度等检测数据传输到压片机中央控制单元，中央控制单元将这些来自外部数据与内部数据进行比对和计算作出实时调整，实现“双重片重和硬度的控制”新模式，以提高片剂质量（图 4-6-5）。

多功能药片检测仪在国外药企中已得到广泛应用，该仪器主要制造商有德国 Burns Kreamer、瑞士 Dr. Schleuniger Pharmatron 和德国 ERWEKA 等，近年来，国内也有制药设备企业开始制造。

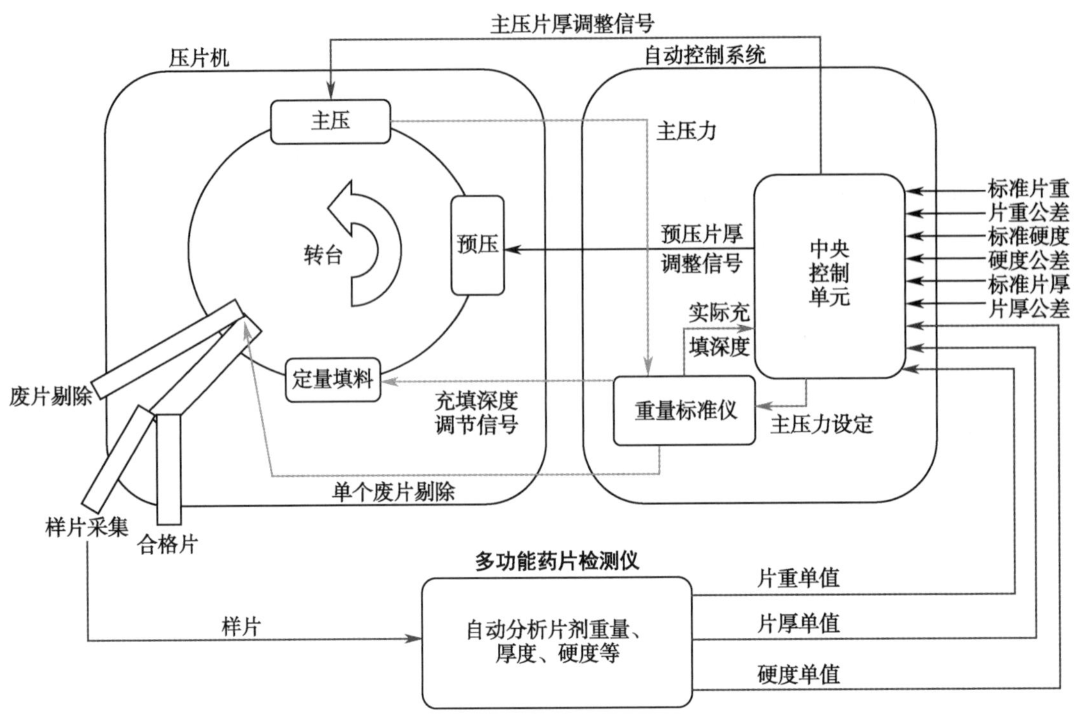

图 4-6-5 “双重控制”回路

三、药片外观缺陷检测机

片剂生产中药片表面会发生一些缺陷，如图 4-6-6 所示。

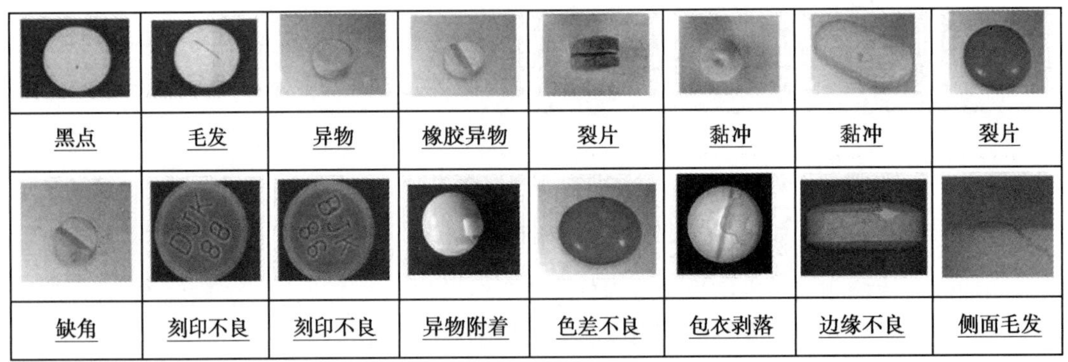

图 4-6-6 药片表面缺陷

片剂表面缺陷检测是片剂生产过程中的关键环节，其检测效果直接影响药品的质量。常见的人工检测成本高、效率低，容易产生误检和漏检等现象，无法满足现代企业对产品质量和生产效率的需求。随着视觉技术的发展，机器视觉检测技术开始替代人工用于药品的外观检测，机器视觉检测凭借其自动化程度高、准确度高和效率高等特点，克服人工检测诸多弊端，是药品检测技术的发展趋势。

图 4-6-7 为药片外观缺陷检测机，由于采用视觉检测技术，能检测片剂表面的污垢、划痕、异物、裂缝、碎片、颜色偏差、字迹不完整等缺陷，可检出小至 50μm^2 的缺陷或斑点，检测能力高达 30 万片 /h 以上（以直径为 6mm 的圆形片为例）。

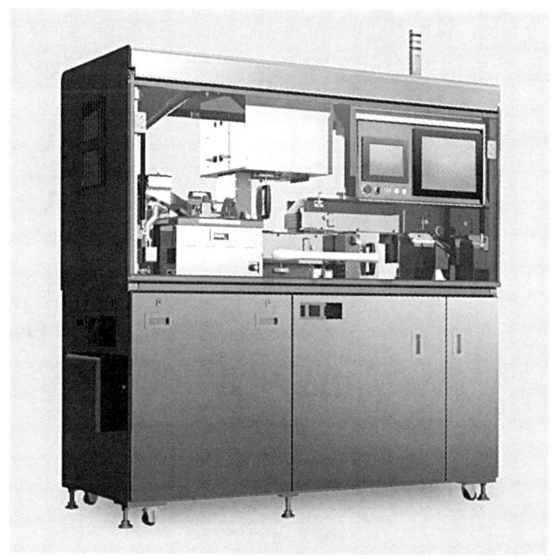

图 4-6-7　药片外观缺陷检测机

第七节　片剂技术展望

制药工业是工艺与设备深度融合的行业，而制药装备又是一门特殊、典型的交叉学科。药品生产离不开工艺、生产、装备的一体化，其中设备的合理设计和运用非常重要，将助力制药工业的发展。纵观片剂发展历程，片剂装备的构成和发展取决于片剂工艺，而片剂工艺又依托于片剂装备；新的片剂工艺将会促使新型片剂装备的诞生，而新型片剂装备又将助力片剂新工艺。可见，片剂装备与片剂工艺是相辅相成的，相互促进，协同发展。

随着新技术、新工艺、新辅料的不断开发和应用，片剂技术得到了新发展，以下介绍当下国内外主要片剂技术的一些新成果。

一、包芯片

（一）包芯片概述

近年来，包芯片技术及其产品应用越来越受到重视。包芯片又称为片中片（图 4-1-1c），是由内层和外层组成的多层结构，与常见的双层片不同的是，包芯片是内外层而非上下层结构。通常，包芯片的内层片芯是已预制好的，再通过二次物料填充，在特殊型压片机上完成二次压制，成为互相不混合的片剂。

由图 4-7-1 可见，去掉包芯片的外层后可以看到片内还有一个片芯，好像在片芯外表面包裹了一层加厚的“包衣层”，因而又称为干包衣片。与包衣片所不同的是，包芯片在制备过程中，物料并未接触任何溶剂或水，保持着产品的干燥度。

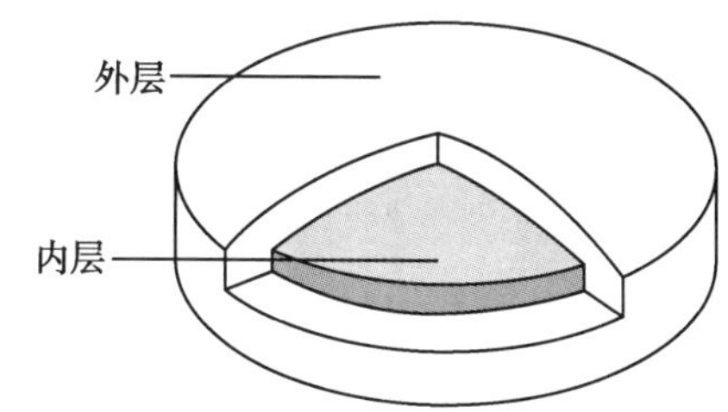

图 4-7-1　包芯片内外层结构

包芯片的用途：①缓控释制剂，将外层设计为速释层迅速发挥药效，内层为缓控释层可持续发挥药效，从而延长药物的作用时间，达到控释和缓释的效果；②改善药物配伍禁忌，利用包芯片技术可以避免复方制剂中不同药物之间的配伍变化；③数字片芯，如跟踪患者是否服药以及作为新型靶向给药系统；④对于某些受时间节律影响的疾病的治疗药物，如抗心绞痛药物、抗哮喘药物、抗关节炎药物、避孕药物等，可以按时间节律给药，提高疗效和降低毒副作用。

（二）包芯片压制技术

1．包芯片压制工艺 包芯片压制技术有两种方式：一种是分步式，另一种是一步式。

（1）分步式压制技术：分布式包芯片压片机（图 4-7-2）除了具有普通压片机的功能外，包芯机还配置了振动式片芯料斗、片芯下料机构、两次加料系统、预压和主压等装置，将预压制好的内层片芯经振动式片芯料斗的整理后有序排列，通过片芯下料机构进入已填充粉料的中模孔内，与外层颗粒或粉末包裹在一起，进行最终压制和成形。

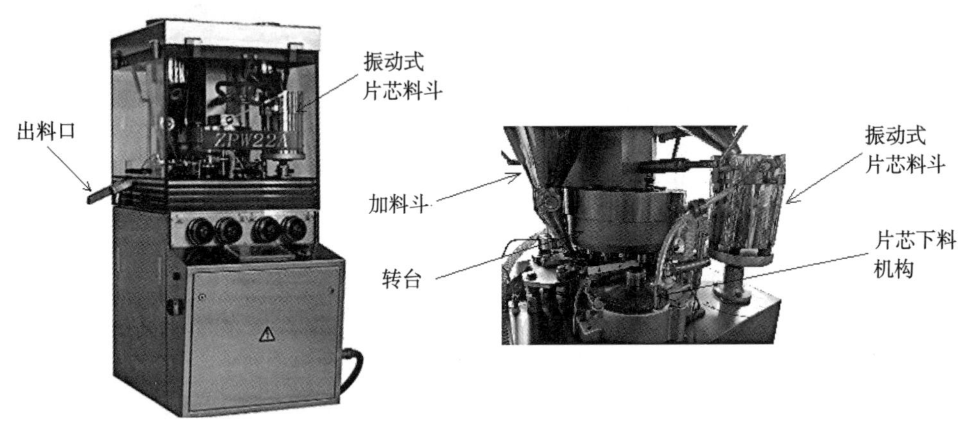

图 4-7-2 分步式包片芯压片机

分步式包芯片工作流程（图 4-7-3）为：①预填料，在中模孔中填充物料；②第一次定量，确保预填料量的精度；③加入片芯，将预压制好的内层片芯经振动式片芯料斗的整理后有序排列，通过片芯下料机构进入已填充物料的中模孔内；④预压，将片芯定位于较松软的物料床上；⑤第二次填料，继续对中模孔中填充物料；⑥第二次定量，确保第二次填料量的精度；⑦主压，完成片剂最终的压制；⑧出片，压制结束。

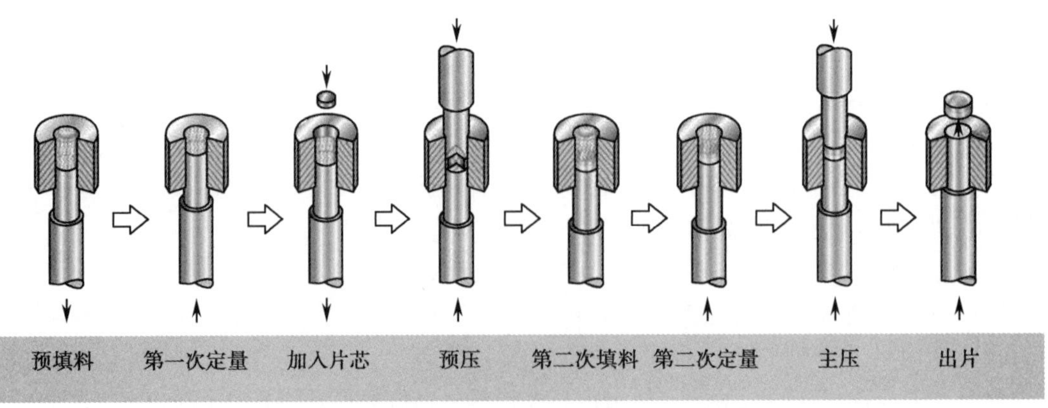

图 4-7-3 分步式包芯片压制工作流程

（2）一步式压制技术：又称为一步干包衣的技术（one-step dry-coated tablets）（图4-7-4）。

与分布式包芯片压片机不同的是，一步式包芯片压片机使用的是特殊的上、下冲杆，它包含可活动的中心冲头和外圈冲头两个部分（图4-7-5），中心冲头的直径大小与内层片芯的片径相同。

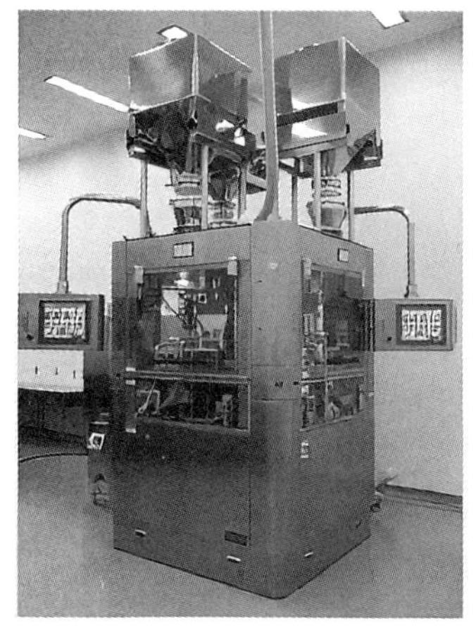

图4-7-4　一步式包芯片压片机

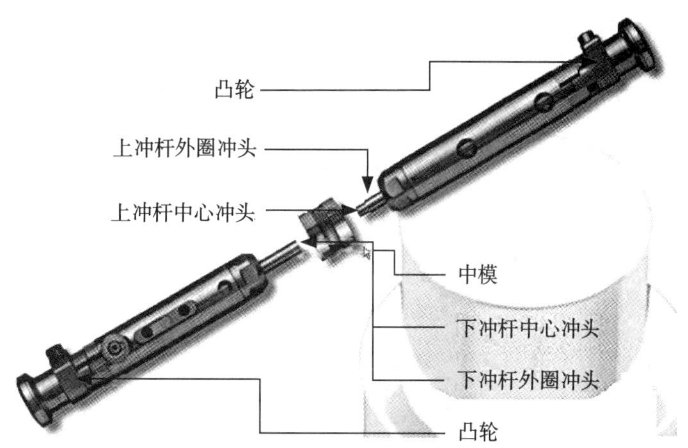

图4-7-5　一步式包芯片压片机的冲模

一步式包芯片工作流程（图4-7-6）是：①下冲杆外圈冲头先保持不动（此时外圈冲头的片形面与中模上端面齐平），将下冲杆中心冲头往下拉，形成一个置于下冲杆外圈冲头里的“内中模孔”，孔径为下冲杆中心冲头直径（即内层片芯的片径），其填充深度通过调整下冲杆中心冲头的上下位置来实现；②如图4-7-6a所示，向“内中模孔”填充外层药物，此乃为片剂底层（即片芯底部处）的外层药物，完成第一次填料；③上冲杆中心冲头伸出上冲杆外圈冲头并保持一定的长度，向下进入“内中模孔”（注意：上冲杆外圈冲头不可与下冲杆外圈冲头接触），同时，下冲杆中心冲头往下拉，与上冲杆中心冲头一起完成片剂底层（即片芯底部处）外层药物的预制（图4-7-6b）；④上冲杆中心冲头抬起，在“内中模孔”中又形成可满足内层片芯药物填充的新空间；⑤向“内中模孔”填充内层片芯药物，完成第二次填料（图4-7-6c）；⑥上冲杆中心冲头再次向下进入“内中模孔”完成内层片芯的压制（图4-7-6d）；⑦上冲杆中心冲头再次抬起的同时，下冲杆外圈冲头则往下拉，使其外圈冲头片形面略低于下冲杆中心冲头片形面（根据填充量），在中模孔内形成外层药物的填充空间；⑧向中模孔填充外层药物，完成第三次填料（图4-7-6e）；⑨上冲杆外圈冲头和中心冲头整体一起进入中模（注意：此时上冲杆外圈冲头片形面与上冲杆中心冲头片形面应齐平），与下冲一起完成最终的压制（图4-7-6f）；⑩出片（图4-7-6g）。

整个生产过程中，内层片芯的压制和外层的压制均在同一个中模孔内实现，通过上、下冲杆的中心冲头和外圈冲头的配合，实现包芯片的“一步式压制”。

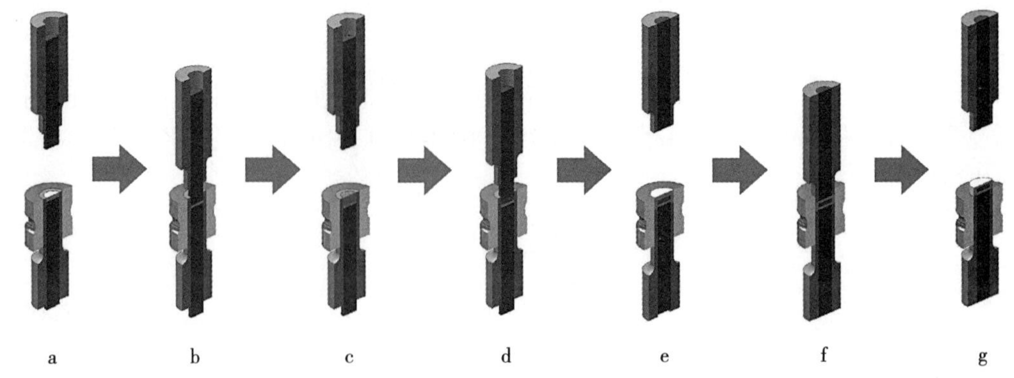

图 4-7-6 一步式包芯片压制工作流程

a. 第一次填外层料；b. 第一次预压；c. 第二次填片芯料；d. 第二次预压；e. 第三次填外层料；f. 主压；g. 出片。

2．分步式与一步式之比较 分步式与一步式两种包芯片的压制技术各有优缺点。

（1）一步式包芯片压制技术

1）优点：首先，由于一步式包芯片压制技术通过冲模和压片机的特殊构造，在同一台压片机上连续完成压制片芯和外层等工序，生产效率高；其次，因其片芯定位是依靠模具来实现的，故片芯定位精度高；一步式包芯片还可压制含有单片芯和双片芯的包芯片。

2）缺点：一步式包芯片采用特殊、专用且复杂的压片机及冲模结构，所以其压片机及冲模的成本远远高于普通压片机（包括分步式）和普通冲模。此外，因其冲模结构和工作特点，易磨损和损坏，影响使用寿命；片剂的片形受制于其压制技术，比较单一，多为平面片形。

（2）分步式包芯片压制技术

1）优点：首先，由于采用分步式工艺，分步式包芯片压制技术对压片机及冲模结构的要求相对简单，尤其冲模与普通冲模相同，因此投资和使用成本均较低；其次，片芯经单独压制后可完成薄膜包衣或肠溶包衣等处理，使片芯具备独立的释放控制功能；再次，在生产时只要不影响片芯的整理、排序、下料和定位，片芯可以采用多种片形，如平面斜边形、浅凹形和球形等；另外，外层片的片形亦可采用平面斜边形、浅凹形和深凹形等多种片形形式。

2）缺点：生产环节相对较多，片芯需要独立完成压制后方可转入包芯片的生产。此外，分步式的片芯定位精度略逊于一步式。

综上，由于一步式包芯片压制技术的生产成本较高，很少被片剂生产厂所接受，因此，目前上市和在研的包芯片品种中，采用分步式包芯片压制技术的占 95% 以上。

（三）片芯的定位

片芯在包芯片中的位置准确与否将影响药物释放，即包芯片的外层作为包衣功能层，其厚度和均匀度会影响到整体药物释放的速率。

设计包芯片片形时，需要考虑一个关键参数，即内层与外层的尺寸须满足一定的比例。为确保包芯片内外层的结合度和压制后的完整性，通常考虑将外层片的尺寸设计大于片芯尺寸 4mm 或以上，这样可确保外层的裹包层厚度在 2mm 以上，若低于 2mm 易造成压制后的外层破裂（图 4-7-7）。

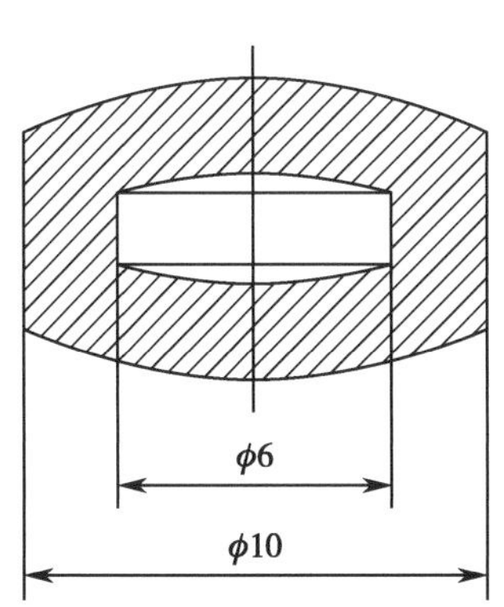

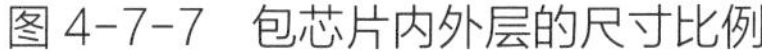

图 4-7-7　包芯片内外层的尺寸比例

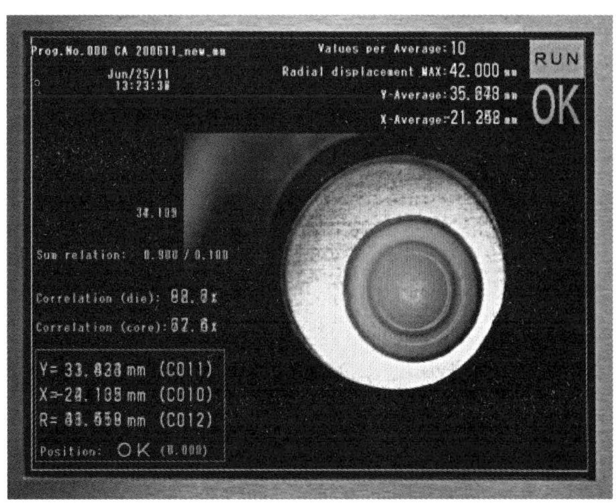

图 4-7-8　成像检测

因此，在压制包芯片时片芯的定位极其重要，既要确保片芯下料位置的准确，又要确保压制后的片芯位置不发生偏离。片芯的定位控制不仅是对其 X 轴向和 Y 轴向的偏差控制，即控制片芯左右位置的偏差，同时还包括对 Z 轴向（即片芯在药片中上下位置）的偏差控制。在包芯片量产时，压片机应具有对片芯位置自动调节和定位监控的功能。除此之外，片芯的缺失和破损也是不被允许的。

随着科技进步，视觉成像技术作为片芯定位的检测技术已在包芯片压片机上得到应用。视觉成像检测技术采用的是点阵式图像比对方式，即把一张照片根据矩阵分布进行划分，针对每个像素格的图形明亮或黑暗作为比对的对象，以此来计算和判别实际产品的尺寸、位置的准确与否。在包芯片生产过程中采用视觉成像检测技术，可从 X 轴向和 Y 轴向对中模孔内尚未完成压制的、含有片芯的半成品进行实时拍照（图 4-7-8），通过计算、比对、判别和废片剔除，可使片芯定位精度有效地控制在 ±0.2mm 以内。

二、微丸压片

（一）微丸压片概述

口服缓控释制剂可分为单单元型制剂（single unit dosage forms）和多单元型制剂（multiple unit dosage forms）两大类型，尽管单单元型制剂和多单元型制剂的总体释药行为相似，但多单元型制剂更具优势，而微丸则是多单元制剂中研究最多和应用最为广泛的剂型。

多单元微丸系统（multiple unit pellet system，MUPS）是由带包衣的微丸所组成。目前主要的 MUPS 类剂型有两种：一种是将分散的单元装入普通空心胶囊而成胶囊剂（图 4-7-9a），另一种是将分散的单元与辅料混合压制成 MUPS 片剂（图 4-7-9b）。

相较于 MUPS 片剂，胶囊剂则相对简单，目前上市的品种多数属于这种类型。但胶囊剂的体积一般偏大，患者的吞咽难度相对较大，而且分剂量的准确性较差，对于剂量需随时调整的药物来说，胶囊剂存在着无法分割的不足。另外，灌装胶囊的生产成本要比压

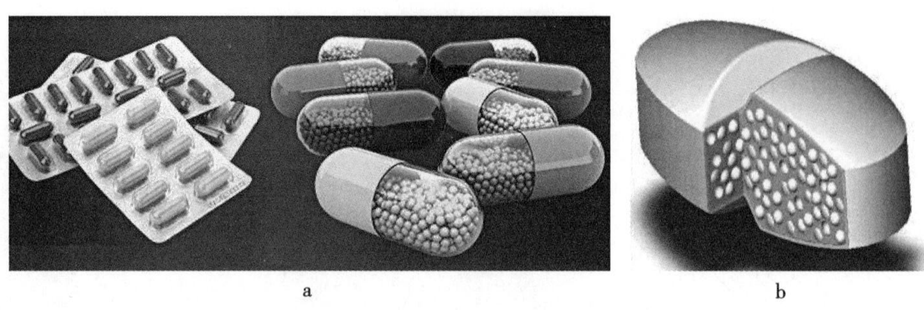

图 4-7-9　多单元微囊系统

a. 胶囊剂；b. 片剂。

片高。而将微丸压制成片剂具有独特的优势：①口服后在胃肠道迅速崩解成离散的单一微丸，临床优势明显；②分剂量的准确性高，分割后仍能保持原来的控释性质，为临床提供更加灵活的给药方案，特别是对于治疗指数较小的、剂量需随时调整的药物，具有重大意义；③片剂的高生产效率有利于降低成本，减轻患者用药负担。

目前可上市的 MUPS 类产品还是很少，主要是镇痛类、抗抑郁类、心血管类和质子泵抑制剂类（拉唑类）等。

（二）微丸压片技术

1．微丸压片主要流程　从丸芯的制备，微丸的上药层、缓释层、肠溶层、隔离层等多层包衣的实现，直到与辅料混合、片剂的压制等，都需考虑到其上下游的工艺和设备的配置需求，因此，微丸压片中各工艺环节都要考虑定制化的设计和配置。

由图 4-7-10 可见，微丸压片的工艺独特而复杂，制备技术门槛高，其核心步骤基本分为 6 步：①丸芯制备和包衣，一般用于压片的丸芯粒径范围在 100 ～ 500μm；②分析微丸成分，计算微丸数量；③微丸与辅料进行混合；④压制片剂；⑤片剂包衣；⑥最终包装。

2．微丸制备　微丸制备涉及多过程、多工艺和多种设备。首先是丸芯制备，丸芯可

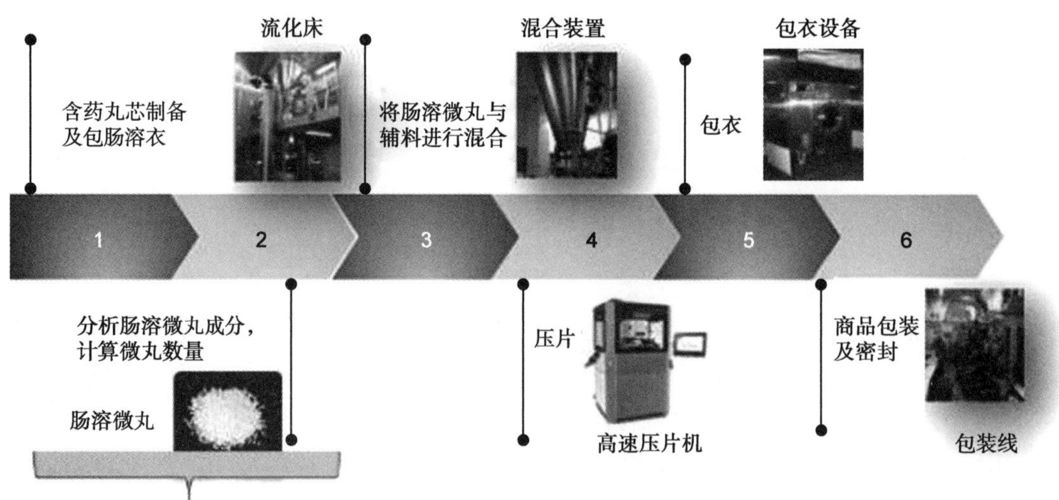

图 4-7-10　微丸压片主要流程

以是空白丸芯或含药丸芯，常见丸芯制备方法有挤出 - 滚圆法、离心 - 流化造丸法、包衣锅制备法、流化床制备法和热熔挤出法等；其次是微丸包衣，经干燥的丸芯通常会涉及多层包衣，如上药层、缓释层、缓冲层及肠溶层等。相对而言，对空白丸芯进行上药包衣的微丸（图 4-7-11），在各方面均拥有许多优势，故越来越受到行业的关注。

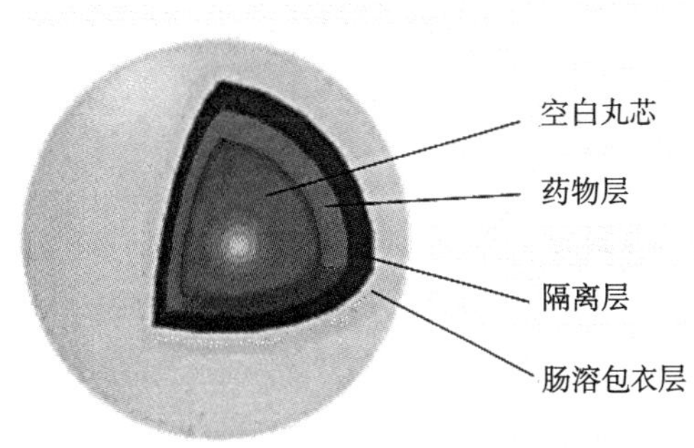

图 4-7-11　上药层微丸

微丸包衣的主要工艺途径通过流化床实现，目前流化床常见形式有顶喷、底喷和切线喷等，而微丸包衣通常采用底喷技术。在丸芯和包衣层的制备过程中，对微丸的重点考量一般体现在粒径的分布及其强度，以及微丸包衣后的崩解及溶出。对于微丸形变能力的要求，主要体现在经包衣的微丸被压制成片剂后依然保持其微丸的完整性，倘若微丸在压制过程中出现包衣层的破裂，即会影响到药物的溶解释放性能。也就是说，在压片过程中，微丸可以变形，但不应该破裂，且包衣膜的弹性足够承受压片中微丸形变的压力。因此，微丸的膜材性能是微丸压片的关键参数，而丸芯和压片辅料也必须经过筛选，以保证微丸衣膜在压片过程中不发生破裂，片剂仍保持良好的硬度和崩解、均匀的含量和释药特性。

用于微丸压片的丸芯也很重要，丸芯不仅需要满足普通微丸的一些基本要求，还应满足微丸压片的特殊需求，即丸芯应有一定的可塑性，这样才能在压片时为自身提供一定的形变空间，因此，需要对丸芯的制备材料、大小、孔隙率进行控制。

3．**微丸压片常见问题**　将微丸压制成片剂是一个难度很高的工艺课题，主要存在以下三个方面的挑战：①压片过程易破坏微丸衣膜，造成压片前后释药曲线不一致；②压片过程中易发生分层，片重和药物含量均匀性不好；③压片中微丸相互碰撞融合，服用后无法在胃肠道快速崩解为单个微丸。因此，微丸压片需注意以下几个问题：

（1）选用适合辅料：微丸压片工艺对辅料的选择有要求，理想的辅料可在一定程度上缓解膜控微丸的融合或破裂。另外，通过微丸压缩制成的片剂还要确保在长期放置过程中不发生老化，保持制剂原有的释药特征。

用于压片的辅料可按其形变特征分为弹性和塑性两种，弹性形变物料在压力消失一瞬间会发生反弹和形变，而塑性形变物料则易于定形。若压片力超出物料的塑性形变时，物料的颗粒或晶体的纤维即被挤压断裂，造成脆性破坏。微丸压片的理想辅料应起到一种缓冲作用：①在压制过程中可避免冲模直接挤压到微丸而造成微丸的损伤；②能将微丸之间的孔隙填满，避免微丸发生粘连，且确保微丸的形变不会影响表面完整性。

（2）包衣聚合物：微丸在压片时会受到明显的挤压力，故需要有较好的缓冲层以避免微丸在形变时产生包衣层的破裂，聚乙二醇可作为理想的包衣缓冲层。聚合物类包衣材料适合用于包衣膜，如纤维素类和丙烯酸树脂类。在微丸压片过程中，聚合物衣层必须保持完好，以便保持制剂的多单元释药特征，因此应对聚合物衣层进行各种物理性质的测定，如渗透性、延展性等，以便确定聚合物衣层是否适合微丸压片的工艺。一般当衣膜的延展系数＞ 75% 时可用于压片。

（3）填充均匀性：辅料与微丸经混合后进入压片机的加料系统内会出现不同的表现。微丸由于其均匀的表面，具有良好的流动性，而辅料的粒径和流动性与微丸不同，在加料过程中，提前预混好的辅料和微丸会因此出现分层现象，导致很多问题，如：①微丸相互接触，受压后包衣膜破损；②由于分层的程度不同导致包衣微丸的破坏程度也不同，造成压片后重现性不好；③不能确保药物的含量均匀性等。所以微丸压片的物料填充均匀性很重要，压片时应注意以下两点：

1）防止物料在加料斗内分层：为了避免物料在加料斗内出现分层现象，在线情况下可选择对加料斗内的物料进行连续搅拌，同时采用重力式下料（图 4-7-12）。

2）防止物料在加料器内分层：当物料进入加料器后依然会出现再次分层的风险，故可对加料器进行特殊设计，使得加料器具有较大的空间，让物料在加料器内通过搅拌叶轮进行混合同时，避免物料黏附在加料器的内表面上，而处在较大空间内的物料会对底层物料形成较大的表面静压力，有利于物料快速均匀进入中模内。此外，可根据微丸的特性对加料器的搅拌叶轮进行重新设计。考虑到常规搅拌叶轮的横截面为矩形，容易对已完成包衣的微丸形成一定的挤压而造成微丸破碎，因此需采用横截面为圆形的圆棒形叶轮，同时为了增加与物料接触，可采用直棒和曲棒相结合的搅拌叶轮结构（图 4-7-13）。

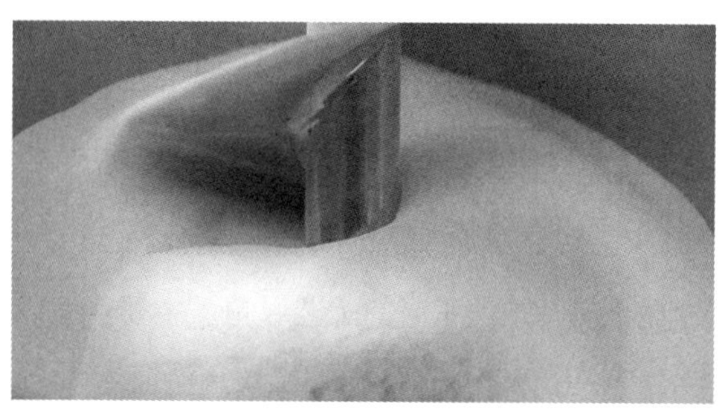

图 4-7-12　在线连续搅拌防止分层

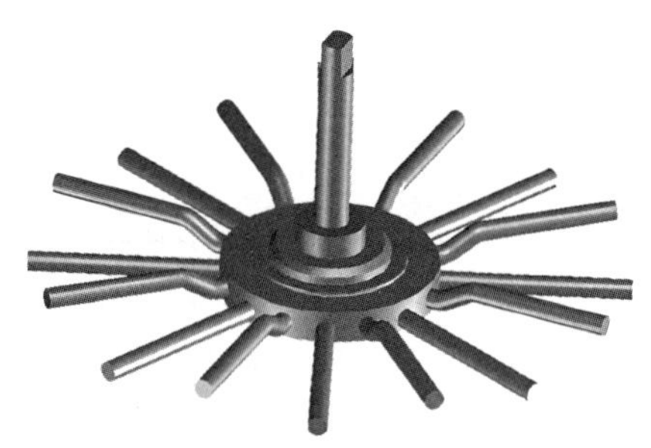

图 4-7-13　圆棒形搅拌叶轮

（4）压轮结构设计：微丸压片过程中，既要对物料有足够的压制力，又不得将微丸挤压破碎，因此对压力设置显得尤为关键。通常要求压片机应有维持压力恒定的能力，若压片机的压力易变化，不仅无法保证微丸压片的大生产，还会造成较大的批内差异。另外，普通压片机的压轮结构无法控制上冲进入中模的瞬时冲击力，这种冲击对微丸压片而言是无法接受的，它将导致微丸挤压破碎。此外，压轮直径的大小决定了上冲进入中模的速度，直径越大的压轮，上冲入模速度越慢，而对微丸形成的瞬时冲击力就会越小。

目前国外有两种压轮结构形式可用于微丸压片：一种是“等压”结构形式，另一种是“两次预压”结构形式。

1）“等压”结构形式：即在预压和主压的上压轮上引入“空气补偿器”（图 4-7-14）。“空气补偿器”是一个气缸结

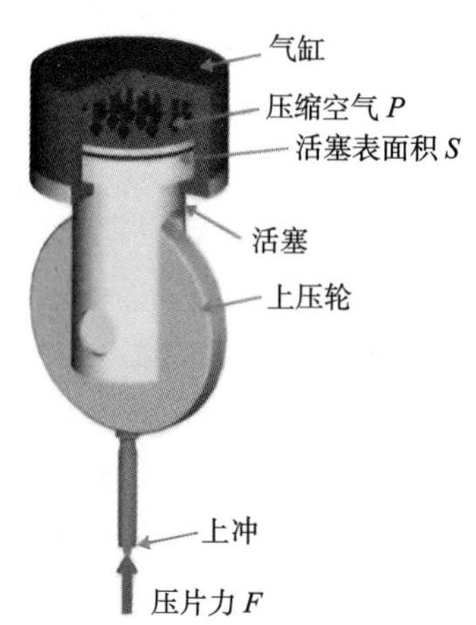

图 4-7-14　空气补偿器

构，上压轮通过活塞可在一个充满压缩空气的气缸中做上下往复运动。当已预先设定压缩空气压力值 P、活塞的表面积 S 固定不变时，得到恒定的压片力 F（即 $F=P\cdot S$）。无论片剂厚度有什么不同，当冲模经过带有“空气补偿器”的压轮时，每一个片剂所承受的压片力都是恒定不变的，唯一变化的是上压轮随着片厚的不同通过活塞在“空气补偿器”中上下移动，即由此产生“压轮偏移量”（图 4-7-15），但确保了每一个片剂都承受相同的压片力。

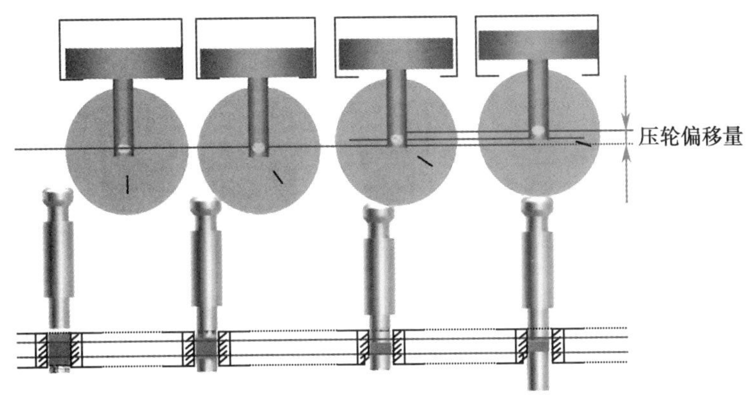

图 4-7-15　压轮偏移量

由于预压和主压采用“等压”结构，压片力保持恒定不变，对稳定片剂硬度、减少破丸率有积极的作用（图 4-7-16）。

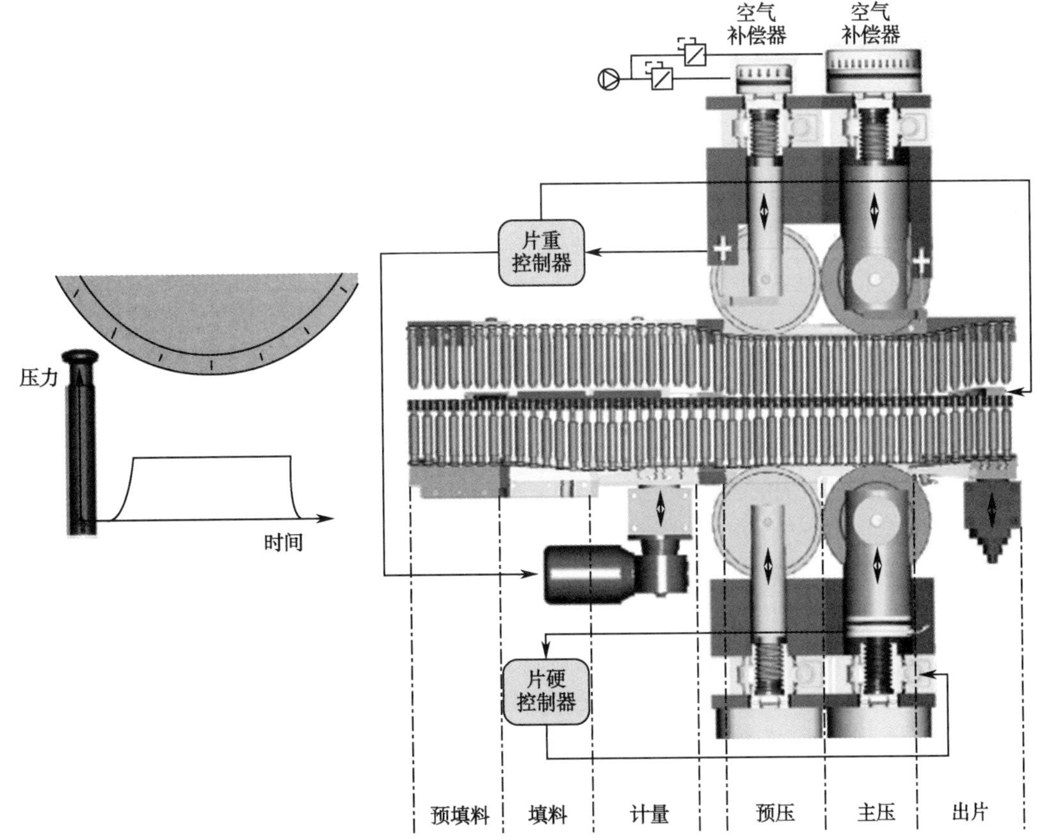

图 4-7-16　“等压”结构形式

2）“两次预压”结构形式：为了减少上冲头进入中模瞬时的冲击力，需通过三组压轮来进行压制，即在预压工位前增加了一组具有夯实功能的首预压，这就是“两次预压”结构形式（图 4-7-17）。

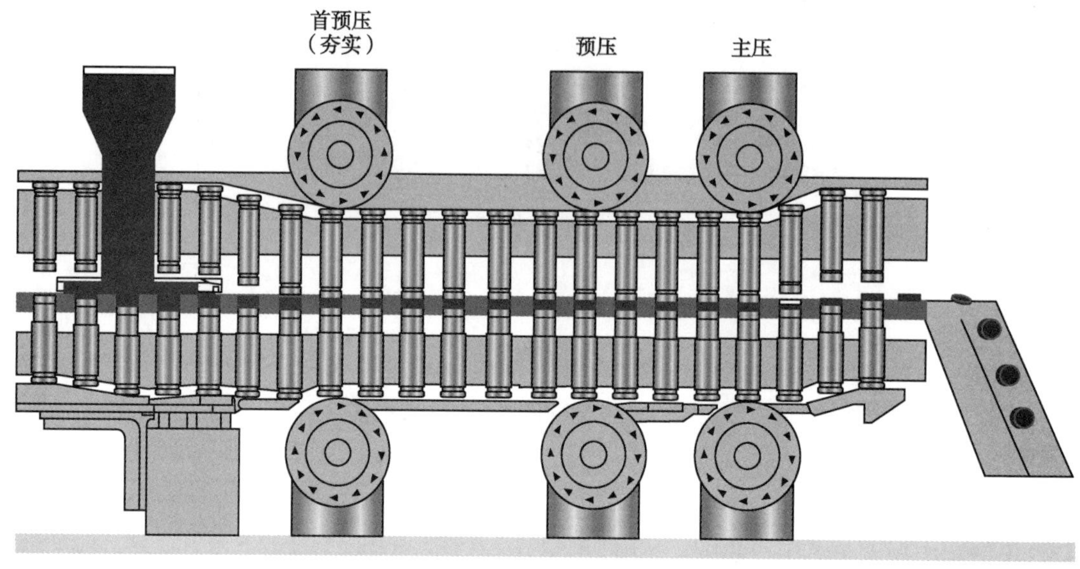

图 4-7-17 “两次预压”结构形式

首预压的主要功能仅用来对中模内的物料进行夯实，就是排除微丸和辅料中的空隙，因此不需要过大的压制力，一般首预压的压力≤ 20kN，压力精度误差为 0.01kN。

（5）冲模设计：微丸压片时，发现以下两点。第一，靠近药片边缘的微丸，因为少了辅料的缓冲保护，其受到的挤压力最大；第二，一般凹面片形的中心点受压力较小，而凹面的边缘受压力较大，发生微丸形变较为明显。为了避免片剂受力不均衡或局部受压力过大，建议 MUPS 片剂的片形面尽可能采用平面圆弧形的设计，可有效地防止受力不均衡而造成部分微丸形变过大或破碎。另外，不建议选用有刻字或刻痕的模具，因为这些锋利的边角对微丸的完整性有着非常大的风险，倘若必须有刻字，则字体不宜过小，字体笔画须圆润，不宜陡，相邻笔画的间距不宜过小等。

（三）微丸压片应用实例

微丸压片技术较为典型的应用实例，就是目前较为热门的埃索美拉唑镁肠溶片和琥珀酸美托洛尔缓释片，下面以埃索美拉唑镁肠溶片为例简析其生产工艺。

埃索美拉唑镁肠溶片，临床用于胃食管反流性疾病和糜烂性反流性食管炎的治疗，以及已经治愈的食管炎患者为了防止复发而进行的长期维持治疗。抑制胃酸是治疗胃食管反流病的关键，胃内 pH 值＞ 4 是改善症状和提高治愈率的关键。埃索美拉唑镁肠溶片，因为其有良好的抗酸性，单次服用后，其可在胃部保持长达 15h 的胃酸抑制能力，明显比其他的抑制剂每天延长至少 2h。胃内 pH 值＞ 4 的时间越长，胃酸过多导致的症状得到缓解的时间就越持久，患者对治疗的满意度也就越高。

埃索美拉唑镁肠溶片是通过对丸芯分别进行上药、肠溶包衣和缓冲层包衣等 3 层包衣后，将微丸与辅料混合，再进行压制而形成最终产品。在成品中，每一片剂均含有不少于1 000个微囊单元（即经包衣的微丸）。在完成压片后，对成品再次进行耐酸腐蚀的包衣，使其在拥有极好的耐酸性的同时，可针对不同服用剂量精准分割，保证用药物成分的均匀性。为了确保药物的缓释作用，压制后仍需依然保持药品中的微丸包衣层的完整性。

目前，埃索美拉唑镁肠溶片工业化技术已经达到了口服固体制剂领域的最高水平。

三、微片

（一）微片概述

微片（mini-tablet）是指经特制的压片冲模压制而成的、片剂直径介于1.5～3mm的微型片剂，属于剂量分散型制剂，既兼具普通片剂和微丸的优点，又具有直径小、表面光滑美观、剂量精准、重现性好、分散均匀、孔隙率低等优点。由于微片解决了吞咽困难患者的服用依从性问题，特别适合于儿童及老年人群。微片既可单独吞服，也可根据不同需要采用包衣材料进行包衣，或灌装至胶囊，是一种新型的单单元或多单元给药系统（图4-7-18）。

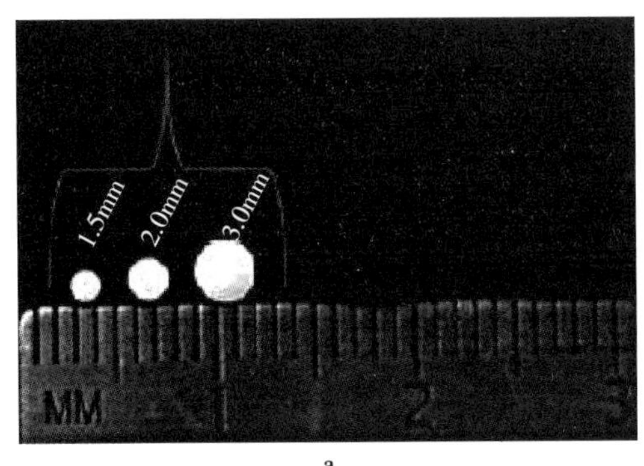

a

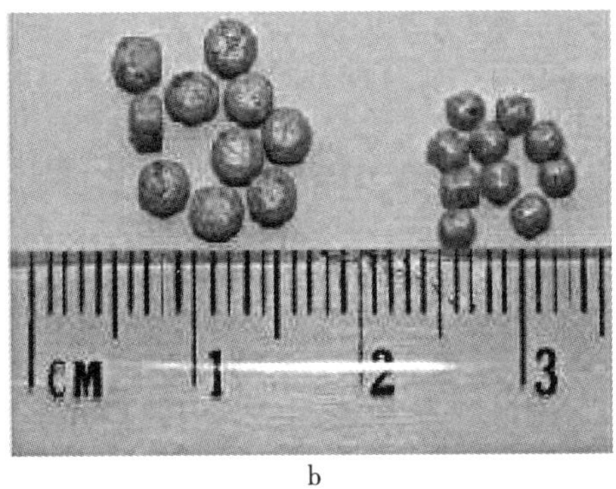

b

图4-7-18　微片

a. 片径为1.5～3mm未包衣微片；b. 片径为2mm和3mm包衣微片。

微片作为一种新型给药系统，具有如下优点：①显著改善儿童及老年人群吞咽片剂的障碍，服药依从性好；②剂量灵活准确，可根据患者的年龄段或体重等提供个体化用药方案，对微片进行计数服用，剂量更加准确；③高风险辅料用量较少或不用，如防腐剂等；④对苦、涩等不良口味的药物掩味较为简单；⑤物理、化学及微生物稳定性较好；⑥比表面积固定、表面光滑并具一定机械强度，与颗粒等不规则形态物料相比，易于包衣，是制备缓释、控释及定位释放等药物的理想释药，能维持稳定的体内血药浓度，提高治疗效果；⑦体积小，运输、携带、贮存方便。

微片作为固体制剂研发的一个新趋势，近年来相关研究和报道日渐增多，并已有部分产品上市，目前微片的研发以缓、控释类型为主，可分为口服和外用两种。口服型多以含药片芯作为包衣底物，选用在消化道前段或全段不溶的聚合物作为衣膜材料，包衣制备成膜控型微片；或将药物与合适的骨架材料混合，经制粒后压片或直接压制成片剂，通过控制衣膜材料或骨架材料的种类及用量，达到定位释药或缓慢接近恒速释药的目的。外用型微片在近几年才出现，作为微片开发一个新的分支，目前主要用于眼科疾病的治疗。

（二）微片制备技术

实现微片工业化大生产，冲模的精度和耐用性、压片物料的流动性是两个关键因素，因此无论是微片的研发还是生产，这是两个必须控制的因素。同时需指出的是旋转式压片机的机械性能、转台加工精度和轨道设计合理性也很重要，否则将会造成冲头与模孔摩擦加剧，进而损坏冲模。

1．压制微片的冲模特性 微片生产工艺与普通片剂基本相似，但对生产设备的要求更为严格。由于微片直径多为 1.5 ～ 3mm，片剂质量也通常在 20mg 以下，这种体积小、质量轻的微片，如果采用普通压片机“一支冲杆一个冲头压制一片药片”的压制方式，不仅生产效率低，不适宜于工业化生产，而且冲模寿命会显著缩短。

（1）多冲头冲模的由来：早在 20 世纪六七十年代，国外的科研人员就发现，当使用“一支冲杆一个冲头压制一片药片”的方式压制微片时，由于冲头尺寸明显缩小，冲头所受的振动和反向扭力会显著增大，而且压缩时的弹性形变也很明显，是造成冲头与中模孔受损的主要原因，同时还会导致出现微片的碎裂和均一性差等情况。针对上述问题，科研人员在不更换压片机的情况下，对压制微片的冲模进行了探索和改进，根据冲杆冲身直径和中模直径，在上下冲杆上设计并安装多个均布的冲头（图 4-7-19），按比例将冲头的长度控制在一定范围之内，以克服振动或反向扭力对冲头的不良影响，同时改善了压力的均匀分布，以减少压缩时冲头的弹性形变，收效十分明显，而且经济可行。这些改进不仅使微片冲模的耐用性大为提高，而且单个冲模一次还能压出多个微片，提高了生产效率，使得微片的大规模工业化连续生产成为可能。

（2）多冲头冲模的结构、尺寸与精度：微片与常规片剂制备的最大区别之一在于微片特制的压片冲模，即一副冲模有多个均布的冲头和模孔，可同时压制多个微片。由于微片的微小化，对冲模的机械性能和精细化程度要求特别高，因此，多冲头压片冲模的设计和制作的困难程度以及加工成本都远高于普通压片冲模。

1）多冲头冲模的结构：其结构分为整体式和分体式。整体式即冲头与冲身为一体（图 4-7-20），整体加工成形，因此冲模精度易保证，各冲头定位精准、强度高，易清洗，然而因整体加工使得冲头数量受到一定的限制，不可能多，一旦中间某个冲头破损将造成整支冲杆报废；另外整体加工难度大，不宜加工较小的片径。

分体式即冲头与冲身可分离（图 4-7-21），当中间某个冲头破损时可更换，冲头数量

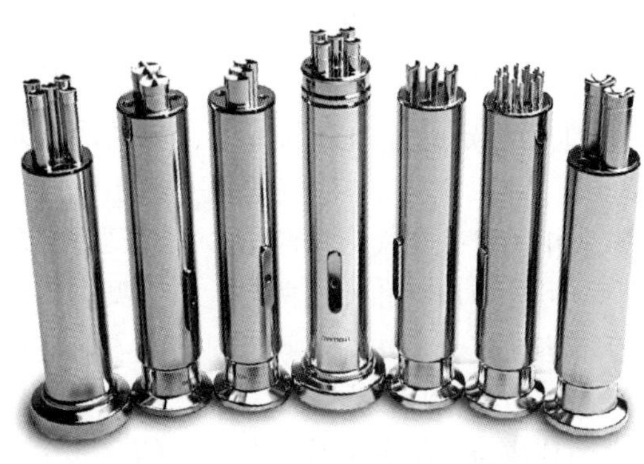

图 4-7-19　多冲头压片冲模

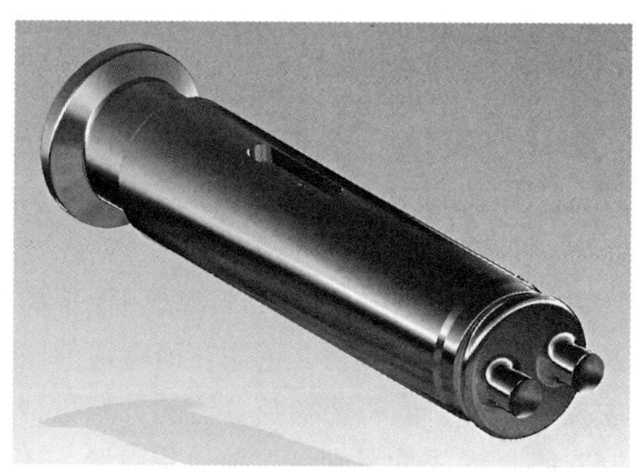

图 4-7-20　整体式多冲头冲模

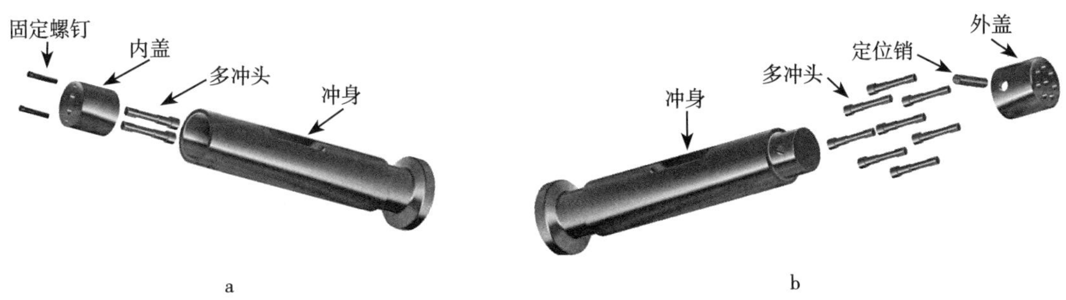

图 4-7-21　分体式多冲头冲模

a. 内盖固定结构；b. 外盖固定结构。

相对较多，但因分体结构精度难保证，重现性较差，冲头受扭力作用易错位或折断。

2）多冲头冲模的一些特殊尺寸：为了避免冲头变形或振动而造成碎片以及冲模磨损的不利影响，必须限制冲头的长度，提高冲头的强度。如：①由于微片片重通常在 20mg 以下，物料填充量相对于普通片剂要少，因此将中模在靠近下冲处设计成“沉孔”结构（图 4-7-22），“沉孔”的孔径应大于下冲冲身直径，以防下冲与中模碰擦，而“沉孔”的深度尺寸既要确保物料的填充深度又不使下冲头脱离中模，这样，下冲头长度可设计得比标准冲头短，有利于提高下冲头的机械强度；②下冲头长度尺寸既要考虑下冲头的强度，在满足出片的同时又要避免下冲杆冲身碰擦中模；③上冲头长度尺寸以满足进模深度和不碰擦中模等要求为前提；④因下冲头长度变短和中模结构的调整，需使用特制的、较小填充深度的填充轨道，以防下冲头脱离中模而造成粉料的损失。

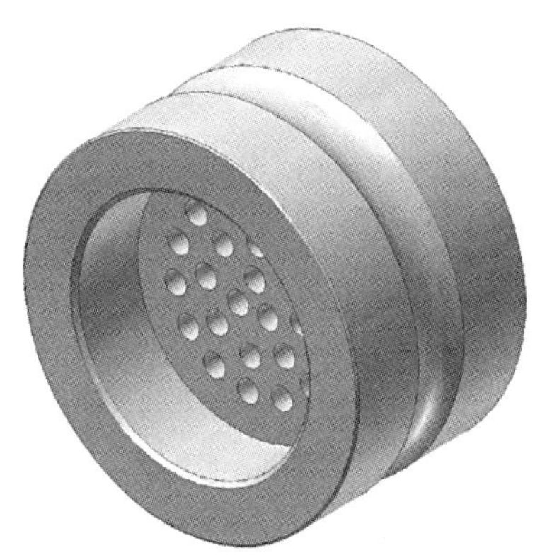

图 4-7-22　多冲头冲模结构

3）多冲头冲模的冲杆工作长度：多冲头冲模的冲杆工作长度与标准冲杆的要求相同，其一致性是确保片重稳定以及得到均匀的压片力的关键。因此，要确保压片机上全套多冲头冲模的冲杆工作长度均在允许偏差范围内，其制作的难度远大于标准冲模，尤其是分体式多冲头冲模，因其冲头与冲身可分离，既要保证上下冲头长度的一致性，又要确保上下冲杆的冲身长度的一致性，这样才能实现冲头间的互换。

4）多冲头冲模的精度和耐用性：上、下冲头与中模孔的精准配合以及模具耐用性是微片高效、安全生产的重要因素。由于冲头直径小，下冲头在高压片力或其他非轴向力作用下易发生变形，因此，要求冲模材料必须具备稳定的机械性能和抗磨损能力。此外，模孔与冲头间的位置偏差会导致冲头变形和振动，造成碎片和冲头磨损，因此，冲头与中模冲孔间的位置准确度要求高，两者不能存在严重磨损，尤其分体式多冲头冲模更不能出现冲头松弛、对位不准等情况。

（3）微片片形面：目前，制备微片常用冲头的片形主要有凹面片形和平面斜边形（或平面圆弧形）两种片形面。研究发现，多冲头冲模的不同片形面对微片成形工艺也具有影响，如平面斜边形（或平面圆弧形）片形面相对于凹面片形面更容易发生黏冲，然而，若凹面深度过大，凹面中心位置的受力则会小，在生产中容易出现裂片。因此，需根据不同粉料特性选择合适的片形面。

（4）多冲头冲模可承受的压片力：与普通冲模相比，由于多冲头直径较小，受压片力的影响易导致冲头变形，因此多冲头冲模可承受的压片力比普通冲模小。根据相关生产实践和研究表明，一般 2 ～ 3mm 的单个冲头可承受 2 ～ 3kN 的压片力，当增加冲头数量时，多个冲头可承受压片力也将随之提高，以上结论是建立在所有模孔内的物料填充量都基本均匀的前提下，因此建议压片时所用压片力应不超过该冲头的最大压片力许用值的 70%。

2．微片粉料特性 微片的制备方法分为粉末直接压片法和制粒压片法。在获得足够流动性的前提下，粉末直接压片是微片生产的首选方法，随着制药技术和辅料的发展，粉末直接压片法已得到广泛应用。无论是粉末直接压片法还是制粒压片法，物料应具有良好的流动性和可压性。

（1）物料的流动性：微片的重量和尺寸小，均一性要求高，但模孔尺寸小不易填充物料，因此物料必须具备良好的流动性，才能确保每次装填的准确性和一致性，使得批次内和批次间产品的均一性良好、含药量相等。所以在微片压制之前，必须对颗粒或粉末的流动性进行控制，粉体流速可用卡尔指数以及豪森纳比来测定。

（2）物料的可压性：颗粒或粉料可压性差会造成微片内部压力不当而裂片，因此物料的可压性对微片的制备十分重要，应选择可压性较好的辅料。此外，速释微片常用辅料为填充剂、黏合剂、崩解剂和润滑剂等；缓释微片所用的辅料与制备普通缓控释片大致相同，缓释微片也可分为骨架型和包衣型，通过选择不同的缓控释材料，设计不同的比例或改变制备工艺等方式实现不同的释药特性。

（3）物料的润滑性：颗粒或粉料润滑性差会造成冲头的变形、冲头与模孔的磨损以及微片脱模困难而破损，合理选择润滑剂对微片制备同样重要。

（三）微片制备方法

目前，微片的制备采用粉末直接压片、湿法制粒压片和热熔制粒压片等方法，但采用最多的还是粉末直接压片法。

1．粉末直接压片法 粉末直接压片是把药物粉料与辅料混合均匀后直接进行压片的方法，与其他方法相比较为简单，且节能省时、生产成本低、产品质量稳定，但要求物料具有良好的流动性、可压性和润滑性。当下，压片机技术的发展和可供粉末直接压片的优良辅料（如微晶纤维素、喷雾干燥乳糖、微粉硅胶等）的研制成功，促进了粉末直接压片工艺的发展。

2．湿法制粒压片法 湿法制粒压片法是将物料湿法制粒干燥后进行压片的方法，相较于粉末直接压片工艺更复杂，但由于湿法制粒的颗粒粒径大、流动性好，具有表面光滑、外观美观、耐磨性较强、压缩成形性好等优点，在医药工业中应用最为广泛。

3．热熔制粒压片法 热熔制粒压片法是在较低温度（约 60℃）下，将熔融的黏合剂与粉末有效地黏合在一起制成颗粒，再进行压片。与湿法制粒相比，热熔制粒在制粒过程无须使用溶剂，可避免药物水解或有机溶剂残留，免去干燥过程，缩短了生产周期。但该法也有一定的局限性，根据黏合剂的熔点，须将物料升至一定温度，所以不适用于热敏性药物。

4．**干法制粒压片法**　干法制粒包括滚压法和重压法，此法适用于热敏性物料。例如，国外研究人员曾使用重压法制粒，将粉末制成 13mm 的大片，然后将其压碎过筛出 45 ～ 500μm 大小的颗粒，通过采用 4 个凹面片形的多冲头冲模直接压片，制得眼用微片。

（四）微片制备举例

表 4-7-1 列举了国外几种制备微片的品种、压片设备、冲头类型、压片工艺参数和制备工艺。

表 4-7-1　国外微片制备举例

药物品种	片径 /mm	药物含量 /mg	片重 /mg	压片设备	压片工艺参数	制备工艺
布洛芬 / 盐酸奎宁 / 龙胆植物提取物微片	1.00 ～ 2.00	1.00 ～ 8.80	2.00 ～ 9.00	德国 Kilian 旋转式压片机，19 双凹面片形冲头	转速：10r/min 压力：2 ～ 8 kN（Φ2）；0.5 ～ 2 kN（Φ1）	粉末直接压片 / 干法制粒压片
氢化可的松缓释微片	3.00	0.87	4.00	法国 Medel Pharm Stylcam 100R 旋转式压片机，平面冲头	转速：20r/min 压力：260 ～ 480 MPa	粉末直接压片
氢氯噻嗪口腔崩解微片	2.00	1.00	6.50	德国 Kilian 旋转式压片机，19 双凹面片形冲头	转速：10r/min 压力：3 ～ 8kN（Φ2）；充填时间：2s	粉末直接压片
盐酸文拉法辛包衣缓释微片	2.00	2.81	9.40	印度 Pharmachine 旋转式压片机	未知	湿法制粒压片
左旋多巴缓释漂浮微片	2.00 4.00	7.50 10.00/27.20	20.00 40.00	德国 Korsch 压片机，凹面片形单冲	压力：50 ～ 100N（Φ2）；2 ～ 3 kN（Φ4）	湿法制粒压片
布洛芬延释微片	2.50	6.00 10.20	12.00 12.00	英国 Lloyds 压片机，平面冲头	压力：100N	粉末直接压片
茶碱缓释微片	2.00 3.00 4.00	1.25 2.50 4.18	7.50 15.00 25.00	法国 Medel Pharm Stylcam 100R 旋转式压片机，平面冲头	转速：20r/min 压力：1.5kN（Φ2）；3kN（Φ3）；6kN（Φ4）	粉末直接压片
帕利哌酮微片	2.50	1.50	15.00	德国 Kilian SP300 单冲压片机	压力：255MPa	粉末直接压片
水杨酸钠微片	2.00	0.07 ～ 0.08	7.00 ～ 8.00	德国 Ritter Pharam Technik 15 双凹面片形冲头	转速：10r/min 压力：100MPa	粉末直接压片

四、粉末直接压片

（一）粉末直接压片概述

粉末直接压片技术是20世纪60年代提出的一种制备口服片剂的方法，在此之前片剂生产都是先对原辅料进行制粒再进行压片。由于粉末直接压片技术避免了湿和热等单元操作，使得对湿热敏感的活性药物亦可运用口服片剂这种方便的给药形式。

粉末直接压片技术是指将药物的粉末与适宜的辅料分别过筛并混合后，不经过制粒而直接压制成片。与传统制粒压片相比，粉末直接压片的优点有：①工艺过程比较简单，不必经过润湿、黏合、制粒、干燥和整粒过程，生产效率高，节省能源；②成品质量稳定，适用于遇湿或热容易变色或分解的药物，所制得的片剂片面光滑，崩解时间短，含量下降少，稳定性高；③符合GMP要求，由于工序少，时间短，减少了交叉污染的机会，不接触水分，也不容易受到微生物污染。目前，国外约有40%以上的片剂品种已采用这种生产工艺。

然而，粉末直接压片与制粒压片不同的是原辅料本身的理化性质将显著影响粉末直接压片过程，存在以下的不足：

（1）粉末直接压片的放大性问题：湿法制粒或者干法制粒通过制粒极大改善原辅料本身的可压性和流动性问题，具有良好的可放大性。而粉末直接压片的粉料流动性主要由原辅料本身流动性和可压性来决定的，一般活性药物（如微粉化或高载药量的处方）的流动性和可压性均较差，此外粉末直接压片的辅料本身缺陷也较多，其流动性和可压性问题将限制压片速度的提升。

（2）粉末直接压片的含量均一性问题：与湿法制粒不同，粉末直接压片仅将活性药物和辅料简单混合，原辅料之间主要通过静电或表面张力得以黏附，但这种结合力不够强，容易导致不同原辅料在混合或压片过程中分层，进而导致产品含量均一性问题。

（二）粉末直接压片需注意的问题

1. 辅料选用 粉末直接压片与制粒压片的一个很大差别在于其用于压片的物料是粉末状的细粉，物料可压性和流动性的好坏，将决定最终产品的质量。由于目前还没有一种传统的辅料兼具粉末直接压片所要求的良好流动性、优异压缩性、黏合性、高度附着性以及对润滑剂的低敏感度，所以选用性能优良的辅料是至关重要的。还需注意的是选用的辅料与药物的性质要相近，在进行粉末直接压片时，药物与辅料应有相近的堆密度、粒度及粒度分布等物理性质，以利于混合均匀，尤其是规格较小、需测定含量均匀度的药物，必须慎重选择各种辅料。

2. 含量均一性 粉末直接压片过程中原辅料的混合必须均匀一致，以确保成品含量的均匀性。由于原辅料都是粉末，要混合均匀有一定的难度，因此对不同配方的物料应分别就混合过程和混合时间进行验证。与常规湿法制粒的生产工艺一样，粉末直接压片的原辅料混合后要进行含量测定，以确保中间体质量监控和成品质量符合规定标准。

3. 润滑剂加入时机 润滑性是指药物粉末表面润滑的程度，考察润滑性时应注意两个方面：一是原料粉末的性质及细度与润滑剂品种和用量的关系；二是润滑剂会使片剂软化，药物粉粒越小，则需要润滑剂的用量越多，软化作用越明显。用于粉末直接压片的不溶性润滑剂一定要最后加入，即先将原料与其他辅料混合均匀后，再加入不溶性润滑剂，并且要控制好混合时间，否则会严重影响崩解或溶出。

4．控制混合时间　一般而言混合时间越长混合越均匀，但以预胶化淀粉、微晶纤维素等为辅料时，如果硬脂酸镁用量较多且混合时间较长，片剂则会产生软化现象，所以，硬脂酸镁的用量一般控制在 0.75% 以下，而且要对混合时间、转速及强度进行验证。

5．放大试验　一般情况下，粉末直接压片所产生的不合格片不宜将其粉碎再利用，因为粉碎后物料的可压性会发生改变，无法再用于直接压片。为此，大生产前的小试到中试放大试验过程是必不可少的，须进行充分的验证，同时，中试所使用的设备尽可能与大生产相类似，以便中试所确定的工艺参数可向大生产转移。

6．设备的特殊要求　目前市面上还没有专门用于粉末直接压片的压片机，通常在普通压片机上设计一些特殊装置和结构来满足粉末直接压片，相对制粒压片，粉末直接压片的粉料流动性和可压性都比较差，因此，这些特殊装置和结构在改善粉料的流动性和可压性方面起到一定的辅助作用。

（1）合理的加料系统腔体结构：用于粉末直接压片的压片机加料系统腔体结构的合理性很重要，加料系统包括料斗和加料器。在对料斗和加料器流道设计时应注意：①流道结构设计不应造成物料结拱；②流道结构要光滑，尽可能避免“拐弯抹角”，使得物料流动畅通无阻；③物料在流道中不会造成偏析。

（2）采用强迫加料器：为了帮助粉料的流动，建议采用强迫加料器，其搅拌叶轮宜采用圆形桨，有利于粉料流动、混合和填充（图 4-7-23）。

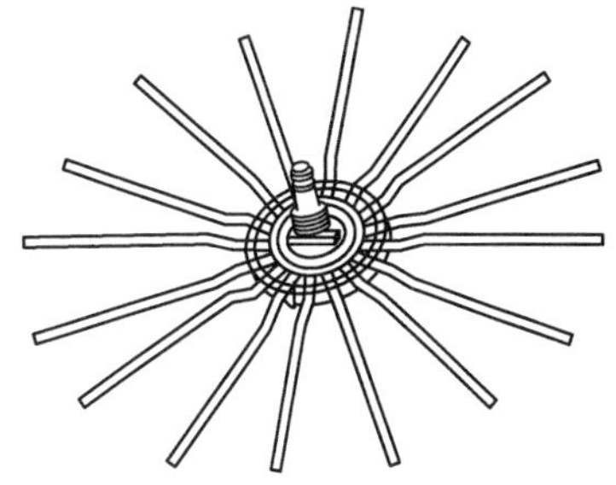

图 4-7-23　圆形桨搅拌叶轮

（3）防止物料结拱或流速不匀的措施：细粉末的流动性比颗粒差，为了防止物料在料斗中形成空洞（即结拱）或流动时快时慢，可在料斗内设置搅拌装置，帮助粉料流动。有的在压片机料斗上加装振荡装置也能起到一些助流作用，但振荡装置的振动频率和振动时间必须得到合理控制，使用不当不仅使物料密度发生变化，还会引起粉料的阻塞。

（4）预压是“标配”：用于粉末直接压片的物料中存在的空气比颗粒中的多，若压片时空气没有排净，容易出现裂片现象。解决办法是：①降低压片机速度；②施加一定的预压，在最终压片之前先排出一部分空气，实现预成形，既改善可压性，又能减少裂片和提高片剂硬度。

（5）延长保压时间：粉末直接压片时延长保压时间非常重要。其方法有：①宜用 D 型冲模，由于 D 型冲杆的冲尾端面大于 B 型冲杆，可增加保压时间；②降低压片机速度，粉末直接压片时，通常压片机的速度不宜过快，目的就是延长保压时间来解决物料的可压性问题。

（6）优化除尘系统：粉末直接压片时会引起较多的粉尘，如漏粉、泼粉和扬粉等，除了对易产生粉尘的部位进行优化外，还应配置合理的除尘装置，有效控制粉尘。

7．片形和冲模的合理性　片形对粉末直接压片的影响也很大，如冲头为深凹形片形面在粉末直接压片时成形比较困难。其原因是：①不易排出粉料中的空气；②相对其他片形，其最大压片力许用值较小，不宜采用较大压片力；③深凹形片形面中心处受力小，空气不易排净，压片时容易出现裂片或“戴帽”现象。因此，用于粉末直接压片的冲头片形面，建议采用平面斜边形、平面圆弧形、浅凹形等。此外，冲头与模孔之间的间隙对排气影响也较大，适宜的冲头与模孔之间的间隙有利于粉料中的空气排净，确保片剂硬度。

（三）中药粉末直接压片

相对而言，中药粉末直接压片的技术难度大于化学药。影响中药粉末直接压片的几个关键问题为：①处方的中药粉末所占比例大的问题；②中药粉末的吸湿性问题；③中药粉末流动性差的问题（如受粉末的粒度、形态、含水量、温度等的影响）；④中药粉末可压性差的问题（如粉末的弹性变形和塑性变形对片剂可压性的影响和粉末组成成分对片剂可压性的影响等）；⑤中药粉末量的均一化问题；⑥辅料优选问题；⑦压片设备问题。

中药粉末直接压片工艺的推广和应用，重点是研究困扰中药粉末直接压片技术的关键问题，改善中药粉末的粉体学性质。随着新型辅料的开发，具有各种特殊功能的辅料会越来越多，用以解决中药粉末吸湿性、流动性和可压性等方面的问题。随着这些关键技术问题的逐步解决，粉末直接压片在中药制药中的应用会更加广泛。

第五章

中药胶囊剂制备工艺与设备

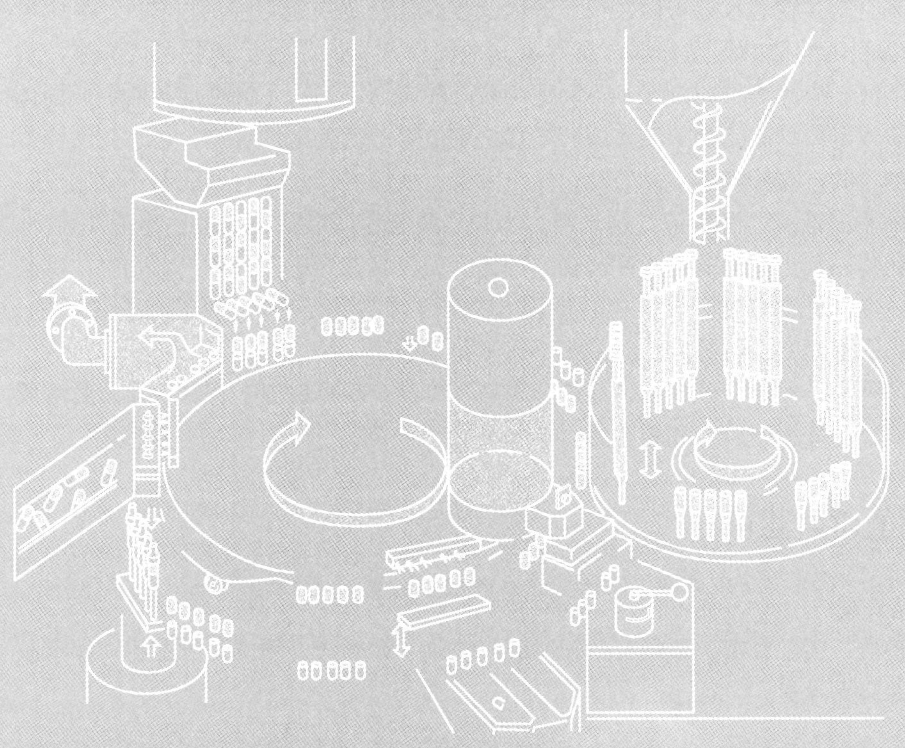

第一节 概 述

一、胶囊剂的定义与特点

胶囊剂系指将原料药物或与适宜辅料填充于空心胶囊或密封于软质囊材中制成的固体制剂。构成空心硬质胶囊壳或软质囊材的材料统称为囊材。被包合的药物及辅料统称为囊心物。囊材通常由明胶、增塑剂和水组成。

1834 年诞生了由明胶制成的胶囊，并在法国获得了专利，主要用于掩盖药物的不良味道。根据形状、内容物和其他特征应属于现在的“软明胶胶囊”。软明胶胶囊中一般填充不溶解囊材的药物溶液或混悬液，它是一种密封、在不破坏胶囊的情况下无法打开胶囊的剂型。因为液体或混悬液可以用泵计量定量，因此软明胶胶囊剂量准确，根据临床需要可以制成不同形状、大小、色彩的软胶囊。

首个硬明胶胶囊专利于 1848 年在英国获得。硬明胶胶囊由囊体和囊帽组成，将两者分离，填充药物，通过囊体和囊帽件中的互锁凸起和凹陷槽固定在一起，还可以采用绑扎或喷雾工艺进行额外密封，就完成了胶囊剂的生产。与软明胶胶囊相比，硬明胶胶囊通常填充有粉末、颗粒或丸剂，应用更广泛。尽管对硬胶囊填充设备进行改进后，可以填充液体或半固体药物，但市场产品很少。

胶囊剂具有如下特点：①可掩盖药物的不良臭味，提高药物的稳定性。将药物封于胶囊内可使药物与外界隔离，避免空气、水分、光线对药物的影响。由于囊壳的阻隔作用，能减少药物不良臭味和刺激性；②胶囊剂有较高的生物利用度。一般认为胶囊剂制备过程没有大压力压制、内容物遇水后可以较快崩散以及胶囊壳能够快速溶解。然而，已有大量胶囊剂存在生物利用度低的报道；③能够弥补其他固体剂型的不足。药物可以粉末、颗粒、小丸、油溶液、小片等不同形态、不同比例装入胶囊，以适应不同性质药物制成固体制剂；④可延缓或定位释放药物。装入能够缓释、定位释放药物的内容物，可达到缓释或定位释放药物的目的；⑤外观整洁、美观，便于携带，使用方便；⑥有些药物不宜制成胶囊剂，如药物的水溶液或乙醇溶液，这是因为水和乙醇能使明胶囊壳溶解；易溶性药物，如溴化物、碘化物以及小剂量的刺激性药物，可能因为胶囊在胃中溶解后局部药物浓度高而刺激胃黏膜；易风化的药物，其风化时释放出的水分可使囊壳变软；吸湿性强的药物，有可能吸收囊壳水分而变脆。另外，胶囊剂不适于儿童服用。

胶囊剂有多种分类方法。依释药特性可分为速释胶囊、缓释胶囊、控释胶囊、肠溶胶囊；依囊材的质地可分为硬胶囊和软胶囊。

二、胶囊剂的质量要求

（一）成品外观

胶囊剂应整洁，锁合紧密，不得有粘连、破碎现象。无插劈、顶凹、无漏粉，印字胶囊字迹清晰，并应无异臭。

（二）水分

除另有规定外，水分含量不得超过 9.0%。硬胶囊内容物为液体或半固体者不检查水分。

软胶囊、硬胶囊内容物为液体或半固体者不检查水分。

（三）装量差异

将每粒胶囊的装量与平均装量对比，差异超过规定限度的不得多于 2 粒，同时不得有 1 粒超出限度的 1 倍（表 5-1-1）。

表 5-1-1　胶囊装量差异限度

平均装量或标示装量	装量差异限度
0.3g 以下	± 10%
0.3g 或 0.3g 以上	± 7.5%（中药 ± 10%）

（四）崩解时限

除另有规定外，按《中国药典》（2020 年版）崩解时限检查法（通则 0921）检查，应符合要求。

（五）微生物限度

参照《中国药典》（2020 年版）微生物限度检测方法（通则 0103）检查，应符合要求。

第二节　硬胶囊剂制备工艺与设备

硬胶囊剂是将固体、半固体或液体药物直接灌装于胶壳中而成。通过制剂技术将一定量的药物与适宜辅料制成粉末、颗粒、小丸、小片或者油质液体填充于空心胶囊中，能够调节药物释放速度或部位，以满足临床需要。中药胶囊剂是临床常用固体制剂，产量仅次于中药片剂和颗粒剂。

一、空心胶囊

（一）明胶胶囊

明胶来源于胶原质，是一种天然蛋白，胶原质存在于动物皮肤、骨骼和结缔组织中，它不溶于水，但其水解产物可溶于水。生产明胶的原料主要是牛骨和猪皮，明胶胶囊壳是最常用的两节式胶囊，由囊体和囊帽组成。胶囊上还可着色印字，呈现独特的外观。囊体部分有一个锥形边缘，在高速填充机上可顺利地封装胶囊。双重锁合环系统可使胶囊在填充前预锁合，填充药物后则完全套合。国内胶囊厂研制的胶囊壳还设计有透气孔，可以避免在高速填充过程中胶囊内部产生不必要的空气压力而导致反弹。

（二）非明胶胶囊

目前市场上胶囊壳主要以明胶为主料，明胶分子独特的结构特点使其长期储存在低湿度环境容易变脆破碎，吸湿后容易软化粘连，与醛类、还原糖等接触容易发生交联反应导致囊壳水溶性变差，延长胶囊崩解时间等问题。受饮食习惯和宗教影响，以及明胶含有的动物源成分具有携带病毒风险，人们开发了以淀粉、羟丙基纤维素、海藻胶等非动物来源材料制成的胶囊壳，较好克服了明胶胶囊壳的缺点，拓宽了胶囊剂的适用人群。

（三）空心胶囊的规格与种类

1. 由于药物的密度、颗粒大小不同，所占的容积也不同。一般宜先测定待充填物料的堆密度，根据药物的剂量计算出所需容积，选择最小的空胶囊号数。常用的胶囊规格如图 5-2-1 所示。

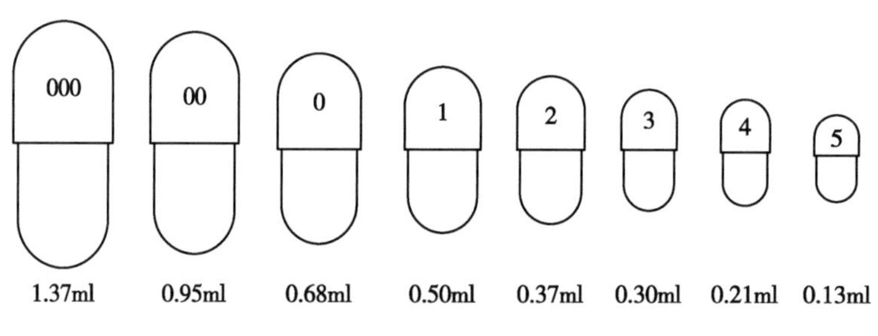

图 5-2-1 胶囊规格和容积

2. 空心胶囊壳有透明、半透明、不透明三种。有些药物对光敏感，可选择含有遮光剂的不透明胶囊。

二、胶囊的存储

胶囊储存对温湿度有较严格的要求，一般温度为 10 ～ 30℃，湿度为 30% ～ 65%。

胶囊剂易受温度和湿度的影响，高湿度（＞ 65% 相对湿度）易使包装不良的中药胶囊剂变软，黏结，影响胶囊崩解或药物溶出，并利于微生物的滋长。

三、工艺流程

硬胶囊填充在 D 级洁净区内完成。图 5-2-2 为硬胶囊生产工艺流程图。

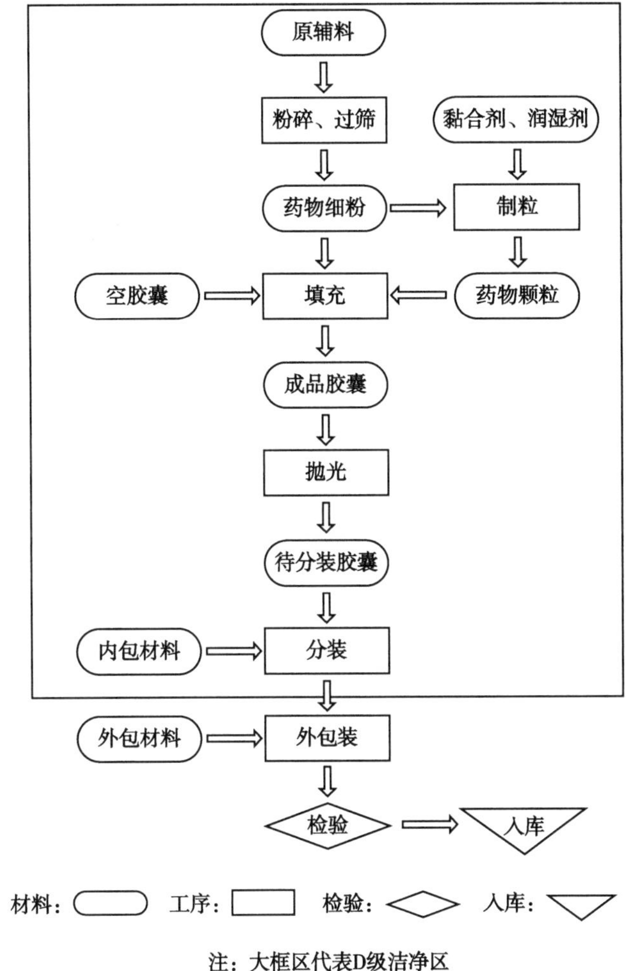

图 5-2-2　硬胶囊生产工艺流程图

四、硬胶囊生产质量关键控制点

为保证胶囊剂生产质量，应严格执行《胶囊填充岗位操作规程》。

（一）严格执行生产指令

胶囊填充所有物料名称、数量、规格、质量应准确无误。保证胶囊填充岗位不发生混药、错药或对药品造成污染。

（二）试充填过程中的质量控制

在充填开始时，操作工首先需进行下列试验：从所使用的胶囊壳中抽取 10 粒称总重，得出胶囊壳的平均重量（若使用了不止一种胶囊壳，则应分别取样称量）。检查充填好的胶囊外观，测定胶囊平均装量、装量差异、崩解时限，记录检测结果。待试验合格后，通知质检员重复同样试验。若测试结果符合要求，则可正式充填，否则需对胶囊充填机进行调整并重新取样重复上述试验。

（三）充填过程中的质量控制

在充填操作过程中，操作工需按规定时间 / 频率从充填机出口接 10 粒胶囊，一起称量，检查装量差异，并使用装量控制图表记录检测结果。检测频率 15min 一次。如果称重的结果超出规定限度，经质检员重新取样复查确实超过规定范围时，应立即停机进行调整并在收集容器上贴上“待处理”标签。若在充填过程中对充填机作了调整，则需记录。充填完成后，所有的质量控制记录必须上交质量管理部。

五、物料的物理特性对填充的影响

中药在制成硬胶囊剂时，大多以粉末、颗粒形态进行填充。粉体的特性主要有以下几种：

（一）流动性

粉体的流动性对胶囊剂的重量差异以及正常的生产操作影响较大。流动性与粒子的形状、粒度大小、密度、空隙率有关，粒子间黏着力、摩擦力、静电力等作用会阻碍粒子的自由流动，影响粉体的流动性。可采取以下措施减弱这些力的作用：

1. **增大粒径** 对黏附性的粉末粒子造粒，以减少粒子间的接触点数，降低粒子间的附着力、凝聚力。

2. **改变粒子形态及表面粗糙度** 表面光滑的球形粒子能减少接触点数，降低摩擦力。

3. **控制粉体的含水量和环境湿度** 含水量较高的会增加粒子间的黏着力，多数中药浸膏粉容易吸湿，吸湿后粉体容易黏结。因此，应当控制合理的粉体水分含量以及环境湿度。

4. **加入助流剂** 在粉体中加入 0.5% ～ 2.0% 滑石粉、微粉硅胶等助流剂可显著改善粉体的流动性、成形性。

采用加压式计量方式（插管式或孔盘式计量机构）充填时，在相同压力条件下不同粉体受到压缩后所呈现的形态主要与粉体的颗粒硬度、粒度及分布、压缩度、凝聚性、含水量等相关。中药硬胶囊剂粉体的水分多在 3% ～ 5%,《中国药典》(2020 年版）规定不超过 9%。

粉体受到压力后所呈现的形态如图 5-2-3 所示。

颗粒压缩后可呈密度均匀的完整柱形是理想状态。胶囊剂的装量稳定，颗粒在充填机平稳状态运行所提供最大压力下（填充压力多在 40 ～ 80kN）仍然不能成为完整柱形，说明颗粒硬度大，难以被压缩变形，呈现的是散沙形态或半柱形态，采用加压式计量方式充填容易出现胶囊剂重量差异不合格。此类粉体流动性较好，宜采用重力自流式计量方式（微丸填充定量机构、活塞 - 滑块填充定量机构）或防漏粉机构的机型。

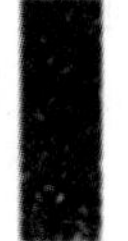
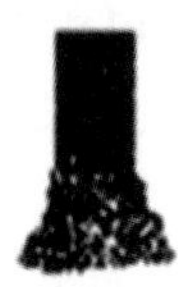

图 5-2-3 粉体压缩后所呈现的状态

（二）吸湿性

吸湿性是中药粉体的重要特性之一，由于混合粉体的吸湿性会大于单一粉体，根据临界湿度乘积原理（$CRH=CRH_1 \times CRH_2$），填充环境湿度应控制在 CRH 以下。中药颗粒易吸收空气中的水分后产生明显的黏性，容易出现成团结块，降低了物料的流动性，影响胶囊剂的装量一致性，甚至粉体黏附在模具上不能连续填充。

（三）粉体的填充性

填充性是粉体集合体的基本性质，在胶囊剂、片剂的充填过程中具有重要意义。

1. **松密度和空隙率反映粉体的填充状态**　粒子大小、粒子软硬、水分等与松密度直接相关。

2. **颗粒的排列模式影响粉体的体积与空隙率**　球形粒子在规则排列时，接触点数最少为 6，其空隙率最大为 47.64%，接触点最大为 12，此时空隙率最小为 25.95%。理论上球形粒子的大小不影响空隙率及接触点数，但粒径小于某一限度时，其空隙率变大，接触点数变少。这是因为粒径小的颗粒自重小，附着、聚结作用强，从而在接触点数较小的情况下能够互相支撑。

3. **填充状态的变化与速度**　在容器中轻轻加入粉体后给予振动时粉体的体积减少，这种粉体体积减少的现象也是粉体的特性之一，与流动性密切相关。采用压缩度测定法得出的数值对流动性的评价较为通用，称为卡尔指数。压缩度在 20% 以下时，流动性较好；压缩度达到 37% 以上，流动性极差。

对粉体进行振动时，振动次数和体积的变化反映了粉体层密度变化的速度。振动次数较少，粉体体积就停止变化，表明粉体流动性好、透气性好。粉体体积停止变化所需振动次数越多，说明粉体流动性差、透气性也差。透气性表征气体透过粉体的难易。

4. **助流剂对填充性的影响**　助流剂的粒径较小，与粉体混合时附着在粒子表面，减弱了粒子间的黏附力从而增强流动性，增大填充密度。

（四）黏附性

黏附性系指不同分子间产生的引力，如粉体的粒子与器壁间的黏附。粉体粒度越小黏附性越强（如破壁灵芝孢子粉），容易发生模具黏住粉体、盘表面黏粉现象，造成装量差异超标。颗粒粒径大小在 200 目以上的超细粉，有较强的黏附性，例如超细三七粉。干燥细粉易产生静电，吸附在填充模具上，以造粒方法增大粒径或加入助流剂等是防黏的有效措施。

六、硬胶囊充填机

（一）胶囊充填机的分类及发展

胶囊充填机按主轴传动工作台运动方式分为两大类：一类是连续式，另一类是间歇式，它们分别由意大利的 MG2 公司和德国的 BOSCH 公司发明。按充填形式又可分为重力自流式和强迫式两种。按计量及充填（粉末、颗粒、微丸）装置的结构可分为：孔盘式、滑板式、计量管式（计量管下插计量及活塞下推充填、计量筒活塞回落计量及自流加气流充填、计量管板负压计量及正压充填等)。BOSCH 机型采用的是孔盘式和滑板式，MG2 和 IMA 机型采用的是计量管式。国内全自动胶囊充填机的研发起源于 20 世纪 80 年代中期，当时主要是参考国外硬胶囊充填机进行研发的。2000 年后国内胶囊充填机进入了高速发展阶段，胶囊剂应用比较普遍，需要大产量硬胶囊充填机，在引进消化国外先进设备和技术的基础上，国产胶囊剂填充机获得了很大发展，不但满足了国内医药事业的发展的需要，而且还出口俄罗斯等国家和地区。胶囊充填机是一个很精密的设备，无论是传动件，还是执行件，对材料、热处理、零件的机加工精度、自动控制等都有很高的要求，国产机和进口机的差别就在于此。国产胶囊充填机与进口产品相比，具有价格低、维修成本低、售后服务方便等优点。

(二)全自动硬胶囊充填机

全自动胶囊充填机集机、电、气于一体，采用微电脑可编程控制器，触摸面板操作，配备电子计数装置，具有动作灵敏、充填剂量准确、操作安全方便、密封性好等特点，能自动完成胶囊的就位、分离、充填、锁紧等动作，有效减轻了工人劳动强度，提高了生产效率，并且符合 GMP 规范要求。

1. 间歇插管式充填机结构与特点 以 IMA 公司为代表的机型，运行方式为间歇式。机器各动作机构完成空胶囊排序、定向、真空分开囊体、囊帽位置错开、药粉定量(插管式定量)、送入胶囊体内、剔除未分开胶囊、胶囊锁合、胶囊滑出机器、清理模具等操作，此机型国内出品较少。

间歇插管式定量法特点：

(1)药粉斗内药粉高度可调，计量管中活塞行程也可调整，可无极调整充填重量。

(2)对流动性好的物料，误差较小。

(3)间歇式操作，由于在生产过程中单独调整各计量管，因此比较耗时。

(4)粉体填充属于 1 次性定量压缩完成计量，产量较低。

2. 间歇孔盘式充填机结构与特点 以德国的 BOSCH 公司 GKF 机型为代表，采用间歇运行方式。机型外观如图 5-2-4 所示。此类机型通过电机带动主轴及两个分度箱、六个凸轮，完成空胶囊下料、胶囊分送、粉剂下料、计量充填、胶囊封合、成品推出等动作。传动机构如图 5-2-5 所示。

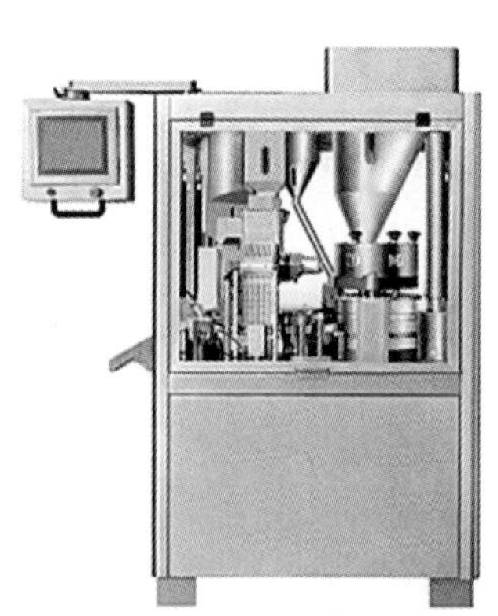
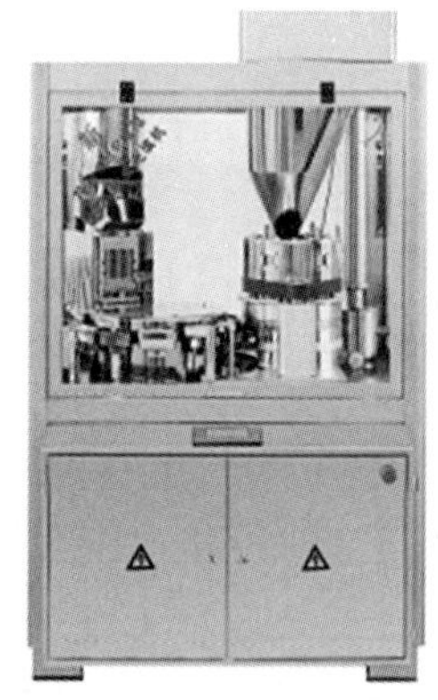

图 5-2-4 孔盘式硬胶囊充填机

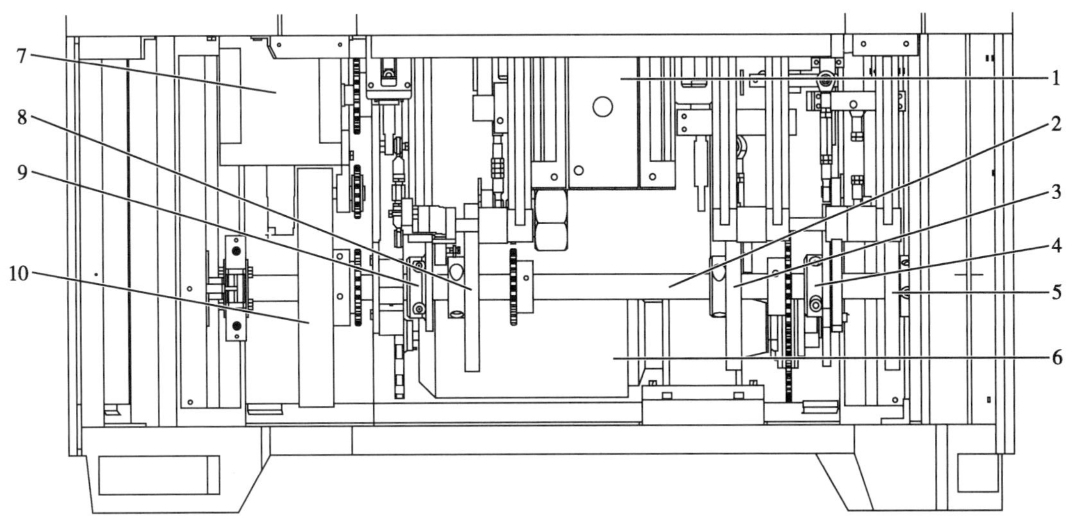

1. 十二工位分度箱；2. 主轴；3. 成品凸轮；4. 真空凸轮；5. 顺序凸轮；6. 减速电机；7. 六工位分度箱；8. 锁合凸轮；9. 剔废凸轮；10. 计量凸轮。

图 5-2-5　硬胶囊传动机构示意图

孔盘式定量法特点：

（1）装量准确，单排孔计量装量误差可在 ±2%；双排孔计量 ±3%。

（2）特别适合流动性差、易粘的中药粉，调节压力和压缩行程可调节填充重量。

（3）属于 5 次充填加压完成计量，速度快产量高。

（4）通过更换不同规格、不同厚度的计量盘和充填杆，可满足不同装量要求。

间歇孔盘式机型已实现国产化，市场占有率较大。在此机型基础上，扩展了更多功能，如多种微丸分别定量填充到同一粒胶囊中；多个不同品种片剂装入同一粒胶囊中；油质液体灌入胶囊并封口；不同形态内容物的混合填充等。

3. 连续式真空充填机　以意大利 MG2 公司为代表，连续运动式的机型以进口为主，国内数量不多。

（三）药物定量充填的工艺流程

无论胶囊充填机采用的是间歇式还是连续式工作方式，其流程基本相同（图 5-2-6）。

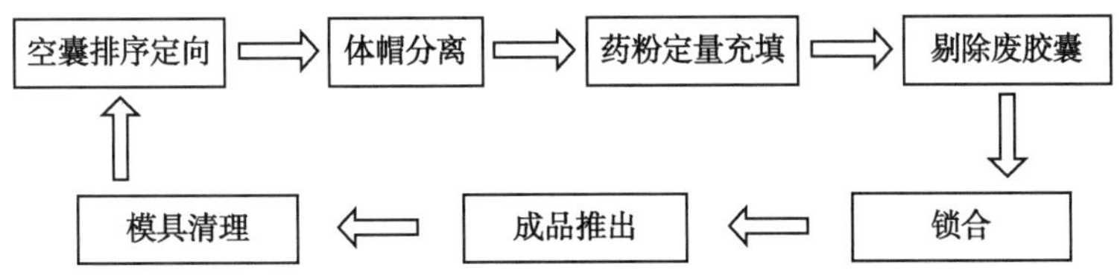

图 5-2-6　药粉定量充填的工艺流程

目前国内生产的胶囊充填机基本上都是间歇性运转、孔盘式定量填充。具体胶囊填充工艺过程如图 5-2-7 所示。

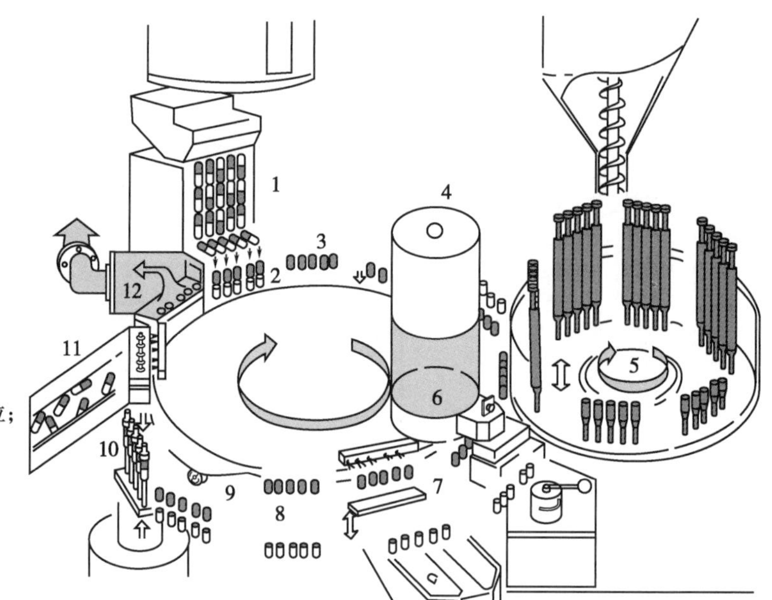

图 5-2-7 胶囊填充工位功能示意图

1．主要工位的功能和装置

（1）空胶囊的排序装置：从空胶囊生产厂家购进的硬胶囊都是体帽两节胶囊套合在一起呈预锁状态，帽外径大于体外径，帽短体长。顺序叉的上部与胶囊料斗相通，顺序叉内部设有通道，顺序叉上下往复运动，姿态各异的空胶囊由于自重会自动进入顺序叉通道，胶囊的体朝上或朝下依次排队（图 5-2-8a）。

顺序叉内部有多个通道，每个通道下端均设有扣留簧片。工作时顺序叉上下运动，料斗里的空胶囊随机落入通道内（图 5-2-8a）。

当顺序叉下行至接近导槽时扣留簧片打开，通道内处于最下端的空胶囊在重力作用下滑出通道落入导槽（图 5-2-8b）。之后顺序叉上行，扣留簧片关闭将第 2 粒空胶囊卡住与

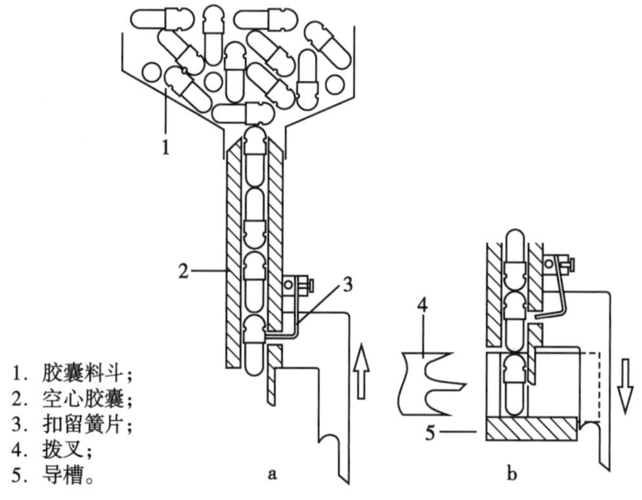

图 5-2-8 空胶囊排序装置示意图

顺序叉同步上行（图 5-2-8a）。

落入导槽的空胶囊由定向装置推走，为迎接下一粒空胶囊的进入做好准备。顺序叉上下往复一次，使得顺序叉每个通道在接近导槽时释放一粒空胶囊。

（2）空胶囊定向装置：定向是把空胶囊最终统一调整成为帽在上、体在下的姿态，使胶囊能够进入模孔，完成体帽分离、药粉的充填。由定向装置来实现（图 5-2-9）。

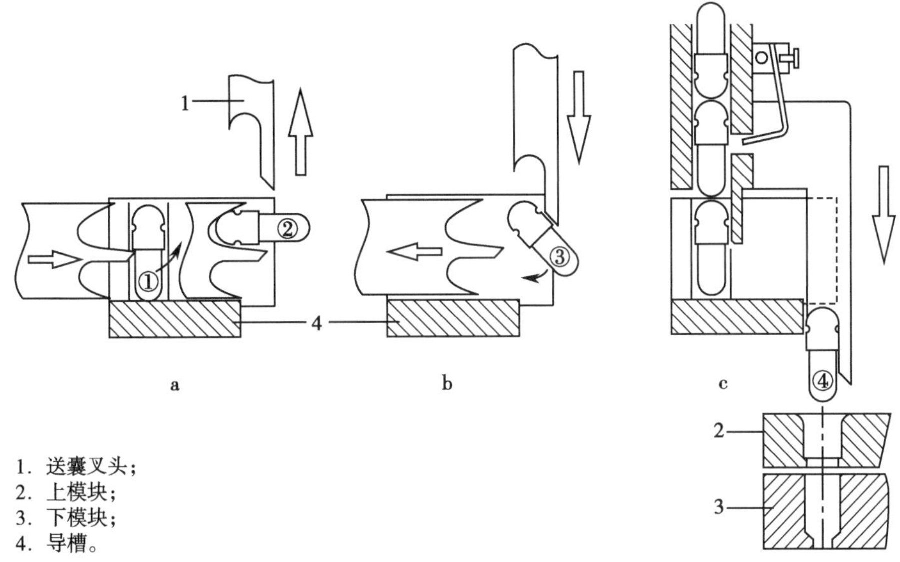

图 5-2-9 空胶囊定向装置结构图

如图 5-2-9a 所示，落入导槽的空胶囊被行进的拨叉推离初始位置，姿态从①变为②，此时顺序叉处于上升过程。当拨叉把空胶囊推送至导槽前端适当位置，然后拨叉后退，顺序叉下行，其叉头把空胶囊垂直定向并推出导槽进入模块孔内，空胶囊姿态从③变为④，同时顺序叉释放一粒空胶囊进入导槽（图 5-2-9b、c）。

如图 5-2-9 所示，当胶囊帽朝上落入导槽，前行的拨叉触及胶囊囊体，因为导槽宽度刚好大于囊体外径而小于囊帽外径。拨叉推胶囊前行时，胶囊体与导槽不接触，而胶囊帽被导槽夹紧（胶囊是有弹性的，时间短且变形小，可迅速复原），并以胶囊帽为转轴使垂直姿态的胶囊旋转接近水平状态，胶囊帽进入拨叉的上叉口使胶囊保持此状态继续前行，到达导槽前端适当位置后拨叉开始回撤，顺序叉下行，送囊叉头触碰水平状态的胶囊使其胶囊体朝下旋转达到垂直状态，并推囊离开导槽进入模块，胶囊呈现如图 5-2-9、图 5-2-10 所示①②③④姿态。

当胶囊帽朝下落入导槽时，在胶囊定向过程中，胶囊呈现如图 5-2-11、图 5-1-10 所示①②③④姿态。

（3）真空分囊机构：空胶囊进入模块孔之后，还需要把胶囊体帽分离，便于药粉的充填。在空胶囊进入上模孔之前，上下模块孔的轴线已经对齐，空胶囊与模孔也是对中的（图 5-2-12a）。

真空吸板开始上行但还没有与下模块没有贴合，上模块孔有大孔及小孔，其小孔内径

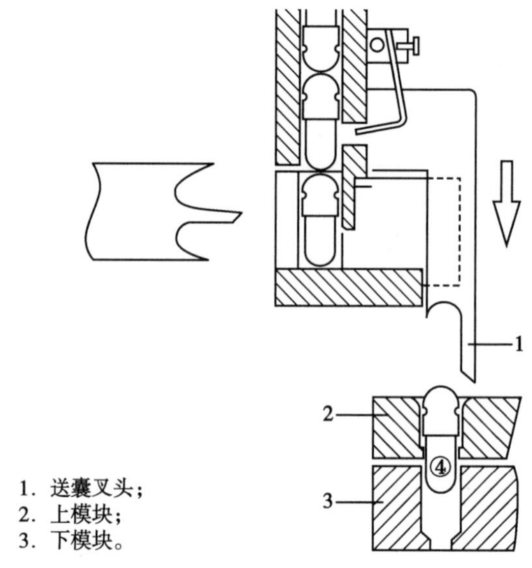

图 5-2-10　胶囊落入模孔

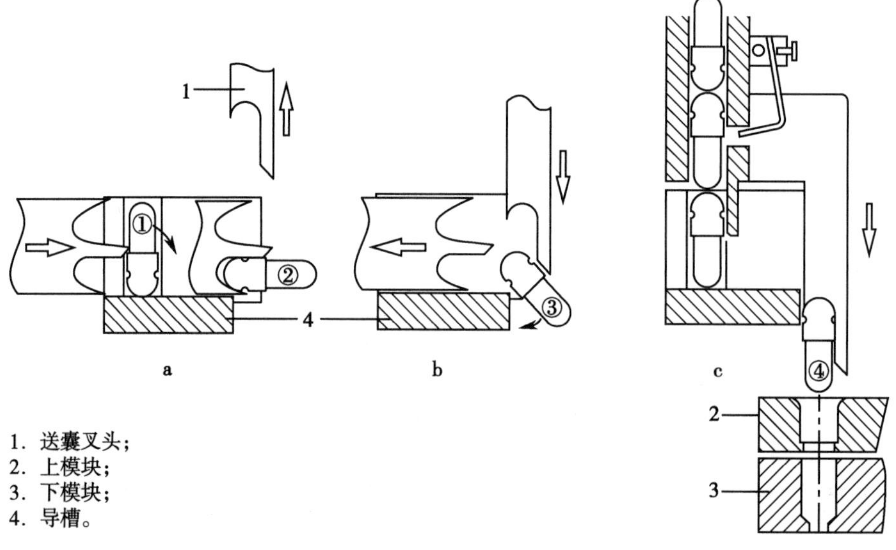

图 5-2-11　空胶囊定向装置结构图

允许胶囊体通过，胶囊帽不能通过，因而胶囊帽被留在上模块中（图 5-2-12b）。

待空胶囊整体进入模孔之时真空吸板随之与下模块底面逐渐贴合密闭（图 5-2-12b、c）。负压气流使胶囊体与胶囊帽分离，下模块孔底孔内径小于囊体外径，囊体不能通过，因而胶囊体留在下模块中。

（4）药物填充：空胶囊体帽分离之后，上下模块位置错开（图 5-2-13a），便于药粉充填。下模块载着胶囊体运行至计量盘下方，计量盘孔与模块孔同轴，充填杆下行将盘孔中的药粉推送进入囊体内（图 5-2-13b）。

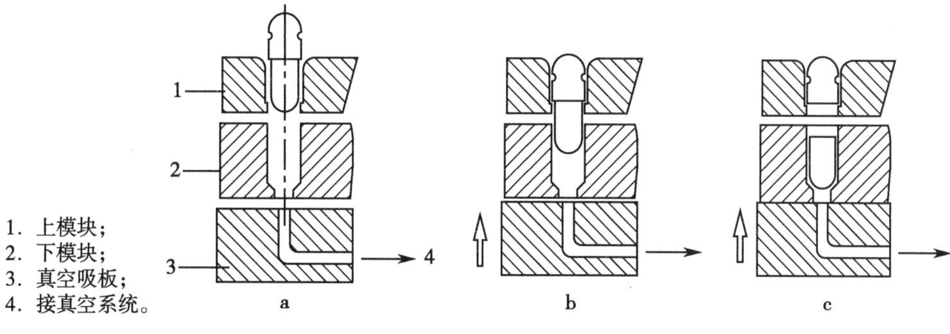

图 5-2-12　真空分囊结构图

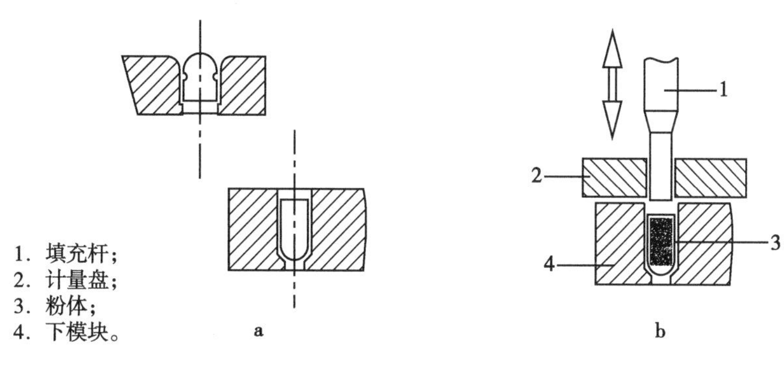

图 5-2-13　药物填充结构图

（5）剔除废胶囊：废囊剔除装置的结构如图 5-2-14a 所示。个别胶囊可能因为某种原因导致体帽未能分开，这些胶囊滞留在上模块孔中，并未充填药粉，为防止空胶囊混入成品中，必须在胶囊套合锁紧前剔除出去。动作如下：上下模块停止运行并静止，剔废顶针上行至上模块孔中，已经分开的胶囊帽不受影响，未分开的胶囊会被顶针顶出上模块，由负压吸走、压缩气吹走。

（6）胶囊锁合：胶囊锁合机构如图 5-2-14b 所示，胶囊充填药粉之后，模块运转时，顶针处于下模块下方，不干涉转动的模块。模块运行到锁合位置停止不动，此时上下模块已经轴线对合，顶针上行推动胶囊体与胶囊帽套合；模块上方有锁合压板压住胶囊帽，使

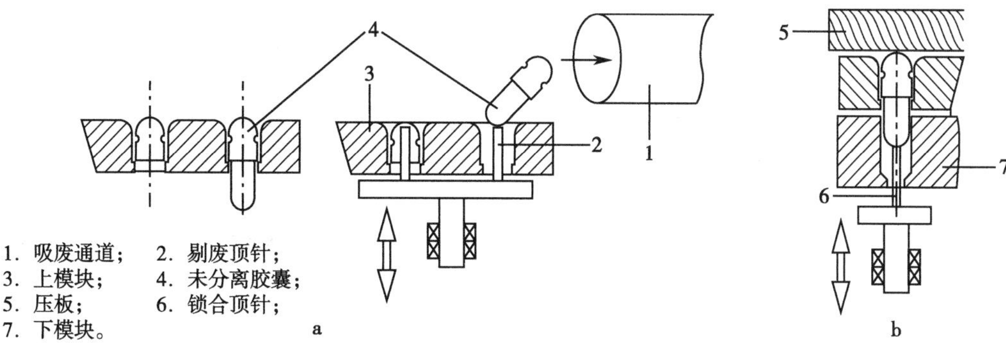

图 5-2-14　未分离胶囊剔除示意图及胶囊锁紧结构图

胶囊体帽锁紧。

（7）出囊装置：出囊装置如图 5-2-15a 所示。机器运转时，顶针处于最低位，不干涉转动的模块。模块载着体帽锁合好的胶囊运转到出囊位置停止不动，顶针上行进入模块孔中将胶囊推出模块，胶囊碰到出囊导向块改变运动方向，进入出料槽滑出机器。

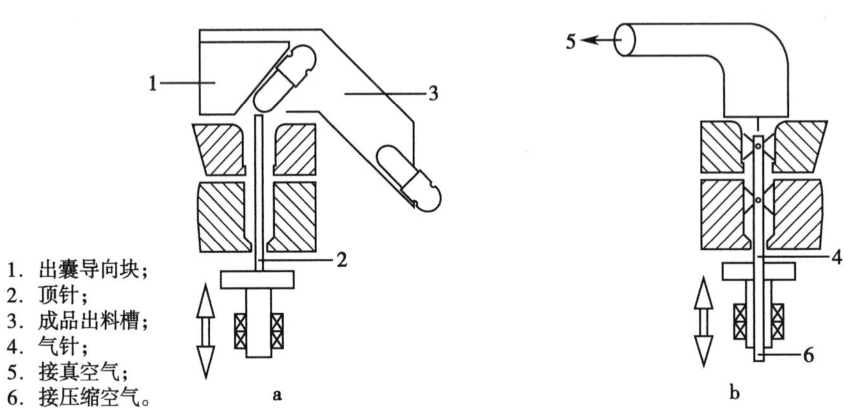

图 5-2-15　出囊装置结构图及模孔清洁示意图

a. 出囊装置结构图；b. 模孔清洁示意图。

（8）模块清理装置：上下模块经过分离、充填药物、锁合、出囊等工序后，模块孔可能受到污染。应在进入下一轮循环操作前，由清洁装置对模块孔进行清洁。模块清理装置如图 5-2-15b 所示。上下模块保持同轴状态，运行至清理工位停止，模块上方采用负压气体接入清理吸口，带孔气针接入压缩空气向上进入模块孔，连吹带吸清除模孔内壁的药粉、胶囊碎皮，然后气针退出模孔，机器进行下一个循环。

2．与胶囊接触的零部件的要求

（1）胶囊料斗：如图 5-2-16 所示。胶囊料斗表面要求抛光；通过螺丝与框架连接，安装稳定可靠；表面不能有锐边毛刺，清洗方便快捷安全。

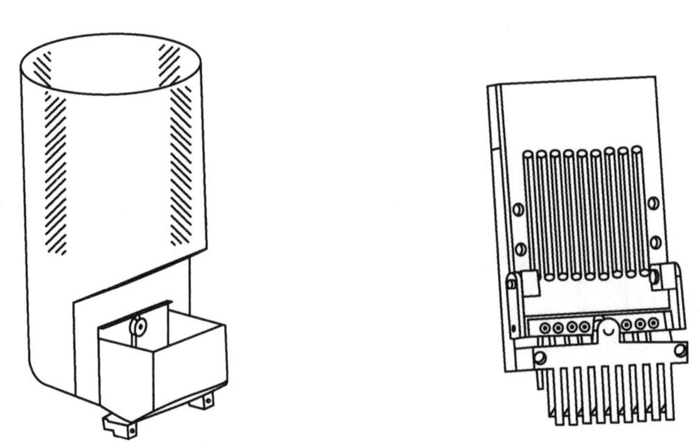

图 5-2-16　胶囊料斗（左）及顺序叉（右）示意图

（2）顺序叉：如图 5-2-16 所示。顺序叉胶囊通道要求光滑，保证胶囊通过顺畅；顺序叉通过螺丝与框架连接有销孔定位，安装方便准确；表面采用硬质阳极化处理没有尖角锐边清洗方便安全。

（3）胶囊导槽：如图 5-2-17 所示。胶囊导槽、通道光滑，与胶囊的摩擦力尽量小。导槽通过螺丝与框架连接，并配有定位销定位，安装方便准确；表面采用硬质阳极化处理，没有尖角锐边，清洗方便安全。

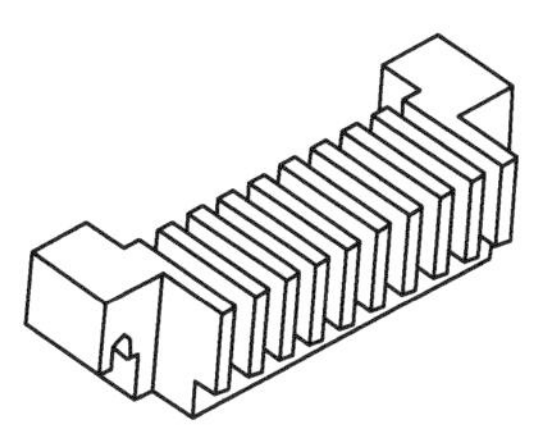
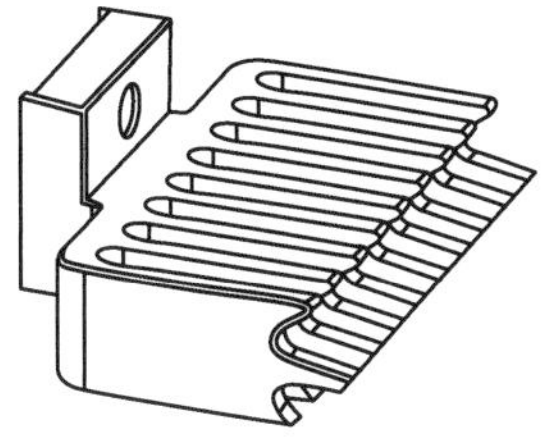

图 5-2-17　胶囊导槽（左）及胶囊拨叉（右）示意图

（4）拨叉：如图 5-2-17 所示。拨叉叉头与胶囊接触部位表面光滑，拨叉通过螺丝与框架连接安装位置不变，安装方便准确，表面采用硬质阳极化处理，没有尖角锐边，清洗方便安全。

（5）上下模块：如图 5-2-18 所示。上下模块孔径、模块厚度等关键尺寸要求精准；保证一致，确保互换性。上下模块的孔壁粗糙度要求镜面级别，降低黏粉可能性，胶囊能自由落入模孔，无卡滞；上下模块通过螺丝固定，下模块配有定位销定位，上模块通过调试杆安装，安装方便准确；材质采用 304 或 316 不锈钢，清洗方便，耐腐蚀。

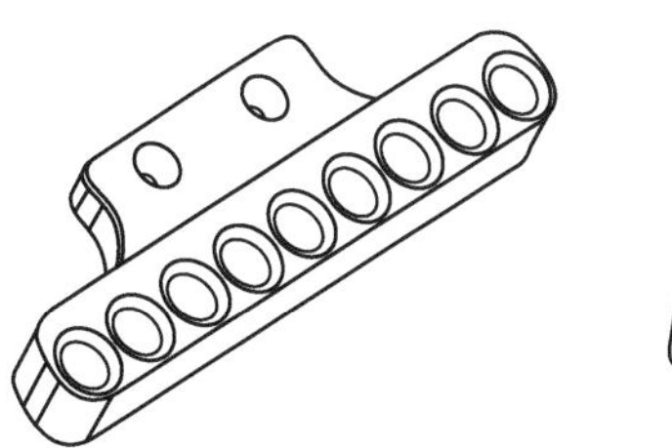
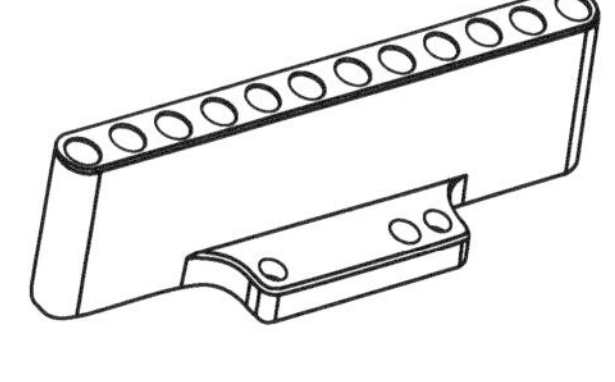

图 5-2-18　胶囊上模块（左）及下模块（右）示意图

（6）锁合推杆、成品推杆：如图 5-2-19 所示。锁合推杆、成品推杆顶部为球形凹面，防止胶囊顶凹。锁合推杆侧面开有漏粉槽，可使落在凹面的粉体排出。锁合推杆、成品推

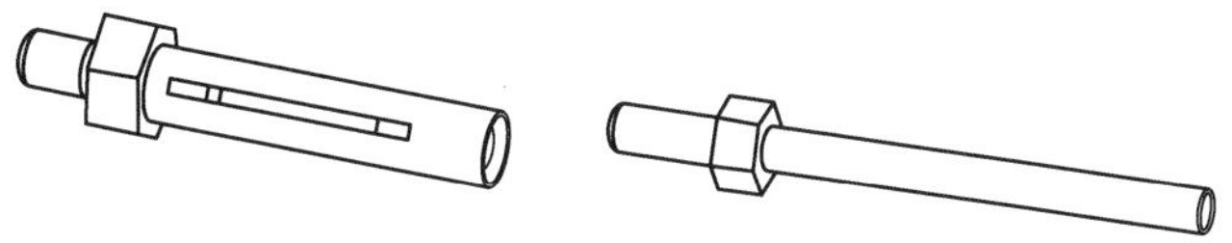

图 5-2-19　锁合顶杆（左）及成品顶杆（右）示意图

杆通过下端螺纹与推板连接，安装方便快捷；锁合推杆、成品推杆采用不锈钢材质，没有尖角毛刺，清洗方便安全。

（7）锁合压板：如图 5-2-20 所示。锁合压板要求：锁合压板通过螺丝与支体固定，安装准确快捷；锁合压板为有机玻璃材质，外观圆角过渡，没有尖角锐边，清洗方便安全。

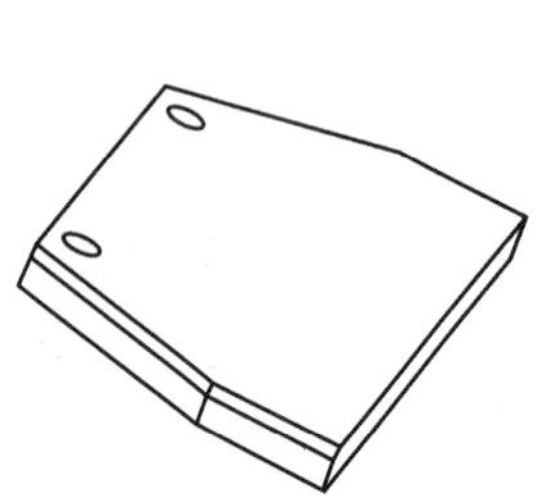
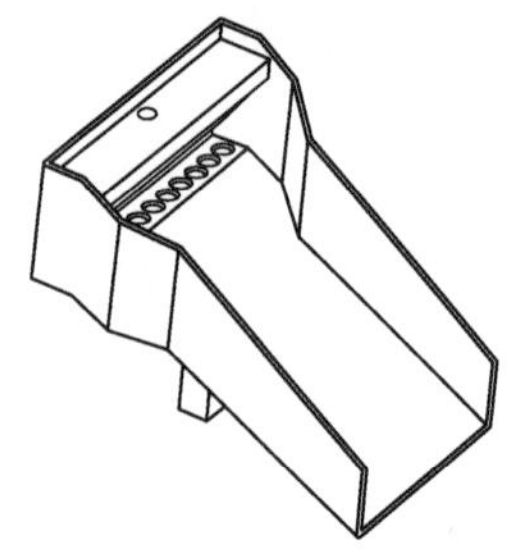

图 5-2-20 锁合压板（左）及成品出料槽（右）示意图

（8）成品出料槽：如图 5-2-20 所示。成品出料槽要求抛光处理，确保出囊顺畅无卡滞；成品出料槽通过螺钉与台面连接，并配有调整螺栓，安装方便准确；出料槽主体为不锈钢外观圆角，清洗方便安全。

（9）剔废推杆：剔废推杆（图 5-2-21）要求为铝合金材质，顶针定位准确，无锐边、尖角、毛刺。

3．粉体通道 如图 5-2-22 所示。粉体进入药粉桶，经过搅拌桨搅拌均匀随螺旋杆送入计量室，计量机构对药粉进行定量，并送入胶囊体内。转动手柄丝杆带动加料机构升降使下料口与计量室高度适当，下料多少由接近开关自动控制。搅拌螺杆转速可调整，以适配计量充填速度。

粉体进入药粉桶的方式有以下 4 种：①手工加料，适用于少量的粉体；②真空上料，适用于大批量连续生产；③提升机上料，适用于大批量连续生产；④层间加料，加料通道穿过天花板由上层供料。

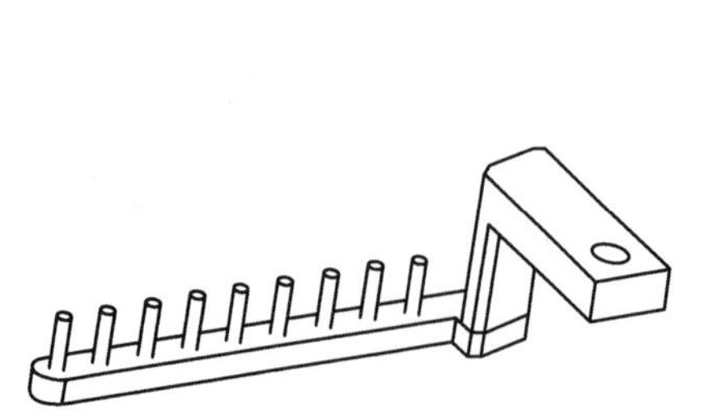

图 5-2-21 剔废推杆示意图

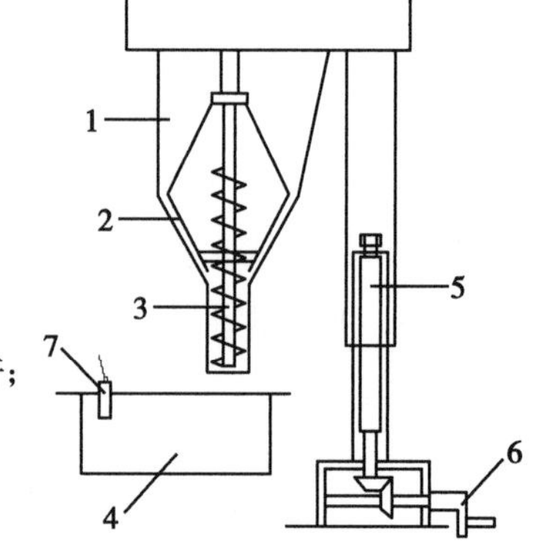

图 5-2-22 药粉输送装置示意图

（四）药物定量填充装置

药物定量填充装置的类型很多，如间歇填塞式（孔盘式）定量填充装置、间歇插管式定量填充装置、活塞 - 滑块式药物定量填充装置、连续式真空药物定量填充装置等。

不同的填充方式适用于不同药物的分装，需按中药粉体的流动性、吸湿性、物料形态（粉末、颗粒、固态或液态）选择填充方式和机型，以保证生产操作及装量差异符合要求。

1．间歇孔盘式药物定量充填装置（图 5-2-23） 计量盘上有 6 组圆柱形孔，盘孔的数量决定产量，每个孔对应有 1 支充填杆。充填杆的数量等于盘孔的数量。

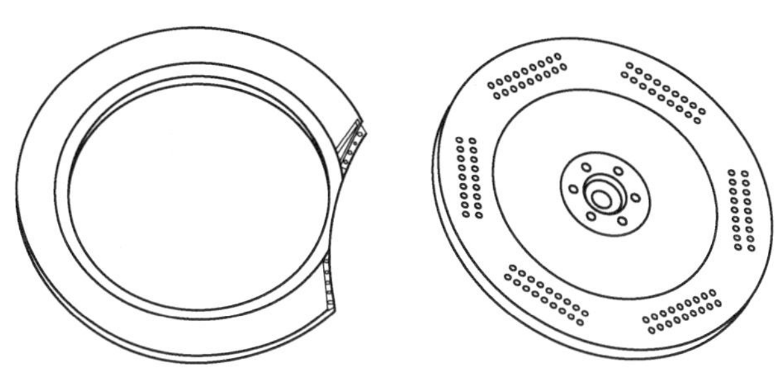

图 5-2-23　铜环（左）与计量盘（右）示意图

计量盘孔径与胶囊规格是对应的，充填杆的规格与计量盘孔径是对应的。

如图 5-2-24 所示，每组充填杆固定在夹持器上，6 组充填杆及夹持器安装在上模架上，随着上模架同时升降。第一组到第五组充填杆的作用是将计量室里的粉体进行充填加压。每组充填杆是否进盘孔或是进入盘孔多少，其深浅程度可根据装量要求调整。第六组的作用是将计量盘孔内的药粉推入胶囊体中，所以这组杆的位置及高度是固定的。

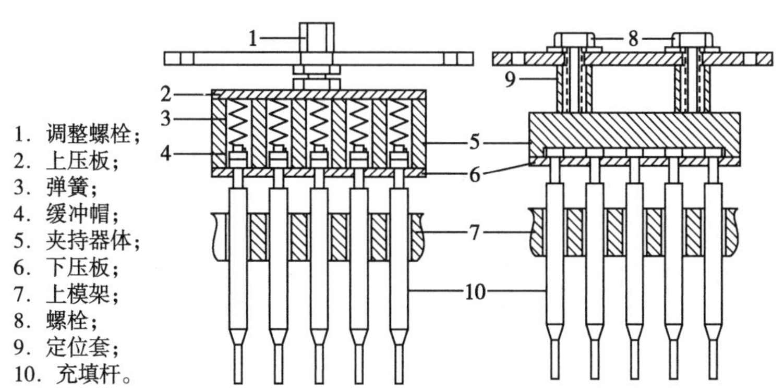

图 5-2-24　填充压粉夹持器（左）及送药夹持器（右）结构图

两种夹持器的不同之处：充填压粉用的夹持器内部有弹簧；第一组到第五组充填杆夹持器结构相同，可互换。第六组（送药组）充填杆夹持器的安装位置及高度是固定的，夹持器内部没有弹簧。

如图 5-2-25 所示，计量盘下边是铜环，盘孔与铜环形成一个圆柱形的计量杯，计量盘与铜环之间有一定间隙。上模架升起时，所有充填杆从计量盘孔撤出，计量盘由左向右转动 1 个工位然后静止不动，充填杆下行进行充填压粉动作。之后上模架再次升起，计量盘继续由左向右转动 1 个工位并静止不动，充填杆下行进行充填压粉动作。如此计量盘转动 5 次，每个孔的药粉从第一组到第五组都受到了 5 次充填，从而完成药物的定量，当计量盘完成第 6 次转动，处于第六组充填杆位置下的盘孔没有铜环托底，由第六组充填杆将盘孔内的药柱推送至胶囊体中，结束了这个周期的定量充填。之后上模架升起，计量盘转动，继续下一个周期循环工作。

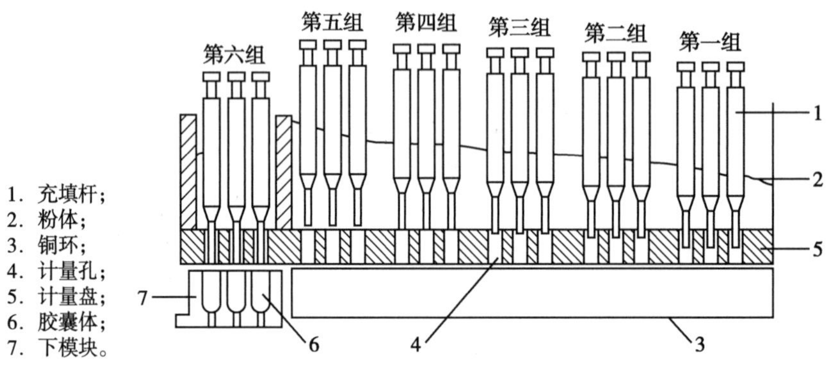

图 5-2-25 孔盘式药物定量填充装置展开图

2．间歇插管式药物定量充填装置（图 5-2-26） 将空心计量管插入药粉斗底部，这是一次性定量，利用管内的活塞将药物压紧成为药柱，有利于粉体填充。然后计量管上升，并旋转 180° 至胶囊体的上方。随后活塞下降，把药柱压入胶囊体内，完成药物充填过程，调节药粉斗中的药粉高度以及计量管活塞的行程，可以调节充填量。

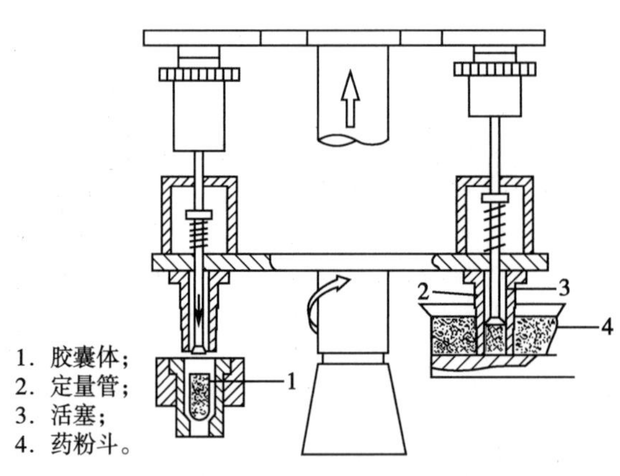

图 5-2-26 间歇插管式粉体定量填充装置示意图

3．活塞 - 滑块式药物定量充填装置（图 5-2-27） 转盘上设有若干个定量圆筒，每个圆筒内均有一个可上下移动的活塞。工作时，定量圆筒随转盘一起转动。当定量圆筒转至第一料斗下方时，活塞下行一定距离，使第一料斗中的药物进入定量圆筒。当定量圆筒转至第二料斗下方时，定量活塞又下行一定距离，使第二料斗中的药物进入定量圆筒。当定量圆筒转至下囊板的上方时，定量活塞下行至适当位置，使药物经支管填充进胶囊体。由于该装置设有两个料斗，因此可将两种不同药物的颗粒或微丸（如速释微丸和控释微丸）装入同一胶囊中，从而使药物在体内迅速达到有效治疗浓度并维持较长的作用时间。此种定量填充装置适用于不需要外力加压的物料。

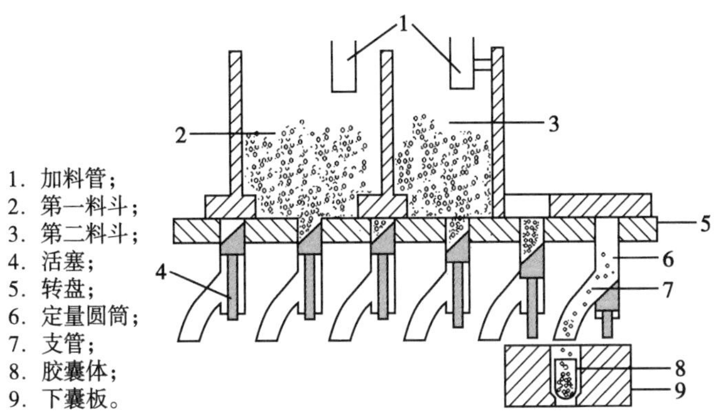

图 5-2-27　活塞 - 滑块式药物定量填充装置示意图

4. 连续式真空药物定量充填装置（图 5-2-28） 真空药物定量填充装置是一种连续式药物填充装置，其工作原理是先利用真空将药物吸入计量管，再利用压缩空气将药物吹入囊体，计量管内有定量活塞，活塞的下部安装有尼龙过滤器，调节定量活塞的位置可控制药物的填充量。在取料或填充过程中，计量管可分别与真空系统或压缩空气系统相连。取料时，计量管插入料槽，在真空作用下，药物被吸入计量管。填充时，计量管位于胶囊体的上部，在压缩空气的作用下，将计量管中的药物吹入胶囊体。

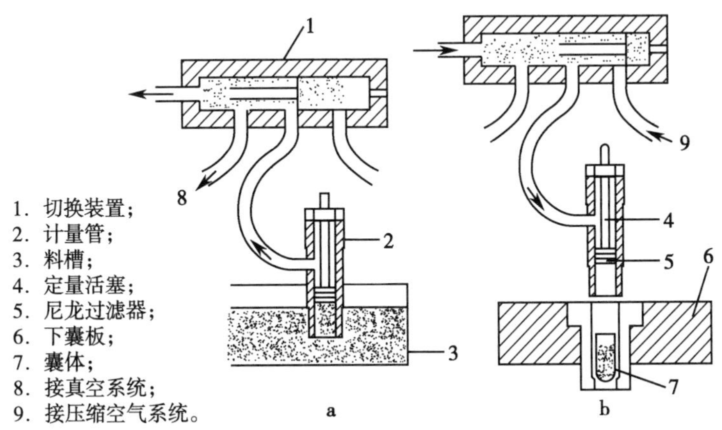

图 5-2-28　真空药物定量填充装置示意图

a. 将药物吸入计量管；b. 将药物吹入胶囊体。

（五）设备选型

目前，既有单工位填充机构的机型，也有多工位填充机构（其中有工位更换不同形式的填充机构）的机型。不同的填充方式适用于不同药物的分装，需根据内容物的流动性、吸湿性、物料形态（粉末、颗粒、固态或液态）选择填充方式和机型，以保证生产操作及装量差异符合质量要求。

1．细粉 细粉流动性对填充装量精度有影响，进入胶囊体时有不同状态，应根据内容物性状要求或填充时所呈现的实际情况选用适用的定量填充结构的机型。

（1）如果细粉流动性不好，但压缩成形性较好，其装量稳定，宜采用孔盘式定量填充机构的机型。因为此机型是经过 5 次填充加压完成药物定量，比经过 1 次或 2 次填充压缩完成药物定量的精度更高。

（2）对于流动性好、成形性好的粉末，可选用插管式定量填充装置的机型，或孔盘式定量填充装置的机型。

2．颗粒 对于流动性好、成形性好的颗粒，可选用插管式定量填充装置的机型，或孔盘式定量填充装置的机型。

多色混合颗粒（例如速效感冒胶囊）在填充时要求不允许压碎颗粒；对于填充加压仍为散沙状态的颗粒可选用有微丸机构的剂型，或通过更换定量机构能够满足颗粒填充状态及装量精度要求的机型。

图 5-2-29 是滑板式计量装置示意图。滑板上设有定量孔，滑板定量孔移动至料斗下方时，物料因自重流入定量孔，然后滑板移动至胶囊体上方，定量孔内的物料由气流吹入囊体，此装置亦可填充微丸。

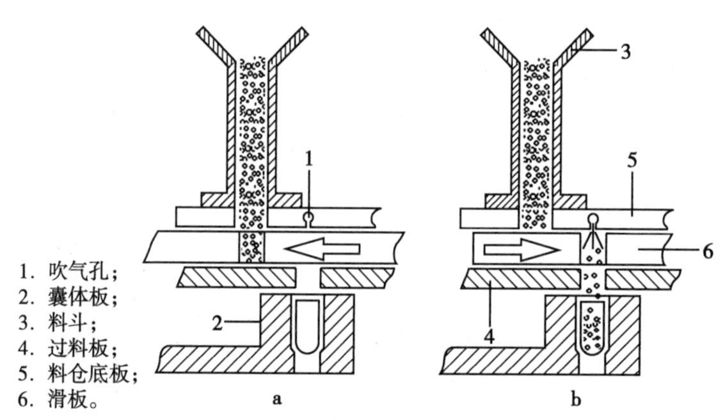

图 5-2-29　滑板式定量填充装置示意图

a. 定量；b. 填充。

3．微丸 微丸流动性好、大小均匀，填充时允许有少量微丸被挤破，可选用间歇滑板式定量机构、插管吸附式并且装量可调的机型。填充包衣后的微丸宜选用真空取丸、吹气去除多余微丸插管式机型（图 5-2-30）。

丸剂计量填充装置：计量管向下插入料斗的丸剂中，通过真空将小丸吸入计量管内，去掉计量管头部多余的丸剂，计量头旋转至胶囊体的上方，真空切断，柱塞向下运动，把丸剂推入胶囊体内。

4．油质液体 油质液体灌装要求采用具有定量装置的机型，并能够对胶囊封口。国

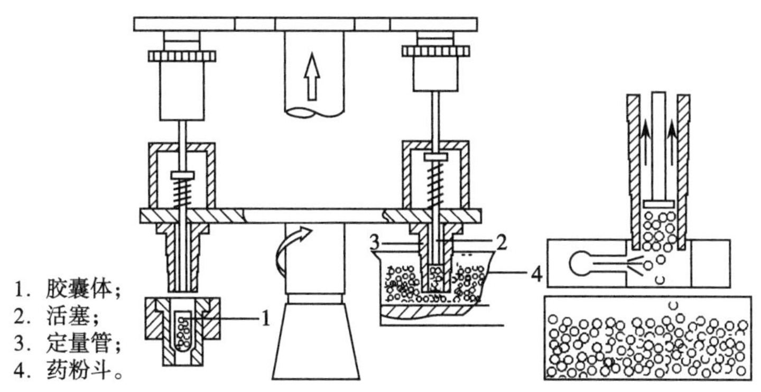

图 5-2-30　间歇插管式丸剂定量填充装置示意图

内有厂家生产此类设备。

5．**小片充填**　将一种或多种小片充填在一粒胶囊中，有利于避免药物配伍变化，方便携带、服用。针对片剂特点及填充要求，选择具有多个可更换填充机构（工位）、中低速稳定的间歇机型。

如图 5-2-31 所示片剂填充装置，滑板将片剂从进料管送入胶囊体内；有传感器对填充过程进行监控，探测是否有药片填入胶囊体内；不合格胶囊将被自动剔除。

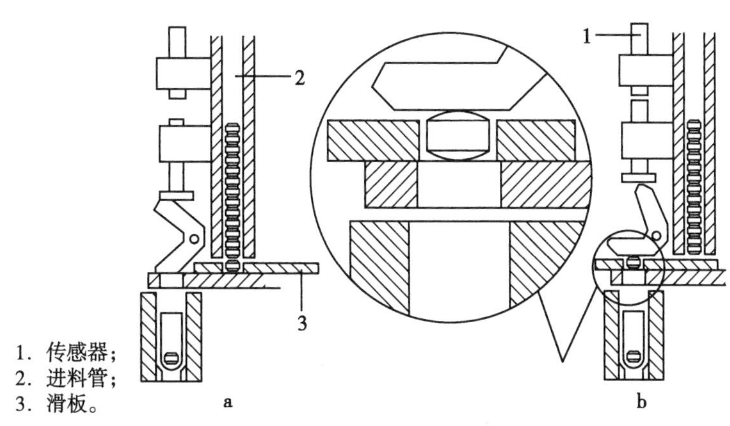

图 5-2-31　片剂填充装置

a. 取片；b. 填充。

6．**混合充填**　两个或多个不同的品种由于形态、剂量、释放部位、释放速度不同，需要分别充填，以保证含量精准。

（1）微丸与粉体：微丸外形多为球形或类球形，流动性极好，而粉体经过压缩成为柱形。填充时先装微丸后装粉体，粉体压住微丸，微丸不会因机器速度快而甩出囊体。微丸之间空隙大，粉体进入空隙，减少了空间占用。可选用有微丸、粉体两个填充工位的孔盘式机型。

（2）微丸与微丸：微丸由于丸径、密度不同混合之后可能不均，造成内容物含量不一致。因两种微丸按比例分别充填，宜选用两个或两个以上有微丸充填工位的机型。

（3）粉体与粉体：两种按比例分别充填，先少后多。可选用有两个粉体定量填充的间歇孔盘式机型。

（4）粉体与小片：粉体为先，小片在后。片剂硬度大，利于锁合。可选用有粉体填充装置及片剂填充工位孔盘式机型。

（5）微丸与液体：先填充微丸，后填充油质液体。避免微丸浮在液体上甩出囊体。宜选用有微丸装置、液体灌装的间歇机型。

（六）中药胶囊剂生产存在的问题及解决办法

中药胶囊剂生产中常见的主要问题是装量不稳定和胶囊成品率低。制药企业希望维持持续稳定的生产状态。影响装量稳定的因素主要有设备硬件、调整和药粉特性等方面。在胶囊填充前应当掌握药物的粉体特点，了解胶囊充填机的功能和适用范围，保证设备处于良好的状态，才能生产出质量稳定、成品率高的胶囊剂。

下面以国内 NJP 机型（间歇孔盘式）为例，分析判断设备因素对粉体填充的影响。

1．影响装量稳定性的因素

（1）计量盘的选择

1）计量盘厚度与生产装量的适用关系：计量盘厚度一定时，盘孔容积是固定的，通过调整充填杆对物料的压缩强度，改变盘孔内物料的密度，达到所要求的重量。一种物料对于一种厚度的盘，只有一个最佳稳定值，这个稳定值是一个小区间，不同药粉有不同的稳定区间。在稳定区间内装量不能满足要求，应考虑更换厚度合适的计量盘。图 5-2-32 为计量盘减薄加工图。

加工要求：1．装卡时不能卡伤；2．装卡时找正 0.02mm；3．车削时吃刀量 0.3mm，以防工件位移，最后几刀应更小，使盘孔毛刺更小，钳工去毛刺不许倒角；4．计量盘厚度小于 12mm 时，加工时留边 4mm 厚。

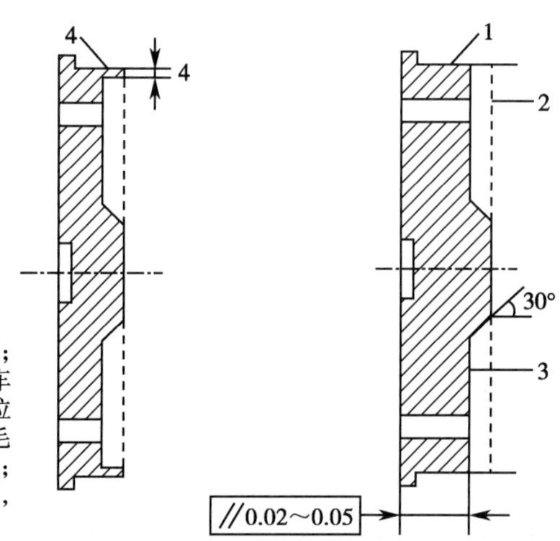

图 5-2-32 计量盘减薄加工图

不同批次的药粉在充填时，会出现装量不足或超高的原因主要是粉体的堆密度发生了变化。粉体被压缩程度基本相同，堆密度变小的装量不足；堆密度变大的装量超高。如一块计量盘不能满足，应多备用不同厚度计量盘以满足不同批次药粉的充填要求。

计量盘需要减薄时，多采用车床加工。计量盘属于高精度模具，厚度加工完成，需要将盘孔的毛刺用什锦锉精修，每个孔不能有变形。

2）计量盘厚度的确定：生产装量与盘厚是否相配，与物料的堆密度和压缩度有关。计量盘厚度确定计算公式为：

生产用盘厚（mm）= 生产装量（mg）/ 实测稳定均重（不含壳）× 试机盘厚

实测取值要求：实际装量的上下偏差在合格范围内为好，多数取 ±5% 内。

3）小药柱大药壳的运用：在实际生产中，胶囊型号与计量盘充填杆型号大多对应使用。例如 1 号胶囊对应 1 号剂量盘，2 号胶囊对应 2 号剂量盘。而有些胶囊产品装量较少，换用小号的计量盘也可以满足装量要求。例如当计算使用的计量盘较薄，担心计量盘变形，或药粉成形较差，充填时盘孔有少量漏粉，可用 2 号计量盘和 2 号充填杆对 1 号胶囊壳进行充填。

4）计量盘孔与下模孔的对中度：对中不好会漏粉，盘孔里的粉料散落在下模孔之外，会影响装量精度。在安装计量盘之前应先检查计量盘孔与下模孔的对中度。检查方法：装好模架，将模架降低至最低位。可用粗一号的计量盘调试杆插入模架进入下模块两端孔内，依次查看每个下模块偏差量，调试杆进孔顺畅无碰撞为合格（图 5-2-33）。

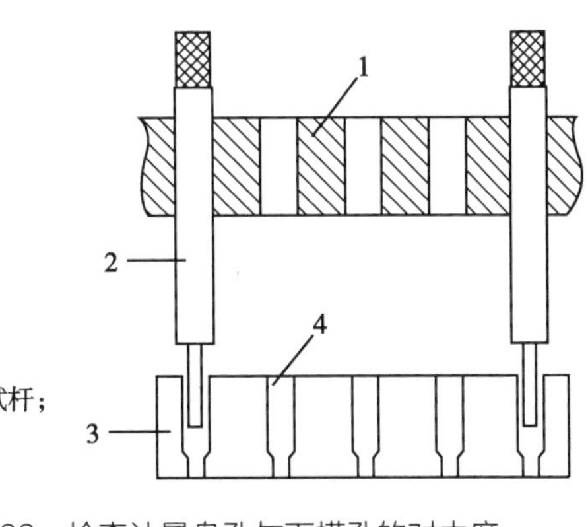

图 5-2-33　检查计量盘孔与下模孔的对中度

（2）充填杆和夹持器

1）五组充填杆的深度：充填杆深度对每种药料有一个最佳值，充填杆随模架（上下）运动至最低位置时，第六组充填杆将药柱全部送出盘孔，此组杆的高度是固定值。第一组至第五组充填杆有的进入盘孔或不进入盘孔，这几组充填杆的高度是可调节的。归纳起来有以下两种调整方法：

如图 5-2-34a 所示，充填杆运行到最低位置时，1 ～ 5 工位充填杆基本与计量盘上表面平齐，既适用于易成形粉体，也适用于透气性差的粉体。如图 5-2-34b 所示，第一组充填杆进盘孔较深，不超过盘厚度的 1/2。第二组比第一组浅一些，第三组浅于第二组，第四组浅于第三组，第五组不进盘孔。

2）充填杆在模架孔内摩擦阻力的一致性：充填杆装入夹持器后的长度是相同的。夹持器体固定在上模架上，其高度可以通过螺栓来调整。当上模架向下运动，充填杆填充压粉时，若盘孔内药粉的反作用力大于弹簧的预紧力，充填杆就会压缩弹簧并向上运动；当上模架向上运动，充填杆不再压粉，此时弹簧推动充填杆下行复位。这样往复运动，能够看到充填杆跳动。当此组有个别杆不跳动，其会比同组其他充填杆位置高，对应此杆下面

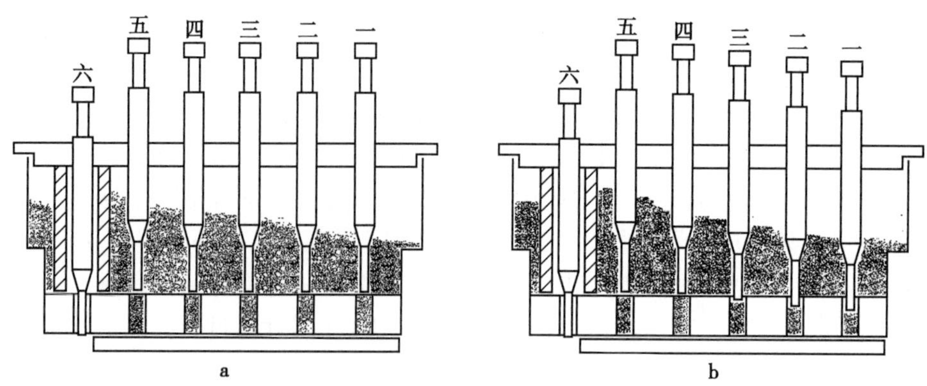

图 5-2-34 充填杆使用方法

a. 充填杆与计量盘表面平齐；b. 充填杆呈阶梯式进入盘孔。

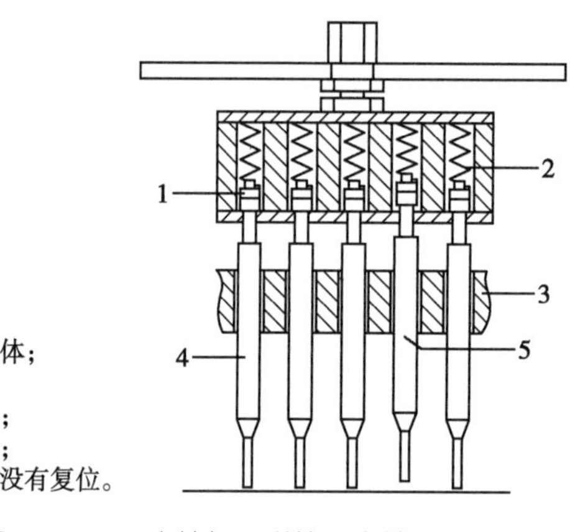

图 5-2-35 充填杆、弹簧、夹持器体

计量孔的装量会比其他的少（图 5-2-35）。

模架孔内有药粉，充填杆在模孔内被黏住，或杆与孔摩擦产生毛刺被卡紧，造成充填杆不能复位。应清洁模架孔、充填杆；去除毛刺，每支充填杆进模架孔以自由落体为佳，以保证每孔的物料受到同样的压力。

3）夹持器内弹簧力的一致性：每组夹持器内的各个弹簧长度及弹力应一致，同组充填杆跳动状态应无明显差异。如有明显不一致，物料受到压力不同容易造成粒重差异增大，应更换弹簧。检查方法：拆下夹持器，打开其弹簧压板，用直尺放在此排弹簧上，察看弹簧高度是否一致。更换弹簧使其等高。（注意每组夹持器的弹簧丝直径一定要相等。）

4）计量部位黏粉（图 5-2-36）：许多中药提取物吸湿性强，在填充过程吸湿或温度升高，粉体的黏性可能增加，充填一段时间后，发现胶囊剂装量差异增大，可以采取下列方法查找原因：①停机拆下第六组杆，查看充填杆端面有无黏粉。若黏粉，轻轻拍打充填杆或用洁净布能一次擦净黏粉，提示黏在杆头的粉体随时可能掉下来，有可能出现这一组装量少，下一组装量多；②用洁净布多次不能擦净冲杆头上的黏粉，说明浸膏粉牢固黏结在冲杆头，是造成胶囊装量差异的重要原因；③盘孔内壁黏粉并持续积累，粒重、均重会持续下降，导致胶囊装量差异增大；④铜环和计量盘之间黏粉会使排气困

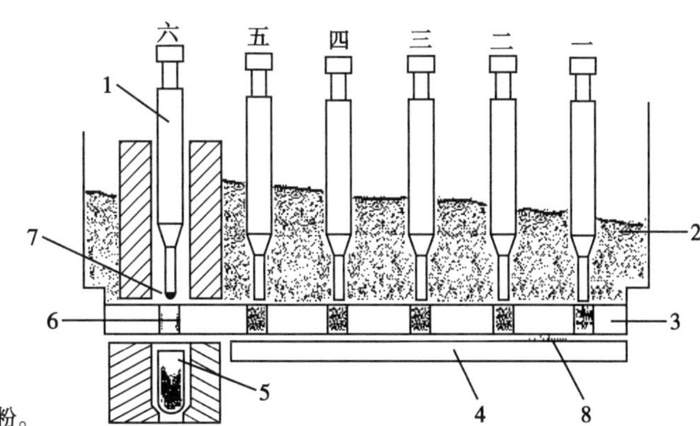

图 5-2-36　计量部分黏粉

难，增大装量差异。

药粉黏冲杆的解决方法：多数情况应当减少中药粉体的含水量、控制环境湿度、加入防黏剂等，要求杆头、孔壁有镜面级别精度。

（3）铜环与计量盘

1）铜环与计量盘的间隙对充填的影响：物料在盛粉环内随计量盘做间歇性圆周运动及离心运动，物料依靠自身重力流入盘孔内，再配合充填杆的加压作用，使盘孔内部空气和物料中所含的空气沿铜环与计量盘底之间的间隙（此间隙可称为排气通道）排出，并形成密度均匀的完整柱形，送入胶囊体内。

在粉体被压缩时，一些细粉随着空气一起排出。间隙小，漏粉少，单排机一般为 0.07 ～ 0.10mm，双排机一般为 0.10 ～ 0.15mm。间隙大小与粉体透气性相关。间隙大小应均匀一致。例如间隙为 0.10mm，应用 0.10mm 厚度的塞尺检测调整；若是物料黏性大，运行一段时间后，物料在排气通道内挤压摩擦可能黏住盘底或铜环表面，使计量盘转动阻力增大，发生转速下降并伴有异常声响，严重时会停机，此时铜环与计量盘的间隙可适当调大一些。

2）铜环与计量盘表面粗糙度：盘孔经过铜环表面所形成的路径两侧保留 2.0mm 即可，做成窄面铜环，这样可以减少摩擦面积。计量盘底面盘孔周围也可减薄，降低摩擦力。

充填机的第一要务是保证装量的持续稳定。排气通道始终保持通畅是必要条件之一。保持通畅的方法有：①铜环上表面要平整光亮；计量盘底的粗糙度也要求高；②铜环两侧要留有一定的空间，使排出的气体及时发散；③采用吸尘机及时吸走计量盘与铜环之间的细粉。

3）计量盘变形、铜环表面磨损出现沟槽：长期使用后，计量盘出现变形、铜环表面出现沟槽，这是由于与物料颗粒摩擦、充填压力大、保存不当等原因造成的。在充填时，因计量盘孔与铜环形成的计量杯容积不一致，可能会出现装量差异增大。应将铜环表面加工至表面光滑、平面度好。可将计量盘上磨床修整底面平面度。

（4）粉体在计量室布局的平整度：所有充填杆自身长度是相等的，计量盘孔的容积是一致的。不同品种的粉体充填之后称量时，会发现有的品种装量差异比较小，有的品种装量差异比较大。这与粉体在计量室运动时所呈现的平整度密切相关，而平整度与粉体的流动性和计量盘直径及转动速度密切相关，具体原因分析如下：

1）粉体在计量室呈斜坡状态：如图 5-2-37 所示，每组有 3 个孔，3 根充填杆，以 A、B、C 标明充填杆顺序位置，可以看出粉体呈现斜坡状态，每组的 A 杆 7 位置的粉体高度低于 C 杆 8 位置的粉体（下面的粉体高度），经过 5 次充填送出计量盘无损失进入胶囊体，按照位置依次称量，发现 C 位置胶囊的装量总是最重的，A 位置的装量最轻，而且是规律性的。

2）粉体平面较平整：如图 5-2-38 所示，大多数组的充填杆 A 和 C 位置下面的粉体

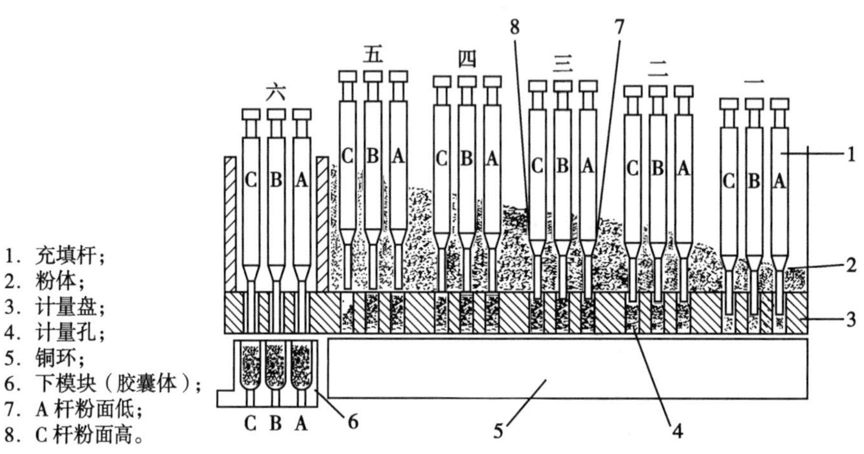

图 5-2-37 运转时粉体呈现斜坡状态（展开图）

高度落差较小，成形完整送入胶囊时，胶囊的装量相差较小。从第一组到第五组粉体高度一样的情况比较少见，是由于第六组位置有输送料块的阻挡。同样的一批药粉，在同一台充填机上分别使用每组 3 孔的计量盘充填和使用每组 9 孔的计量盘进行充填，计量盘直径相同，9 孔的装量差异要大于 3 孔的。这就需要将物料高度差缩小，提高平整度。

3）不同性质的粉体随计量盘运转时所呈现的状态不同，如图 5-2-39 所示（过计量盘

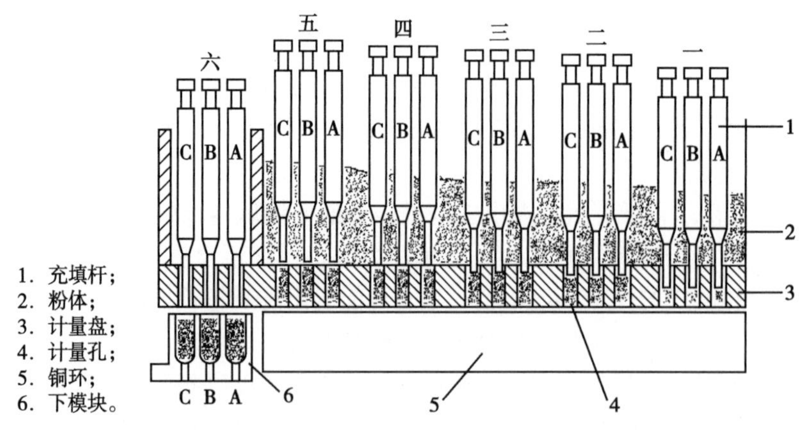

图 5-2-38 运转时粉体呈现比较平整状态（展开图）

中心的剖面图，转速 100 ～ 130r/min ）。

图 5-2-39a 所示为流动性好的物料，运行时计量室内的粉体受到离心力作用呈现中间低周边高的状态。转速越快越明显。中药粉末经过制粒后，流动性增加时，也有这种情况。

图 5-2-39b 所示为流动性极差的物料，特别是粒径小、易吸湿、黏性大的中药粉体，运行时容易呈现出中间高周边低的状态，加快转速也不改变。

图 5-2-39c 所示为流动性一般、转速适当、分布比较均匀的粉体。此状态是比较理想的。

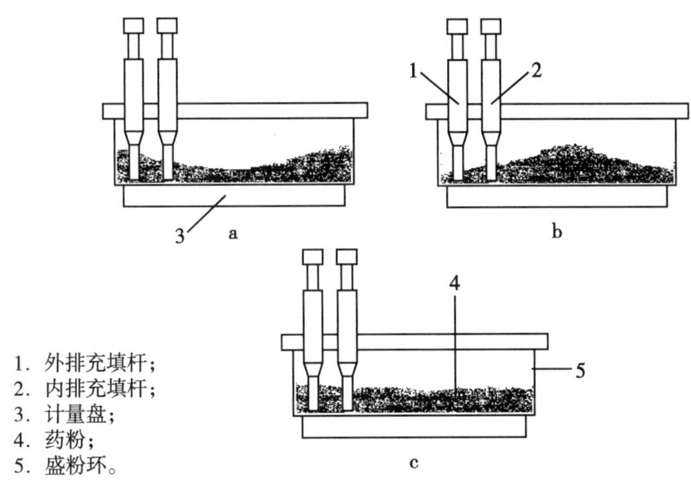

图 5-2-39　双排孔计量室粉体分布对装量的影响

a. 外排药粉高于内排；b. 内排药粉高于外排；c. 内外排药粉高度相同。

（5）单排机与多排机：由于单排机产能较低，在此基础上出现了双排机、三排机、四排机，极大增加了产能。从计量室展开图（图 5-2-37、图 5-2-39）可见，单排机每组孔的各个孔的重量差异由粉体坡度（高度差）造成。使用多排孔计量盘填充时既可能出现同一排孔与孔之间的重量差异，也有可能出现排与排之间的装量差异。

针对以上问题，可采用下列解决方案：

1）分体夹持器的应用：双排充填杆安装在夹持器上，可以单独调整内排或外排充填杆高度，使得内外两排的装量一致（图 5-2-40）。

机器运行时，由于药粉的流动性和运行速度，药粉在计量室所呈现的状态不同（图 5-2-39）。当测得内外排均重不一致时，需要调整分体夹持器，以增大或减少压粉力度，充填杆向下调整是增加装量，向上调整是减少装量。当外排装量达不到要求，可将外排充填杆向下调整；当外排装量超高时，将外排充填杆向上调整。内排调整也是同样的。

2）计量室内加装平整粉体的装置，如分料盘、刮粉条；采用台阶式盛粉环。测量结果显示，粉体所呈现的坡度对装量差异的影响是直接的。

（6）药粉传感器：全自动胶囊充填机在连续稳定生产时，须有药粉传感器来监测、控制药粉在计量室内的变化，以保证装量符合质量要求。在生产时药粉传感器的高度通常是固定的，传感器安装在输送料盘上（图 5-2-41）。

1. 调整螺栓；
2. 外排充填杆；
3. 里排充填杆；
4. 外排调整螺栓；
5. 里排调整螺栓；
6. 外排充填杆；
7. 里排充填杆。

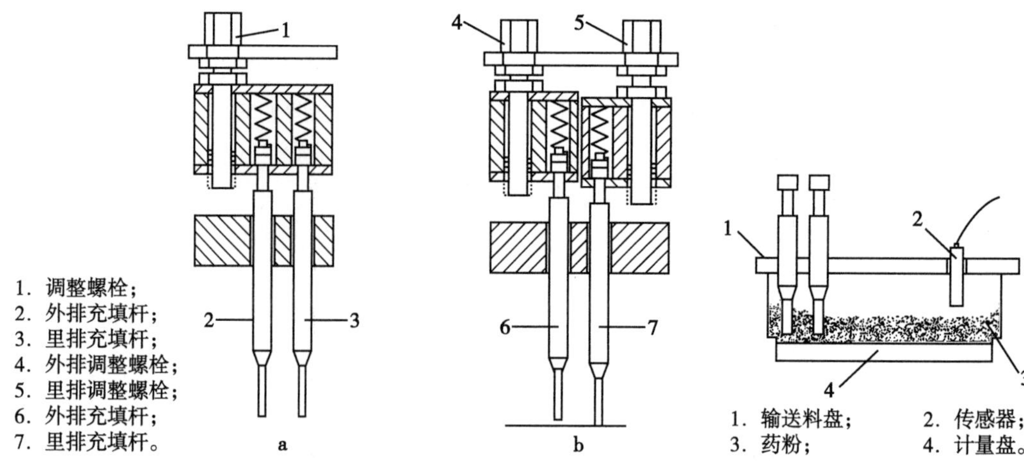

图 5-2-40　整体夹持器与分体夹持器的区别及作用

a. 整体夹持器；b. 分体夹持器。

1. 输送料盘；　2. 传感器；
3. 药粉；　4. 计量盘。

图 5-2-41　药粉传感器位置

1）物料传感器：常用的类型为电容式传感器，它是以各种类型的电容器作为传感元件，将被测物理量或机械量转换为电容量变化的一种转换装置。由于被测量变化将导致电容器电容量变化，通过测量电路，可把电容量的变化转换为电信号输出。通过测知电信号的大小，可判断被测量的大小。广泛用于位移、角度、震动、速度、压力、成分分析、介质特性等方面的测量。传感器分为金属外壳和非金属外壳，充填机使用的传感器多为圆柱形。

在生产之前捕捉料位高低变化：调整传感器的灵敏度（对粉体感应距离）在 5 ～ 8mm 为宜。方法如下：取一些药粉，手持传感器接近药粉，传感器上有调节按钮或调节螺丝，距药面 5mm 时使指示灯亮或灭，表示传感器感应到有药粉。当距药面 8mm 左右时灯灭或亮，提示传感器感应不到药粉。然后固定传感器，机器运行时会自动感应药粉与传感器距离。当距离＞ 8mm 就会启动加料电机运转，向加料室内加入药粉。当药粉增高距离传感器 5mm 时，传感器感应到药粉后自动停止加料。药粉高低位置起伏波动≤ 3mm。实践证明，粉体高度波动越小，装量越稳定。

改变物料在计量室里的高度：传感器的固定高度是可以调整的。调整时应停机，调高后，药粉厚度随之增高，对于密度小的物料提高其装量稳定性大有益处。计量室内药粉厚度在 25 ～ 50mm 之间。密度大的粉体药粉可以薄一些，密度小的厚一些。

2）缺料停机的延时调整：药粉桶内的物料用完，计量室里的粉体高度逐渐降低，此时料位传感器检测到计量室内药粉不足，使下料电机继续运转，而药粉桶内已无药粉，随着粉面高度的降低装量也随之减少。为保证装量合格，机器会在设定的延时时间（以秒计数）到达后自动停止运行。缺料延时停机的调整方法为：以从某一次加料开始（料位传感器指示灯灭或亮）至第二次加料停止（料位传感器指示灯亮或灭）时所用的秒数作为设定值为宜。

3）传感器的灵敏度：传感器多采用电容传感器，长时间使用灵敏度会下降。有时能检测到缺料，有时即使缺料也检测不到，使得药粉高低波动较大，造成装量不稳，应及时更换传感器。

4）装量波动与加料控制：取样称量时，最好接一个加料周期的成品，粉体高度会在一定范围内波动。图 5-2-42 中曲线表示了粉体高度与平均装量的对应性。一般以本次开始加料到下一次开始加料为一个加料周期。

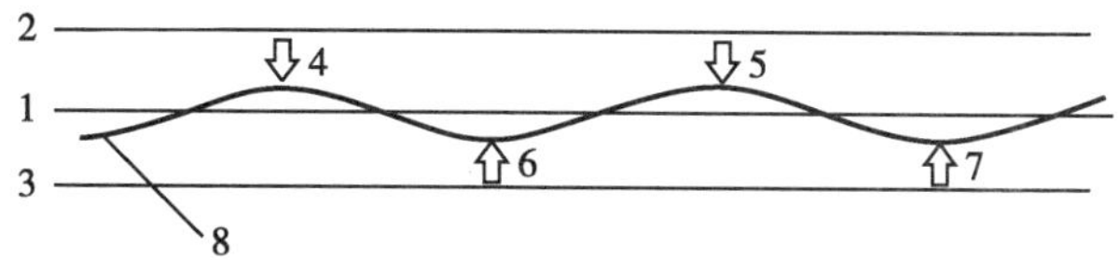

1. 装量中值；2. 装量上限；3. 装量下限；4、5. 停止加料；
6、7. 开始加料；8. 平均装量曲线跟随粉体高度曲线波动。

图 5-2-42　加料控制与平均装量

2．**影响胶囊成品率的因素**　胶囊生产时，空胶囊的上机率和填充药粉后的成品率是企业最为关注的。成品率不低于 99.9% 时较为理想。下面针对国内常用间歇孔盘式机型生产时可能遇到的现象做出分析判断。

（1）充填前故障及解决方法

1）胶囊排序通道堵塞、卡胶囊、下落不畅：①瘪壳，用通针或镊子挑出；②单节（用真空气或压缩气上胶囊装置，气流过大使体帽提前分离）；③胶囊通道有异物，清理胶囊通道；④释放扣留机构调节不当（打开不足时胶囊不下，打开过大时下双粒），胶囊释放扣留机构开合限位应根据胶囊型号作适当调整；⑤双粒粘连，人工挑出粘连的胶囊；⑥下料通道与导槽对中有偏差，调整对中度。

2）方向调整不到位：水平拨叉推囊太前或太后。正确位置如图 5-2-43 所示，1 所指的送囊叉头平面，其垂直延长线与胶囊相交于预锁点，叉头先触及胶囊体。

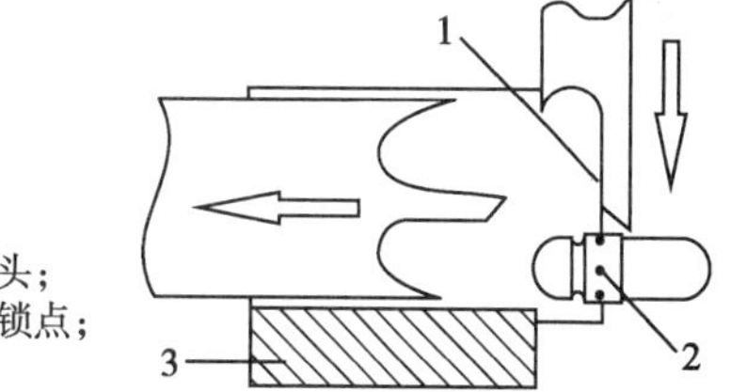

1. 送囊叉头；
2. 胶囊预锁点；
3. 导槽。

图 5-2-43　胶囊定向推出适当位置

3）胶囊从导槽中跳出：①胶囊直径小，导槽对胶囊的夹紧力过小，更换胶囊或导槽；②胶囊失水变脆，弹性差，更换合格胶囊；③导槽磨损变宽，对胶囊的夹紧力过小，更换导槽。

4）水平方向胶囊上翘：胶囊预锁长度超长，可将拨叉的位置调整或垫高一些。

5）体帽不分离：①模具积垢（图 5-2-44），清理模孔；②模具损坏（图 5-2-44），更换模具；③模具与胶囊匹配不良（图 5-2-45），更换胶囊或模具；④上下模孔不同轴，在胶囊锁合工位将上下模块对中同轴，以模块调试杆自由落体为佳，可在分囊工位复查；⑤真空度调整，要求在 –0.25 ～ –0.05MPa；⑥胶囊进入模孔时未对准，调整胶囊在垂直状态时与模孔的对中度；⑦真空管路堵塞，检查清理真空管路；⑧吸板、模块底面与真空吸板密封不严，漏气导致负压减少；⑨胶囊预锁过紧，可适当调整增大真空度，如因预锁过紧而分不开的胶囊较多，应更换胶囊；⑩上下模块在体帽分开工位间隙太小（小于 0.10mm），调整模块间隙在 0.30 ～ 0.40mm 之间为宜。

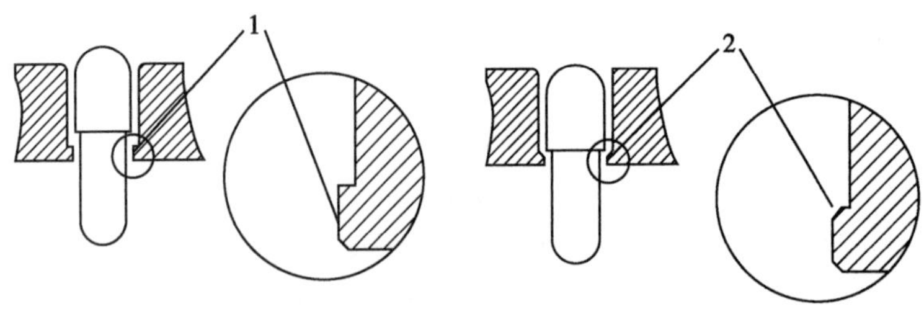

1. 上模块小孔黏粉，胶囊被挤不能分离；2. 上模块台阶应为直角。有坡角胶囊帽受到挤压，体帽不能分离。

图 5-2-44　上模块孔积垢及上模块损坏示意图

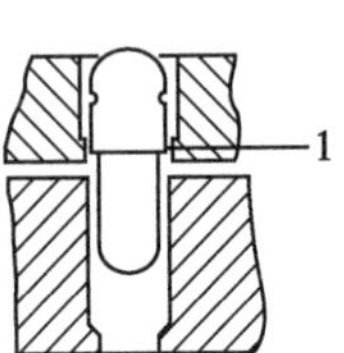

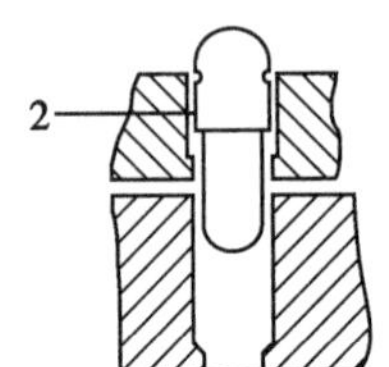

1. 胶囊外径偏小或模孔内径偏大，或是胶囊失水体积缩小，胶囊帽卡在模孔的同时胶囊体受挤压不能下落；2. 胶囊外径偏大或模孔内径偏小，胶囊被挤住不能下到位。

图 5-2-45　模具与胶囊尺寸匹配不良

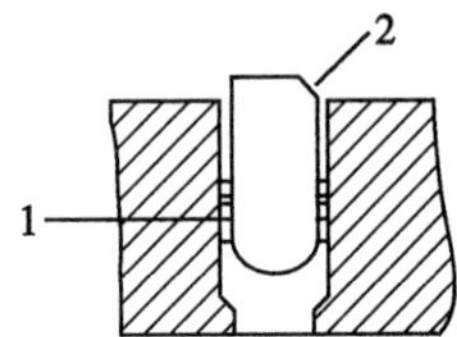

1. 粉体黏在模孔壁，通道变小使胶囊不能通过，胶囊体被卡住；2. 胶囊体高于模块表面较多，模块在转过计量盘下方时被计量盘打坏。

图 5-2-46　囊体下落不到位

6）胶囊体分离不到位：下模孔积垢，胶囊体下落不到底，高于模孔平面（图 5-2-46）。应清理模孔。

7）丢帽、高帽：①上下模块间隙过大并且真空气过大，真空度在 –0.025 ～ –0.05MPa 之间较为适宜；②多排孔胶囊入模孔不同步，应调整装置的同步性，使各排胶囊同时进入模孔，关闭真空气进行调整。

8）胶囊体掉底：①胶囊太脆、真空度过大，调整真空度大小，以体帽可以分离为宜；②下模孔台阶锐边，应为弧形倒角（图 5-2-47）。

1. 胶囊脆、真空过大，下模孔有直角锐边会导致胶囊掉底；2. 弧面与胶囊底部吻合，有利于提高成品率；3. 上模块孔底口倒圆角，有利于胶囊锁合。

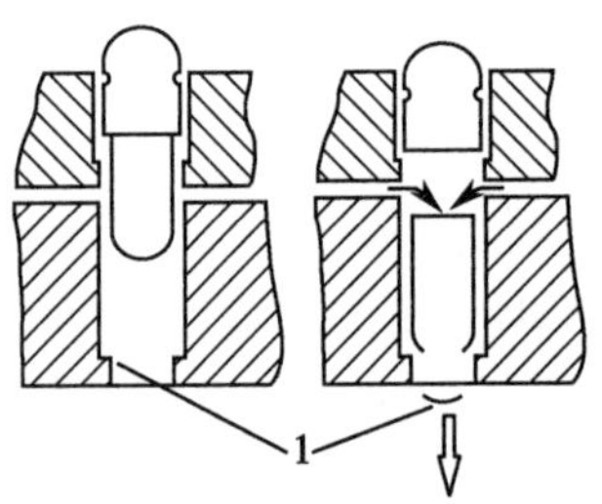

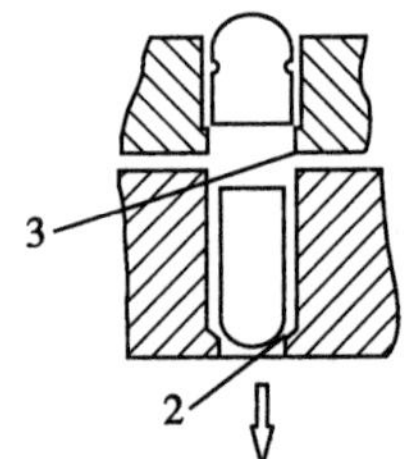

图 5-2-47　模块倒角对分囊的影响

9）剔废故障：①剔废顶针调整不当，顶针上升至最高位时，顶针居于模孔中心，也不可触动胶囊帽；②被剔废顶针顶起的胶囊没有及时清除，未分开的胶囊被顶出模孔后，应立即清走，不应有重回模孔现象，调整吹气大小、方向及负压状态或吸口位置。

（2）充填后故障：胶囊装入内容物后，需要将胶囊锁紧（图 5-2-48）。

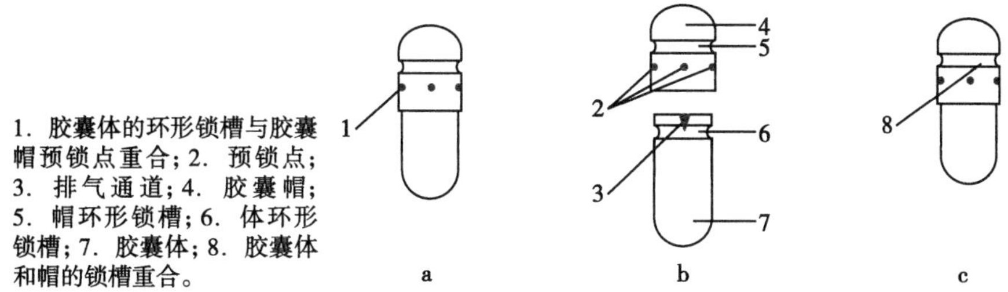

图 5-2-48　胶囊预锁、分离、锁紧状态

a. 胶囊预锁状态：是胶囊制造时的成形状态，也是以此状态进入胶囊充填机；b. 胶囊体帽分离状态；c. 胶囊锁合状态。

1）锁合套坏：如图 5-2-49 所示。胶囊锁合时出现的质量问题包括：①上下模块不同轴；②模孔与胶囊匹配差，或是胶囊外径小或是模孔大，胶囊帽在模孔里有较大晃动，可更换孔径与胶囊尺寸匹配度良好的模具或胶囊；③粉体高于囊体而且颗粒硬、呈散沙状、上下模块间隙大（图 5-2-50），顶针推胶囊体上行，硬颗粒流散到上下模块间隙里，胶囊体被卡在间隙的颗粒挤压变形，导致插劈；④锁合压板与胶囊帽间隙过大，间隙应在 0.10 ～ 0.20mm 为好；⑤上模块小孔底面倒角，以圆弧倒角为佳；⑥在锁合工位上下模块间隙大，其间隙越小越好；⑦分囊时胶囊体高于下模块表面（图 5-2-46）。

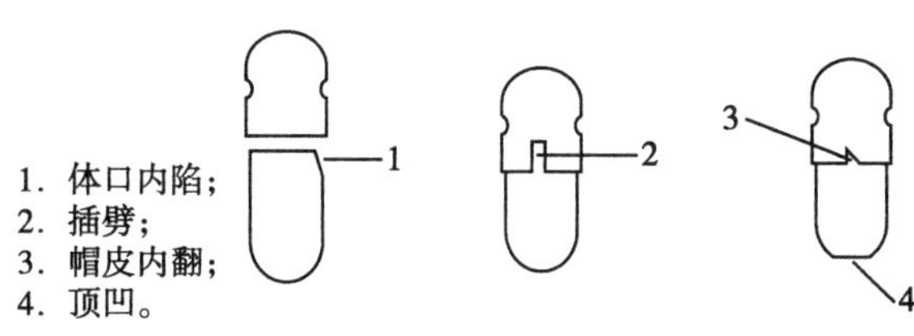

图 5-2-49　胶囊套坏现象

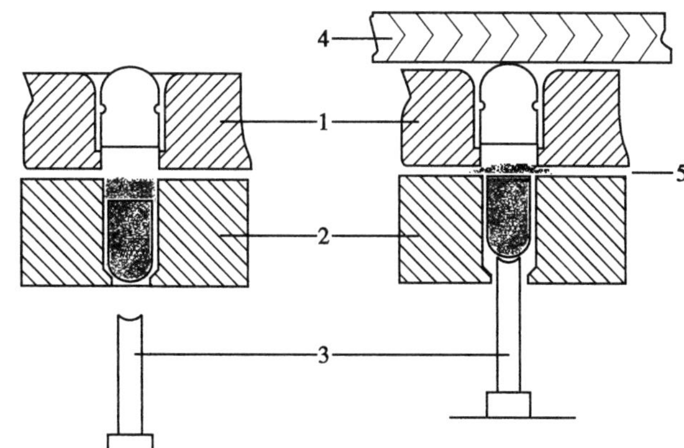

图 5-2-50　颗粒大而硬、填充料高于囊体

2）锁合瘪头（顶凹）：如图 5-2-49 中 4 所示。①锁合过度，调整锁合顶针位置；②顶针与胶囊接触的球弧面积垢，清理顶针；③充填过量（粉体体积大于胶囊容积），增大粉体松密度或更换大规格胶囊；④顶针不在模孔中心，重新调整对中；⑤胶囊壁薄、受潮变软。

3）锁合不到位：①顶针调整位置较低，适当升高顶针位置；②顶针机构弹簧拉力小，加大拉簧力量；③顶针机构轴承进粉，运动中卡滞，清理轴承并润滑；④充填过量（粉体体积大于胶囊容积），增大粉体松密度或更换大规格胶囊。

4）胶囊破碎：①环境太干燥；②真空度太强，调整真空大小；③胶囊失水变脆，更换合格胶囊。

七、设备与工艺发展趋势

（一）微量剂量填充

装量小于 50mg，胶囊采用 4 号或 5 号。采用孔盘式机型填充，可填充 20 ～ 50mg 的剂量。低于 20mg 剂量的填充机型，国外有机型采用吸附式原理填充。

（二）细粉回收

间歇孔盘式充填机工作时，中药细粉会从铜环与计量盘之间漏出，为降低物料的损耗，通过对计量部件合理设计，采用真空上料机或旋风收集器作为回收容器，吸尘机或压缩空气作为动力。回收路径密闭，与外界隔离，做到即时回收、即时投放、填充。已经有实验数据表明，该高效回粉系统符合预期。

（三）连续化、密闭传输、在线检测

1．减少污染 人是最大污染源，为了减少污染，降低风险，采用非接触式密闭输送药粉、胶囊将成为主要输送方式。

2．胶囊在线重量检测设备与胶囊充填机组成反馈闭合系统 当称重设备称出或算出胶囊均重，系统会自动将其与预先设定的均重上下限进行比较。若均重接近上限或下限，系统自动调整装量（执行部件加压或减压）向中间值靠近，使整体装量在整个填充过程受到监控，并保持稳定。个别不合格胶囊粒将被剔除。自动装量调整功能可以使剩粉尽可能减少，从而提高药粉收率。

3．连续自动化生产 低风险连续自动化生产是未来的发展方向。各种生产设备由密闭管路连接，人工只需保证胶囊和药粉的供应，以及中断事故的处理，提高生产效率，保证产品质量一致性（图 5-2-51）。

（1）空心胶囊无须进入填充房间，采用管路传输送到胶囊充填机处。

（2）粉体通过密闭管路进入填充机，避免扬尘、中药颗粒吸湿。

填充好的胶囊直接进入胶囊抛光机。去除半截胶囊壳并使胶囊表面光洁。抛光之后进入抛光成品桶，由管路输送到胶囊在线外观检测及称重一体机，该机自动识别并剔除插劈、顶凹、漏粉、异色、装量超差等不合格品，实现胶囊全检并剔除外观及重量不合格胶囊。

（3）所有胶囊过检后，成品桶内的胶囊由管路输送至内包区域。

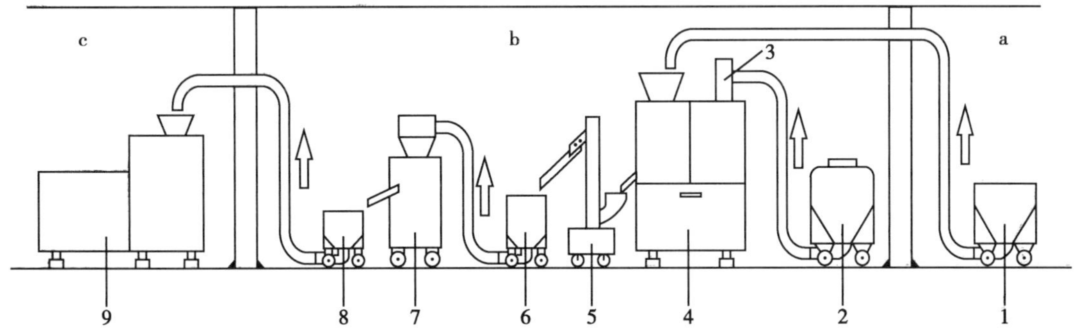

1. 空胶囊料桶；2. 药粉存储桶；3. 真空上料机；4. 胶囊填充机；5. 胶囊抛光机；6. 抛光成品桶；7. 胶囊外观及重量检测机；8. 成品桶；9. 内包设备。

图 5-2-51　连续自动化硬胶囊生产线

a. 非胶囊填充区；b. 胶囊填充及检测区；c. 内包区。

第三节　软胶囊剂制备工艺与设备

一、概述

18 世纪 30 年代，法国药剂师 Mothesh 和 DuBlanc 发明了软胶囊剂型，主要用于液体药物的定量灌装。最早的软胶囊使用动物皮革制成薄膜单腔，一次只能制成一粒软胶囊。后来出现了金属制的软胶囊型模，药物通过管滴入型囊内，用明胶溶液进行手工封闭成囊，这是现在软胶囊的原型。随着工业技术的发展，陆续出现了手工平板模具制作和机器平板模具制作间歇式生产方法。1933 年 Robert P. Scherer 发明了滚模式软胶囊机，标志着软胶囊制作进入了自动连续生产阶段，显著提高了生产效率，其工作原理依然是现代软胶囊机的研制基础。随着现代科技的进步，软胶囊封装的内容物也由当初单一的液体药物到今天的液体、膏状物、混悬液、粉末颗粒和片剂等多种内容物形态，近年来更是出现了囊中囊品种，覆盖了药物、食品、化妆品等领域，以及娱乐和化工等行业。

（一）软胶囊的含义、分类及特点

软胶囊剂也称胶丸，系指将一定量的液体原料药物直接密封，或将固体原料药物溶解或分散在适宜的辅料制备成溶液、混悬液、乳状液或半固体，密封于软质囊材中制成的胶囊剂。软质囊材一般是由明胶、甘油或其他适宜的药用辅料单独或混合制成。

按制备方法不同，软胶囊剂可分为滴制法与压制法两种。中药软胶囊常用压制法制备。用压制法制成的，中间多有压缝，称为有缝胶丸；用滴制法制成的，呈圆球形而无缝，称为无缝胶丸。

软胶囊形式多样，主要从产品的使用便利性、安全性和稳定性进行选型设计。按产品用途分有口服与外用之分。从产品外形来看，决定软胶囊外形的是模具的模腔形状，常用的有球形、橄榄形、圆柱形等口服形状；瓶形、管形、鱼形等各种异形胶囊，多用于儿童滴喂或皮肤涂抹使用。通过对胶皮配方设计或者进行包衣处理，还可分为胃溶和肠溶两种形式。

（二）压制法制备软胶囊工艺流程

压制法制备软胶囊工艺流程如图 5-3-1 所示。

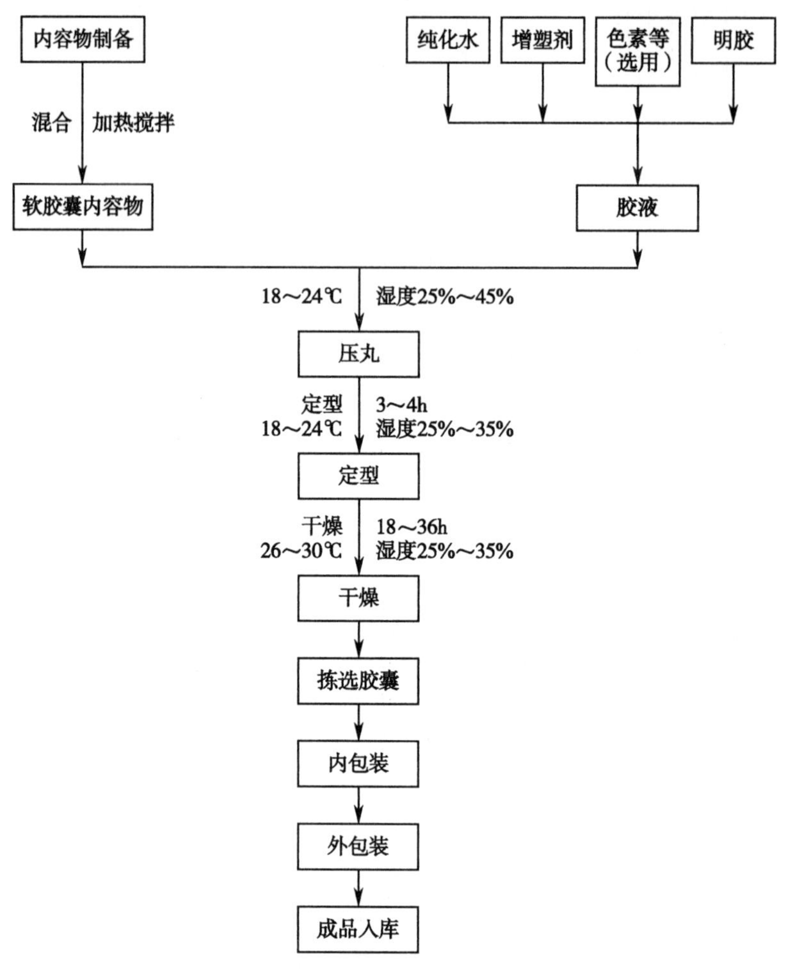

图 5-3-1　软胶囊生产工艺流程图

1．**内容物制备**　软胶囊内容物分溶解型和混悬型两种。溶解型内容物是指中药提取物、辅料经混合、搅拌可形成均匀、稳定、透明的液体或不透明的稠膏，主要是油基和醇基内容物，如牡荆油软胶囊、蜂胶软胶囊等。混悬型内容物是指制剂处方中至少有一种不溶于基质，需要加入助悬剂、乳化剂等经过搅拌、均质、乳化混合形成均匀稳定的膏状物或乳化液，多数中药软胶囊属此类，如感冒软胶囊等。制备中药混悬型内容物，必须保证其稳定、均匀。

2．**胶液的配制**　根据配方，将称重好的纯化水、增塑剂（例如甘油）、明胶和色素（依照需要选用）依次投入真空搅拌罐中进行加热搅拌，升温至 65 ～ 75℃保温搅拌，同时抽真空去除胶液中的气泡，待明胶溶解至无颗粒且无气泡后，解除真空，出胶至保温贮存桶保温备用。

3．**压制软胶囊**　在室温 18 ～ 24℃、相对湿度 25% ～ 45% 的环境下，设定软胶囊机的各部件参数，包括胶盒温度、制冷温度、注射体温度、各部件转速、软胶囊装量等，将内容物的料液与胶液分别投入软胶囊机中压制成丸，同时检查软胶囊的成形情况和装量复核，确保装量准确，密封完好，形状美观。合格的软胶囊通过输送装置传递到干燥机中进行定型。

4．软胶囊定型　新压制的软胶囊丸型未固定，由于胶皮含水量多，如果环境温度过高将导致胶皮软化引起粘连或破损，所以应在低温低湿的环境中固定丸型，确保软胶囊丸型美观、不粘连。

5．软胶囊干燥　定型后的软胶囊形状基本稳定，但胶皮中依然还有大量的水分，需要在一定温度和湿度的环境中进一步干燥。水分合格的软胶囊放置在特定的温湿度环境中待选和抽样进行中间检测。对于特殊要求的软胶囊生产在干燥环节需要增加洗丸程序，用无水乙醇等洗除软胶囊表面黏附的内容物和润滑剂。

6．拣选　在特定的温度湿度环境下，通过自动和人工方式快速拣选，剔除异形丸等不合格品。

7．内包装　经拣选合格并中间检测合格的软胶囊进行计数包装。包装形式分为瓶装、铝塑包装、袋包装等多种，可根据软胶囊性质特点选择。

8．外包装　内包装完成的产品进行装盒或装箱等外包装，同时进行成品抽检。

9．成品入库　成品检验合格的产品入库待发。

（三）工艺过程的关键点和要求

1．内容物制备　合格稳定的内容物除了依据产品配方要求准备各种原辅料，严谨的配制工艺才是保障。包括精准的工艺参数和严格控制的工艺顺序及操作要求，在适宜的制备设备条件下才能得到稳定的内容物，比如：溶配顺序、温度和时间、均质循环次数等。

2．胶液配制　胶液配制是将明胶、增塑剂（甘油、山梨醇等）、色素和水等混合，加热搅拌溶解而成。胶液的水分、冻力和黏度控制以及色素的均匀分散控制是溶胶工序的关键控制点。胶液的水分、冻力和黏度控制要通过对明胶检测报告进行相关分析和投料计算，计算出正确的投料比（原料明胶的水分、冻力和黏度因批次不同会有变化），并严格控制配制温度、真空度和操作时间，以确保胶液质量稳定。色度的均匀性主要是针对不同的色素选取不同的调色工艺，比如研磨、均质等，调色过程严格控制操作参数的一致性，才能保证每批胶液的颜色无明显色差。

3．软胶囊制作　软胶囊制作除需要环境（制丸间）温湿度要求稳定外，还要把控下列生产工艺关键控制点：

（1）胶膜厚度控制：胶盒温度和胶桶保持温度的匹配设置。软胶囊制作中胶膜要求厚度稳定不变，胶膜是经过流延而成，与胶液的黏稠度有直接关系，胶液温度直接影响胶液的黏稠度，因此要通过胶盒和胶桶温度的合理设置，才能控制胶液的黏稠度在合理范围内，从而保证胶膜质量稳定。

（2）制冷温度的选择：制冷温度直接影响生产质量和效率。软胶囊制作中通过制冷使流延的胶液形成胶膜，制冷温度影响胶膜形成的速度和胶膜的弹性。制冷温度低可以快速成膜，提高生产速度，但胶膜硬度和弹性偏大容易使软胶囊变短且接缝宽，影响外观质量。

（3）注射体的温度恒定：注射体的温度直接影响软胶囊的成形品质，如合缝、丸型。

软胶囊生产中胶膜通过注射体加热软化后封闭黏合。注射体温度不稳定将导致生产失控，温度过低时会引起封合不严而漏液，温度偏低时尽管不会漏液，但会导致合缝不完整，温度偏高会破坏胶膜弹性导致胶囊变形。

（4）模具转速的选择：模具转速影响软胶囊的成形质量和生产效率。基于温度影响，每个品种的软胶囊制作都会有不同的参数选择，当温度参数确定后，模具转速要被动适应。模具转速的变化将导致胶膜性质变化，速度快，胶膜成形时间和注射体加热时间都变短，尽管生产速度提高，如果不能平衡温控，将会产生大量残次品，最终影响质量和实际效率。

（5）定型干燥过程中温湿度控制：软胶囊需要定型和干燥两个过程来实现成品稳定，定型过程以低温低湿为宜，确保软胶囊在这过程中不粘连且保持完好丸型；干燥过程以高温低湿为宜，以使软胶囊快速干燥。定型干燥过程中的温湿度控制是关键，要求温度、湿度稳定可控，才能保证软胶囊在规定的时间内完成干燥过程，得到较好丸型。

（四）中药软胶囊内容物的质量要求

软胶囊内容物分溶解型和混悬型两种，但从表象上主要分液体、膏体和混悬三大类。配制完成的合格内容物要求如下。

（1）中药浸膏或有效成分能均匀、稳定地分散在内容物中。

（2）混悬类内容物要求在待产静置过程中的物理状态稳定，不得出现分层现象。

（3）混悬类内容物要有良好的管道流动性，在一定的压力下不会出现固液分离现象。由于软胶囊在灌装过程中药液管路内最大会产生 2MPa 的压力，如果料液不具有良好的管道流动性，将会因压力作用导致析油黏壁，最终引起料管爆裂。

（4）内容物用手指搓捻不得发生颗粒物聚集现象。软胶囊供料泵换向机构是精密制作而成，间隙仅为 0.002 ～ 0.005mm，软胶囊生产时换向机构往复移动会对物料产生搓捻，如果内容物在搓捻时发生颗粒聚集，将使得供料泵卡滞，严重时会对泵体造成损伤。内容物配制过程中，如果中药提取物、甘油、聚乙二醇等快速吸收空气的水分，发生析出、结团等，就不能满足生产需要。

软胶囊内容物的配制决定软胶囊生产的成败。对于成熟的产品配方，需要依据工艺及参数选用适宜的设备进行操作使用，才能确保配制出合格的内容物。如果内容物配制不适宜，将导致生产浪费、产品渗漏、功效成分标示量差异过大、有效期内崩解不合格等现象。

二、软胶囊设备

（一）软胶囊设备概况

软胶囊制剂设备经过不断改进，现在已经非常成熟稳定，国内外众多设备生产厂商依据各自特色在行业内得到认可并形成品牌效应。

软胶囊机发展历程中，在设备和工艺方面，意大利是技术比较成熟的国家，后来日本和韩国陆续跟上，推进了软胶囊设备的继续改进。在国内市场，也经常能看到它们的身影。

国内软胶囊设备起步于20世纪80年代，起初以模仿为主，在设备的使用过程中，根据客户的使用需求，不断地发现问题，并作了较大的研发改进，在自动化和智能化方面取得了很大的成就。目前国内几家有实力的软胶囊设备生产商，已经占据国内软胶囊机市场的百分之八九十的份额，并有大量出口，特别是在东南亚和南美洲。

（二）软胶囊制剂设备

基于工艺工序要求，软胶囊生产核心设备组成包括配料系统、溶胶系统、软胶囊压制系统、定型干燥系统，辅助设备包括拣选设备和包装设备。

1．配料系统　配料系统系指完成内容物的混合、均质或乳化配制设备总称。软胶囊内容物的配制决定软胶囊生产的成败。对于成熟的产品配方，需要整套的工艺技术进行生产指导，依据工艺及参数选用适宜的设备才能确保配制出合格的内容物。应当依据内容物的特点选择配制设备。

（1）液体内容物配料系统（图5-3-2）：液体内容物是软胶囊生产中最常见的类型，也是最早出现软胶囊剂型的基础内容物类型，主要是常温下各种油性液体，常见的品种有牡荆油、鱼油、维生素E等动植物油及相互混溶的油性混合液体，也包括布洛芬、对乙酰氨基酚软胶囊等用醇基溶剂（例如聚乙二醇、甘油等）溶解的化学药品。

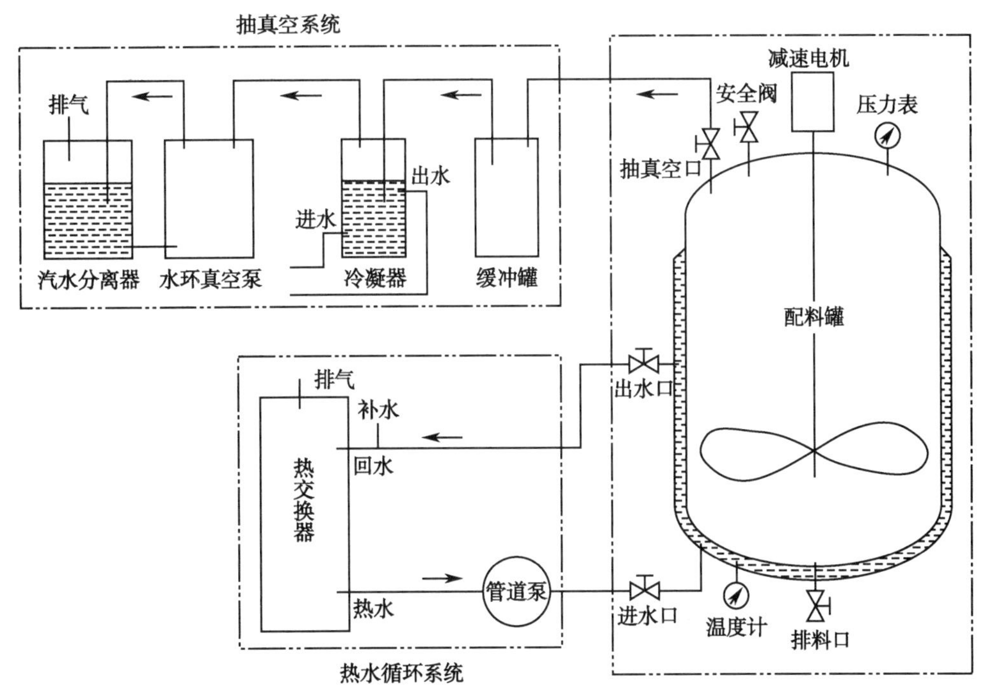

图5-3-2　液体内容物配料系统

这类内容物的配制工艺相对简单，对配制设备的要求是搅拌充分、均匀、快速稳定；对于升温有助于溶解速度的物料，设备需要有控温加热功能；这类物料对酸价和过氧化值有严格的要求，配制过程最好在真空状态下进行，避免物料配制过程中引起氧化反应。

（2）膏体内容物配料系统（图 5-3-3）：膏体内容物是软胶囊生产中常见的类型，这类内容物的特点是高温时为液体状态，常温时为有一定流动性的半固态膏状，目前常见的品种有椰油、蜂胶、凡士林基的乳膏等，很多化妆品软胶囊也多采用这种性状的内容物。

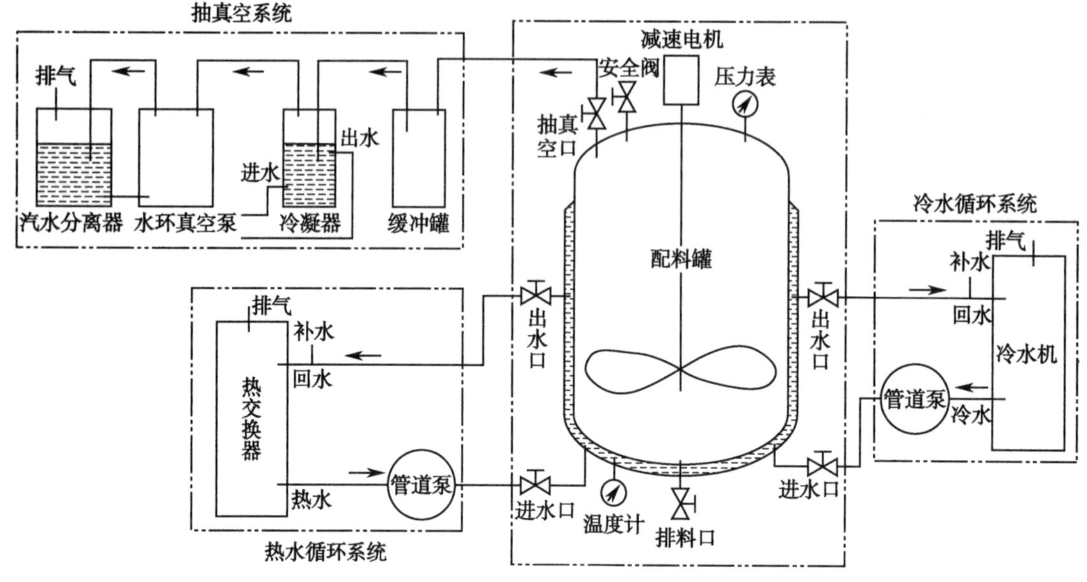

图 5-3-3　膏体内容物配料系统

这类内容物在配制时主要是使物料在高温下充分搅拌均匀混合，然后降温形成膏状物。因此对配制设备的要求是有控温功能（升温和冷却），搅拌充分、均匀、快速稳定；同时物料需要在搅拌中降温，以保证成分均匀，冷却后需要抽真空，以便去除搅拌可能产生的气泡，也可在配制过程中保持真空状态避免物料氧化。

（3）混悬内容物配料系统（图 5-3-4）：混悬内容物是中药软胶囊生产常见的类型，其特点是内容物中含有互不相溶的颗粒状物料。这类内容物的配方及工艺要求最高，配制过程最为复杂，稍有不慎就会导致物料报废，是中药软胶囊生产中难点，目前常见的品种有藿香正气软胶囊、感冒软胶囊、六味地黄软胶囊等中药产品。近年来保健品快速发展，药食同源的中药被广泛使用，保健品中软胶囊剂型因其显著特点备受青睐。

混悬内容物的关键要求是能保持长时间的均匀稳定、不分层。对设备也因工艺不同而有特殊要求。配制过程主要包括颗粒物料粉碎（一般不小于 100 目）、油性或醇溶剂和助悬剂混合搅拌、分散均质（或乳化）、抽真空脱气泡（保持真空状态可避免物料氧化）。

（4）主要设备：早期的配料没有专门的设备，只是利用桶、盆等容器，人工投料搅拌，对于纯液体类物料尚能混合均匀，遇到膏体和混悬物料常出现料液不均匀现象，难以保证压丸生产的顺利运行。随着精细化工设备制造技术的快速提高，药品研发和设备制造人员针对中药软胶囊物料特点，制定了适宜的配制工艺流程，确定了配料系统的主要设备。

针对中药的特点，目前的配料设备主要以密封的夹套型或控温型配料罐为主，罐内设置专业的搅拌桨（分双向、多向搅拌、乳化搅拌等），可以辅以自动的温度控制（夹套内

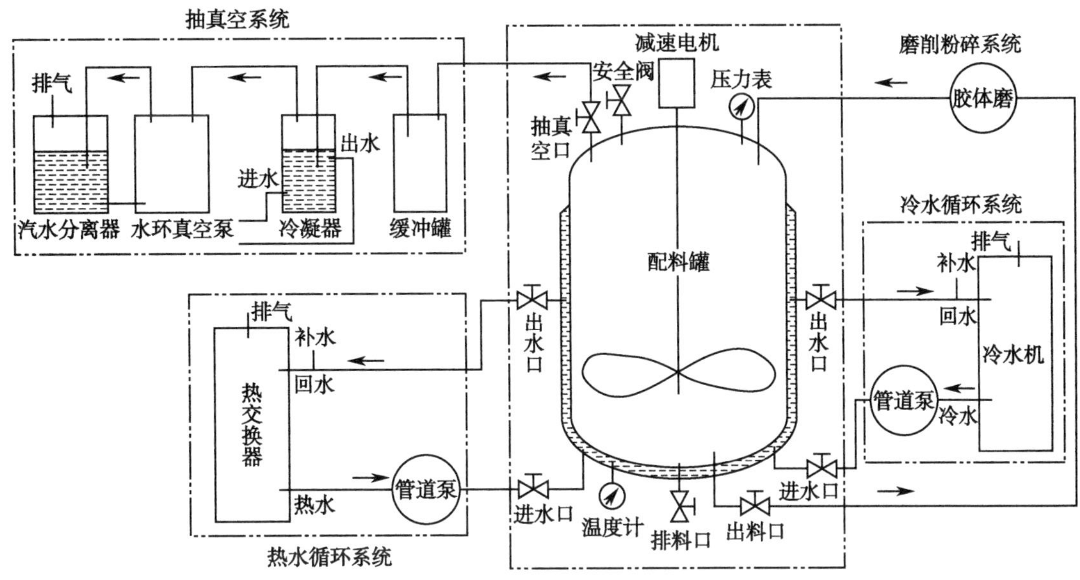

图 5-3-4　混悬型内容物配制系统

可通冷、热介质）来保证配料温度，通过对罐内抽真空来保持低氧操作，配以必要的胶体磨、乳化泵等精细处理设备，确保物料均匀、稳定，提高了配料效率和料液质量。

1）搅拌桨目前国内外各个品牌厂商的配料罐技术水平相当，主要差别体现在搅拌桨的结构形式和速度控制两个方面。

a. 推进式搅拌桨：推进式搅拌桨一般有三瓣叶片，主要用于低黏度液体物料配置（图 5-3-5）。在运转过程中，液体可轴向向下快速流动并沿罐壁向上循环达到理想的搅拌效果，适用于大量的低黏度液体和液体物料配制的情况。

b. 叶片式搅拌桨：叶片式搅拌桨结构最为简单（图 5-3-6），一般是用扁钢固定在轮毂上，设有 2 ～ 4 片叶片，叶片有平直叶式和折叶式两种形式。这种结构主要用于液体内容物配料，叶片式搅拌桨运转时能加强液体的上下交换，使液体得到均匀混合。叶片式搅拌桨的转速通常为 20 ～ 100r/min。

c. 涡轮式搅拌桨：涡轮式搅拌桨是最常用的一类搅拌桨（图 5-3-7），适用于所有流体物料的搅拌。涡轮式搅拌桨形式较多，依据物料特性不同进行针对性选择。主要分为盘式和开式两

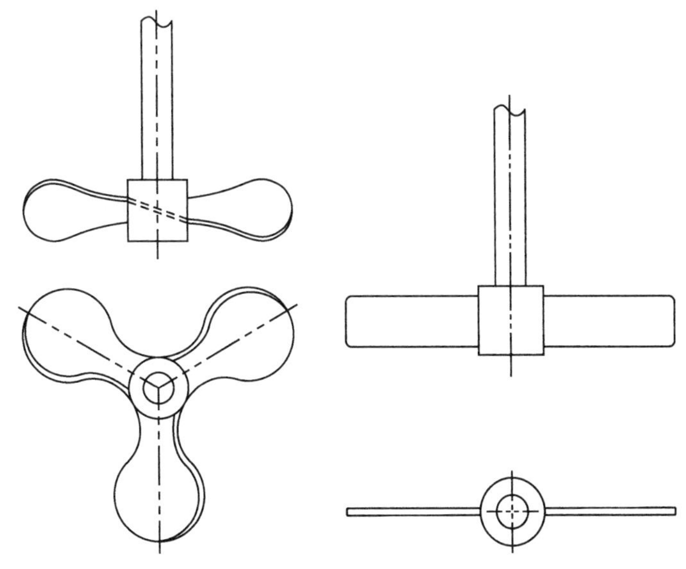

图 5-3-5　推进式搅拌桨　　图 5-3-6　叶片式搅拌桨

种，盘式涡轮通常有 6 叶；开式涡轮的叶片数以 2 叶和 4 叶居多。高速旋转的涡轮式搅拌桨能产生较大的剪切力，属于剪切型搅拌桨，可将流体物料分散得很细，广泛适用于液 - 固悬浮、液 - 液分散物料的混合。

d. 框（锚）式搅拌桨：框式搅拌桨结构简单（图 5-3-8），同时运转时在罐壁附近的物料流速较其他类型的搅拌桨快，可获得较好的传热效果，多用于控温型的配液罐（图 5-3-9）。

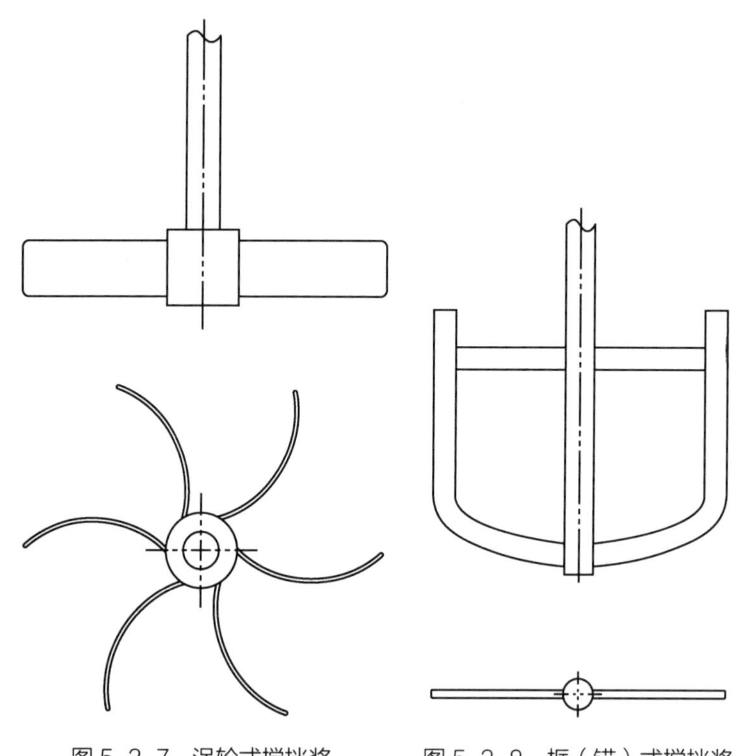

图 5-3-7　涡轮式搅拌桨　　图 5-3-8　框（锚）式搅拌桨

2）配料罐：分为普通型、夹套型和控温型三种。

a. 普通型配料罐：用于常温液体搅拌，多采用推进式搅拌桨。

b. 夹套型配料罐：为三层结构，罐内为配料空间，可承受一定的正、负压力。中间夹层可以承受一定的正压力，内层与中层之间充入热水（或者其他加热介质）对罐内物料进行加热，中层与外层之间充填高效保温材料，不影响环境温度。搅拌桨多选用涡轮式，有时也会用到组合桨，适用于多种物料的配制。

c. 控温型配料罐：是夹套型配料罐的升级版，同为三层结构，罐内为配料空间，可承受一定的正、负压力。内层与中层之间可以承受一定的正压力，为加热介质层，可同时充入冷（或热）介质对罐内物料进行温度控制；中层与外层之间填充高效保温材料，不影响环境温度。搅拌桨多选用框式 + 叶片式组合，适用于多种物料的配制，特别适用于中药膏状和混悬液物料的配制。控温型配料罐可以涵盖普通型和夹套型配料罐的全部功能。

控温型配料罐通过真空吸料将配方中的各种物料按照工艺要求吸入罐内，控制夹套内的冷（或热）流量，使得罐内保持特定的温度进行配制（加热是保障物料在配制过程中溶

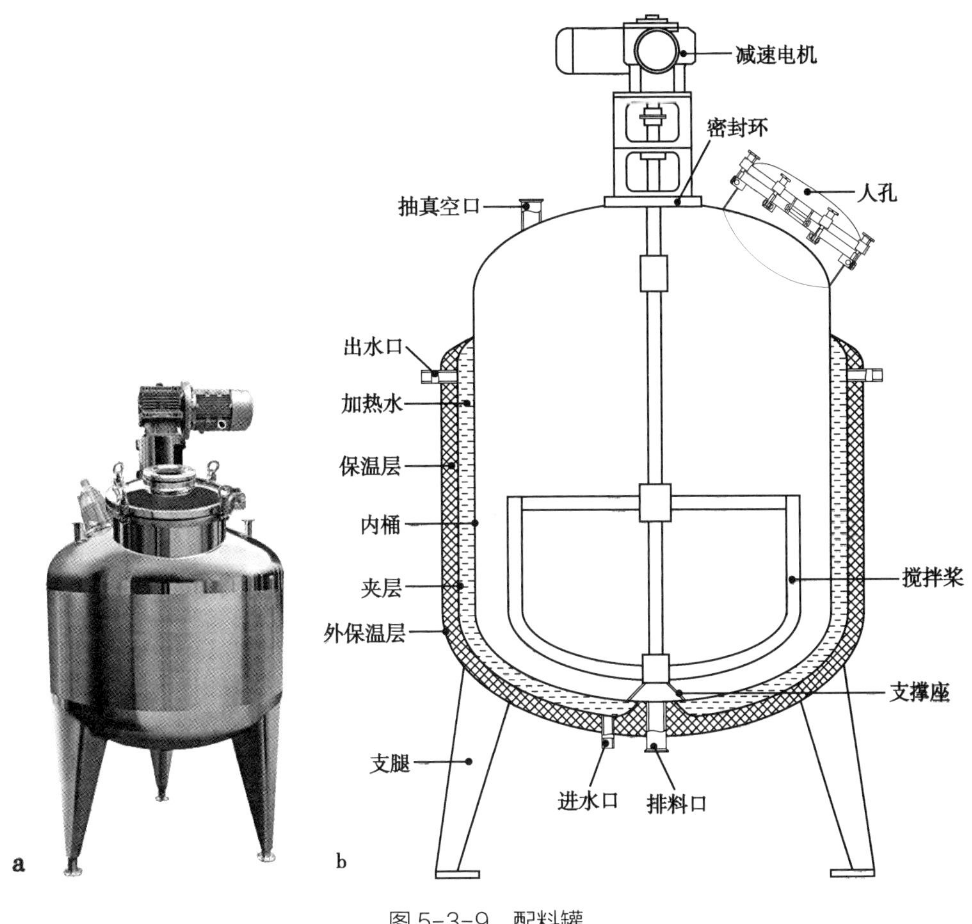

图 5-3-9　配料罐
a. 实物图；b. 示意图。

解一些固体物料，比如助悬剂等，降温是保证物料动态冷却不会分层，形成稳定的膏状混悬液），期间在真空低氧保护状态下进行充分搅拌，使得料液搅拌均匀、无气泡残留。

控温型配料罐与缓冲罐、真空泵、控温热水箱和冷却机组组成一个系统。真空泵为系统提供真空状态，完成吸料、低氧保护和脱气泡功能；缓冲罐确保抽真空时，不会因误操作导致料液进入管道和真空泵内造成真空系统失效；控温热水箱和冷却机组用以进行配液温度调控。

（5）主要特点

1）组合搅拌桨形式使得料液均匀稳定，工作效率高。

2）搅拌速度变频调整，配以专业的搅拌方式，确保料液分散均匀、黏度低、流动性好。

3）夹套采用双流体通道设计，方便接入冷（或热）介质进行温度控制。

4）罐体上带有温度表，指示罐内实际温度并控制冷（或热）介质的流量，确保配料过程温度可控，从而保证不同批次的料液质量稳定。

5）罐盖上设有抽空口、单向截止阀、补（排）气口、投料口、视镜灯、安全阀及真空压力表，工作安全可靠。出料口采用标准管径设计，方便和均质泵、胶体磨等组合成精细配料系统。

（6）中药软胶囊内容物配制中常见故障分析：中药软胶囊内容物配制中常见问题及解决办法见表 5-3-1。

表 5-3-1　中药软胶囊内容物配制常见问题及解决办法

常见问题	原因	解决办法
物料分层	中药密度重或颗粒较大	配料前用粉碎机粉碎颗粒物料，减少粒径，降低单粒重量，一般情况下物料过筛应不小于 100 目
	助悬剂选用不当或剂量不足	改变助悬剂种类和剂量
	配制过程中搅拌不均匀	选择涡旋式搅拌设备，制定合理的搅拌参数，亦可将物料用胶体磨或均质泵处理
料液黏度大	中药提取物含鞣质或多糖类物质较多，黏度增大	选用适宜的表面活性剂，改变物料投料比例，降低黏度
	中药提取物占比过大	调整配方
	助悬剂种类不对或剂量不足	调整配方，改变助悬剂种类，增加助悬剂用量
	工艺设置不当	配制过程中使用均质乳化泵进行有效分散，可大幅度降低料液黏度
料液流动性不好	物料配比不适宜	调整配方
	配料中乳化均质未达到预期效果	选用均质乳化泵进行分散处理，制定适宜的工艺参数
料液配制、静置后产生气泡	配制过程中搅拌引起气泡，后期未经脱泡处理	抽真空脱气泡
	罐底阀门密封不严	检修罐底阀门
	配方不适宜，不同物料之间发生化学反应产生气泡	改进配方
料液配制后水分增加	中药提取物吸水性强，在配制过程中从空气中吸收水分	真空状态下配制
料液静置后产生颜色变化	物料氧化变色	配制和静置工作中要进行隔氧保护（真空或充氮）
料液配置过程中出现结块	配方不适宜（溶剂的选用不适宜）	改变配方，重新选取液体原料种类
	中药提取物含水量高	①增加真空脱水；②使用表面活性剂，利用乳化泵进行充分乳化
	配制过程中未能及时搅拌均匀	选择适宜的搅拌桨形式，制定合理的搅拌参数（如投料顺序、分批投入量、搅拌速度等）

2．溶胶系统　胶液的配制直接影响软胶囊生产的稳定性和效率。通常意义的胶液是指明胶、甘油和纯化水按照一定比例加热搅拌而成的液体（有颜色要求的再调以所需的色素即可）。近年来植物胶的研究发展也引起了软胶囊行业的重视，现在已经有植物胶（变形淀粉、卡拉胶等）原料用于软胶囊生产，尽管现有品种较少，但因植物胶的稳定性好和素食的市场需求，会有很大的发展空间。溶胶配制系统如图 5-3-10 所示。

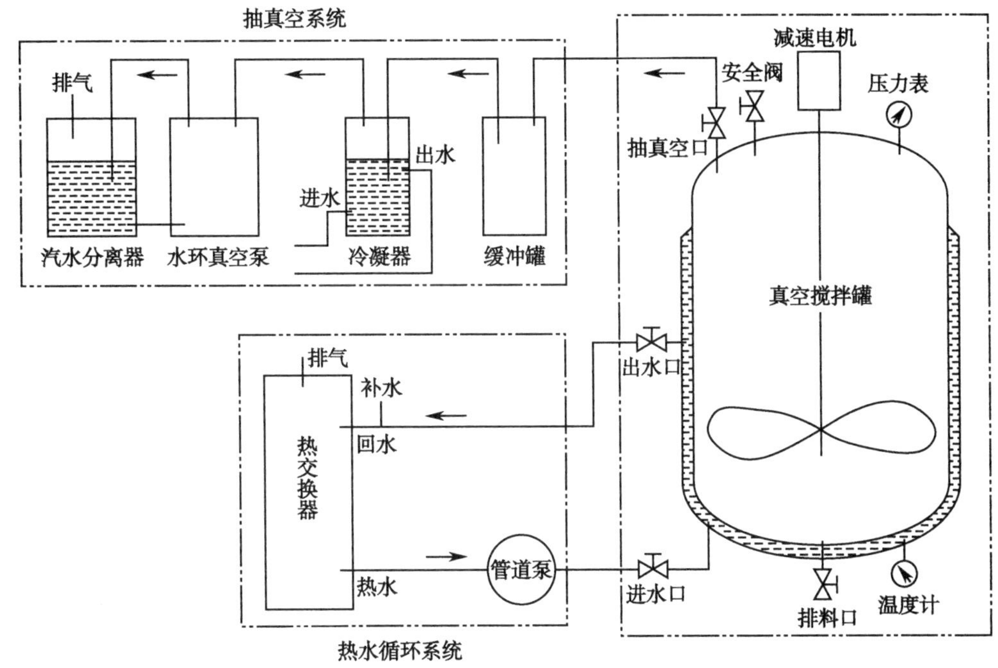

图 5-3-10　溶胶配制系统

影响胶液质量的因素较多，原料以明胶为例，包括种类（骨胶或皮胶）、水分、灰分、冻力、黏度、透明度、微生物水平、pH 值等，这些指标的差异都会导致胶液质量变化，直接影响软胶囊生产。溶胶是在真空搅拌罐中通过控温加热搅拌并抽真空完成的，真空搅拌罐的设计对溶胶过程及胶液质量有很大影响，例如：搅拌桨的形式、搅拌速度、搅拌过程中胶液的空间流向控制、搅拌过程中气泡压抑、真空度控制、水分蒸发量控制、出胶口控制等，一个专业的搅拌罐能够最大限度保证胶液质量的一致性。

（1）主要设备：早期的溶胶是利用敞口锅加热、人工搅拌，以明胶完全溶解来判定溶胶完成，溶胶过程中产生的气泡只能依靠长时间静置自然浮出胶液表面，效率很低，而且胶液质量也很不稳定。经过不断的生产实践和设备改良，目前使用密封夹套型罐体辅以专业的搅拌桨（多采用框式搅拌桨单向搅拌，也有用框式 + 叶片式搅拌桨双向搅拌），采用自动的加热控制（分蒸气加热和水浴加热两种）、对罐内抽真空快速脱气泡，通过压力快速排料，提高了溶胶效率，稳定了胶液质量，确保后续压丸的稳定连续。

下面以真空搅拌罐为例介绍溶胶设备的原理和特点（图 5-3-11）。

真空搅拌罐为三层结构，罐内为溶胶空间，可承受一定的正、负压力。中间夹层可以

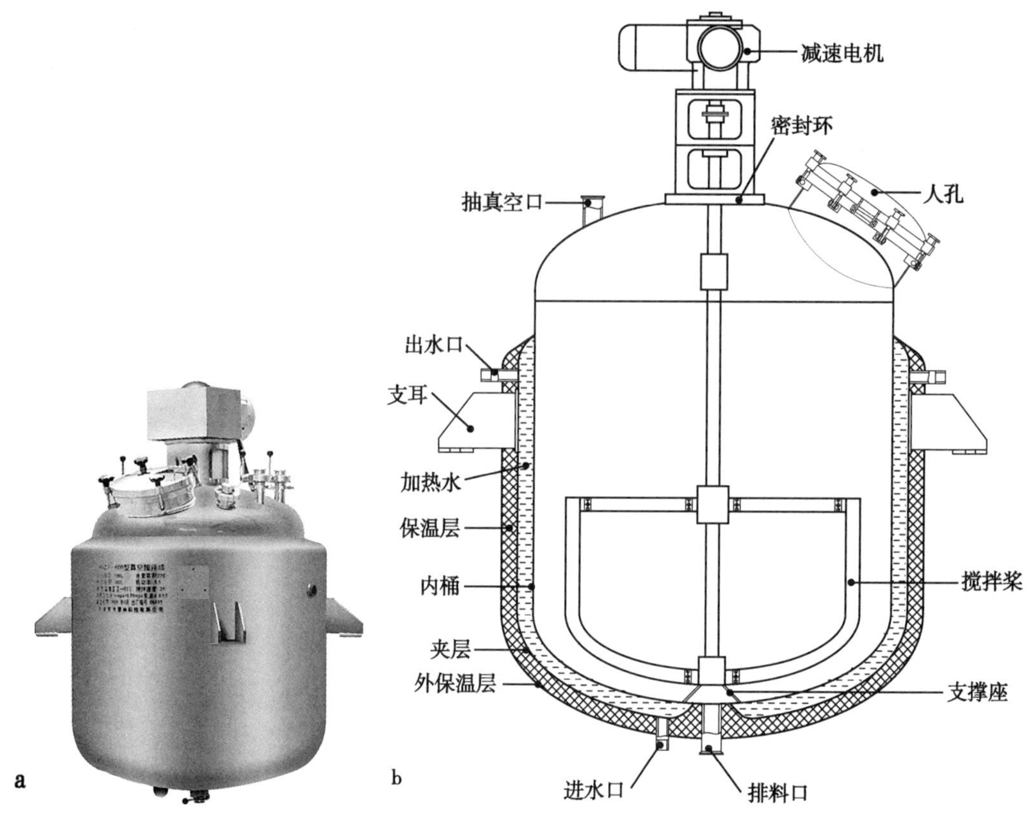

图 5-3-11 真空拌罐

a. 实物图；b. 示意图。

承受一定的正压力。内层与中层之间为加热介质层，可充入热水或蒸气对罐内物料进行加热；中层与外层之间为高效保温材料，不影响环境温度。真空搅拌罐采用改良型框式搅拌桨单向搅拌，搅拌均匀，溶胶速度快。

（2）工作原理：由真空吸料机将准备溶胶的各种物料按照顺序吸入罐内，通过夹套内的热流量控制，使罐内保持在特定的温度下（依据工艺要求设定为 60～70℃）进行熬煮，期间在真空状态下进行充分搅拌（约 30min），使得明胶完全溶化，得到均匀、无气泡残留的胶液。

真空搅拌罐多采用水浴加热，可以是自带控温加热系统，也可另外设置恒温热水器通过热水管道泵控制罐内温度。

真空搅拌罐必须和缓冲罐、冷凝罐、真空泵组成一个系统才能使用。真空泵为系统提供真空状态，完成吸料和脱泡功能；缓冲罐确保抽真空时不会因误操作导致胶液进入管道和真空泵内造成真空系统失效；冷凝罐内部设有冷却列管，用于在抽空时将热汽冷凝并贮存，保护真空泵不受汽蚀损坏，同时可以称量冷凝水的重量确认抽空过程中胶液的水分缺失程度，用以辅助预先判定胶液质量。

（3）真空搅拌罐的主要特点

1）针对明胶特性和溶胶工艺要求进行优化搅拌桨设计，并设定适宜的搅拌速度，使得胶液可以实现无剪切作用的混合搅拌，搅拌均匀平稳，效率高。

由于明胶是大分子物质，溶胶时高速搅拌和剪切式搅拌将使明胶的长链大分子结构受到破坏，在溶解过程中黏度急剧下降，导致胶液无法使用。

2）真空搅拌罐罐体上带有温度表，指示罐内实际温度并控制夹套加热介质的流量，确保溶胶过程温度稳定，从而保证不同批次的胶液质量稳定。

3）罐盖上设有抽空口、单向截止阀、补（排）气口、投料口、视镜灯、安全阀及真空压力表，工作安全可靠。

4）配套的冷凝罐交换面积大，确保蒸气全部冷凝储存，便于计量真空失水，提供准确的工艺指导依据。

（4）溶胶过程中常见故障：溶胶过程中常见问题与解决办法见表 5-3-2。

表 5-3-2 溶胶过程常见问题与解决办法

常见问题	原因	解决办法
胶液配制、静置后产生气泡	由配制过程中搅拌引起，后期脱泡处理不彻底	抽真空脱气泡
	罐底阀门密封不严	检修罐底阀门
	配方不适宜，有不同物料之间发生化学反应产生气泡	改进配方
	明胶质量问题，有海绵状泡沫产生现象	更换明胶
胶液稀稠度不适宜	配方用水量不适宜	考虑明胶的水分调整配方用水量
胶液过稀	溶胶温度太高	调整工艺参数，明胶的溶胶适宜温度为 60 ～ 70℃
	溶胶时间过长	调整工艺时间
	真空系统的单向截止阀失效，同时真空操作错误，导致真空系统水倒吸入罐	检修单向截止阀，培训操作规程
	搅拌桨的形式和参数不适宜	选择适宜的搅拌桨形式，制定合理的搅拌速度与时间
带遮蔽色素的胶液颜色分散不均匀	色素均质处理不适宜	选用适宜的均质设备，如胶体磨、球磨机等，改善色素均质处理工艺
	搅拌桨或搅拌速度不适宜	选择适宜的搅拌桨形式，制定合理的搅拌速度和时间
胶液中还有未溶解的明胶颗粒	明胶质量不合格	更换明胶原料
	明胶投放时机不适宜	优化工艺参数
	明胶投放后未能及时得到充分均匀搅拌	选择适宜的搅拌桨形式，制定合理的搅拌参数（分批投入量及预搅拌的时间）

3．软胶囊压制系统 软胶囊机分滴制法和模压法两种，滴制法只能制成球形无缝软胶囊，压制法可以根据模具不同生产各种形状的软胶囊。滴制法只适用于液体物料，且装量一般不大于 500mg。压制法适用于液体、膏体、混悬物料，而且装量可以根据需要进行设计。绝大多数中药软胶囊的内容物为膏状或混悬物料，不适用滴制法，多选用模压法制造，因此以下仅介绍滚模式软胶囊机。

滚模式软胶囊机是软胶囊压制的核心，主要分为机械结构一体化传动和功能结构分离布局独立传动两种形式，目前前者基本已停止生产。当前国内外主流软胶囊机结构如图 5-3-12 所示，一般由胶膜展布系统、胶膜传送系统、精密注料系统和模具成形系统构成，辅以制冷机组，自动完成软胶囊的压制工作。

各厂商的设备规格和性能不同，各具特色，但工作原理基本相同。下面以软胶囊机共性进行工艺分析和设备介绍。

（1）软胶囊机工作原理：现在的软胶囊机基本上全部采用 PLC 控制 + 触摸屏操作模式，各个生产商的控制原理也都是通过温度、速度、位置和计量的匹配控制，实现软胶囊机的正常运转（图 5-3-13）。

1）软胶囊机的工作步骤

胶膜成形：将胶液定量输送至软胶囊机两侧展胶轮上的胶盒内，展胶轮转动时，胶盒内的高温胶液从胶盒与展胶轮之间的缝隙流出，在展胶轮表面流延并冷却成厚度均匀一致的胶膜。

胶膜输送和涂油：起胶轴将展胶轮上的胶膜剥离，经过油滚轴时，油滚轴在胶膜两面涂抹润滑油；然后由导胶轴将胶膜导入模具。

注料系统：当胶膜被导入模具与喷体之间时，喷体再次对胶膜进行加热，以便于模具将胶膜压制黏合。模具将胶膜前端压合以后，料斗里面的物料由供料泵的柱塞按照规定的装量，通过注料管和喷体注入胶膜空腔。

胶囊成形：模具的型腔凸台对胶膜进行压合并切割；然后模具再压合胶囊的后端，形成完整的胶囊。

胶囊剥离：经过模具压制成形的胶囊，大部分被挤入模具型腔里面，在重力作用下会自行脱离模腔，没有脱落的胶囊，由转动的毛刷将其刷出模腔；小部分胶囊会粘连在网胶上，这部分胶囊由转动的剥丸轴剥离网胶；废弃的网胶由拉网轴拽出，投入网胶桶。

胶囊输送：胶囊成形后，由输送机运送到下一个环节（定型干燥转笼），运送的方式有输送带输送和风机气力吹送（图 5-3-13）。

2）供料泵注料原理：供料泵是软胶囊机的核心组成部件之一，供料泵的供料性质是柱塞计量泵，动力来自机头输出，通过曲轴转动，带动泵体组合的柱塞杆往复移动，配合换向凸轮带动换向板进行物料流向变换。在一侧柱塞注料的过程中，另一侧的柱塞将料斗中的物料吸入泵体。

供料泵（图 5-3-14）工作原理如下：

在示意图的当前状态下，曲轴与左撞块接触，左、右柱塞处于极左位置，同时换向板的孔 1、3 使本体和出料板上的对应孔导通（孔 2、4 使本体和出料板上的对应孔关闭）。

当曲轴绕转动中心逆时针旋转时，经过一定时间，曲轴与右撞块接触，曲轴继续转动，带动右撞块往右侧移动（左撞块、右撞块、左柱塞、右柱塞的移动，是刚性连接一体

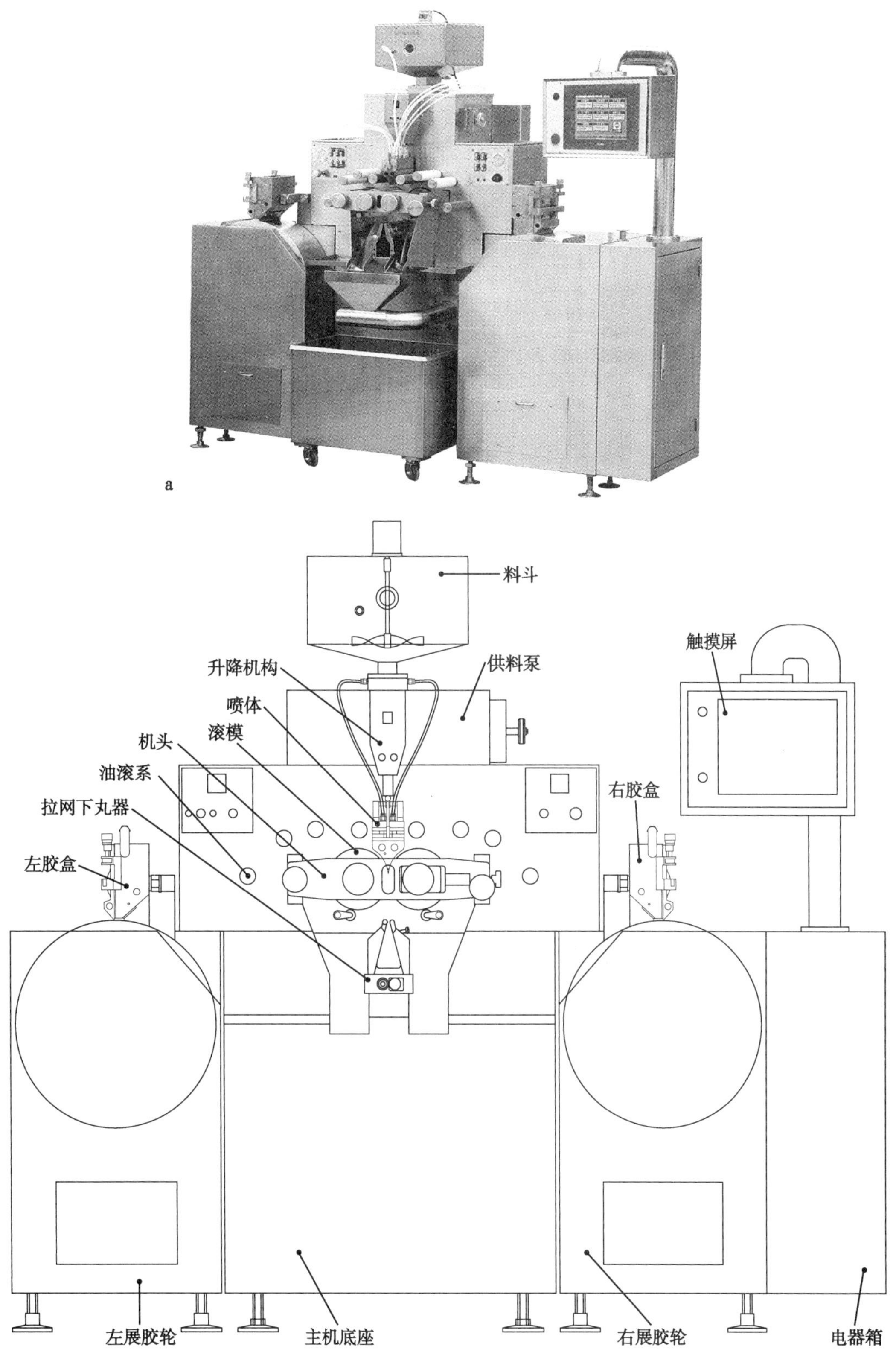

图 5-3-12　软胶囊机结构示意图和实物

a. 实物图；b. 示意图。

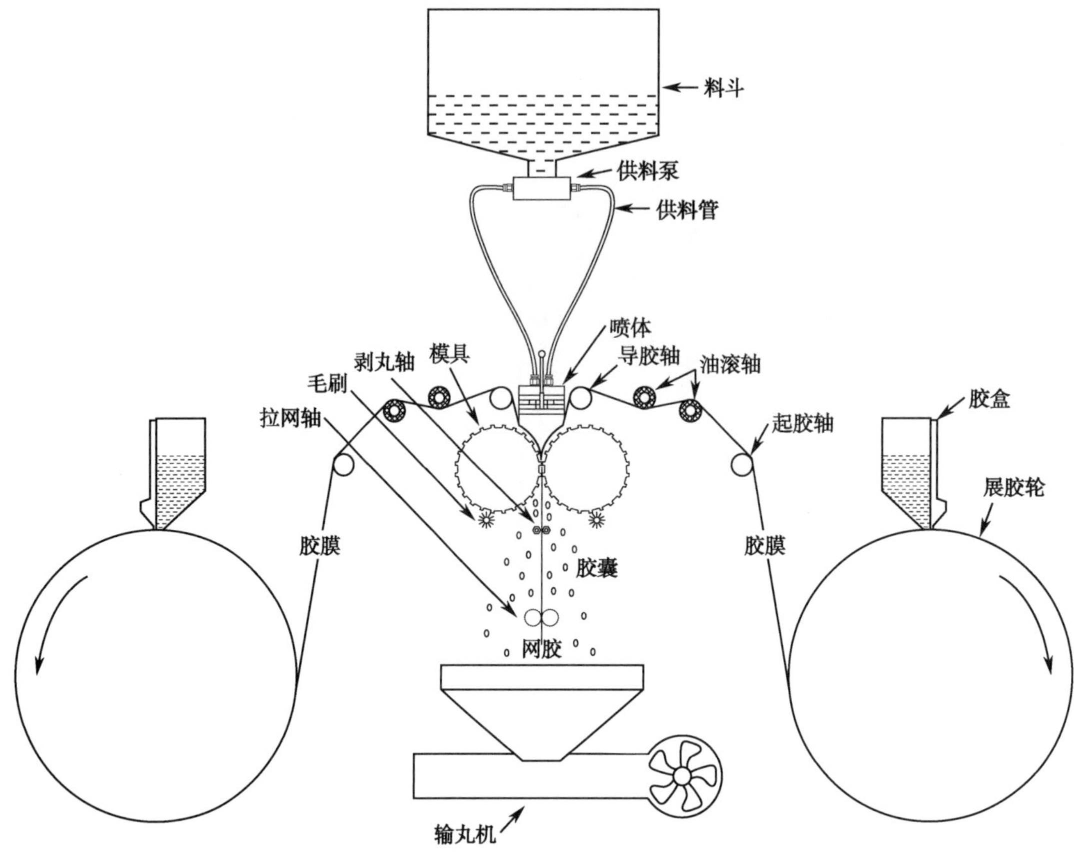

图 5-3-13 软胶囊机工作原理示意图（风机气力吹送）

的），此时柱塞也右移。

对于左柱塞来说：左柱塞右移，挤压物料腔 1 里面的物料，使物料从本体里面经过换向板的孔 1 流入出料板，完成注料。

对于右柱塞来说：换向板的孔 4 处于关闭状态，物料腔 2 与物料腔 3 不通，物料腔 3 不受柱塞移动的影响。右柱塞右移时，物料腔 2 里面形成真空，此时料斗里面的物料，经过换向板的孔 3，被吸入本体，完成物料腔 2 的补料。

当右撞块被移动到极右位置后，左柱塞完成注料，右柱塞完成吸料。接着换向板开始换向；换向后，孔 2、4 使本体和出料板上的对应孔导通（孔 1、3 使本体和出料板上的对应孔关闭）。

此时的柱塞和撞块处于右极限位置，曲轴继续转动，经过一段时间开始接触左撞块……如此循环。

软胶囊装量的大小，通过装量调节螺杆进行调整。转动装量调节螺杆，可以改变曲轴长径与撞块的间隙 λ，λ 越小，胶囊的装量越大。当然装量大小还跟柱塞的直径相关。

3）胶囊成形：胶囊成形由安装在主机机头上的两只模具完成。成套模具包括两只模具、一个喷体、一块分流板和一个模具齿轮（图 5-3-15）。

a. 模具：胶囊成形由两只模具滚动压制完成，具体分三步：第一，模具的型腔凸台对胶膜进行切割并压合（胶囊前端）；第二，喷体完成注料；第三，模具再对胶膜进行压

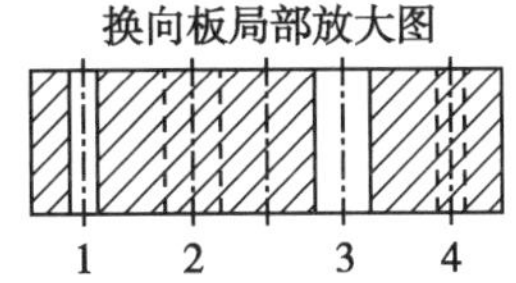

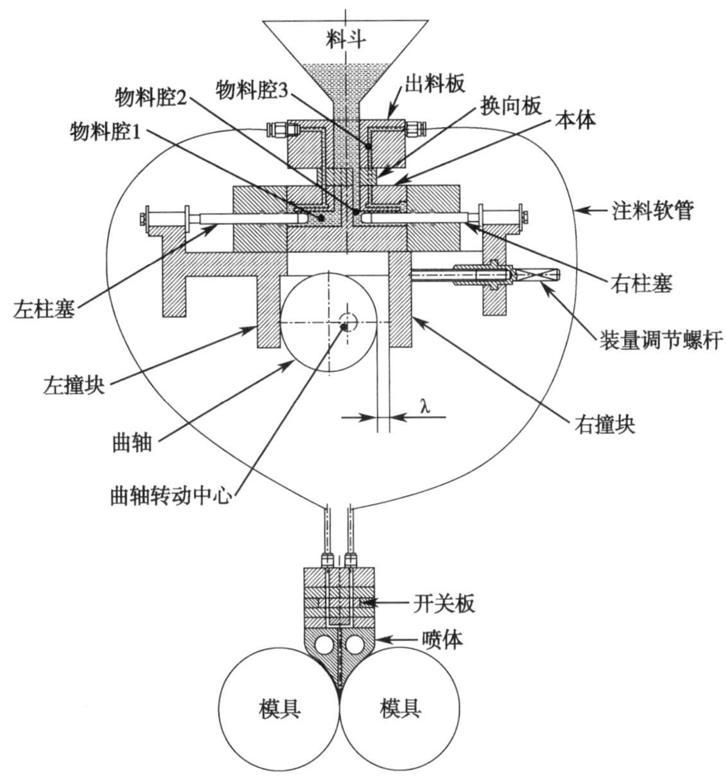

图 5-3-14　供料泵的工作示意图

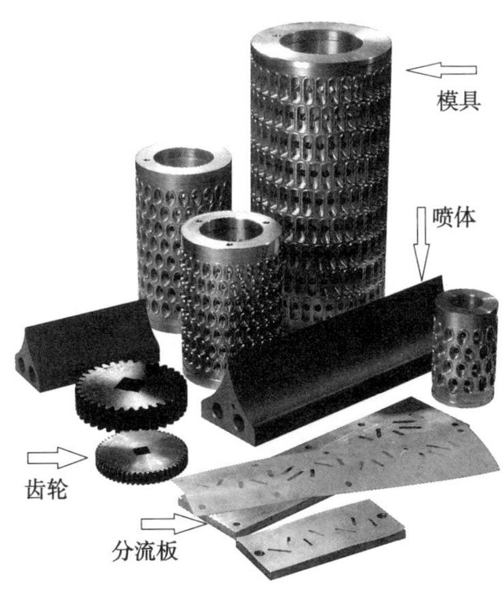

图 5-3-15　成套模具图

合并切割（胶囊后端），形成完整的胶囊。

模具型腔有两个主要参数：形状和规格（图 5-3-16）。

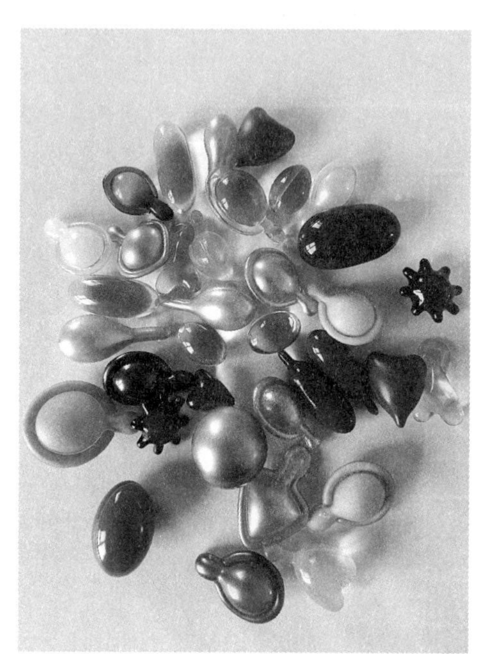

胶囊形状		胶囊规格	
球形		装量号	体积 / ml
橄榄形		2	0.123
		3	0.185
圆柱形		4	0.246
		5	0.308
管形		6	0.370
		8	0.493
栓形		10	0.616
		12	0.739
滴形		16	0.986
		20	1.232
葫芦形		40	2.464
		60	3.697
鱼形		80	4.929
		120	7.393

图 5-3-16　软胶囊的形状和规格

模腔的形状种类繁多，常见的有球形、圆柱形、橄榄形、管形、栓形，还有一些异形的，具体采用何种形状，一般由客户自行决定。不同形状的软胶囊，使用场合也不同，一般情况下分成以下几类。

药品和保健食品：常用橄榄形和圆柱形，也有部分产品用球形，这样的形状利于人群的吞服。

儿童用食品和药品：管形、栓形、异形。通常儿童服用软胶囊时，只服用内容物，囊壳作为废弃物。特殊形状的胶囊容易引起儿童服用的兴趣，这些胶囊通常都有一个颈部较细的部位，该部位容易折断，折断后，用手挤压胶囊，内容物从颈部流出，引导儿童张口服用。

化妆品：管形、栓形、异形。由于软胶囊易于携带、保质、方便等特性，在化妆品行业应用也比较广泛。女士对于形状和色彩的要求比较高，所以在化妆品行业，经常能看到色彩鲜艳的异形软胶囊，使用方法也是折断软胶囊的细颈部位，然后挤出内容物使用。

农业：橄榄形、球形。现在有些果木施肥，也采用软胶囊定量供给，采用专用工具，可以使软胶囊到达指定的深度和位置，并在规定的时间崩解，利于农作物的吸收。

娱乐：球形。通常是在娱乐场所，作为射击用的“子弹”（或称“彩弹”），彩弹里面装有不同颜色的颜料，当彩弹射中人体时会破裂，里面的颜料就会在人体身上留下痕迹，作为判断胜负的依据。

软胶囊的大小，用量滴来表示，根据 JB/T 20027—2004《滚模式软胶囊机》，1 量滴 =0.061 611 5ml，软胶囊常用的装量如图 5-3-16 所示。

b．模具齿轮：与模具配套的配件还有一个齿轮，该齿轮的齿数与模具的型腔数匹配，在更换模具时，需要在机器上更换与之对应的配套齿轮。

c．喷体：喷体的作用是将物料注入胶膜里面。其另外一个重要作用是对胶膜进行加热，胶膜被导入喷体之前是冷却状态，冷却的胶膜是不能被模具压合的；当喷体对胶膜进行加热后，模具将两片胶膜对压，使胶膜黏结在一起。

喷体通常用高导热性的黄铜制造，温度控制的精度对胶囊成形有很大的影响，所以喷体的温控都是由高精度的温控仪进行调节和控制。

胶膜与喷体之间是滑动接触，为了避免滑动不畅和黏结，需要对喷体表面喷涂无毒的聚四氟乙烯高分子材料。

d．分流板：生产软胶囊时，其装量大小和形状是根据用户产品的要求确定的。模具上的单排型腔数量会根据要求的胶囊装量和形状进行最优排列，因此每种模具的单排型腔数量都不相同。

而软胶囊机的供料泵柱塞数量是一定的，这就导致模具的单排型腔数量与柱塞数量不一致（单排型腔数量不大于柱塞数量），通常情况是柱塞数量多于模具单排型腔数量，多出来的柱塞也要参与注料，此时通过分流板将多余柱塞所注物料返回料斗。

（2）软胶囊机主要特点

1）具有友好的人机交互页面，设备操控简单。

2）两侧胶膜直线平稳传递，无须调整，生产稳定。胶膜厚度可精密调整，独立展布控制。

3）模具加压采用气动恒压，精确显示，稳定便捷。

4）伺服软胶囊机模具和注料采用免对线设计，一键式自动精确调整到位，简化操作，避免人为误差。

5）注射体升降方式为电动或气动自锁，安全可靠。

6）胶膜定量微量润滑，基本为无油压丸，降低成本，工作环境整洁。

7）胶膜冷却多采用恒温水冷 + 风平衡。

以下特点为不同品牌软胶囊机特有，供设备选型参考。

1）全工况互锁保护系统，确保软胶囊机的稳定运行。

2）注料全部采用滚动轴承设计，延长使用寿命，导向采用滚珠导轨，装量精确稳定。

3）独特的风送装置，可降低出囊区域的局部温度，便于胶囊快速定型。

4）模块标准化设计，结构简单稳固，使得设备运转更加平稳。

5）主机驱动系统无须润滑油，可减少软胶囊制作过程中的污染风险。

6）精密注料系统针对中药提取物类混悬黏稠物料进行特殊的专业设计，降低通道内压力，适用物料范围广。

7）注射体温控采用双 PID 控制，确保注射体温度快速响应，精准控制。

8）胶膜厚度自动在线数控调整。

9）胶膜全程主动驱动传入模具，无滑动牵拽，胶膜变形小，丸型美观。

（3）制冷机组：制冷机组主要为软胶囊生产中胶膜形成提供稳定的冷源。软胶囊生产中胶膜制备是关键的基础环节，要求胶膜的厚度和温度稳定不变，这都和制冷机组的控制精度直接相关。

软胶囊机配套的制冷机组宜采用恒温控制，确保对胶皮轮内的冷却液温度变化快速感应并及时调整，使展胶轮的温度恒定在 ±0.2℃范围内，从而保证胶膜的厚度和温度的稳定输出。

制冷机组包括四个主要组成部分：压缩机，蒸发器，冷凝器，膨胀阀（图 5-3-17）。蒸发器组装在冷却水箱里面，水箱装有防冻液（冰点不大于 –35℃），冷却水出入口用保温水管接入软胶囊机的展胶轮，电源插座通过匹配电缆接入软胶囊机的主机控制箱。

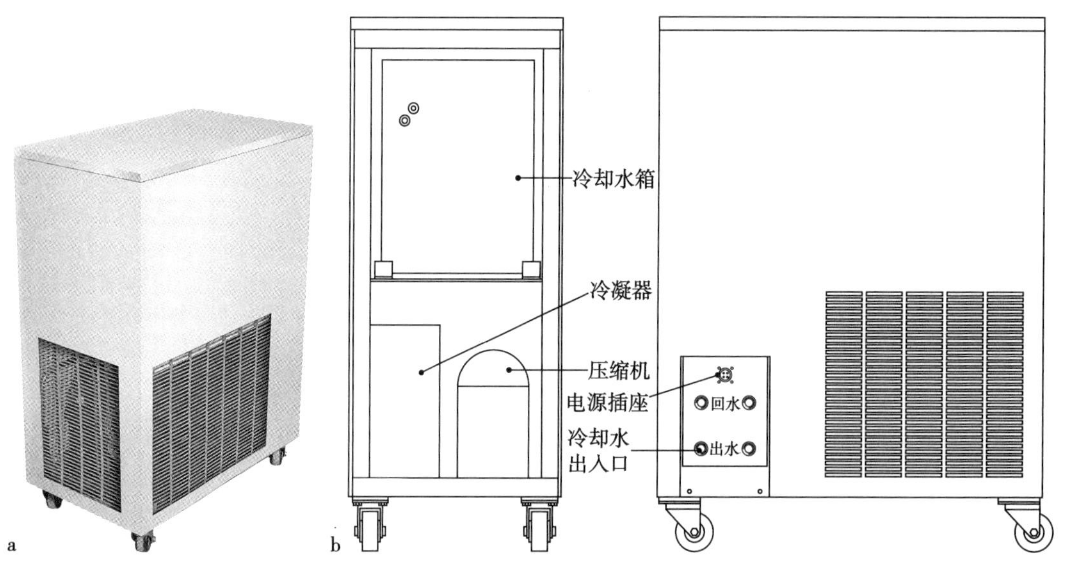

图 5-3-17　制冷机组

a. 实物图；b. 示意图。

启动制冷机组后，压缩机开始运转，浸没在冷却水箱里面的蒸发器开始制冷，冷却液与蒸发器进行换冷；此时，水箱里面的温度传感器将感知水温变化，由主机控制生产软胶囊所需的设定温度。冷却水箱里面的水，通过水泵输入软胶囊机的展胶轮里面，再由展胶轮冷却胶膜。

（4）软胶囊机运转操作及生产中常见故障分析：软胶囊机具有友好的人机交互界面，有的品牌屏幕上自带电子版的设备使用说明书，还可通过各自页面提供的点对点帮助文件，清晰地理解各系统的操作要求，辅以全工况互锁保护系统，初学者能轻松地对软胶囊机进行全面正确的操作。软胶囊机生产中常见问题及解决办法见表 5-3-3。

表 5-3-3　胶囊机生产常见问题及解决办法

常见问题	原因	解决办法
胶膜表面有线条状凹沟或割裂	胶盒出口处有异物或硬胶块	清除异物或硬胶块，不需停机
	胶盒出胶刃口零件损伤	停机修复或更换胶盒出胶刃口零件
胶膜有高低不平的斑点	展胶轮上有油或异物	用清洁布擦净展胶轮，不需停机
	展胶轮划伤或磕碰	停机修复或更换展胶轮
单侧胶膜厚度不一致	胶盒前板与展胶轮之间间隙不一致	调整前板开口，使两侧开口一致
胶膜在油滚系与模具之间变形	胶膜过重	校正胶膜厚度，不需停机
	胶膜润滑不良	改善胶膜润滑，不需停机
胶膜黏在展胶轮上	冷却水温度偏高或明胶温度过高	降低冷却水温度及明胶温度，不需停机
胶盒出口有胶块拖曳	开机后短暂停机胶液结块或开机前胶盒清洗不彻底	清除胶块，必要时停机重新清洗胶盒
软胶囊形状不对称	两侧胶膜厚度不一致	校正两侧胶膜厚度，使之一致
软胶囊表面有麻点	胶液不合格	更换胶液
	展胶轮划伤或磕碰	停机修复或更换展胶轮
软胶囊畸形	胶膜太薄	调节胶膜厚度
	环境温度、注射体温度、运转速度不匹配	调节环境温度，调节注射体温度，调节运转速度
	内容物温度不适宜	调节内容物温度
	内容物流动性差	改善内容物流动性
	模具模腔未对齐	停机，重新校对模具同步或更换模具
	模具主轴运转不平稳	检修主机
软胶囊接缝质量差（接缝太宽、不平、弯曲、张口或重叠等）	模具损坏	更换模具
	注射体损坏	更换注射体
	胶膜润滑不足	改善胶膜润滑
	环境温度、注射体温度、运转速度不匹配	调节环境温度，调节注射体温度，调节运转速度
	模具模腔未对齐	停机，重新校对模具同步或更换模具
	两侧胶膜厚度不一致	校正两侧胶膜厚度，使之一致
	供料系统注射定时不准	停机，重新校对注射同步

续表

常见问题	原因	解决办法
软胶囊接缝质量差（接缝太宽、不平、弯曲、张口或重叠等）	模具间压力小	调节模具压力
	模具主轴运转不平稳	检修主机
胶膜过窄引起破囊	胶盒出口两侧有阻碍物	除去阻碍物
	胶膜过冷收缩	提高冷却水或胶盒温度，增加胶膜宽度
	展胶轮转速低	提高展胶轮转速
胶囊封口破裂	模具损坏	更换模具
	注射体损坏	更换注射体
	胶膜太厚	减少胶膜厚度
	胶液不合格	调换胶液
	注射体温度太低	提高注射体温度
	模具模腔未对齐	停机，重新校对模具同步或更换模具
	内容物与胶液不适宜	检查内容物，调整内容物或胶液
	环境温度或湿度不适宜	调节环境温度和湿度
胶囊中有气泡	内容物配方不适宜，发生反应产生气泡	改良配方
	内容物配置中夹有气泡	静置或抽空排出内容物中气泡
	供液管路密封破坏	更换密封件，调节密封间隙
	供料系注射定时不准	停机，重新校对注射同步
	注射体变形	更换注射体
	注射体位置不正	摆正注射体
	胶膜在油滚系与模具之间变形	调节胶膜厚度，改善润滑
胶囊装量不准	内容物中有气体	排出内容物中气体
	供液管路密封破坏	更换密封件
	供料泵柱塞磨损，尺寸不一致	更换柱塞
	料管及注射体内有杂物	清洗料管、注射体等供料系统
	供料泵注射定时不准	调整注射时间
胶膜缠绕下丸器六方轴或毛刷	胶膜温度高或胶液太黏	降低注射体温度或改善胶液质量

续表

常见问题	原因	解决办法
网胶拉断	拉网轴压力过大	调松拉网轴紧定螺钉
	拉网轴转速过快	调慢拉网轴转速
	胶液不合格	调换胶液
模具运转过程中错位	模具定位损坏或零位偏移	停机，重新归零和微调
注料泵卡滞	内容物配方不成熟，多为内容物颗粒粗、稠度大等	改良内容物配方
制冷效果不佳	压缩机故障、保护或制冷剂缺失	检修压缩机，补充制冷剂
	冷却泵或管路故障	检修冷却泵或管路

（5）维护与保养

1）定期检查各电器元件和控制回路的绝缘电阻（应不小于 5MΩ）及设备接地的可靠性，以确保用电安全。

2）任何情况下严禁带电插拔插头、插座。

3）每班检查微油润滑油箱内的油量，保持液位高度。

4）每批生产后及时清理更换供料泵箱体中的润滑油。

5）每批生产后及时清理胶盒、输胶管。

6）每批生产后及时清洗注料泵、开关板组合、输料管及模具，并涂液体石蜡保存。

7）保持展胶轮上清洁无油，发现油污及时擦净，避免利器划伤展胶轮。

8）门梁轴承应保持清洁、灵活，并定期注入石蜡油进行润滑。

9）模具不得与坚硬物体、利器接触，除安装在主机器上之外，必须放置在专用的模具包装箱中。正式生产时可用竹片或有机玻璃等软性物体清除模具上的异物。所有模具均是精密制造而成，精度很高，通过正确使用及维护，模具使用寿命将得以延长。

10）使用过程中，如发现模具模腔凸台角有磨损，胶囊合缝质量变差，需及时将模具检修、更换。带伤使用将导致胶囊收率大幅下降。

11）注射体和模具有相同的加工精度，表面涂有特氟龙涂层。当停止使用时，应将注射体放入专用的包装箱内。注射体表面及刃口严禁受压和碰撞。使用时必须保证表面的特氟龙涂层不接触任何硬物、利器。每批生产结束，需用液状石蜡将其彻底清洗，包括注射体的药液孔。如发现注射孔或表面受损，应及时送修，否则将导致生产废品增多，严重还会损伤模具。

12）加热管及传感器应保持清洁，接头部分注意保护，严防进水或其他导电物质。

13）擦拭设备时必须保证所有电源已经断开。

14）定期检查冷却液是否充足。

4．定型干燥系统　成品软胶囊壳中的水分含量为 12% ～ 15%，定型干燥就是去除囊壳中的多余水分，使产成品符合质量标准。刚压制的软胶囊由于成形温度较高和胶皮水分多（囊壳含水率约为 40% ～ 42%）的原因导致丸型很软，需要在低温低湿的环境中进行丸型动态固定形状，确保软胶囊丸型美观、不粘连。定型完成的软胶囊传递到高温低湿环境中的干燥机中进行后期干燥。

软胶囊干燥设备经历了多次变革，早期为晾盘自然干燥，后来随着除湿技术的发展，对晾盘的存放空间进行恒温恒湿控制，显著提高了干燥效率。随着组合晾盘翻晒和恒温恒湿的工作模式的出现，箱式干燥机应运而生，但因干燥产能不大和清洗不方便等原因，未得到普及推广。

随着软胶囊产能的加大，晾盘干燥的弊病也突出体现，如占地大、干燥速度慢、需要人工不断的翻晒、干燥不均匀等，严重制约了软胶囊的大批量生产。为此，制造商综合了除湿和动态干燥技术，研究了分段控温动态干燥技术，实现了低温低湿定型 + 中温低湿初干 + 高温低湿快速终干的三步连续干燥，全部过程通过转笼式干燥机动态不间断地完成（图 5-3-18），使软胶囊的干燥效率大幅提高，明显降低了劳动强度，提高了产品合格率。后来，控温控湿型转笼干燥机（图 5-3-19）研制成功，尽管该设备能耗比较大，但对于小规模的软胶囊生产，通过多节组合可实现机动灵活的动态干燥。

下面以现代生产中多采用的转笼干燥机为例进行工艺分析和介绍，其他的晾盘干燥、箱式干燥等不再赘述。

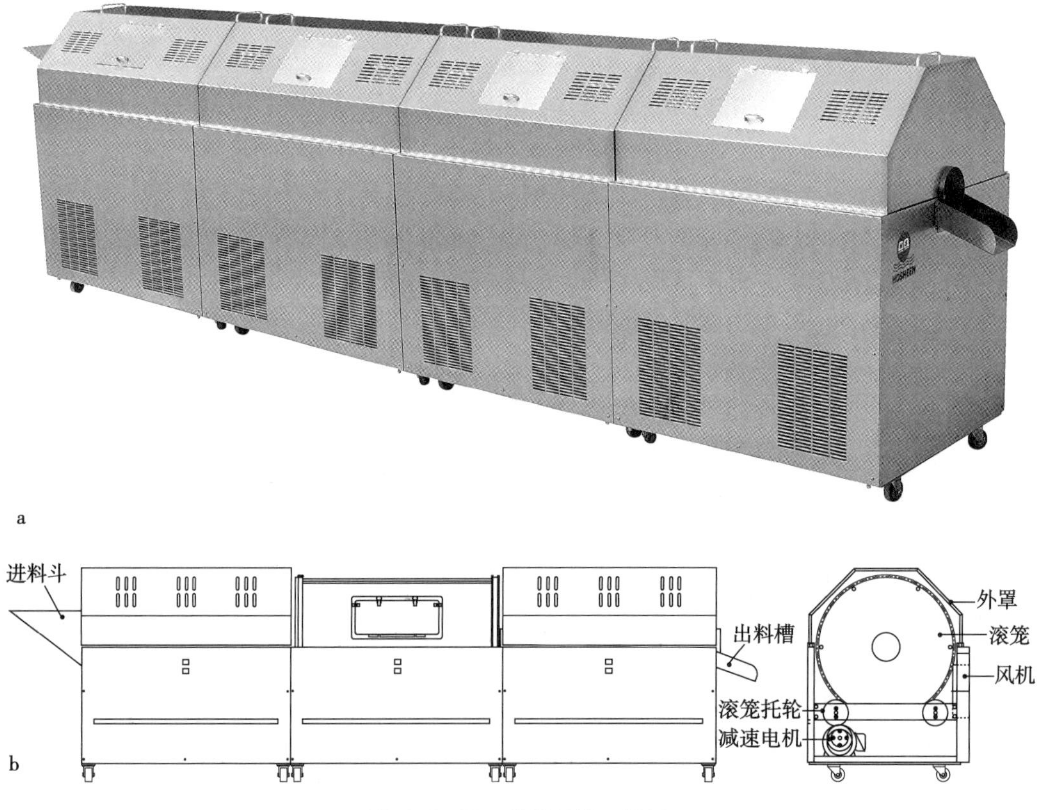

图 5-3-18　普通转笼干燥机

a. 实物图；b. 示意图。

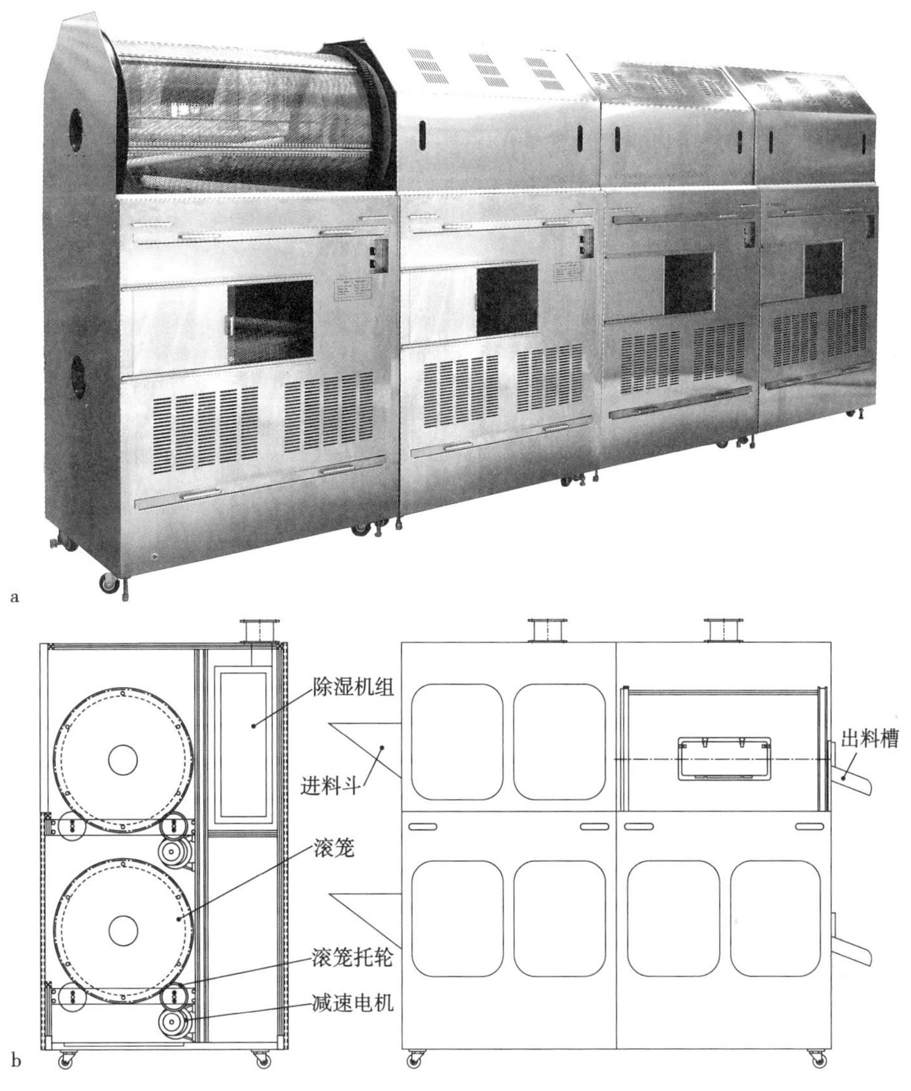

图 5-3-19　控温控湿型转笼干燥机

a. 实物图；b. 示意图。

（1）工作原理：转笼干燥机通过多节组合连成一条生产线进行使用（也可单节成套），每节可以独自正反转。正转时，软胶囊留在本节转笼内进行动态翻转干燥；反转时，软胶囊自动传递至下一节转笼或最终排出，动态干燥过程中通过风机对转笼内的软胶囊进行吹风干燥，风机的风源分为来自室内洁净空气和来自恒温恒湿机组提供的洁净干燥空气两种。

（2）主要特点

1）转笼采用无油润滑结构，彻底避免了润滑油（脂）造成的污染，使得整机工作过程清洁卫生。

2）多节组合使用时，前后两节之间的进出口无缝连接，保证软胶囊传递时，不会发生遗撒。

3）多节组合时方便拆装任何一节，而不影响其他各节转笼的正常运转。

4）每节干燥机内置接盘，使得车间地面整洁，并可减少成品软胶囊的浪费。

5）每节可分别移动，快速组合，缩短了设备维护时间，降低了操作者的劳动强度。

6）精确的干燥风量平衡与恒温恒湿风源设计保证了最佳干燥效果。

（3）定型干燥过程中常见故障分析：定型干燥过程中常见问题及解决办法见表 5-3-4。

表 5-3-4　定型干燥过程中常见问题及解决办法

常见问题	原因	解决办法
胶囊黏结成团	胶液黏度太大	改善胶液配方
	定型过程中环境温度高、湿度大	控制定型环境的温湿度
软胶囊干燥过程中漏液	转笼有尖锐物刺破软胶囊	检修转笼
	软胶囊胶皮配方和内容物不配	改良配方
	软胶囊干燥速度过快造成表皮脆裂	优化干燥工艺
软胶囊干燥过程中变形	晾盘干燥翻晒不匀	增加翻晒次数保证翻晒效果
	转笼干燥中堆积挤压变形	减少每笼软胶囊存量，提高转笼运转速度
	胶皮质量不合格	优化胶液配方
软胶囊长时间达不到干燥效果	环境的湿度太大	控制环境湿度在工艺要求范围内
	内容物吸水量过大和胶皮达成水分平衡	优化内容物配方和工艺
干燥后的软胶囊易脆碎	胶皮中增塑剂用量不足	增加增塑剂用量
	胶皮干燥失水过多	控制干燥时间与环境温湿度的匹配工艺参数
	内容物的影响使胶皮变硬、变脆	改良内容物配方
软胶囊干燥过程中胶皮鼓包	胶囊内容物发生反应产生气泡	变更内物料配方
软胶囊干燥过程中胶皮凹陷	胶囊内容物先吸水后失水，胶皮在干燥中因水分降低而弹性下降，无法满足内容物体积减少的变化	变更内物料配方和工艺
干燥放置后的软胶囊出现异常气味	干燥完毕的软胶囊温度高，未能及时降温到常温状态就进行封闭存储造成的异常变化	软胶囊干燥的最后环节要增加适当冷却过程再进行封闭贮存

（4）维护与保养

1）定期检查各电器元件和控制回路的绝缘电阻（应不小于 5MΩ）及设备接地的可靠性，以确保用电安全。

2）任何情况下，严禁带电进行设备的维护保养。

3）每批生产后，及时清理、清洁转笼，期间注意保护转笼不得磕碰，避免齿轮损坏和笼体损伤。

4）每批生产前，认真检查转笼是否清洁合格，转笼内表面无尖锐物（可能划伤胶囊）。

5）每批生产后，及时对驱动电机和风机进行维护。

6）转笼内存满胶囊时，严禁频繁快速对转笼进行换向操作。

7）每批生产后，及时检查和清洁恒温恒湿控制系统的空气过滤器。

8）恒温恒湿控制机组的维护保养参照洁净中央空调的保养规程。

5．拣选设备　拣选的目的在于甄别、剔除不合格的软胶囊，包括丸型不规则、大小不一致、渗漏、合缝不良、可见的胶囊污点（胶皮和透明胶囊的内容物）、颜色误差及异物等，目前有人工目视拣选和视觉设备自动拣选（图 5-3-20）两种方式。

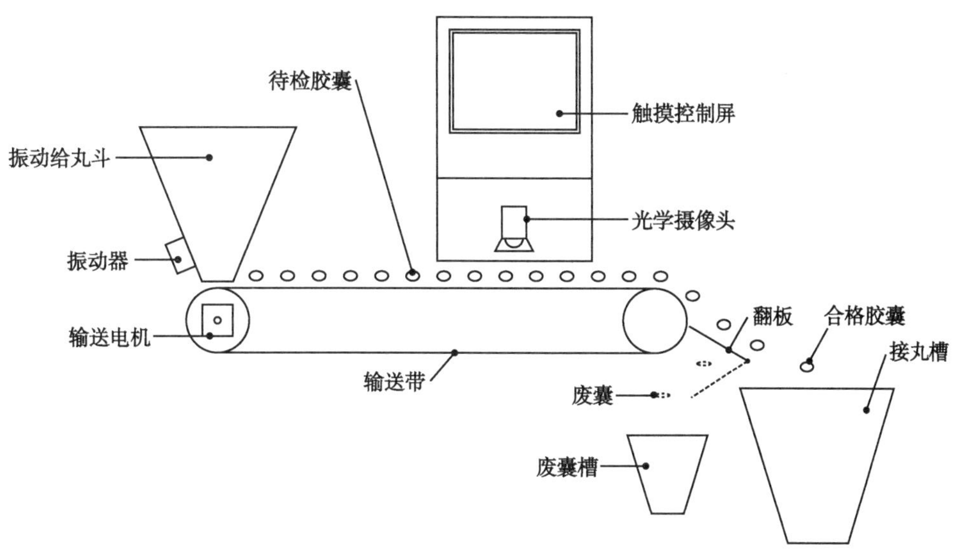

图 5-3-20　视觉自动拣选机

目前绝大多数软胶囊生产厂家都采用人工目视拣选，原因除了自动设备成本高以外，主要为视觉自动拣选设备因用户少，技术研发投入不足，现阶段的所有设备均不能涵盖前述软胶囊的全部缺陷识别和剔废要求。

视觉自动检测设备是目前常用的高性能光学拣选设备，通过对干燥后的软胶囊（也可用于硬胶囊、片剂的拣选）进行照相识别，判定其形状、尺寸和颜色是否符合要求，对不合格品在线剔除，以确保产品质量，降低劳动力成本，避免人为误差带来漏选风险，还可减少人员与产品的接触以降低污染的风险。

6．包装设备　软胶囊包装分内包装和外包装两道工序。内包装比较适合铝塑包装、瓶装，很少有进行小袋包装的，主要目的是形成密闭空间，不与空气接触，对于软胶囊来讲，更多的是保证软胶囊不会吸潮变软，因此密封良好是内包装的基本要求。

外包装以装盒和装箱为主，便于运输和贮存。内包装和外包装均采用通用的专业包装设备，这里不做介绍。

三、软胶囊生产设备对生产过程的影响

软胶囊生产中常见问题在前面的主要工序已经分项列出，主要归纳起来分为以下三类。

外观问题：丸型不美观、大小不均匀、合缝质量不好、渗漏。

严重的质量问题：功效成分装量差异大、有效期内崩解不合格。

潜在的问题：润滑油引起的杂质带入（这一问题现阶段绝大多数工厂都存在）。

这些问题在生产中普遍存在，尤其是在使用中药提取物类的药品和保健品中比较突出，很多厂家限于技术和设备能力，始终无法彻底解决，只能靠后期拣选来控制最终产品质量，这也只能把存在外观问题的残次品剔除，不能解决含量、崩解、杂质带入等根本性质量问题。这些问题有工艺配方的问题，但大多数都与设备选型和工艺运用有关系，通过选用适宜的设备、优化工艺步骤和参数基本能够解决。下面简单地对前述故障解决方案与主要设备有关的部分进行汇总。

中药软胶囊配料是核心工艺，但没有得到很多工厂的足够重视，认为配料就是简单地搅拌混合，在设备选型中认为使用普通的搅拌罐即可，导致生产中困难重重，对出现的问题无从下手，这是典型的设备能力影响了工艺操作。中药软胶囊的配料设备一定要选用专业的配液罐，辅以胶体磨和均质泵，依据设备和物料特性制定合理的工艺参数，才能配置出合格内容物料液，彻底解决功效成分不均匀、物料分层、黏度过大等问题。

中药软胶囊压制也是个难点，必须要适应中药内容物物料是混悬液的特性，才能保证压制过程稳定进行，现在常遇到的问题出现在供料泵注料环节。最早的软胶囊内容物以油类液体为主，所以供料泵的设计能满足液体灌装，但当应对中药混悬液或膏状物时，就出现了泵体卡滞、注料管堵塞崩裂、注射体喷孔堵塞等问题，导致生产断断续续，最终产品成品率低、质量不稳定。现在有专门针对中药类内容物专门设计的供料泵，通过提升注料动力、优化注料管道的结构、降低管道内压力、改良注料换向机构等措施，再配以按照合格工艺配制的中药内容物，已经完全实现中药软胶囊的顺利生产。

四、设备与工艺发展趋势

20 世纪 80 年代，软胶囊产品在国内的发展刚起步，设备和工艺都处于较低水平，究其原因，主要是设备与用户的生产工艺脱节，部分功能不切合实际。经过国内软胶囊设备企业与用户、科研院所、高校合作的共同努力，对软胶囊的生产配方、工艺以及设备进行了深入研究，使得中药软胶囊产品的质量和生产效益明显提高。随着人们对医药产品质量要求越来越高、人力成本不断增加，中药软胶囊设备的自动化、智能化发展势在必行。

（一）自动化胶和配料

自动化胶的控制部分主要由传感器、PLC 系统和触摸屏组成。根据软胶囊品种特点，将配方参数通过触摸屏输入到控制系统，化胶过程的投料数量、搅拌时间、真空度和保压时间、过程温度等工艺参数将由设备自动运行，使化胶过程简单高效（图 5-3-21）。

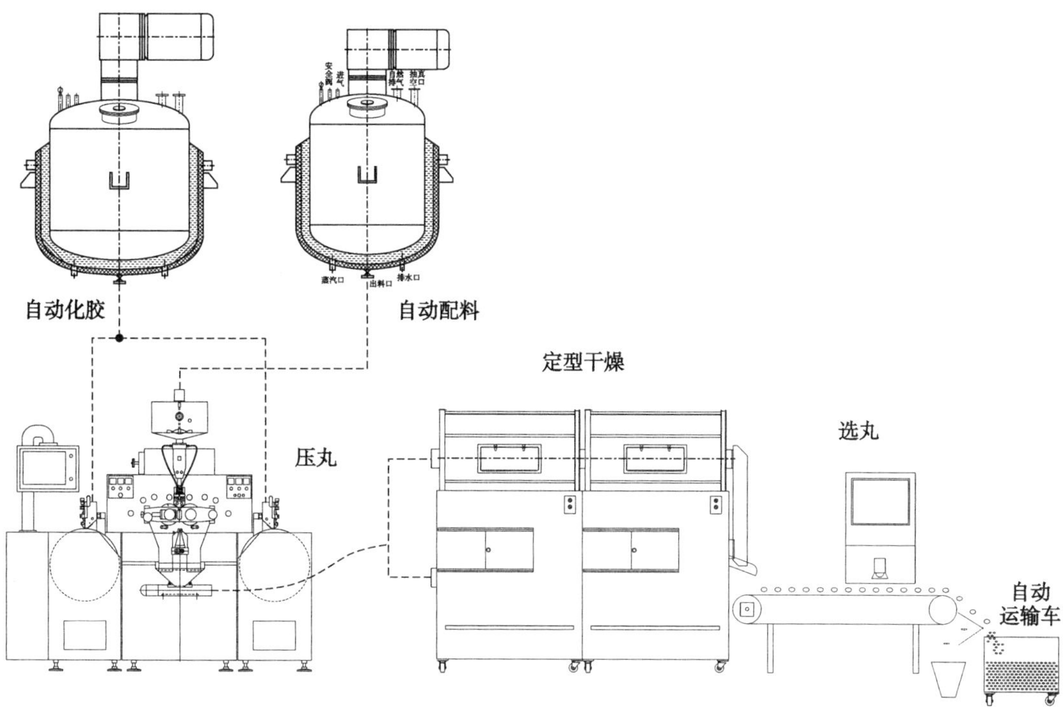

图 5-3-21　软胶囊自动智能化生产线

（二）压丸

胶膜厚度、胶液液位、装量大小等是影响压丸过程的关键因素。

1．胶膜厚度自动调节　每个胶轮上有胶膜厚度传感器，实时测量胶膜的厚度；当传感器测量到胶膜不符合设定厚度值时，减速电机会自适应改变胶盒动板与胶轮之间的间隙，从而调节胶膜厚度，直至满足工艺要求。

2．胶盒自动供胶　通过液位传感器实时检测胶盒内的胶液液位，及时给胶盒补充胶液，达到设定液位后，供胶系统关闭。

3．装量自动调节　不同装量的软胶囊通过伺服电机自动调节装量，输入装量值后，程序会计算装量调节机构的位置，使装量符合工艺要求。

4．注料时机自动调整　通过伺服电机调整换向板的移动来控制注料时机，提高合缝质量，减少漏丸。

目前胶囊生产线在自动化、智能化方面已有长足的进步，但是在胶囊生产管道在位清洗 / 消毒、胶囊外观 / 重量等在线检测技术方面还需要加强研究与应用。

第六章

中药丸剂制备工艺与设备

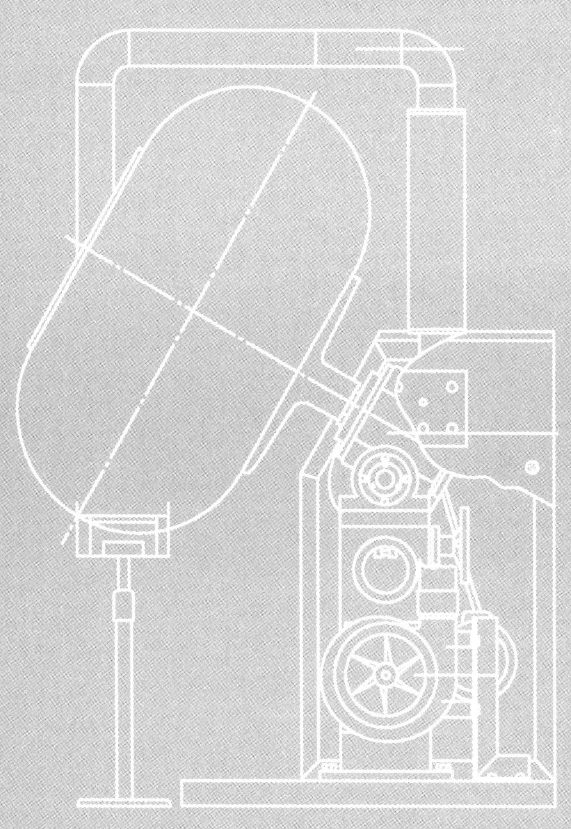

第一节 概 述

丸剂最早收载于《五十二病方》，同汤剂、膏剂、散剂一起被称为四大传统中药剂型。其特点为作用持久、缓和，口服、携带方便；可通过包衣掩盖药物不良气味和防止氧化、变质、受潮；对毒剧、刺激性药物可因延缓吸收而减少毒性和不良反应。部分传统丸剂服用剂量大，小儿服用困难；由饮片粉末加工而成的丸剂易污染微生物；水丸溶散时限较难控制。

早期的丸药制作一直沿用手工合坨、柱塞压条、手工搓丸、箩筐泛丸等落后的生产方式，至 20 世纪 90 年代由手工向半机械化发展。近年来，随着制丸设备、制丸技术的发展和新辅料的开发，丸剂在继承传统工艺的基础上有了进一步的发展，质量不断得到提高，尤其是有些中药丸剂的体积大幅度减少，还有许多中药被制成微丸的形式，从而给中药丸剂这一古老剂型注入了新的活力。在现代剂型快速发展的今天，丸剂仍是中成药的主要剂型之一，《中国药典》（2020 年版）一部中，收载中成药共 1 607 种，其中丸剂 412 种，占比 25.6%。

一、丸剂的定义与分类

丸剂系指原料药物与适宜的辅料制成的球形或类球形固体制剂。中药丸剂是中药饮片细粉或提取物加适宜黏合剂或辅料，制成的球形或类球形的固体制剂，是中成药最古老的剂型之一。

1．**按赋形剂分类** 根据赋形剂的不同，可将丸剂分为水丸、蜜丸、水蜜丸、浓缩丸、糊丸、蜡丸等。

（1）水丸：饮片细粉以水或醋、药汁、黄酒等为黏合剂制成的丸剂。

（2）蜜丸：饮片细粉以炼蜜为黏合剂制成的丸剂。丸重在 0.5g 以上（含 0.5g）称为大蜜丸，丸重在 0.5g 以下称为小蜜丸。

（3）水蜜丸：饮片细粉以水和炼蜜为黏合剂制成的丸剂。

（4）浓缩丸：饮片或者部分饮片提取浓缩后，与适宜辅料或其余的饮片细粉，以水、炼蜜或炼蜜与水等为黏合剂制成的丸剂。根据所用黏合剂的不同，可分为浓缩水丸、浓缩蜜丸、浓缩水蜜丸等。

（5）糊丸：饮片细粉以米糊或面糊为黏合剂制成的丸剂。

（6）蜡丸：饮片细粉以蜂蜡为黏合剂制成的丸剂。

2．**按制法分类** 根据制丸方法的不同，可将丸剂分为塑制丸、泛制丸、滴制丸。

二、丸剂原辅料

（一）原材料

丸剂的原材料主要为饮片细粉，流浸膏或浸膏粉。

（二）赋形剂

1．润湿剂 饮片粉末本身具有黏性，故仅需加润湿剂诱发其黏性，便于制备成丸，常用的润湿剂有水、酒、醋、蜂蜜、药汁等。

2．黏合剂 一些含纤维、油脂较多的饮片细粉，须加适当的黏合剂才能成形。常用的黏合剂有：蜂蜜、米糊或面糊、中药饮片清（浸）膏、糖浆等。

3．吸收剂 中药丸剂中，外加其他稀释剂或吸收剂的情况较少，一般是将处方中出粉率高的中药饮片制成细粉，作为浸出物、挥发油的吸收剂，这样可避免或减少其他辅料的用量。另外，为了促进中药丸剂口服后崩解，有利于药效成分释放，常用适量的崩解剂，如羧甲基纤维素、羧甲基纤维素钠、羟丙基甲基纤维素等。

（三）包衣材料

1．药物衣 药物包衣材料是丸剂处方组成部分，有明显的药效作用，用于包衣既可发挥药效，又可保护丸粒，增加美观度。这类包衣材料主要有以下几种。

（1）朱砂衣：朱砂有镇静安神的作用，凡镇静、安神、补心类丸剂皆可用此包衣，如朱砂安神丸、天王补心丸等。

（2）黄柏衣：黄柏具有清热燥湿的作用，可用于利水渗湿、清下焦湿热丸剂的包衣，如四妙丸等。

（3）雄黄衣：雄黄有解毒、杀虫的作用，可用于解毒、杀虫类丸剂的包衣，如化虫丸等。

（4）青黛衣：青黛有清热解毒、凉血的作用，可用于清热解毒类丸剂的包衣，如千金止带丸、当归龙荟丸等。

（5）百草霜衣：百草霜具有清热作用，可用于清热解毒类丸剂的包衣，如六神丸、牛黄消炎丸等。

此外，还有红曲衣（消食健脾）、甘草衣（补脾益气）、赭石衣（降气、止逆、平肝止血），礞石衣（降气、行滞、祛痰）等，可依处方选用。

2．保护衣 是以处方以外，不具有明显药理作用，且性质稳定的物质作为包衣材料，使主药与外界隔绝，起保护作用。这类包衣材料主要有：糖衣、薄膜衣、有色糖衣、明胶衣、药用炭衣等。

3．肠溶衣 选用适宜的材料将丸剂包衣后使之在胃液中不溶散而在肠液中溶散。丸剂肠溶衣材料主要有：丙烯酸树脂类、虫胶、苯二甲酸醋酸纤维素等，如补脾益肠丸等。

（四）滴丸辅料

1．滴丸基质 滴丸中主药以外的附加剂称为基质。滴丸基质应性质稳定，不与主药发生反应，不影响主药的疗效和检测。滴丸基质分为水溶性和非水溶性基质。水溶性基质有：聚乙二醇类（如聚乙二醇 6000、聚乙二醇 4000 等）、硬脂酸钠、甘油、明胶等。非水溶性基质有：硬脂酸、单硬脂酸甘油酯、氢化植物油等。

2．滴丸的冷凝液 用于冷却滴出的液滴，使之冷凝成固体颗粒的液体称为冷凝液。冷凝液应安全无害，且与原料药物不发生作用。冷凝液分为两类，一是水溶性冷凝液，常用的有水、不同浓度的乙醇等，适用于非水溶性基质的滴丸；二是油溶性冷凝液，常用的有液体石蜡、植物油、二甲基硅油等。

三、丸剂的制备工艺

（一）塑制法

塑制法工艺流程如下：

原料药和辅料→制塑性团块→制丸条→分割及搓圆→干燥→质检→包装。

塑制法主要用于中药的蜜丸、糊丸等的制备。

（二）泛制法

泛制法系指制剂原料粉末与黏合剂交替润湿、撒布、黏合而逐渐增大的一种制丸方法。主要用于水丸、水蜜丸、浓缩丸等的制备。

泛丸生产工艺流程为：起模→泛丸→筛丸→烘干→选丸→包衣→包装。

（三）滴制法

滴制法是指将药物均匀分散在熔融的基质中，再滴入不相混溶的冷凝液里，冷凝收缩成丸的方法。

一般工艺流程如下：

药物 + 基质→混悬或熔融→滴制→冷却→洗丸→干燥→选丸→质检→分装。

四、丸剂质量要求

按照《中国药典》（2020 年版）四部对丸剂质量检查的相关规定，丸剂需要按以下要求进行检查。

（一）外观检查

丸剂外观应圆整，大小、色泽应均匀，无粘连现象。蜡丸表面应光滑无裂纹，丸内不得有蜡点和颗粒。滴丸表面应无冷凝介质黏附。

（二）水分

照水分测定法（通则 0832）测定。除另有规定外，丸剂的水分应符合以下规定（表 6-1-1）：

表 6-1-1　丸剂水分

丸剂类型	水分
蜜丸和浓缩蜜丸	不得过 15.0%
水蜜丸和浓缩水蜜丸	不得过 12.0%
水丸、糊丸、浓缩水丸	不得过 9.0%

（三）重量差异

1. **滴丸**　除另有规定外，滴丸照下述方法检查，应符合规定（表 6-1-2）。

取供试品 20 丸，精密称定总重量，求得平均丸重后，再分别精密称定每丸的重量。每丸重量与标示丸重相比较（无标示丸重的，与平均丸重比较），按表 6-1-2 中的规定，超出重量差异限度的不得多于 2 丸，并不得有 1 丸超出限度 1 倍。

表 6-1-2　滴丸重量差异限度

标示丸重或平均丸重	重量差异限度
0.03g 及 0.03g 以下	±15%
0.03g 以上至 0.1g	±12%
0.1g 以上至 0.3g	±10%
0.3g 以上	±7.5%

2. **其他丸剂**　除另有规定外，其他丸剂照下述方法检查，应符合规定（表 6-1-3）。

以 10 丸为 1 份（丸重 1.5g 及 1.5g 以上的以 1 丸为 1 份），取供试品 10 份，分别称定重量，再与每份标示重量（每丸标示量 × 称取丸数）相比较（无标示重量的丸剂，与平均重量比较），按表 6-1-3 规定，超出重量差异限度的不得多于 2 份，并不得有 1 份超出限度 1 倍。

表 6-1-3　丸剂重量差异限度

标示丸重或平均重量	重量差异限度
0.05g 及 0.05g 以下	±12%
0.05g 以上至 0.1g	±11%
0.1g 以上至 0.3g	±10%
0.3g 以上至 1.5g	±9%
1.5g 以上至 3g	±8%
3g 以上至 6g	±7%
6g 以上至 9g	±6%
9g 以上	±5%

包糖衣丸剂应检查丸芯的重量差异并符合规定，包糖衣后不再检查重量差异，其他包衣丸剂应在包衣后检查重量差异并符合规定；凡进行装量差异检查的单剂量包装丸剂及进行含量均匀度检查的丸剂，一般不再进行重量差异检查。

（四）装量差异

单剂量包装的丸剂，照下述方法检查应符合规定表 6-1-4。

取供试品 10 袋（瓶），分别称定每袋（瓶）内容物的重量，每袋（瓶）装量与标示装量相比较，按表 6-1-4 规定，超出装量差异限度的不得多于 2 袋（瓶），并不得有 1 袋（瓶）超出限度 1 倍。

表 6-1-4　丸剂装量差异限度

标示装量	装量差异限度
0.5g 及 0.5g 以下	± 12%
0.5g 以上至 1g	± 11%
1g 以上至 2g	± 10%
2g 以上至 3g	± 8%
3g 以上至 6g	± 6%
6g 以上至 9g	± 5%
9g 以上	± 4%

（五）溶散时限

除另有规定外，取供试品 6 丸，选择适当孔径筛网的吊篮（丸剂直径在 2.5mm 以下的用孔径约 0.42mm 的筛网；在 2.5 ～ 3.5mm 之间的用孔径约 1.0mm 的筛网；在 3.5mm 以上的用孔径约 2.0mm 的筛网），照崩解时限检查法（通则 0921）片剂项下的方法加挡板进行检查。操作过程中如供试品黏附挡板妨碍检查时，应另取供试品 6 丸，以不加挡板进行检查。上述检查，应在规定时间内全部通过筛网。如有细小颗粒状物未通过筛网，但已软化且无硬心者可按符合规定论表 6-1-5。

表 6-1-5　丸剂溶散时限

丸剂类型	溶散时限
小蜜丸、水蜜丸和水丸	1h 内全部溶散
浓缩水丸、浓缩蜜丸、浓缩水蜜丸和糊丸	应在 2h 内全部溶散
滴丸	不加挡板检查，应在 30min 内全部溶散
包衣滴丸	不加挡板检查，应在 1h 内全部溶散

蜡丸照崩解时限检查法（通则 0921）片剂项下的肠溶衣片检查法检查，应符合规定。除另有规定外，大蜜丸及研碎、嚼碎后或用开水、黄酒等分散后服用的丸剂不检查溶散时限。

（六）微生物限度

以动物、植物、矿物质来源的非单体成分制成的丸剂及生物制品丸剂，照非无菌产品微生物限度检查：微生物计数法（通则 1105）和控制菌检查法（通则 1106）及非无菌药品微生物限度标准（通则 1107）检查，应符合规定。生物制品规定检查杂菌的，可不进行微生物限度检查。

第二节 塑制法制丸工艺与设备

一、塑制法工艺

（一）塑制法及流程

塑制法是目前丸剂制备的常用方法，系指饮片粉末加适宜的黏合剂，混合均匀，制成软硬适宜、可塑性较大的丸块，再依次制丸条、分粒、搓圆而成丸粒的一种制丸方法。

塑制法多用于蜜丸、浓缩丸、糊丸、蜡丸的制备，其制丸的工艺流程为：原材料的准备→混合炼药→制丸→圆丸→干燥→包衣→选丸→内、外包装。

（二）工艺过程控制要点

1．**原材料的准备** 按法定处方将合格的饮片粉末、提取物、辅料以及相适宜的黏合剂精确称量配制。

黏合剂是原辅料准备的一个重要环节，常用的黏合剂有中药浸膏、蜂蜜、蜂蜜水、米糊和蜂蜡等。其中蜂蜜为塑制法制备常用蜜丸的黏合剂，蜂蜜根据炼制程度，分为嫩蜜、中蜜和老蜜三种，蜂蜜的选择与炼制是保证蜜丸的关键。

2．**制丸块** 把称量好的饮片粉末、提取物、干浸膏粉、辅料、黏合剂按要求置于搅拌混合机中混合均匀。混合炼制的过程实际上是两种或两种以上的固体粉末与黏合剂混合均匀的过程。在混合过程中由于固体粉末占的比例大，需要强力机械搅拌进行充分的混合，才能使几种物料混匀形成半湿润状、具有一定黏性的中间物料，再经专门中药炼药机对其挤、搓，使其均匀一致，便于制丸。控制要点主要有：①粉蜜比例（饮片粉末与黏合剂比例）；②混合时黏合剂加入的温度；③混合后具有黏性湿物料的水分；④混合后的均匀度；⑤软硬合适便于制丸。

3．**制丸条、分粒与搓圆** 炼制均匀的丸块加入制丸机中，利用螺旋推料器及料仓翻板把湿物料挤压成条状经顺条装置，切制成粒状再经圆丸设备制成大小均匀的丸粒。制成的丸粒应均匀圆整，无异形，不开裂，软硬适度，不粘连，色泽一致。蜜丸应细腻滋润，软硬适中，蜡丸表面应光滑无裂纹。

4．**干燥** 将搓圆后的湿丸转移至干燥设备中，按照设定的干燥参数进行干燥，当药丸压散后，碎片不粘连，出料晾凉，干燥后的丸粒外观应圆整，大小、色泽应均匀，无粘连现象。

5．包衣 包衣是塑制法制丸工艺过程中最后一项关键工序，其作用是增强药物的稳定性，保证药品的质量和疗效，同时掩盖药物的不良气味，控制丸剂的溶散时间，使成品外观圆整、有光泽。工艺过程为：将干燥好的药丸转入包衣锅中，喷入配好的包衣液、撒粉、抛光、热风干燥、滚动均匀制出合格的包衣丸。包衣丸应外观圆整，大小、色泽均匀，无粘连现象，水分控制在规定范围内。

6．选丸 药丸成形后，在制作过程中，产生的不符合要求的丸粒须剔除。例如：直径过小、异型、开裂、结块、粘连等均需进行筛分。选丸工序可在包衣前，先筛分、剔除不合格品并收集后返回炼制工序炼制。包衣后再次筛分，以保证丸粒圆整、大小均匀，剂量准确。

7．包装 经筛选出的合格丸剂进入包装工序，中药丸剂目前采用的包装形式主要有两种：袋装丸剂、瓶装丸剂。

（1）袋装丸剂包装：一般体型较小的丸剂采用袋装形式。包装流程主要为：合格重量装袋→封口→规定袋数装盒→电子监管码流程→规定盒数装箱→入库。

（2）瓶装丸剂包装

包装流程主要为：数粒装瓶（或称重）→旋盖→称重检测封口→贴标签→电子监管码流程→装小盒→条形塑封→装箱→入库。

二、塑制法制丸设备

根据丸剂塑制法工艺流程，设备应满足混合、炼药、制丸、干燥、包衣、包装等工序的生产需要。

相应设备与工艺流程为：混合设备（物料混合）→炼药捏合机（制丸块）→制丸机（丸粒成形）→抛光机（丸粒整形）→干燥设备（干燥）→选丸设备（筛选）→包衣机（打光或包衣）→包装设备（包装）。

（一）混合炼药设备

常用设备有槽式混合机与高效混合机（详见第三章中制粒相关内容）。

（二）炼药机

1．工作原理 中药制丸机的配套设备，用于制丸生产的前期加工。它能将物料通过混合、炼制、捏合、挤压成柔软适中、硬度适当、均匀一致的膏坨。混合均匀的药料放入料盘，药料逐渐进入料箱内，在压板的作用下，进入螺旋推进器，带动药料向前推进，通过出条片挤压成多条药条，完成炼药过程。

2．基本结构 此类设备由料盘、料仓、出料筒、螺杆推进器、翻板、出条板等组成（图 6-2-1）。用户可根据产品物料特性及产量要求，选择单螺杆推进器或双螺杆推进器结构的设备（单层或双层结构炼药设备）（图 6-2-2，图 6-2-3）。

3．适用范围 炼药设备适用于所有丸剂产品的前端物料处理。

4．设备特点 设备处理量大，混合均匀度好，但推进系统易磨损，导致生产效率降低。

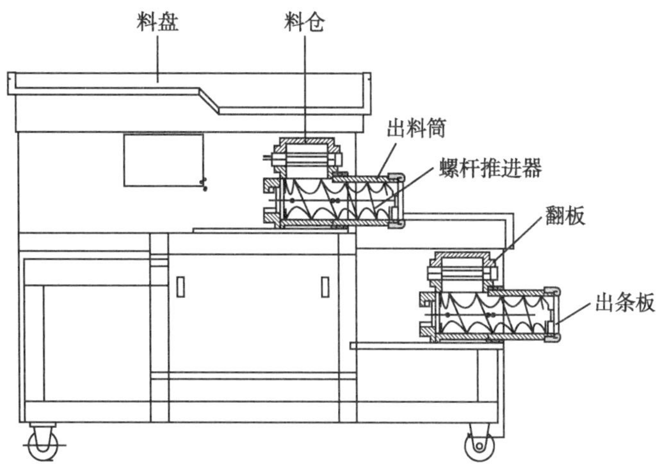

图 6-2-1　双层炼药机结构图

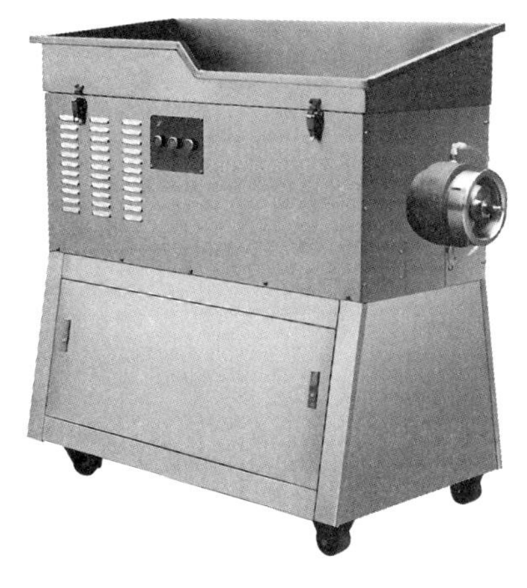

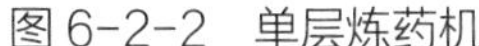
图 6-2-2　单层炼药机

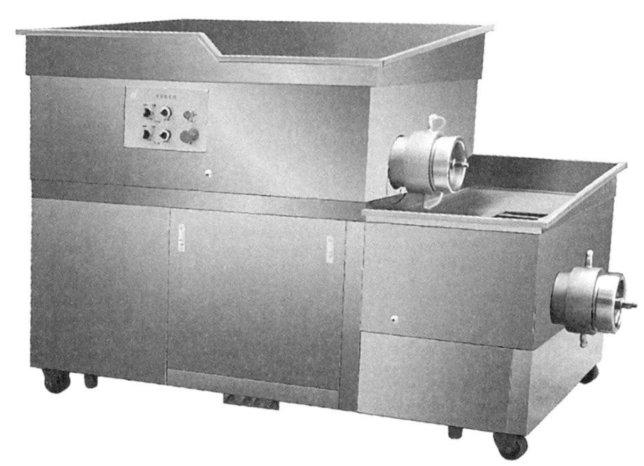

图 6-2-3　双层炼药机

（三）制丸机

塑制法制丸机有小蜜丸制丸机和大蜜丸制丸机两种。

1．小蜜丸制丸机

（1）工作原理：由中药原辅料混合制成的塑性团块在螺旋推进器的挤压下制成丸条，再将丸条进行分割后搓制成丸状。

（2）基本结构：小蜜丸制丸机是由出条装置和制丸装置两部分组成的，主要由锥形料斗、螺旋推进器、出条口、制丸刀、导轮、出丸刀和斜支板等组成（图 6-2-4）。

（3）基本工作过程：将已混合均匀的药料投入锥形料斗中，在螺旋推进器的挤压下，在出条口推出成一条或多条相同直径的药条。药条在导轮的控制下进入制丸刀轮中，经过快速切、搓，就能制成大小均匀的药丸。换用不同规格的刀轮，即可连续搓制出不同直径的药丸。

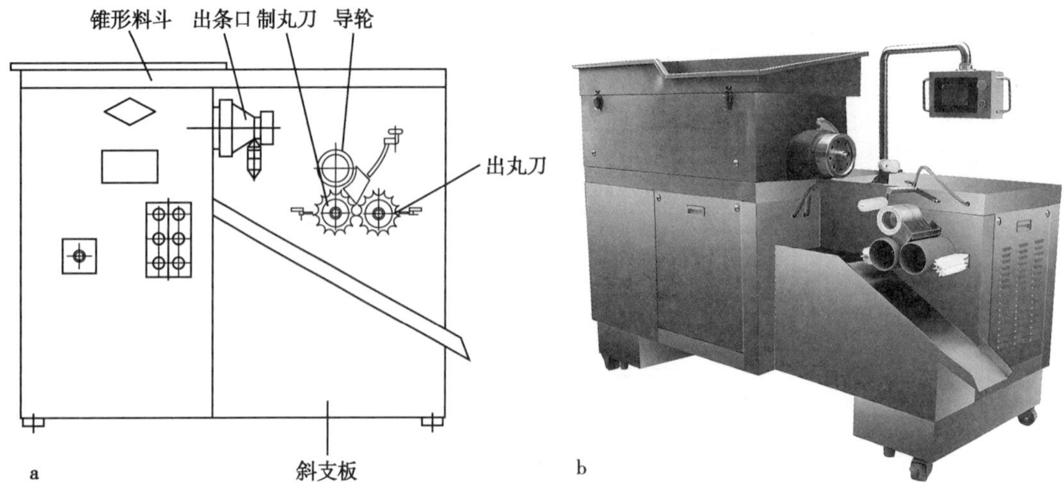

图 6-2-4　小蜜丸制丸机
a. 示意图；b. 实物图。

（4）工作特点和适用场合：①噪声低、操作简单；②丸剂一次成形，大小均匀；③对丸径不同的药丸只需更换搓辊即可；④大生产时可依次使用捏合机、螺旋式出条机和双滚筒式轧丸机、干燥机等，也可使用具有此三种功能的联合制丸机生产。

2．大蜜丸制丸机

（1）工作原理：料斗中混合、炼制均匀的药料膏坨通过翻转挤压，在推进器的作用下药膏由两侧料嘴成条状挤出，由切刀切断，再由分配器以固定的速度将药条送入搓滚成形。

（2）基本结构：产品的主要组成部件为自动分流装置、输送机构、传条机构及滚丸机构等（图 6-2-5）。

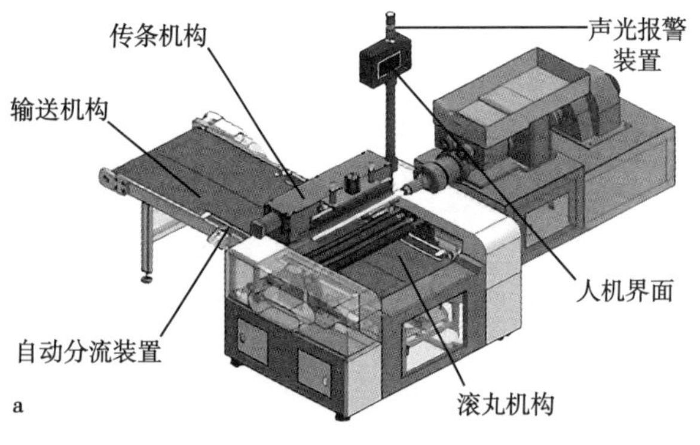

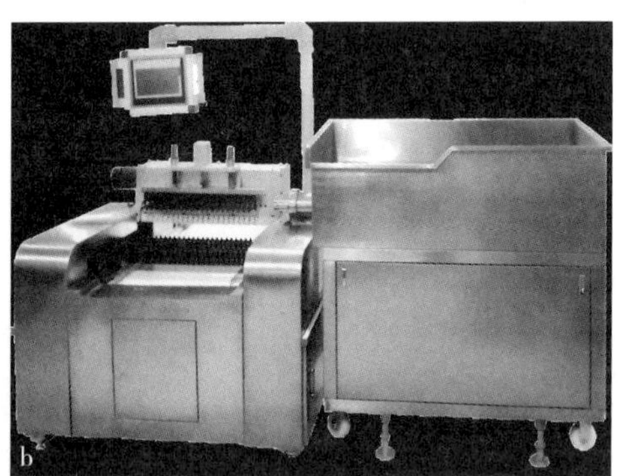

图 6-2-5　大蜜丸制丸机
a. 示意图；b. 实物图。

（3）基本工作过程：药坨在螺旋推进器的连续推动下，经过可调式料嘴变成所需规格的、直径均匀的药条，并送到传条机构辊子上，采用光电传感器控制切条长度，此时推条机构开始动作，将药条推至由两组机构（每组由两个成形辊和一个托辊组成）组成的成形滚丸机构，两组成形机构交替动作，成形后的药丸与药头掉入输送带上的药丸分隔装置中，实现成品与不合格品的自动分离，各自流入成品与不合格品储料箱中，完成整个制丸过程。

（4）工作特点和适用场合：①产能大；②机构简单，清洗、拆卸方便；③适应各种黏度、各种硬度药丸。

（四）干燥凉丸设备

1．丸剂干燥机 丸剂干燥机有真空干燥箱、热风循环干燥烘箱、双锥回转真空干燥机和离心振动式干燥机等几种结构形式，干燥后热的丸剂可采用凉丸机进行凉丸。

（1）真空干燥箱

1）工作原理：处于真空负压环境下的湿丸通过热传导的方式加热后升温，使药丸中的水分在较低的温度下蒸发，由真空系统带走水蒸气从而实现干燥。

2）基本结构：真空干燥箱主要由加热装置、箱体、热水出口、抽真空口、安全阀、排污口以及热水进口等构件组成（图 6-2-6）。加热装置有管式和板式两种。

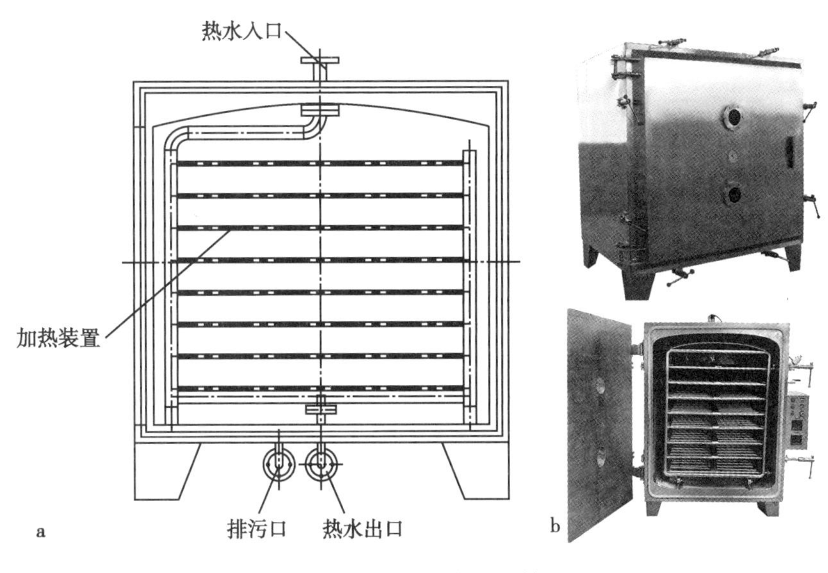

图 6-2-6 真空干燥箱

a. 示意图；b. 实物图。

3）基本工作过程：将湿丸置于托盘里，托盘放置在真空干燥箱的搁架上，将紧闭真空干燥箱门。对真空干燥箱抽真空，并通入加热介质，开始对湿丸进行加热升温，使药丸中的水分在较低的温度下蒸发，由真空系统带走水蒸气，从而实现干燥。中药丸剂真空干燥机采用热传导的方式对物料进行加热，导热介质一般有蒸气、热水、导热油。密闭的空间配以真空系统，不仅使丸剂中水分的沸点温度降低，还能及时将蒸发出来的水蒸气带出干燥室，实现高效率的低温干燥。

4）工作特点和适用场合：①一般采用蒸气、热水、导热油为热源以热传导方式加热物料；②在真空环境下干燥，干燥温度低，适合热敏性中药；③丸剂静态加热，对于尺寸较大的丸剂与加热面接触近似于点接触的形式，存在干燥不均匀及干燥效率不高的现象；

④板式加热装置因与物料托盘的接触面积大，故板式加热装置的干燥效率高于管式真空干燥机。

（2）热风循环干燥烘箱

1）工作原理：干燥的热风与搁置在托盘里的湿丸以热对流的方式进行热量交换，从而使丸剂受热，水分蒸发而实现干燥。

2）基本结构：热风循环干燥箱主要由箱体、排气口、进风口、循环风机、加热器、气流分配器、搁架和支架等组成（图 6-2-7）。

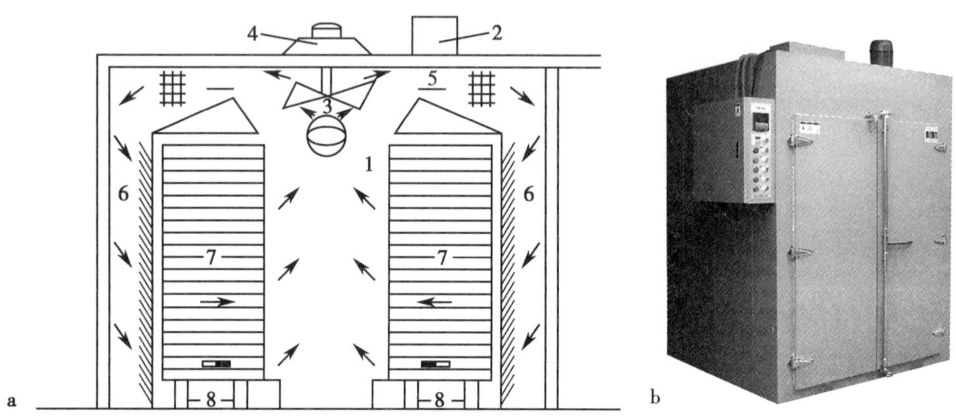

1. 箱体；2. 排气口；3. 进风口；4. 循环风机；5. 加热器；6. 气流分配器；7. 搁架；8. 支架。

图 6-2-7　热风循环干燥烘箱

a. 示意图；b. 实物图。

3）基本工作过程：图 6-2-7 所示为间歇操作常压热风循环干燥箱，将湿丸剂平铺在托盘里，并搁置在干燥箱内的搁架上。加热器将空气加热干燥进入箱体，然后以水平方向通过丸剂表面以热对流的方式与其进行热量交换。与丸剂进行热交换后的空气温度有所降低，再次通过加热器加热。当循环多次的热空气相对湿度达到设定值则通过排气口排出。丸剂通过加热水分不断蒸发，从而实现干燥。

4）工作特点和适用场合：①将平铺丸剂的托盘放置在搁架上，由于丸剂静态受热，存在含水率分布不均匀及色泽差异等问题；②丸剂装卸以及在实际生产中通常要进行人工翻料，存在劳动强度大及干燥时间长等问题。

（3）双锥回转真空干燥机

1）工作原理：罐体在真空状态下，向夹套内通入导热油或热水进行加热，工作时罐体为回转状态，湿丸在罐体内不断被抛起落下，热量通过罐体内壁与湿丸以热传导方式进行热量交换，湿丸吸热后蒸发的水汽通过经真空排气管被抽走，从而达到均匀干燥的目的。

2）基本结构：双锥回转真空干燥机主要由机架、罐体和真空过滤器等组成（图 6-2-8）。罐体有两层结构，内层是加热层，工作时通入蒸气、热水或导热油等加热介质；外层为隔热层，用于与内层隔热，起到保温和防烫作用。

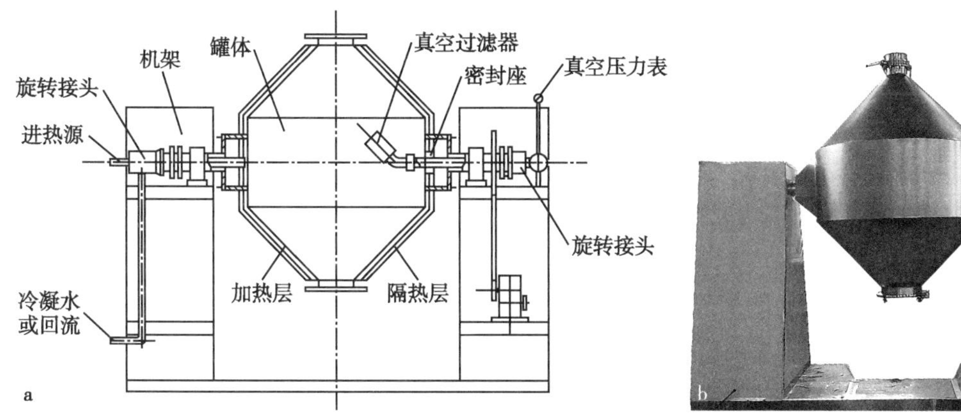

图 6-2-8　双锥回转真空干燥机
a. 示意图；b. 实物图。

3）基本工作过程：将湿丸置于密闭的负压环境下的双锥筒体内，以蒸气、热水或导热油为介质，通过夹套对双锥筒体内的湿丸以热传导的方式加热升温，使药丸中的水分在较低的温度下蒸发，由真空系统带走水蒸气，实现高效率的低温干燥。由于工作时以双锥热传导方式传热，传热效率受加热面与丸剂的接触面积的影响，因此，对于静态持料方式，尺寸较大的丸剂与加热面接触近似于点接触的形式，可能出现干燥不均匀及干燥效率不高的现象。

4）工作特点和适用场合：①一般采用蒸气、热水、导热油为热源以热传导方式加热物料；②在真空环境下干燥，干燥温度低，适合热敏性中药；③丸剂动态受热，丸剂不断改变角度与筒体接触换热，干燥均匀，换热效率比真空干燥箱高。

（4）离心振动式干燥机

1）工作原理：湿丸自干燥塔顶部进料口自动进入，在振动激振力作用下湿丸做规律性离心运动，同时与自下而上的热空气对流接触，从而实现干燥。

2）基本结构：离心振动式干燥机主要由离心引风机、除尘器、干燥塔、振动平台、空气热交换器以及相关风管组成（图 6-2-9）。干燥塔内有多层螺旋结构的多孔筛。

3）基本工作过程：湿丸自干燥塔顶部进料口自动进入，在振动激振力作用下湿丸做规律性离心运动。干燥塔由多层有螺旋轨道的筛板组成，工作时，湿丸由最上一层筛板依次向下，并与自下而上的热空气对流接触，最后湿热空气经除尘后从排风口排出，而干燥完成的物料自干燥塔底部出料口自动排出。

4）工作特点和适用场合：①丸剂为动态逆流连续方式干燥，干燥后水分、颜色均匀，劳动强度低；②适用于中药各类丸剂如蜜丸、水丸、浓缩丸等的干燥；③多层干燥，热风由下而上依次穿过多层筛板，能源利用率高；④干燥时间短，适合含热敏性、挥发性成分的丸剂物料干燥；⑤除适用于丸剂（如水蜜丸、水丸、浓缩丸等）外，还适用于制药、食品、化工、饲料等行业的颗粒物料干燥；⑥适用于短条状、球状、块状的中药饮片及其他物料。

（5）流化床干燥设备

1）工作原理：此类设备的工作原理为，利用空气经热交换器加热后，形成热风。热

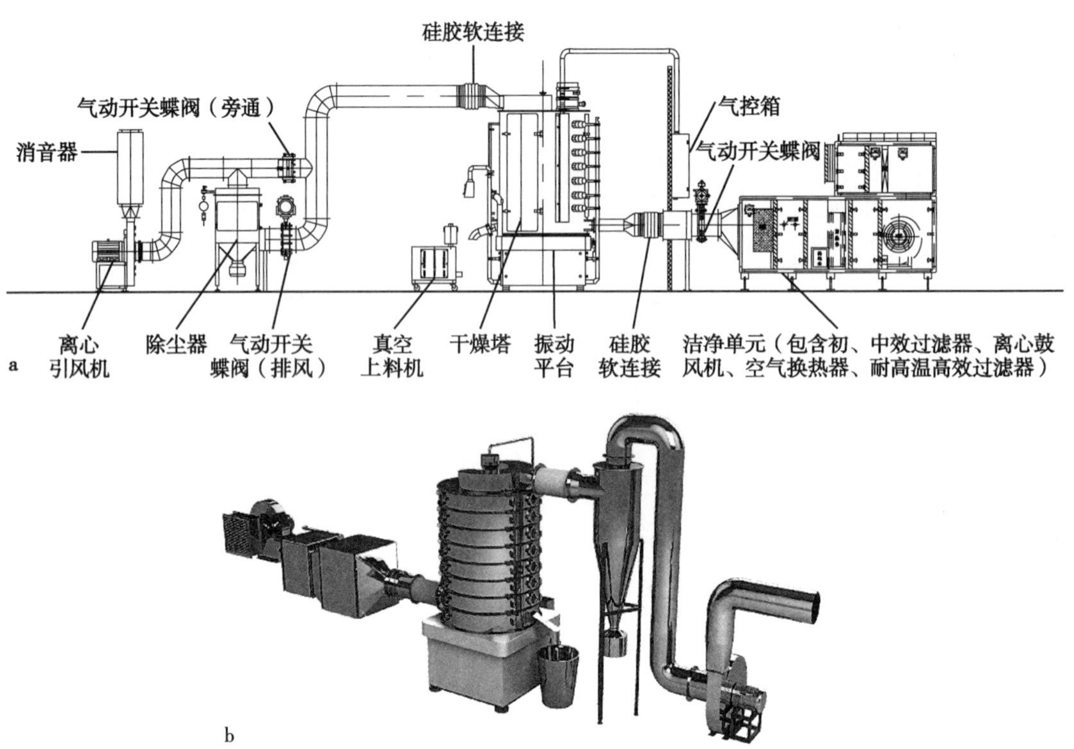

图 6-2-9　离心振动式干燥机

a. 示意图；b. 实物图。

风经过热风分配器分配进入干燥床主机，湿物料通过加料器进入干燥机后，在干燥机内形成沸腾状态，大面积气固两相接触中，使物料水分快速蒸发，从而完成物料的烘干。

2）基本结构：此类设备可分为立式、卧式两种类型，基本机构为出风口、干燥床体、出料口、进风系统、进料口、引风电机、进风过滤系统、除尘系统和排风带组成（图 6-2-10）。

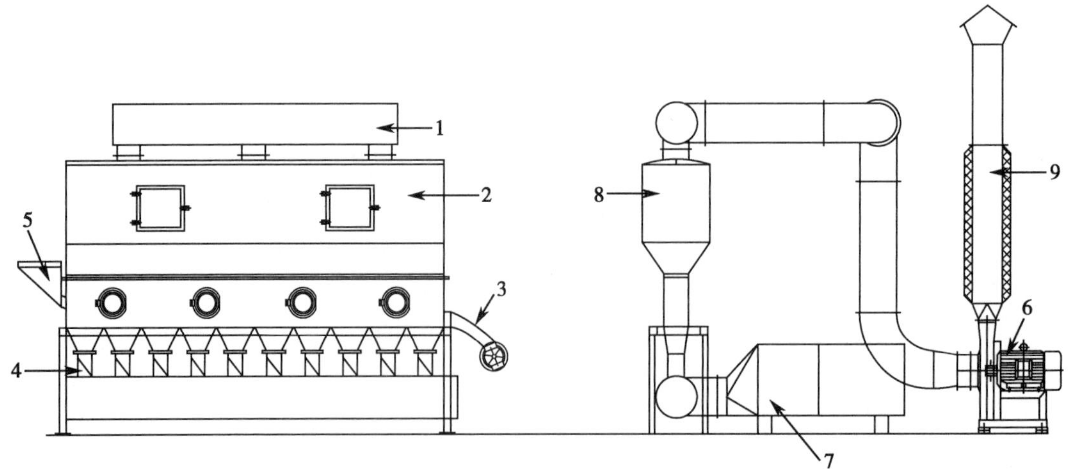

1. 出风口；2. 干燥床体；3. 出料口；4. 进风系统；5. 进料口；6. 引风电机；7. 进风过滤系统；8. 除尘系统；9. 排风带。

图 6-2-10　流化床干燥设备结构图

3）适用范围：适用于医药品片剂、胶囊、各种重质颗粒的制粒、干燥。

4）设备特点：用于丸剂的流化床干燥设备与用于颗粒剂的流化干燥床相似，但也有区别：①与颗粒剂相比，丸剂粒径和重量都很大，抗风压能力强，因而设备上部的扩大器可以设计得窄一些；②因为一般是饮片粉碎入药，纤维较多，为避免频繁堵塞，不采用过滤除尘，一般采用旋风除尘和水幕除尘；③床身分为三个工艺段，一是预热固化段，为避免药丸开裂，预热固化段风温不高；二是干燥段，风温高于预热固化段；三是降温段，为常温风或经常除湿干燥的风。

（6）隧道式微波干燥灭菌机

1）工作原理：隧道式微波干燥加热技术是依靠每秒几亿次的速度进行周期变化的微波穿透物料内，与物料的极性分子相互作用，物料中的极性分子（水分子）吸收微波后，改变其原来的分子结构以同样的速度做电场极性运动，致使彼此间频繁碰撞产生大量的热能，从而使物料内部在同一瞬间获得热能而升温，相继产生热化、膨化和水分蒸发，从而达到加热干燥的目的。

2）基本结构：此类设备由进料斗、抑制器、加热箱、排湿管道、排热管道、电气箱、控制台、调偏装置、可视窗、桥身、支架、出料口等部件组成（图 6-2-11）。设备的主要部件均采用不锈钢制造，符合制药设备 GMP 标准。

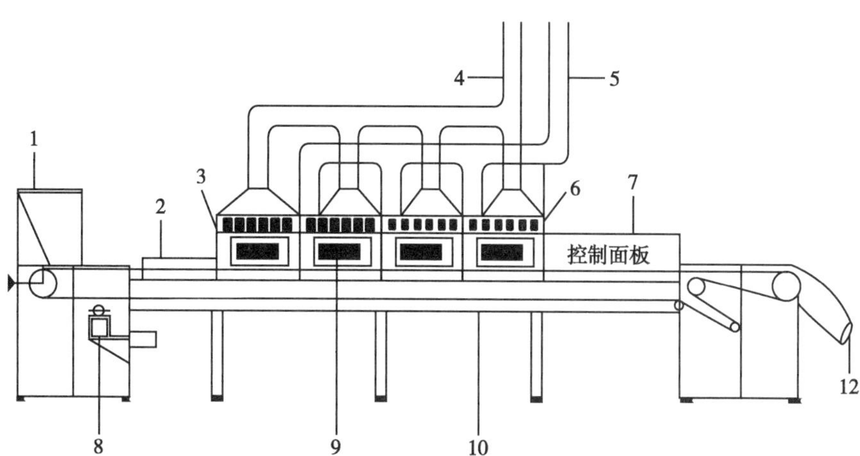

1. 进料斗；2. 抑制器；3. 加热箱；4. 排湿管道；5. 排热管道；6. 电气箱；7. 控制台；8. 调偏装置；9. 可视窗；10. 桥身；11. 支架；12. 出料口。

图 6-2-11　隧道式微波干燥灭菌机结构图

3）适用范围：主要用于大批量中药药丸的干燥。由于可能焦化丸剂，改变药效成分，使用时应注意合理调整设备参数。

4）设备特点：此类设备具有干燥产量高等优点。但设备能耗较高，维护烦琐，可能影响药效成分，使用前应进行充分研究。同时需注意对人体微波辐射的职业健康防护。

2．离心振动式凉丸机

（1）工作原理：干燥后的热丸自塔体顶部进料口自动进入，在振动激振力作用下做规律性离心运动，同时与自下而上的冷空气进行对流接触，干热空气经除尘后从排风口排出，冷却后的物料自塔体底部出料口自动排出。

（2）基本结构：该设备主要由塔体、振动平台、加料系统、除尘器、离心引风机及相关管道等组成（图 6-2-12）。

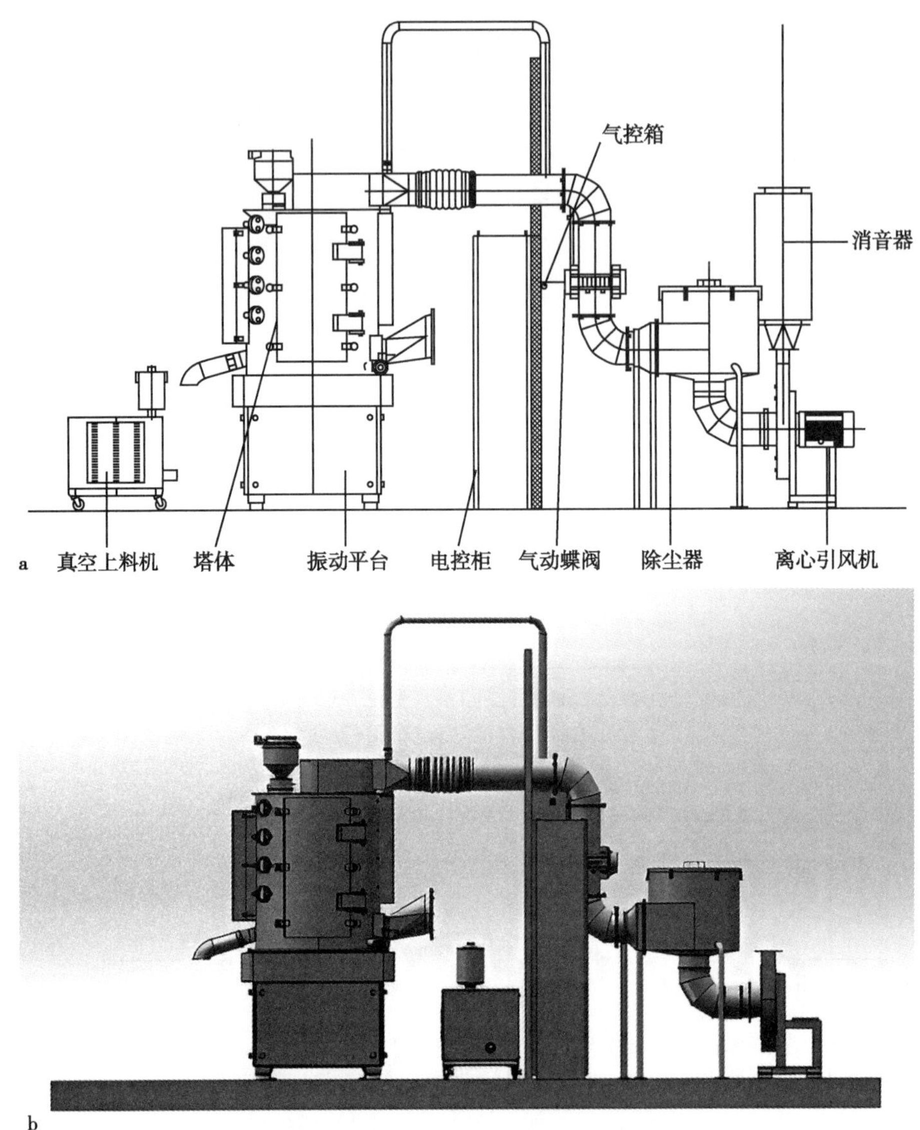

图 6-2-12　离心振动凉丸机

a. 结构图；b. 实物图。

（3）基本工作过程：热丸进入塔体后，在振动激振力作用下物料做规律性离心运动，通过各层的翻转阀门，物料落到下一层，同时与自下而上的冷风对流接触进行冷却，干热空气经除尘后从排风口排出，冷却的药丸通过出料阀门自塔体底部出料口自动排出。

（4）工作特点和适用场合：①冷却过程中，药丸为动态跳跃翻滚状态，冷却均匀；②凉风穿过多层筛板上密集的热丸，冷却时间短，效率高；③冷却过程为动态逆流连续方式，无须人工翻动药丸，劳动强度低；④适用于中药各类丸剂如蜜丸、水丸、浓缩丸等冷却；⑤凉丸塔体为立式结构，占地面积小；⑥适用于非黏糊、熔融类的各种形态物料的冷却；除丸剂外，还适用于颗粒状、不规则颗粒状、片状等物料的冷却。

（五）选丸设备

下面主要介绍螺旋选丸设备。

1. **工作原理**　此类设备利用离心力产生的速度差将符合圆度的药丸和不合格品分开，由分料口分选出成品丸和不合格丸。

2. **基本结构**　设备由出料口、料斗、螺旋导槽、基座、成品出料口、废品出料口组成（图 6-2-13）。

3. **适用范围**　适用于 3 ～ 12mm 丸径产品的选丸。

4. **设备特点**　结构简单，占地面积小，维护简单，易清洁，但需注意现场噪音控制，必要时应配备职业健康防护装置。

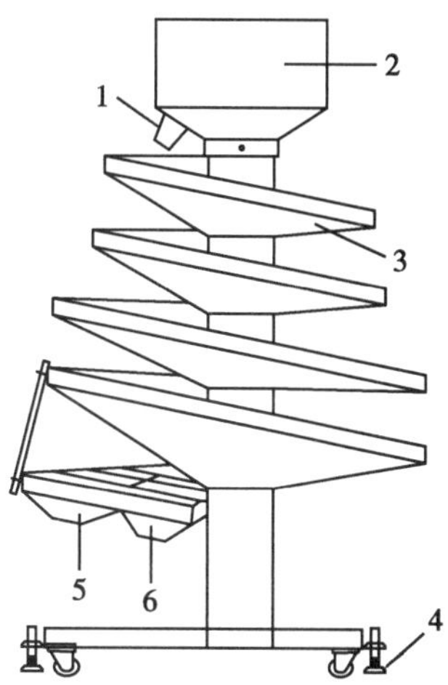

1. 出料口；2. 料斗；3. 螺旋导槽；4. 基座；5. 成品出料口；6. 废品出料口。

图 6-2-13　螺旋选丸机结构图

（六）抛光整形机

1. **工作原理**　药丸在锅体内随着锅体转动，药丸被锅体壁带动起来。通过与锅体壁的滚压与翻滚，药丸之间不断相互挤压摩擦，毛糙的表面被磨圆，从而使药丸表面光滑、圆整。

2. **基本结构**　抛光整形机主要由锅体、涡轮减速机、抛光电机、摆动电机和机架等组成（图 6-2-14）。

3. **基本工作过程**　药丸从料斗进入可倾倒式锅体，药丸在锅体内随着锅体转动，药丸之间不断翻转摩擦使药丸表面光滑、圆整，达到抛光效果后倾倒锅体出料。

4. **工作特点和适用场合**　①除抛光外还可对药丸进行包衣；②锅体可上下倾斜，方便进出料；③可对湿丸连续抛光；④锅体的转速对抛光有影响，转速过高，因离心力的作

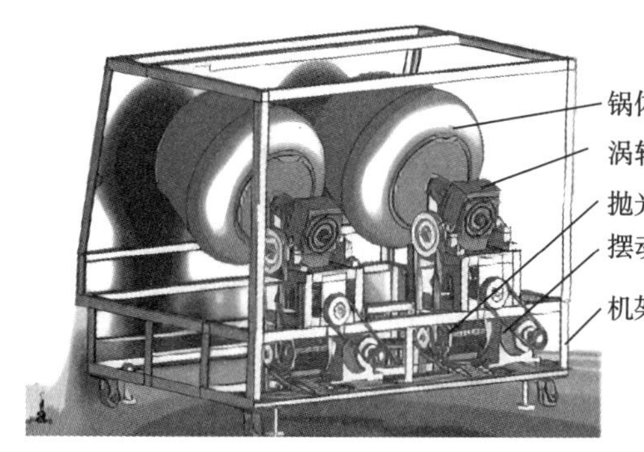

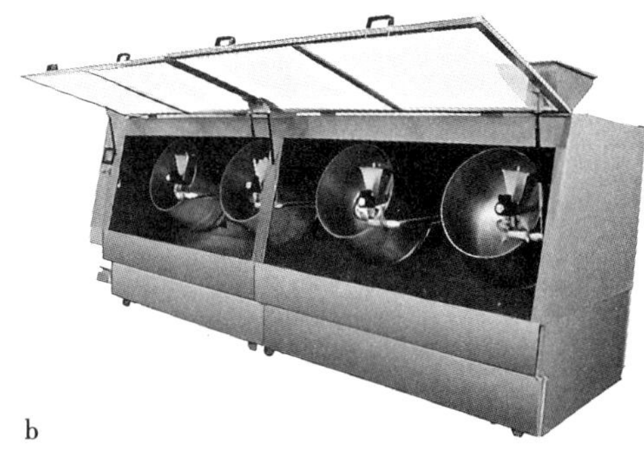

b

图 6-2-14　抛光整形机

a. 示意图；b. 实物图。

用，药丸紧贴锅壁无相对运动，起不到挤压和摩擦作用；速度过慢，难以带动药丸在锅内翻滚，并形成死角滞流，同样起不到抛光与圆整作用。

（七）滚筒式包衣设备

1．工作原理 物料在洁净、密闭的旋转滚筒内，做复杂的轨迹运动，按工艺参数自动喷洒包衣材料。利用空气经热交换器加热，形成热风后进入主机，洁净的热空气通过物料层，使喷洒在物料表面的包衣介质得到快速、均匀的干燥，从而在物料表面形成一层坚固、致密、平整、光滑的表面薄膜。

2．基本结构 由进风系统、排风系统、主机、喷浆系统、清洗装置、控制系统组成。

3．适用范围 适用于大批量中西药片、丸剂、颗粒等包制糖衣、水溶薄膜、有机薄膜的包衣。

4．设备特点 丸剂用滚筒式包衣设备，一般可分为荸荠式包衣机、高效包衣机（图6-2-15）两类，其包衣原理基本一致，可根据产品特性、产能要求、场地条件等进行选配。

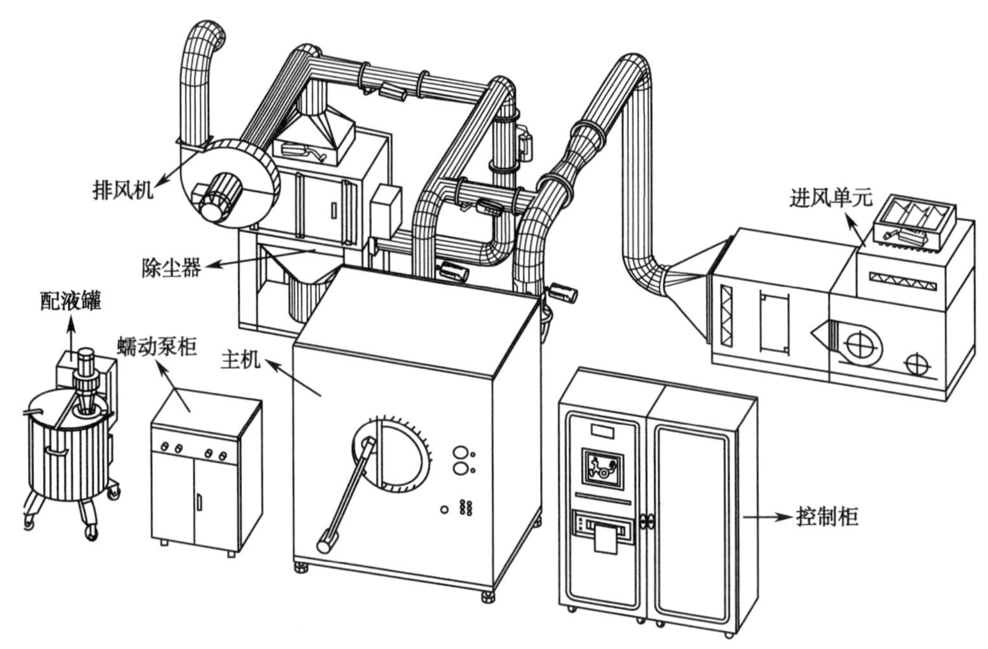

图6-2-15 高效包衣机结构示意图

此类设备使包衣过程与外界完全隔离，避免药物污染的同时无粉尘飞扬和喷液飞溅。包衣能够连续进行，可通过配套物料转运装置、自动清洗装置，能够减轻劳动强度，有效控制了交叉污染，节能高效，洁净安全，完全符合药品生产的GMP要求。包衣设备具体内容见第七章。

（八）蜡壳制备设备

1．大蜜丸扣壳机

（1）工作原理：在电振板的振动及滚刷转动的作用下，使上下壳有序排列。真空吸盘将大蜜丸放入下壳，再将上壳扣入下壳。

（2）基本结构：大蜜丸扣壳机主要由下壳料斗、理下壳机构、下壳输送链、布上壳机构、上壳料斗、理上壳机构、抓取药丸机构、药丸输送链、操作台和药丸料斗等机构组成（图 6-2-16）。

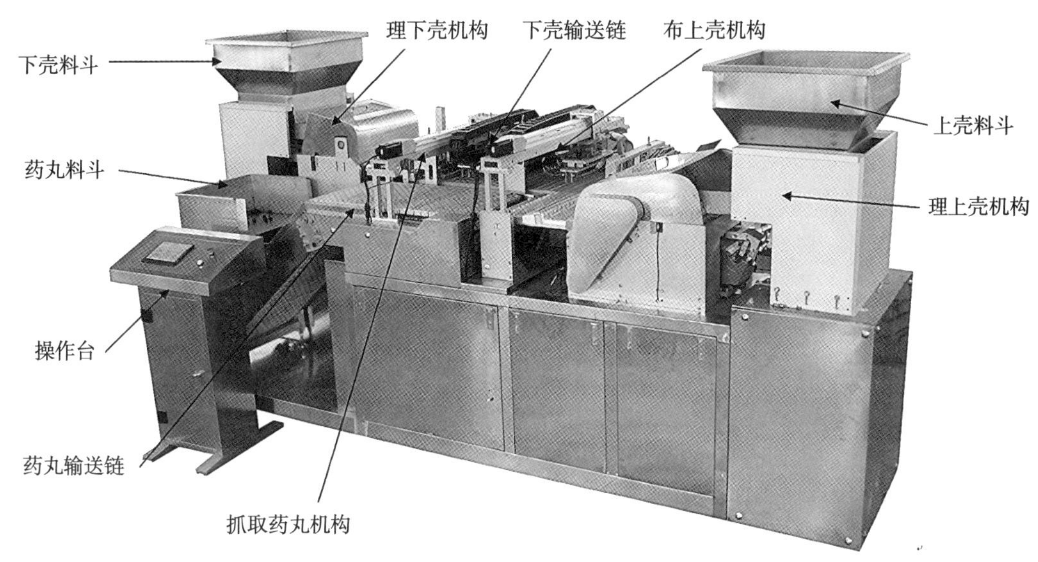

图 6-2-16 大蜜丸扣壳机

（3）基本工作过程：上下壳通过电振供料输送到电振板上，经过振动源及滚刷转动的作用，使上下壳有序地分成若干排。下壳电振板与输送链板直接相连，通过下壳输送机构将下壳送入主输送模板条孔内。在主输送模板条与布丸自动上料机构之间的伺服电机带动齿形带往复运动，机械手上的真空吸盘在主输送模板条与布丸子机构之间往复运动，从而完成下壳上料定位、取药丸、大蜜丸检测、取上壳、扣壳及成品动作。

（4）工作特点和适用场合：①成品率高；②可双重检测确保无空丸现象；③运行可靠，故障率低；④对药丸及壳无破坏性；⑤产量高。

2. 大蜜丸蘸蜡机

（1）工作原理：将扣入药丸的塑壳浸入熔化的液蜡中，提起后冷却，从而实现蘸蜡。

（2）基本结构：大蜜丸蘸蜡机主要由捞丸输送装置、布料区、蜡丸吸料装置、蘸蜡装置、蜡丸卸料装置和近蜡装置等组成（图 6-2-17）。

（3）基本工作过程：首先将扣入药丸的塑壳通过输送定位机构，将错乱无序的塑壳通过输送落入定距的定位孔中，再通过由电缸控制的吸盘，将扣好药丸的塑壳吸至蘸蜡支撑架上。蘸蜡支撑架通过凸轮间歇机构驱动，带动转盘转动到下一个工位，然后由气缸来完成上下往复运动，从而完成一次蘸蜡过程。

（4）工作特点和适用场合：①连续蘸蜡的生产过程容易保证蜡壳表面光滑，具有良好的密封效果，成品蜡壳蜡层厚度均匀；②水温、蜡温稳定；③更换模具后能够适应 3g、6g、9g 等不同规格大蜜丸的蘸蜡。

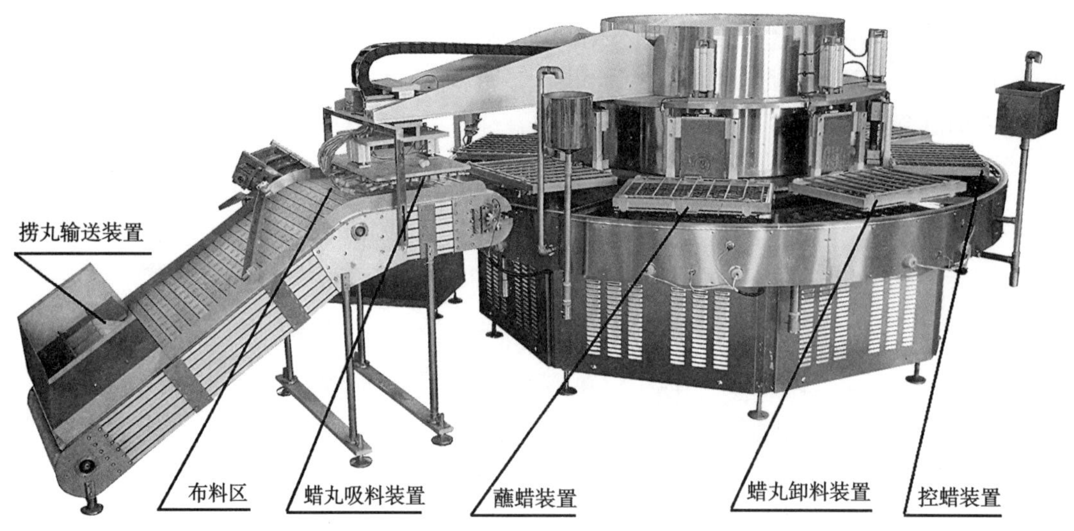

图 6-2-17　大蜜丸蘸蜡机

（九）包装设备

袋装设备与瓶装生产线具体内容见第八章。

三、塑制法制丸的影响因素

（一）制丸模具（或割丸滚模）对丸重的影响

丸剂一般以丸重计量，以每丸或一定数量的丸粒重量作为丸剂的规格。制丸机以制丸模具（或割丸滚模）上凹槽尺寸控制丸粒的大小，间接控制丸粒的重量，因此，丸粒的重量与制丸模具（或割丸滚模）上凹槽尺寸密切相关。

（二）切药条刀磨损对丸剂成形性的影响

切药条刀是制丸的关键部件，也是易损件。丸剂的制剂原料多为饮片粉末，硬度较强，在制丸过程中，切药条刀易被药料磨损，产生形变，导致丸粒圆整度下降、丸重差异增大。为了保证丸剂质量和提高切药条刀使用寿命，设备厂家应对切药条刀进行碳化钨表面喷涂处理。

（三）制条速度与搓丸速度对湿丸质量的影响

制丸条的速度及丸条的质量，不但影响制丸效率，而且直接影响丸粒的质量。若出条速度慢，则制丸的速度也慢，当出条速度过慢、与切丸速度不同步时，就会引起断条，反复断条不但影响制丸速度，还会降低湿丸的半成品率；当出条速度过快，高于切丸速度时，丸条来不及切搓，丸条便会垂落下来堆成团，导致丸条粗细不均而影响湿丸质量。因此，制条速度与搓丸速度之间的相互匹配十分重要。在实际操作过程中，制条速度与搓丸速度是通过电机的调速频率控制的，但有一定的误差，针对具体产品时，在制定工艺参数时，应对制条速度与搓丸速度进行优化，在保证湿丸圆整度和半成品率的前提下，提高制条速度与搓丸速度，提高生产效率。

（四）干燥温度对丸剂的影响

干燥温度是干燥过程中需要注意的一项重要参数。干燥温度过高，会使丸剂表面的水分先汽化，阻止内部的水分扩散到表面，导致药丸裂变及假结壳等，不利于干燥的持续进行；干燥温度过低，则会间接延长干燥时间，不仅易使药丸滋生细菌，还会导致黏性低的药丸松散易碎，严重影响丸剂成品的外观。干燥温度还可能对药物成分的含量有显著影响，应根据丸剂组成成分的特性对其进行干燥。对于含有动物蛋白类的丸剂，其干燥温度不得超过 70℃，其他丸剂以 70 ～ 80℃为宜，含芳香性成分的丸剂干燥温度以 60℃为宜。

（五）丸块质量对丸粒成形的影响

优良的丸块应混合均匀、色泽一致、滋润柔软，具有可塑性，制丸条时不易断条。

1．**加黏合剂量**　含纤维多，质地疏松的药粉，宜增加黏合剂量，使其充分润湿，改善药粉黏性，但加黏合剂量不宜过多，过多会导致丸块过湿，不易制丸条，丸粒易粘连。

2．**加黏合剂温度**　黏性差的药粉可适当提高黏合剂温度，增加药粉黏性，但黏合剂温度过高会导致混合搅拌阻力增大，药粉混合不均，也可能出现丸块黏性过强，制丸时出现孖丸、棱角丸、扁形丸、缺口丸等异形丸现象。

3．**混合时间**　药粉加水搅拌混合制成丸块，混合时间、搅拌时间短，药粉黏性不够；混合不均匀、时间过长会导致药粉黏性过强、不易出料、异形丸多等问题。生产中混合时间的确定通常需要观察丸块的软硬程度，也可通过混合设备的混合阻力值或混合电流值辅助判断。

四、塑制法制丸常见问题及解决措施

塑制法常应用于蜜丸，蜜丸生产常见问题及处理措施见表 6-2-1。

表 6-2-1　蜜丸生产常见问题及处理措施

序号	问题	可能的原因	处理措施
1	蜜丸表面粗糙	药粉含纤维、矿物或贝壳类药过多过粗	可将药料粉碎得更细，亦可将含纤维多的饮片、矿物药或贝壳类药等提取、浓缩成稠膏兑入炼蜜中
		加蜜量少而且混合不均	加大用蜜量，减少炼蜜含水量
2	蜜丸变硬	润滑剂用量不足	增加润滑剂用量
		用蜜量不足、蜜温较低、含胶类药比例较多、合坨时蜜温过高而使其烊化又冷固	按规定加入足量炼蜜，适当提高加入炼蜜的温度；适当掌握炼蜜程度

续表

序号	问题	可能的原因	处理措施
3	皱皮：蜜丸在贮存一定时间后，在其表面呈现皱褶	炼蜜较嫩而含水分过多，当水分蒸发后蜜丸萎缩；包装不严，蜜丸在湿热季节吸潮，而在干燥季节水分蒸发，使蜜丸反复产生胀缩现象而造成；润滑剂使用不当	适当减少炼蜜含水量，提高包装密封性，使用适宜的润滑剂及其用量
4	返砂：蜜丸在贮藏一定时间后，在蜜丸中有糖等结晶析出	用蜜质量欠佳，“油性”小，含果糖少；合坨不均匀；蜂蜜炼制不到程度	选择质量合格的蜂蜜，严格控制炼蜜的含水量
5	空心：当将蜜丸掰开时，在其中心有一个小空隙，常见饴糖状物析出	制丸时揉搓不够	加强合坨和搓丸
6	发霉或生虫：蜜丸在存放过程中发生发霉、生虫、生螨等问题	药料未充分灭菌；药料在粉碎、过筛、合坨、制丸及包装等操作中被污染；包装不严密，在贮存中被污染	选用适宜灭菌方法和操作条件、严格按照GMP要求进行生产，选择合理的包装

第三节　泛制法制丸工艺与设备

一、泛制法制丸工艺

泛制法是在适宜的转动容器或机械中，将药物粉末与黏合剂交替润湿、撒布、不断翻滚，逐渐增大的一种制丸方法。泛制法主要用于水丸的制备。

泛丸生产工艺流程：起模→泛丸→筛丸→烘干→选丸→包衣→包装。

其中，起模与泛丸是两个关键工序。泛制法主要有手工药匾泛制和荸荠式包衣机泛制，起模方法有3种：一是将部分起模用粉放在包衣锅中，在转动下喷洒黏合剂，借包衣锅的转动和人工搓揉使成颗粒状，并逐渐加入起模用的药粉和喷洒黏合剂，将所制成的颗粒丸模取出、过筛、分等待用；二是在转动的包衣锅内混合起模用粉和黏合剂使成松散软材，用8～10目筛制成颗粒，再将其置于锅内，加少许干粉在转动的包衣锅内制成小球，取出，筛去细粉即可；三是在转动的包衣锅壁喷黏合剂，撒少许药粉，用刷子以旋转的反方向刷下细小颗粒，再喷黏合剂，加药粉，搓揉，如此反复直到起模用粉加完，经过筛除细粉即可。

泛丸是将丸模在包衣锅中反复喷洒黏合剂、药粉，使颗粒直径逐渐增大的造粒过程，如此反复，直至达到一定的丸径要求。

近年来离心造粒设备和流化床侧喷法等泛制方法的研究与应用，推动了泛制法制备丸剂工艺的发展。

二、泛制法设备

泛制法制丸常用设备药匾、糖衣锅、离心造粒制丸机、筛丸机、干燥机等。筛丸机、干燥机与塑制法中设备相同，不再介绍。

（一）手工泛丸工具与方法

手工泛丸工具简单，可用于小量生产，满足了临床上患者的特殊用药需求。手工泛丸法是中药特色技术之一，在中医院应用较广泛。

1．泛丸工具

（1）药匾：是手工泛丸的最主要工具，又称打盘、迭匾。以竹制匾为多见。匾面应光滑平整，不漏水，新编竹匾应先用砂纸打光，抹平，再用桐油或生漆与真丝绸布裱光。匾的一般直径有 2.4 尺、2.6 尺、2.8 尺、3.2 尺等多种规格。

（2）筛子：为了筛选所要求的丸粒，应根据丸粒的大小选用不同口径的筛子。传统用的筛子是用竹皮和藤皮编制而成。

（3）小刷子：用来扫刷黏着在匾面的颗粒和粉末，还可使聚成块的颗粒离散。

（4）小扫帚：用于蘸水均匀撒布于圆匾内。

2．泛丸方法　手工泛丸法大致包括起模、过筛、泛丸、盖面、干燥等步骤。

（1）起模：起模方法有粉末直接起模和湿颗粒起模。筛取 1 号～ 2 号筛之间丸粒，即得丸模。

（2）泛丸：泛丸是在丸模上反复加水、撒粉，经过团、揉、撞、翻等操作使药丸均匀、结实，如此反复操作，直到达到所要求的丸形大小的过程。

（3）盖面：盖面是将近成品丸粒用药粉或清水继续在药匾滚动以达到规定大小的过程。根据所用材料不同，可分为干粉盖面、清水盖面和粉浆盖面。

（4）干燥：可采用热风循环干燥、沸腾干燥等设备，干燥温度一般控制在 80℃以下，含挥发性成分的丸剂应控制 50 ～ 60℃。

（5）选丸：丸粒干燥后，用药筛筛取合格丸粒。

传统制备水丸多用药匾进行手工操作，十分烦琐，有团、撞、揉、翻等动作，劳动强度大、产量低且污染严重，工业生产基本上被机械泛丸设备代替。

3．注意事项

（1）注意控制药粉粒径：药粉应通过五号筛，药粉过细则丸粒不易成形，过粗则不易黏着。选择黏性适宜的药粉起模。起模用粉量可根据经验公式计算：

$$X=0.625D/C$$

式中，C 为成品水丸 100 粒干重（g）；D 为药粉总重量（kg）；X 为起模用粉量（kg）；0.625 为标准丸模 100 粒重量（g）。

（2）起模时应固定刷水、撒粉的位置，涂水要均匀，切忌有积水，少量多次加水、加药粉。

（3）泛丸时应注意掌握加水量。一般以颗粒表面湿润、药粉能全部黏附为度。但随着丸粒的增大应该逐渐增加水量和药粉量。

（4）泛丸时加药粉后应轻轻泛制，以免粉飞尘扬，损耗药材并影响均匀度。而加水后应用力泛丸，以免发生粘连现象。为使丸粒大小均匀，可将药匾倾斜并轻轻振动，大的丸粒向下滚，这样大小丸粒基本分开，把药粉加到小丸粒上，使丸粒的大小基本均匀一致。

（二）糖衣锅

1．工作原理 饮片细粉与润湿剂或黏合剂在容器内处于翻滚状态，不断交替撒粉并用水湿润，使药丸逐层增大。

2．基本结构 糖衣锅主要由包衣锅体、外加热装置、鼓风机、主电机、减速机、内加热装置和供风管道等组成（图 6-3-1）。

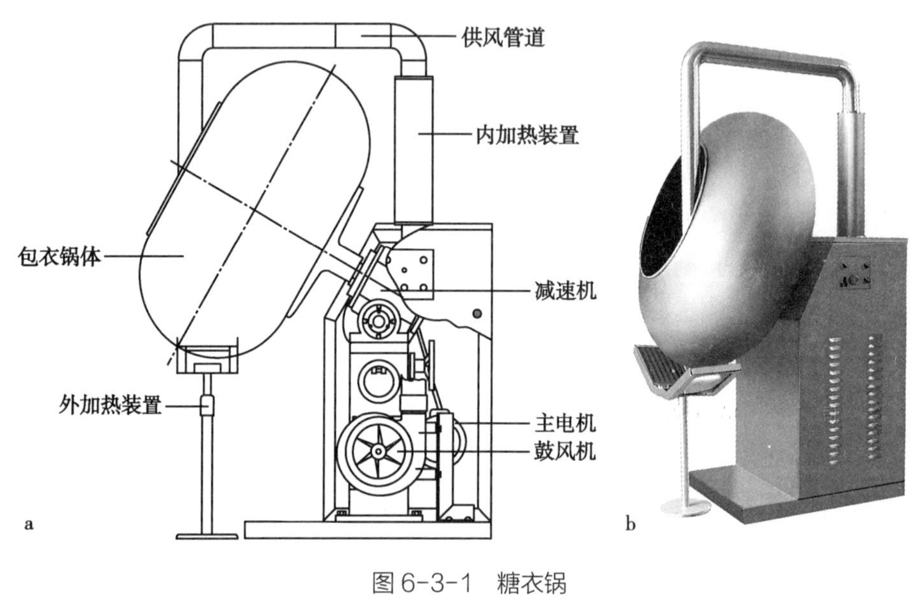

图 6-3-1 糖衣锅

a. 示意图；b. 实物图。

3．基本工作过程 将药粉用糖衣锅起丸模，选取符合工艺要求目数的丸模再用糖衣锅泛丸，反复添加黏合剂和药粉至湿丸重符合规定时出锅。称取外加辅料置于糖衣锅中，与经药丸筛分机筛选得到合格的湿丸进行闯亮，再进行包衣，包衣完毕对湿丸进行干燥，达到合格水分后用药丸筛分机进行筛选，除去不规则药丸。

4．工作特点和适用场合 ①加料方便；②清洗方便；③在同一台制丸机上可完成制丸、干燥和闯亮工艺。

（三）离心包衣造粒机

1．泛丸原理 将药粉或辅料等加入离心包衣造粒机内，在离心力、摩擦力及扰流板的作用下形成螺旋式绳股状运动，雾化喷入黏合剂，粉末凝聚成丸模，继续喷入黏合剂和加入粉料，使之均匀分布在丸模表面，层层包裹，同时在转盘与工作腔室内壁间的环缝中不断吹入热风，使丸粒流化干燥，如此反复操作，使丸粒的直径逐步增大，形成球形丸粒。

与传统手工泛丸相比，离心包衣造粒机泛丸在一个封闭容器内完成混合、起模、成形、包衣及干燥全过程。具有干燥速度快、操作时间短、无粉尘飞扬、交叉污染小，所制丸粒质地均匀致密、表面圆整光洁等优点，能够满足 GMP 要求。

2. 设备结构　离心包衣造粒机（图 6-3-2）由离心转盘、工作室腔体、扰流板、黏合剂入口、喷枪、粉料入口、热风进口等组成。其中，离心转盘与筒体内壁间有狭窄缝隙。

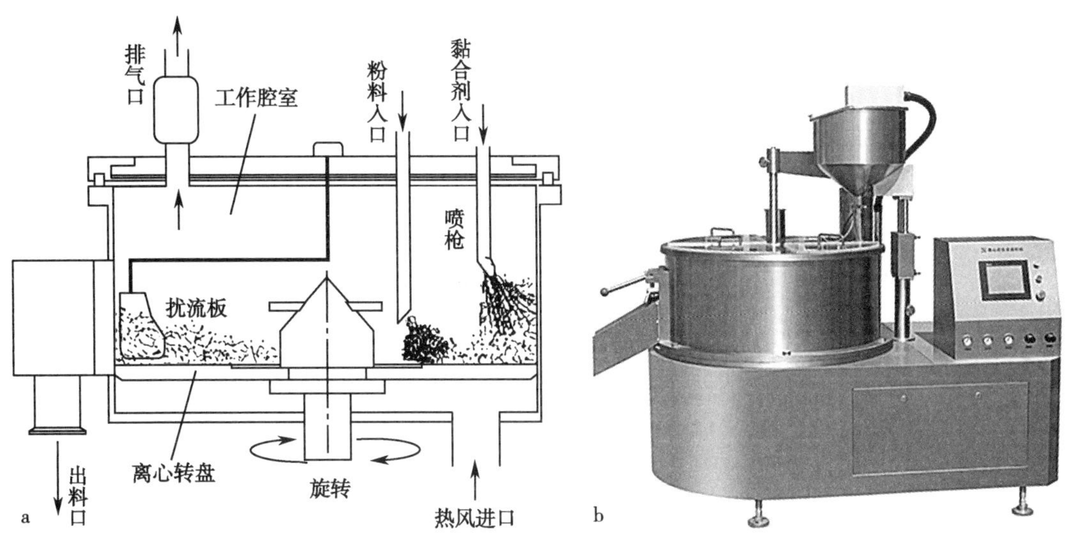

图 6-3-2　离心包衣造粒机

a. 示意图；b. 实物图。

3. 泛丸工艺

（1）起模：将药粉和辅料投入工作腔室内，开机后建立螺旋流态化，雾化喷入黏合剂或润湿剂至流化的物料表面，原粉粒子随机碰撞、挤压、聚结形成致密、真球度高的丸模。

（2）成形：不断向丸模喷入黏合剂或润湿剂润湿丸模表面，同时由供粉器撒入药粉与辅料黏附在丸模表面，使其不断增长放大、干燥，重复操作直到丸粒粒径或增重符合要求。

（3）盖面、干燥：向上述合格丸芯喷入包衣材料液体，同时通入热风干燥，反复操作，使丸剂增重符合质量要求。

三、泛制法制丸的影响因素

（一）丸模形状

丸模形状直接影响成丸的圆整度、丸模的粒度和数目，也影响筛选次数、丸粒规格及药物含量的均匀度。

（二）水量和粉量

丸模应喷水分布均匀，以黏结成团为宜，否则水多的地方药粉和小丸粒紧紧黏在匾上，不能分开，难撞散。

加粉量视施水量而定，加粉过多，多余药粉不黏附在丸粒上面而游离在小丸粒之间；加粉过少，易造成水丸粒相互粘连成团块。

泛丸时一般以表面均匀湿润和每次所加药粉全部黏附为宜。

（三）黏合剂和细粉用量

成形时，药粉黏附到起始丸模上，随后在喷液形成的液桥作用下形成药丸。这种液桥最后会被固桥取代。连续供药粉和喷液，直到药丸达到预期的大小。整个过程中，以一个预先确定的精确速率供粉很重要，并且要在黏合剂喷液速率和供粉速率之间维持平衡。如果没有维持好的平衡供粉速率，就会发生过湿或粉尘过多，产品的质量和产量受到影响。

（四）泛丸速度

若药丸成形过快，会得到易崩解的药丸；反之，药丸在泛丸机内滚动时间过长，药物与黏合剂作用时间就长，丸质过于紧密，而致崩解时间延长。所以，当起好模后，应严格掌握适中的泛丸速度。

（五）离心包衣造粒机泛丸的主要影响因素

离心包衣造粒机结构与糖衣锅明显不同，它在泛丸时，除了受到上述因素影响以外，还会受到以下因素的影响。

1．**离心转盘速度** 离心转盘转速通过电机变频调速，目的是促使物料远离离心转盘中心进入流化区。转速太低，物料黏附在离心转盘表面，造成粒度不均；转速太快，会造成物料粘贴在工作腔室内壁，粒子间相互剧烈碰撞形成粉尘。

2．**喷液速度** 供液速度对丸径的影响甚为显著。当供液速度较低时，由于热风干燥的影响，粉尘较多；当供液速度太高，床内湿度分布不均，局部出现黏结，甚至结团。或者丸剂附着在床体内壁和转盘表面。

3．**供粉速度** 在丸剂成形过程中以撒粉方式进行，其速度较喷涂法快得多。当供粉速度较低时，因干燥的影响，粉末附着表面能力较差，由于碰撞出现粉尘；供粉速度和喷液速度在泛丸时均可在一定范围内调整以保持恰当的比例。初期以较大的喷液速度使丸芯表面迅速被润湿，避免粉尘飞扬。中后期应以较稳定的速度喷液供粉。

4．**雾化压力** 雾化压力过低，黏合剂雾粒大小不均，容易产生丸芯黏附结合；当压力过高时，虽然雾化均匀，雾粒细小，但伴随严重的飞溅现象，所以泛丸时应注意丸剂运动状态，选择合理雾化压力。

四、泛丸过程中常见问题及原因、处理措施

泛丸生产中常见问题的原因及解决措施见表 6-3-1。

表 6-3-1　泛丸过程中常见问题及原因、处理措施

序号	问题	可能的原因	处理措施
1	外观粗糙、色泽不均	①药粉粒径过大 ②盖面时药粉用量少或未搅拌均匀 ③静态干燥未及时翻动	①提高药粉细度 ②用足量细粉盖面，并搅拌均匀 ③干燥时及时翻动

续表

序号	问题	可能的原因	处理措施
2	丸粒圆整性、均匀性差	①丸模不合格 ②药粉细度小且不均匀 ③加水、粉量不当	①采用合格丸模 ②提高药粉细度和均匀性 ③确定黏合剂与药粉合理用量
3	皱缩	湿丸滚圆时间太短，丸粒质地疏松	确定合理泛丸速度，每次加粉后丸粒有充分滚圆时间，使其圆整、质地结实
4	溶散时间超限	①药粉中黏性成分多 ②药粉细度大 ③赋形剂黏性大、用量过多 ④泛丸时间过长 ⑤丸粒含水过低，干燥温度过高，丸中淀粉类成分糊化等	①加合适崩解剂 ②饮片粉碎时注意控制药粉细度 ③加适当崩解剂，或用低浓度乙醇起模 ④增加每次加粉量，缩短滚动时间 ⑤增加丸粒含水量，提高干燥温度，缩短干燥时间
5	微生物限度超标	①饮片或药粉灭菌不充分 ②生产环境、辅料及设备等再污染	①选择合适方法灭菌 ②按 GMP 要求，严格控制设备、人员及生产环境

第四节　滴制法制丸工艺与设备

一、概述

滴丸是指原料药物与适宜的基质加热熔融混匀，滴入不相混溶、互不作用的冷凝介质中制成的球形或类球形制剂。滴丸剂是固体分散技术在中药丸剂中的具体应用，将药物组分与固体分散载体达到均匀固态分散，通过亲水载体的快速溶解而将药物组分迅速释放，有利于快速发挥治疗作用、提高药物生物利用度和增强药物疗效。此外，滴丸还可制成控释、缓释、肠溶、包裹特定衣膜等制剂，既可用于内服，也可用于外用，其制备技术备受医药界和研发单位的关注。

中药滴丸是在中药传统丸剂基础上发展而来，它是以中医药学理论为基础，与现代制剂技术相结合，符合现代制剂“三效”（高效、速效、长效）、“三小”（毒性小、不良反应小、用量小）、“五方便”（生产、运输、使用、携带、保管方便）的发展方向。滴丸技术不仅在医药制剂中应用广泛，而且还可用于生产各种新型保健食品与普通食品。

滴丸的制备方法主要有熔融法和溶剂 - 熔融法等。熔融法是中药滴丸制备的常用方法，系将药物与基质混合均匀，加热至熔融后，滴制成丸；溶剂 - 熔融法主要是将药物先溶于适当溶剂中，再将溶液直接加入已经熔融的基质中搅拌均匀后滴制成丸。将主药溶解后，与熔融好的基质充分混合（乳化或制成混悬液），均匀分散，保持恒定温

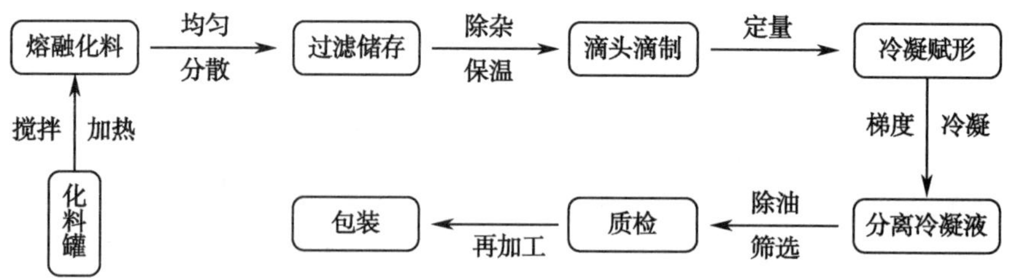

图 6-4-1 滴丸制备工艺设备流程图

度，通过一定直径滴头，匀速滴入不相混溶的冷凝液中，冷凝收缩成为丸粒，再将冷凝后滴丸收集起来，去除冷凝剂后，干燥制得素丸，再进行后续操作（例如包衣、灌装等）（图 6-4-1）。

滴丸制备设备主要由化料、滴制、冷却、洗丸、干燥、选丸、包装等系统组成。

20 世纪 60 年代末我国药学工作者受到西药倍效灰黄霉素制成滴丸的启示，通过大量研究工作后，使滴丸剂的理论、应用范围和生产设备等有了很大的进展，并具备了工业化生产的条件。1971 年我国就上市了芸香油滴丸，1977 年我国药典开始收载滴丸制剂，使《中国药典》成为国际上第一个收载滴丸制剂的药典。

但是滴丸制剂设备受到市场、技术、资金等多方面困扰，使得早期的一些比较正规的滴丸机制造商放弃了对滴丸机的开发生产，一些对滴丸有需求的商家不得不自己设计适应自己产品的滴丸机，由于缺乏技术层面的支持，那时的滴丸机局限性很大，很难适应市场对滴丸设备的需求。

进入 21 世纪，“十三五”时期，尤其是国家重点推行“制造强国战略”以来，滴丸生产企业开始向科技创新和智慧服务型转变，全面提升滴丸制药装备的智能化水平，多家公司启动了滴丸生产线全面信息化智能化产业升级。国内大型滴丸生产企业推出了新一代高速智能化滴制生产线，其特点就是以 GMP 质量要求为核心，围绕一个工厂、一套设备、一个系统的建设目标，实现全工艺流程无断点的连续化智能集成，打造国际标准引领下的智能制造技术平台。尤其是微滴丸的深冷滴制技术，彻底颠覆了传统滴丸用石蜡油冷凝的落后生产方式，而是采用先进的空气冷凝技术。药液通过微小孔径滴盘在电磁悬浮高频振动条件下以 4 倍重力加速度垂直滴入 -120℃深冷氮气中，瞬间冷凝成固体微滴丸，保持了滴丸快速释放、高效吸收的特点。

二、滴丸成形原理

（一）液滴的形成

液滴形成原理为射流破碎。所谓射流破碎，即指液体从空气喷射入另一种流体介质中，受气动力、惯性力、黏性力及表面张力等相互作用，液体柱分裂破碎的现象。射流破碎分为高速射流（Taylor 模式）和低速射流（Rayleigh 模式）两种模式。滴丸成形主要依据的是滴速射流破碎原理，在此模式下流体经过重力、纵向扰动等因素影响，在液体柱表面形成表面波，此表面波会随时间、空间发展，最终液柱断裂形成液滴。

（二）液滴的定量滴制

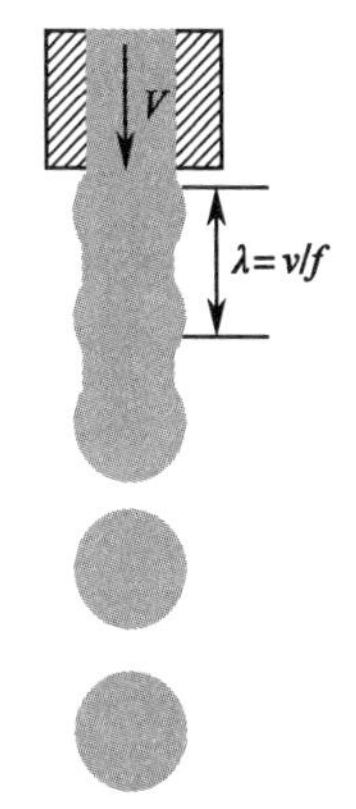

图 6-4-2　液滴破碎模型

对于固体分散滴制技术，要保持滴丸丸重大小一致，液滴必须保证定量滴制。射流破碎理论认为，对于一种确定的液体射流系统，存在着一种使得表面波发展效率最为明显的滴制频率，称为最佳破碎频率，对应的滴制波长称为最不稳定波长，在最不稳定频率的作用下，液柱形成一系列液滴，如图 6-4-2 所示，λ 为破碎波长，药液的线速度为 v，药液的破碎频率 f 关系式为：

$$\lambda = v/f$$

破碎后得到的液滴直径可以根据一个波长高度的圆柱体及另一个液滴体积计算：

$$\frac{\pi d_{\mathrm{D}}^{3}}{6} = \frac{\pi d_{\mathrm{jet}}^{2} \lambda}{4}$$

$$d_{\mathrm{D}} = \left[\frac{3\lambda d_{\mathrm{jet}}^{2}}{2}\right]^{1/3}$$

式中，d_{jet} 为破碎前射流直径，约等于但略大于滴孔直径，d_{D} 为液滴直径。

由上述定量分析可知，在滴孔孔径合适、流速一定的情况下，液体射流在最佳破碎频率下可以得到稳定的固定体积（定量）的液滴，从而能够保证液滴的重量大小一致（滴丸的重量大小取决于液柱的震动波长）；实际滴孔孔径选择要根据药品丸重范围要求结合不同药品药液物理性质来确定，并通过大量试验确定孔径范围和精度，直至满足丸重控制要求。

（三）滴丸在冷凝剂中的成形

滴丸成形是药液液滴在冷凝剂中凝固成形的过程，熔融的药液在冷凝液中是否可以成形，取决于液滴的内聚力和药液与冷凝剂间的黏附力之差，称为形成力，形成力为正值时，液滴可以成形。液滴成形后的圆整度，与液滴在冷凝液中的速度、冷凝液温度以及液滴大小有关，因此通过可以控制冷凝液的密度、温度等方法来改善圆整度，通常会采用梯度降温来控制成形过程。

滴丸的圆整度控制是滴丸制剂技术的难点，影响因素很多。首先，从传统中药生产经验上看，滴丸圆整度受熔融后的混合药液的动力黏度、温度影响较大，不同药物成分以及辅料的选择以及化料工艺温度对药液动力黏度起到了决定性影响，不同产品之间差异较大，一般在注册工艺确定之后，这些指标无法灵活调整。其次，冷凝剂的选择是另外一个影响滴丸圆整度的关键，传统上不同密度的石蜡油，不同质量标准的二甲基硅油，不同厂家的冷凝剂对相同工艺、相同产品滴丸圆整度控制都有影响。另外，冷凝剂温度梯度和冷凝剂黏度相互关联，温度在 0 ～ 20℃变化，冷凝剂的黏度、流动性会发生较大变化，不同药液在滴制过程中的表面张力变化很大，表面张力的大小直接决定了滴丸圆整度。必须结合大量的工艺试验来确定最佳工艺参数和冷凝剂使用寿命。

三、滴制法制丸设备

随着中药在我国的快速发展，中药滴丸的发展已进入产业化、规模化发展时代，对滴丸生产设备和装备的要求也越来越高。为了滴丸制备与固体分散滴制技术的进一步发展，需要解决以下几个问题：

（1）如何控制大批量熔融态物料的均匀度。

（2）如何保障物料的流动特性以适合滴制，且保证滴制精度。

（3）如何提高滴制能力，且避免多滴嘴滴制时滴丸碰撞粘连，降低生产成本。

（4）如何控制滴丸的圆整度，让消费者更易于接受。

（5）如何消除游离丸（伴随液滴）的聚集，大幅提高成品率。

（6）如何在线自动分离滴丸与冷凝剂，使滴制生产可连续平稳运行。

目前，我国医药企业滴丸生产主要通过滴丸生产线来完成。现代智能高效滴丸生产线是当今滴丸主流生产及质量实现装备，由混合化料、乳化均质、物料输送、换热/冷却、滴制、药液自动收集分离、自动出料、自动控制等多系统构成（图 6-4-3）。

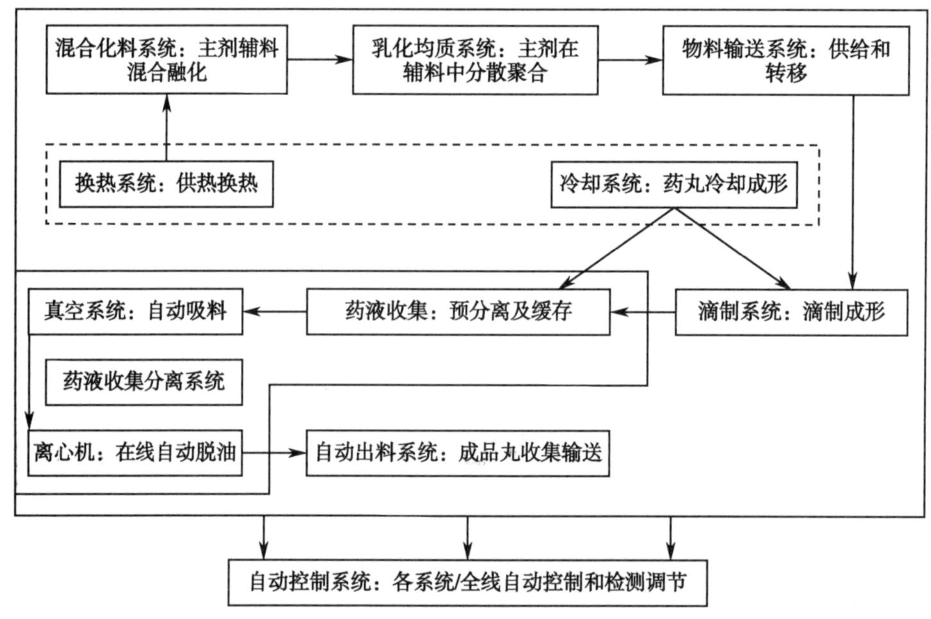

图 6-4-3 滴丸药液系统流程图

（一）化料设备

化料设备主要功能是将主药、基质加热熔融后并均匀地混合在一起，为滴制作准备。设备结构主要包括加热系统、搅拌系统、料液循环输送系统等（图 6-4-4）。不同类型的化料设备具有不同结构特点，可根据物料性质、工艺参数要求进行设备选型。

1. 加热系统 加热系统旨在加热熔融物料，同时温度能够恒定保持在要求范围内，有一定的精度控制要求，可采用水浴加热、油浴加热等方式，不同加热方式特点如下：

（1）水浴：物料受热均匀，缓慢熔化，便于观察。温度在 100℃以下，便于控制。

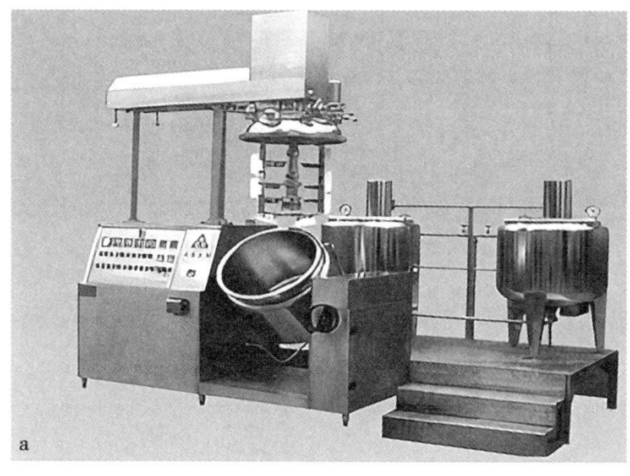
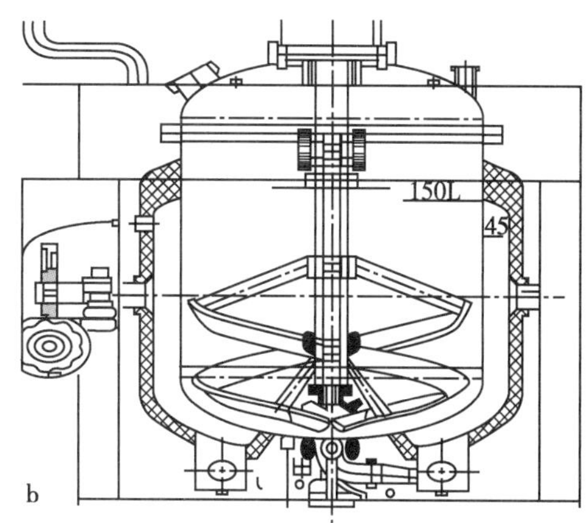

图 6-4-4　化料设备
a. 实物图；b. 示意图。

（2）油浴：温度高、升温快，加热温度超过 120℃，可缩短化料时间。

（3）加热系统对滴丸质量控制及生产效率的影响：加热能力不足会导致药液化料时间过长、料液中颗粒物较多等问题，化料时间过长会制约滴制产能，料液中颗粒物较多可能会影响后期滴制效果；加热能力过剩或温控波动较大可能会引发料液过度受热、药液中糖类及蛋白质等成分变性，引起料液胶化、黏度变大无法滴制、药效成分变化等生产和质量风险。

2. **搅拌、均质系统**　搅拌、均质系统是将主药经混合搅拌，融化形成均匀的液态混合物。设备技术包括：混合化料和乳化均质，实现滴丸生产对主药在基质中均匀分布的工艺技术要求。

3. **混合化料**　为满足大批量高黏度物料均匀分散、平衡加热的要求，化料系统有以下结构设计：搅拌系统在药液能够均匀地分散在基质中起着至关重要作用。针对物料性质应当选择或组合不同样式搅拌桨，使物料在融化搅拌过程中实现上下、内外方向充分流动，同时可将大颗粒成团的物料研磨打碎，形成细腻、均匀的熔融液体（图 6-4-5）。

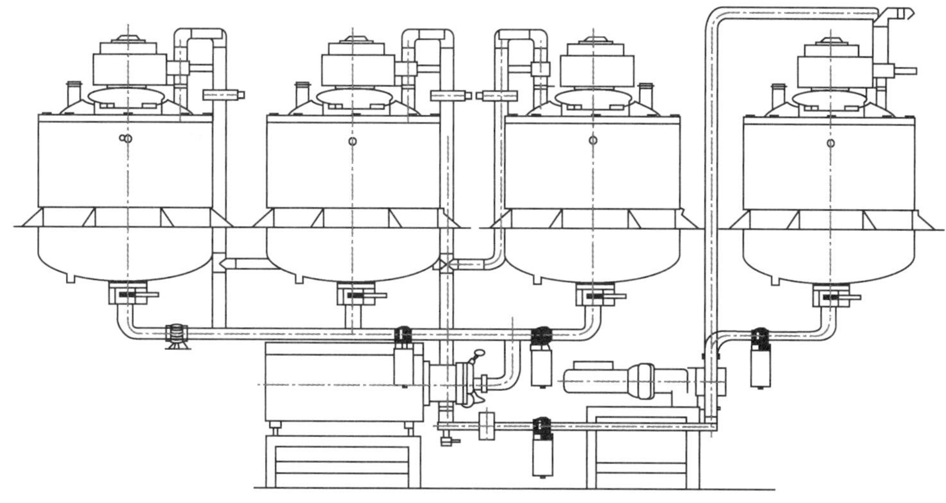

图 6-4-5　化料系统

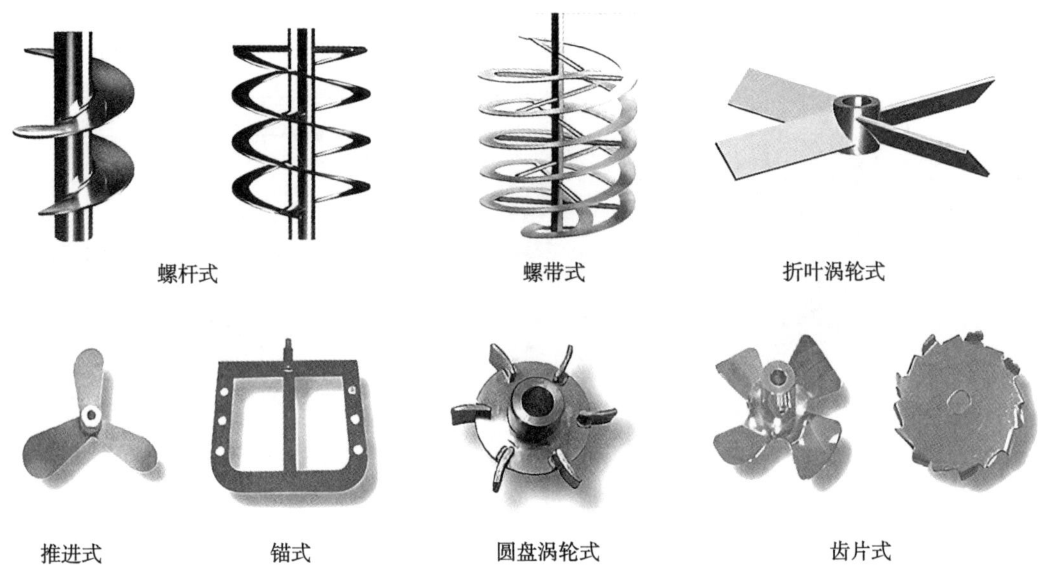

图 6-4-6 搅拌桨样式示意图

通常搅拌桨形式有：桨式、齿片式、弯叶开启涡轮、锚式、框式、螺带式、螺杆式、布鲁马金式、折叶涡轮、弯叶圆盘涡轮、推进式、平直叶圆盘涡轮等（图 6-4-6）。

中药滴制搅拌形式通常选用叶片式搅拌桨、框式搅拌桨、螺带式搅拌桨以及分散盘。叶片式搅拌桨、分散盘适合液液混合，框式搅拌桨适合液状或低黏稠度固液混合，螺带式搅拌桨适合黏稠度高的固液混合。

料液循环结构：化料完成后，各罐体之间有效连接可进行各罐体内物料总体混合，保证批次均匀一致。

4. 乳化均质 有的化料设备配置有乳化头、胶体磨等均质设备，通过高精度的剪切分散乳化设备，将一个相或多个相分布到另一个连续相中，并经过高频的循环往复，最终得到稳定均质的混合料液。经均质器处理后，可以使药物颗粒更加细小，药液的状态达到乳化胶质状与固体分散状态，确保药品的均一性。均质乳化形式可分为：

（1）上均质：搅拌桨与乳化头不同轴，并且采用高剪切乳化头。结构紧凑，底部出料彻底。

（2）下均质：乳化头独立电机传动，在罐体下方。扭力大，均质能力更出色，乳化头机械结构可带冷水降温。

（3）外循环均质：单独配备乳化设备，管道输送，乳化细度更高（图 6-4-7）。

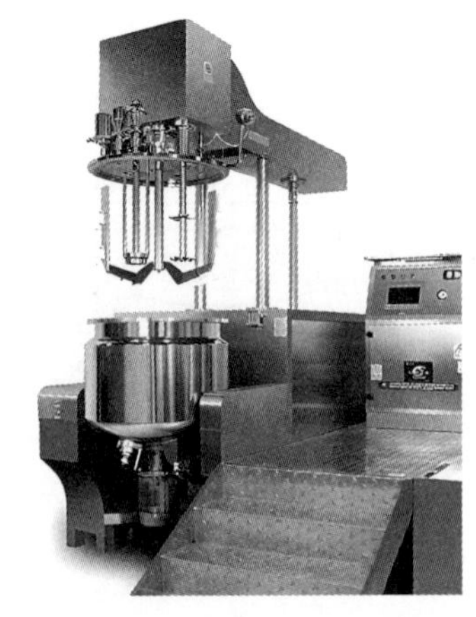

图 6-4-7 外循环均质示意图

搅拌均质对滴丸质量的影响：充分的搅拌与均质可以使药液中主药成分分散在基质中，反之搅拌均质能力不足会造成主药成分分散不充分，产出的滴丸含量分布不均一，严重影响患者服用效果，存在重大质量隐患。

5．**料液循环保温系统**　药品产业化生产通常是连续化、批量化投产，化好的料液需要通过循环系统输送至滴制工段，或者是将多个同时作业的化料设备中料液混合转移至储存装置中去，循环系统应尽可能做到转移过程物料损失小、温度散失少、运输路径尽可能短以及便于清洁、检修等；料液储存保温系统可以将多个化料设备化好的料液进行保温储存，并且附带搅拌功能，保证料液均一性质稳定。

（二）滴制设备

滴丸滴制设备是将熔融后的药液滴制成丸、除油、收集的设备总称。主要分为滴制系统、冷凝剂循环系统、滴丸除油、收集系统等。图 6-4-8 为化料、滴制系统示意图。

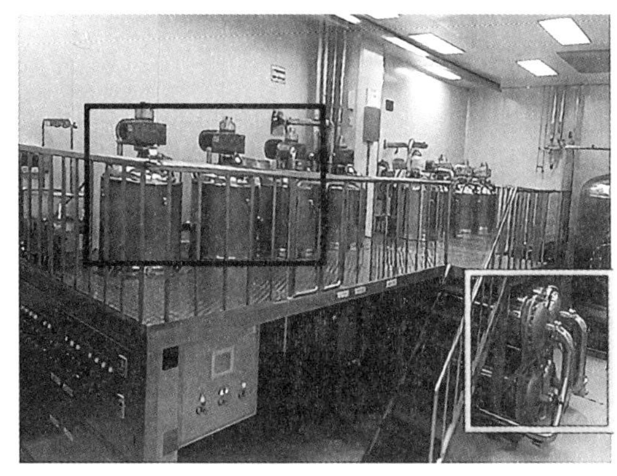
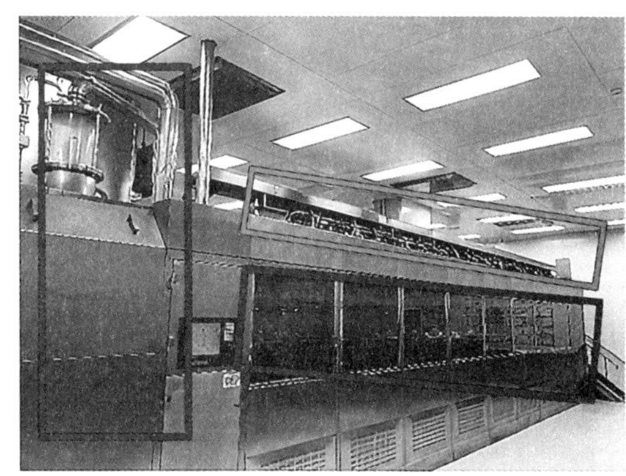

图 6-4-8　化料、滴制系统示意图

目前，虽然滴丸生产设备的设计原理趋于一致，但国内尚没有标准化的滴制生产设备。不同药品生产厂家根据自身滴丸产品的独特性质以及产品生产规模自行研发符合自己产品生产需求的滴制设备。有单滴桶小型滴制机，也有规模化集成生产线，还有更为信息化、数字化控制的高速滴制生产线（图 6-4-9）。

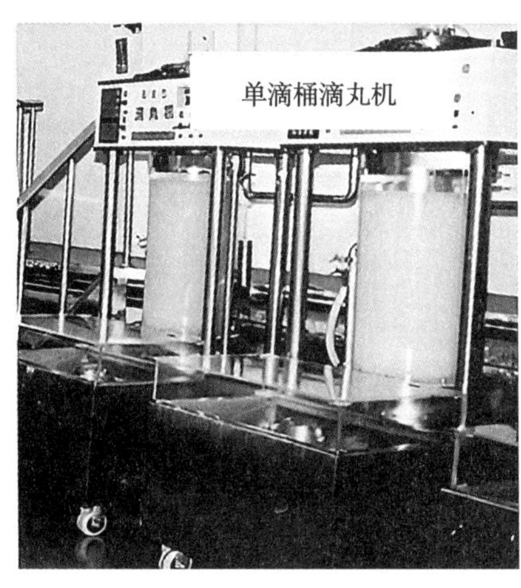

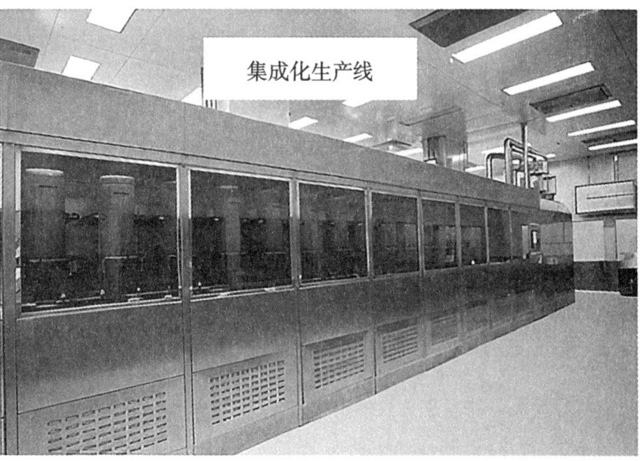

图 6-4-9　单滴桶小型滴制机、集成化生产线

1．滴制系统

基本组成：物料输送管路、药液储存保温罐、滴头（图 6-4-9）。

工作原理：通过物料输送管路将料液经料液循环系统输送至药液储存保温罐中，以恒定的流量从特制的滴头中滴出，形成液滴并滴入冷凝剂中，凝固形成滴丸。实现恒定流量的方式有：自然滴制，震动滴制，气压脉冲滴制，柱塞滴制。

（1）层流滴制技术：对于固体分散滴制技术，要保持滴丸重量、大小一致，则需要通过滴头的液柱呈层流状态，即液柱的任一截面在单位时间内流过的料液重量一致。

滴头滴嘴设计和加工是滴丸成形的关键技术。在自然重力滴制的状态下，液柱的振动波长决定于重力加速度、料液性质、液柱在滴嘴处的多相作用力等因素，重力加速度是固定常数，在物料制备技术保证了稳定的料液性质的前提下，滴嘴构造要保持多个滴嘴口液柱受力的均匀一致。

滴头滴嘴设计：当液柱经过滴嘴口（图 6-4-10），除受重力影响，还受到内应张力及表面吸附力的作用。滴嘴口内外径比值越大，越可以有效减少料液与滴嘴间的吸附力，同时滴嘴缓冲内腔、滴管的构造设计可使液柱在重力作用向下流动，符合层流滴制要求，以保证丸重大小一致。

（2）旋转成形技术：滴丸进入冷凝液面时存在时滞，当高速滴制时，往往造成前后两粒滴丸在液面处碰撞粘连而降低成品率。通过旋转成形技术，使冷凝液以切线方向进入凝固成形器，并按一定速度做旋转运动，在第二粒液滴落下时，前一粒已随冷凝液旋转移开，避免高速滴制时滴丸粘连，并使冷却距离较静止液面增加，实现快速成形，充分冷凝（图 6-4-11）。

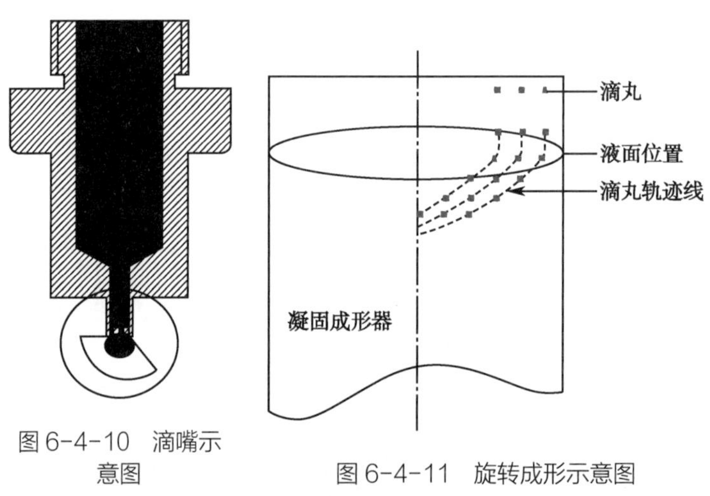

图 6-4-10 滴嘴示意图

图 6-4-11 旋转成形示意图

多滴嘴滴制时，不同滴嘴间的滴丸仍存在碰撞可能，将滴嘴盘的滴嘴排布、距离与冷凝液旋转涡流相匹配，并通过控制冷凝液流速，使旋转速度与滴丸下降速度匹配，以最大限度利用有效面积，保证滴丸在冷却液均匀散布，实现最佳冷却效果，达到滴制设备的最大生产能力。

2．冷却剂循环系统

（1）基本组成：循环泵、换热器、制冷系统。该系统组成设备会根据不同产品药液不同性质而量身定制设计，主要作用是对滴丸冷凝剂进行温度控制，和普通的制冷控温设备原理一致。

（2）工作原理：通过循环泵将冷却剂循环至换热器中，同时制冷系统利用冷媒，对换热器中的冷却剂进行循环制冷。以达到保持冷却剂温度，保证滴丸成形的目的。目前冷却剂种类有：石蜡油、甲基硅油、植物油、氮气、水或不同浓度的乙醇。可根据滴丸基质的性质结合研发注册资料的技术要求进行选择。

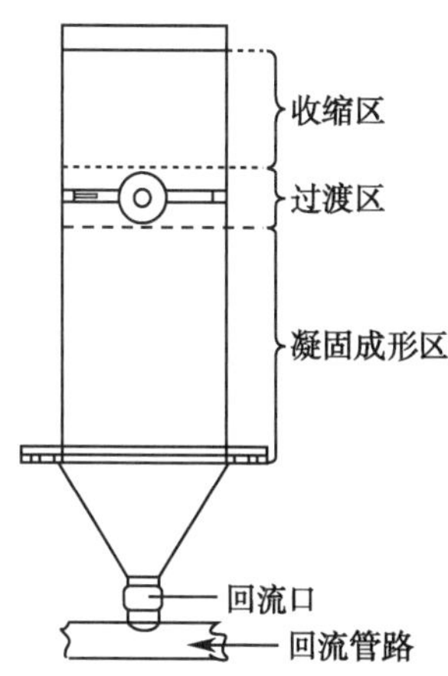

图 6-4-12　成形器梯度图

（3）温度梯度丸形控制技术：适当设计射流口沿凝固成形器竖直方向的位置，通过控制射流速度来控制冷凝液的旋转速度及温度场的分布，使冷凝液产生温度梯度（图 6-4-12）。即射流口以上部分为温度较高的收缩区，使液滴在收缩区充分收缩成形，保证丸形圆整；射流口以下为温度较低的凝固区，使滴丸凝固定形。

（4）冷却系统对滴丸质量的主要影响：冷却系统热交换功能异常会导致冷却剂温度过高或过低，在滴制过程将影响滴丸成形，滴丸易出现异形、多粒粘连、滴丸表面粗糙不光滑（俗称疙瘩丸）等现象。

3．**动态滴制收集系统**　游离丸旋涡分离技术：在射流破碎过程中，液滴的形成主要分为成长和颈缩两个阶段。在成长阶段，滴孔口液滴逐渐增大，当液滴重量与表面张力到达静态平衡临界值时，射流到达颈缩阶段，形成液线。液线随液滴移动逐渐拉长到极限位置后断裂，通常在断裂处会形成比主液滴小很多的伴随液滴（图 6-4-13）。伴随液滴也称为游离丸。通常游离丸会漂浮在冷凝液的表面，随着后续滴制过程进行会与其他液滴碰撞粘连，形成次品丸，如果不加以控制和去除，会严重影响成品率。

通过在凝固成形器的轴心设计除游离丸装置，利用液面旋转产生的漩涡，将游离丸吸至凝固成形器轴心位置，并利用一定装置去除（图 6-4-14），避免了游离丸漂浮在冷凝液表面长时间积累，造成正常丸和游离丸粘连的现象，解决了滴丸产业化生产过程中的瓶颈问题，使稳定生产成为可能。

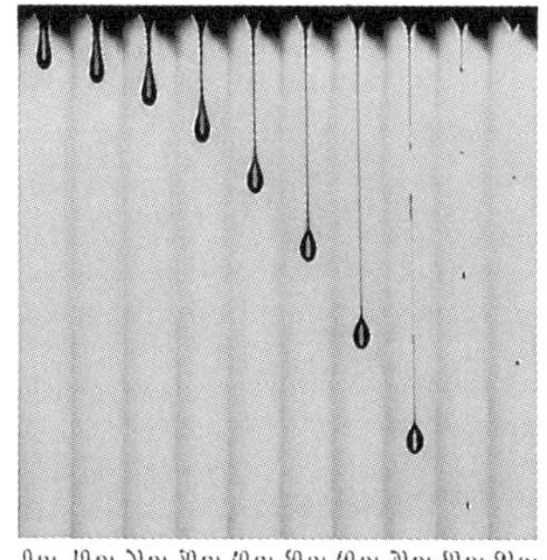
图 6-4-13　伴随液滴产生示意图

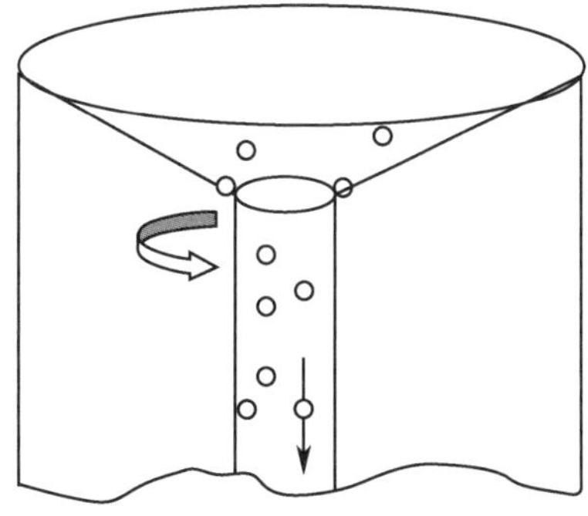
图 6-4-14　游离丸旋涡分离原理

4．滴丸除油系统

（1）基本组成：除油设备（图 6-4-15）、传送收集装置。除油设备为主要设备，如果药品投料出料采用普通人工方式，则不需要传送收集装置。如果产品产量规模较大，需要借助传送带以及自动出料设备进行辅助。除油设备是个性化选择的设备，根据除油设备的特点设计匹配的传送设备和收集装置。

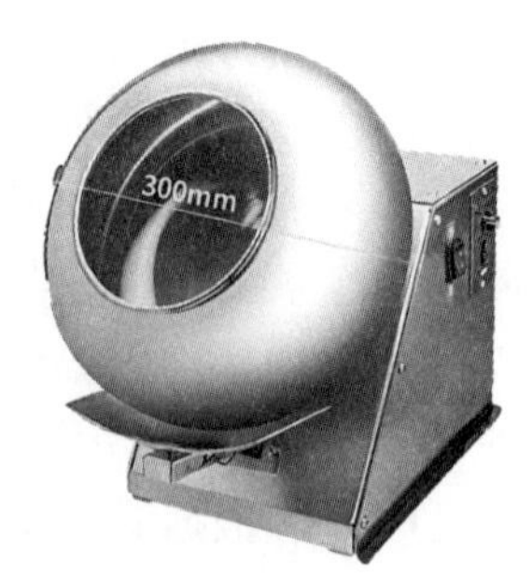

图 6-4-15 滴丸除油设备

（2）工作原理：滴丸经过收集系统分离出来后，进入除油设备，一般为离心脱油机、风干擦丸机，或根据滴丸表面的冷却剂附着情况，同时采用离心机与擦丸机除油，从而达到工艺要求。除油后，滴丸通过传送设备进入收集设备，滴制过程完成。

（3）除油效果对滴丸质量的主要影响：从工艺流程角度来说，滴丸表面冷凝剂的去除直接影响后期的筛分、包衣等操作。除油效果较差不利于滴丸中不合格丸的筛选和剔除，同时滴丸含油量较高也会影响包衣效果（出现包衣不完全、增重不够等情况），也存在着长时间含油较多造成滴丸变形隐患，影响外观；从患者服用的角度来说，滴丸附着的冷凝剂并不是药物有效成分，可能会有患者服用口感不适，或者引起过敏等不良反应等问题，存在质量隐患。

5．滴丸包衣设备 滴丸包衣设备应用的是标准化的高效薄膜衣包衣技术，此设备在药品片剂中应用非常成熟，行业内具备标准化技术，其结构包括引风系统、包衣系统和排风系统（图 6-4-16）。

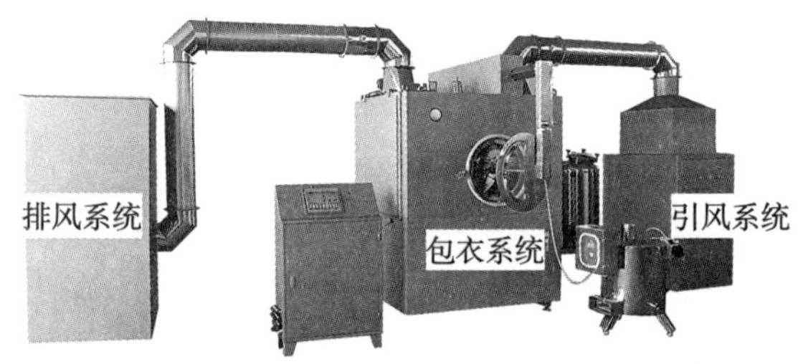

图 6-4-16 高效薄膜包衣

滴丸包衣系指在药品表面包裹上适宜的包衣材料，包衣技术以及包衣设备在制药环节中也占有重要地位。包衣的目的主要有：遮盖药物的不良气味，增加患者的顺应性；避光、防潮，提高药物的稳定性；改变药物释放的位置及速度，如肠溶、胃溶、缓控释等；保护药物免受胃酸破坏；隔离配伍禁忌成分；提高美观度，增加药物识别度，提高用药安全等。

四、滴制法制丸常见问题及原因、处理措施

（一）滴制法制丸常见问题及处理措施

滴制法制丸常见问题及处理措施见表 6-4-1。

表 6-4-1 滴制法制丸常见问题及处理措施

序号	常见问题	原因分析	处理措施
1	大丸	①滴制容器内料液高度偏高或因低温黏稠滴头有滴孔变大、表面破损情况；②油温过高、滴速过快导致液滴碰撞融合	①提升料液温度；②缩短受热时长；③合理调整物料搭配比例；④滴头模具及时维护

续表

序号	常见问题	原因分析	处理措施
2	小丸	料液过稀、续料高度偏低、料液温度偏高 滴头堵塞、挂滴	改善料液黏稠度、降低料液温度，增加料液高度 改善料液均匀度，控制杂质
3	双粒、游离丸、异形丸	双粒形成的原因主要是滴速过快、冷凝剂温度不够、冷凝液流速慢 游离丸为因液线断裂随机产生的微小液滴 异形丸主要为冷凝液流速过快造成	提升料液黏度、降低冷凝剂温度、提高冷凝液流速 预留溢流孔分离 调整冷凝剂流速、温度、滴制高度
4	滴丸不成形	药液偏稀冷凝液表面张力过大 冷凝剂流速过大	冷却液控制适宜的流速和温度
5	滴丸含油量过多	冷凝剂未有效去除	①控温，调整冷凝剂；②提升设备除油能力，增加物理除油措施
6	滴丸干裂	储存容器密封性不好 储存时间过长	改善储存方式，提升密封程度 控制储存时间
7	包衣不完全	喷液高度偏高 喷液量过大或者喷枪漏液 负压、进出风量异常，造成片床热交换不够 滴丸结团	控制喷枪高度、喷液量、进排风量、片床温度等关键参数 喷液量与热交换达成动态平衡态 先筛除结团再对滴丸进行补喷操作

（二）必要的后处理过程

由于生产过程中不可避免会产生一定的异形或者丸重差异较大的滴丸，所以滴丸需要进一步进行处理，主要分为选丸和筛丸两个流程。选丸过程是让滴丸通过固定的螺旋形轨道，利用不同滴丸形状所产生的不同离心力将丸型不好的滴丸分选出去，保留圆整性较好的滴丸。但这部分滴丸还会存在丸重差异较大的滴丸，因此需要通过两层特制的筛分模具将丸重较大和丸重较小的滴丸筛分出去，最终得到圆整性好、丸重差异小的合格滴丸。

第七章

中药固体制剂包衣工艺与设备

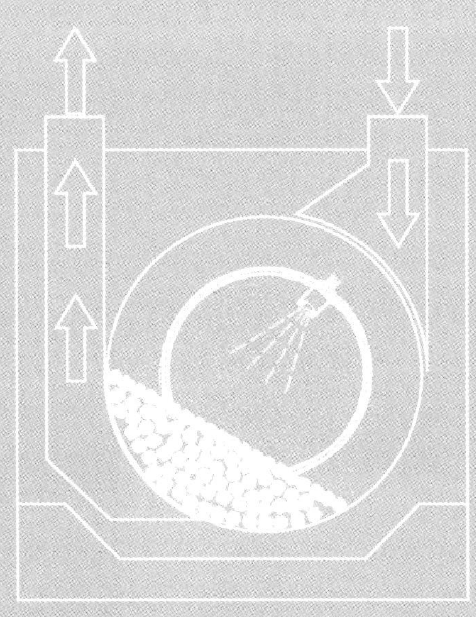

第一节 概 述

一、包衣的定义与目的

药物制剂包衣技术是通过特定包衣设备和工艺流程，按照药物制剂的特点及要求选择适宜的成膜材料，使之紧密黏附于药物制剂的外表面上形成一层或数层厚薄不同但分布均匀薄膜的技术。包衣技术通常应用于固体制剂，包括片剂、胶囊剂、颗粒剂、丸剂等。在药物制剂的处方工艺设计中，一般出于以下原因而考虑包衣：①避光防潮，提高药物的稳定性；②掩盖药物的不良味道，增加患者的顺应性；③隔离相互影响及有配伍禁忌的药物成分；④提高药物的识别度；⑤掩盖片芯底色，增加美观；⑥改变药物的释放行为，如胃溶包衣和缓控释包衣等。

二、包衣技术发展历程

现代包衣设备应用最广泛的是薄膜衣设备和糖衣设备，国内包衣设备是在引进、吸收国外技术的基础上，结合我国实际情况发展出来的。随着新技术的不断出现，包衣工艺和设备不断地向自动化和连续化方向发展，以提高包衣过程的重现性和可靠性。在过去的几十年里，片剂包衣经历了几次根本性的变化。虽然采用糖衣工艺生产的产品非常美观，但它的主要缺点是加工时间太长，片剂增重大，辅料用量多。为了克服糖衣工艺缺陷，人们进行了许多改进，如流化床中的空气悬浮技术，使用雾化系统来喷洒糖衣，使用染料铝色淀来改善颜色的均匀度，以及更有效的干燥系统。但是，仍然存在工艺复杂、生产过程冗长、对操作人员的技能要求高等问题。随着高分子材料和包衣设备的进一步发展，薄膜包衣已基本代替了糖衣。

首次提到片剂薄膜包衣是在 1930 年，但直到 1954 年，雅培实验室才生产出第一个商业上可用的薄膜包衣片剂。当雅培公司将这一工艺引入生产时，他们使用了基于 Wurster 原理的流化床。默克公司在美国和英国的工厂进一步发展了薄膜包衣工艺，在英国工厂的设计能力是每年 1 亿片包衣片。早期的薄膜包衣采用有机溶剂溶解包衣材料，存在明显的安全和环保方面的问题。水溶性薄膜包衣材料的出现和侧向通风包衣锅的发展使基于 Wurster 原理的流化床不用于片剂薄膜包衣，但其仍是颗粒和微丸包衣的首选。

三、包衣的种类

根据衣膜材料和技术的不同，片剂的包衣通常分为糖衣、薄膜衣和压制包衣等。

1. **糖包衣** 糖包衣是指以蔗糖为主要包衣材料的衣层。具有一定的隔绝空气、防潮、掩盖不良气味、改善外观等作用，但存在包衣时间长、辅料用量多等问题，已逐渐被薄膜包衣代替，目前主要用于部分中药片剂包衣。

2. **薄膜包衣** 薄膜衣是在片芯上包裹高分子材料的衣膜。薄膜包衣广泛应用于片剂、颗粒剂、丸剂等。与包糖衣相比，薄膜衣具有以下优点：①操作简便，节省成本；②片重增重仅 2% ～ 4%（包糖衣为 50% ～ 100%）；③包装、储存及运输方便；④根据所选辅料的性质，可以制备成不同需求的制剂（胃溶、肠溶、缓释、控释制剂等）；⑤可清晰显示片芯标示或片面上印字，便于识别、美观。

3．**压制包衣**　压制包衣是通过压片机将包衣材料颗粒或粉末压制在片芯表面形成的衣膜。压制包衣设备有两种类型。一种是压片和衣膜在同一机器上进行，在机器的一侧生产片芯，而后转移到一个较大的填充包衣粉的模具中，将包衣粉添加到片芯上，被压实成围绕芯片的一层衣层。另一种是压片和衣膜在不同设备上进行。压制包衣的主要优点是避免水分、高温对药物的不良影响，生产过程短，自动化程度高，但对设备的精度要求高，目前只应用于一些特殊品种。

四、包衣内容物质量要求

片剂、胶囊剂及丸剂等的包衣内容物均需要满足一定的硬度和脆碎度要求，防止在包衣过程中破损。

1．**片芯**　要生产出美观高质量的包衣片剂，片芯的脆碎度、硬度及片芯形状的设计都是重要的环节。包衣的片芯需光滑、平整、均匀，要求片芯的脆碎度＜ 0.3%，即片芯越耐磨越好，以防止磕边、麻面等现象。薄膜包衣要求片芯硬度高于 30N（3kg/cm^2），中药片剂硬度最好在 50N（5kg/cm^2）左右。另外，片芯应有适当的凸凹度，片芯直径超过 10.5mm 者选择深凹片形。异形片厚度要求适中，带角处应有一定的弧度。

2．**颗粒**　颗粒在包衣前一定要控制水分，包衣过程中一定要使颗粒略有黏感，但又不会黏结成团，能撒之即散。

3．**小丸**　丸芯应圆整、粒径均匀。

五、包衣制剂质量要求

1．**外观**　包衣制剂表面应色泽均匀、光洁、无杂斑、裂隙。

2．**重量差异**　按照《中国药典》（2020 年版）重量差异检查法检查。糖衣片的片芯应检测重量差异并符合规定，包糖衣后不再检查重量差异。薄膜衣片应在包衣后检查重量差异并符合规定。糖衣丸剂应检查丸芯重量差异并符合规定，包糖衣后不再检查重量差异，其他包衣丸剂应在包衣后检查重量差异并符合规定。检测含量均匀度的包衣制剂不检查重量差异。

3．**崩解时限**　按照《中国药典》（2020 年版）崩解时限检查法检查。中药薄膜衣、糖衣片应在 1h 内崩解。肠溶衣片 / 肠溶胶囊在盐酸溶液（9 → 1 000）中，2h 内不得有裂缝、崩解或软化现象；在磷酸盐缓冲液（pH 值为 6.8）中进行检查，1h 内全部崩解并通过筛网。结肠定位肠溶片除另有规定外，在盐酸溶液（9 → 1 000）及 pH6.8 以下的磷酸盐缓冲液中均不得有裂缝、崩解或软化现象，在磷酸盐缓冲液（pH 值为 7.5 ～ 8.0）中 1h 内全部崩解。结肠定位肠胶囊除另有规定外，在盐酸溶液（9 → 1 000）中 2h 内不得有裂缝、崩解现象；在磷酸盐缓冲液（pH 值为 6.8）中 3h 内不得有裂缝、崩解现象；在磷酸盐缓冲液（pH 值为 7.8）中 1h 内全部崩解。

六、包衣工艺与辅料

（一）包糖衣

包糖衣的工艺流程：片芯→包隔离层→包粉衣层→包糖衣层→包有色糖衣层→打光。

1．**隔离层** 在片芯表面包不透水的衣层，防止后续包衣过程水分进入片芯。用于隔离层的材料有玉米朊、邻苯二甲酸醋酸纤维素、聚丙烯酸树脂、胶浆等。

2．**粉衣层** 在隔离层上包粉衣层，主要材料是糖浆和滑石粉，目的是消除片芯的棱角，使片面圆整、平滑。主要材料为糖浆和滑石粉。

3．**糖衣层** 利用糖浆在片面缓慢干燥，蔗糖析出结晶形成坚实细腻、平整光滑的衣层，增加糖衣的机械强度。

有色糖衣层：在糖衣层上包裹有色糖浆，其目的是便于识别和美观，避免光线对药物的破坏。

4．**打光** 在片衣表面涂上蜡层是为了增加片剂的美观和防潮能力。常用材料为川蜡。

包糖衣一般采用干湿交替法，即先加胶浆润湿片面，加入滑石粉等，待片剂干燥后再根据工艺要求重复上述过程，直到包衣片剂符合质量要求。此法工艺复杂，费时，劳动强度大，生产效率低。混浆包糖衣是对传统糖包衣方法的一种改进，即将糖浆、胶浆和滑石粉、色素等包衣材料混合均匀制成混合浆直接包衣。与传统糖包衣工艺相比，该法工艺操作简单，可在密闭环境下进行。具有缩短包衣时间、提高生产效率、减轻劳动强度、减少粉尘飞扬的优点。

（二）薄膜包衣

1．**薄膜包衣工艺** 薄膜包衣的一般工艺流程为：片芯、颗粒、胶囊等→喷包衣液→缓慢干燥→固化→缓慢干燥→薄膜包衣制剂。

包衣过程：将片芯或颗粒等加入包衣锅内，均匀喷入包衣液，使其润湿，同时吹入热风，蒸发溶剂，如此重复多次，直到片芯或颗粒等增重达到规定要求；在规定条件下放置，使衣膜完全固化。对于一些容易吸湿的品种也可先包隔离层，再包薄膜衣。

2．**薄膜衣材料** 薄膜衣材料主要由成膜材料聚合物、增塑剂、抗黏剂、着色剂、遮光剂、溶剂 / 介质等组成。

（1）成膜材料：成膜材料通常为高分子聚合物，是形成衣膜的主要成分，按照功能不同又分为胃溶型、肠溶型、水不溶型。成膜材料应无毒、无不良臭味，在热、光、水分、空气中稳定，不与药物发生反应；能溶解或能均匀分散于介质中，方便操作；能形成连续、牢固、光滑的衣层，具有良好的隔湿、遮光、隔离空气作用，并在规定的条件下能溶解或崩裂。

常用的胃溶型材料有羟丙基纤维素、羟丙基甲基纤维素、聚维酮、Ⅳ号聚丙烯树脂等。肠溶型材料有Ⅱ号、Ⅲ号聚丙烯树脂、羟丙甲纤维素酞酸酯、邻苯二甲酸醋酸纤维素等。水不溶型材料包括乙基纤维素、醋酸纤维素等。

（2）增塑剂：增塑剂是指能增加成膜材料可塑性的材料。一些成膜材料在低于玻璃化转变温度时，缺乏必要的柔韧性，形成的衣膜容易破碎。加入增塑剂的目的是降低玻璃化转变温度，增加衣膜的柔韧性。增塑剂的选择应与成膜材料具有化学相似性。甘油、丙二醇、聚乙二醇等多醇类适合作为一些纤维素类成膜材料的增塑剂，而大豆卵磷脂、邻苯二甲酸二乙酯、柠檬酸三乙酯、蓖麻油、甘油单醋酸酯、精制椰子油等则是脂肪族非极性成膜材料的增塑剂。

（3）抗黏剂：包衣过程某些高分子材料黏性较大时，需要对包衣溶液的黏度进行控制。可以通过减少高分子材料的浓度来降低包衣液的黏度，但浓度过低会延长生产时间，因此，在包衣液中添加适当的抗黏剂。常用的抗黏剂有滑石粉、硬脂酸镁等。

（4）着色剂：为使片剂呈现良好的外观和便于识别，常在包衣材料中加入色淀等着色剂。

（5）遮光剂：遮光剂主要有二氧化钛、氧化铁类。

（6）溶剂：水、乙醇、丙酮等可用于溶解高分子材料和作增塑剂。20 世纪 70 年代初期，由于包衣设备干燥能力和效率较低，常以乙醇、丙酮等为包衣材料的溶剂，包衣液黏度低，易挥发除去，但存在易燃、有毒、成本较高、溶剂残留等问题。随着包衣设备功能的提高，目前已开发多种以水为主要溶剂的包衣预混料，以弥补有机溶剂的不足。如以稀醇为溶剂的纤维素类、丙烯酸树脂类的 O/W 的乳浊液。水分在包衣过程蒸发较慢，应注意选择合适的包衣设备和包衣工艺条件，保证包衣液在制剂上的均匀分布和水分快速蒸发。

3．包衣成膜原理

（1）有机溶剂包衣材料的成膜原理：采用聚合物的有机溶液包衣时，开始随着有机溶剂的蒸发，覆盖在底物上的聚合物溶液浓度增加，黏度升高并发生胶凝，使原来在溶剂中伸展的聚合物链不流动并发生卷曲，相互紧密连接，发生交叉或互相缠绕覆盖。随着残留溶剂的进一步蒸发，稠厚的胶凝状聚合物溶液则形成三维空间网状结构的干胶，即形成一层连续的包衣薄膜。

（2）水性包衣材料的成膜原理：聚合物粒子从不连续膜到连续膜经历 4 个阶段，即：①失水；②聚合物粒子集聚，粒子周围水膜的毛细管作用极大地加速了这个过程；③粒子变形；④微粒物质扩散、完全凝聚形成薄膜（图 7-1-1）。

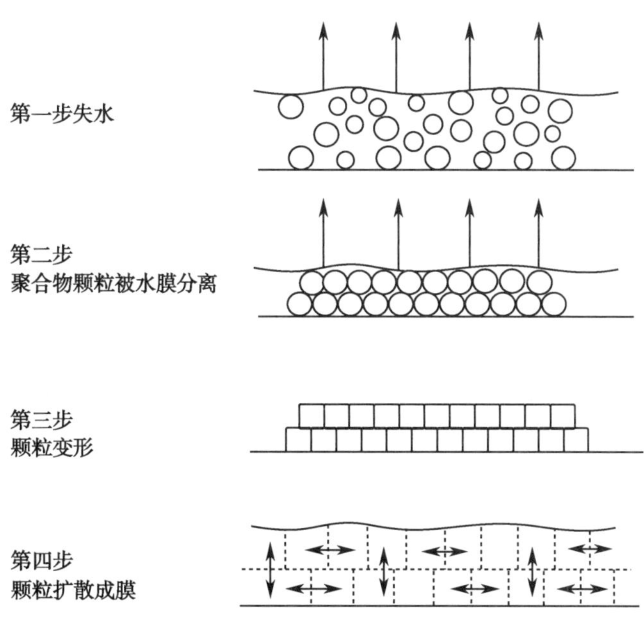

图 7-1-1 水溶性包衣材料成膜示意图

（三）包衣的主要影响因素

影响包衣效果的因素较多，主要从以下 3 个方面考虑：

1．片芯、颗粒等 片芯必须平整光洁，硬度为 40 ～ 50N（4 ～ 5kg/cm^2），脆碎度小于 0.3%。无明显棱角。颗粒、小丸粒度均匀，具有一定的硬度。

2．包衣材料 颜色鲜亮，光滑细腻，色泽均一，无色斑、色点、色丝，配液后 1h 内不分层、不沉淀，成膜快，不堵喷枪，干燥快。

3．设备因素 高效包衣机比普通糖衣锅改的薄膜包衣锅更易操作，电脑控制的高效包衣锅比普通高效包衣锅效果好，配液系统、热风系统、电机传动系统要有良好配合。

4．工艺因素 进风量、加热温度、转速、喷液量、出风量之间是一个动态平衡，要随时观察片芯的变化，调整各个参数。

第二节 包 衣 设 备

根据包衣工作原理的不同，包衣设备主要有滚筒式包衣机和流化床包衣机。

一、滚筒式包衣机

滚筒式包衣设备作为片剂包衣的主流机型，主要有荸荠式包衣锅、有孔包衣机、无孔包衣机、流动层包衣机等类型。滚筒式包衣设备在市场上发展历史悠久，使用非常普遍，广泛用于片剂的糖衣及片剂的薄膜包衣。

（一）荸荠式包衣锅

敞口式荸荠包衣锅 荸荠式包衣机主要应用于片剂包糖衣（图 7-2-1）。

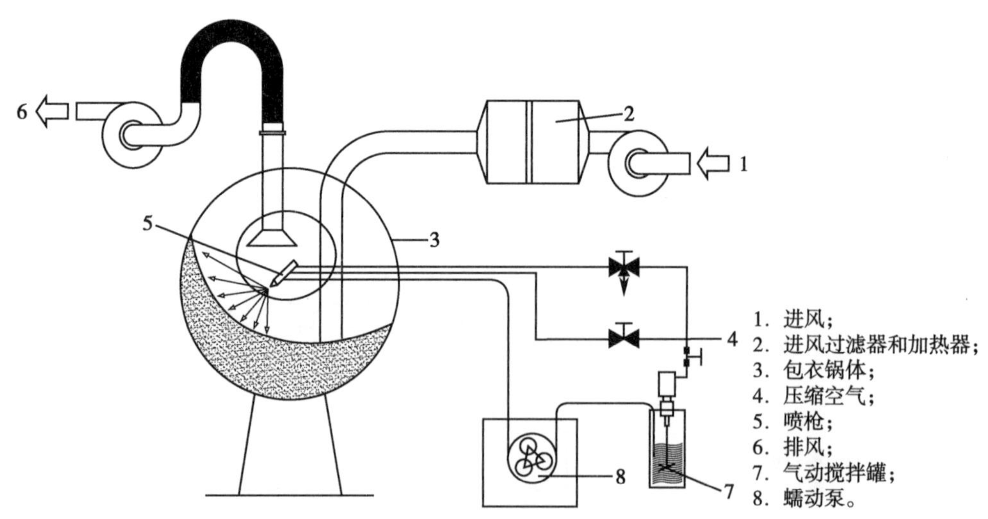

图 7-2-1 荸荠式包衣机结构示意图

荸荠式包衣机主要由进风风机、进风过滤器和加热器、包衣锅体、压缩空气、喷枪、排风、气动搅拌罐、蠕动泵等组成，早期的加热装置为加热炉，通过辐射加热锅体达到加热片床的目的。现有设备配置热风加热片床的结构。随着锅体的转动，带动片剂在锅内进行滚动混合，由雾化喷枪装置向片床喷射包衣材料，片剂被热空气或锅体加热后干燥成膜完成包衣。装载和卸料均需人工完成。

埋管式与敞开式是荸荠包衣锅的两种典型锅体形式。埋管式荸荠包衣锅是在片床内插进喷头和进气管入口（图 7-2-2），这种包衣方法使包衣液的喷雾在片床内进行，热气穿透片芯层后由排风管道排出，这不仅能防止喷液的飞扬和损失，而且加快物料的热交换干燥速度，但干燥速度又受溶剂挥发能力影响，所以水溶性薄膜包衣配方在该机上使用受限。敞口式包衣锅（图 7-2-3）的进风口与排风口都在包衣锅的片芯层上表面，热交换主要在片芯层表面，所以相比之下敞口式的荸荠式包衣锅的热交换率和干燥速度要低于埋管式荸荠式包衣锅。

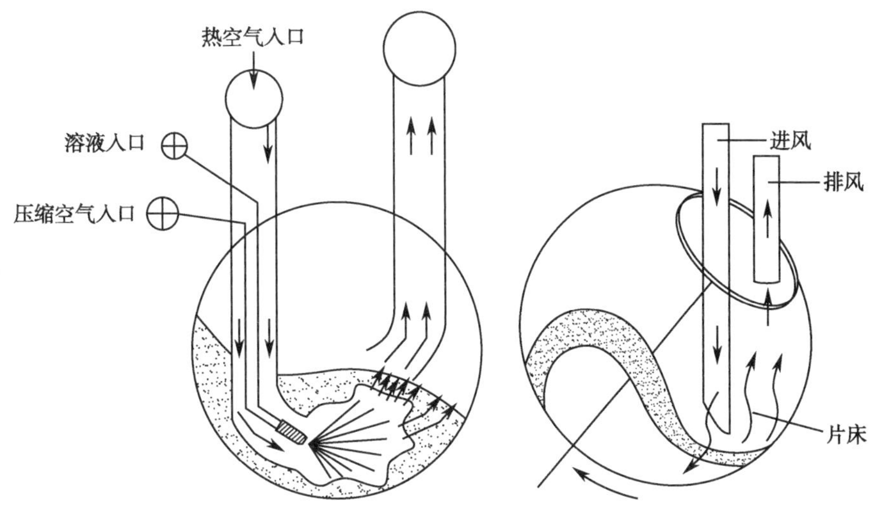

图 7-2-2　埋管式包衣锅工作原理　　图 7-2-3　敞口式包衣锅工作原理

（二）无孔包衣机

无孔包衣机的主机滚筒采用无筛孔结构，完全密闭。内设导流板，使片芯翻转流畅，避免了碎片与磕边；筒壁和导流板均经镜面抛光处理，提高了成品率。相对有孔机型，无孔包衣机适用范围更广，更节约能源、辅料，更加易于清洗。设计特殊的风源交换系统，可根据工艺需要进行冷热互换，即扇形风桨既可以是进风口也可以是出风口，风桨孔径按需要从 0.6 ～ 3mm 不等，适用于不同规格的包衣。无孔包衣机常用于微丸、滴丸、颗粒等包制糖衣、有机薄膜衣、水溶薄膜衣，以及缓、控释包衣。

无孔包衣机热交换效率较低，工艺复杂，包衣效率低。无孔包衣机由网孔包衣机发展而来，早期主要针对微丸包衣，随着流化床包衣技术的发展，微丸包衣基本上都采用流化床包衣技术，无孔包衣机也就逐渐退出了历史舞台，但一些品种的工艺有特殊要求，还采用无孔包衣机包衣。

无孔包衣机的工作原理基本上与传统的荸荠式包衣锅原理相似，两者之间的主要差别是无孔包衣机可用于微丸、颗粒的包衣。这是因为该机配备了多套不同形式的送排风桨叶机构来满足不同剂型的包衣要求。在锅体内部系统中增加了多种不同形式的浸入片芯层内部的风桨和导流板（图 7-2-4、图 7-2-5）。

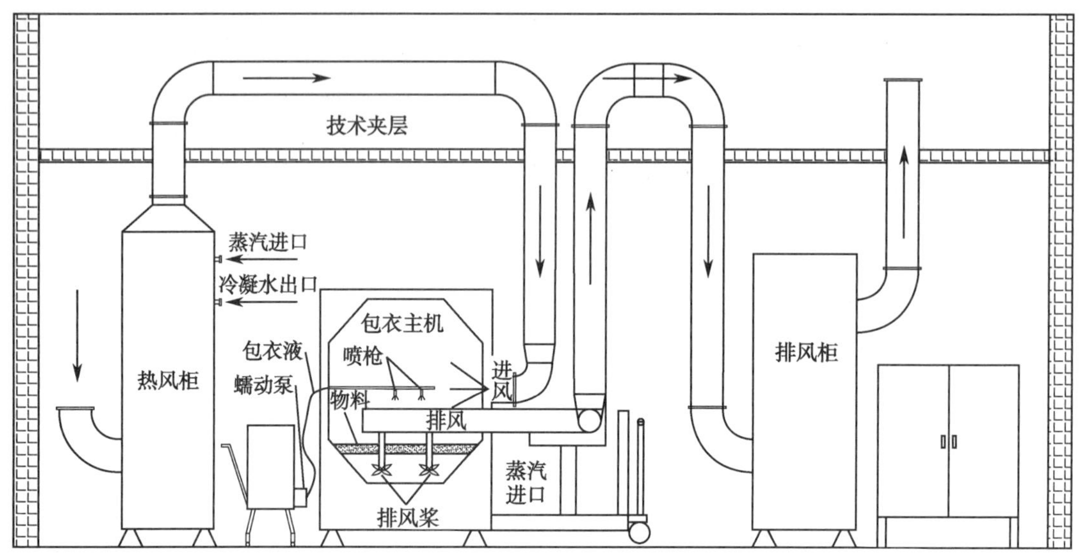

图 7-2-4　无孔包衣机结构示意图

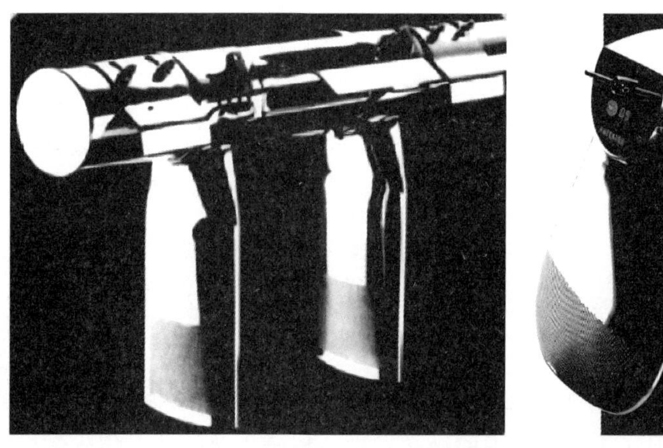

图 7-2-5　鸭嘴形风桨

如图 7-2-4 所示，一般在片剂包衣时，干燥洁净热风从锅壁后部中心孔位置进入包衣锅，片芯铺在包衣锅下部形成片芯层，包衣液由蠕动泵加压送至喷枪处，雾化喷至片剂表面。包衣锅内的中心部位安装有排风管道与外部排风系统相连，在排风管道上安装有两冲孔鸭嘴形排风桨，热风在排风系统的负压引导下穿过片芯层，通过鸭嘴形排风桨上面的小孔引流排出包衣锅外，形成对片芯层的热风干燥。由于片剂的直径通常大于冲孔鸭嘴形排风桨的冲孔直径，即使在包衣锅内负压情况下片剂也不会直接被排风抽走，因此在整个包衣过程中在片芯层内部形成了一个稳定的负压加热区。位于片芯层内部的 2 个鸭嘴形风桨，使干燥的空气始终不断地通过片芯层内外流通，避免了产生涡流、气流紊乱对喷枪雾化路径的干扰。

如图 7-2-6 所示，用于微丸或颗粒包衣时，此配置产生了排风风向的改变，将主机外部的进风管和排风管的软接头互换位置，这样原有的进风换成从“扇形鸭嘴风桨”进风到片芯层内部，排风换成由包衣锅体后中心位置排出，这种气流方向可以避免微丸吸附在扇形鸭嘴风桨下部的气孔上，以实现对微丸和颗粒的包衣。

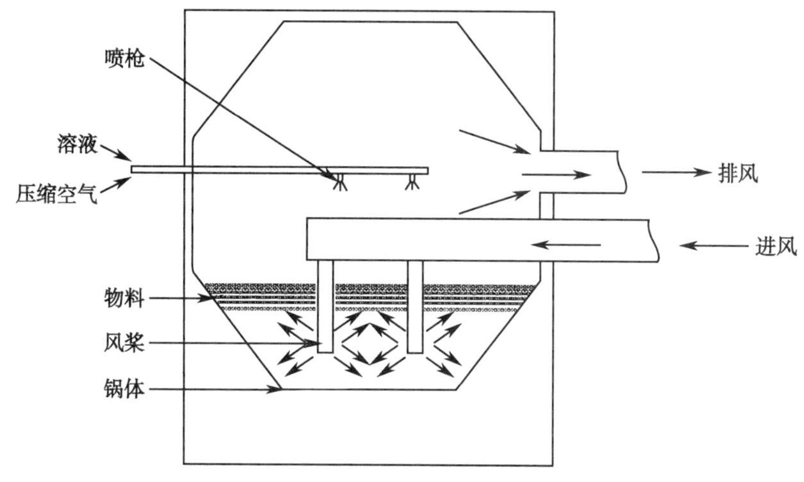

图 7-2-6　微丸包衣气流图

根据锅内载料量可选择不同尺寸的扇形鸭嘴风桨，保证运动中的片芯床高度始终能够完全覆盖住扇形鸭嘴风桨上的全部气孔，以实现加热气流始终均匀地分布在片芯层内部。

鸭嘴形风桨上冲孔的数量和形状及冲孔范围的高度可根据所需包衣品种的要求和装量高度进行定制，上面孔径的大小始终需要小于片剂、微丸及颗粒的直径，以保证在包衣过程中不从桨叶孔口掉出，尽量使总的开孔面积占比最大，有利于热风和排风顺畅通过，提高包衣干燥和除尘效率。

包衣桨叶的形状和大小以片床的面积和堆积深度为基准设计，要有利于片床的混合，同时要考虑减少开孔桨叶对包衣物料的磨损，如采用镜面抛光降低桨叶表面粗糙度，桨叶外缘圆角过渡处理，桨叶前后大倒角设计。与荸荠式包衣锅相比，高效无孔包衣机有专用的干燥空气进风通道和排风通道，锅体内呈负压密闭状态，包衣锅内的空气流速较低而流量较大，所以工艺过程稳定可靠，能量利用率高。无孔包衣机的鸭嘴形风桨由于表面有开孔结构，所以需要在每个批次完成后，由人工拆下单独清洗，其余部分可自动清洗。

（三）有孔包衣机

有孔包衣机主要特征为包衣锅体带有冲孔过滤网，净化热空气通过网孔进入锅内，穿过片床后，通过网孔板上的小孔排出。有孔包衣主机的基本组成包含密闭的包衣腔体外壳、有孔包衣锅体、导流板、前后支撑部件、排风导向装置、雾化喷枪系统。有孔包衣机与无孔包衣机的显著不同是有孔包衣机热交换效率高，在包衣过程无粉尘飞散、无浆液飞溅，改善了作业环境，交叉污染小；片剂包衣工艺简单，大幅度缩短包衣时间，提高生产效率。主要用于片剂、较大丸剂等的有机薄膜衣、水溶性薄膜衣，以及缓、控释包衣。

1．**有孔包衣机主机工作原理**（图 7-2-7） 当片剂在包衣机中运转时，将包衣溶液或混悬液极细小的液滴喷洒到片芯的外表，通过接触、铺展、液滴间的相互接合，在片芯的表面形成一层衣膜。此时溶剂及片芯之间会发生两种作用，即溶剂对片芯的渗透和溶剂的蒸发。当溶剂的喷洒量与蒸发量相等时，说明包衣过程达到热平衡。所以在目前包衣设备的研制开发过程中，改进主要性能的目的是在保证包衣质量的前提下提高蒸发效率，以加快喷液速度，缩短包衣的操作时间。包衣材料虽然是影响包衣效果的重要因素之一，但是片芯的机械性能，例如硬度、脆碎度、耐磨性及表面的光洁度对包衣效果有着决定性影响。所以投入包衣锅体的包衣素片以硬度高、不易碎、少棱角、易流动为最佳。

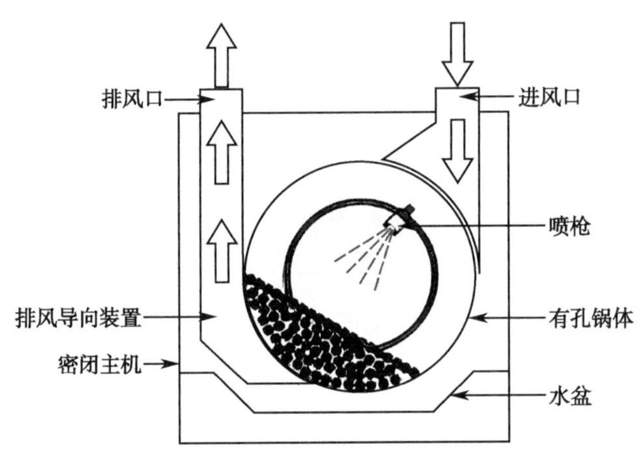

图 7-2-7 有孔包衣机工作原理图

包衣机选型时，通常需要根据包衣的成品产量确定包衣机的型号。薄膜衣是在制剂表面形成的有一定厚度的塑性薄膜层，胃溶型包衣剂包衣增重通常为片重的 2% ～ 4%（中药片剂底色较重时，可适当增重），肠溶包衣增重要求在 8% ～ 10%。包衣前要根据投入包衣机的片芯量换算得到包衣增重后的重量。当包衣后的成品片剂料层高度接近出口最低点时，此时为包衣机物料的最大装载量。包衣锅体圆柱段半径减去进出料口的半径，即为包衣成品的装载极限堆积厚度。常用的包衣机装载量有 40kg、75kg、150kg、300kg、600kg 等。

2．**有孔包衣机基本结构与主要部件功能** 有孔包衣机基本结构由供液罐、蠕动泵、喷枪、主机、进风机、工业控制人机界面、集尘器、排风机、进风柜组成（图 7-2-8）。其主要结构部件功能见表 7-2-1。

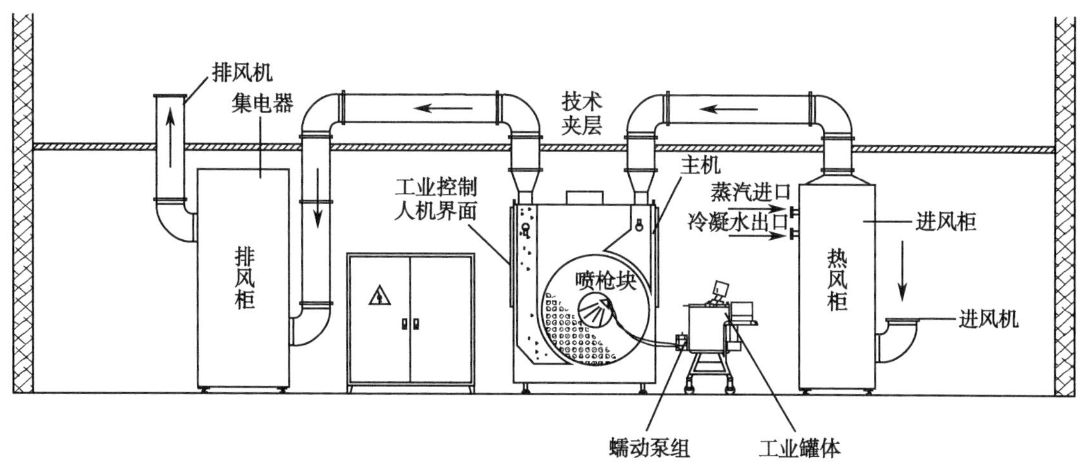

图 7-2-8　有孔包衣机结构示意图

表 7-2-1　有孔包衣机主要结构功能

主要结构	主要结构部件功能
主机	用于执行包衣工艺的主体部件
供液罐	按照工艺要求配制包衣液并根据工艺要求对包衣液实现温度控制
蠕动泵	按工艺要求定量泵送配制好的包衣液
喷枪	对有气喷枪输送压缩空气和包衣液，对无气喷枪输送压力和包衣液；按照工艺要求控制雾化后的包衣液有效均匀地喷洒在片芯层表面以进行包衣操作
工业控制人机界面	按照工艺要求对包衣工艺参数进行设定与存储并执行相关程序
集尘器	对已通过片芯层干燥后含有粉尘的风进行捕集处理以达到环境排放要求
排风机	包衣机热风干燥循环的动力来源
进风柜	根据工艺要求向包衣锅内的片芯层提供受温度控制的洁净预处理热风来干燥片芯层表面的包衣液

3．有孔包衣机主机的组成及作用

（1）有孔包衣机的主机组成：包衣机的主机架主要由型钢焊接结构构成稳定的主体结构框架，用于支撑包衣锅及其他附属功能器件（图 7-2-9）。

包衣机的主机部分结构设计要尽量满足药厂净化间 GMP 要求，能够对净化操作区域与设备维修区域进行有效的隔离，以避免出现交叉污染的风险。图 7-2-10 所示为包衣机净化间彩钢板隔断后的形式。这种方式的优点是将药物与设备接触到的操作空间都放置于净化间，而设备的维护保养区域都隔离在净化间外的技术夹层区域，以减少生产过程中交叉污染的风险。

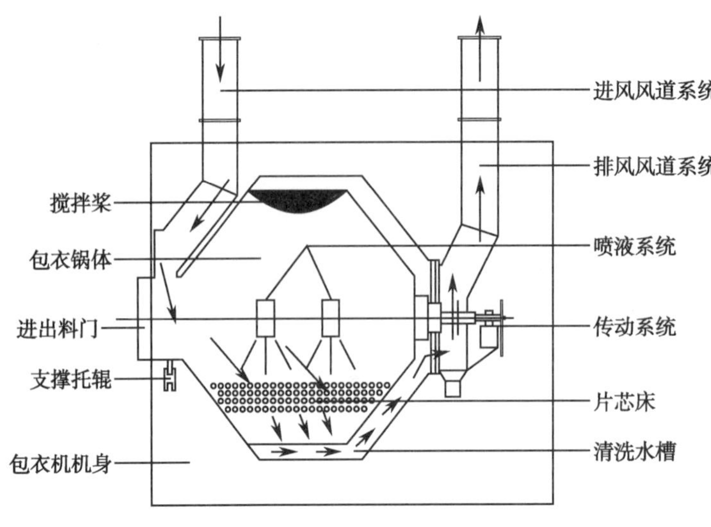

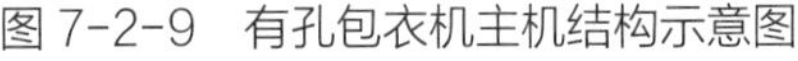
图 7-2-9 有孔包衣机主机结构示意图

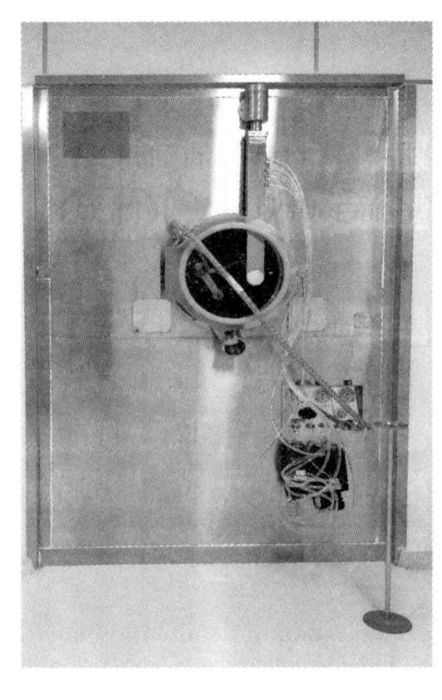

图 7-2-10 穿墙式安装的有孔包衣机

（2）有孔包衣机的锅体：有孔包衣机的锅体是整个薄膜包衣系统的核心部件，有多种形式的有孔包衣锅体（图 7-2-11），以满足口服固体制剂品种多样性的包衣生产要求。

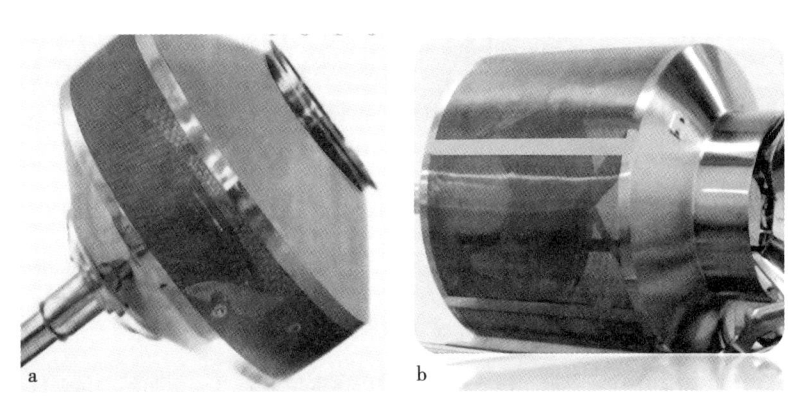

图 7-2-11 有孔包衣锅体

a. 标准打孔锅体；b. 流动层包衣锅。

包衣滚筒形状多是中间为圆柱形，两端采用对称的锥形收口。有孔包衣机一般为侧通风型。

有孔包衣锅锅体滚筒材质要求使用奥氏体不锈钢（推荐不低于 304 或 316L）材质，内部结构光滑，无毛刺、无焊接缺陷，应能够提供使物料在滚筒内达到充分有效混合和良好的热风穿透效率。带有高开孔率的锅体使干燥效率显著提高，可以使热风很容易地通过浸入片芯层以达到最佳干燥效果。

冲孔包衣机的气孔位于锅壁，又称侧排风型包衣机，在包衣机锅壁上打孔大多以圆形孔为主，孔径应小于片剂的最大边缘尺寸。包衣锅体的孔有圆形也有其他形状（图 7-2-12）。圆形冲孔因制备简易、抗压性强、通风效率佳、容易清洗等优点被广泛应用。

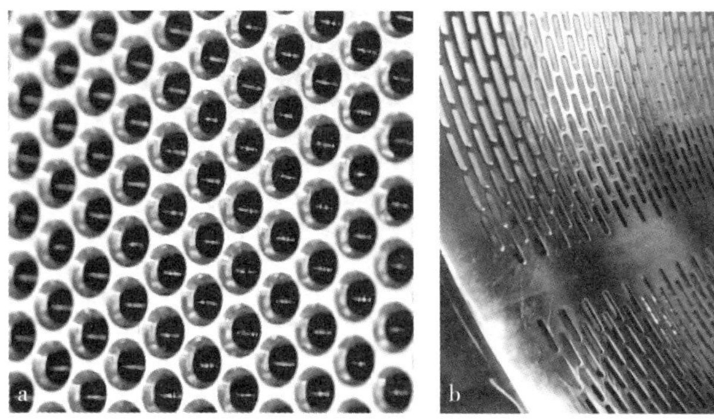

图 7-2-12　锅体气孔形状

a. 长圆孔；b. 长圆形孔。

在包衣过程中开孔网板与排风筒对应部分长期处于通风状态，网孔会形成负压，并对物料产生吸附效果。不同的开孔形状在包衣时对不同形状的物料产生的吸附效果不同：一般圆形开孔对应物料为片剂，片剂在圆形开孔网板中转动顺畅，不会发生卡片也不会堵塞网孔，而丸剂容易嵌入圆形开孔中对网板形成堵塞，并影响进风；长圆孔一般应用于丸剂包衣，丸剂在长圆形孔网板中转动不会嵌入堵塞网板，并且转动顺畅，而片剂如果使用长圆孔在片剂边缘较薄时容易嵌入长条形开孔中。

包衣网板的开孔率直接影响包衣过程中片床物料的通风情况，理论上开孔率越高通风阻力越小，但受加工工艺等影响开孔率不可能无限增高，一般开孔率在 40% 左右。受材料强度影响较小锅体能做到更大的开孔率，一般长圆孔开孔率高于圆孔。增加开孔尺寸也能使开孔率提高，但可能导致片芯嵌入影响流动并划伤片芯，现在网板圆形开孔一般直径为 3 ～ 4mm。

（3）有孔包衣机的导流板

1）包衣锅内导流板结构：导流板安装在包衣锅体内壁，协助包衣锅体带动片芯向上运动，有利于雾化的包衣液快速、均匀分散在片芯表面，溶剂迅速蒸发，从而形成完整均匀的衣膜的关键部件。标准有孔包衣机包衣锅体内壁上装有各种类型的导流板，由包衣锅体转动和导流板推动的双重叠加作用使片芯形成瀑布流。通常包衣锅体内壁导流板采用反向间隔的排布结构，有效地驱动片剂在锅体内的翻滚，以增加片剂与包衣液的接触机会，加大包衣液在片芯表面的分布概率，提高片剂包衣膜的均匀性，降低包衣材料的损失。常见导流板形状如图 7-2-13 所示。不同结构形式的导流板对片芯的混合效率和破损作用各不同。

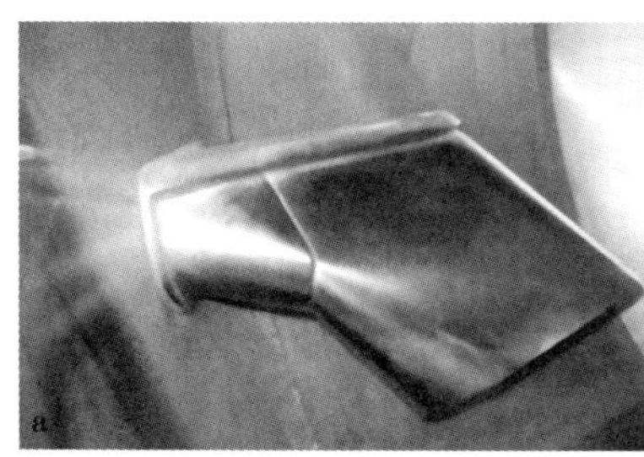

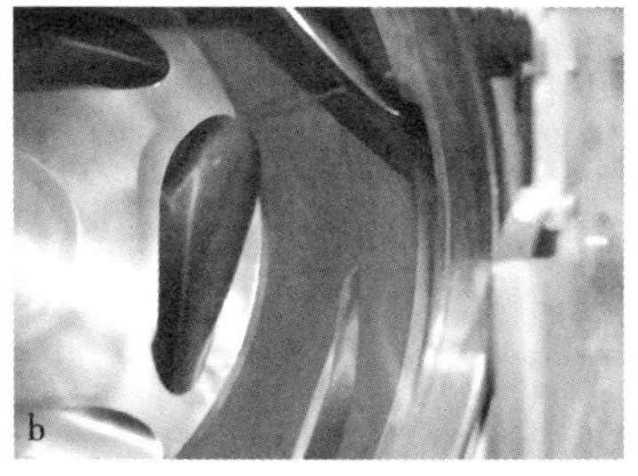

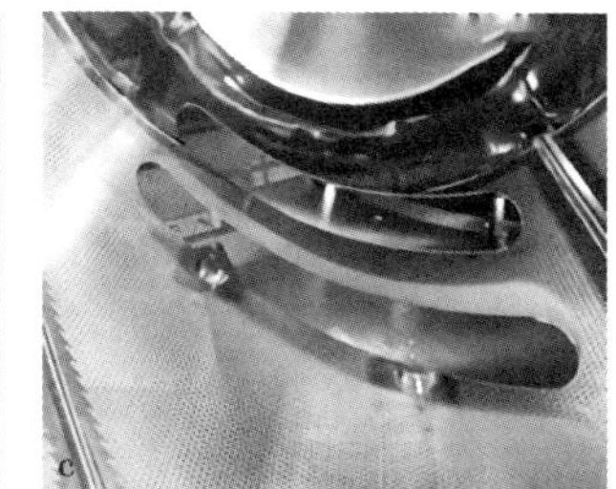

图 7-2-13　常见导流板形状

a. 管式导流板；b. 兔耳式导流板；c. 挡板式导流板。

管式导流板的上下形状不同，在片芯流过导流板时，上下层的片芯由于流动的路程和加速度不同，致使片芯产生了速度差，迫使片芯进行翻转混合；一般该种导流板采取直接焊接固定，对不同片剂的适应性差。兔耳式导流板分别位于网板和前后锥壳上，通过改变片芯运动方向而翻转混合，翻转效率高，混合速度快，多数采用焊接固定，适应性比较差，本身尺寸较小，一般数量较多，而且由于本身形状限制，容易导致片芯滞留在导流板上，在导流板转到高位时落下，该导流板的片芯破损率较高，其根部有清洗死角，在更换品种时不易清洗彻底。挡板式导流板一般位于开孔网板上，采用倾斜角度设计，在片芯流经导流板时对其导向和翻转；该种导流板一般采用贴底或离底设计，用螺栓固定，能够根据物料不同进行更换，灵活性较高，对不同物料适应性强，是国内制药企业和设备制造商所采用最多的一种设计。

不同包衣机制造厂家提供的包衣机都具有其各自的结构特点，主要区别之一是包衣锅内的导流板形式的差异性。包衣锅内的导流板能够改变片芯的锅内运行轨迹，从而影响包衣机的性能。按照包衣锅体内导流板类型，有孔包衣机又分为采用挡板式结构的蝶形薄膜包衣机和采用连续螺旋搅拌桨结构的流动层式包衣机两种。

有孔包衣机的导流板在包衣锅体内一般为两种组合形式，一种是紧密连接在包衣锅体内壁上的，作用是为贴近包衣锅体的底层片剂提供混合流动的推动力。另一种是靠近包衣锅体中心的与包衣锅体内壁有间隙连接的导流板，作用是为上层片剂提供混合流动的推动力。根据包衣锅体的直径和长度、数量不同，这两种导流板组合起来为片剂提供了径向和轴向两个维度的混合扩散动力。当包衣锅体以适当的转速滚动时，片床形成径向、轴向和重力作用下的瀑布流，从而充分混合均匀。

2）导流板结构对包衣质量的影响：导流板对片剂的充分混合搅拌起着重要的作用，片剂在包衣锅体内的流动不仅仅依靠包衣锅体的转动速率，而是要借助导流板的翻转推动才能实现全部片剂的混合流动，并且要避免对片剂造成不必要的磨损，因此导流板的形状、角度都是十分重要的考虑因素。理想的导流板应能使片剂在不受冲击破坏的情况下，在包衣锅体内形成连续的片芯瀑布流。而所有蝶形包衣机所采用的导流板都是间隔式的，所以片剂在流经两个挡板之间的空档时就会迅速地降速并出现短时间的停留，之后就会迎接下个导流板对片芯的搅动和冲击。所以任何形状的间隔式导流板都很难给片芯层带来匀速的连续瀑布流的混合效果。

在标准间隔导流板形式的有孔包衣机中，片床中心始终会有一个运动死区，在此区域的片芯较少或难以接受到包衣液。而且这个死区会随着片剂堆积体积的增加而增加，严重影响包衣片剂衣膜颜色、厚度的均匀性，延长包衣时间，降低包衣的效率。

正是由于上述原因，越来越多的包衣机设备厂商都在努力地改进包衣系统中的导流板性能，使其在不伤害片芯的前提下不断改善片芯层的瀑布流运动轨迹。以可更换立式导流板为例，一般导流板的尺寸随片芯的尺寸增大而增加，平面型片芯导流板尺寸大于深凹浅凹型，异形片导流板尺寸大于标准圆形片，以期达到在保证包衣质量前提下获得更佳的混合效率和最短的包衣时间。

（4）有孔包衣机的多种气流配置：国内的大多数有孔包衣机都采用侧排风式的热风干燥形式。但在有孔包衣机发展演变的过程中也同时出现了多种通风干燥形式。这些不同形式的通风与片剂的几何尺寸大小特点密切相关，也同时与包衣材料的特性密切相关，常见气流配置如图 7-2-14 所示。

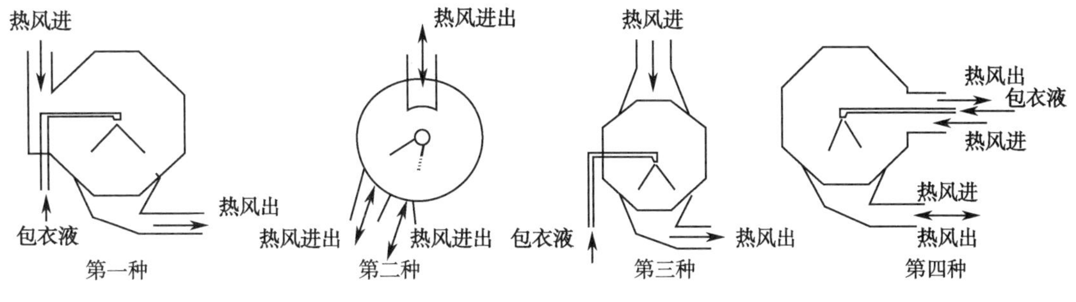

图 7-2-14 各种气流配置

第一种：前进风侧出风，进气阻力小，但气流方向与喷雾方向不同，影响喷雾形状和均匀性。

第二种：侧部均为进出风口，工作时可开门观察锅体转动，进排风采用间歇式设计，结构复杂，效率低。

第三种：侧进风、侧出风，进气有一定阻力，但气流方向与喷雾方向一致，雾化效果好，为现在国内主流设计配置。

第四种：底部和前部进出风，配置灵活，气流影响喷雾形状，包衣材料利用率低。

上述不同设计形式的包衣锅体加热风道系统都共同遵循片剂包衣工艺流程原则：实现片芯层加热的最短加热路径原则。

由于热风是穿透片床进行加热的，所以片芯在被加热的过程中也起到了热量的传递作用。最短的热传导路径可以最大程度减少热量传递过程中的热量损失，以提高包衣机的热效应，并减少包衣过程能耗的损失。由于不同片剂品种会有不同的热敏性，所以该原则并不适用于所有片剂品种，需要根据不同片剂品种的工艺特点和对温度的热敏特性，选择合适的热风系统。

热风传导路径应尽量避免对包衣喷枪雾化路径的影响。由于覆盖在喷枪路径下的雾化液滴在离开喷嘴时的瞬间在正压作用下会带有一部分初始加速势能，但在喷到片床表面的路径过程中该势能会被逐渐消耗掉，过早地被消耗掉势能的雾化液滴会弥漫在包衣锅体内部被环境热量所干燥，所以就会产生包衣液的大量损耗，影响包衣液的有效利用率。这不仅会产生包衣材料的浪费，也会加重对包衣系统的后段排风捕集袋的负荷，使包衣系统的负压降低，造成包衣干燥平衡的破坏而影响包衣质量。该问题在包制肠溶衣的工艺环节中尤其需要得到足够的重视。

（5）有孔包衣机喷枪：薄膜衣工艺的包衣液雾化需要使用雾化喷枪，雾化喷枪以压缩空气雾化结构为主。应当根据包衣液的固含量、黏度、流量和雾滴大小来选择合适的喷枪，喷枪的选型还要考虑雾化气压力、控制气压力、形状气压力和雾化角度等因素。批量生产型的包衣机常需要多把喷枪形成枪组，共同喷雾覆盖片床，雾化区域不能重叠也不能有间隔。因此，喷枪的排列也必须慎重考虑。每把喷枪要单独使用对应的供液泵头，所有的供液泵的流量要同步一致，现常用的方式是用同一个电机驱动不同的泵头来保持流量一致。喷枪与锅内产品表面的距离及角度可以调整，喷枪与喷枪之间的间距任意可调，以满足不同批量的生产需要。

目前包衣系统大多采用自动有气喷枪，气喷枪从二通路发展到三通路、四通路压缩空气控制，常用喷枪一般采用独立的三通路压缩空气控制（图 7-2-15），工作空气控制枪的开关，可调雾化空气控制包衣液的雾化程度，可调支路雾化空气控制雾化扇形宽度的大小，通过合理地调节三路气的大小使各种包衣液达到理想的雾化效果及扇形，以实现优化的包衣效果（图 7-2-16）。喷枪一般配备 3 种不同孔径的喷嘴（孔径为 0.8mm、1.0mm、1.2mm）以适合不同组成成分的包衣液和不同大小的流量，同一型号的喷枪孔径大的喷嘴对应包衣液的流量大。

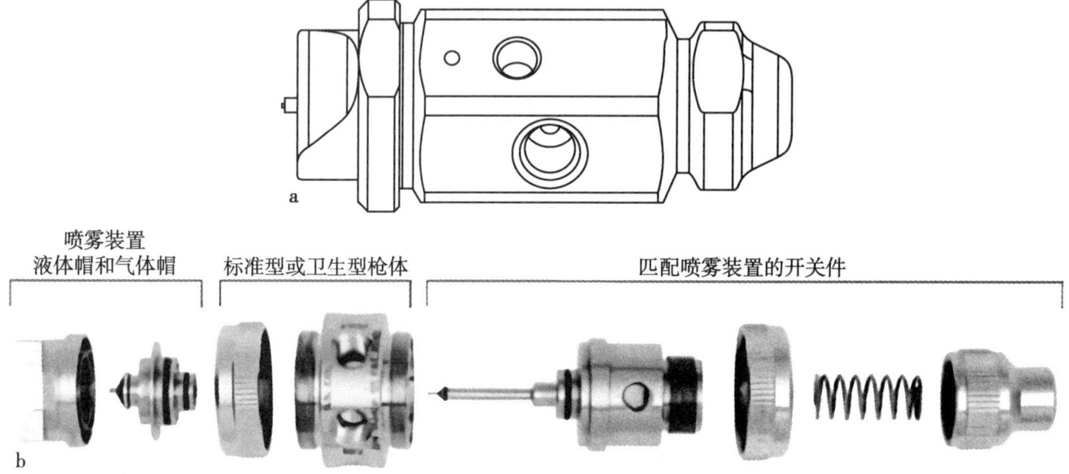

图 7-2-15　典型的三通自动型喷枪结构示意图与零件拆解

a. 三通自动型喷枪结构示意图；b. 喷枪拆解零件实物图。

滚筒包衣机的喷枪喷出的雾化形状应为椭圆形，可以通过形状控制气压力的调整实现，能够提供理想均匀的喷雾（图 7-2-16）。而流化床包衣机的喷枪喷出的雾化形状则应为圆形。

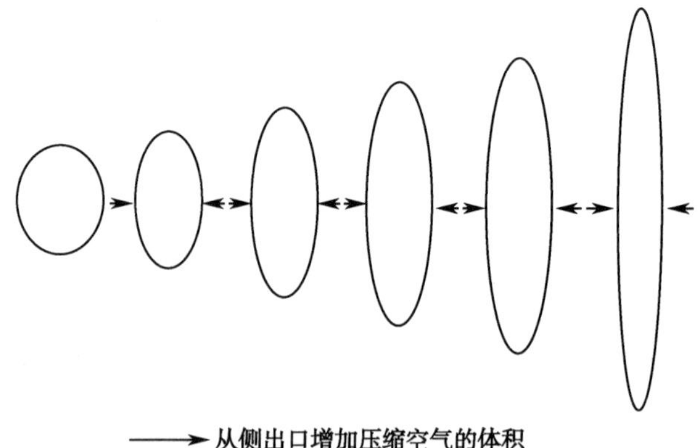

图 7-2-16　喷雾模式从锥形到扁平喷雾的演变

喷枪与片床的距离一般设定为 25 ～ 30cm，主要是根据包衣液的性质和流量来进行调整。一般水相包衣液的喷枪距片面较远，有机相的包衣液喷枪距片面较近。

喷枪在包衣工作过程中，还需要考虑包衣液雾化后干燥形成的挂须问题。在喷枪选型时，选用防挂须喷枪（图 7-2-17），该喷枪雾化帽经过优化，由圆平面演化成斜面，能很大程度防止挂须形成。

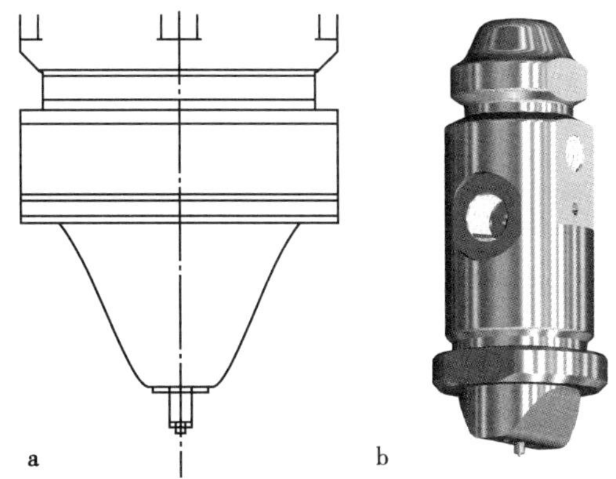

图 7-2-17　防挂须喷枪

a. 示意图；b. 实物图。

同时也可选择具有自动清枪功能的防堵喷枪，该结构能够结合包衣机的程序定时用枪针清除堵塞在喷液口的杂质，保证连续稳定喷雾。

喷枪一般采用奥氏体不锈钢（推荐不低于 316L）材质，能有效雾化，不产生滴液，防挂须，具备清除堵塞物的功能。大批量生产型的包衣机需要多把喷枪组合使用，共同喷雾以完全覆盖片床，喷枪的排列位置以雾化区域不能重叠也不能有间隔为原则，喷枪的排列也必须慎重考虑，应控制其间距合理，并正确调整每个雾化扇形角（图 7-2-18）。

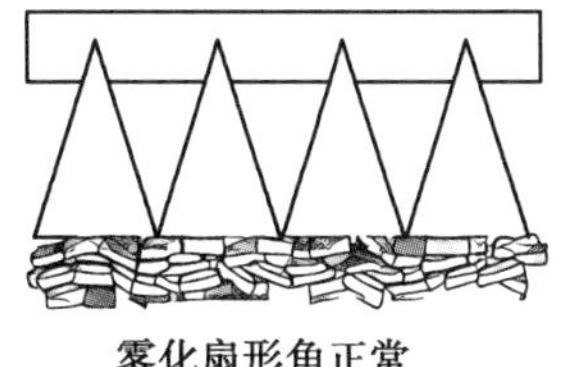
雾化扇形角正常

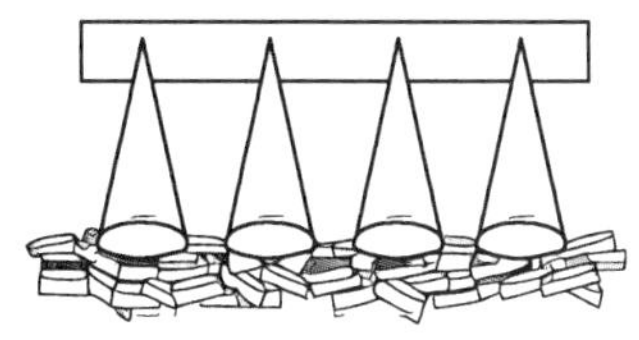
雾化扇形角覆盖不足

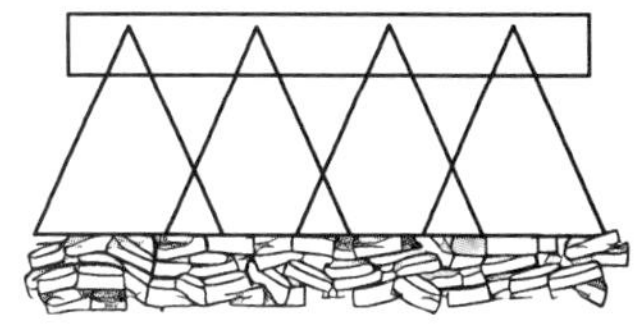
雾化扇形角覆盖过大出现交叉

图 7-2-18　喷枪雾化覆盖情况

每把喷枪可单独使用对应的供液泵头来供液，所有的供液泵的流量应同步一致，现常用一个电机驱动带动不同的泵头来保持流量一致。集成式喷枪系统是将多个喷枪安装在枪架上，供气管和供液管都集成在枪架内部而无外露的管路，枪架结实轻便，数字化和智能化程度较高，性能稳定可靠，可较好满足改进加长型的流动层包衣机和连续化生产的包衣机的要求。

包衣喷枪系统的通用技术要求：喷枪与锅内产品表面的距离及角度可以调整，喷枪与喷枪之间的间距任意可调，以满足不同批量的生产需要；雾化压力范围是 2 ～ 4bar，雾化压力可以显示和调整，雾化压力满足雾化均匀要求；具有清枪防堵功能，喷枪自清过程在不喷液时进行，不能影响生产工艺和产品质量；薄膜包衣时喷枪应有防止滴液措施；在生产过程中出现异常情况超过设定值时，包衣停止喷液以保证产品质量。

（四）流动层包衣机

在有孔包衣机运行过程中，间隔式排列导流板使得片芯床的中心存在一个“死区”，即一个相对难以受到喷雾覆盖的区域。流动层包衣技术可以较好解决这一难题。

1. 流动层包衣锅体结构 流动层包衣机的锅体长径（L）锅体直径（D）比 $L:D>1$ 的结构设计是其最大的特点，有效解决长期困扰生产型包衣机出现包衣“死区”的问题。

有孔包衣机的锅体长径比一般是 $L:D<1$，如果需要增加包衣锅体的装载量就需要加大锅体的直径，那么包衣时片床的厚度也会增加。由于处在不同厚度上的片芯离锅体回转中心轴的半径不同，根据线速度的计算公式 $v=\omega \cdot r$，在相同转速（角速度 ω）情况下处于不同半径（r）的片芯就会有不同的线速度，所以半径差距越大则线速度差距越大，会在片芯层的堆积厚度中心区域形成一种涡流，从而造成一个慢速运动的“死区”，此区域内的片芯不能有效地被喷枪包衣液扇面覆盖。

流动层包衣机采用拉长包衣锅体体身的方法，其锅体长径比 $L:D>1$，所以在相同批次装载体积下，流动层包衣机没有增加片床的堆积厚度，不会出现包衣过程中的“死区”现象而影响包衣效果（图 7-2-19）。更薄的片芯床对片剂的剪切力更小，所以适合硬度较低的片芯包衣。

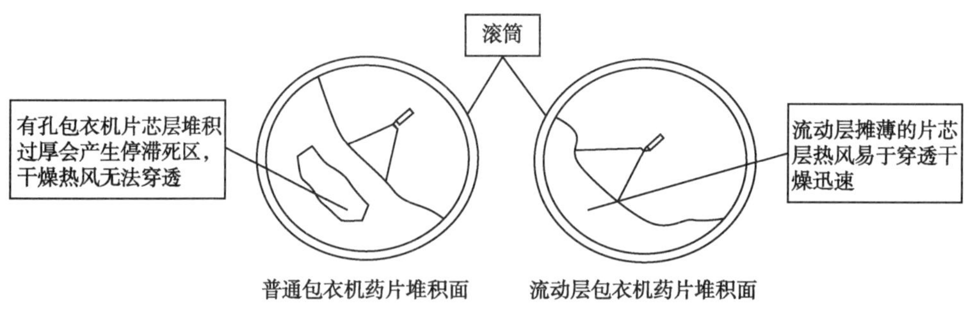

图 7-2-19 包衣锅内片剂堆积情况比较

流动层式包衣机加长机身的结构可减少包衣锅体内的片剂堆积厚度，加大了片床表面，有利于提高包衣液的利用率，缩短热风穿透片芯层的路径，提高了换热效率。在相同锅体直径的情况下，流动层包衣机的装载容积大于有孔包衣机的装载容积，可以提高生产效率。

2. 流动层包衣机的连续正反双螺旋导流板 流动层包衣机的连续正反双螺旋结构使片床具有快速均匀混合的特点。

流动层包衣机的导流板设计类似于立式导流板，但采用双层结构，导流板长度更长，且采用上下相反螺旋角结构，片芯在锅体中随锅体旋转，同时在导流板的作用下，片床中的片芯做内外反向对流运动。流动层包衣机专有的连续正反双螺旋结构使片芯层能够快速混合均匀，尤其在中药固体制剂包薄膜衣和中药片剂混浆法包糖衣中优势更加明显（图 7-2-20）。该机采用了正反双螺旋结构的导流板，使得片剂不仅沿着锅体的转动方向做翻滚运动，而且也在包衣锅体的轴线方向实现上下双层的流动，这种叠加的运动形式使片剂在包衣锅体旋转的带动下实现三维空间运动，加快了片剂的流动速度，片剂在锅体内呈流化状态，消除了片芯层内部的流动停滞区，同时避免了碎片现象，尤其适合于硬度偏低的中药片剂包衣。

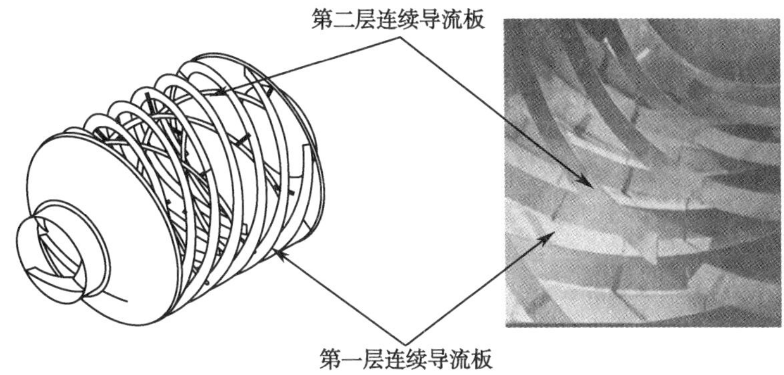

图 7-2-20　流动层包衣机导流板

流动层包衣机包衣结束时，只需通过锅体反转，利用自身连续螺旋搅拌桨出料，实现自动出料，无须拆装出料器操作。

3．**流动层包衣机喷液系统**　拉长后的包衣锅体可以安装更多的包衣喷枪（图 7-2-21）。由于喷枪数量的增加、片芯层表面积的加大及片芯层厚度降低，允许流动层包衣机以大流量的包衣喷量进行包衣，能够缩短包衣时间，提高生产效率，使含有挥发性成分或硬度较低的中药片剂快速地包裹隔离层。

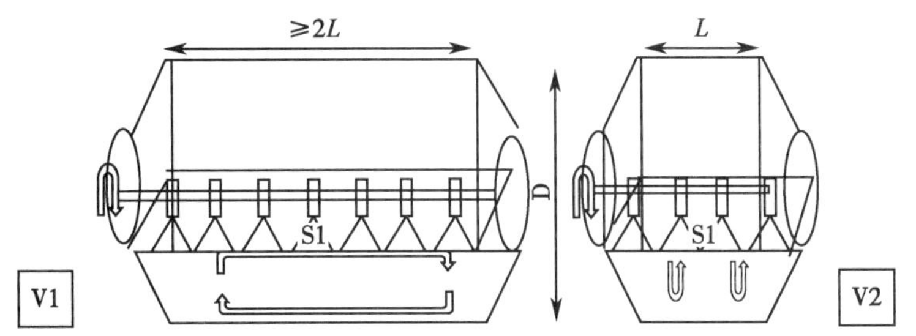

注：V1 代表流动层包衣机片床正平面；S1 代表喷枪间距；*L* 代表包衣锅锅体圆柱段长度；V2 代表有孔包衣机片床正平面。

图 7-2-21　流动层包衣机与有孔包衣机喷枪数量比较

a. 流动层包衣机片床；b. 有孔包衣机片床。

由于流动层包衣机需要配置的喷枪数量较多，并且在喷枪同时喷液过程中需要每一把喷枪都有稳定均衡的喷液流量和快速的喷枪自清理能力，要求其喷枪系统具有较高的集成性和自动化程度，包衣工作时对每一把喷枪的工作状态及喷液流量需要有一定的动态感知能力，因此该包衣系统设备的成本也较高。喷枪架和喷枪如图 7-2-22 所示。

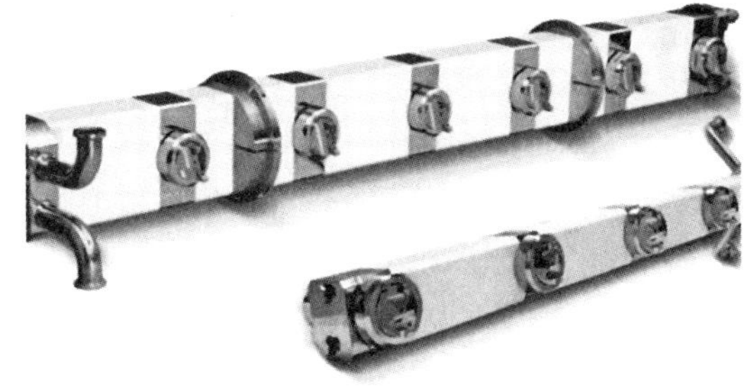

图 7-2-22　喷枪架和喷枪

（五）可换锅包衣机

包衣机系统按生产能力分生产型与实验型两种。最新的实验型高效包衣机，通过安装不同尺寸的可替换锅体，已实现在同一台主机上可包衣 0.5 ～ 15kg 的生产能力。

通常一台生产型薄膜包衣机的产量是以不同批次产量来确定其型号标准的，但有时在药厂经常有不同批量的药品品种在同一时期生产，这就需要药厂配置不同规格型号的包衣机来满足不同批次产量的生产。但是小品种的药品又经常面临品种周期性市场需求的不均衡，所以造成车间内配置的不同型号的包衣机闲置，使用效率并不高，而且其庞大的辅机系统也占用了很大空间，可换锅包衣机较好地解决了这个问题（图 7-2-23、图 7-2-24）。

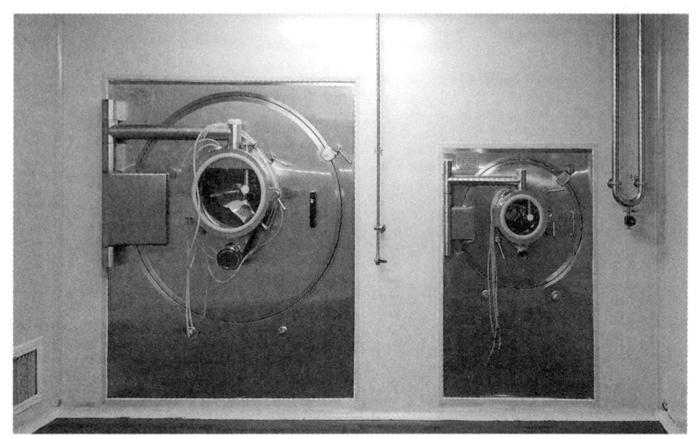

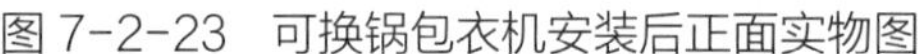

图 7-2-23　可换锅包衣机安装后正面实物图

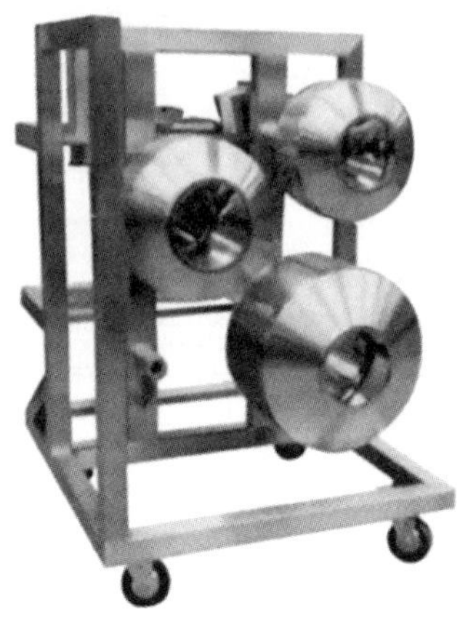

图 7-2-24　不同型号锅体

穿墙式安装的两种型号可换锅包衣机可满足大生产与小试、中试多种批量规格的产量，利用可换锅包衣机的不同型号锅体，实现了 5 ～ 350kg 的批量互换的柔性生产要求。由于这种包衣机可在一台包衣设备上快速方便地更换不同规格的包衣锅体来实现不同的生产能力，使包衣机具有了更大的生产柔性空间。

可换锅包衣机与常规普通标准包衣机主要结构区别在于机身前部有可供打开的前门，打开前门后，整个包衣机的锅体可以从机身内快速移出，可以将不同规格型号的包衣机锅体快速移入，包衣锅体的移入和移出有专门配套的输送车进行转移，这样就可以实现在一台包衣设备上满足多种型号包衣机锅体的共用要求。常见生产型高效包衣机的生产能力有每锅 40kg、75kg、150kg、300kg、600kg 等不同规格型号，通常可兼容的包衣锅体型号以产量规格相近为基本要求，由于在更换不同型号规格的包衣锅的同时需要配套相应规格的进排风系统及喷枪系统，所以为了避免过于频繁的规格调整带来的烦琐操作，一般情况下规格产量相差过大的锅体尺寸不适合在同一包衣机内互换，而是将尺寸规格近似的锅体设计在同一套机型号里向下兼容，如 5 ～ 75kg、75 ～ 150kg、150 ～ 350kg、350 ～ 600kg、600 ～ 900kg 等。

二、流化床包衣设备

流化床具有制粒、包衣和干燥的功能，流化床的构成、基本结构等内容在第三章已有详细介绍，下文仅介绍流化床包衣功能的相关结构和功能特点。

1. 流化床包衣机主机结构　流化床一般采用顶仓、中仓、立柱、底喷料仓、控制屏、喷枪、底仓、舱体推车组成（图 7-2-25），适合微丸、颗粒、微片等包衣。

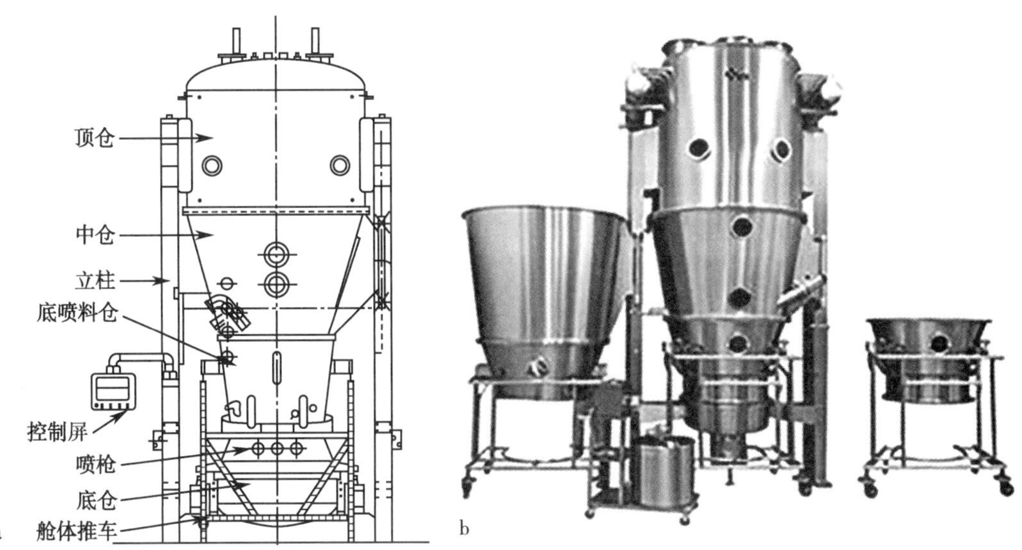

图 7-2-25　流化床设备包衣主机

a. 流化床设备包衣主机结构示意图；b. 流化床设备包衣主机实物图。

2．流化床底喷包衣工作原理（图 7-2-26） 流化床底喷包衣系统结合了包衣隔圈和穿孔气流分布板来组织颗粒的流动。流化床底喷包衣设备由一个底部带有穿孔圆盘的气流分布板和产品物料仓组成。在产品物料仓内有圆柱体（包衣隔圈），包衣隔圈的底边缘略高于气流分布板。底喷喷枪安装在板的中心位置用于分配包衣液。气流分布板的设计是在包衣隔圈内部分布有大的气流孔，在包衣隔圈的正下方周边有一个环形大气流孔，在包衣隔圈的外部的气流分布板上分布有较小的孔。由于这种设计，颗粒等通过包衣隔圈外向上气动加速颗粒悬浮的速度要低于包衣隔圈内向上气动加速颗粒悬浮的速度。正是由于这种速度差，在包衣隔圈的正下方的空隙内就产生了圈内与圈外的负压差，所以包衣隔圈外的颗粒会被包衣隔圈内的气流吸入包衣隔圈内部，包衣隔圈内的颗粒通过安装在底部的喷枪喷

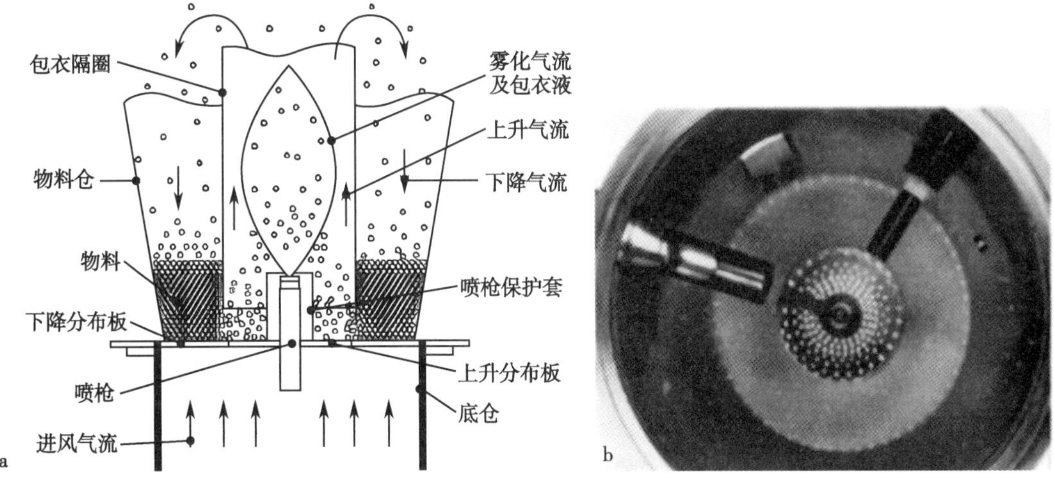

图 7-2-26　流化床底喷包衣系统工作原理

a. 示意图；b. 实物图。

出的包衣材料而得到包衣，并在膨胀室中干燥，回落到包衣隔圈之外。包衣的过程是不断循环这个过程，直至达到工艺要求。

喷枪位于流化床料仓底部空气分配板中央，所以喷枪是被埋入物料中间的，喷枪的喷液方向也与物料的流化运动方向相同，并且颗粒等通过气流的作用在包衣隔圈内与物料仓之间做循环往复的喷泉状定向回路运动。包衣液液滴的飞行距离短，包衣液蒸发少。衣膜连续而完整，不仅适合水性、有机溶液包衣，也适合肠溶、控释制剂等包衣。物料在热气流和喷雾作用下有序地依次通过包衣隔圈，被输送、包覆、干燥、沉降到料床，由料床表面沉降到气流分布板的包衣隔圈外部，再由热气流送入包衣隔圈内反复循环包衣、干燥，直至达到包衣终点。流化床包衣具有如下特点：①物料有序流动循环，接触到包衣液的概率几乎相同，所以形成衣膜厚度比较均匀；②物料与包衣液的运动方向相同，物料与包衣液距离最短，增加了物料与包衣液的接触时间，能形成致密的包衣膜；③物料悬浮在大量的热空气中，热交换效率高，能迅速干燥并减少物料的摩擦损耗。

3．**气流分布板**（图7-2-27） 气流分布板是安装在料仓底部的板式气体再分布装置。常见的有单柱分布板和多柱分布板。气流分布板可以由气流上升板和气流下降板组成，此种结构便于拆卸清洗。也可以在同一圆板上相应区域由不同的孔径和开孔率构成。气流下降板的主要作用是提供足够的空气，使物料处于“近失重”悬浮的状态。下降区使物料呈现均匀的流化状态，充分混合，使物料以相同的概率通过上升区。气流板上升板的主要作用是供应足够的空气，使上升区风速加快形成负压，将包衣隔圈外的物料吸到包衣隔圈内部，使物料充分与包衣液滴接触形成包衣膜，同时对水分进行蒸发干燥，保证包衣颗粒的均匀性。

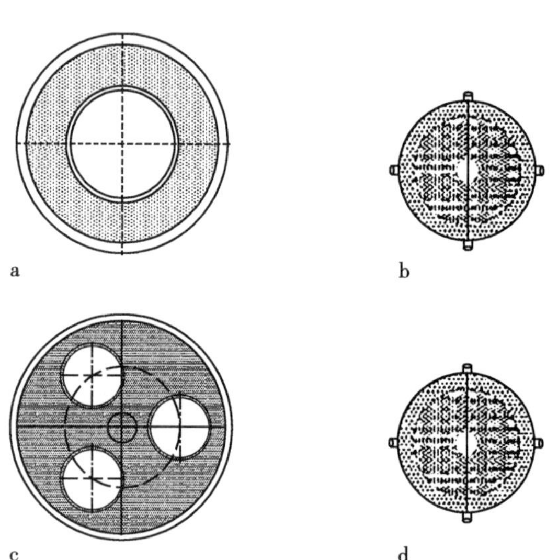

图7-2-27 气流分布板

a. 单柱分布板下降板；b. 单柱分布板上升板；c. 多柱分布板下降板；d. 多柱分布板上升板。

上升板和下降板的开孔率不同，必须选择合适的气流分布板才能以最少的颗粒磨损获得一致的流化。流化体积影响颗粒速度，较小粒径的颗粒需要较少的空气量就能达到一定的高度。分布板处的压差和速度应该相同。因此，当处理较小粒径的颗粒时，必须使用开口面积较小开孔率的气流分布板产生一定的阻力，以更好地分配空气。颗粒粒径不同应选择不同的开孔率（图7-2-28）。

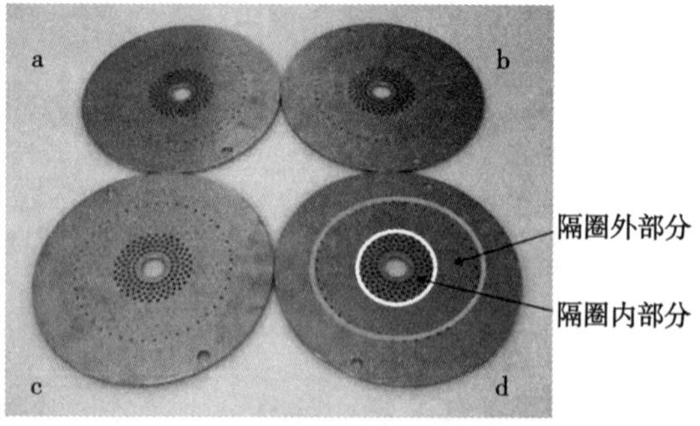

图7-2-28 不同粒径颗粒包衣在气流分布板上适宜的开孔率

a. 适合颗粒粒径100～250μm包衣；b. 适合颗粒粒径250～750μm包衣；c. 适合颗粒粒径750～3 000μm包衣；d. 适合颗粒粒径3 000～10 000μm包衣。

4．包衣隔圈及其与气流分布板之间的间隙　包衣隔圈、气流分布板是流化床包衣中的专用关键配件。包衣隔圈（图 7-2-29）即圆柱形结构的流化柱。包衣隔圈的高度根据颗粒特性形状、流动、粒径大小和堆积密度而相应地调整变化。当筒太高或批次负载太低时，来自流化床上部区域的空气不能转向流化床下部。为了不使包衣隔圈成为粒子运动的障碍，必须具备调整设备中包衣隔圈的高度并保持筒高锁定的能力，以获得最大质量的流量。在此过程中，必须避免隔圈高度的频繁变化，并以固定的最小间隔进行调整。

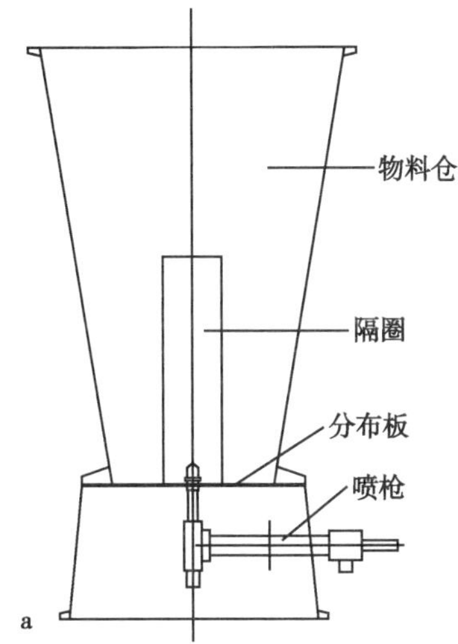

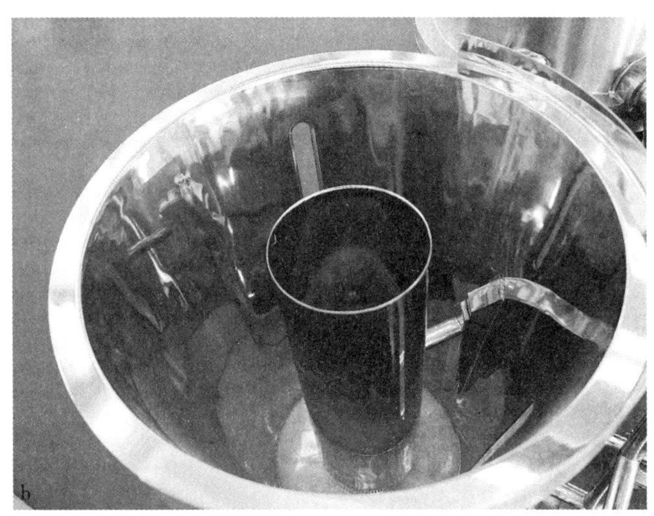

图 7-2-29　包衣隔圈
a. 结构示意图；b. 实物图。

包衣隔圈与气流分布板之间留有的间距，用来实现物料在包衣隔圈内部和外部流动，气流分布板在包衣隔圈内区域有很高开孔率，包衣隔圈外的区域开孔率较低。物料在包衣隔圈内高速上升并被喷枪喷出的雾化液浸润，干燥，再落到包衣隔圈外。

调节包衣隔圈下端与分布板间距可控制进入包衣隔圈的颗粒数量，实验型设备的间距一般为 5 ～ 20mm，生产设备为 15 ～ 40mm，在正常的包衣过程中，包衣隔圈内颗粒所占的空间约为包衣隔圈内容积的 1% ～ 5%。在实际工作中常凭经验控制进入包衣隔圈的颗粒数量。间距过小，进入包衣隔圈的颗粒稀疏，会使部分包衣液雾滴经颗粒间隙逃逸，还会延长颗粒循环周期，减少循环次数，不利于均匀包衣。颗粒进入包衣隔圈并非每次都会遇到包衣液雾滴，如果进入包衣隔圈颗粒过多，会使大多数颗粒作无效运动，造成不必要的颗粒磨损，甚至引起颗粒的相互粘连。

此外，调节包衣隔圈下端与分布板间距还可以小幅度调节颗粒流化状态。比如遇到包衣隔圈外侧颗粒滞留不动时，增加间距，可促使滞留颗粒启动。因为增加间距，也就增加了包衣隔圈下面颗粒层的厚度，增大了阻力，迫使空气流向周边小孔。

5．底喷包衣的喷枪　专门设计和可定制的流化床底部喷雾喷嘴有助于改善底喷包衣应用效果，也可以在颗粒、微片等包衣过程中获得高质量的包衣。底喷包衣喷枪（图 7-2-30）的结构设计特点应满足以下要求：可调节喷液雾化细度，具备防滴漏喷嘴、自动清洁针头组件，易于组装和拆卸，多种特殊的气帽设计可避免材料堆积，设计符合 GMP 标准，喷枪防堵塞。

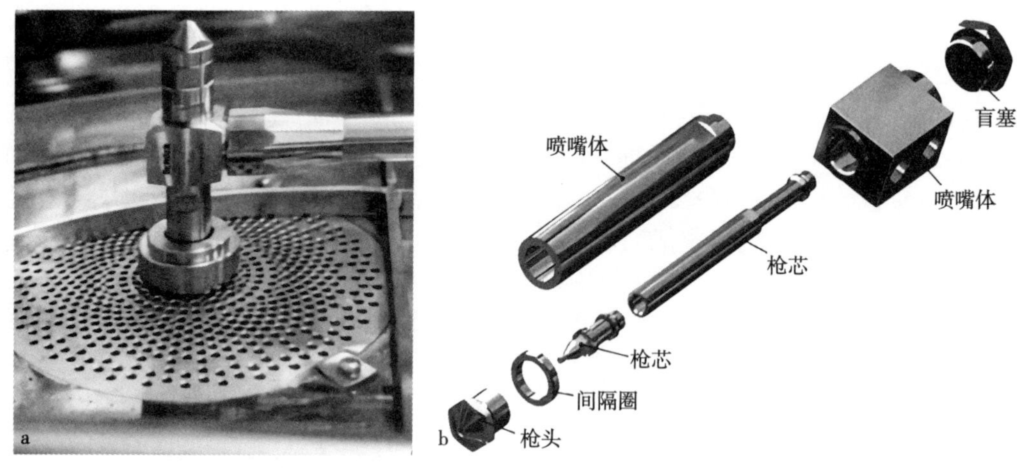

图 7-2-30 流化床底喷喷枪

a. 安装在气流分布板上的底喷喷枪；b. 底喷喷枪的拆解零件。

底喷喷枪在雾化包衣过程中应保证雾化液滴的范围不受到流化颗粒的影响，所以在喷嘴的设计上应有保护气流罩（图 7-2-31），对雾化范围起到有效保护作用，这对底喷包衣的工艺过程稳定性至关重要。

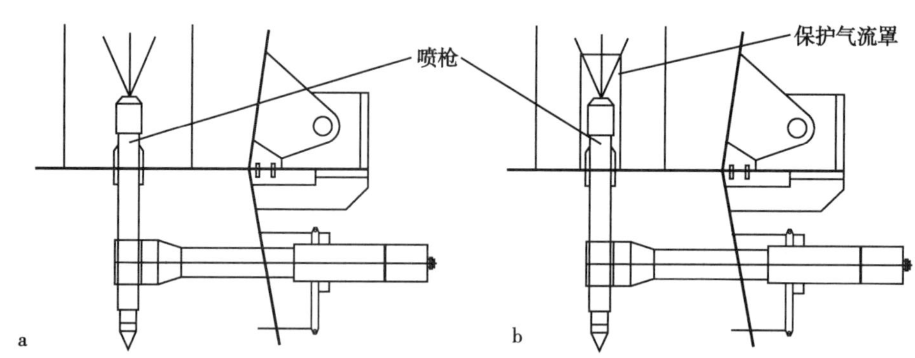

图 7-2-31 底喷喷枪保护气流罩示意图

a. 无保护气流罩；b. 有保护气流罩。

同时，在底喷包衣过程中，雾化喷枪应该具备定时自动清理功能，这对于底喷流化床包衣很重要。有孔包衣机工作时，很容易观察到喷枪的工作状态。然而在底喷流化床包衣工作时，喷枪是被包围在包衣隔筒的内部，难以观察到喷枪的工作状态及喷枪是否发生堵塞等不正常现象。

此外，应选择最佳喷嘴，喷嘴插件越小，喷雾越一致。然而，较小的喷嘴插件可能会导致喷嘴堵塞。为避免颗粒在底喷包衣机中结块，包衣液的雾化程度要高于锅式包衣机。即使包衣液的输送速度增加，使用的喷嘴也必须能够足够雾化包衣液。如果喷嘴的雾化性能不佳，产生了大的液滴，容易使微丸等结块，而太小的液滴又可能一接触到微丸等表面就干燥了，导致其表面不规则。所以当喷雾速率超过喷嘴容量时，为了保持均匀雾化液滴的均匀性，应同时使用多个单元喷嘴进行包衣。

三、包衣机辅助系统

在包衣系统中，除了各种类型的包衣机主机之外，还有构成包衣体系中的其他辅助系统。

（一）包衣液配制系统

配制包衣液的常用溶剂有水、乙醇等。一般根据片芯重量、包衣理论增重、包衣液固含量等参数计算出片剂包衣所需的溶剂重量。首先要选择体积比配制的溶剂体积大得多的容器，即配液罐（图 7-2-32），以防止配液时体积增加可能导致的液体溢出。推荐选择标准是：溶剂在罐体中的液面高度与容器的底直径相等或接近，搅拌桨的直径要小于容器底直径的 1/3。要选择具有一定剪切力的不锈钢材质搅拌桨，大多以三叶或两叶片为宜（图 7-2-33）。配置时，先将定量的纯水或乙醇等溶剂置于合适容积的容器中，开启搅拌桨使液体产生以桨为中心的旋涡，将薄膜包衣预混剂慢速、均匀地加入液体流动速度较快的部位，加料结束后保持搅拌适当时间后备用。搅拌桨有电动马达和气动马达两种，通常气动马达用于有防爆要求的情况。

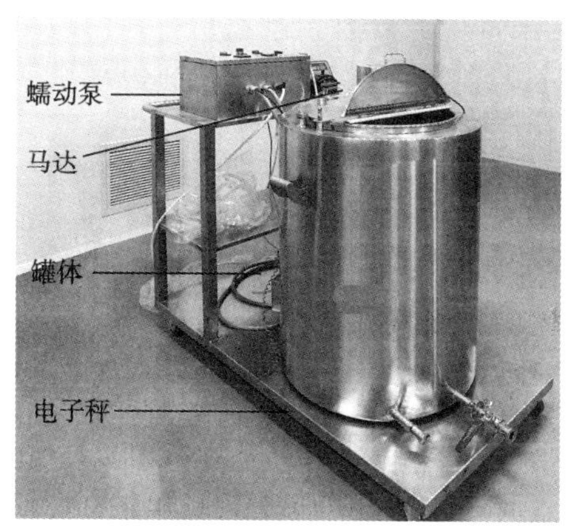

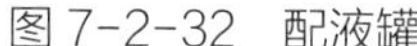
图 7-2-32　配液罐

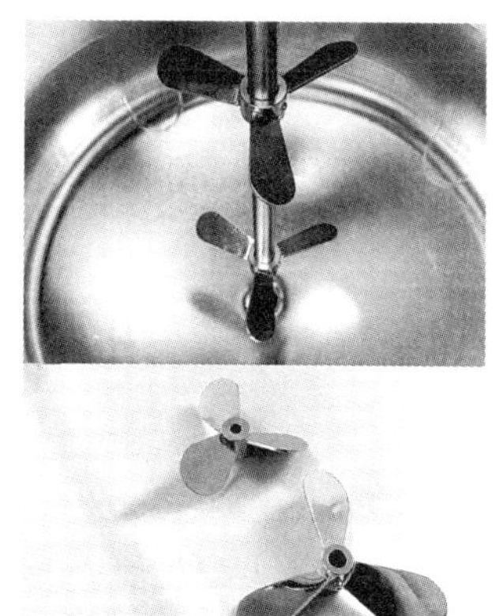

图 7-2-33　搅拌器

包衣液配制时包衣预混料应分次缓慢加入溶剂中，搅拌桨转速不宜过快，否则容易出现包衣预混料结块和产生过多气泡的现象。也可以根据包衣工艺要求，将配制好的包衣液经过胶体磨进一步加工，以获得更细腻的包衣液。

（二）包衣液输送系统

包衣液输送通常靠蠕动泵（也可使用卫生级转子泵）的驱动完成。该装置由 3 个部分组成：驱动器、泵头、泵管。蠕动泵（图 7-2-34）通过对泵的弹性输送软管交替进行挤压和释放来泵送流体。就像用两根手指夹挤软管一样，随着手指的移动，管内形成负压，液体随之流动。蠕动泵的作用就是在两个转辊子之间的一段泵管形成脉冲流体。脉冲体积取决于泵管的内径和转子的几何特征。流量取决于泵头的转速与软管受转子挤压的尺寸体积。蠕动泵采用微电机及减速器，无级调速，调速线性好且稳定，安装拆卸快捷，清洗简便，一般一个泵头对应一把喷枪，可保证每把喷枪流量一致从而保证包衣质量的一致。

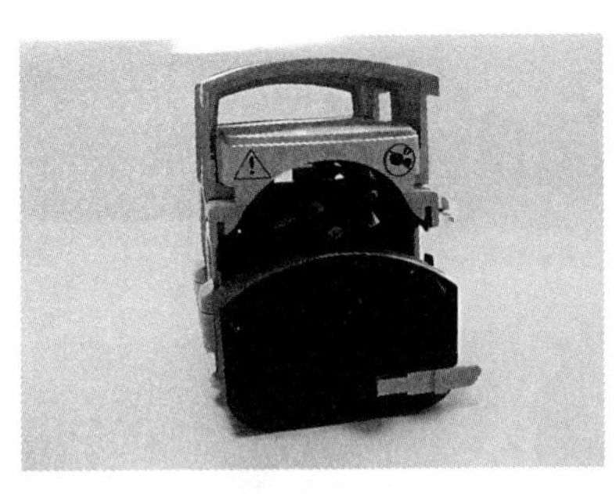

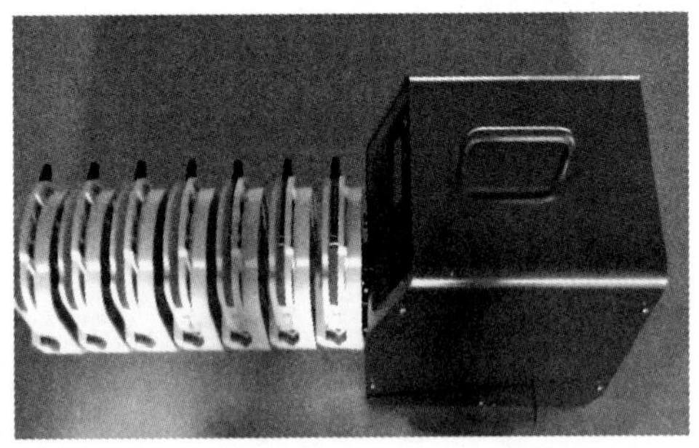

图 7-2-34　蠕动泵泵头正面（左）、侧面图（右）

供液系统由供液容器、管路、阀门、过滤器及供液泵组成，该系统所有部件材质应符合 GMP 要求，内部结构光滑、易清洗消毒。应能够提供稳定的溶液或混悬液。

隔膜泵或高压无气泵适合输送糖浆及混浆用于糖衣工艺，薄膜衣的包衣液由于黏度较低，要求匀速输送。因此蠕动泵的使用最为广泛，蠕动泵的另一个优势是可以方便地进行清洗处理。包衣用软管等部件应能经受长时间 90℃下的生产操作，并且无异物渗出。包衣软管的配置长度应能满足正常生产需要。包衣软管要用能耐受乙醇、弱酸、弱碱、臭氧、甲醛等腐蚀和侵蚀的材料制成，材质应符合 GMP 要求，并提供证明文件。

部分肠溶性包衣液也使用高压无气喷枪进行喷洒，所以在这种条件下通常使用高压无气柱塞泵来输送包衣液，但这种方式不是很普遍，而且对于生产环境也不友好，已经很少采用。

（三）包衣机的进排风空气处理系统

包衣机的进排风空气处理系统如图 7-2-35 所示。

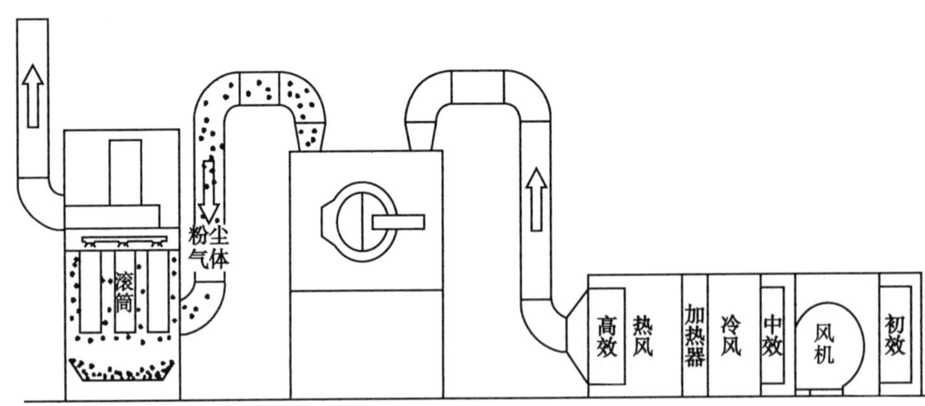

图 7-2-35　高效包衣机进风、排风系统示意图

1．包衣机的进风系统　高效包衣机的进风系统主要由风机、初效过滤器、中效过滤器、高效过滤器、加热器等组成（图 7-2-36）。

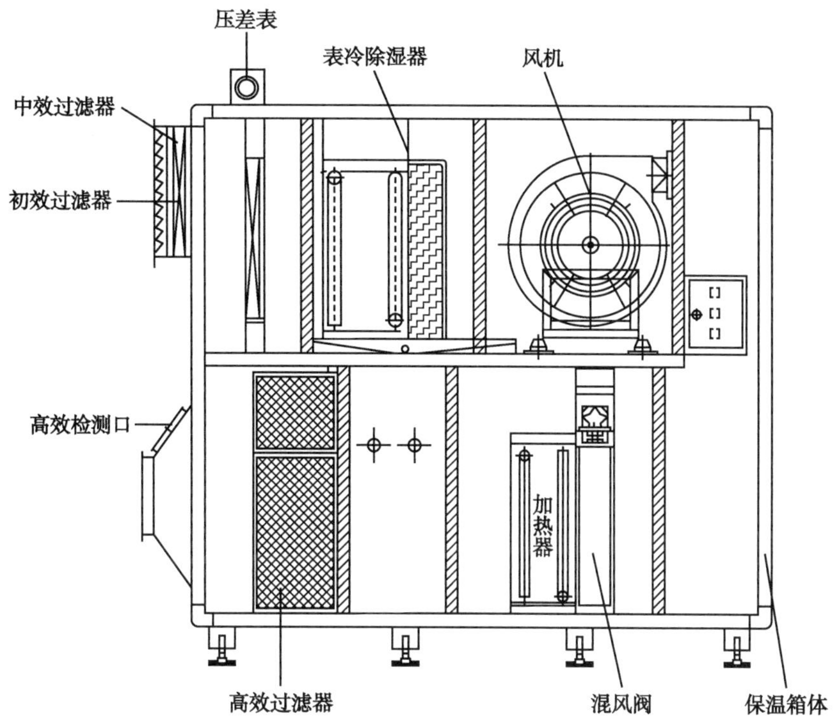

图 7-2-36 包衣机的进风系统结构示意图

热交换方式主要有电加热和蒸气加热两种。加热的空气保证了包衣滚筒内物料的干燥，依靠加大进风量和提高进风温度或降低空气湿度，可以提高干燥效率。为保持恒定的干燥效率，一般配有表冷除湿器或转轮除湿机来去除空气中超过工艺允许的水分，对水分要求较高的工艺还要配备加湿器。对于中药固体制剂品种，由于其吸湿性强，空气中水分的控制尤为重要。

空气系统由初效过滤器、中效过滤器、表冷除湿器、风机、加热器、加湿器、高效过滤器、保温箱体等组成。该系统应能便于检修、更换过滤器，有压差表，能够测试高效过滤器完整性，箱体隔热保温，内表面光滑，易于清洁消毒。该系统应能够提供包衣工艺所需的稳定的含水量、温度、符合 D 级洁净度和满足设计要求范围的风压、风量的空气。

进风系统提供包衣液溶剂蒸发所需的热量，鼓风机的风量、风压对保持滚筒内的气流组织方式至关重要。足够的热量供给依靠换热器，换热器和相关的控制系统根据工艺需求提供平稳的热量，应保持温度相对恒定可控（误差应小于 2℃）。空气湿度的控制在包衣干燥过程中十分重要，特别是对于中药制剂中的易吸潮的品种。因此，需要合理选用表冷除湿器或转轮除湿机等去除空气中水分的装置。为保持工艺的可重复性，需要保持恒定的空气水分含量，可选择加湿器以保证当空气中水分含量在设定范围。

进风处理单元的基本要求：采用箱式机组，进风处理器有自动除湿、进风过滤段、加热段等相关的控制元件。

2．包衣机的空气排放处理系统 包衣机的空气排放处理系统主要由排风机、捕尘器装置组成。

排风可以实现包衣滚筒内外的负压，使包衣材料干燥，同时也将尾气和粉尘及时排出。因为包衣正常运转时，喷枪中还有大量的压缩空气进入包衣腔内，通常排风量应高于进风量，才能保持包衣锅体内合适微弱的负压。

粉尘捕集装置有很多种，主要有机械除尘、过滤除尘、洗涤除尘、静电除尘等。机械除尘主要应用旋风分离器，依靠机械力将尘粒从气流中除去，其结构简单，设备和运行费用均较低，但除尘效率不高。

过滤除尘是目前高效包衣机应用广泛的方式。布袋/滤筒除尘器是一种干式高效除尘器，是利用纤维编织物制作的袋式过滤元件或聚酯滤筒来捕集含尘气体中固体颗粒物的除尘装置。布袋/滤筒干式除尘装置适用于捕集细小、干燥、非纤维性粉尘。含尘尾气经过除尘器时，粉尘被捕集在滤袋/滤筒的外表面，而干净气体通过滤料进入滤袋/滤筒内部。滤袋内部的笼架用来支撑滤袋，防止滤袋塌陷，同时它有助于尘饼的清除和重新分布，滤筒为折叠式结构，本身有很好的强度，不会塌陷。按照清灰方式不同分为脉冲反吹式（图 7-2-37）和机械振打式（图 7-2-38）。在含有水分的排风里会有很多粉尘，从清灰效果来说，脉冲反吹式排风除尘柜的除尘性能应远高于机械振打式排风除尘柜。

排风系统负责排出滚筒内因片剂流动混合产生的粉尘和包衣液雾化干燥后的粉尘和溶剂。排风量应大于进风量加上喷雾产生的压缩空气量（还包括包衣液的体积），因此滚筒内为相对负压。排风系统还包括除尘机，随着除尘机在工作过程中过滤粉尘的递增，过滤器的压差逐渐增加，排风风量逐渐递减，达到规定限度后需要进行更换处理。中药制剂容易出现过滤系统性能快速下降的问题，因此可选择水幕除尘或两种以上除尘机串联的形式来缓解。

洗涤除尘，通常又称为水幕除尘，含尘气体经过水幕时或进入一定容积的水体，使粉尘滞留或溶解在水中，而达到清洁尾气的功能。

常规排风系统要求：排风过滤精度可达到 F9 级。

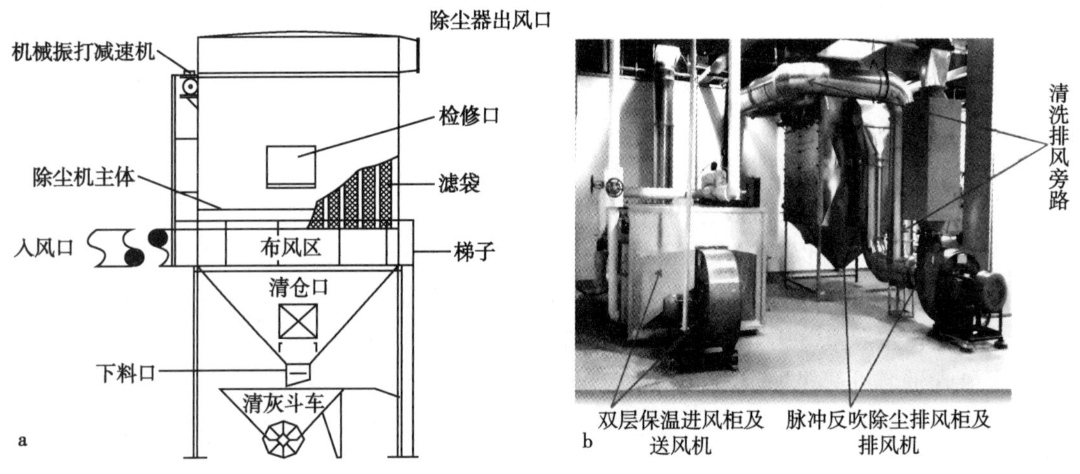

图 7-2-37　脉冲反吹式排风除尘柜

a. 示意图；b. 实物图。

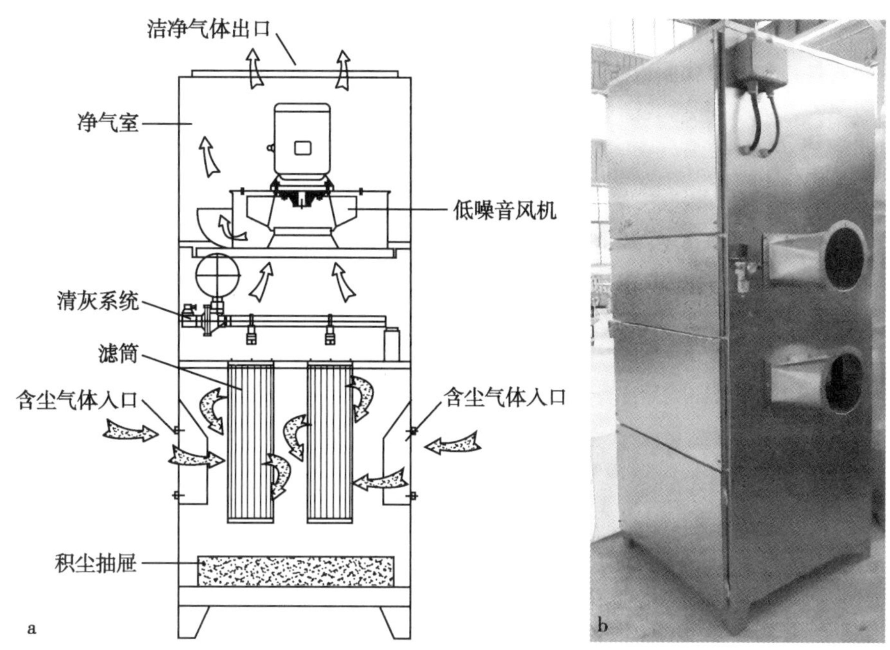

图 7-2-38　机械振打式排风除尘柜

a. 示意图；b. 实物图。

（四）进出料装置与设备要求

包衣进料一般与提升机联用，配置可移动的加料滑槽，高度和倾斜度可以调节。可通过移动式提升机实现密闭连接上料（图 7-2-39）。

外接工具出料：出料装置一般是固定挂件，进料设备要求在包衣结束后停机，将挂件固定到包衣机上，开启低转速，包衣片被挡板提升到一定高度后因重力作用掉入出料斗，从而实现包衣片的出料过程（图 7-2-40）。

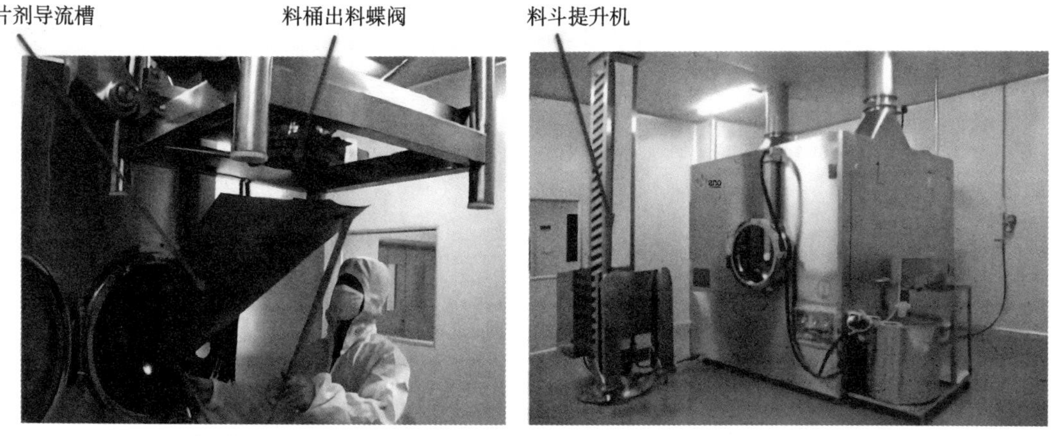

图 7-2-39　提升机上料方式

自主出料（不需要借助工具）：配有自动卸料装置，或通过包衣锅反转密闭出料，保证锅内无片剂残留。装卸料装置应与主机进出料口、料仓口装置末端设置软连接，应便于拆卸与安装。卸料过程中应避免冲击碰撞，以保护片剂产品在输送过程中避免损坏（图 7-2-41）。

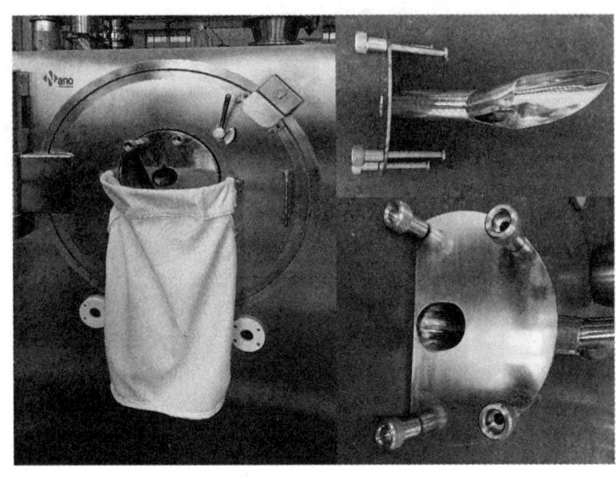

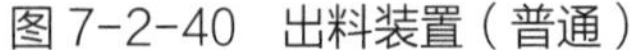
图 7-2-40　出料装置（普通）

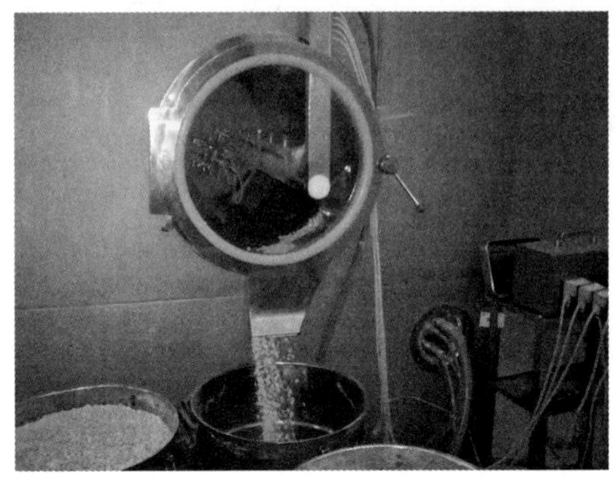

图 7-2-41　自主出料（反转出料包衣机）

（五）清洗系统

包衣机在工作完成后，要及时进行清洗工作，防止包衣液固化在设备和管路内部，同时也是防止微生物污染的必备措施，尤其对于中药制剂，及时和有效地清除药物必须由自动清洗系统完成。自动清洗系统能够提供清洗工艺所需恒定的水温、水压、流量和时间控制，满足清洗要求（图 7-2-42）。

清洗供水系统由储罐、板式换热器、清洗剂加入系统、清洗泵、阀门管路及喷嘴组成。清洗机结构如图 7-2-43 所示。通过增压泵提供所需的清洗压力，该系统应使用奥氏体不锈钢（推荐不低于 304）材质，内部结构光滑，无毛刺、无焊接缺陷，提供足够的清洗水流打击力，满足 CIP 清洗要求。

清洗程序应根据包衣设备与物料接触部位的功能遵循自上而下、自内而外原则进行清

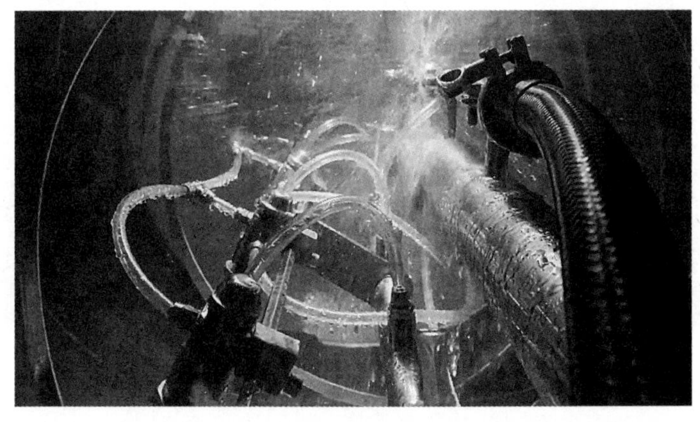

图 7-2-42　流动层包衣机的 CIP 清洗系统

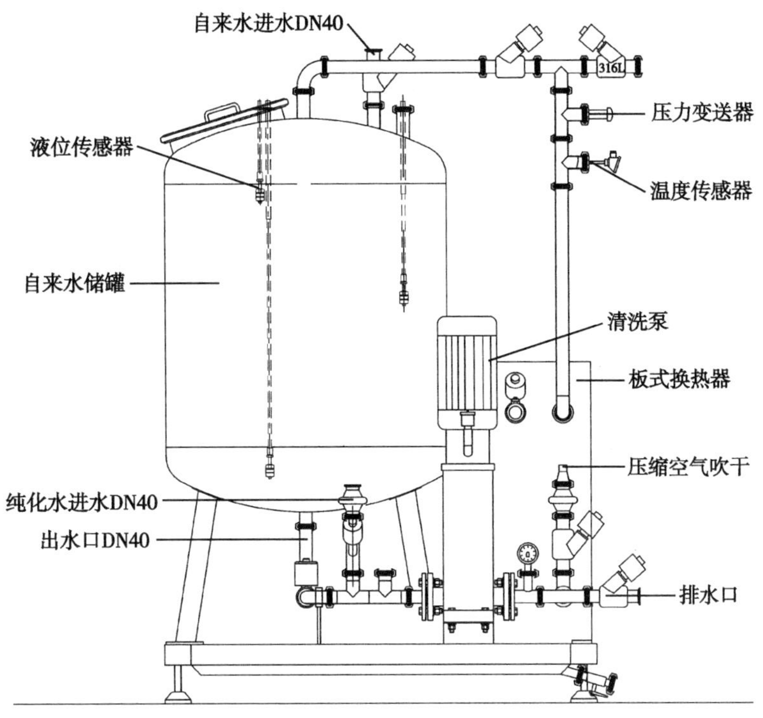

图 7-2-43　清洗机结构图

洗。在包衣滚筒内外表面、进排风道、箱体内表面布置清洗喷嘴对各部位进行清洗，清洗结束后利用压缩空气对清洗管路和喷嘴进行吹扫，清除残留的水滴，然后启动烘干程序对主机进行烘干。通过调用不同的清洗程序，可实现按品种专用配方清洗，自动形成可追溯的电子清洗记录。

包衣机清洗系统应符合下列要求：包衣机应配有自动清洁系统，并配有清洗罐，可实现清洁剂、冷热介质清洗功能；包衣机能够自动对滚筒、喷枪、喷嘴等设备内的需要清洗的位置进行在位清洗；清洗剂可以自动加入，包衣机能显示并控制在清洗过程中温度、流量、压力等工艺参数。配有清洁剂、纯化水以及压缩空气介质的入口；清洁剂单元可通过手动设定比例自动混合配比；清洗站储罐及各内部管道和系统设计具备自清洁和消毒功能，应无残液死角，可自动排空；出口控制分配阀按包衣锅的内外清洗需要的喷头数量控制进行配套。排水阀配备防止倒灌的措施（图 7-2-44）。

（六）电气控制系统

现在广泛采用 PLC 控制加触摸屏控制。它采用一类可编程的存储器，用于其内部存储程序，执行逻辑运算、顺序控制、定时、计数与算术操作等面向用户的指令，并通过数字或模拟式输入 / 输出控制各种类型的机械或生产过程。也可采用工业 PC，根据不同的需求，实现 SCADA 数据采集监控，结合过程分析技术（process analysis technology，PAT）等应用较为复杂的系统。电气控制系统要求：设备应具有 4 级以上密码保护的权限等级。每个等级拥有相应的可设置安全权限，用于修改参数及使用屏幕数据。进入各个等级的权限人员由系统管理员设置。提供至少 4 种不同受限的通行级别：

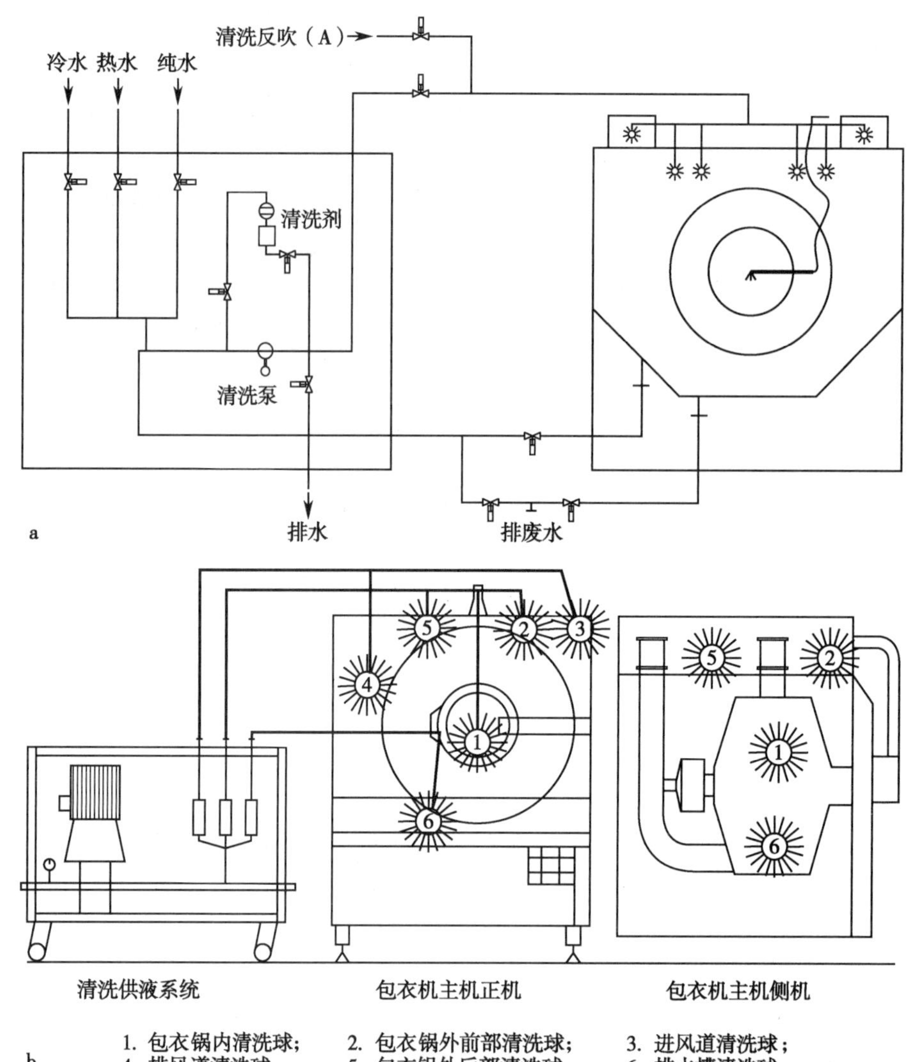

图 7-2-44 清洗系统

a. 包衣机清洗控制基本原理图；b. 包衣机清洗系统示意图。

1．**操作员** 为设操作员提供相应权限，以便对设备进行各项常规操作。

2．**主管级** 为设主管提供相应权限，以便对设备进行各项常规操作，并输入配方及运行参数更改。

3．**工程师 / 维修人员** 除操作员等级相关权限外，还包括重要运行参数设置。

4．**系统管理员** 除操作员及工程师等相关权限外，还包括系统安全参数的使用权。

包衣机采用 PLC 或工业 PC、触摸屏、交流接触器、变频器等部件。所有工艺参数可以设定、显示、传输、记录和存储，设备自动打印批报告，具备网络系统接口，预留输入 / 输出端口，PLC 预留 10% 的内存，便于程序升级，PLC 允许编程、维护度量功能，PLC 可以不断更新。控制柜要防尘、防水、并有负压散热功能保证控制柜内温度正常，紧急停机按钮可以让操作者在正常的操作位置触摸到。当按下该键时，系统应立即停机，当复位该键时，设备进入待机状态。具有声光报警装置；控制柜能防止被污染，并易于清洁；控制柜有安全锁，主电源开关具备挂牌上锁功能。预留扩展空间，外部进线到控制柜或接线箱内接到接线端子。低压接线（24VDC 和通信 / 信号线路）与控制盒中的控制电压和较高的电压隔离开。强电线路接点均有保护套或其他保护措施，避免人直接触摸而触电。所有电缆终端要有相应标号，所有的线路采用密闭线槽配线。配置主要参数的数据采集和储存追溯系统：追溯所有检测参数的历史数据；追溯所有报警事件；所有历史数据存储时间在触摸屏上及 PC 端。系统有配方功能，配方存储数量在 40 个及以上，具有各种历史数据、报警事件、报告的 USB 导出功能，触摸屏画面显示工艺 PID 及关键工艺参数；所有工艺控制设置参数在画面上直接更改，工艺控制设置参数有权限管理；所有报警在报警画面显示。系统具有诊断功能以甄别和阐述故障，显示导致设备停机的故障。断电时，机器立即停稳，以保护操作工、设备和产品。恢复供电后设备不能自动开机，必须人工启动。断电后保障 PLC 数据不丢失，保证程序完整。系统的自我保护功能：系统遇到断电等故障，在电源恢复后，系统断电前的所有工艺过程数据不能丢失；具有一定程度的容错能力，即当某些模块发生故障后不影响整个系统的有效工作。除尘器可在主机操作面板上进行操作。配备可支持 30min 的 UPS 组件，安装在单独的电器柜中。设备突然断电时 UPS 启动，防止数据的丢失。UPS 与 PLC 进行通信，UPS 电源缺失，UPS 调试，系统均有记录。

四、包衣设备因素对薄膜包衣质量的影响

合理的包衣配方工艺、质量合格的片芯和性能优良的包衣设备是生产合格包衣片的三个要素。包衣液的雾化程度直接影响包衣所成衣膜的外观质量，理想的雾滴通过调节雾化压力和选择适当型号的喷枪获得，与包衣液的黏度、流量相关。

喷雾开始时，掌握喷速和热风风量、温度三者之间关系的基本原则是：轻微湿润片面，防止片面粘连，温度不宜过低或过高。若温度过高，则干燥太快，成膜容易粗糙，衣膜与片面结合不牢固，易脱层，片色不均；若温度过低，或喷速过快，则会使锅内湿度过度高，片床水分得不到控制，容易出现片面粘连等现象。

锅的转速与包衣操作之间的关系是：转速低，衣膜附着力强；转速高，衣膜附着力差，易剥落，片剂磨损加剧。包衣过程中，温度过低，喷量过大，片剂流动滞留，则有可能会出现黏片现象。这时可加大转速使其改善，必要时还可适当调节温度和喷液量、喷程等加以克服。

为了得到良好的包衣结果和操作效果，要建立一个最适合的包衣条件。首先，设立好片床温度；然后，根据片床温度，来调整喷枪喷量与两个干燥参数（进风温度、进风量）。

1. 包衣设备的选择　荸荠式包衣机适合于包制糖衣，标准蝶形包衣机和流动层包衣机等都适合于包制水溶性薄膜衣。无孔包衣机和流化床包衣机适合微片、颗粒和微丸的包衣，对于一些黏度大、吸湿性强的中药颗粒或微丸尽量选择流化床包衣机。不同结构的设备对处方和工艺有不同程度的影响。有些中药片剂吸湿性强、黏性大，包衣时容易粘连。荸荠式包衣机的热风穿透率较低，不能使包衣液迅速干燥成膜，因此，荸荠式包衣机不适合中药片剂薄膜包衣。而有孔包衣机具备较高的开孔率，热风穿透率高，热效率高，包衣

液容易干燥成膜，所以，中药片剂薄膜包衣应当选择有孔包衣机。另外，流化床是否能够提供充分的流化条件以及能否最大程度降低物料的磨损也对包衣处方和工艺有着显著的影响。包衣液的雾化液滴大小、雾化形状及流量等可以通过喷枪的选型来调整，对于包衣时间长的工艺需要选用防挂须和具有自动清枪功能的喷枪。

2．包衣机结构 包衣锅的尺寸、挡板形状、挡板数量、锅体转速和锅装载量（批量大小）等包衣机的结构因素会影响薄膜包衣过程，包衣锅的形状和尺寸应该在不同的尺度上成比例，以在包衣工艺放大过程中保持几何相似性。几何相似性可以通过使用具有相似长径（锅体直径与直径之比）的系统来实现。挡板的高度、宽度和形状应在不同尺度上成比例，以实现类似的混合。在包衣工艺放大过程中，锅的负载与锅体积比应保持恒定，以保持片床层深度和片剂移动的相似。锅体转速是一个很重要的因素，它会影响锅中的混合动力和包衣质量。因此，在放大试验期间需要研究片芯层的平移速度。

3．包衣过程热力学平衡因素 薄膜包衣过程本质上可以被认为是绝热蒸发冷却过程。控制包衣锅内热力学环境的基本定律是热力学第一定律（能量守恒）。入口气流体积、入口温度和空气的水分含量是控制包衣液从片剂表面蒸发速率的热力学重要因素，应了解这些工艺参数的变化可能会对下游的操作条件产生的关联影响。因此，在调整某一参数的同时也需要调整其他工艺参数，以保持包衣过程中溶剂蒸发的平衡。例如，增加喷雾速度会增加锅中空气的水分含量，这将导致空气的干燥能力下降，因此，当喷雾速率增加时，可以调整其他参数（例如入口气流流量或温度）以保持相适应的干燥能力。通过监测排气或片床温度和相对湿度，很容易了解喷雾对干燥因素变化的影响，这些温度和相对湿度会随着锅内热力学环境的变化而变化。热力学因素的变化会对包衣质量和产品性能产生重大影响。因此，了解热力学因素之间的复杂关系很重要。应当了解某一控制因素和其他包衣的工艺相关因素，并确定控制它们的方法，以便确定关键工艺参数及其范围。

4．进风系统 进风性能是包衣过程整体热力学性能的重要组成部分。入口空气流速、温度和湿度条件对于喷雾液滴和干燥空气之间的相互作用都是至关重要的，它控制着喷雾液滴的干燥行为。如果干燥能力不足会导致片剂表面过湿，出现黏片等问题；而干燥太快，又可能出现喷雾干燥现象，或者在片剂表面没有充分扩散就被干燥，导致薄膜片面粗糙。入口空气的方向因有孔包衣机的型号不同而不同，可能对过程的整体热力学性能产生直接影响，在扩大生产规模时必须考虑到这一点。进风空气相对湿度是一个经常被忽视的重要参数。该参数以入口空气的露点温度为测量指标。大多数使用室内空气作为入口空气的小型和中试规模的包衣机通常无法测量和/或控制该露点。因此，车间环境空气条件的波动会对过程产生直接影响。中药片剂容易吸湿，外界空气湿度的变化容易导致出现黏片、标识架桥等问题，因此，在生产或研发过程中应当注意控制进风空气温湿度，并做好记录。

5．出风系统 与包衣质量相关的出风性质主要有温度、湿度和流速。进风温度和排风温度的区别是进风温度由人工设置，而排风温度和湿度是包衣过程各种输入因素的总体结果，例如进风、雾化、片芯性质。由于缺乏对片床温度的测量手段，排气温度通常被认为是片床温度的代表。实际上，出风温度不等于片床温度，两者之差可能相差10℃，批次之间包衣片剂相同的出风温度并不能确保片剂都具有相同的工艺环境条件。然而，监测出风温度、湿度，可以了解包衣过程的工艺参数是否发生了变化。

过滤除尘系统的效率也会对包衣系统的排风产生很大影响。不同厂家生产的包衣设备会采用不同的末端过滤除尘系统，应采用大过滤面积的排风除尘柜，最好采用脉冲反吹式排风除尘柜代替机械振打式排风除尘柜，因为排出的风具有较高的湿度，很明显在相同湿度条件下脉冲反吹式除尘要比机械振打式除尘工作效率更高。在使用有机溶媒为介质的喷雾包衣液时，除尘系统必须配置防爆截止阀。

6. **喷雾系统**　喷枪的喷雾速率、雾化压力、喷枪数量等喷雾系统参数，明显影响液滴大小、分布、速度、密度以及喷雾面积、形状等包衣液喷雾的性质，从而影响薄膜包衣的质量。包衣液在片剂表面的干燥速率会影响片床温度，从而影响溶剂蒸发的速率。喷雾速率以及雾化空气压力会影响喷雾液滴尺寸、分布和速度。较大的液滴可能溶解片剂表面的药物而迁移到衣膜中，或导致床层过度润湿，出现黏片、架桥问题。如果液滴粒径太小，则可能在到达片剂表面之前就出现喷雾干燥现象。

喷液模式决定了通过雾化区域片剂的数量。理想情况下，雾化区域要求液滴粒径均匀，呈椭圆形，可以保证衣膜的均匀性。因此，应仔细选择喷枪类型、枪数量及喷枪到片床的距离。

喷枪之间的距离、喷枪到片床的角度和位置需要在调试过程中认真调整。喷枪到片床应该保持最佳距离，以防止过度润湿或过度干燥。大产量包衣锅需要使用多个喷枪充分覆盖片床表面。当使用多个喷枪时，应通过试验仔细考察喷枪之间的距离，尽量减少喷液形状间的重叠或间隙，以保证包衣的均匀性。就喷雾位置和喷雾角度而言，喷雾区域一般在片床的顶部，使得片剂从喷雾区滑落有充分的干燥时间。

7. **喷枪嘴到片床之间的距离**　喷枪到片床的距离是指喷雾液滴从离开喷嘴至片芯之间的距离。如果两者之间距离太大，容易出现包衣液的喷雾干燥现象。相反，则可能出现片床过度润湿，引起黏片、架桥等问题。随着喷枪与片床之间距离的增加，喷雾面积随之增加，喷雾区域内的液滴大小及其均匀性随着距离的增加而下降。因此，喷枪到片床的距离应根据喷枪总数、雾化速度、雾化压力和包衣质量之间的平衡来确定。

8. **喷枪的雾化气压和吹扁气压**　喷嘴的雾化空气、吹扁空气压力和流速决定了喷雾区域内液滴的均匀性、粒径大小、速度以及喷雾面积。当包衣液从喷嘴喷出时，雾化空气将它们变成细小液滴，与高温进风相遇后溶剂蒸发，粒径减少。吹扁空气使喷雾区域变成椭圆形，对片床的喷雾覆盖范围更大、更均匀，从而提高片剂之间包衣质量的均匀性。薄膜包衣的粗糙度受到包衣液在片剂表面扩散和干燥之间平衡的重要影响。实践证明，在较高的雾化压力下形成的衣膜更粗糙，是因为雾化气压过大，产生的液滴较小，液滴在达到片剂表面之前就喷雾干燥了，不但降低了包衣效率，还会出现架桥或橘皮等包衣缺陷。

第三节　包衣生产中常见问题的原因分析与解决措施

包衣生产中常见问题的原因及解决措施见表 7-3-1。

表 7-3-1 包衣生产中常见问题的原因及解决措施

存在的问题	产生的原因	解决措施
片面粗糙、皱皮（衣膜表面有皱纹，粗糙不平）	片芯表面粗糙	调整压片时压力，改善片芯质量
	雾化效果不好	①增加雾化压力，使喷雾速度加快；②调整喷枪与片床之间的距离；③选用喷嘴直径较小、雾化气体流速高的喷枪；④调整喷雾形状为宽范围的平锥角雾流
	干燥空气体积过量（排风过大）或温度过高，蒸发快	①降低进风量和进风温度；②控制片床温度
	包衣液黏度过大或固体含量太高	①调整包衣液处方，降低包衣液黏度（浓度）或固体含量；②适当提高包衣锅转速，使片剂滚动均匀，增加片摩擦，促进包衣液的铺展
粘连与起泡（片与片之间黏在一起或片面存在小气泡）	喷雾速度过快或雾化气体体积过量，因进风量过小或进风温度过低，片床温度低，导致干燥速度太慢，片剂没有及时层层干燥而发生粘连或起泡	降低喷雾速度，提高进风量和进风温度，提高片床温度和干燥速度
	喷雾角度或距离不妥，喷雾形成的锥面小，包衣液集中在某一区域，造成局部过湿，导致粘连	加大喷雾的覆盖面积，减少平均雾滴粒径或调整喷枪到片床的距离
	包衣锅转速慢，离心力太小，片剂滚动不好而粘连	提高包衣机转速，使包衣过程中喷量、转速、温度达到动态平衡
	片形不合适也会出现粘连	选择适当的片形包衣，尽量用浅凹冲
	气体雾化过程中，未破裂的泡沫在薄膜中保留小气泡	包衣液配制过程中出现的大量气泡，包衣前进行消泡处理
片面磨损、膜边缘开裂（片芯冠部表面的硬度最小，在包衣过程中易受强烈的摩擦力和应力作用而使片面掉粉，致使片芯表面出现麻面或毛孔，这就是片面磨损；薄膜衣片中衣膜最脆弱的部分是边角，当衣膜的黏附力或强度不够时，易发生膜边缘开裂和剥离）	片芯的硬度和脆碎度都较小	提高片芯的硬度，片芯应坚固、耐磨
	片形不适合，特别是片剂冠部有标识，更易发生片面磨损	片形的选择上尽量选用圆形双凸面片形
	包衣锅转速过快或挡板设置不合理	①调节包衣锅的转速；②合理设置挡板，降低摩擦力，减少磨损
	喷雾速度太慢和进风量大或进风温度高均会导致干燥速度快，使片芯成膜慢，片芯在包衣锅中的空转时间长，磨损时间长	①提高喷雾速度，刚开始包衣时，喷雾速度要略快，使片芯在较短的时间内包上一层膜，起到保护片芯的作用；②降低片床温度、蒸发速度和膜温度
	雾化压力大，包衣液黏度低，雾化中心雾滴集中	增加包衣液中固体含量或包衣液黏度，建议选用具有良好的膜弹性和机械强度的包衣材料

续表

存在的问题	产生的原因	解决措施
标识架桥、刻痕模糊（衣膜脱离片芯的标识或剂量分割线即刻痕部分，形成一条跨过标识的架桥，架桥形成之后，刻字片上的衣膜造成标识和刻痕模糊）	片芯不恰当的标识（笔画太复杂或刻痕太细）	冲头设计时，注意切角宽度和设计中的细微地方
	片芯耐磨性差	加强片芯耐磨性，片芯质量要符合薄膜包衣的基本要求
	粉尘多，冲痕内填充喷雾干燥的产物片，包衣膜的附着力不佳	更改压片模具，使刻痕清晰，提升衣膜附着力
	喷枪喷量大，片床温度低	①调整喷枪喷量，降低喷雾速度；②提升进风温度使片床温度升高
孪生片（片芯表面包衣液没有完全固化，几个片芯粘连在一起）	喷液速度太快	降低喷液速度，提高雾化效率
	包衣锅转速太低，片面流动性小	增加包衣锅转速
	不适当的片形（平片或表面弧度太小）	选择恰当的片形，尽可能减少侧面在包衣过程中接触的机会
	喷枪与片面的距离太近	调整喷枪与片床间的合理距离（一般为 20 ～ 30cm）
麻点（素片或丸芯表面有麻点，薄膜衣本身无任何可见破坏）	素片耐磨性差，片芯硬度不够	提升素片质量，增加片芯耐磨性和硬度
	片床温度过高（超过片芯中一种或多种组分的熔点）	降低包衣片床温度（使片床温度控制在片芯中各组分的熔点以下）
	包衣锅转速过快	降低包衣锅转速，减少包衣前片面的摩擦
	包衣材料溶解不均匀	调节搅拌速度、控制搅拌桨与桶底距离，增加溶解时间使包衣材料充分溶解
针孔（薄膜衣层内形成塌陷的小孔）	素片自身有针孔	适当调整压片工艺，改善素片质量
	包衣液搅拌过快出现大量泡沫	降低包衣液搅拌速度，选用消泡剂
	包衣液喷量过大，雾化效果不佳	调节包衣液喷量，提升雾化效果
	出片时片剂膨胀得太快	①调节出片凸轮；②降低压片机转速
	物料不结实	增加黏合剂用量，或使用黏性强的黏合剂
	物料过于干燥	提高物料含水量
	物料润滑过度	降低润滑剂量，或在添加润滑剂之前将所有原辅料充分混合
	冲头磨损，片形界面有毛刺或卷边	修整或调换冲杆
	下冲杆在出片处的位置过低，造成片剂没有完全出模	调整下冲杆出片位置的高度
	拦片条距离中转盘台面的位置过高	调整拦片条的高度

续表

存在的问题	产生的原因	解决措施
露边，露底（片剂的边缘露出底色，称为露边；在片剂的中央露出底色称为露底）	喷薄膜液时流量过大，干燥速度跟不上；或流量过小，干燥速度过快	控制流量或调整干燥速度
	薄膜液的配方不合理	增加成膜剂用量或更换复合膜材料品种，必要时可减少润滑剂用量
剥离（包衣后片面与衣层出现点状或片状的脱落）	片芯出现短暂粘连	控制包衣过程中喷量、转速、温度的动态平衡
	包衣膜的机械强度太低	选用具有良好机械强度的包衣材料
龟裂（片剂顶部的薄膜衣破裂）	包衣剂配伍不合理，衣膜的机械强度较低	调整包衣配伍，增加衣膜可塑性，使衣膜机械性能提高
	片芯压片后的反弹	控制片芯质量，避免压片后反弹
	雾化气压大	调整雾化气压
	包衣液黏度低	提高包衣液固含量
色差和花斑（色差是指片芯与片芯之间最终的颜色有一定的差别；花斑是指片剂表面的色泽不均匀，着色剂在片面分布不均匀）	包衣液用量不足	增加包衣液用量
	包衣过程中片芯混合不均匀	提高包衣锅的转速或改善包衣机的混合效率
	包衣材料的遮盖力不佳	选用遮盖力强的配方，或者用遮盖力强的白色包衣材料进行预包衣（对于有颜色的片芯，尤其是中药片剂芯）
	包衣液的固含量过高	适当降低包衣液的固含量
	包衣机喷枪数量不足，或喷枪的雾化覆盖不好	①增加喷枪数量；②确保喷枪处于正确的位置，并调整喷枪的雾化效果及喷射范围
	包衣锅转速较低	提高包衣锅的转速
	片床温度过高	降低片床温度
	片形状不合适（如长形片、胶囊形片等因滚动不如圆形片，也会引起色差）；或片剂粘连引起	尽量选择合适包衣特点的片形
	可溶性色素容易迁移，包衣处方配伍不当，着色剂在包衣液中分散不均匀或有凝结现象	选用优质、不溶性的色淀作为着色剂，调整包衣配伍，使着色剂能够在包衣液中均匀分散
	操作过程中不搅拌包衣液，则不溶成分会沉降	持续搅拌包衣液
白斑（薄膜包衣后片面出现云状的白色斑点或模糊不清）	片芯为浸膏片或含有溢出的成分	①控制片芯的和包衣片的储存环境，避免在高温高湿环境下放置；②完善包衣配方，增强包衣的防潮和防溢出效果
	包衣温度过高	降低包衣温度，掌握好包衣参数（避免片剂易挥发成分溶解，避免因片芯吸潮，温度高而引起的糖分结晶情况）

第四节　包衣设备新技术及发展趋势

一、连续式包衣系统

传统包衣设备基本上均采用批次包衣技术，即在生产过程中采用批次投料和批次产出的生产方式，而随着时间的推移以及生产技术的进步，人们逐渐发现批次包衣设备的生产能力已成为制约生产效率、质量和成本的关键因素。当需要进行包衣生产的物料量较大时，一台包衣设备则无法完成生产，此时只能通过一台设备进行多批次生产或者通过多台设备同时进行批次生产才能满足生产需求，为了节约生产时间，大多数制药企业选择采用多台设备同时进行批次生产，除了增加设备成本、能耗成本和人工生产成本以外，由于各台包衣设备的生产工艺参数略有不同，从而致使每台包衣设备产出的成品质量也会存在差异性，这就会造成药品最终出现质量问题并难以追溯。

目前制药、食品行业的智能数字化制造的快速发展为连续式生产的快速实施提供了条件。国际上的生产商如美国的 Thomas 公司和加拿大的 Ohara 公司已有连续式包衣机上市。国内纳诺机械设备有限公司也于 2019 年成功开发出连续式包衣机技术系统设备（图 7-4-1）。

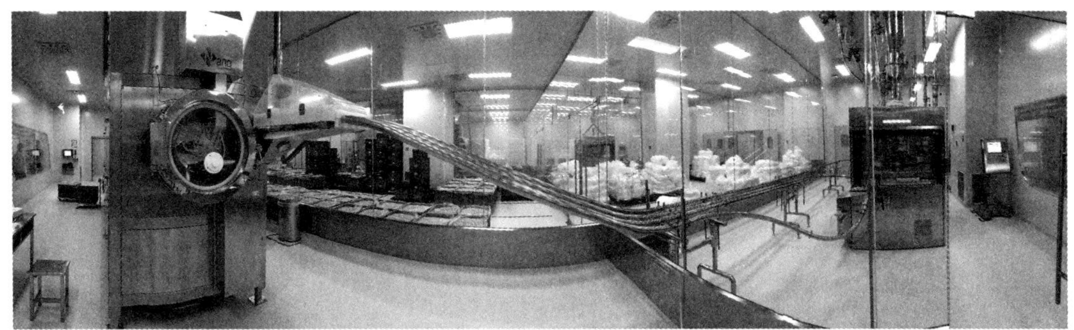

图 7-4-1　连续式包衣机系统

1．连续式包衣机的基本组成　连续式包衣机系统由进出料系统、包衣滚筒、进排风系统、喷枪及模块化支架、自动控制系统组成（图 7-4-2）。

（1）进出料系统：由进料斗、在线称重计量系统、素片输送系统、输送管道等部分构成，其中进料斗的大小根据产能确定，起到为包衣机供料及片剂应力释放和缓冲作用。包衣系统的进出料口，在线计量系统可对进入包衣机的素片重量进行实时在线监控，用以控制进料速度及进料量；输送系统将素片输送至包衣机包衣滚筒内，采用柔和机械或气力输送时避免摔片，该输送系统需要与前端在线称重系统通信并受其控制。末端输送管道连接包衣机滚筒，在整个连续化生产过程中，进出料过程匀速进料及出料。

（2）包衣滚筒：包衣滚筒的内部设置了多个导流条，配合包衣机滚筒的回转起到对片剂的翻滚导流作用。包衣滚筒出料口采用了特殊的执行机构，进而控制包衣锅内的片层堆

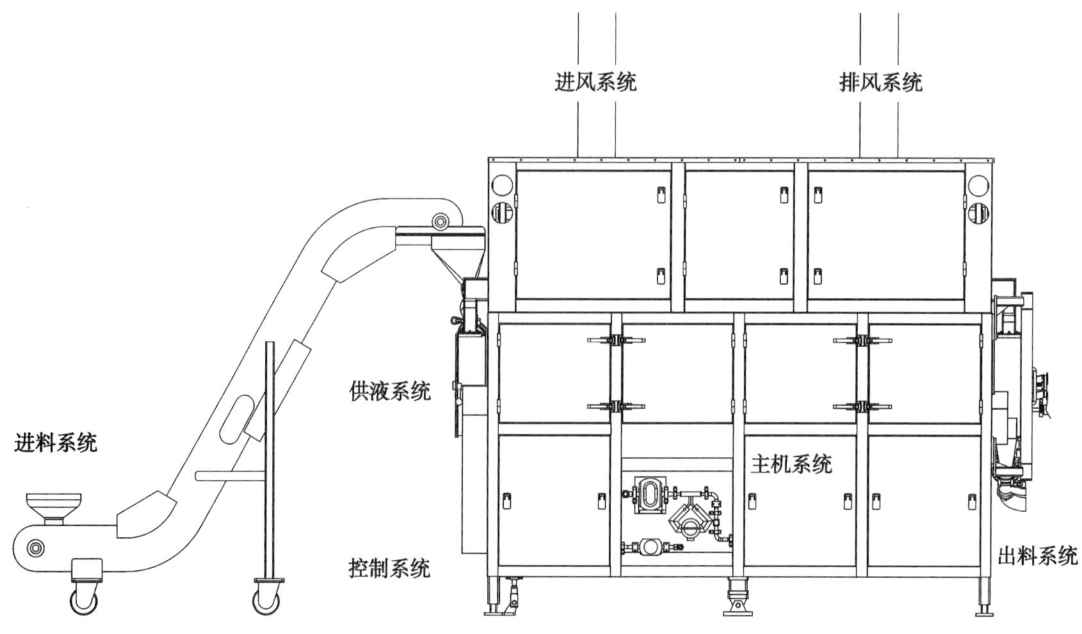

图 7-4-2　连续式包衣机组成示意图

积厚度和出料速度的恒定。该机构会在 PAT 基础上采集包衣过程数据，实时地在数字化控制系统的自动控制下，随着进料端的流量变化实现在线自动调整出料端的出料量，以适应连续式包衣机在工艺质量及产能上的动态调整，以保证连续化生产始终在质量可控的前提下工作。

（3）进排风系统：在线隧道式加热干燥及降温冷却装置在 PAT 在线分析前提下获取包衣过程的温度数据，对包衣锅内的温度做出实时分析，并实时地通过对连续式包衣机风量及风压的控制及调节，保证连续式包衣机在连续包衣过程直至出料过程中的温度恒定。片芯始终保持在恒定的包衣温度下进行包衣是尤为重要的。隧道式换风机系统可以与连续式包衣机进出料口对接，通过独立的送排风系统，使片芯在连续包衣后快速冷却降温，并由出料端将降温后的片芯连续输送至后端工序，实现生产工艺过程连续化生产，以满足包衣工艺的质量要求。

（4）喷枪及模块化支架：喷枪选用多路多组模块化喷液系统，保证了整体喷液的均匀性和可控性，采用了具备防堵塞防挂须式模块化喷枪组，单枪单路气压及流量控制。集成模块化喷枪架，集成供液管路、雾化气及控制气等模块化连接，保证了喷液量、雾化面、雾化角能够适应连续化的生产模式。整个喷液系统受控于基于 PAT 数据分析基础上的数字化控制，基于干燥热平衡模型的数字化编程对每一个包衣喷枪模块组能够实现分布式控制，即能够实现单个喷枪模块组的控制以及多个喷枪模块组的控制。连续化生产的启动阶段、持续执行阶段和结束阶段都是在数字化控制下完成，能够保证包衣连续化生产的质量稳定性。

（5）自动控制系统：过程控制系统采用 SCADA 工业控制系统总线及分布式控制系统平台，标准满足美国、欧盟及中国 GMP 的所有法规要求，存储了多配方工作流程，可进行批次报告管理，查看历史数据趋势分析图，操作者可登录日志和事件记录，人机界面上有语言的转换按键和所有操作模式的模板；开发的软件以模块为基础，可以有效地适应未来的变化带来的管理要求。

系统选项：基于 PAT 在线过程分析系统的过程控制。可进行输入材料和输出材料的配方管理。系统包括额外的输出材料配方管理要求的硬件，手动或者自动过程控制 IPC 自动控制额外要求的硬件，SIPAT 接口集成，工业互联网 MES 接口集成，可借助历史记录和信息服务器进行数据归档、高级数据评价趋势研究和统计，并采用数据云存储及云分析技术。

2．连续式包衣机的工作原理　连续式包衣机是基于原有批次流动层包衣机锅体技术基础上延长的小直径包衣筒，大量增加喷枪数量，使片床厚度变浅，延长喷雾区，使包衣液能够分布更均匀，减少片芯的磨损。包衣转筒内部没有导流挡板，取代的是与轴向平行安装的挡条，片芯在包衣转筒内的运动受控于片芯进料速度和出料端堰板的高度位置。带有称重功能的皮带机定量输送片芯或胶囊到包衣机进料口，待定量片芯全部进入包衣筒后，进片暂停。包衣初期，一边恒定速度输入片芯，一边由软件控制喷枪开启，实现全部片芯达到等量包衣增重后开始出片，同时开启进料，由软件控制喷枪开关，进入完全连续包衣模式。输送包衣液的方式也由原来的蠕动泵形式改进为由精密的多叶回转泵完成。

连续化包衣机可以 24 小时不间断地运行。连续生产线相对紧凑，工艺步骤、设备布局以及相同产能下相应辅机使用空间的减少使连续生产运行变得更加高效和节能。具有组织生产灵活，生产效率高，减少库存，减少人工误差，缩短研发时间等优点。连续包衣技术及设备作为制药领域的新兴技术，生产过程实现实时检验放行，能够较好保证产品质量的一致性。生产能力可达 500 ～ 1 200kg/h，可以将往常一个批次需要 1 个月才能完成的生产任务缩短到 1 天完成。

二、干法包衣技术

根据包衣过程是否采用溶剂可分为湿法包衣和干法包衣。以水或有机溶剂为介质的薄膜包衣为湿法包衣，是目前固体药物制剂包衣的常用技术。将包衣材料和其他辅料溶解于乙醇、丙酮等有机溶剂中，经雾化喷涂在固体制剂表面，随着溶剂的蒸发，产生了较强的表面张力，促进包衣材料粒子相互靠近、融合形成连续、完整的包衣膜。然而，有机溶剂包衣生产成本较高，并且引起毒理学、环境和安全相关的问题。从 20 世纪 90 年代开始水性包衣逐渐代替有机溶剂包衣，目前在大部分固体制剂包衣都采用水性包衣，较好解决了有机溶剂包衣存在的问题。但也存在蒸发水分需要较高的热量、干燥时间延长、水分还可能溶解制剂表面可溶性成分、黏片等问题。另外，不适合对湿热敏感的药物包衣。

近几年，干法包衣技术不断成熟，逐渐从理论向实际应用发展。与湿法包衣技术相比，干法包衣工艺具有没有溶剂蒸发过程、生产时间较短、辅料利用率高、生产成本低等优点，已成为人们关注的热点。干法包衣技术主要包括压制包衣技术、光固化包衣技术、超临界流体包衣技术、热熔包衣技术、干粉包衣技术等（表 7-4-1）。

表 7-4-1　干法包衣技术特点比较

技术名称	包衣过程	优点	缺点
压制包衣	先压制片芯，再将包衣材料置于片芯周围压制成外层膜	效率高、设备简单、操作简便	包衣膜厚度不均匀，缩短释药时间或突释药物等
超临界流体包衣	将包衣材料和固体制剂分散于超临界 CO_2 中，搅拌混合均匀；骤降压力，CO_2 流体快速挥发；包材沉积于固体制剂表面成膜	包衣操作时间短，适合小颗粒包衣	可供选择的包材少，如果包衣材料在 CO_2 流体溶解性差，需加入一些溶剂，比如丙酮等
光固化包衣	经紫外光或者可见光源照射，光固化材料在片芯表面发生自由基聚合反应形成交联网络包衣膜	包衣过程可以在室温或者更低温度下进行，成膜迅速	不适用于光敏性药物；可供选择的包材少
热熔包衣	将包衣材料加热形成熔融的包衣液，在流化床等中雾化喷涂制剂表面，冷却固化成膜	包材利用率高	要求片芯和包材具有热稳定性，不适合温敏性药物
热干粉包衣	采用水平旋转滚圆机，给粉机喷撒包衣材料至固体制剂表面，以红外灯等为热源，加热包衣材料熔融冷却成为衣膜	操作简单	难以控制衣膜厚度的均匀性
增塑剂干粉包衣	将干粉包衣材料和液体增塑剂喷撒于固体制剂的表面。液体增塑剂能够润湿干粉包衣材料并且降低最低成膜温度。经加热、冷却，形成药物表面连续的包衣膜	包衣设备易得、工艺简单，只需对现有包衣设备（如旋转包衣机、流化床包衣机）简单改装、添加喷粉装置即得	增塑剂的大量使用会导致衣膜变软变黏，较难形成表面光滑、均匀的薄膜
静电干法包衣	利用静电喷枪的高电压形成电场，在机械能和静电引力的作用下，带电粉末黏附于固体制剂表面，经加热、冷却成膜	设备简单，适应性好，包衣时间短，能耗少，辅料利用率高	片芯、包衣材料具备一定的导电性

虽然压制包衣、光固化包衣、超临界流体包衣、热熔包衣可以较好克服湿法包衣局限性，但是其包衣条件和材料要求高，实际应用有一定困难。近年来，静电干粉包衣技术不断发展，由于其设备与滚筒包衣机非常相似，包衣效率较高，具有较好的应用前景，下面予以简单介绍。

（一）工作原理

静电粉末包衣技术的工艺过程如图 7-4-3 所示。主要分为 3 个步骤：①包衣粉被充电，并在机械力与静电引力的作用下喷涂在接地的基底（固体制剂）上，机械力来自于经静电喷枪喷出的压缩空气，用于传输包衣材料，静电引力是由于静电喷枪与接地基底间存在高电压，静电引力加快了带电包衣粉末向接地基底的运动；②带电粉末粒子与基底间的静电引力大于其与吸附在基底粉体粒子间的排斥力，带电包衣粉在基底上不断累积，当此排斥力等于引力时，带电粒子将不再沉积；③在一定温度下，沉积的粉末将变形、合并并形成薄膜。

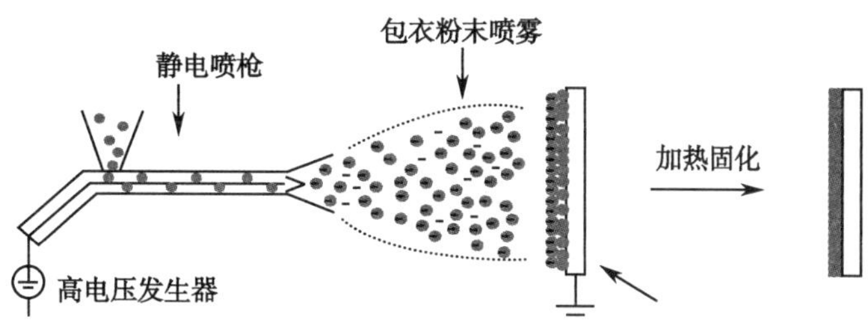

图 7-4-3　静电粉末包衣工艺示意图

在静电引力的作用下，静电包衣工艺比其他方式有着更高的包衣效率。

干粉沉积在固体制剂表面上后，可以通过多种方法使沉积粉末粒子软化、变形、黏性流动和固化成膜。例如，可将制剂预热至高于或接近包衣聚合物的玻璃化转变温度，以使聚合物粉末易于黏附并软化在制剂表面；或者加热固体或液体增塑剂以降低包衣聚合物的玻璃化转变温度。液体增塑剂（如 PEG400）可以促进粒子之间的毛细作用，从而提高包衣粉末的附着力和包衣效率。

（二）设备

与普通包衣设备相比，静电包衣设备增加了两个关键部件：使粉末充电的静电喷枪和使固体制剂接地的导电装置。根据充电原理，粉体荷电方式有电晕充电和摩擦充电两种。电晕充电是通过高压电极尖端放电，电离其固体制剂间的空气来实现的（通过在电极上加上高电压来实现电离）。当粒子由静电喷枪喷出时，粒子将带上由空气电离产生的电子，并吸附到固体制剂表面。喷枪和固体制剂之间存在电场，带电粒子在电场和气流的作用下，受到随压缩空气喷至固体制剂上的机械力和静电引力的同时作用。静电引力加速了带电包衣粉末向固体制剂表面的移动，形成微粒沉积层。而采用摩擦充电原理，在喷枪与固体制剂间没有自由电荷与电场。在摩擦充电枪的包衣过程中，主要是由静电引力控制包衣材料颗粒的运动。因此，电晕充电枪用于在药物粉末包衣过程中能够提供更好的附着力，使膜的厚度保持均一。

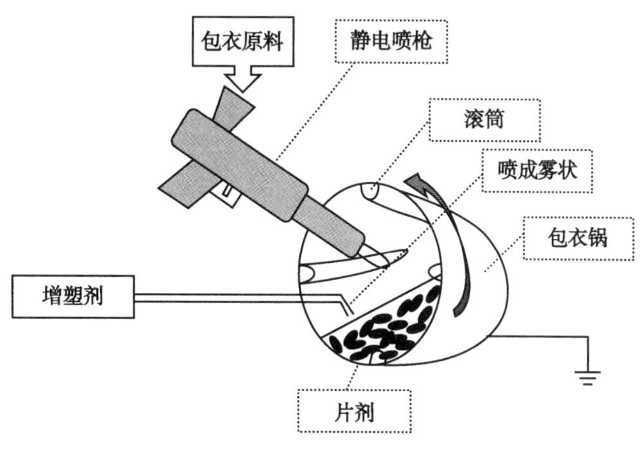

图 7-4-4　静电干粉包衣技术设备示意图

静电干粉包衣技术的设备（图 7-4-4）是从滚动包衣机改进而成，由接地线的旋转包衣锅、输送粉末包衣材料的静电喷枪、喷洒液体增塑剂的喷枪组成。静电干粉包衣技术与传统液体包衣设备的相似性使得静电干粉包衣技术更容易在制药企业应用。与其他药物干包衣技术相比，该技术能够形成更均匀、连续的涂膜，加工时间更短，能耗低，成本降低，包衣效率高，具有较好的应用前景。

有人将此技术应用于复方丹参片防潮衣膜的包衣。包衣锅直径 14cm，由不锈钢制成，配备 4 个导流板。包衣过程：将复方丹参片片芯和空白片（用作填充剂）装入包衣锅中，预热 10min 后，雾化喷入适量液体增塑剂（PEG400）至片芯上，再通过静电喷枪喷入超细粉末（羟丙基纤维素等）。如此重复，直到达到所需的增重。片剂在 30 ～ 50℃下以较慢转速保持 2h 即可。

通过对羟丙基纤维素（HPC）超细粉末进行静电沉积工艺，经一定的固化时间和 / 或固化温度能够形成具有较强防潮能力、连续和均匀的衣膜。并且发现胶体二氧化硅可显著提高 HPC 的流动性。静电粉末沉积效率可以通过调节静电喷枪的充电电压和液体增塑剂的量来控制。

（三）影响因素

1．固体制剂的导电性 在静电包衣过程中，固体制剂应具有一定的导电性或者改良后应具有一定的导电性，因为固体制剂的导电性对粉末的沉积效率有显著的影响。对于导电性较好的固体制剂，因为接地的原因，带电粒子快速被驱散，使得固体制剂表面可以持续吸引更多的带电粒子。但对于导电性较差的固体制剂，带电粒子会吸附在固体制剂表面并且不会消散，从而出现同种电荷互相排斥的现象，阻碍粒子的进一步沉积。固体制剂的电阻值等于或者小于 $1 \times 10^9\ \Omega$ 时，其导电性可以满足静电干法包衣技术的要求。然而大部分药物固体制剂都含有高电阻物质（其电阻值高于 $1 \times 10^9\Omega$）。增加固体制剂的导电性有很多方法，例如用水润湿包衣层，增加导电性；在包衣前，可以将固体制剂在高湿度的环境中放置短暂的时间；在片芯制备过程中加入某些导电性强的物质如磷酸氢钙和离子盐类（1% ～ 3%）；利用极性基团对固体制剂表面进行修饰，形成导电层，从空气中吸湿。

2．包衣粉末粒径与流动性 包衣粉末粒子受到的静电场的作用，粒径越小，包衣效率越高。粒径越小，比表面积越大，可以更容易被液体增塑剂润湿和加热软化或熔化。在实际应用中，包衣粉末粒径一般小于 100μm，超细的粉体能使膜的厚度更加均匀。然而，包衣材料的粒径太小也会导致流动性较差。为了避免细粉凝聚和提高流动性，一般会在处方中添加纳米级的助流剂，如胶体二氧化硅，以保证其流动性和可喷性。

第八章

中药固体制剂药品包装工艺与设备

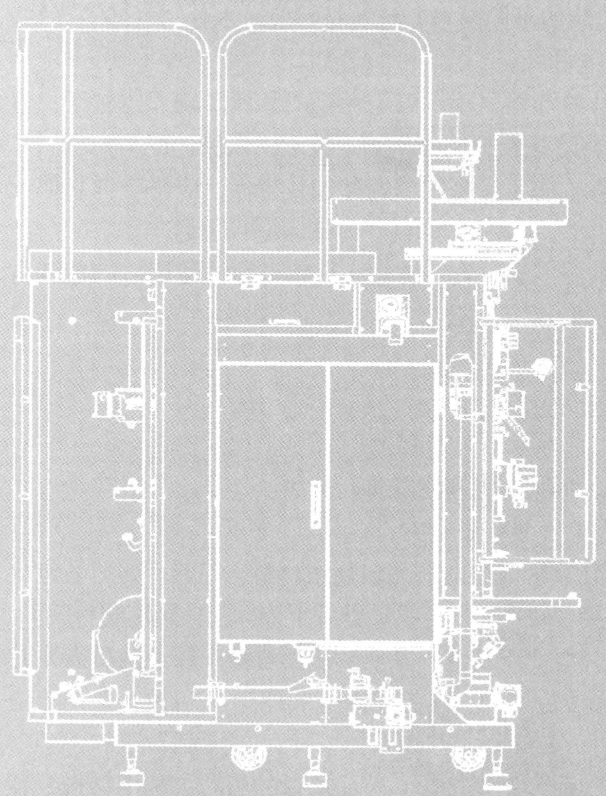

第一节 概 述

为了携带、使用方便，保护药品，药物制剂在进入市场流通前需要选择适当的容器包装。依据药物的防护需求，正确使用包装材料能够减少潮湿、光照、氧气或其他气体对固体制剂药物的影响，避免微生物污染以及机械压力的侵害。

如今的药品包装需要做到的不仅仅是保护其内容物免受损坏——它们必须符合严格的规定和标准，能够高效地融入采购和包装流程中，灵活应对日益多样化的产品和方案。此外，它们还必须满足环保和可持续发展的要求。

一、包装的定义

药品包装是指选用适当的材料或容器、利用包装技术对药物制剂的半成品或成品进行灌、封、装、贴签等操作，为药品提供品质保证、鉴定商标与说明的一种加工过程的总称。

内包装材料有塑料、玻璃、金属、复合材料等。

二、药品包装材料性能

1．**一定的机械性能** 包装材料应能有效地保护产品，因此应具有一定的强度、韧性和弹性等，以适应压力、冲击、振动等静力和动力因素的影响。

2．**必备的阻隔性能** 根据对产品包装的不同要求，包装材料应对水分、气体、光线、芳香气、异味、热量等具有一定的阻挡作用。

3．**良好的安全性能** 包装材料本身的毒性要小，以免污染产品和影响人体健康；包装材料应无腐蚀性，并具有防虫、防蛀、防鼠、抑制微生物等性能，以保护产品安全。

4．**合适的加工性能** 包装材料应易于加工，易制成各种包装容器，应易于包装作业的机械化、自动化，以适应大规模工业生产，应适于印刷，便于印刷包装标志。

5．**较好的经济性能** 包装材料应来源广泛、取材方便、成本低廉，使用后的包装材料和包装容器应易于处理，不污染环境，以免造成公害。

三、药品包装材料分类

药品的包装材料可分别按使用方式、形状及材料组成进行分类。

1．**按使用方式分类** 药包材可分为Ⅰ、Ⅱ、Ⅲ三类。

（1）Ⅰ类药包材：指直接接触药品且直接使用的药品包装用材料、容器。如药品包装用 PTP 铝箔、药用 PVC 硬片、药用塑料复合硬片、复合膜（袋）、固体 / 液体药用塑料瓶等。

（2）Ⅱ类药包材：指直接接触药品，但便于清洗，在实际使用过程中经清洗后需要并可以消毒灭菌的药品包装用材料、容器。如玻璃（黄料、白料）药瓶、瓶盖橡胶垫片（垫圈）、中药丸塑料球壳等。

（3）Ⅲ类药包材：指Ⅰ、Ⅱ类以外其他可能直接影响药品质量的药品包装用材料、容器。如输液瓶铝盖、铝塑组合盖等。

2．按形状分类　药包材可分为容器（如玻璃药瓶）、片材（如药用聚氯乙烯硬片）、袋（如药用复合膜袋）、塞（如丁基橡胶输液瓶塞）、盖（如铝塑组合盖）等。

3．按材料组成分类　药包材可分为金属、玻璃、塑料（如热塑性、热固性高分子化合物）、橡胶（如热固性高分子化合物）及上述成分的组合（如铝塑组合盖、药品包装用复合膜）等。

四、药品包装的主要形式

药品包装主要的三种形式为瓶装、泡罩和软袋。

瓶装适合固体、液体和气体；泡罩包装适合片剂、胶囊剂和蜜丸剂；软袋包装适合颗粒剂、散剂和软膏剂。

五、包装过程控制

包装时的关键是需要确保装量准确、外观完好、气密性合格、产品批号、生产日期和有效期等信息的准确。

关键质量指标：外观、装量、气密性。

（一）外观

重点关注印刷包材的正确性、小盒完整性、批号及效期等信息打印位置及打印内容的正确性。

（二）装量

包装的开始、中间过程参数调整或意外停机、结束时应抽查产品装量的正确性，可通过称重或人工计数等方法。袋装可通过对小袋称重进行装量控制；瓶装装量通过对产品计数控制；泡罩包装通过自动摄像剔除系统进行药板检测，防止缺粒、残粒、空板产品进入成品中。

（三）气密性

气密性直接影响效期内药品质量，热封效果影响包装气密性。包装的开始、中间过程参数调整或意外停机、结束时应抽查瓶子封口 / 泡罩板的气密性，瓶装的热封为电磁加热，功率越大，加热温度越高，同时瓶盖与电磁圈的高度也会影响加热效果。泡罩包装热封是直接通过加热热封板（或辊）和热封板（或辊）加压进行密封。

六、包装设备的分类

1．按照自动化程度分类　包装设备分为全自动包装机和半自动包装机。全自动包装机指自动完成各包装工序和其他辅助包装工序的机器。半自动包装机指由人工供给包装材料（容器）和内容物，但能自动完成其他包装工序的机器。

2．**按照产品类型分类** 包装设备分为专用包装机、多用包装机和通用包装机。专用包装机指专门用于包装某种产品的机器；多用包装机指通过更换或调整有关机构，用于包装两种或者两种以上产品的机器；通用包装机指在指定范围内适用于包装两种或两种以上不同类型产品的机器。

3．**按照功能分类** 包装设备分为充填机、灌装机、封口机、裹包机、多功能包装机、贴标签机、打码机、封箱机、捆扎机、辅助包装机。

4．**包装生产线** 由数台包装设备和其他辅助设备联成的能完成一系列包装作业的生产线，即包装生产线。

第二节 瓶装包装

一、瓶装包装的定义与特点

瓶装包装是指将片剂、丸剂和胶囊剂等药粒计数后，装入塑料或玻璃瓶罐的一种包装式，自动完成理瓶、数粒、加干燥剂（或塞棉/纸）、旋盖、封口、贴标等生产工序的包装生产线。

瓶装的特点：药粒尺寸大，盛装药粒数量多，药瓶尺寸大。塑料瓶运输方便，成本低。

二、瓶装包装设备分类

1．**理瓶机按理瓶方式** 一般分为离心转盘式理瓶机和齿槽转盘式理瓶机。

2．**数粒机按结构形式** 一般分为履带式数粒机、电子数粒机和摇摆式数粒机。

3．**干燥剂机按干燥剂形式** 一般分为袋装干燥剂机和固体干燥剂机。

4．**塞纸/棉机按纸/棉形式** 一般分为塞纸机和塞棉机两种形式。

5．**旋盖机按进瓶方式** 一般分为旋转式旋盖机和直线式旋盖机。

6．**封口机** 大多采用电磁感应式封口。

7．**不干胶贴标机按进瓶方式** 一般分为直线式不干胶贴标机和旋转式不干胶贴标机。

三、瓶装包装主要设备

（一）理瓶机

1．离心转盘理瓶机

（1）工作原理：利用圆盘的离心力，将瓶子平躺沿圆盘切线顺序排出，利用翻瓶器将瓶子统一方向，在夹带的夹持下，将瓶子站立，整齐排列在输送带上。

（2）基本结构：离心转盘理瓶机主要由储瓶仓、提升机构、转盘、蹼轮、翻瓶机构、理瓶机构、静电除尘机构和出瓶机构等组成（图 8-2-1）。

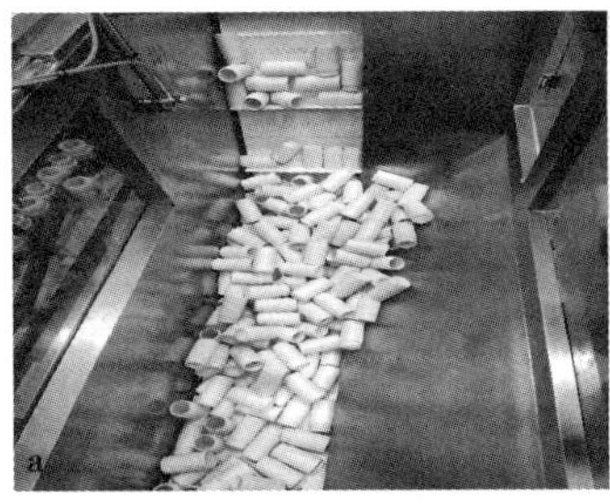
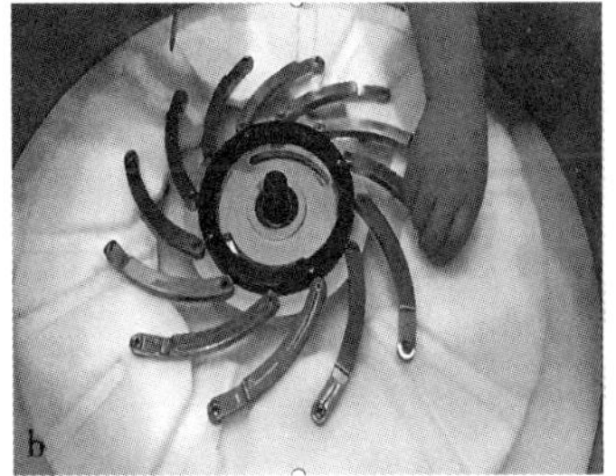
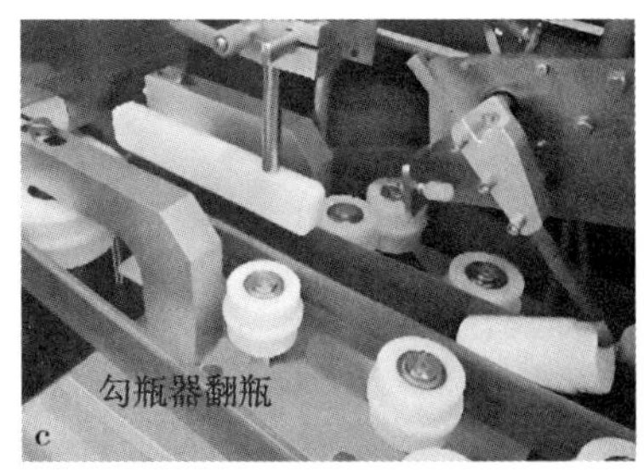

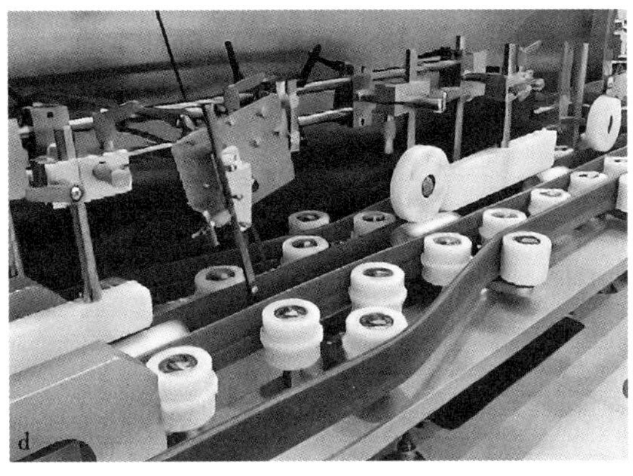
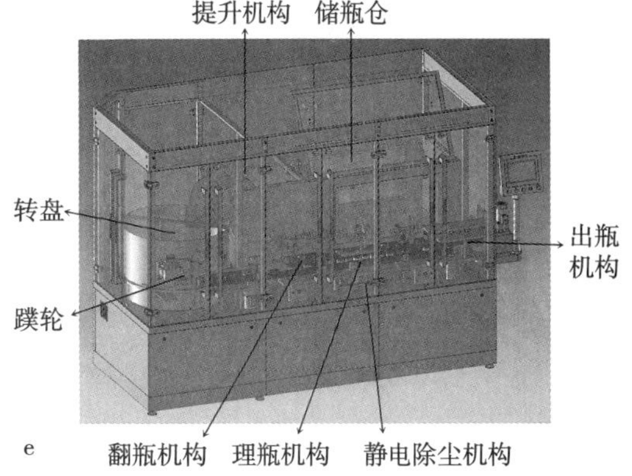

图 8-2-1 离心转盘理瓶机与主要机构

a. 储瓶仓；b. 转盘；c. 翻瓶机构；d. 理瓶机构；e. 离心转盘理瓶机。

（3）基本工作过程：将空瓶放入储瓶仓中，提升机构按设定的速度将储瓶仓的空瓶提升至转盘，转盘通过旋转把空瓶按指定方向送出，并通过蹼轮清除不规范空瓶。分瓶装置按一定的速度把转盘送出的空瓶送入理瓶机构。理瓶机构通过两边的夹持输送带夹持空瓶输送到输送机上，同时翻瓶机构对方向不同的空瓶进行整理，理瓶输送带中的瓶子用挡瓶的方式将瓶口旋转向下，静电除尘机构完成空瓶的静电除尘，以去除瓶内灰尘。最终将逐个理出的空瓶由扶瓶机构将空瓶扶正输送到输送机的工作面上。

（4）工作特点和适用场合：①适用于各种规格的圆形、方形、扁方形、异形塑料瓶；②转盘可调、理瓶带可调，适用于不同规格的塑料瓶，无须更换模具；③理瓶控制系统可避免瓶子在理瓶桶内相互碰撞造成对瓶子的损坏；④具有可配置的倒瓶 / 反瓶检测、剔除功能；⑤蹼轮可以清除不规范瓶子进入理瓶带；⑥除静电装置可以去除空瓶内部的异物，防止污染药瓶。

2．齿槽转盘式理瓶机

（1）工作原理：利用倒瓶时重心位于瓶子上部及瓶口直径比瓶底小的特点，落入齿槽中的瓶子如果瓶口朝下，瓶子处于站立不稳状态，在瓶子上部挡板触碰下在齿槽内 180° 反转，从而使齿槽中的瓶口全部向上。

（2）基本结构：齿槽转盘式理瓶机主要由储瓶仓、提升机构、扫瓶机构、翻瓶吹气剔除机构、齿槽转盘、静电除尘机构（选配）和出瓶鼠笼机构（选配）等组成（图 8-2-2）。

（3）基本工作过程：将空瓶放入储瓶仓中，提升机构按设定的速度将储瓶仓的空瓶提升落入至不断旋转的齿槽转盘上，在扫瓶机构的作用下，瓶子瓶口朝上或朝下落入齿槽转盘内，随齿槽转盘转至翻转机构下方时，在翻转机构的触碰下，瓶口朝下的瓶子在齿槽

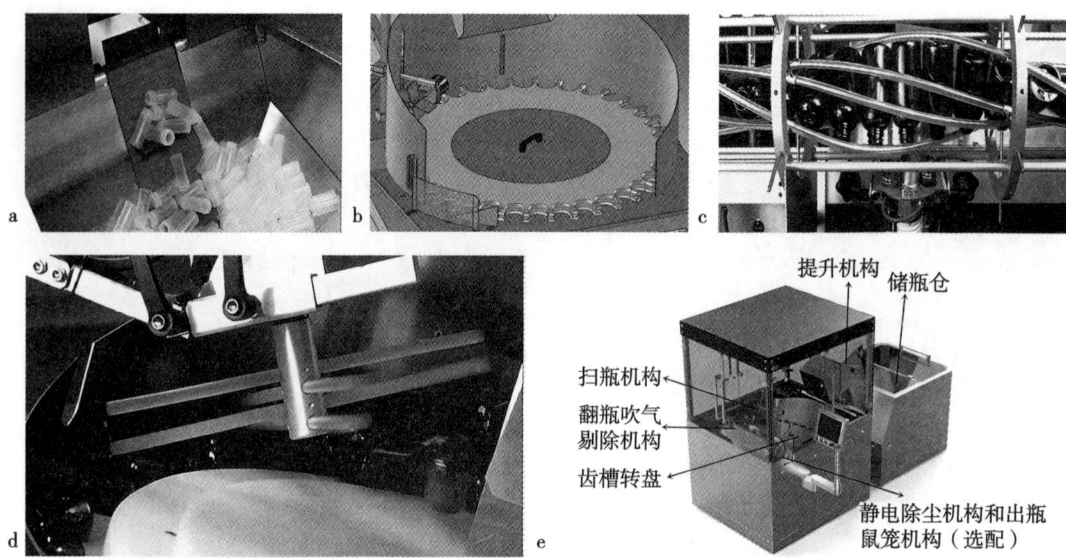

图 8-2-2　齿槽转盘式理瓶机与主要机构

a. 储瓶仓；b. 齿槽转盘；c. 静电除尘机构和出瓶鼠笼机构；d. 扫瓶机构；e. 齿槽转盘式理瓶机。

内翻转 180°，从而齿槽内的瓶口全部朝上。如选配了静电除尘机构，则瓶口朝上的瓶子经第一套鼠笼机构翻转 180° 进行静电除尘，然后经第二套鼠笼机构再翻转回来进入数粒工序。

（4）工作特点和适用场合：①适用于各种规格的圆形、方形、扁方形、异形塑料瓶；②理瓶控制系统可避免瓶子在理瓶桶内相互碰撞造成对瓶子的损坏；③具有倒瓶剔除、反瓶扶正及剔除功能；④为了避免塑料瓶产生静电吸尘，可在出口处配置静电除尘机构和出瓶鼠笼机构，以去除空瓶内部的异物，防止污染药粒；⑤一套模具适合差异不大的瓶子类型，瓶子尺寸相差较大的需要更换转盘模具。

（二）数粒机

1．履带式数粒机

（1）工作原理：药粒从上部呈纵向落入固定数量的履带组孔，履带转动至下部时药粒被压缩空气从组孔中吹落至下方的空瓶，从而实现数粒。

（2）基本结构：履带式数粒机主要由盛料履带、导料落料机构和进瓶螺杆等组成。盛料履带类似坦克履带，每块履带上加工有一排排比药粒尺寸略大一点的组孔（图 8-2-3）。

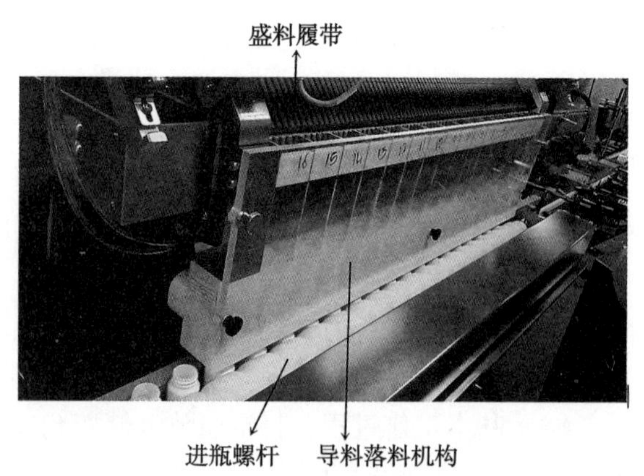

图 8-2-3　履带式数粒机

（3）基本工作过程：多块履带的合计孔数除以同时等待数粒的一组瓶子数量即

为装瓶药粒数量。工作时，驱动机构间歇循环转动履带。履带在停止状态时，上部药粒以垂直状态从料仓掉入履带上的组孔，进行数粒，同时瓶子在进瓶螺杆的驱动下，进入装瓶位置。数粒结束后，履带在下转弯回转位置，组孔里的药粒在压缩空气的吹动下落到落料斗下方的空瓶中。药粒填满瓶子后，驱动机构对履带做重复动作，实现连续生产。履带在下行中摄像装置对组孔里的药粒进行检测，如有缺粒则在装瓶后剔除。

（4）工作特点和适用场合：①适应产品规格单一，更换产品时需更换整条履带；②容易出现少粒情况，需配合摄像检测使用；③外形尺寸较大，需要内包空间大。

2．电子数粒机

（1）工作原理：药粒下落时红外线动态扫描传感器将所产生的工作信号输入微处理器。通过电子和机械的配合实现计数功能，当药粒的数量达到设定值时，闸门自动关闭，计数好的药粒全部灌装入瓶。

（2）基本结构：电子数粒机主要由料仓、三级振盘、吸尘系统、物料下料斗、计数系统、控制系统和进瓶螺杆等组成（图 8-2-4）。

（3）基本工作过程：将药粒加入料仓，操作员可以通过料仓上的透明视窗观测料位高低。下料至振动送料器前端，在振动作用下药粒逐步通过初级、中级和末级振动送料器呈连续不断的条状直线下滑，药粒与药粒之间不重叠，逐粒跌落检测通道。在检测通道内，红外线动态电子扫描数粒装置对下坠的药粒进行计数，当数量到达设定值时闸门会关闭，

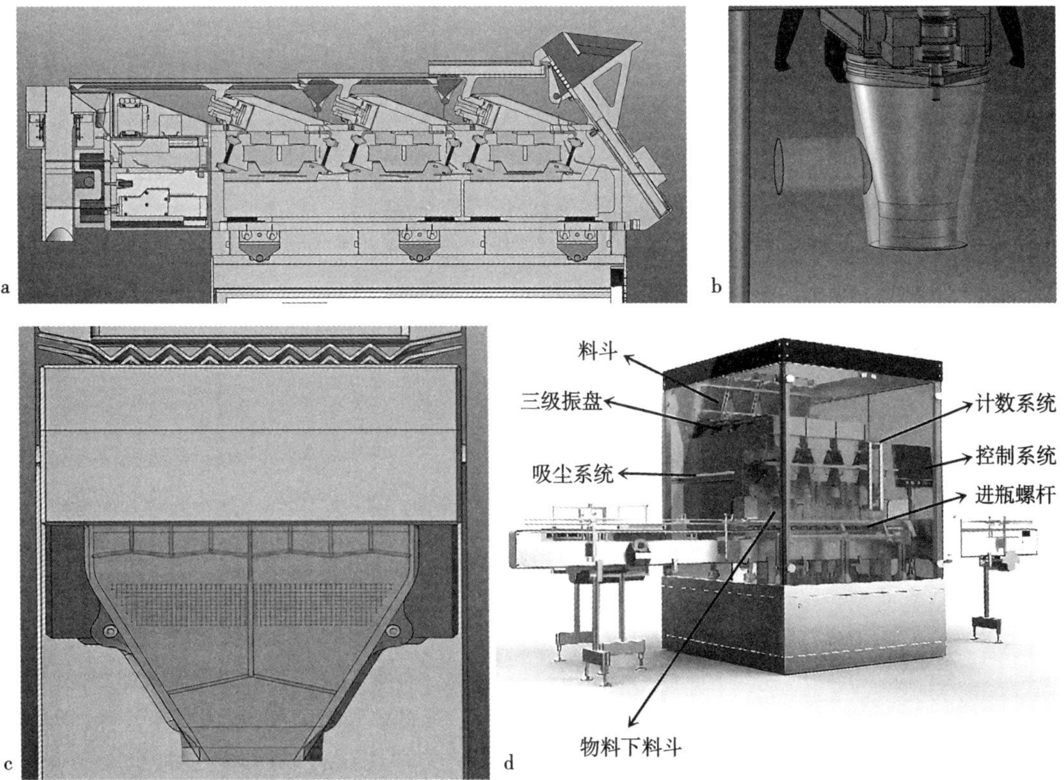

图 8-2-4　电子数粒机与主要机构

a. 三级振盘和吸尘系统；b. 落料及落料吸尘机构；c. 数粒机构与落料机构；d. 电子数粒机。

同时药粒全部灌装入瓶。药粒填充时，落料嘴会牢牢套住瓶口，确保大药粒装瓶不阻料，小药粒装瓶不掉料。更换新的空瓶后，闸门立即打开，等待药品再次掉入新空瓶子内。

（4）工作特点和适用场合：①由振动器振动作用而使药粒逐粒拉开移动，振动器振幅可调；②连续式螺杆伺服驱动进料，药瓶行进平稳、定位精准、进料快速；③双料门结构，两个不同瓶的药粒分开数粒和装瓶，装瓶快速；④连续式进瓶，装药系统可避免传统正位气缸间歇式进瓶、装药方式可能对药瓶的冲击碰伤；⑤模块化数粒机具有不停机动态抗粉尘功能，防止药粉过多造成数粒不准；⑥红外线动态扫描传感器通过电子和机械的配合实现计数功能，以保数粒精确度，对数粒不准情况，PLC 接到信号通过执行机构将计数不准的瓶子进行剔除；⑦适用于规格为厚 3 ～ 10mm、直径 3 ～ 13mm、长 3 ～ 21mm 的丸剂，片剂，软、硬胶囊及其他固体颗粒等；⑧可通过扩增数粒模块增加产能。

3．摇摆式数粒机

（1）工作原理：盛料罩底部的数粒板上每组孔的数量为药粒装入瓶内的数量，数粒板旋转时，药粒在重力的作用下落入孔中。当每组孔摇摆到最低位置时，孔中的药粒又在重力的作用下落入空瓶中，从而实现数粒装瓶。

（2）基本结构：摇摆式数粒机主要由盛料罩和数粒板等组成，数粒板上孔的尺寸略大于药粒平躺时的最大截面尺寸，以便药粒落入孔中（图 8-2-5）。

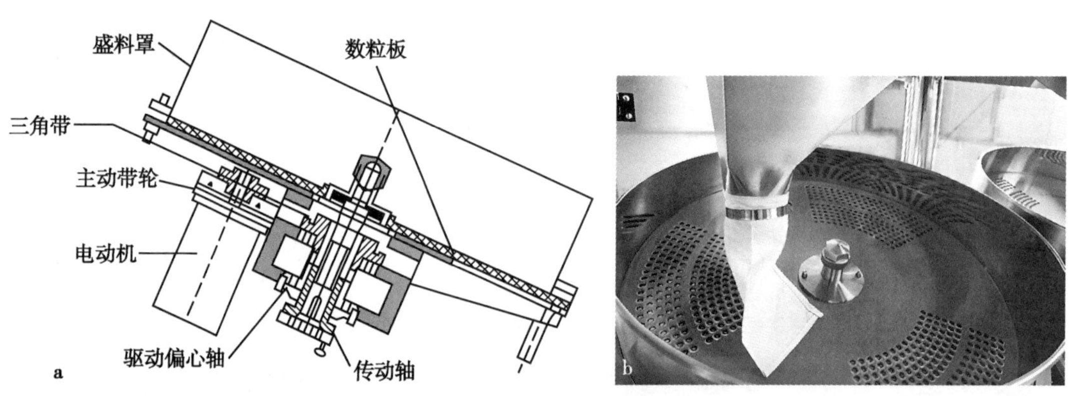

图 8-2-5 摇摆式数粒机

a. 结构图；b. 实物图。

（3）基本工作过程：启动电机开始工作，数粒板在轴的带动下左右往复摇摆，盛料罩中的药粒在重力的作用下将组孔全部填满，以满足所需粒数。当组孔旋转到固定落料位置时，药粒掉入盛料罩下方的空瓶，实现装瓶。

（4）工作特点和适用场合：①速度不快，一般配套于低速瓶装线或试验室生产；②更换产品时要更换数粒模板；③容易出现少粒现象，需人工监测。

（三）干燥剂塞入机

对于易受潮的药粒，为了防止药粒受潮，一般要在瓶内塞入干燥剂。干燥剂塞入机有袋装干燥剂机和固体干燥剂机两种。

1．袋装干燥剂机

（1）工作原理：将连成条状的干燥剂袋条在瓶口上部的位置剪切为单个小袋，在自身重力的作用下塞入装有药粒的瓶中。

（2）基本结构：干燥剂投入机主要由料卷、伺服定长切料、伺服主动投料和控制系统等组成（图 8-2-6）。

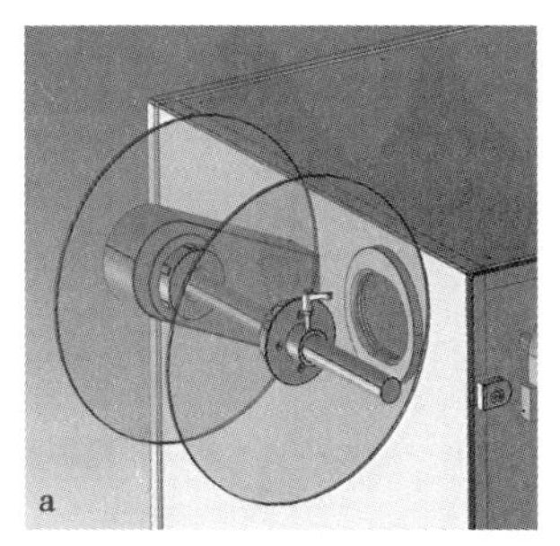

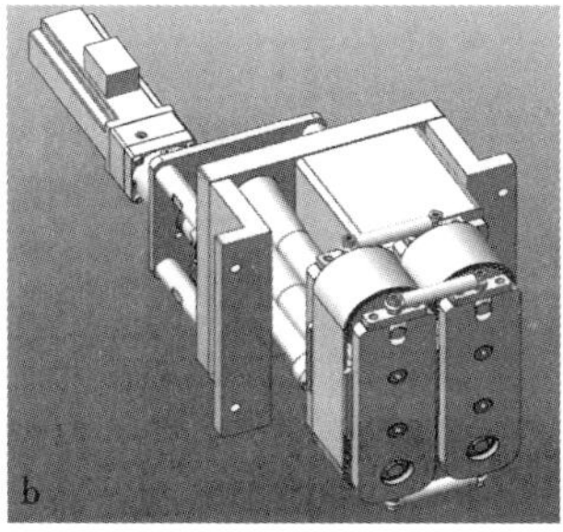

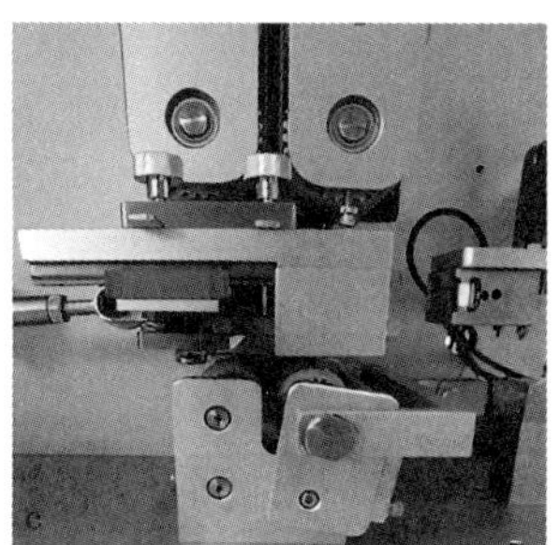

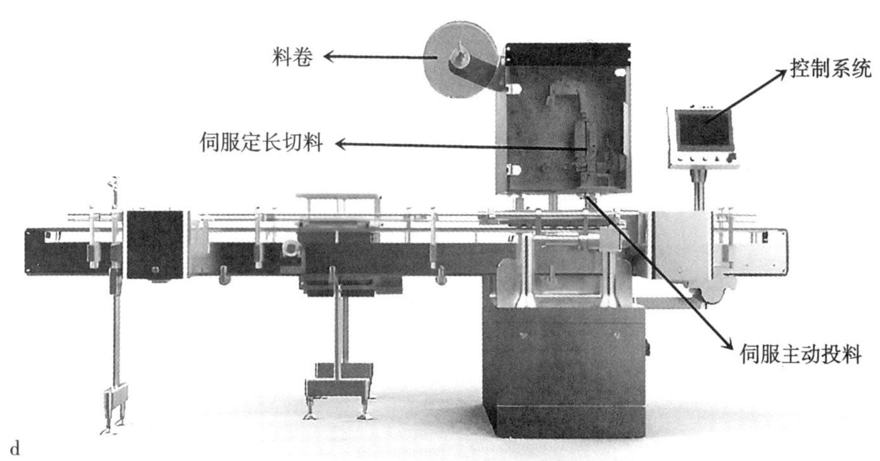

图 8-2-6　袋装干燥剂机与主要机构

a. 料卷；b. 伺服定长切料；c. 伺服主动投料；d. 袋装干燥剂机。

（3）基本工作过程：送瓶轨道上的挡瓶气缸将由上游传送过来的瓶子挡在装填干燥剂的位置等待装填干燥剂，瓶口对准剪断机构。伺服电机驱动送袋机构将干燥剂袋从干燥剂袋盘架拉出，色标传感器检测干燥剂袋并控制袋长度，剪刀将干燥剂袋剪断，装入瓶内。送瓶机构的传送带将已装入干燥剂的药瓶输送给下一道设备，同时，待装干燥剂的药瓶补充到装填干燥剂袋的位置。

（4）工作特点和适用场合：①适合长 30 ～ 60mm、宽 15 ～ 51mm、厚 4 ～ 8mm 的干燥剂和各种材质的圆形、扁圆、方形、扁方瓶；②可采用预放干燥剂带设计，避免袋包传送不均匀，保证袋长控制的准确性；③可对不同厚度的干燥剂袋自适应调节，避免传送过程中破袋的发生；④可具有无瓶不工作、干燥剂袋不入瓶等检测报警控制功能，以保证干燥机袋塞入的准确性。

2．固体干燥剂机

（1）工作原理：排列整齐的圆柱状的干燥剂在重力作用下，通过滑道进入有药粒的瓶中。

（2）基本结构：固体干燥剂机主要由提升料仓、转盘理料、送料滑道、伺服投料等组成（图 8-2-7）。

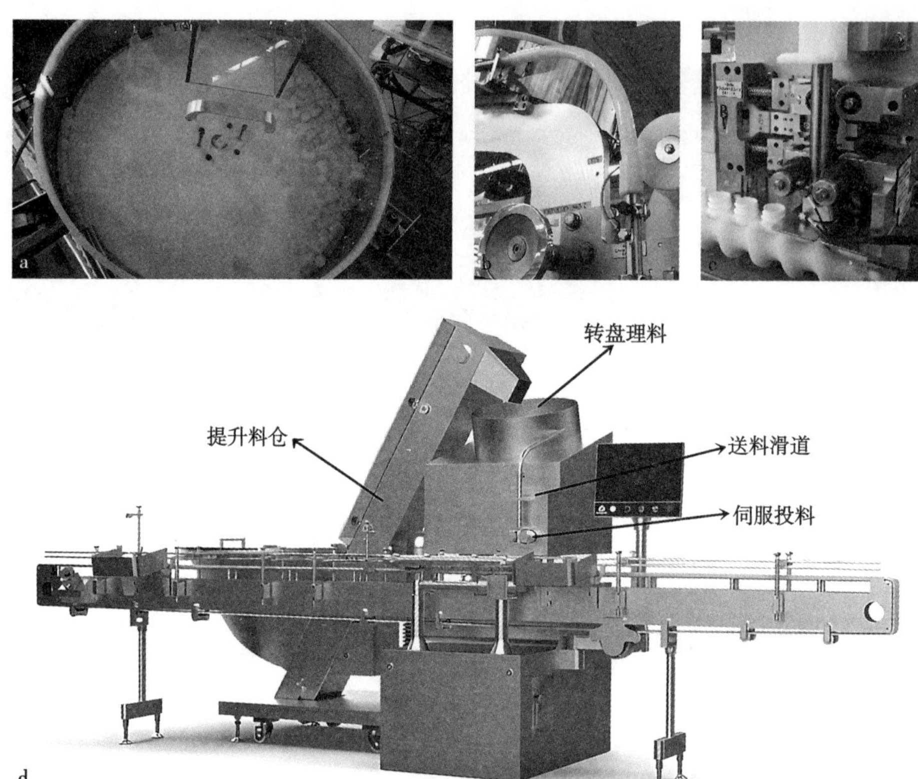

图 8-2-7　固体干燥剂机与主要机构

a. 转盘理料；b. 送料滑道；c. 伺服投料；d. 固体干燥剂机。

（3）基本工作过程：提升机将圆柱状干燥剂提升至理料转盘，在理料转盘内固定方向的干燥剂进入送料滑道后，由投料机构将固体干燥剂分开投入瓶内。

（4）工作特点和适用场合：①适合高 15 ～ 50mm、直径 8 ～ 30mm 的干燥剂；②可具有无瓶不工作、干燥剂不入瓶等检测报警控制功能，以保证干燥机袋塞入的准确性；③塞入个数可设定；④送料装置稳定，送料过程不损伤干燥剂；⑤控制系统能对未塞入干燥剂的药瓶进行剔除。

（四）塞纸 / 塞棉机

瓶装包装设备中，为了预防成品出厂运输及装卸中因颠簸导致的药粒破碎，一般在数粒后要塞纸或塞棉花到瓶内防止药粒与药粒之间、药粒与瓶壁之间发生强烈碰撞。

1．塞纸机

（1）工作原理：将纸剪切后，揉成团状塞进药瓶。

（2）基本结构：塞纸机主要由开卷、伺服送纸、电机塞纸和伺服切纸等装置组成（图 8-2-8）。

（3）基本工作过程：塞纸机工作时将伺服送纸卷筒纸自动拉出，伺服切纸装置将纸按设定长度准确切断塞入料嘴，旋转料嘴将纸塞入瓶内，最后自动出瓶。

（4）工作特点和适用场合：①伺服送纸长度精准；②自动安全保护装置在瓶子未到位时主机不工作，确保生产过程中塞纸准确性；③倒塞纸技术可保障塞纸质量及防止纸边角露出瓶外，以保证旋盖和封口稳定性；④双工位开卷可实现不停机换纸，同时可实现一次多张塞入；⑤光电传感器控制，实现有瓶塞纸，无纸停机；⑥兼容性强，适合各种规格、各种材质的圆瓶、方瓶。

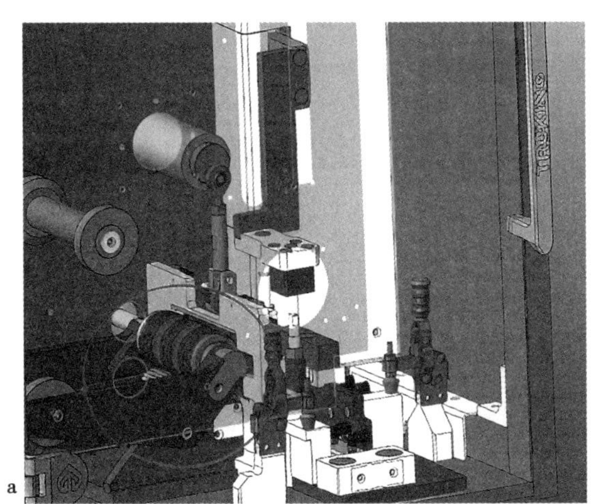

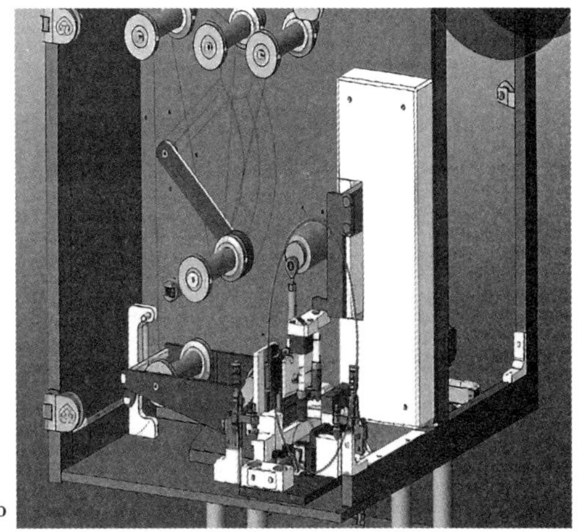

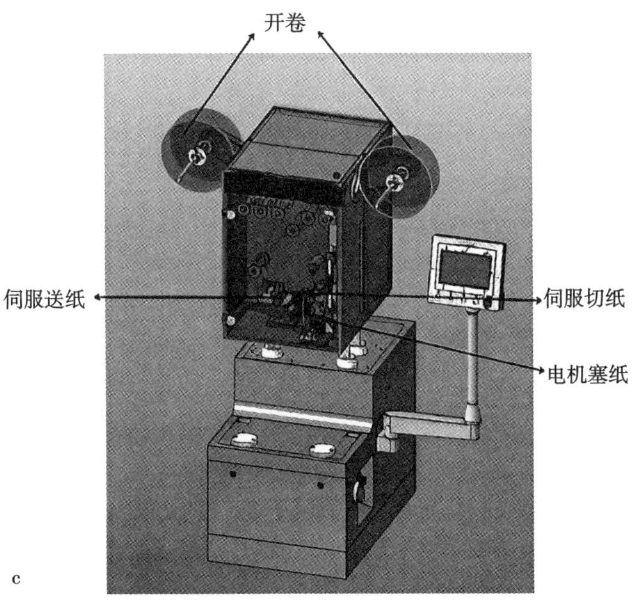

图 8-2-8 塞纸机与主要机构

a. 伺服送纸；b. 伺服切纸和电机塞纸；c. 塞纸机。

2．塞棉机

（1）工作原理：将棉条剪断后塞入瓶中。

（2）基本结构：塞棉机由伺服拉棉、伺服剪棉、电机塞棉、双料嘴和螺杆进瓶等机构组成（图 8-2-9）。

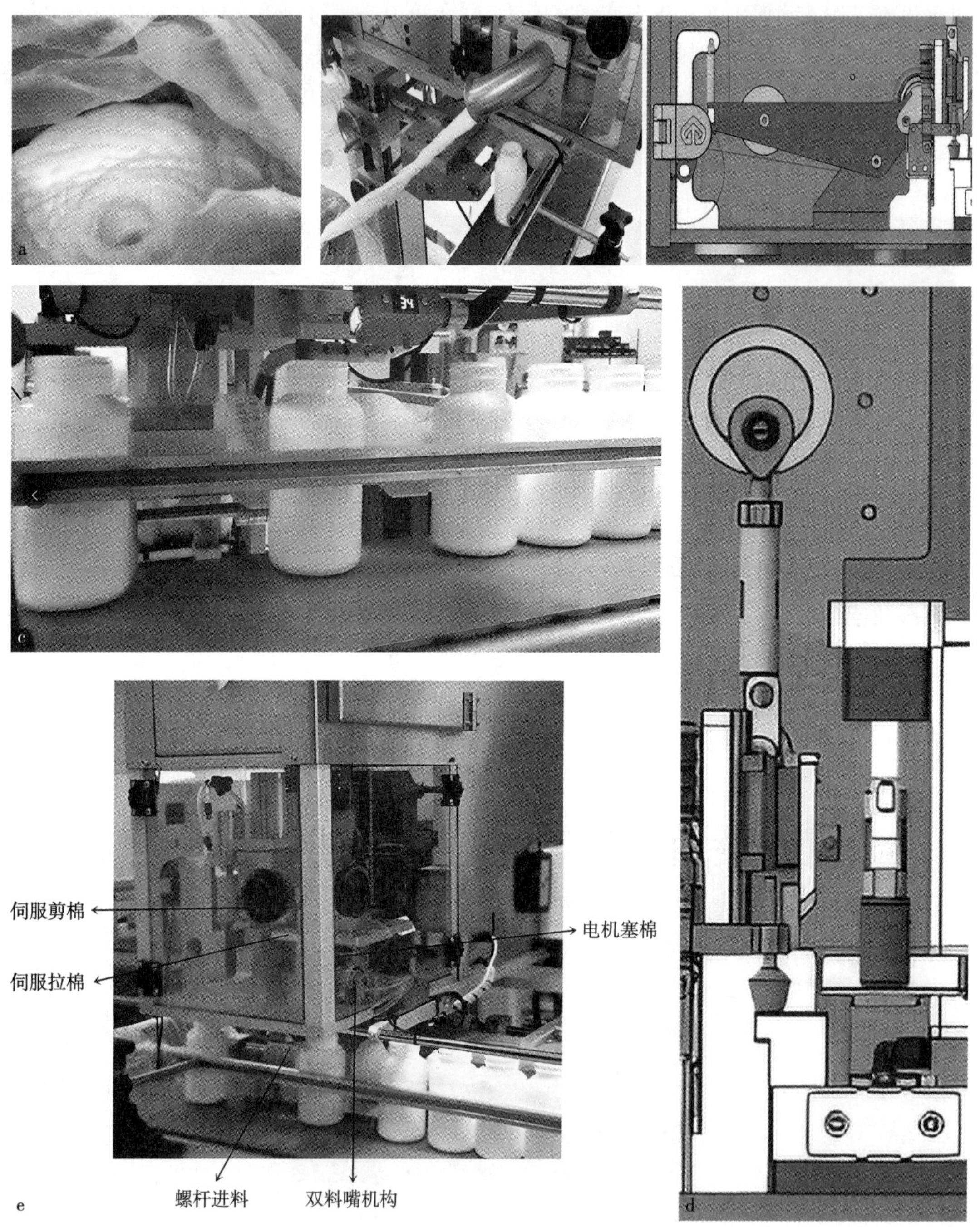

图 8-2-9　塞棉机与主要机构

a. 储棉桶；b. 伺服拉棉；c. 螺杆进瓶；d. 伺服剪棉；e. 塞棉机。

（3）基本工作过程：塞棉机工作时伺服拉棉机构将棉桶中的棉条按设定长度拉出，伺服剪棉机构将棉条剪断塞入料嘴，旋转料嘴，螺杆进瓶机构将瓶子送至料嘴下方，塞棉杆将料嘴里的棉团塞入瓶内。

（4）工作特点和适用场合：①伺服拉棉定长，长度精准；②自动安全保护装置在空瓶未到位时主机不工作，确保生产过程中塞棉准确性；③一般采用一次塞棉技术，为确保棉塞入瓶内，可采用两次塞棉技术；④光电传感器控制，实现有瓶塞棉，无棉停机；⑤兼容性强，适合各种规格、各种材质的圆瓶、方瓶。

（五）旋盖机

1．直线式旋盖机

（1）工作原理：瓶子沿直线方向被两条夹持带夹入旋盖轮下后保持瓶身不动，旋盖轮搓动瓶盖旋转，达到旋紧的目的。

（2）基本结构：直线式旋盖机主要由提升理盖机构、挂盖机构、控制系统、安全防护系统和夹持搓盖机构等组成（图8-2-10）。

（3）基本工作过程：上一工位送来的瓶子，排成一列经输送带由分瓶轮将瓶子分成单体后经输送带送入夹持带至挂盖机构下。瓶盖由提升理盖机构从瓶盖料斗提升，利用盖子的物理特性，自动把瓶盖按正反向理出，经滑道送入挂盖口等待。挂盖机构将盖子挂在瓶口上，瓶子挂上盖子后，夹持带继续送瓶，经过第一组搓盖轮将挂歪的瓶盖反搓，使歪盖落正后，经过后三组搓盖轮连续对盖子进行搓旋。经检测机构检测无误后（无铝箔或旋盖不良自动剔除）由输送带输送到下一工序。

（4）工作特点和适用场合：①自动检测剔除压旋盖不良、无铝箔、无盖的不合格产品；②旋盖机动力过载保护装置可以保护设备的安全运行；③如配置气洗装置可以清洗瓶盖，防止杂物进

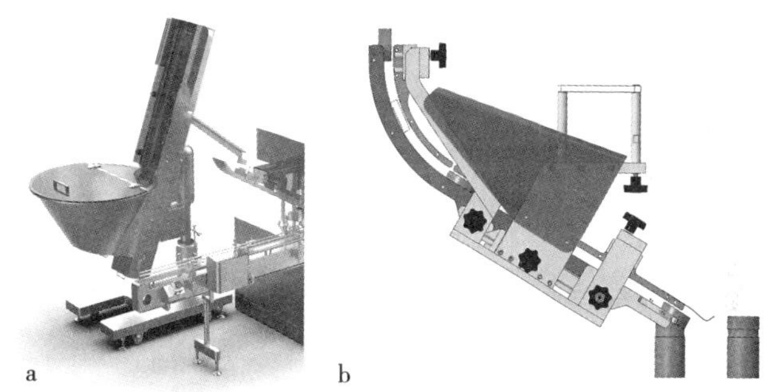

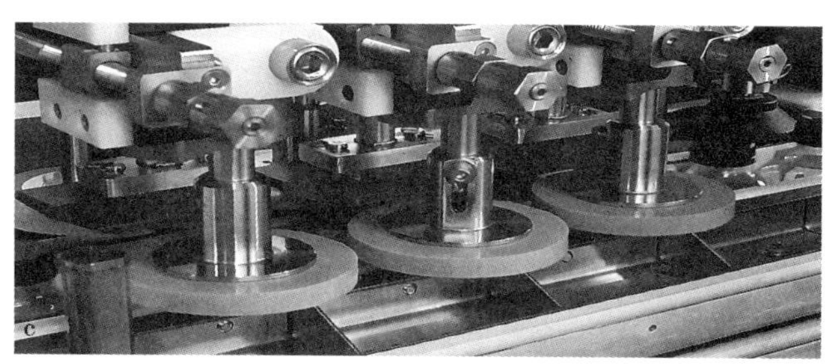

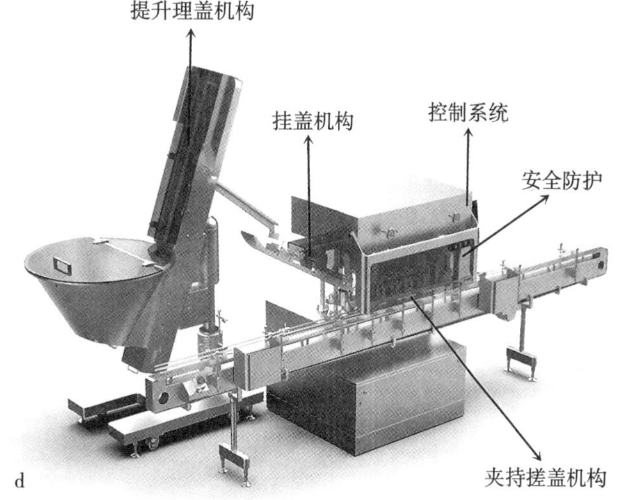

图8-2-10　直线式旋盖机与主要机构

a. 提升理盖机构；b. 挂盖机构；c. 夹持搓盖机构；d. 直线式旋盖机。

入瓶中；④可通过夹持搓盖机构以适应多种不同规格的瓶子和圆形盖旋盖；⑤如遇到后端拥堵或者滑道无盖时，可控制前部分瓶轮，并实现设备暂停，旋盖部分不需停。

2．旋转式旋盖机

（1）工作原理：被主星轮夹持着的瓶子随主星轮旋转，与主星轮同步旋转的旋盖头将抓取到的瓶盖放置到下方的瓶口进行旋压拧盖。

（2）基本结构：旋转式旋盖机主要由物料提升机、理盖器、检测剔除机构、进瓶螺杆、控制系统、旋盖系统和安全防护系统等组成（图 8-2-11）。

（3）基本工作过程：上一工位送来的瓶子，排成一列经输送带送入输瓶螺杆机构分成单体后，准确地送入进瓶星轮，进瓶星轮再将瓶子送入主星轮。同时瓶盖由提升机从瓶盖

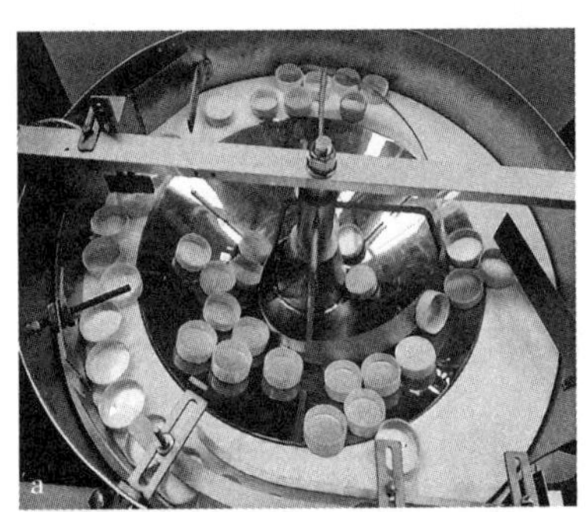

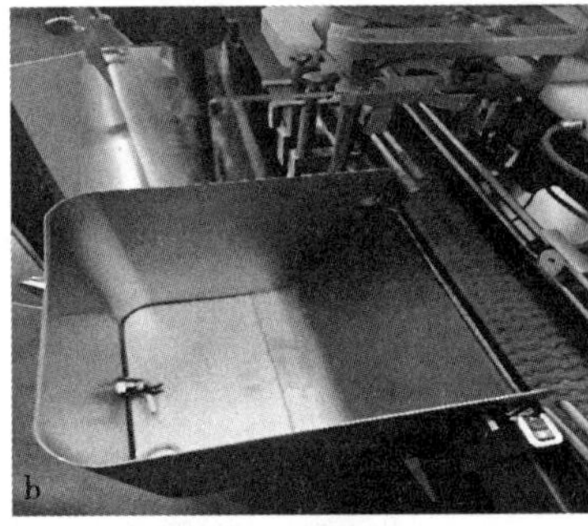

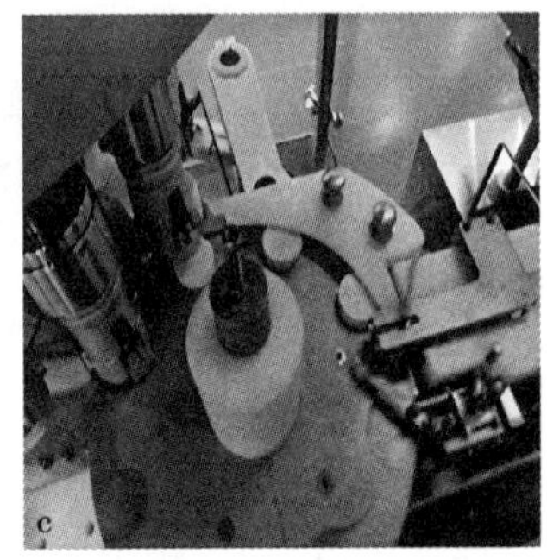

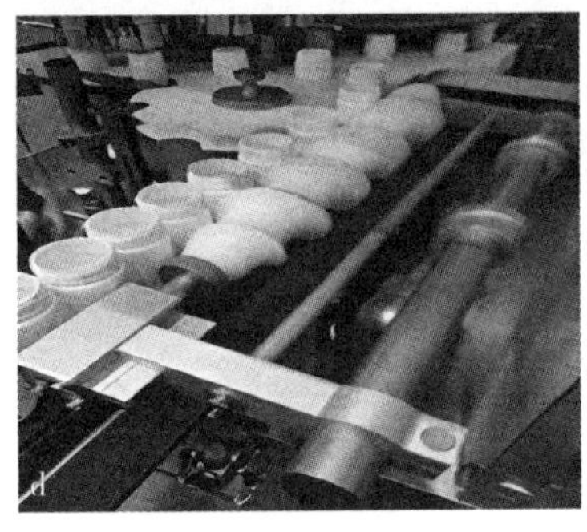

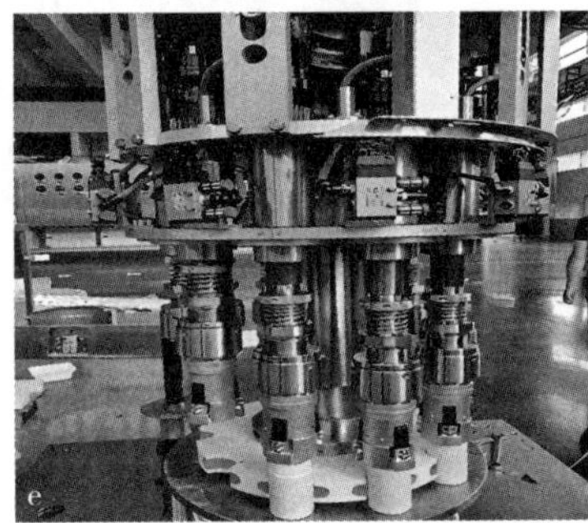

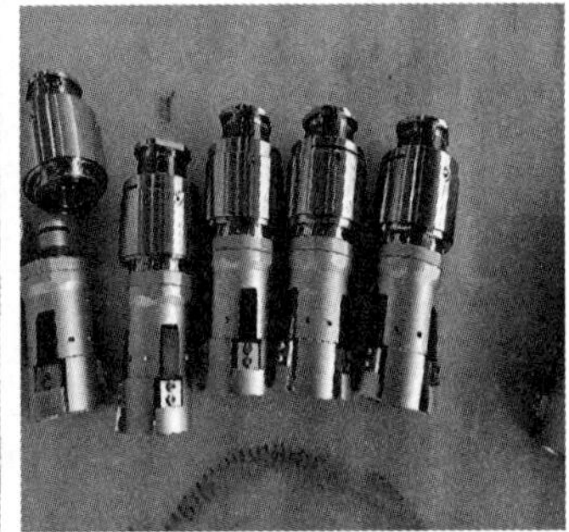
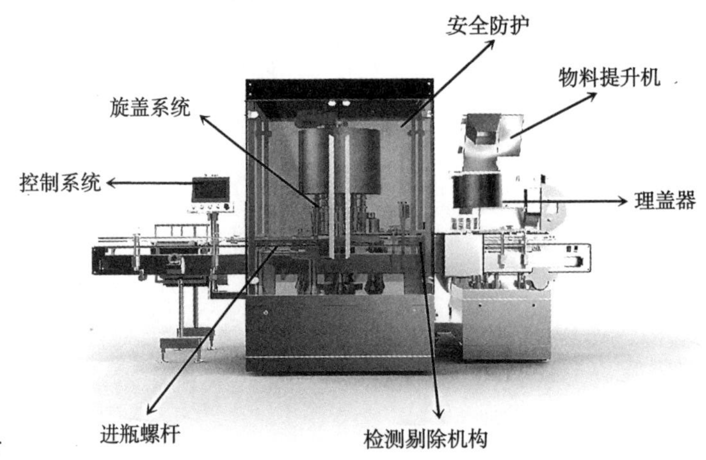

图 8-2-11　旋转式旋盖机与主要机构

a. 理盖器；b. 检测剔除机构；c. 进瓶螺杆；d. 旋盖系统；e. 旋盖系统；f. 旋转式旋盖机。

料斗提升到理盖机构，自动把瓶盖按正反向理出，送入瓶盖滑道，进入输盖星轮。与主星轮同步旋转的各旋盖头拾取盖子随工位的转动逐个扣到下方的瓶口上进行压旋盖。可根据需要，调节旋盖扭矩大小。旋好盖的瓶体通过出瓶星轮，再输送到输送带上。经剔除机构检测无误后（无铝箔或旋盖不良自动剔除）由输送带输送到下一工序。

（4）工作特点和适用场合：①针对外形不规则的圆盖，理盖机构可检测剔除反盖；②磁性扭力限制器可控制旋盖扭力；也可采用伺服电机控制旋盖扭力，扭力控制精确；③旋盖机有瓶自动启动，无瓶自动停机，自动检测剔除压旋盖不良、无铝箔、无盖的不合格产品；④如配置气洗装置可以清洗瓶盖，防止杂物进入瓶中；⑤更换瓶盖规格需要更换模具，旋盖质量比直线式旋盖机稳定；⑥旋盖速度快于直线式旋盖机。

（六）电磁感应铝箔封口机

（1）工作原理：在电磁感应作用下，铝箔复合膜中的铝箔迅速受热发烫，温度上升使得铝箔下表面的PE膜呈融熔发黏状态从而与瓶口粘连，温度降到常温后便达到密封的效果。

（2）基本结构：电磁感应封口机主要由输送带、分瓶轮、封口头、控制系统等组成（图8-2-12）。对控制电路板降温的方法一般有风冷和水冷两种。

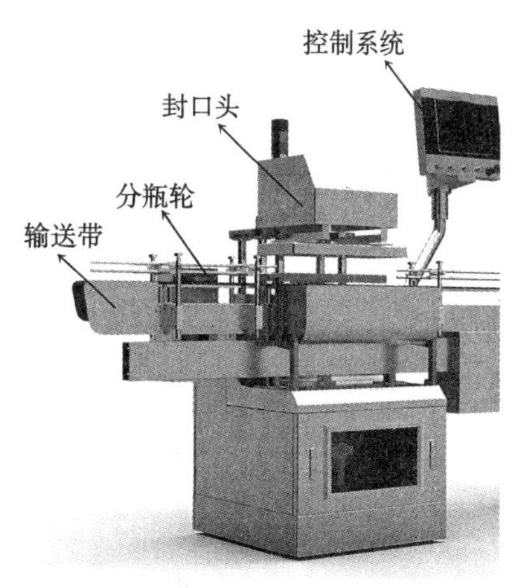

图8-2-12　电磁感应铝箔封口机

（3）基本工作过程：旋盖后的药瓶通过输送带进入电磁感应封口机，此时瓶盖内的铝箔复合膜紧贴在瓶口上，在电磁感应作用下，铝箔复合膜中的铝箔迅速受热发烫，温度上升使得铝箔下表面的PE膜呈融熔发黏状态从而与瓶口粘连，温度降到常温后便达到密封的效果。

（4）工作特点和适用场合：①适用于不同规格尺寸的药瓶封口；②适合流水线大批量产品的生产；③容器的材质可以是聚乙烯（PE）、聚丙烯（PP）、聚苯乙烯（PS）、聚酯（PET）、ABS以及玻璃、陶瓷等，但不能用于金属瓶体及瓶盖；④相对水冷而言，风冷机封口速度偏慢；⑤可选配对压盖不良、无铝箔、无盖等不合格产品自动检测剔除机构，防止未封口产品流出产线。

（七）不干胶贴标机

1．直线式不干胶贴标机

（1）工作原理：瓶子成直线排列经过贴标工位进行贴标，一般用于200瓶/min以下的瓶装线。

（2）基本结构：主要由输送带、送标器、控制系统、卷瓶装置和分瓶轮等组成（图8-2-13）。

（3）基本工作过程：上一工位送来的瓶子进入输送带，经过分瓶轮分瓶后以一定间距排列，由输送带向前运送。到达测物光电传感器时，测物光电传感器感应到瓶子瞬间即给送标器发出出标的信号，瓶子经过出标板处被贴上标签，同时卷瓶装置转动瓶子将标签卷

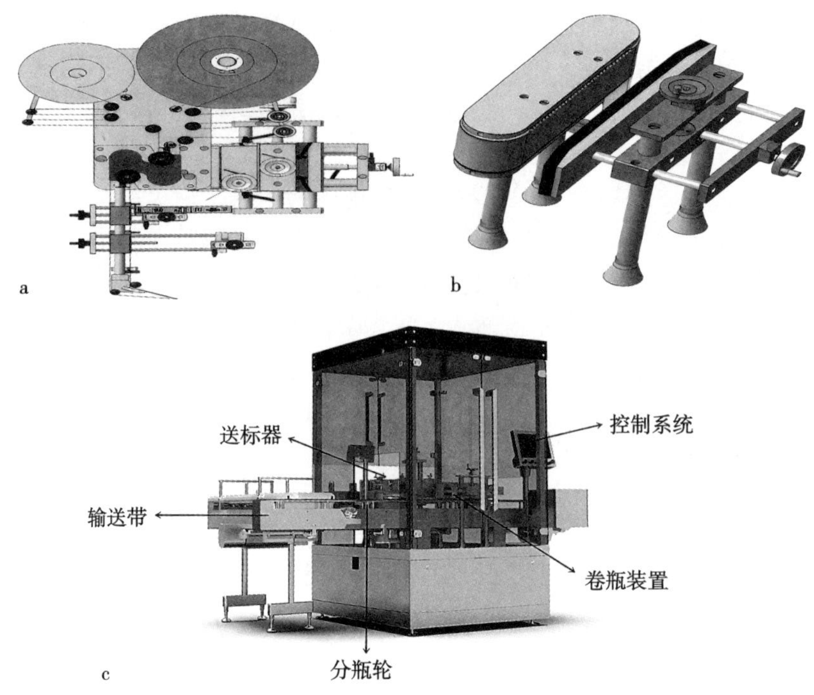

图 8-2-13 直线式不干胶贴标机与主要机构
a. 送标器；b. 卷瓶装置；c. 直线式不干胶贴标机。

贴在瓶子圆周面上，底纸回卷。当测标光电传感器检测到标签尽头后即给送标器发出停止出标信号，完成贴标，整个过程瓶子均以直线排列方式移动。

（4）工作特点和适用场合：①可实现方形、扁形、圆形、锥形等多种瓶形的贴标，以及单面贴标、双面贴标、贴正背面及颈标、方形瓶贴三面等多种贴标方式；②可实现有瓶贴标、无瓶不贴标、漏标剔除等功能；③速度低于旋转式不干胶贴标机。

2．旋转式不干胶贴标机

（1）工作原理：被主星轮夹持着的瓶子随主星轮旋转，瓶子经过贴标工位时被贴上标签，一般用于 200 ～ 400 瓶 /min 的高速线。

（2）基本结构：主要由输送带、分瓶螺杆、进瓶星轮、出瓶星轮、剔除系统、控制系统、卷瓶装置、送标器、主星轮等组成（图 8-2-14）。

（3）基本工作过程：上一工位送来的瓶子，排成一列经输送带送入分瓶螺杆分成单体后，准确地送入进瓶星轮，经护板导向过渡到主星轮随主星轮旋转，瓶子运行到贴标工位时，测物光电传感器感应到瓶子瞬间即给送标器发出出标的信号，对行进中的瓶子进行贴标，瓶子经过出标板处被贴上标签，卷瓶装置带动瓶子在主星轮上转动，将标签卷贴在瓶子圆周面上，底纸回卷。当测标光电传感器检测到标签尽头后即给送标器发出停止出标信号，完成贴标。最后瓶子过渡至出瓶星轮送到传送带，经剔除机构检测无误后（无贴标自动剔除）由输送带输送到下一工序。

（4）工作特点和适用场合：①因旋转式贴标机旋转特性，一般只能对圆瓶进行贴标；②可实现有瓶贴标、无瓶不贴标、漏标剔除等功能；③贴标精准，速度快于立式贴标机。

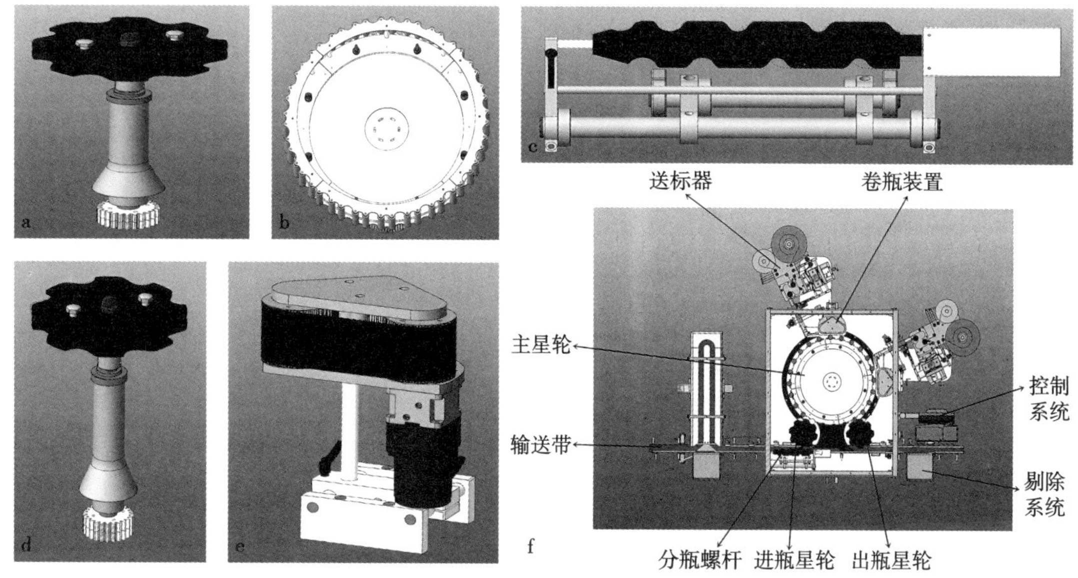

图 8-2-14 旋转式贴标机与主要机构

a. 进瓶星轮；b. 主星轮；c. 分瓶螺杆；d. 出瓶星轮；e. 卷瓶装置；f. 旋转式贴标机（俯视图）。

四、关键部件对瓶装包装质量的影响

（一）理瓶机构

蹼轮可以清除不规范瓶子，除静电装置可以去除空瓶内部的异物，防止污染药粒。

（二）数粒机

红外线动态扫描传感器通过电子和机械的配合实现计数功能，以确保数粒精确度；连续式进瓶、装药系统可避免传统的正位气缸间歇式进瓶、装药方式可能对药瓶造成的冲击碰伤。模块化数粒机还有不停机动态抗粉尘功能，防止药粉过多造成数粒精度不准问题。

（三）充氮机构

可有效保障易氧化产品储运期的质量稳定。

（四）旋盖机

气洗装置可以清洗瓶盖，防止杂物进入瓶中；旋盖头旋盖扭力大会使得瓶子不易打开，扭力小会使得瓶盖压不紧，造成铝箔封口异常。

（五）在线检测

在线检测剔除机构可以对粒数不准、无盖、无封口铝箔或旋盖不良的药瓶进行检测和剔除。

五、瓶装设备选型

为了确保瓶装设备运行的稳定性及灌装质量，设备选型时，建议重点考虑以下因素：

（一）理瓶机

为了清洁瓶内附着的粉尘，防止药粒的污染，可选配具有静电除尘功能的理瓶机。

（二）数粒机

1．电子数粒机具有连续式螺杆伺服进料系统，使药瓶平稳、精准定位、快速进料，保证快速、准确装瓶。

2．尽量选配伺服电机。

3．**双料门结构** ①将两个不同瓶的药粒分开，数粒和装瓶同时进行时，提高单瓶装量大的品种装瓶速度；②采用直线式伺服电机驱动，伸缩开关料门，规避了关门时打药问题。

4．**模块化** ①可根据要求，任意组合，每组模块可独立控制，可以通过增加模块满足未来产能增长需要；②模块化数粒机伺服运动控制系统可保证各运动单元完全精准同步工作，以便对运行速度精确控制，避免传送过程卡瓶、撒药等现象发生。

5．应选配误数粒剔除功能。

（三）旋盖机

1．选配有瓶自动启动，无瓶自动停机功能。

2．选配自动检测剔除压旋盖不良、无铝箔、无盖的不合格产品功能。

3．选配振盘理盖机构：针对外形不规则瓶盖时，靠物理检测剔除反盖。

4．可适用于不同类型的圆形盖。

5．对易氧化的产品可选配充氮机构。

（四）瓶装数粒包装线

可选配或预留端口，以实现自动化程度更高的远程控制系统或 SCADA 系统。

六、瓶装包装中常见问题及解决措施

瓶装包装常见问题及解决措施见表 8-2-1。

表 8-2-1 瓶装包装常见问题及解决措施

常见问题	问题描述	解决措施
药粒尺寸	药粒尺寸小 小药粒从料门末端漏出	采用伺服驱动的直线式开关料门，可避免关门时打药及小药粒从料门末端漏出
混入异物	空瓶内有异物	具有倒瓶装置，让异物落出

续表

常见问题	问题描述	解决措施
瓶内粉尘	瓶内有粉尘	采用静电技术清除粉尘
瓶盖粉尘	瓶盖有粉尘	采用气吹装置吹扫
计量精度	数粒不准	采用光电数粒装置
密封性	密封性不好	①采用扭力可调的旋盖头，使复合膜紧贴瓶口；②确保铝箔复合膜 PE 层的厚度

第三节　袋 装 包 装

一、袋装包装的定义

采用可热封复合材料制成袋，再将计量好的物料装入已制袋中进行密封，这样的包装方式称为袋装。

二、袋装包装机的分类

1. **按被包装物料形态分**　有液体、粉体、颗粒、片剂、丸剂包装机。
2. **按封口形式分**　有背封式、三边封、四边封等包装机。
3. **按包装机形态分**　有立式包装机、卧式包装机等。
4. **按包装工位分**　有单工位、多工位包装机。
5. **按自动化程度分**　有全自动包装机，也有半自动包装机等。
6. **按拉袋运行形式**　有间歇式包装机、连续式包装机等。

此外，多样化的袋型，也决定了袋装包装机机型的繁多。

由于袋装包装机种类繁多，并且同类型的包装机结构、工作原理、复杂程度也不尽相同，下面介绍一种在食品、药品、保健品行业应用较为广泛的多列条状袋包装机。

三、多列条状袋包装机

（一）工作原理

物料由供料系统送到包装机顶部后，计量装置以量杯、螺杆、数粒等形式，将定量的物料送入物料流道。卷筒挠性包装材料在通过物料通道的外壁时，被成形器卷绕成筒状，纵封烫块将其纵向烫封牢固，横封烫块完成包装袋的顶封和下一个袋子的底封，成为两道烫封。由于下料通道被包装袋裹住，底封封焊后就可直接向袋内下料，随之移动一个工位完成顶封封口，并用切刀切断，完成包装工序（图 8-3-1）。

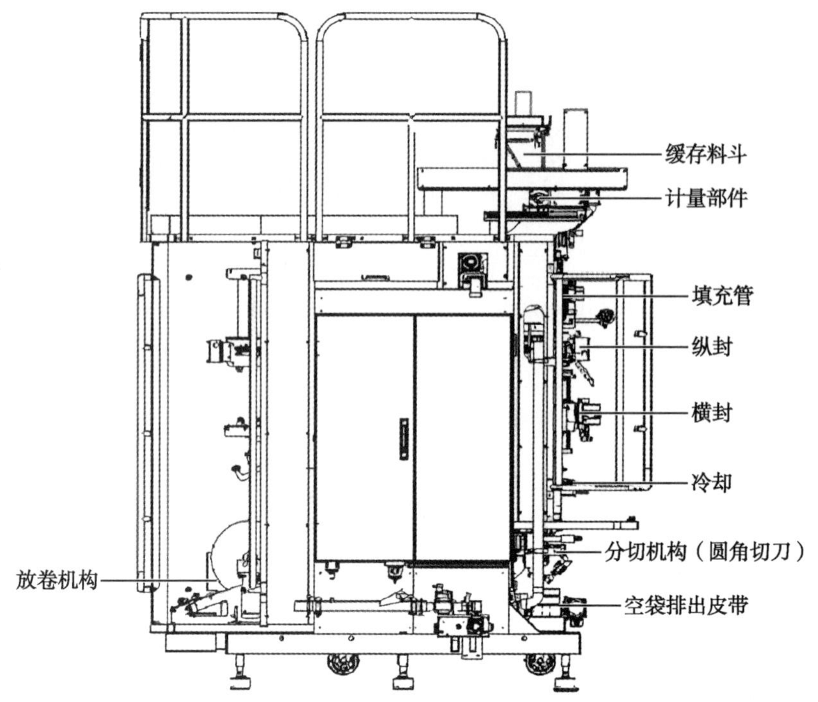

图 8-3-1　多列条状袋包装机工作原理

卷筒包装材料有单层的和复合的挠性材料。单层的如防潮玻璃纸、聚乙烯、聚丙烯、高密度聚乙烯，复合的如拉伸聚丙烯 / 聚乙烯、聚乙烯 / 玻璃纸 / 铝箔。

（二）基本结构

多列条状袋包装机主要包括主机系统、可选配系统以及前后工序流水线。主机系统含计量充填系统、料位检测反馈系统、卷面拼接系统、无级变速助牵系统、卷膜阻尼系统、膜材多列分切系统、多列独立的温控系统、空袋检测系统、废品剔除系统、粉尘收集处理系统、机械传动或伺服传动系统等；可选配系统有易撕口系统、横封纹路控制系统、切口样式控制系统、打印系统、自动反馈调节系统、充氮系统等；前后工序流水线有上料系统、防窜货系统、多列检重选别系统、多列计数整理系统、输送系统、盒检重选别系统、盒喷码系统、塑封系统、箱喷码系统、码垛系统等，这些共同组成全自动化的包装生产线（图 8-3-2）。

多列条状袋包装机属于多通道多功能立式包装机（图 8-3-3）。

（三）基本工作过程

多列条状袋包装机采用特定的充填方式完成下料动作，纵封由气缸推动烫块支架接近纵封导向，然后凸轮连杆机构带动纵封对牵引成形样袋的纵向膜边进行间歇式烫封，一般包装机采用单横封机构，由气缸或伺服电机完成横封烫块封合并固定，然后由伺服电机或者连杆机械结构带动横封上下运动完成下一个样袋的牵引动作，同时下拉的条状袋被切刀机构切断，通过选别机构剔除不合格品，合格品排出进入包装机后道生产线（图 8-3-4）。

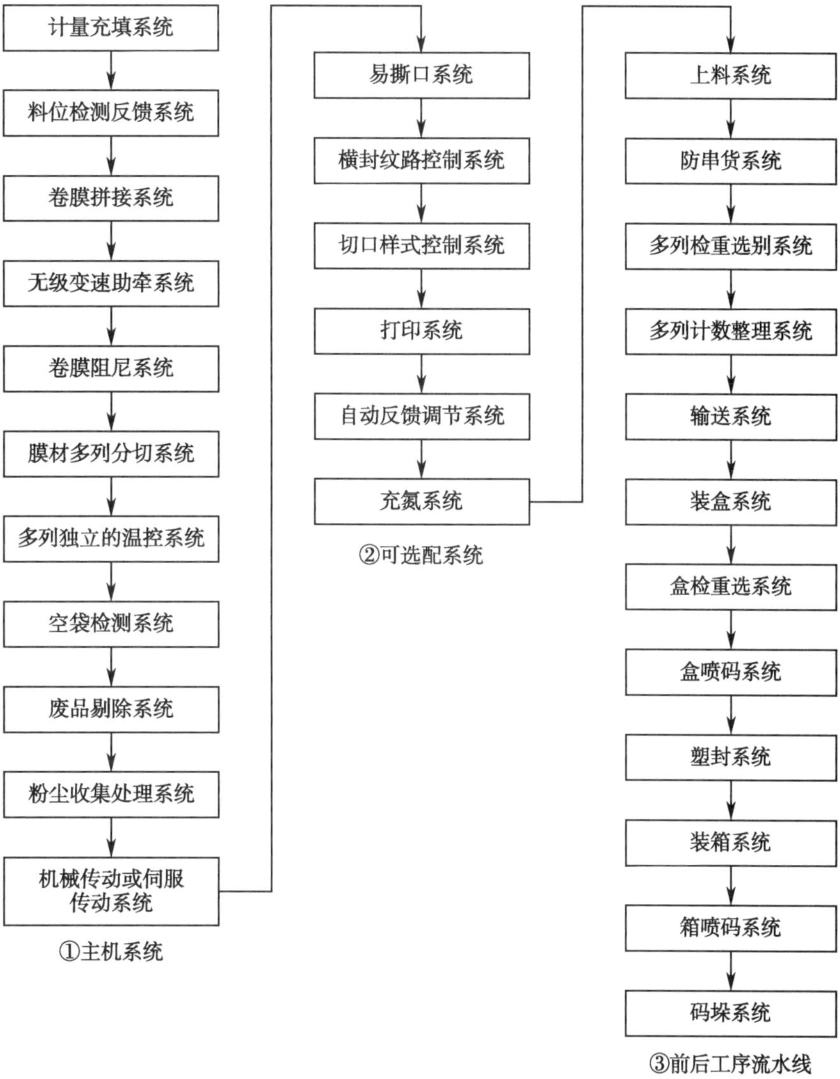

计量充填系统 → 料位检测反馈系统 → 卷膜拼接系统 → 无级变速助牵系统 → 卷膜阻尼系统 → 膜材多列分切系统 → 多列独立的温控系统 → 空袋检测系统 → 废品剔除系统 → 粉尘收集处理系统 → 机械传动或伺服传动系统

①主机系统

易撕口系统 → 横封纹路控制系统 → 切口样式控制系统 → 打印系统 → 自动反馈调节系统 → 充氮系统

②可选配系统

上料系统 → 防串货系统 → 多列检重选别系统 → 多列计数整理系统 → 输送系统 → 装盒系统 → 盒检重选系统 → 盒喷码系统 → 塑封系统 → 装箱系统 → 箱喷码系统 → 码垛系统

③前后工序流水线

图 8-3-2　多列条状袋包装机基本结构

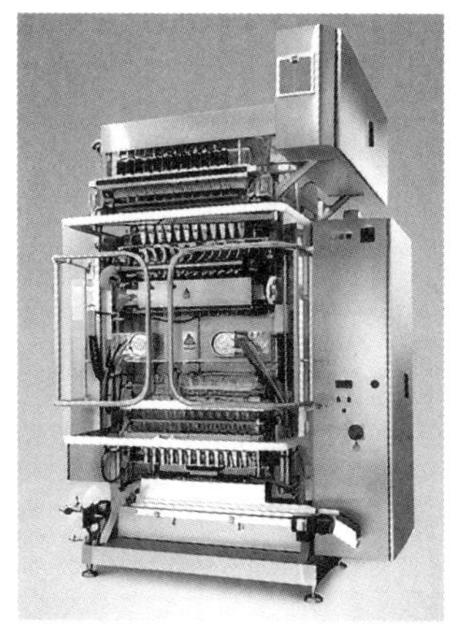

图 8-3-3　多列条状袋包装机实物图

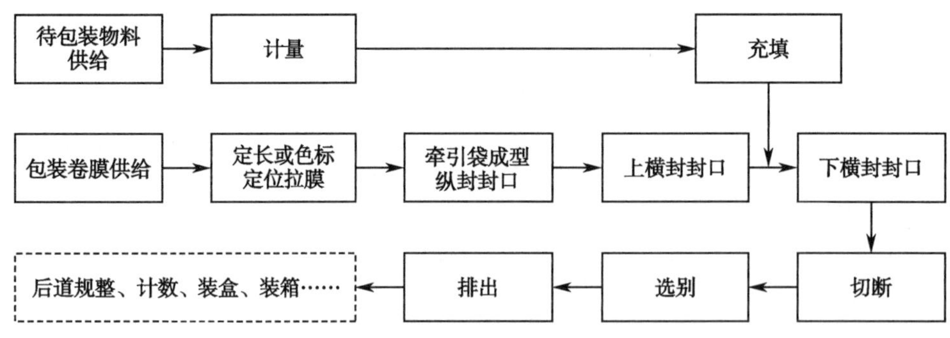

图 8-3-4　多列条状袋包装机基本工作过程

（四）工作特点和适用场合

多列条状袋包装机可实现多列打印、成筒卷膜分切制袋、物料充填、封口封合、触摸屏生产控制、故障与安全检测控制等功能。在生产过程中，机器的运转参数、状态可视化，实现人机互动。

四、袋装包装设备选型

多列条状袋包装机选型主要依据待包装物料的形态、充填规格、产量需求、物料特性、袋型等来选合适的计量充填部件。

（一）物料的形态

待包装物料的形态主要有粉剂、颗粒、片剂、丸剂等。粉剂主要选用螺杆计量充填方式（图 8-3-5）；颗粒主要选用量杯式计量充填方式（图 8-3-6）；片剂、丸剂主要选用数粒计数加视觉检测计量充填方式（图 8-3-7）。

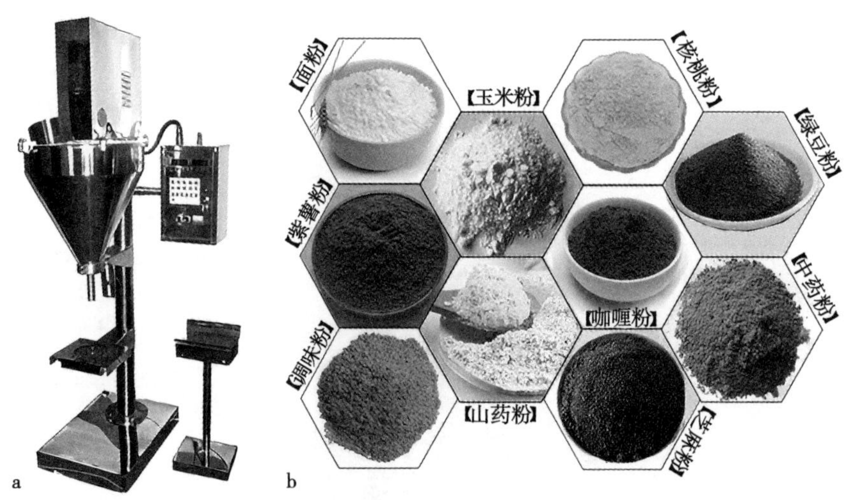

图 8-3-5　螺杆计量充填方式

a. 螺杆计量充填机；b. 常见粉剂。

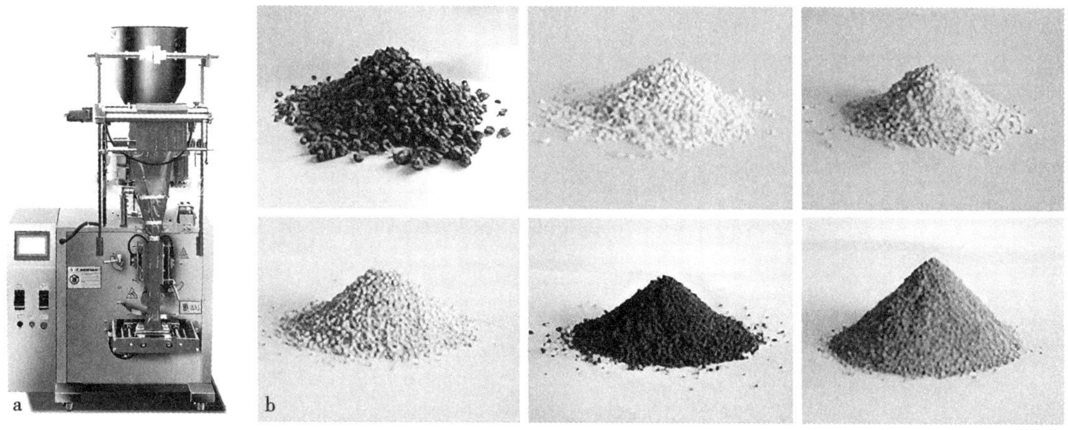

图 8-3-6　量杯式计量充填方式

a. 量杯式计量充填；b. 常见颗粒剂。

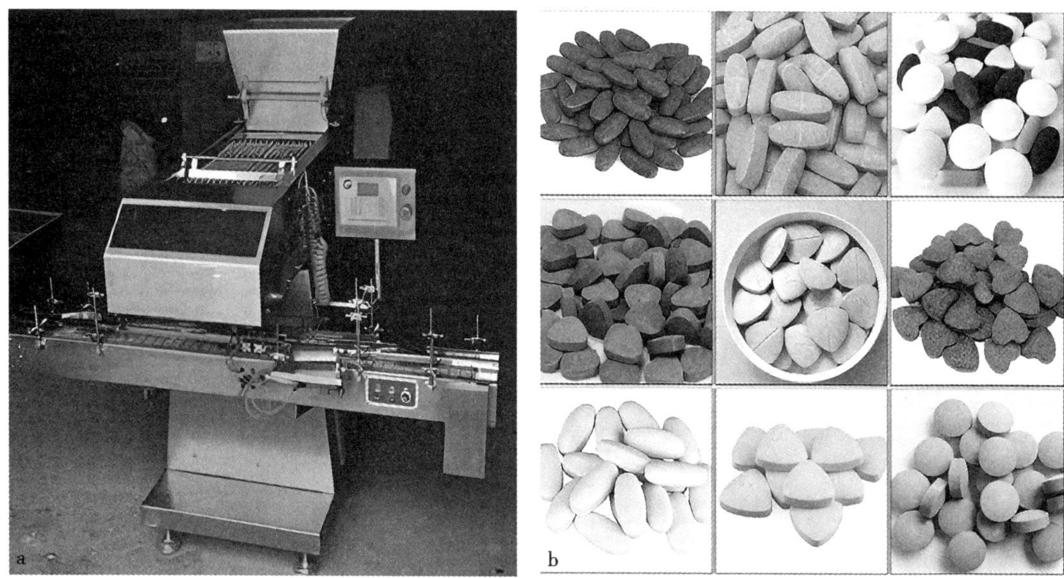

图 8-3-7　数粒计数加视觉检测计量充填方式

a. 数粒包装机；b. 常见片剂。

（二）充填规格

不同的充填剂量决定了充填部件参数，还影响袋规格、运行速度、精度等指标。

（三）产量需求

可以选择不同速度的机型以及选择不同数量的列数来满足产量需求。目前国内厂家已经可以做到最快 100 切 /min，列数可以做到 22 列。

（四）物料特性

即使相同的物料形态，也要根据不同的物料特性来选定充填部件设计参数。比如颗粒或粉体需要考虑休止角、崩溃角、差角、平板角、松装密度、振实密度、压缩度、分散度、均齐度、细粉含量等。片剂、丸剂等要考虑粒径、外形、圆整度等。

（五）袋型选择

袋型除了长、宽规格外，还可以根据具体的需求来确定其他多样化的特性，多列条状袋包装机袋型主要有圆角、纵封中置、纵封偏置、双易撕口、一刀切、异形口等（图 8-3-8）。

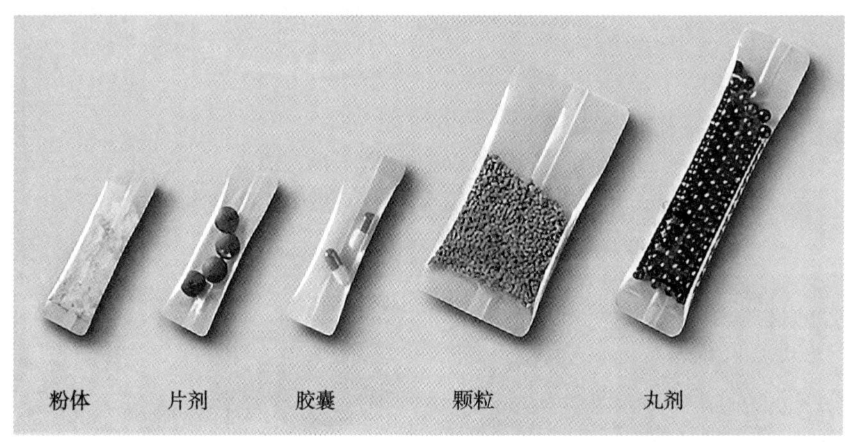

图 8-3-8　条状袋的不同袋型

（六）选配功能

多列条状袋包装机除了基本的功能之外，还可选配其他丰富的功能。如自动上卷膜小车、自动卷膜拼接、不同形式的打码机、卷膜杀菌、打码视觉检测、自动称重反馈调节系统等。

（七）整线配置

多列条袋包装机的后道还可以配置不同的机器来组成全自动化的包装生产线。比如整理机、全自动称重反馈调整系统、二次计数机、装盒机、检重秤、装箱码垛机等。还可以选配整线集成系统（LIS），生产过程执行管理系统（MES）、防窜货系统、药监码系统等软件系统，组成工厂级的自动化生产系统。

以上的选配功能、整线配置极大地降低了设备操作难度，提升了产线能力和产品品质，以及终端产品的体验。对一般客户来说，考察设备厂家是否有丰富的行业经验、足够的现场案例、强大的研发能力、持续的服务能力，都是以后设备是否能够顺利投产、持续稳定生产出合格产品、使用过程无后顾之忧的关键。

五、袋装包装中常见问题及解决措施

袋装包装常见问题、原因分析及解决措施见表 8-3-1。

表 8-3-1　袋装包装常见问题、原因分析及解决措施

常见问题	原因分析	解决措施
细粉	细粉比例高	控制细粉比例不宜过高（如在制粒成形时控制或对颗粒进行筛分，控制细粉率）
颗粒黏性	细粉的密度小	控制细粉密度不宜过小
	细粉的目数小	①控制细粉目数 50 目以下；②在落料位置附近设置空气负压吸粉装置，利用空气负压将颗粒落袋时扬起的细粉迅速吸除
	水分偏高（针对水分与黏性有关联的物料）	①在干燥过程中严格控制水分；②在颗粒贮存、输送中防止颗粒吸潮
包装复合膜静电	PE 材质膜粗糙	选用表面光洁的 PE 膜
	细粉带上静电（颗粒在管道输送时，颗粒与颗粒的碰撞，颗粒与管壁的摩擦）	颗粒运输管道安装接地装置
	设备带上静电	袋装机上安装接地装置
	包装材料带上静电	包装材料在上机前做除静电处理
计量精度	计量误差大	①调整充填参数（如计量盒大小、充填螺杆旋转角度、泵启停时间）；②及时清理覆盖在计数传感器表面的粉尘；③大于 100 目的细粉比例不能过大
密封性	封口漏气	①检查封合温度、压合力等参数设置；②检查封合时序设置
打印信息	生产批号、生产日期、保质期及电子监管码信息错误或打印品质不佳	①检查信息系统是否受到干扰；②开机前确保打印机应打内容设置正确；③如为喷墨打印机，检查是否缺墨，如缺墨则更换油墨；④如为热转印打印机，检查色带是否损耗，如色带损耗则更换色带；⑤如为激光打印机，检查激光管是否衰减，如激光管衰减则更换激光头
金属异物	—	安装过滤筛、配置金属检测机或 X 光机来进行筛除及检测剔除

第四节　泡 罩 包 装

一、泡罩的定义与特点

1. 泡罩的定义　泡罩是将产品封合在用透明塑料薄片形成的泡罩与底板（用塑料薄膜或薄片、铝箔或它们的复合材料制成）之间的一种包装方法。

药品的泡罩包装是通过真空吸泡（吹泡）或模压成形的泡罩内充填好药品后，使用铝箔等覆盖材料，并通过压力，在一定温度和时间条件下与成泡基材热合密封而成。

药品的泡罩包装（press through packaging，PTP）又称为水泡眼包装，是药品包装的主要形式之一，适用于片剂、胶囊、栓剂、丸剂等固体制剂药品的机械化包装。

2．泡罩的特点 泡罩包装设备主要有泡罩成形装置和热合封口装置。泡罩成形装置的加热方式有热气流加热和热辐射加热两种方式，其中热辐射加热是用加热器产生的辐射热来加热材料，加热效率高。成形方式可分为压塑成形与吸塑成形两种，吸塑成形是用抽真空的方式使软化薄膜紧贴在模具上成形，成形质量较好。根据热合方式不同，热合封口机可分为普通热封、脉冲热封、超声波热封和高频热封等。

泡罩包装机是以 PVC 薄膜（通常称为“基材”）和 PTP 铝箔（通常称为“盖材”）为包装材料的复合泡罩包装机，适用于多种规格尺寸的糖衣片、素片、胶囊、丸剂等药品的包装，具有密封可靠，携带、使用方便，包装外形美观，机器结构紧凑，自动化程度高，安装维修方便等优点，符合 GMP 要求。

二、工作原理

泡罩包装（铝塑、铝铝、铝塑铝）是药品包装的基本包装方式之一，在众多的药品包装形式中占有较高比例，一直深受众多药企的青睐。

其主要工作流程如图 8-4-1 所示。

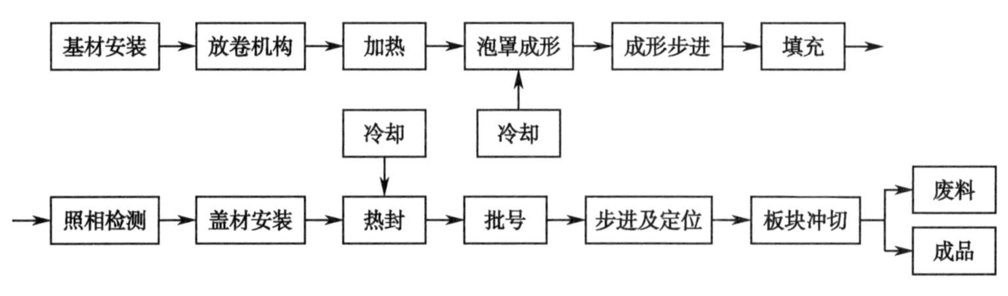

图 8-4-1 泡罩包装工作流程图

其主要工作原理如下：

（1）基材安放在专用支架上，取放操作方便，运转流畅且带有一定阻尼，防止基材过松，造成基材松散。

（2）设备具有独立包装材料放卷机构，可根据所使用的基材不同特点实现放卷张力的持续平衡，避免因张力的变化影响整机的运行稳定。

（3）基材经过带有防粘涂层的加热板（或辊）进行加热，不同质量及厚度的材料可通过对预热温度的调整来实现受热的均匀性，从而保证成形后的泡罩平整、挺括、美观。

（4）当预热后基材被牵引至成形工位后即可进行泡罩成形，基材将被瞬间释放的压缩空气一次性吹成模具形状，形成完整泡罩后，基材在模具打开的有效时间内将有规律地被牵引向前，并且往复完成此前动作。

（5）成形后的泡罩经过牵引将到达填充下料机构，该机构会根据药品的不同形状、不同排布规格等特点而匹配不同下料方式，目前主要采用的方式分为专用下料及通用毛刷式下料。

（6）经过药品填充机构后，泡罩内将会布满被包装的药品，此时将通过拍摄照片比对，进行缺陷产品的确认及最终的废品剔除，如残片、变色、缺粒等。

（7）盖材安放在专用支架上，取放操作方便，运转流畅，且带有一定数量的阻尼辊，防止盖材张力不均，造成盖材左右偏离。

（8）药品填充完成后即将进入热封工位，该工位是保证成品密封性的关键过程，在高温加热的同时又配有冷却装置，即须通过一定热量及压力使基材与盖材有效黏合达到密封性要求，还可保证被包装的药品不会因温度升高而产生质变。整个密封的过程为辊封线或平板封面接触，可通过对温度及压力的调整来适应不同的基材及盖材。

（9）热封后的下一工位是批号压印和撕裂线压制，可通过更换不同数字的字粒满足所需压印要求。

（10）完成上述过程后，即进入最后的冲切工位。设备将根据定位信号及步进牵引所控制设置的定长尺寸间歇式输送，如发生输送偏差可自动进行微量补偿，一旦偏差量超过补偿能力范围将报警停机，通过有效的定位及自动补偿可最大程度保证包装成品的一致性，最终达到所要求的定制规格标准。

三、基本结构

泡罩机基本结构如图 8-4-2 所示。

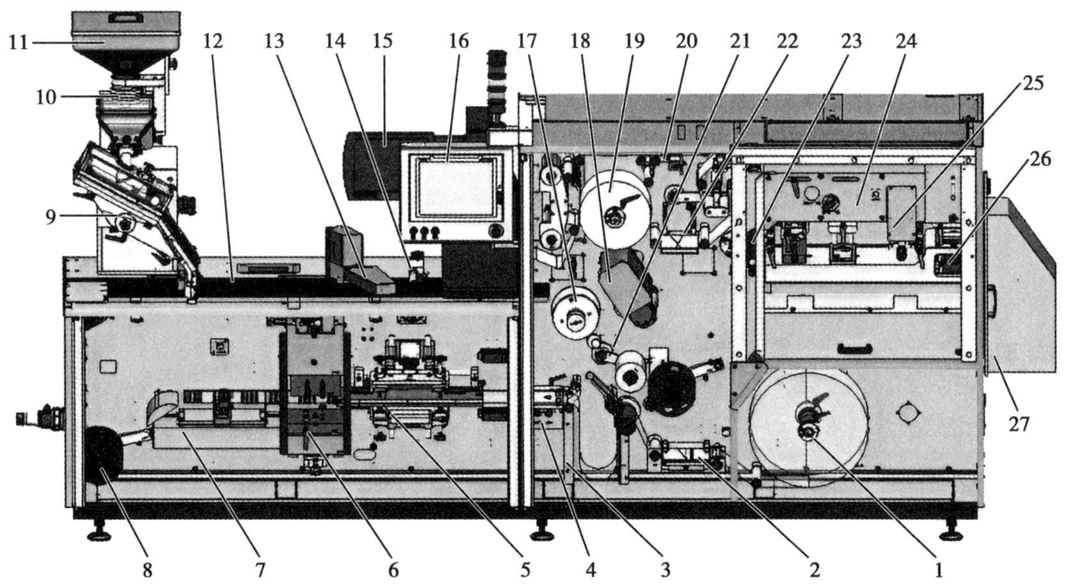

1. 成形材料支撑；2. 成形材料切断及黏结台；3. 成形材料放卷装置；4. 成形材料粘贴识别装置；5. 加热工位；6. 成形工位；7. 成形后步进；8. 成形后游动辊；9. 上料机；10. 振动槽；11. 装填料斗；12. 填充位置；13. 斜刷；14. 安全翻板；15. 装填物监控装置；16. 操作系统；17. 主动辊；18. 密封工位；19. 盖膜卷支撑轴；20. 盖膜黏结部位识别装置；21. 封合后游动辊；22. 盖膜切断及黏结台；23. 压印工位前的薄膜换向装置；24. 压印工位；25. 冲切前步进；26. 传送机构；27. 缺陷泡罩剔除装置。

图 8-4-2　泡罩机基本结构示意图

四、基本工作过程

关键部件与工作原理见图 8-4-3 和表 8-4-1。

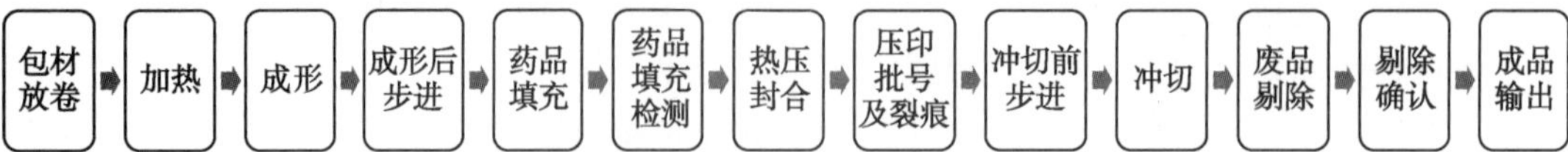

图 8-4-3 关键部件与工作原理

表 8-4-1 关键部件示意图与工作原理

关键部件名称	示意图	工作原理
包材放卷		PVC 被展开并由引导辊（2）进入料仓（4）的预备位置，并在运行时送入适当的物料以供后部牵引成形需求。通过制动器（1）与夹紧器（5）控制卷材的张紧度 拼接检测：承料机构配备 PVC 拼接检测功能，通过传感器（3）的检测信号，系统会自动记录接头信息，相应的泡眼会在随后的剔废机构被剔除
加热工位		加热工位由预加热板（1）、主加热板（2）、保温加热板（3）3 块加热板组成上加热单元，与一体式下加热单元（4）组成，由背部气缸转换待机与停止状态，由上、下加热板气缸执行闭合加热与释放动作。通过调整机构，可以调节加热板的水平方向的位置以适应不同的材料
成形工位		在成形工位，经过加热的 PVC 薄膜被压缩空气吹入模具腔室，并在下成形模具（1）中被冷却形成固定的泡眼 硬铝成形膜仅通过机械冲压成形，而不需要压缩空气，此时加热工位是不需要工作的

续表

关键部件名称	示意图	工作原理
成形后步进	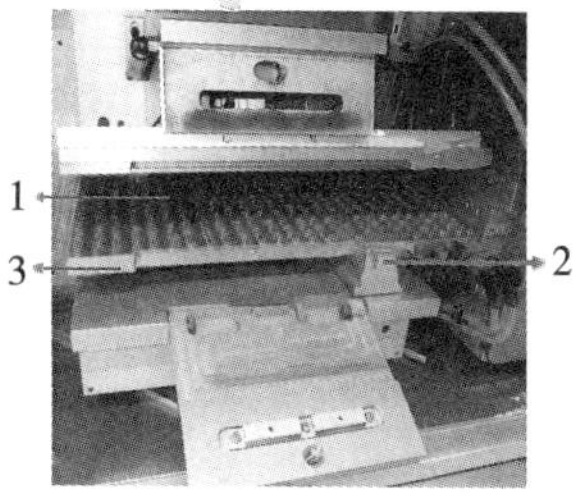 1 3 2	在牵引工位，成形后的 PVC（1）被牵引夹（2）控制从成形工位被拉出后在导流板（3）内固定并冷却。然后，牵引夹释放并回到起始位置，当新成形好的泡眼被打开将会重复上述运动 该运行是由系统设定并通过伺服电机驱动进行的周期运动
自动纠偏控制器	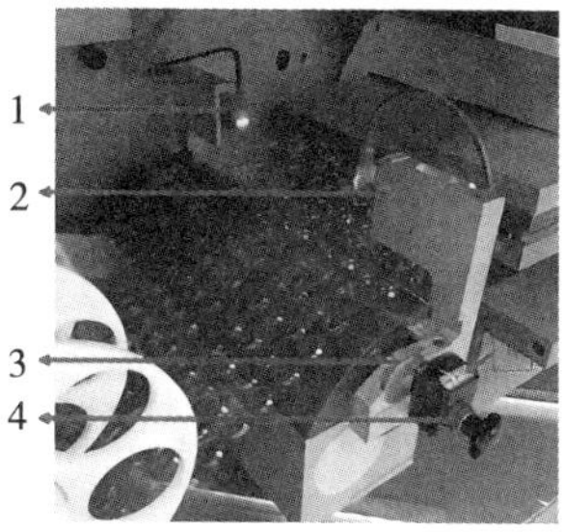 1 2 3 4	通过两个带电位器调节的检测传感器［PVC 边缘检测（1、2）］监视 PVC 卷材运行过程中的偏移，再经过自动调节机构进行位置修正抵消边缘检测到的位移。同时通过带刻度的调节器［检测位移调整及刻度（3）、检测宽度调整及刻度（4）］，能快速适应不同宽度与状态的材料
专用下料器	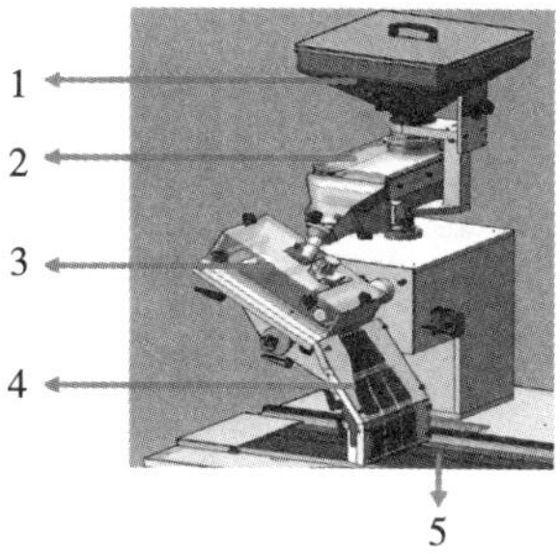 1 2 3 4 5	药片（胶囊）储存在接料托盘（1）内，通过下料振荡器（2）进行吸尘输送至填充缓冲器（3）中，填充缓冲器将药片精确填充进下料轨道（4）中，对 PVC 泡眼（5）进行填充 填充缓冲器（3）内安装有料位传感器，能对药片数量进行检测，及时控制下料振荡器（2）对仓室进行补料，确保仓室内药片处于最佳数量
药片摄像检测	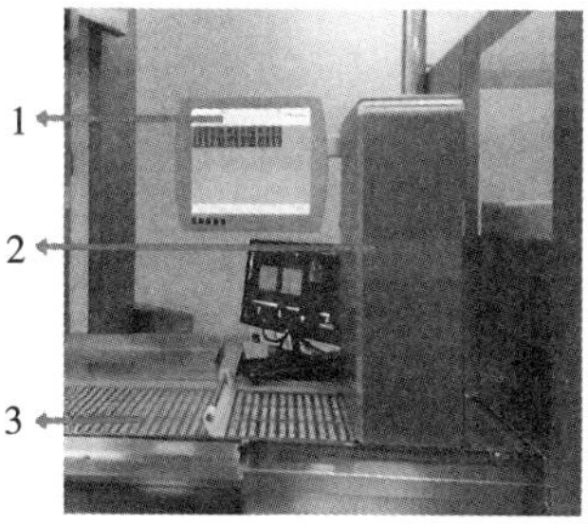 1 2 3	PVC 泡眼填充药片后，PVC 泡眼板（3）由主动辊牵引穿过摄像灯箱（2），内含闪光灯与高清摄像头，能对药片缺陷进行拍照检测，在摄像电脑操作屏幕（1）上会显示不合格品率，并保存不合格药片照片。通过屏幕（1）对摄像参数进行设置，以满足拍照精度需求
热压封合	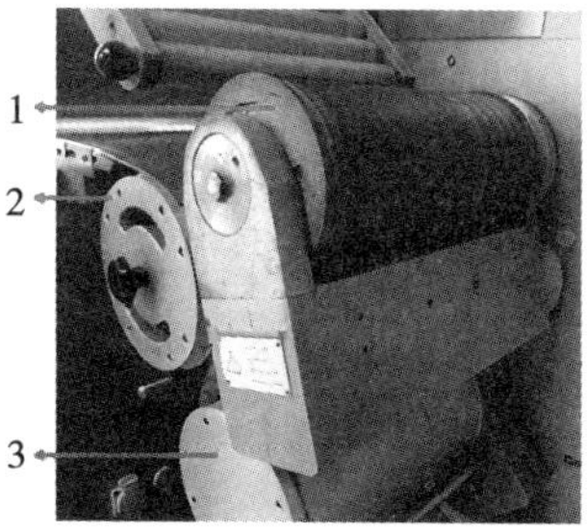 1 2 3	在热封工位，在设定的温度和压力作用下对 PVC 薄膜和铝箔进行网纹密封 热压辊（1）的加热通过电加热管进行，电压通过背后的旋转式碳刷单元引入。温度控制通过内部 PT100 进行监控，当温度过高或过低时，会有一个错误报告显示在触摸屏上 主动辊（2）与冷却辊（3）均装有内部冷却水循环管路，确保连续生产时维持适当的温度，并对药板进行冷却整形

续表

关键部件名称	示意图	工作原理
压印批号	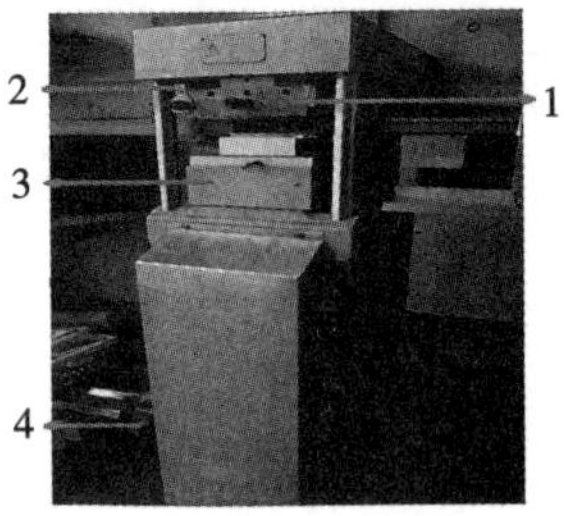 2 1 3 4	一个由字母或数字组成的码号在打字工位被印在药板上 每个打印工位都配有弹簧底座（3），可以通过调整螺丝设定叠形弹片的预紧力。打字板（1）通过气缸锁紧装置固定在适当位置 动力装置通过一台单独的伺服电机（4）驱动，采用偏心轴产生周期上下往复运动进行做功 打字板通过传感器（2）进行监视，当不正确插入或松动时将会被检测并在操作屏幕上指示，机器将不能被启动 为了提高打印质量，上加热板支架内整合了加热模块以传递热量以供生产需要，该功能可以在操作屏幕上进行开 / 关及温度控制
冲切前步进	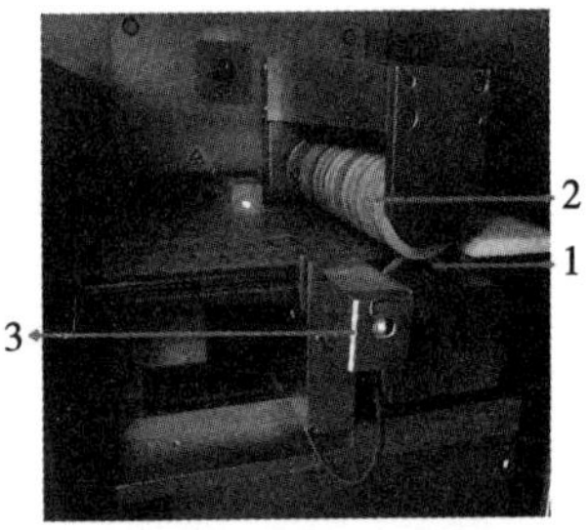 2 1 3	冲裁步进通过夹紧成形药板泡眼之间的网纹密封区域进行牵引 步进辊（2）与压紧辊（1）由同一台伺服电机驱动通过同步齿型带传动。当出现过载时，伺服电机将停下，在重新启动前要进行参考运行 通过激光（3）对泡眼进行精确定位，无论是否出现打滑现象，都能实现精准步进控制
冲切	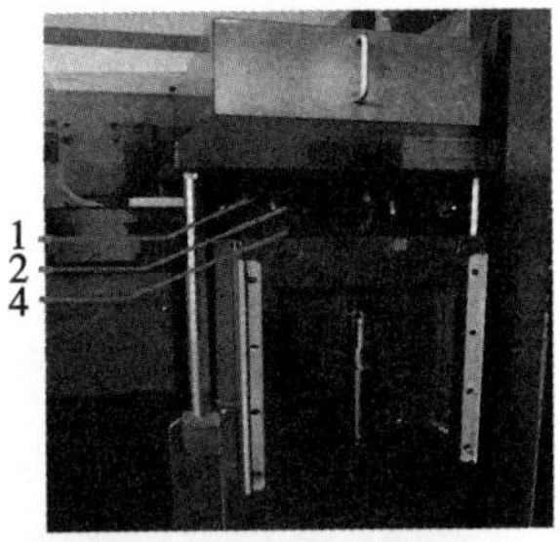 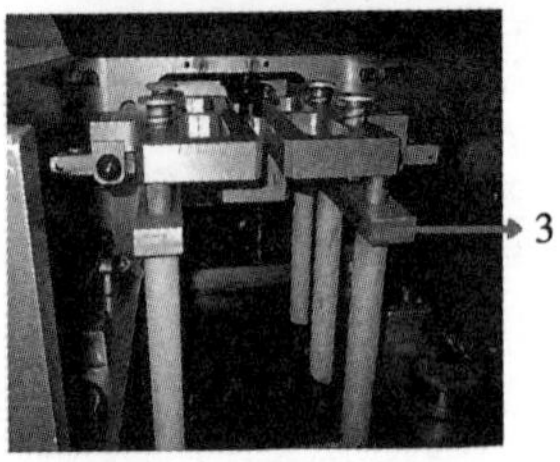 1 2 4 3	药板被步进辊输送并保持在冲裁模（4）内被固定在冲裁模的压紧板（1）和模具板（2）之间，在模具冲孔模与压紧板开口模板的精确配合下，分切出标准格式的药板。剩下的废料经由后面废料辊与切刀被汇聚到废料箱内 冲切出的药板在冲孔模中由准确同步的真空吸盘支架（3）降低释放到推杆之间放置

续表

关键部件名称	示意图	工作原理
真空传送带	1	缺片和空泡的不合格药片在真空传送带上相应位置会被气缸（1）拍打装置剔除，并进行检测，确保剔除是正确的

成形材料通过放卷装置放卷，根据成形膜放卷装置中补偿环路的大小调节材料拉出速度。机器检测材料存量，在切断及拼接台上，新旧成形膜都被准确切断并相互连接。当成形膜的拼接部位被识别出，停止相应工作循环填充位置的下料并将板块从包装过程中剔出。

在加热工位中，成形膜被加热到所需温度，然后在成形工位中成形。在成形后步进的进给动作后，已成形的成形膜将通过薄膜换向装置被导向填充位置。成形后游动辊补偿成形后步进和连续主动辊之间的不同输送运动。如果采用铝成形膜，另外配有裂纹和针孔检测装置。在输送通过填充位置时，下料器将药片置于已成形的泡窝内。斜刷将凸出的药片刷入成形膜内，同时清洁成形膜，以防将杂质密封进去。由一个安全翻板负责监控凸起的药片。装填物监控装置用于检查泡罩是否正确充填，利用印刷装置根据特定规格可印刷盖材，通过密封辊和主动辊的组合，用盖膜盖上已装填的成形膜，进行加热和加压达到密封效果。主动辊负责定位薄膜带及输送并有独立的冷却装置。已密封的薄膜带通过补偿环路被导向至压印工作工位。压印工作工位的功能是给板块打批号和撕裂线压制，冲切前步进将打好批号和撕裂线后板块送入冲切工位，板块从薄膜带中被冲出。冲切废料被剔出至缺陷泡罩剔除装置的空泡罩容器内。利用一个真空吸盘落板装置将所有板块输送到传送机构。根据主移位寄存器（MSR）的分析，合格的和不合格的泡罩将被分配到传送带的不同位置。空泡罩或部分装填的泡罩在缺陷泡罩剔除装置中被剔出，并掉落指定容器中，合格品则输出至下位机。

五、泡罩包装机

泡罩包装机根据原理分为：辊筒式泡罩包装机、平板式泡罩包装机和辊板式泡罩包装机。

（一）辊筒式泡罩包装机

运行过程和工作原理：将成形塑胶硬片 PVC 经加热装置加热软化至可塑状态，在辊筒式成形模辊上以真空负压吸出泡罩后，充填装置将被包装物充填入泡罩内，然后经辊筒式热封合装置在合适的温度及压力下将单面涂有黏合剂的覆盖铝箔封合在泡罩上，将被包装物密封在泡罩内，再由打字及压印装置在设定的位置上打上批号及压出撕裂线，最后冲切成一定尺寸的包装板块（图 8-4-4）。

即：成形塑胶片放卷→加热→吸塑成形→物料充填→封合覆盖铝箔→打批号→压撕裂线→进给→冲切→收废料。

工作特点和适用场合：成形装置结构形式为辊筒式，成形方式为吸塑成形（负压成形），利用抽真空将加热软化的成形塑胶片吸入成形模的形腔内，形成一定的几何形状而完成泡罩成形。成形压力小于 0.1MPa，成形泡罩尺寸较小，成形深度一般在 12mm 以内；封合装置结构为辊筒式，即待封合的材料通过转动的两辊之间，连续封合，线接触所以封合压力较大，封合质量易于保证。

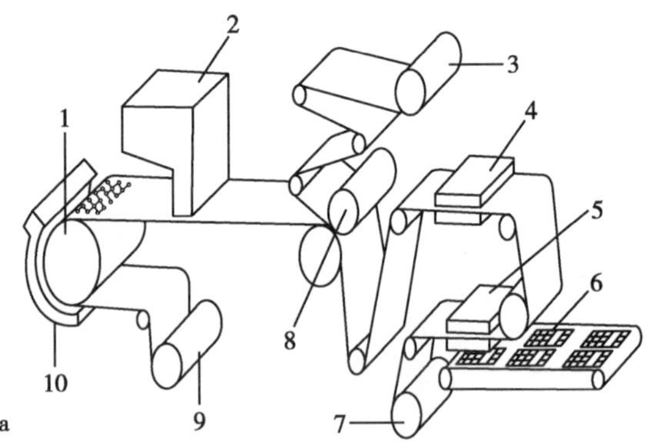

1. 辊式成形模；2. 填充物料装置；3. 覆盖膜卷筒；4. 打批号；5. 冲切；6. 包装成品；7. 废料辊；8. 热封辊；9. 薄膜卷筒；10. 弧形远红外加热器。

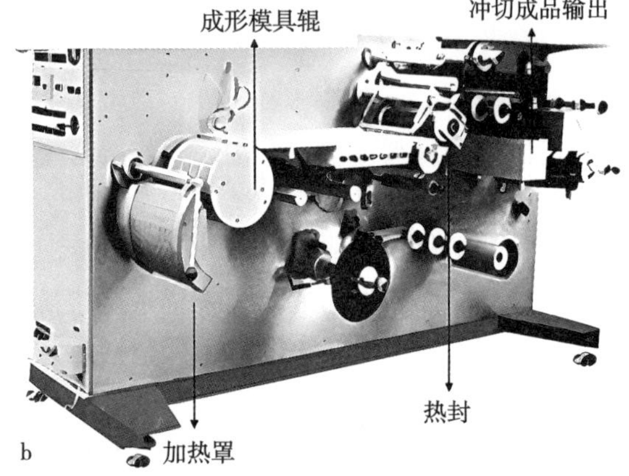

图 8-4-4 辊筒式泡罩包装机

a. 结构示意图；b. 实物图。

由于采用辊筒式成形、封合及辊式进给，泡罩带在运行过程中绕在辊面上会弯曲，因而不适合成形较大、较深、形状复杂的泡罩，被包装药品的体积也较小，所以现在仍然以包装各种糖衣片、素片、胶囊及丸剂为主。另外，辊筒式泡罩包装机由于是真空负压成形，泡罩成形后的厚薄均匀性差，且成形的速度不能过快，因而机器的工作频率不能太高，一般冲切频率为 30 ～ 40 次 /min，这在一定程度上影响了其应用。泡罩包装形状简单，泡罩拉伸不均匀，顶部较薄，板块稍有弯曲。

但是，辊筒式泡罩包装机机械结构简单，同步调整方便，工作可靠，经济耐用。

（二）平板式泡罩包装机

运行过程和工作原理：成形塑胶片在平板式预热装置处加热至软化可塑状态，由步进装置牵引送至平板式成形装置，利用压缩空气将软化的塑胶硬片吹塑（或冲压加吹塑）成泡罩，充填装置将被包装物充填入泡罩内，而后转送至平板式封合装置，在合适的温度及压力下，将覆盖塑胶硬片与铝箔封合，最后送至打字、压印和冲切装置，打出批号，压出撕裂线，冲切成规定尺寸的板块（图 8-4-5）。

即：成形塑胶硬片放卷→预热→吹塑成形→物料充填→封合覆盖铝箔→打批号→压撕裂线→步进→冲切→收废料。

工作特点和适用场合：平板式泡罩包装机成形和封合均采用平板式模具，具有如下特点：成形质量好、尺寸精度高、细小部分再现性好；泡罩美观挺括、壁厚均匀、光泽透明

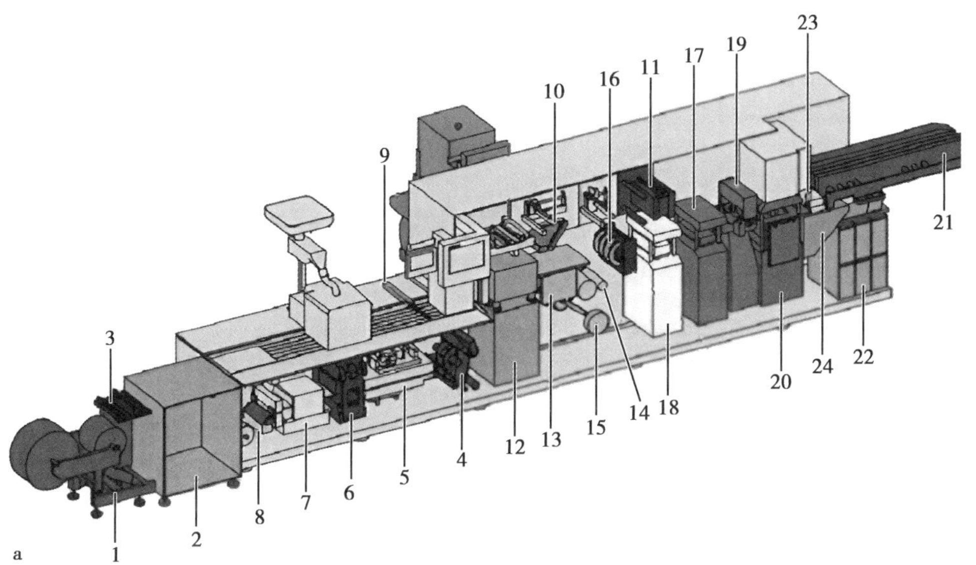

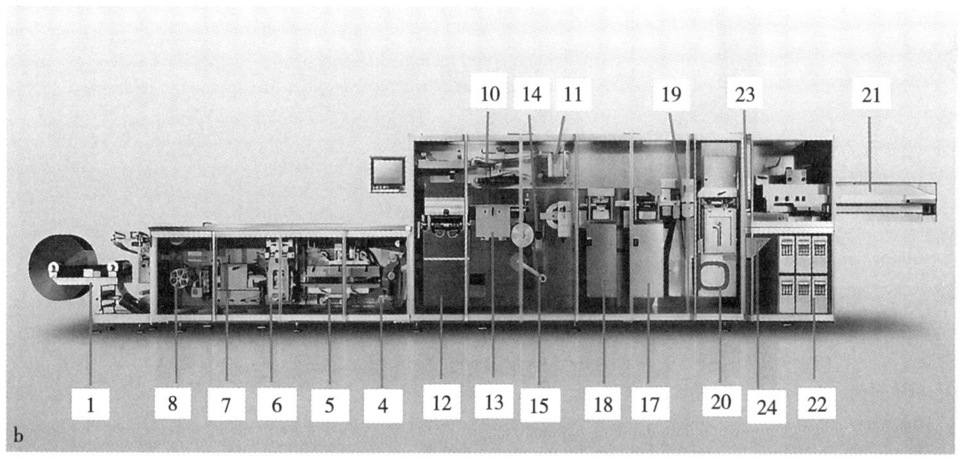

1. PVC 放卷装置；2. PVC 储料装置；3. PVC 连接平台；4. PVC 输送缓存；5. PVC 加热工位；6. PVC 成形工位；7. PVC 牵引工位；8. PVC 游辊；9. 斜导杆；10. 铝箔接料平台；11. 铝箔纠偏装置；12. 板热封工位；13. 冷却装置；14. 牵引辊；15. 游辊；16. 药板导向机构；17. 打字工位；18. 撕裂线工位；19. 步进机构；20. 冲裁；21. 药片传送装置；22. 废料仓；23. 废料辊；24. 药片推杆。

图 8-4-5　平板式泡罩包装机

a. 结构图；b. 实物图。

性好；板块平整、无翘曲；板块排列灵活，对板块尺寸变化适应性强，成形面积大；用同样厚度的薄膜可获得较大的拉伸比（泡罩最大成形深度可达 35mm 以上）。由于可采用复合正压成形技术（利用冲头和气体压力），能在同一工序内完成泡罩成形工艺，所以可成形出形状复杂的泡罩。另外，一般板式泡罩包装机的充填位置空间大，可同时布置多个充填机构，更易实现一个板块上多种药品的包装，扩大了包装范围，提高了包装档次。封合装置结构为平板式，将待封合的材料铝箔送至平板式封合板之间后加压封合，经一定时间后迅速离开，属于间歇封合，为平面接触，所需封合总压力较大、封合机构精度要求高。由于采用板式成形、板式封合，所以对板块尺寸变化适应性强，板块排列灵活，冲切出的板块平整，无翘曲。但封合时间比较长，使整机速度降低，一般冲切次数在 35 次 /min 以内。

（三）辊板式泡罩包装机

辊板式泡罩包装机是由辊式、平板式泡罩包装机衍变而来的，它的运行过程与工作原理与这两种包装机基本相同（图 8-4-6）。

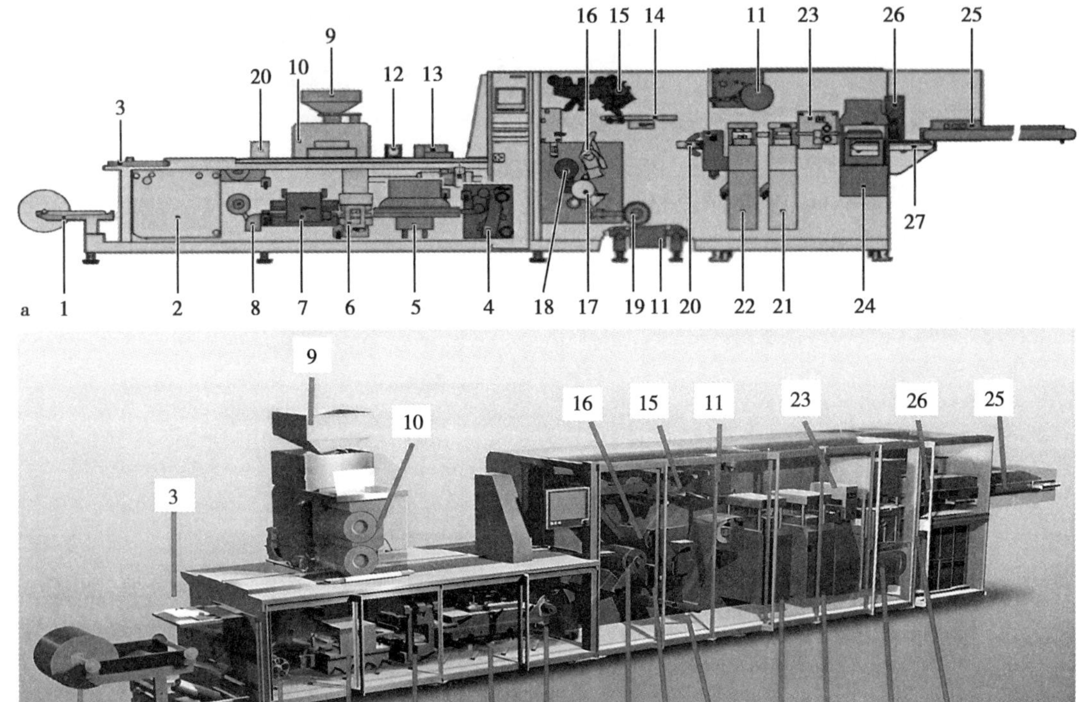

1. PVC 放卷装置；2. PVC 储料装置；3. PVC 连接平台；4. PVC 输送缓存；5. PVC 加热工位；6. PVC 成形工位；7. PVC 牵引工位；8. PVC 游辊；9. 储料漏斗；10. 药片下料器；11. 铝箔支架；12. 辊刷；13. 斜导杆；14. 铝箔接料平台；15. 铝箔纠偏装置；16. 热封辊；17. 冷却辊；18. 主动辊；19. 游辊；20. 药板导向机构；21. 打字工位；22. 撕裂线工位；23. 步进机构；24. 冲裁；25. 药片传送装置；26. 废料辊；27. 药片推杆。

图 8-4-6　辊板式泡罩包装机

a. 结构示意图；b. 实物图。

即：成形塑胶片放卷→加热→吹塑成形→物料充填→封合覆盖铝箔→打批号→压撕裂线→进给→冲切→收废料。

主要特点：采用板式正压吹塑成形，泡罩壁厚均匀、外形挺括；采用辊式封合，密封性能和包装质量好；采用蛇形排布的工艺路线，使得整机布局紧凑、协调，外形尺寸适中，观察、操作方便。另外，此类机型模具更换简便、快捷、调整方便，步进行程、冲切频率均可调整，可满足多品种、多规格的产品包装，且冲切频率最高可达 100 次 /min。但是，由于辊板式泡罩包装机采用了板式成形机构，使机器结构相对比较复杂。另外，其控制系统自动化程度都较高，所以要求操作者具有一定的操作水平。

辊板式泡罩包装设备集中了板式成形和辊式封合的两大优点，所以应用较为广泛，可以包装各种规格的药品糖衣片、素片、胶囊、丸剂及异形药片，但一般直径超过了

16mm 的大片剂药品、胶囊、异形片在板块上斜排角度超过 45° 时，不适合用此类包装设备。

（四）三种泡罩包装机比较

见表 8-4-2。

表 8-4-2　三种泡罩包装机比较

项目	滚筒式	平板式	辊板式
成形方式	负压吸塑辊式成形	正压吹塑板式成形 可配预成形	正压吹塑板式成形 可配预成形
成形压力	-80kPa	40～60kPa	40～60kPa
热封方式	辊式线型接触压力均衡	板式平面接触 瞬时压力较大	辊式线型接触压力均衡
网纹结构	网状	点状为主	网状
热封压力	60～80kPa	60～80kPa	60～80kPa
热封运行方式	持续步进无间歇	间歇运动为主	间歇 - 连续 - 间歇
适用范围	一般口服固体剂型胶囊、片剂深度≤ 10mm	更适合特殊形状及深度的泡罩胶囊、片剂、蜜丸、瓶、器械	一般口服固体剂型胶囊、片剂深度≤ 12mm
包装速度	较慢，40 ～ 60 切 /min	慢，25 ～ 40 切 /min	快，100 ～ 200 切 /min
结构特点	早期产品链条齿轮传动，精准性一般	轴传动，结构简单易维修，但容易错位	目前为市场主流，电气化程度高，调试维修便利，制造成本高
优缺点	模具笨重、负压吸塑成形效果一般，使用成本低	包装范围覆盖广，但产能低	效率高、出品质量高、综合稳定性高，逻辑控制较复杂

六、泡罩包装设备选型

泡罩包装机在制药企业中是常用生产设备，因此设备选型是一项全方位工作，主要集中在以下几点。

1. **明确包材类型**　如：PVC、PVDC、ACLAR、ALU-ALU。以便用户从包装成本、包装质量（密封、防潮、阻氧、遮光等）进行综合分析。

2. **明确包装规格**　如：粒数、板型尺寸。以便设备制造厂商设计模具，推荐最佳机型。

3. **明确被包装物规格**　如：片厚、长宽高、片重、压片公差。以便设备制造厂商为用户设计最经济合理的板型，推荐最佳规格的机型，使包装机效率最大化。

4．**明确产能要求** 如：需求最大效率、可接受最小效率。以选择合适机型，追求最佳投资。

5．**明确参数范围** 如：最大最小成形深度、最大最小冲切尺寸。以满足用户多品种要求。

6．**明确布局位置** 如：房间位置及尺寸、公共系统参数。以便设备制造厂商推荐合适机型。

7．**明确设备等级** 如：原装进口、合资、国产。

8．预估未来产能增加与设备效率及使用年限的平衡。

9．设备制造厂商的全方位评估。

基于上述条件就可对供应商进行实地考察，了解供应商规模、产品系列、重点技术核心、未来发展方向、整机制造水平及售后服务等，有了清晰的选择条件就可以有针对性地作出更利于企业需求的选择，也为能发挥设备最大效能起到推动作用。

七、泡罩包装过程常见问题及解决措施

在长期大量的连续生产状态下，难免会出现个别有缺陷的包装药品，如何最大程度保证包装后成品的质量，如何发现和处理有缺陷的药品包装，是一项重要工作。泡罩包装过程常见问题与处理措施见表 8-4-3。

表 8-4-3 泡罩包装过程常见问题与处理措施

常见问题	原因分析	处理措施
片厚差异超标	①压片机压力偏小，造成素片过厚；②铝塑机模具设计有误	①泡罩包装前确认药片尺寸；②更换深浅度适合的泡罩成形模具；③定制下料器
药片表面粗糙无光泽并有毛边	①素片硬度不够；②素片包衣时过度摩擦或喷液过快；③泡罩机下料器毛刷转速过快	①上机前检查药片片面，如严重表面粗糙占比大于 0.5%，通知前工序返工或挑片；②泡罩包装时尽可能降低下料器毛刷及滚刷转数，减少对药片的冲击力，避免造成过多的药片粉尘及药品损伤
药片频繁有碎片	①素片硬度不够或筛选遗漏；②泡罩机下料器毛刷转速过快	①上机前检查药片片面，如药片缺损占比 $>0.5\%$，通知前工序返工或挑片；②泡罩机下料斗振动筛孔可适当加大，尽可能降低下料器毛刷及滚刷转数，减少对药片的冲击力；③配置照相检测进行视觉识别，如 $>0.3mm^2$ 缺角则剔除

续表

常见问题	原因分析	处理措施
药品表面有斑点 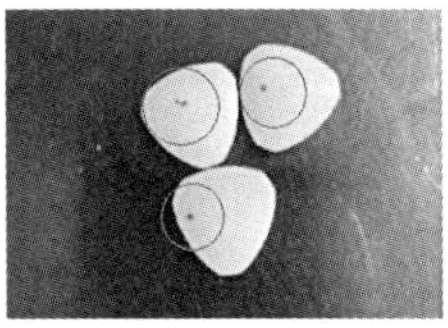	①压片前颗粒中有颜色偏深的粗颗粒；②压片过程中有油污甩落；③泡罩机下料器在下料过程中擦黑	①如果是前工序原因，通知前工序返工并查找原因解决（以防止后续药片有污点）；②如果是泡罩机下料器造成，对下料器用不锈钢清洗剂进行擦拭；③配置照相检测功能，根据需求设置，识别污点的精度值参数，如黑点、杂质面积≥ 0.8mm^2 可以剔除
颜色差异 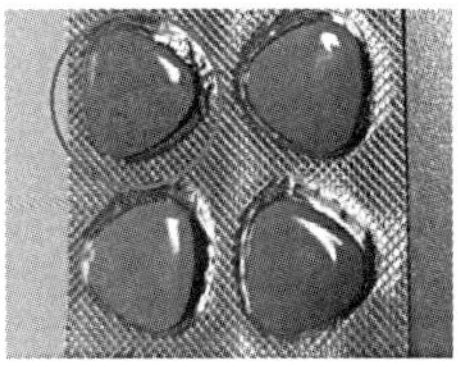	①压片前颗粒颜色不均匀；②压片机压力波动；③包衣过程喷液不均匀；④片剂吸潮	①上机前检查药片表面色差，如色差占比大于 0.5%，通知前工序返工或挑片；②配置照相检测功能，根据需求设置颜色偏差范围的精度值参数（须有一定色差才可识别出，色差超过 5% ～ 8%）
药片有缺损 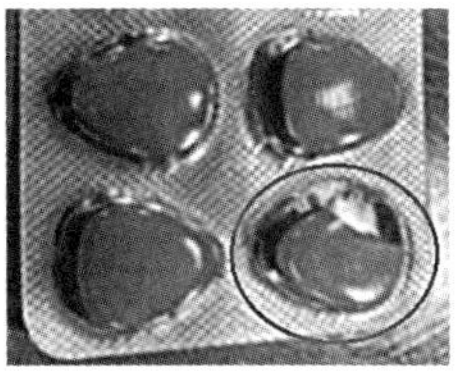	①素片硬度不够；②包衣过程转速过快；③泡罩机下料震动太大	①上机前检查药片片面，如药片缺损占比大于 0.5%，通知前工序返工或挑片；②调整下料器，尽量选择专用下料装置，避免频繁震动及搅拌；③配置照相检测功能，根据需求设置识缺损的精度值参数（片剂残片以直径 10mm 为例，破损大于 10% 可以剔除）
粘底（泡眼成形不好） 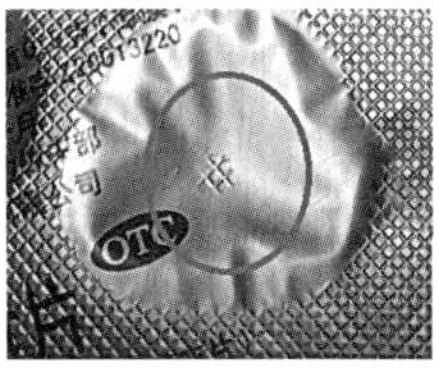	① PVC 加热板温度不够；②加热板电路短路，跳闸无法加温；③成形工位漏气，成形工位压紧螺母损坏；④压缩空气压力不够	①调整加热板温度；②维修加热板电路；③更改成形工位吹气时间，减少漏气；④调整或更换成形工位压紧螺母；⑤检查设备气管是否破损漏气，调整压力；⑥配置照相检测功能（增加铝塑板正面药片检测），根据药片离泡罩底部距离不一样，所产生的反光度就不一样，进行设置精度值识别剔除
铝箔打皱 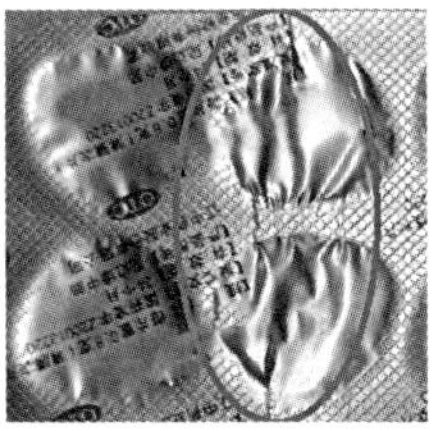	①（辊式热封）热压辊轴承坏、热压辊上有异物、热封工位压力过高或过低、铝箔导辊转动不均匀；②（板式热封）热封工位上下热封板磨损、铝箔导辊转动不均匀、热封工位压力过高或过低；③包材质量原因	①（辊式热封）更换热压辊轴承、清理热压辊异物、调整热封工位压力、维修铝箔导辊轴；②（板式热封）在热封工位下热封板垫 PVC 或更换热封板、维修铝箔导辊轴、调整热封工位压力；③更换不同厂家包材；可配置铝塑板正面照相检测功能，根据需求设置识别铝箔皱褶的精度值，长度大于 3mm 的褶皱识别剔除
透光（铝箔裂开） 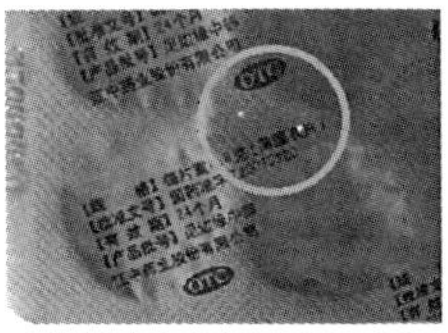	①热压辊轴承坏、热压辊或主动辊上有异物、热压辊网纹损坏；②热封工位压力过高；③包材质量差	①加强检测频次，发现药板透光及时停机维修；②更换热压辊轴承、清理热压辊上或主动辊异物、更换热压辊；③降低热封工位压力；④更换包材

续表

常见问题	原因分析	处理措施
压泡	①热压辊压力过高；②牵引参数不匹配	①降低热压辊压力；②调整牵引参数；③可配置铝塑板正面照相检测功能，根据需求设置识压泡的精度值参数，大于 2mm 的压泡能够识别剔除

第五节　固体制剂包装技术与设备的发展趋势

包装设备制造业直接服务于企业生产过程，在国民经济与社会发展中具有举足轻重的地位。目前世界包装设备制造强国主要有德国、英国、西班牙、美国、日本。近年来发达国家对包装设备的需求增速趋缓，包装设备制造业以更快的速度在发展中国家崛起，但高端核心技术仍由发达国家领衔。

我国包装设备制造起步较晚，经 40 多年发展已成为机械工业十大行业之一，包装工业现位列我国 38 个主要工业门类第 14 位，成为中国制造体系的重要组成部分，但与欧美相比仍然存在一定技术差距。从结构上看，我国包装设备有近 4 000 种，但缺少高速、高精度产品，不能满足市场需求；从质量上看，包装设备可靠性差，许多元器件质量差、寿命短、稳定性低，影响了整体生产线质量；从企业看，缺少生产高端包装设备的大型龙头企业；从科研上看，以仿制为主，自行开发能力弱，科研经费仅占销售额 1%，而国外高达 8% ～ 10%。

当前包装设备制造业正朝着培养研发技术人才及高速包装方向发展，微电子、工业机器人、图像传感和新材料等技术在包装设备中得到越来越广泛的应用，呈现以下趋势。

（一）自动化

包装设备大量使用自动化控制技术，越来越多的机械手应用于包装行业以完成复杂包装动作。此外，通过图像、位移、厚度、颜色等传感器的应用，取代了大量以往需要依赖人工判断的工作，实现将采集到的信息反馈到计算机后实时调整机械动作，保证包装的高质量和生产线在最优状态下工作。

（二）高速化

商品生产的高速化必然要求包装的高速化。同时高速设备一定要有故障诊断分析系统，并能自行排除故障。

（三）柔性化

为适应竞争，产品更新换代的周期越来越短，导致包装设备的使用寿命远大于商品生命周期，所以包装设备只能以柔性和灵活性来适应，市场更青睐高效率、多用途、小型化、可移动的包装设备。

（四）模块化

根据用户要求，任意组合，每组模块可独立控制，可以通过增加模块满足产能增长需要。

（五）智能化

计算机仿真技术在包装设备开发中得到广泛应用，通过各种机器单元的数据化、图纸数字化，由计算机合成三维动态模型，再把实际生产数据等输入计算机，三维动态模型即可依实际工况仿真，并可根据用户意见修改模型，有效地缩短了包装设备的开发周期。此外，随着技术的发展，诸如远程维护、边缘计算、大数据、云服务等技术也逐步应用到包装设备和产线中，为设备的使用、运维、优化提供越来越多的便利。随着信息技术的发展，生产线运行的数据被更多地保存下来，借助大数据和人工智能的分析，挖掘数据的价值，给产线运行提供优化的算法、参数及预测性维护，进一步保证产线的稳定性和高效性。

（六）高效的检测系统

随着国家和消费者对药品安全的重视和制药企业社会责任感的加强，制药企业对生产效率要求的提高，保证药品包装安全的检测设备将更多地应用到制药企业的包装线中。在众多检测设备中，机器视觉检测设备、金属检测设备、密封性检测设备将被嵌入包装设备上，以实现在线实时检测，剔除不合格品，替代以前的抽检和后续工段检验。

第九章

连续制造在中药固体制剂制备中的探索与应用

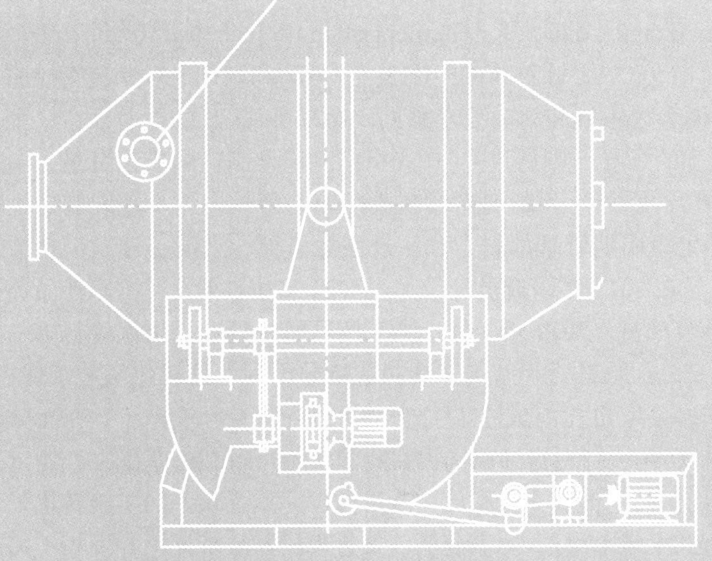

第一节　连续制造的背景与意义

随着科技水平及医疗技术的不断发展，人们对疾病治愈时间及效果的要求也愈来愈高，这就要求药品的质量不断提高，同时随着制药生产成本的不断走高，降低生产成本，提高连续性及质量势在必行。

连续制造（continuous manufacturing，CM）早已不是“新鲜事”，早在1900年工业革命前后就已经出现了最早的连续制造雏形，被用在生铁的高炉冶炼当中。将矿石、燃料和助熔剂连续填充进高炉，连续接触熔化的生铁和炉渣，去除硅和硅氧化的化学反应同时在炉里连续发生。随着现代技术的发展，制造业已在多种行业实现了连续制造，目前常见的连续工艺包括合成纤维、冶金精炼、基础化工、化肥加工、制浆造纸、天然气加工、中水处理、浮法玻璃等。涉及加工工艺和产业投资结构，制药行业与化工石油等有着巨大差别，但近年来随着控制技术的推进，“邻居行业”食品工业也逐渐向连续制造的阶段迈进，制药业有其在产品特征和监管环境上的独特之处，但相比之下，在加工和控制技术上，制药行业的进展仍稍逊于其他行业。

但制药行业对于连续制造的探索从未停止过，20世纪90年代初，为了规避工艺方法带来的各种问题，德国就已有连续制粒和连续干燥的注册专利，并且尝试投入了生产。而当时在化工厂的连续合成技术，也使得不少原料药工厂开始了“半连续”加工进程。2000年前后，在线清洗和在线除菌的技术让药品生产向在线继续过渡。2010年前后，在线控制和监测方法在设备上的嵌入与整合技术发展迅速，“质量源于设计”（QbD）概念也让建模预测和实验设计等方法更好地与制药生产过程联结起来。2019年2月，美国食品药品监督管理局（Food and Drug Administration，FDA）发布《行业指南：连续制造的质量考量》（*Quality Considerations for Continuous Manufacturing Guidance for Industry*）草案，该草案阐明了当前FDA对于创新连续制造生产模式的思考，并解决了企业在计划实施连续制造时遇到的潜在问题，如运用连续制造生产模式可能影响FDA对新产品申请材料的评估和现有产品从传统批量生产模式转换为连续制造生产模式的审批时间问题。国际人用药品注册技术协调会（International Council for Harmonisation of Technical Requirements for Pharmaceuticals for Human Use，ICH）针对《ICH-Q13：原料药和制剂连续制造指导原则》，于2022年5月通过面对面会议审查和解决公众意见，2022年11月的面对面会议则进行第3步的文件签署和第4步的指导原则通过。《行业指南：连续制造的质量考量》由正文和5个附件组成;《ICH-Q13：原料药和制剂连续制造指导原则》描述了连续制造生产模式的开发、实施、操作和生命周期管理的科学和法规注意事项，澄清了连续制造概念。国家食品药品监督管理总局在2017年以成员身份加入ICH，2018年6月国家药品监督管理局当选为ICH管理委员会成员。2021年6月，国家药品监督管理局再次连任ICH管理委员会成员，对于《ICH-Q13：原料药和制剂连续制造指导原则》的转化实施工作，国家药品监督管理局ICH工作办公室也相应成立了关于连续制造的专家工作组，在充分讨论了《ICH-Q13：原料药和制剂连续制造指导原则》在我国实施可行性的基础上，制定了转化实施时间表和路线图，确保其稳健和充分实施，现阶段已完成了众多的实施转化工作。按照ICH相关章程要求，2021年10月，国家药品监督管理局药品审评中心发布《关于公开征求ICH指导原则〈Q13：原料药和制剂的连续制造〉意见的通知》。2022年9月9日，为鼓励创新和制药现代化，助力《ICH-Q13：原料药和制剂连续制造指导原则》在国内的实施，国家药品监督管理局公开征求《化药口服固体制剂连续制造技术指导原则（征求意见稿）》意见。时至今日，从业界到学界，再提药品的“连续制造”，并非偶然。

随着各知名制药企业协同科研机构及配套设备厂商的相继努力以及相应监管部门的努力尝试探索，终于在2015年7月，福泰（Vertex）公司用于治疗囊性纤维化病的口服制剂Orkambi产品成为首个被FDA批准的连续制造药品，打开了制药行业连续制造的大门。从美国FDA2002年就已经发布的*Pharmaceutical Current Good Manufacturing Practices for the 21st Century*以及在Vertex公司的连续制造的实践中不难理解，连续制造更为倡导的是基于科学和风险控制的角度采用创新制药技术，其最具代表性的两个关键点分别为采用质量源于设计（QbD）的思路以及探究应用连续化生产等新技术。QbD的设计思路对于大多制药人来说都不陌生，它始于预先制定好的目标，强调对产品和生产工艺的理解及控制。但要想建立对生产工艺的全面理解，除了事后的产品理化检验，更为关键的是需要应用PAT对产品关键质量属性（critical quality attributes，CQA）建立事中实时检测与分析管控，并以连续化生产技术与设备作为载体，方能实现连续制造。

对于过程分析技术（PAT）来说，它是一个系统，包含了对连续生产过程中的检测与管控。作为过程质量数据的来源，其技术应用的水平将决定性影响着连续制造的质量稳定性和有效性，同时对于连续制造来说，它也是整体实现的基础。

第二节　过程分析技术

一、概述

连续制造中要保证每个环节的产品质量，就需要应用过程分析技术进行实时监测与控制。

PAT是实现对产品全生命周期过程中产品CQA的实时分析监控技术。即是将整个产品全生命过程中的关键质量进行实时定量/定性，实时展现出生产过程中产品关键质量属性的变化情况。同时可以通过将工艺过程模型化，将实时检出的定量或定性结果作为工艺过程模型中的输入变量，动态地反馈给设备实现生产过程的闭环负反馈调节，使整个过程达到自适应、自调节的状态，从而实现质量监管“减负”，将“事后检验”转向“事中管控”，并通过生产全过程自动化地对产品质量动态监控，可有效地降低人工成本及生产过程中因质量不合格而导致的整批报废。

PAT最终要达到的目标有以下两点。

1．**帮助理解工艺过程**　一般来说，满足如下的条件才称得上是完全理解了工艺过程。

（1）对产生可变性的所有关键来源都有了甄别和解释。

（2）过程能控制可变性。

（3）根据所用物料、工艺流程参数、生产、环境和其他情况所建立的设计范围，能准确且可靠地预测出产品质量属性。

其中预测能力反映对过程理解的程度。尽管以往的加工能力数据也能表明对过程控制的状态，但仅这些数据不足以估量或说明对过程的理解。

对过程理解的关注能降低体系认证时的负担，可为体系（用于监测和控制原料以及过程中的物理、化学属性的系统）的评估和资质审查提供更多的选择。

在组织小规模的产品和过程开发中，可利用实验设计、在线或线内过程分析技术来实现实时采集数据，这将有助于对过程开发、工艺优化、按比例中试放大、技术转移和控制方面的加深认识和增强理解；通过过程分析识别在生产阶段也可能遇到其他可变因素（如环境的变化、原料供应商的变动等），进而对过程理解将进一步加深。因此，在产品的整个生命周期中不断加深对过程的理解是十分重要的。

2．实时调控工艺过程 根据过程分析系统采集的完整过程数据（包括关键的质量属性、关键工艺参数和关键物料属性），建立整个工艺过程的经验和理论函数，并以系统采集的实时数据作为输入变量，快速响应，及时调整，稳定调控整个工艺生产过程，并使最终产品的关键质量参数和效率指标达到既定的目标设定值。

近年来，PAT 的快速发展为连续制造过程中药品关键质量属性的在线实时监测提供了更多选择，支撑着制药行业逐步向连续制造方向发展。

二、过程分析技术发展历史与法规发展

PAT 最早起源于 1993 年美国分析化学家协会（AOAC International）发起的一个论坛，于 2001 年 7 月制药科学顾问委员会（Advisory Committee for Pharmaceutical Science，ACPS）进行讨论，并在 2001 年由 FDA 药品审评与研究中心主任 Janet Woodcock 博士总结提出了 PAT 的倡议。2004 年 FDA 正式发表了关于 PAT 的工业指南《PAT 创新药物的研发，生产和质量保证的框架》（*PAT-A Framework for Innovative Pharmaceutical Development*, *Manufacturing and Quality Assurance*），至此开启了 PAT 在制药领域的应用。

PAT 早就成熟运用于精细化工产品的分析与制备，这几年国际上正逐渐应用于制药工业。

2015 年，FDA 发布了工业界开发和申报近红外分析方法指导原则草案（*Development and Submission of Near Infrared Analytical Procedures*, *Guidance for Industry*, *Draft Guidance*）。近红外分析方法是 PAT 最常用的分析技术之一，该指导原则给出了制药行业在新药申请、简化新药申请以及药物主文件中采用近红外分析方法的开发、验证和变更需要考虑的问题以及需提交的信息。

同年，FDA 药品审评与研究中心下属的药品质量办公室还启动了新兴技术项目（Emerging Technology Program），期望制药企业从早期就能参与该项目，通过与 FDA 的新兴技术团队召开更多会议、进行更多沟通探讨，共同研究新生产技术中的相关问题，从而在提交注册资料之前就能发现并解决这些问题。

FDA 于 2017 年发布了新兴技术应用的先进性使得药品生产基础现代化的工业指南（*Guidance for Industry Advancement of Emerging Technology Applications for Pharmaceutical Innovation and Modernization*），对制药企业如何参与 FDA 的新兴技术项目来推动包括 PAT 等新兴生产技术的应用进行了详细解读。

美国药典（The United States Pharmacopeia，USP）委员会是为在美国境内生产和销

售的处方及非处方药物、食物补充剂和其他保健产品制定质量标准的法定机构，为协助FDA推进PAT，美国药典委员会也进行了大量的工作。

其中两项主要的工作是修订现有USP标准中有关近红外的章节（<1119>Near-Infrared Spectroscopy），强调了其作为PAT应用的要求；增加了PAT另一项常用技术拉曼光谱（Raman spectroscopy，RS）的章节（<1120>Raman Spectroscopy）。

2018年1月，欧洲药典（European Pharmacopoeia，EP）论坛上发布了PAT草案（5.25. Process Analytical Technology），计划将其收入EP。该草案对PAT的定义、测量方式以及数据的分析方法等进行了简单的介绍。为了推动和支持PAT技术的应用，欧洲药品质量管理局（European Directorate for the Quality of Medicines & HealthCare，EDQM）还新增或修订了EP中PAT相关的9个章节，主要涉及PAT的常用技术与数据分析方法。

2018年4月欧盟委员会发布了最新改版的欧盟GMP附录17：实时放行检测和参数放行（Volume 4 EU Guidelines for Good Manufacturing Practice for Medicinal Products for Human and Veterinary Use Annex 17：Real Time Release Testing and Parametric Release），同样在原有参数放行的基础上增加了实时放行的内容，并对企业如何实施实时放行给出了具体的要求。在EP中也增添了与连续制造相关的PAT内容，如近红外光谱（2.2.40）、拉曼光谱（2.2.48）、使用大量样品证明制剂均匀性（2.9.47）、化学计量学方法用于数据分析（5.21）、化学成像（5.24）等章节。

中国《"十四五"医药工业发展规划》同时也提出企业提升制药装备的自动化、数字化、网络化水平，推动PAT在生产过程中的应用，为生产过程的自动化和决策提供支撑。

三、过程分析技术及设备的闭环负反馈调控

PAT是连续化生产的基础，是实现真正连续生产的核心部分。由试验设计、检测传感器、控制系统、方法与设备四个部分组成。

PAT可定义为"通过测量影响关键质量属性（CQA）的关键过程参数（CPP）来设计、分析和控制药品生产过程的机制"。它的内涵是真正理解工艺过程的关键过程参数（CPP）的意义及影响机制，利用实时在线检测技术识别及监视，作为控制药品生产过程的条件，从而使得工艺过程及控制持续改进。其整体的控制逻辑如图9-2-1所示。

鉴于传统行业的属性，目前大多数的工艺设备控制逻辑还是基于经验性的控制方法，如进风温度、时间等。通过对CPP及工艺过程控制影响作用机制的深度理解，可建立一个区别于传统工艺控制的新工艺过程控制逻辑，并通过CQA的在线实时检测，将检测结

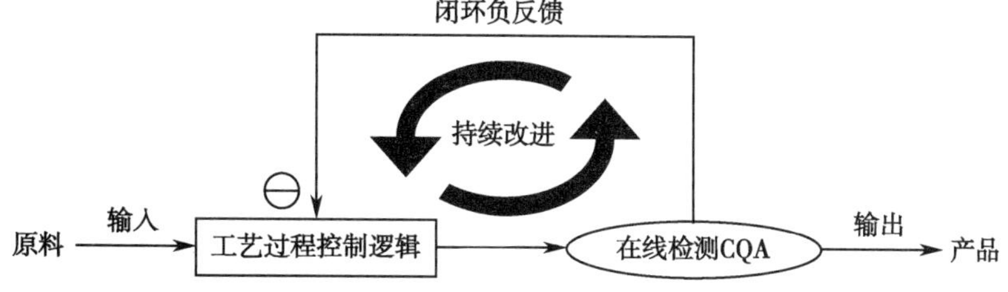

图9-2-1　在线检测作为控制关键过程参数（CPP）条件的整体控制逻辑

果纳入工艺过程控制逻辑当中，与之整体建立实时闭环负反馈调节机制，形成一个整体的控制逻辑。因工艺过程的复杂性，对 CPP 的理解会朝着实现稳定控制的方向逐步加深，对应性地优化、升级 PAT 的检测范围及内容，并更新整体的过程控制逻辑，即实现工艺过程及控制的持续改进。

在此过程中，检测方式与技术选用的合理性及其检测能力将作为对于连续制造 PAT 应用有效性与准确性的关键因素。

四、过程分析技术的分类

PAT 的类型较为多样，按照不同的方法可分为不同的类别，以下主要列举几种常见的分类方法。

1．按照采样检测方式分类 按照 PAT 的实时采样检测方式主要分为以下四种：离线检测（off-line）、线边检测（at-line）、旁线检测（on-line）和线内检测（in-line）。

图 9-2-2 所示为离线检测（off-line）模式，其代表着大多数传统流程行业（如制药行业等）普遍的质量检验与放行手段，即每批次从生产线上抽取采样至实验室，对其关键质量属性进行离线理化检测。这种模式的弊端体现在它的实时性及代表性，即检测较为滞后，且代表性不强。

图 9-2-3 所示为线边检测（at-line）模式，专用检测装置在生产线旁边，偶尔或连续地从生产线中采样，相比于离线检测来说，其实时性要更强一些，反馈也相比于实验室更加及时一些。

图 9-2-4 所示为旁线检测（on-line）模式，从生产线中将样品连续采样，通过旁路传到专用分析仪器然后返回到生产线，其代表性和实时性均较好。

图 9-2-5 所示为线内检测（in-line）模式，直接在生产线上采样检测，是一种侵入式的采样方式，其代表性和实时性最好。

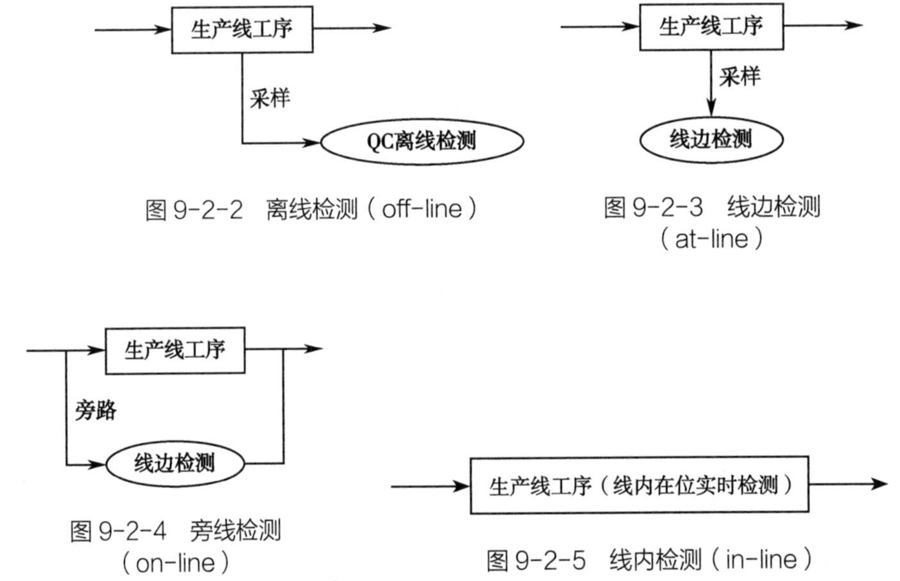

图 9-2-2 离线检测（off-line）

图 9-2-3 线边检测（at-line）

图 9-2-4 旁线检测（on-line）

图 9-2-5 线内检测（in-line）

2．按照检测实时性分类　按照 PAT 的检测实时性分类，主要分为实时检测和非实时检测。

实时检测，顾名思义，取样完成后，立即能给出检测结果，这样便于实时有效地监测，并可采取及时的措施进行处置，以降低生产成本。代表技术：在线近红外检测、在线拉曼检测、在线折光检测、在线微波检测等。

非实时检测相比于实时检测在处理结果的及时性上较差。但在检测精度方面一般要优于实时检测。代表技术：水分滴定、烘干检重、原子吸收分光光度仪检重金属、培养皿光电显微镜检微生物等。

3．按照检测破坏性分类　按照 PAT 的检测实时性分类，主要分为破坏性检测和非破坏性检测。

破坏性检测是通过对产品进行破坏性处理，以破坏程度等各类情况检出对应属性数值，但由于受到了破坏，不可进行回收，也因此使得相较于非破坏性检测，代表性较弱，生产成本较高。代表技术：片剂硬度检测、液相检测、气相检测、快速水分测定等。

非破坏性检测是直接对产品的内 / 外性状及参数在不破坏结构的情况下进行检测，检测完的产品可进行回收处理，同时得到的值即是被检产品与之一一对应的属性，代表性强。代表技术：在线近红外检测、视觉检测、在线光学相干断层扫描（OCT）等。

五、过程分析技术应用方法及分析工具

PAT 是结合生产过程中 CQA 的控制要求，以实际应用解决方案作为总体指导，通过应用方法 + 工具的方式得以实现。其中方法指的是数据处理、统计方法、控制算法等，工具指的各类在线检测仪器、传感器等。

PAT 的关键应用工具结合 FDA 指南可归纳为以下几种。

（一）多元数据采集和分析工具

从物理、化学或生物角度来看，医药产品和生产工艺是一套复杂的多因素体系。有许多开发策略可用于确定最佳配方和工艺。在这些开发过程中获得的知识是产品和工艺设计的基础。

基于正交性、参考分布和随机化等统计学原理的方法学实验，为识别和研究产品和过程变量的影响和互动提供了有效的手段。传统的单因素实验并不能解决产品和过程变量之间的相互作用。

在产品和工艺开发过程中进行的实验可以作为知识的支撑模块，在产品的整个生命周期中不断增长、改进，以适应更高的工艺复杂程度。来自这种结构化实验的信息支持了一个特定产品及其开发过程的知识系统的发展。这些信息与其他研发项目的信息一起，可以成为整个产线知识库的一部分。随着这个产线知识库的覆盖面（变量和工况的范围）和数据密度的增加，对未来研发项目有用的信息可以被随时开采出来。这些实验数据库还可以支持过程工艺模型的开发，这有助于持续学习，并帮助减少整体研发时间。

如果使用得当，这些工具能够识别和评估可能对产品质量和性能至关重要的产品和工艺变量，还可以识别潜在的故障模式和机制，并量化它们对产品质量的影响。

（二）现代过程分析仪或过程分析工具

在过去的几十年里，由于对收集过程数据的价值越来越重视，对过程的分析有了很大的进步。生产力、质量和影响环境的工业驱动力支持了该领域的重大进展。可用的工具已经从主要采取单变量过程测量的工具，如 pH 值、温度和压力，发展到测量生物、化学和物理属性的工具。

事实上，一些过程分析器提供了包含与被处理材料的生物、物理和化学属性有关的信息的非破坏性测量。

过程分析仪通常产生大量的数据。某些数据可能与日常质量保证和监管决策有关。在 PAT 环境下，批次记录应包括表明高工艺质量和产品一致性的科学和程序信息。例如，批次记录可以包括一系列描述接受范围、置信区间的图表，以及显示测量结果的分布图（批次间和批次内）。理解、简化这些数据能对于实时生产控制和质量保证起到非常重要的作用。已应用的信息技术系统应具备这种功能。

从这些过程分析器中收集的测量结果不一定必须是所关注的属性绝对值。在加工前（例如，在一个批次内，批次与批次之间、不同供应商之间）和加工过程中检测材料的相对差异，将为过程控制提供有用的信息。当质量属性和其他过程信息的差异被用来控制（例如，前馈和 / 或后馈）生产过程时，可设计一套灵活的控制策略来兼容正在加工的材料的可变性。

过程分析仪的进步使制造过程中的实时控制和质量保证变得可行。然而，为了实现实时控制和关键过程的质量保证，往往需要采用多变量方法。

为了评估预测性函数关系的可靠性，通常需要对过程进行全面的统计和风险分析。基于估计的风险，一个简单的相关函数可能需要进一步的支持或证明，如对过程、材料测量和目标质量、规格之间的因果关系的解释。对于某些应用基于传感器的测量，可以提供一个与基本的过程步骤或转换有关且有用的过程特征。基于对过程的理解程度，当这些过程特征与产品和过程质量有关时，这些特征也可被用于对过程监测、控制和终点的确定。

工艺设备、分析仪及其接口的设计和制造应用对于确保收集的数据与工艺和产品属性相关并具有代表性至关重要。稳健的设计、可靠性和易操作性是重要的考虑因素。

在生产中的现有工艺设备上安装工艺分析仪应在风险分析后进行，以确保这种安装不会对工艺或产品质量产生不利影响。

（三）工艺过程、终点监控、控制工具

必须强调的是，产品设计和工艺开发之间的紧密联系对于确保有效控制所有关键的质量属性是至关重要的。过程监测和控制策略旨在监测一个过程的状态，并有机地组合应用以保持在一个理想的状态。实施控制策略时应顾及材料的属性、过程分析仪测量关键属性的能力和可靠性，以及过程终点的目标，这样才能确保最终产品的质量一致。

在 PAT 框架内设计并优化产品配方和生产过程可以包括以下步骤，步骤的顺序可以不同。

为识别和测量与产品质量有关的关键材料和工艺属性设计一个过程测量系统，以实现对所有关键属性的实时或接近实时监测设计过程控制，提供调整以确保对所有关键属性的控制在产品质量属性与关键材料和过程属性的测量之间建立函数关系。

在 PAT 框架内，工艺终点不是一个固定的时间，而是实现期望的材料属性。然而，这并不意味着不考虑工艺时间。在制造阶段有可能实现可接受的工艺时间有一个范围，应该对工艺时间进行评估，检查与可接受的工艺时间之间是否存在重大偏差。

在 PAT 运用于整个制造过程的情况下，生产过程中评估的中间品和最终产品所得到的结果可能会超过目前使用实验室测试所测得的结果。正因为如此，更多的数据提供了一个使用更严格的统计原则进行质量决策的机会。严格的统计原则应被用于定义考虑测量和取样策略的终点属性验收标准。对于实现实时测量而言，多变量统计过程控制是可行的，且有价值。质量决策应基于对过程的理解以及对相关过程 / 产品属性的预测和控制。

在 PAT 框架中，验证可以通过持续的质量保证来证明，在这种情况下，一个过程会被持续地监测和评估。过程中进行的测量、测试、控制和过程终点等内容都会被用来改进流程。

（四）连续性改进和信息管理工具

在产品的生命周期中，通过数据收集和分析，不断学习是很重要的。这些数据可以帮助证明产品批准后不断改进的建议是有意义的。支持从这些数据库中获取知识的方法和信息技术系统对制造商来说是很有价值的，另一方面也可以促进制造商、用户与机构的科学交流。

制造商和机构需要找到正确的方向及恰当的场景以提升在监管决策期间相关产品和工艺知识的效用。当产品知识体系包含对相关多因素关系（如配方、工艺和质量属性之间的关系）的科学理解和评估这些知识在不同情况下的适用性方法时，它就能发挥最大的作用。

通过这些工具可以将系统信息整合集成，利用特定的分析模块对整个过程信息进行系统的提取、校正和预测，从而有效控制产品质量。

六、在线检测技术及其在制药行业应用

目前在制药行业发展及应用比较迅速且对行业带来较大影响的在线检测技术主要有光谱、色谱、质谱、力学检测等方法。光谱在 PAT 的应用基本有激光二极管、拉曼光谱、离子（UV/VIS，紫外线 / 可见）光谱、近红外光谱、中红外光谱。过程分析仪器是在线分析技术的核心工具之一，过程分析与控制均以过程分析仪的监测数据为基础。现代过程分析仪器主要包括：①光谱类仪器，包括近红外光谱、中红外光谱、拉曼光谱和紫外 - 可见光谱、分子荧光光谱仪等；②光谱成像类仪器；③核磁共振谱等其他过程分析仪器。其中，近红外光谱分析技术因其仪器较为简单、分析速度快、非破坏性、无需样品制备、绿色无污染、适用样品类型广和多通道多组分同时监测等优点，在在线检测技术中得到了最为广泛的应用。

（一）光谱

1．近红外（NIR）光谱　近红外光是指波长范围为 780 ～ 2 526nm 的电磁波（图 9-2-6），一般有机物在该区域的近红外光谱吸收主要是含氢基团（—OH、—CH、—NH、

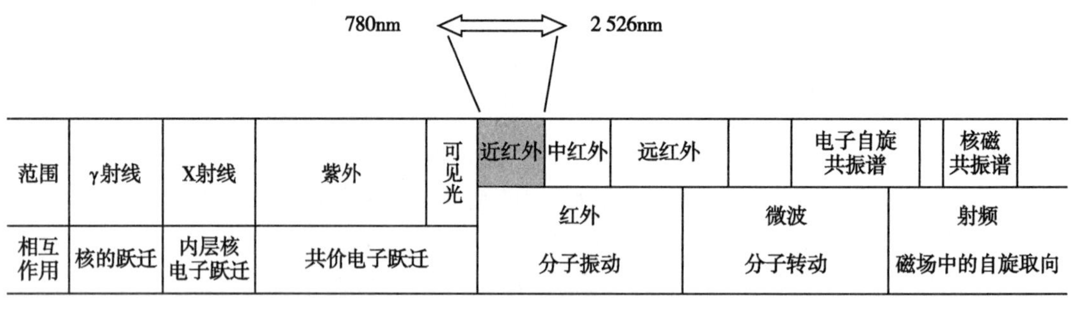

图 9-2-6 近红外光谱波长分布

—SH、—PH）的倍频和合频吸收，几乎所有有机物的主要结构和组成都可以在它们的近红外光谱中找到信号，而且谱图稳定。

近红外光谱法是 20 世纪 90 年代以来发展最快、最引人注目的光谱分析技术，信息来源主要包含分子中 C—H、N—H、O—H 等含氢化学键的倍频和合频吸收信息，非常适合于药品等有机组成物质的质量分析和控制。

通过被测物对近红外光的吸收光谱信息与所需检测被测物的关键质量属性进行关联，得以间接在线检测相对应被测物的关键质量属性。在线近红外工作时，以基于迈克尔逊干涉仪快速傅里叶变换的在线近红外为例，当被测物（试样）通过，仪器光源产生的近红外光照射到被测物上，一部分近红外光被吸收，而剩余部分的近红外光以反射或折射的方式进入干涉仪，通过干涉仪的调节产生带有被测物近红外吸收信息的相干光照射到探测器上，经过放大、滤波，将干涉图通过傅里叶变换进行处理转化为近红外吸收光谱图，检测过程如图 9-2-7 所示。

此时所得到近红外光谱图（图 9-2-8）还不能直接得到被测物的关键质量属性信息。

需要在正式在线检测前进行建模处理，即将得到的近红外吸收光谱图经过微分平滑、主成分分析（PCA）相关因子等预处理方法后，通过最小二乘法（PLS，针对线性相关）、

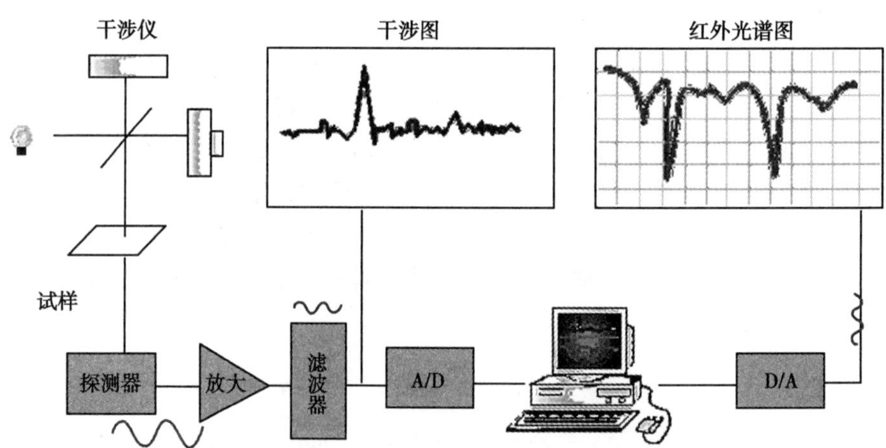

图 9-2-7 在线近红外光谱检测过程

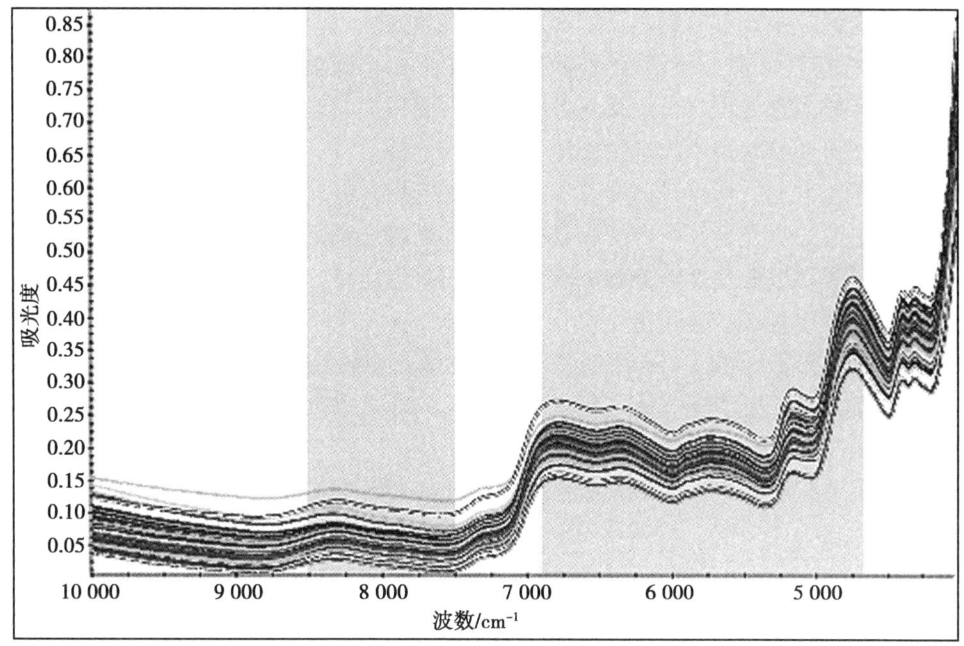

注：图中标出的此次建模所用波段范围（4 600～6 900，7 500～8 500cm⁻¹）为黄酮类化合物的吸收谱区，并非对橙皮苷的特异性吸收峰。

图 9-2-8　在线近红外光谱

人工神经网络（ANN，针对非线性相关）等方法将被测物的近红外光谱信息与被测物常规分析后的质量信息建立对应的相关模型。在正式的检测过程中，通过调用模型，即可在线实时通过近红外光谱信息直接预测出对应的关键质量属性，工作过程如图 9-2-9 所示。

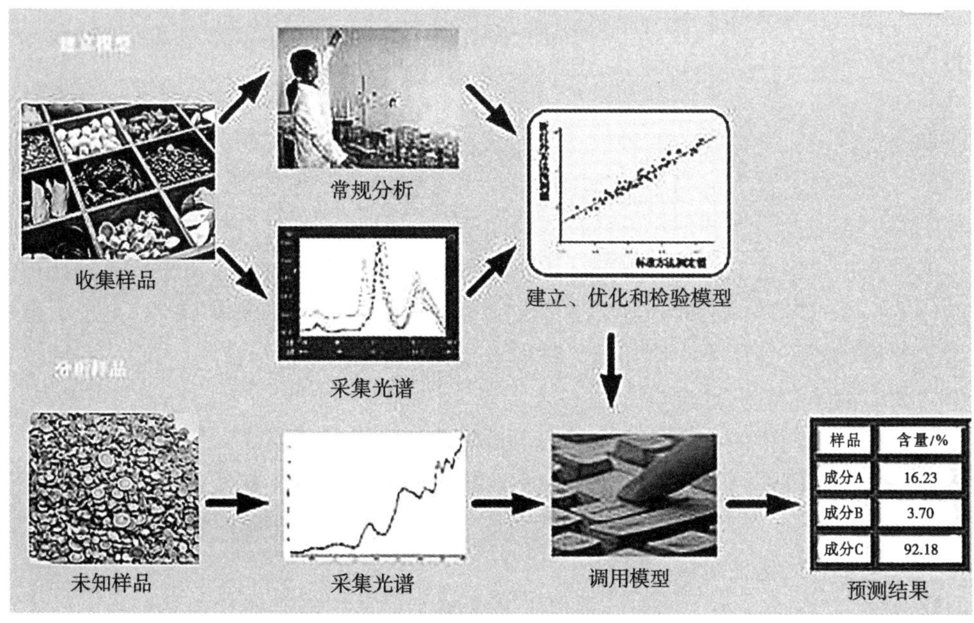

图 9-2-9　在线近红外建模及工作过程

近红外光谱技术具有分析速度快和测量效率高的优点，但也存在着局限性。

近红外光谱技术的特点包括操作简便、快速，可不破坏样品进行原位测定，不使用化学试剂，无需样品预处理，可直接对各类型的固液相物料进行分析，加之与光纤等测量附件的配合，使得近红外光谱技术特别适用于在线分析。

近红外光谱谱图的特点是谱峰宽且重叠干扰严重，因此采用近红外光谱技术进行分析时，常规的单波长吸光度校正方法已难以适用。近红外光谱定量分析通常须依靠多元校正方法：首先收集在组成及性质分布上有代表性的一组样品，采集这些样品的近红外光谱的同时，采用常规（参考）分析方法测定其待测指标（称为参考值）；然后采用多元校正方法（如偏最小二乘回归等）将样品近红外光谱数据与参考值进行关联，建立二者的定量关系，此即校正模型。模型建立后可用于预测分析，即可根据待测样品的近红外光谱及定量模型预测其相应待测指标。

近红外属于振动光谱，更适合被称为在线近红外光光谱分析系统。它综合了硬件、软件及模型三大部分于一身。硬件部分包含了光谱仪、取样系统、预处理系统、检测附件、计算处理器（如工业电脑等）、通信模块以及稳定环境装置（如防爆箱等），光谱仪用于采集样本的近红外光谱；软件部分则包括仪器检测与控制软件、化学计量学软件、数据通信软件，仪器控制及多变量数据处理软件用于采集光谱并建立校正模型；校正模型则用于对待测样本进行定性或定量的预测分析。这就是在线近红外间接检测技术的特征所在，意味着其需要通过建立被测物的光谱信息与所需测得的质量数据之间的相关关系，而在正式生产中通过模型预测被测物在线的质量数据。

（1）硬件

1）光谱仪：光谱仪主机是在线分析系统的核心。按照分光类型，主要分为滤光片型、光栅色散型、傅里叶变换型（Fourier transform，FT）和声光可调滤光器型（acoustic optical tunable filter，AOTF）四类。用于过程分析的近红外光谱仪通常需具有以下特点：①测量速度快；②可实现多通道、多指标同时测量；③仪器耗材少、维护简便；④可采用光纤远距离传输。

在实际应用时，要根据应用场景及对象的内外部环境、被检物的物理化学特性以及使用的长期稳定性进行全面统一的考量。例如，若外部环境温度较高，基于光谱仪光源、分光部件等本身产热，要考虑高温对于不耐温材料（如光源、电路板中的电容、电阻等电子等器件）的损害以及设备的使用寿命，同时由于检测温度的绝对值和波动会对物体近红外吸光度的检测造成干扰，因此检测部位内部的环境温度同样也要引起重视。再例如检测位置或载体的振动以及环境中的粉尘含量，将会分别造成移动型分光仪器的检测准确度波动以及电子器件的短路等风险。诸如此类的因素很多，所以我们在选择应用时，一定要进行针对性、适应性的考量和筛选。

以中药固体制剂中的中间体浸膏喷雾干燥为例进行详细说明。

浸膏粉是中药固体制剂生产的主要原料，可通过采用近红外在线检测方式对生产过程中制得的浸膏粉关键质量指标（水分、代表成分含量）进行动态实时监测。

在选择与安装光谱仪时应注意：

a. 收粉装置振动：为了助力浸膏粉下落装袋，设备厂商一般在喷雾干燥塔的下部会增加一个专用的下料振打器，在收料过程中间歇性地振打，由于光谱仪或探头需安装在收料仓上，考虑振动会造成光谱仪中移动部件不可预知的偏移，故在此条件下，若现场无法分体式放置较大的检测装置，则不宜选用含有移动部件的傅里叶变换、旋转式光栅式近红外光谱仪，宜选择固定光栅式、AOTF 式近红外光谱仪。

b. 检测位置的内外部环境温度：因收料仓位于喷雾干燥塔的下端，且喷干后粉料的温度因内部环境密闭未完全得以释放，造成物料温度较高，同时因收料仓为金属材质，导热性较强，故会使得检测器周围的环境温度较高，且考虑内部的检测温度的绝对值会对物体近红外吸光度的检测造成干扰，不宜使用扫描检测周期长的光谱仪器。此条件下不宜采用傅里叶变换、旋转式光栅式、固定滤光片等光谱仪，宜采用固定光栅式、AOTF 式近红外光谱仪。

c. 浸膏粉的性状及物理化学特性：浸膏粉因其性状为固体暗棕色粉末，不透光，故应采用漫反射式近红外光谱仪。

2）光纤及其检测附件：除了传导光纤以外，目前针对制药行业不同关键质控点及测量对象有各种在线光纤测量附件，包括不同规格和材质的流通池及光纤探头，可以测量各种物态的样品（液体、黏稠液体、粉末和颗粒等）、不同条件（高温、高压和腐蚀性溶液体系等）。例如，透光性及流动性好的液体样品一般采用流通池或浸入式透射探头，直接将光纤探头插入主管线或反应装置来实现液体样品的原位分析；而固体颗粒样品的原位在线测量则多采用漫反射光纤探头，将漫反射探头直接插入容器内，与粉末或颗粒样品直接接触测量。例如制剂生产中的流化床干燥过程中水分和溶剂含量的在线监测即是使用漫反射光纤探头测量。通常为避免粉末粘连等问题影响谱图质量，以及取样效果更具实效性和代表性，此类漫反射探头还可选配吹扫装置、转动装置及自动撤回装置等附加功能。另外，数据通信模块、工业机柜等均可以根据具体需要配置。

3）取样系统与预处理系统：除了光谱仪主机及光纤、探头等测量附件之外，在线近红外光谱系统还需要一些辅助系统，根据样品的性质可能需要取样及预处理系统。另外，数据通信模块、工业机柜等均可以根据具体需要配置。取样系统的目的一般是从主管线中抽取样品供分析：液体样品取样系统主要通过泵或压差来完成；固体样品取样系统则通过重力、真空输送或传送带的方式实现。同时取样系统的设计还要注意两个关键点：一是取出物料的代表性及对应性，二是取出过程的非破坏性。因为要整个在线近红外检测系统能给出合理的预测值，就必须要在不破坏被测物样品的前提下，保证取出进行理化检测的被测物样品要和近红外检测的被测物相互对应，也只有这样才能建立准确、合理的近红外模型，给出准确且合理的结果。

样品预处理系统的主要目的是控制样品的温度、压力和流速等，以及脱除样品中可能影响光谱采集的固体催化剂、机械杂质和气泡等，确保连续、干净的样品进入在线分析仪的检测装置中进行测量。数据通信模块用于过程分析仪与过程控制系统（如 PLC 和 DCS）等的数据通信，向控制系统传输分析数据或接收控制系统下达的命令。

多通道样品测量是在线近红外光谱仪的优势，在硬件上主要通过光拆分及光纤多路器的方式来实现。

（2）软件

1）仪器检测与控制软件：要负责光谱采集预处理设置、光谱采集与预测结果以及光谱信息的存储。

a. 光谱采集预处理设置：这一部分主要是根据被测物质量指标成分的近红外预实验

结果设置合理的光谱波长范围（如图 9-2-10 光谱采集预处理软件界面所示：起始波长 1 550nm，终止波长 1 950nm）及吸收度的上下限。通过设置可合理提前过滤掉部分无效因素对于光谱信息的干扰。

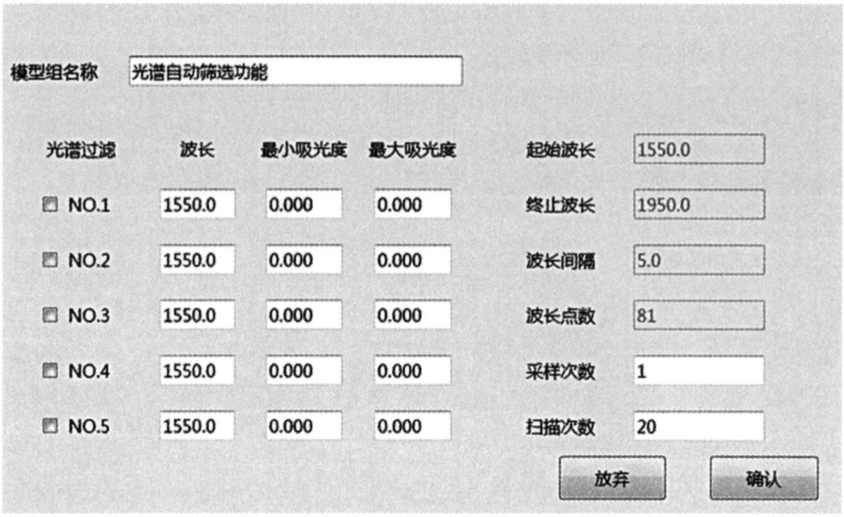

模型组名称
光谱自动筛选功能
光谱过滤
波长
最小吸光度
最大吸光度
起始波长
1550.0
NO.1
1550.0
0.000
0.000
终止波长
1950.0
NO.2
1550.0
0.000
0.000
波长间隔
5.0
NO.3
1550.0
0.000
0.000
波长点数
81
NO.4
1550.0
0.000
0.000
采样次数
1
NO.5
1550.0
0.000
0.000
扫描次数
20
放弃
确认

图 9-2-10　光谱采集预处理软件

b．光谱采集与调用模型、预测结果：该部分主要负责对生产过程中光谱的在线实时采集、各功能模块的状态监测以及调用提前建立好的模型给出实时结果（图 9-2-11）。

实时采集光谱
各关键质量属性
实时结果
关键质量属性
（如：水分等）
实时结果
各功能模块
实时状态显示

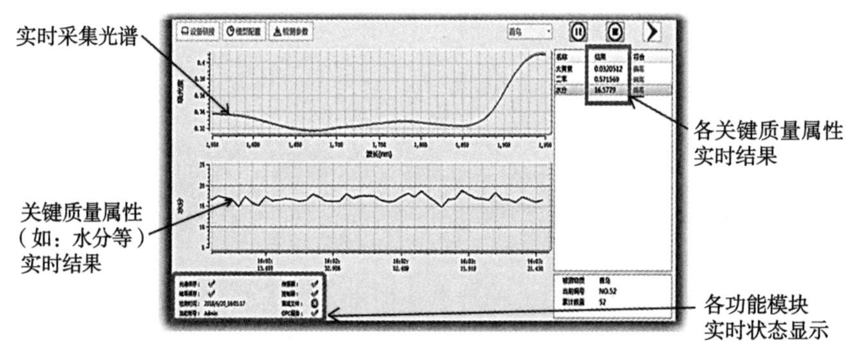

图 9-2-11　实时采集光谱、各模块状态与实时结果

c．光谱信息的存储：主要将检测过程中的实时光谱信息、结果数据对应检测时间、所调用的模型、光谱预设置值进行对应存储，以便于质量监管者对总体质量趋势进行分析及后续变化的合理性预测。

2）化学计量学软件：化学计量学软件是整个系统中的“中坚力量”，它承担着通过采集到的近红外光谱信息与对应的理化数据建立在线检测模型的工作。按其建立顺序主要有如下四部分。

a. 光谱的预处理：采用微分、标准正交变换（SNV）、中心化等进行预处理，并可结合主成分分析（PCA）得到影响模型运算的主要因子数（图 9-2-12）。

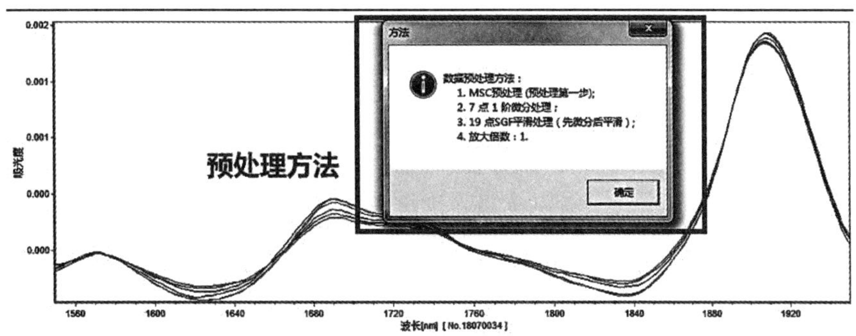

图 9-2-12　光谱预处理界面

b. 校正模型的建立：可以根据被检测质量指标的属性划分为定量模型与定性模型。

定量模型：模型类别分为两类，一类为线性相关的建立方法，如偏最小二乘法（PLS）等；另一类为非线性相关的建立方法，如人工神经网络（ANN）、向量机等。但在实际应用过程中因变量的类别不可能只有一种，故往往需要将两类结合使用，建模过程如图 9-2-13 所示。

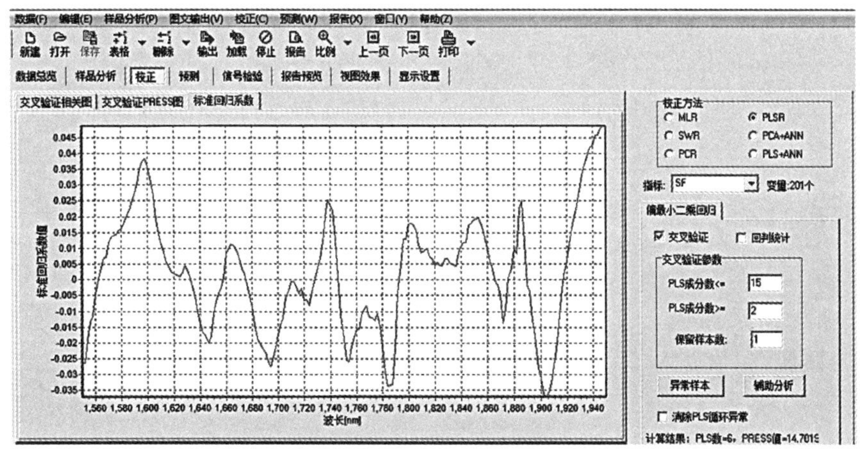

图 9-2-13　定量建模过程

定性模型：定性方法包括邻近算法（KNN）、线性判别等。

c. 模型判据：判断通常采用马氏距离、最邻近距离、光谱参差等。

d. 模型的分析及优化：将建立模型进行校正集预测及验证集预测（盲测），计算对应的相关系数、决定系数、相对标准偏差等值，并避免过拟合等情况的出现。

3）数据通信软件：主要负责与上层的 DCS 或 SCADA 建立通信，与 DCS 建立通信，可满足将实时质量指标作为生产过程的控制变量，通过预研的工艺生产模型对设备参数进行调整，以满足通过事中质量动态调控生产过程的目的；与 SCADA 通信则是将数据实时上传至中控室，以满足质量保证或生产操作人员的动态监测。

（3）分析模型：近红外光谱之所以能实时动态地得到较为准确的质量指标，与分析模型的质量是分不开的。应用近红外检测通常情况下需要借助化学计量学软件结合收集的样本数据建立模型。而收集的样本数据往往都是在生产过程中代表性/对应性、普遍性地抽取大量的合理有效样本进行理化检测后得到的数据。这个集合称为校正样本集，通过这个已知样本集建立的分析模型，称为校正模型。而对于光谱类间接检测，一般都是通过这种建立、调用校正模型方法得出结果。且对于这一类结果，相比于通过物理化学特性直接给出数值，被保守地称为“预测结果”。

校正模型所用的统计方法，对应于建立校正模型的方法，可分为 4 个步骤。

1）收集样本：此过程中需要操作者代表性/对应性、普遍性地收集样本，特别是中药材的季节、产地等特性及批次生产特性，更是需要如此，且需广泛普遍地收集各类情况下的数据（包含部分不合格的数据），从而消除对模型准确性的干扰。

2）理化检测：通过药典规范的标准检测方法测出对应样本的理化数据，如：通过液相测有效成分含量，通过烘干失重法测水分含量，通过激光粒度仪测粒径等。此步骤是要获取对应样本的真实数据。

3）建立相关性校正模型：将样本的近红外光谱信息与其对应的真实理化数据通过化学计量学软件内置的统计分析方法排列组合，建立相关模型，比较偏差、精度等指标，选择最优的统计方法组合建立模型，即得到近红外光谱信息与真实数据的线性/非线性最优的函数关系。

4）验证、优化模型：先在校正集内部再重复作预测，然后再在生产过程中收集新一批的数据，得到验证集（训练集）。对验证集再重复作预测。对校正集内外的模型从相关系数、决定系数、相对标准偏差等方面进行综合分析。在排除过拟合的情况下，验证模型的好坏，如果不理想，则要视情况检查统计分析方法或分析、补充样本数据，直至良好。

通过以上 4 个步骤建立的模型，经在线实时获得近红外光谱调用后，才可得到（预测）最终的检测结果。

（4）在线近红外在制粒单元的应用：中药制粒存在制粒过程较难把控、收率较低、相对易塌床的现状，其主要原因有三个：一是其所含物质种类、物质结构都较为复杂，其制粒过程中的物理化学变化难以把控；二是因天然中药材所含纤维及多糖成分占比较大，其浸膏或辅料性状常呈现较强的黏性，同时受纤维类成分的影响，捕集袋的透过性及反吹回收率较低；三是中药制粒过程中浸膏比较多见，且因其性状（黏性等），浸膏较难被充分均匀地分布到辅料上，造成易塌床的现象，制粒过程需反复摸索。因此运用过程分析辅助监控中药制粒势在必行。而在制粒过程中最为关键的质量指标，一是传统生产的放行指标，如水分等；二是连续化生产过程中的动态监控指标，如动态水分、动态粒径、局部颗粒特征成分的动态变化、颗粒的动态颗粒成长变化等。针对于水分与组分指标，可采用对水分所含—OH、粒径及大多数有机物组分所含的—C—H、—C=O、—N=O 等化学键有显著强吸收的近红外检测技术；而针对颗粒组分变化及动态颗粒成长变化，可采用对组分比例敏感的在线拉曼辅以颗粒成长检测的在线视觉检测技术。下面就以中药某品种的流化床制粒水分、粒径在线检测为例，进行分析、阐述。

1）根据现场工况及被检物特性合理科学地选取、创造在线近红外检测仪安装位置及条件：根据流化床制粒内部环境及颗粒运动分布情况，加设耐高温的延长探头，并将位置设置在床体中上部位，目的是在耐高温实现有效检测的情况下，对沸腾运动处的动态床体进行检测，更具代表性和真实性。实际应用场景如图 9-2-14 所示。

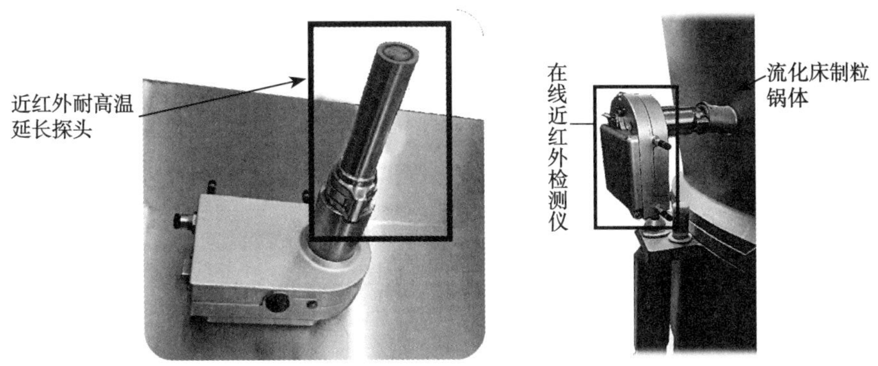

图 9-2-14 用于流化床制粒水分近红外检测的应用场景

2）光谱参数设置及建模样本采集：光谱参数设置步骤（针对中药某品种通过提前预实验摸索出的特定设置参数，仅供参考。每种品种需根据自身不同特性及工况进行特定摸索设置）：①漫反射采集方式；②积分时间为 8.4ms；③采集次数为 100 次；④暗电流采集时关闭光源；⑤在线采样时采用连续扫描方式，每隔 2s 采集一条光谱。

每隔 3min 从取样孔取样 1 次，装入自封袋。同时记下采样的时间点，便于从采集的光谱中挑选的对应的光谱，预处理采用线性化处理（SNV）+ 一阶导，预处理后的光谱如图 9-2-15 所示。

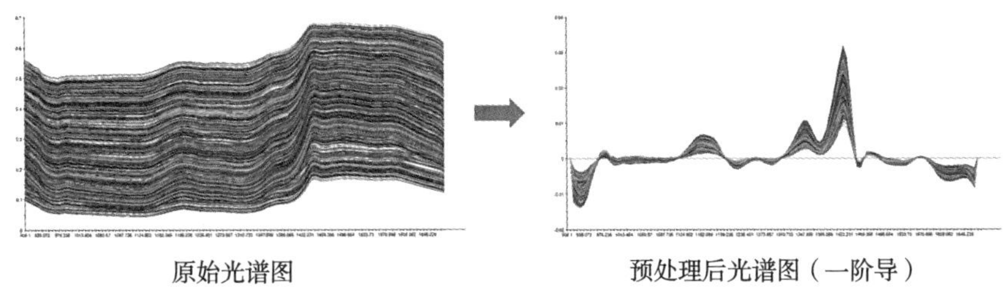

图 9-2-15 预处理方法及预处理后的光谱图

3）光谱分析及建模，并根据结果进行建模方法的调整：选取有效光谱波段（图 9-2-16），根据不同的训练集建模、不同校正集反复验证，选取最为合适的模型，并适应性地调整应用方法。

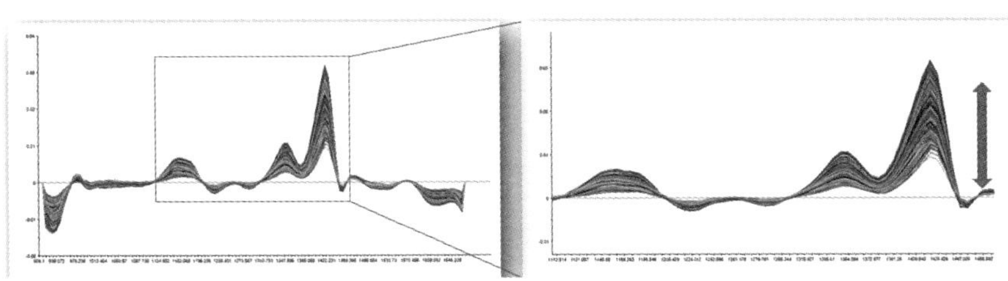

图 9-2-16 有效光谱波段选取过程

A．水分

a．数据采集的环境情况见表 9-2-1。

表 9-2-1　水分数据采集环境情况

批次	第一批	第二批	第三批	第四批
温度 /℃	28	28	24	21
相对湿度 /%	36	37	39	41

b．水分值分布情况（一共 101 项数据：第一批 25，第二批 38，第三批 19，第四批 19）如图 9-2-17 所示。

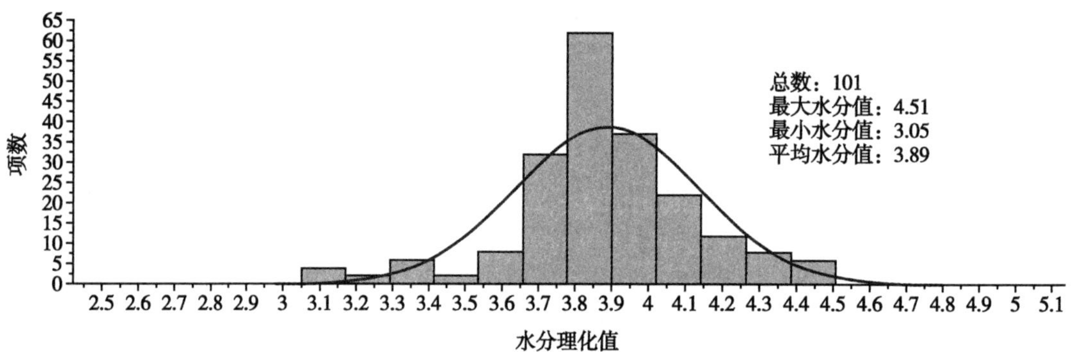

图 9-2-17　所选取样本的水分值分布情况

对应所建模型如图 9-2-18 所示。

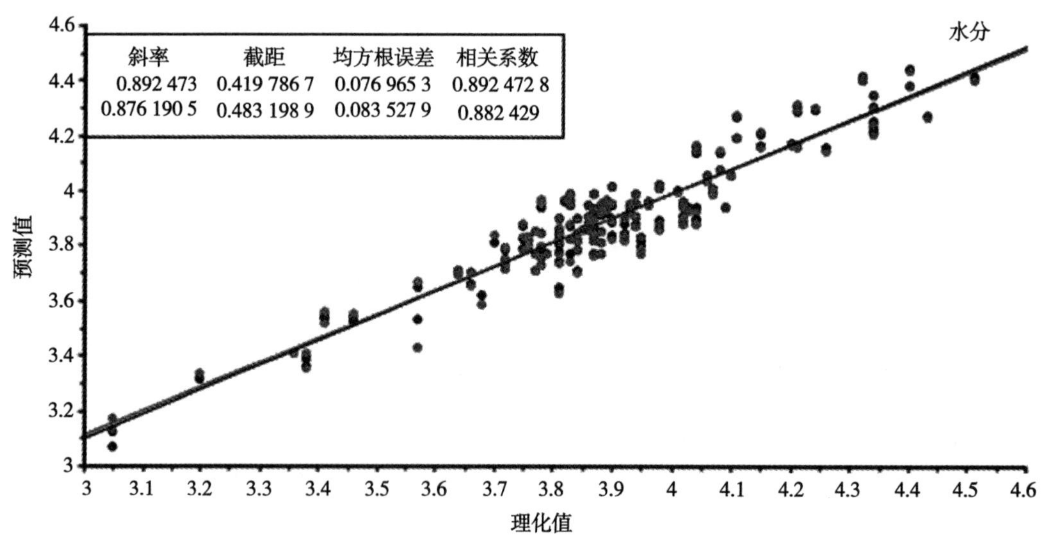

图 9-2-18　对应所建水分模型

B．粒径

a．取样样本共 54 项，除批次二外，其他 3 个批次的样本为校正集用于建模，批次二用于验证（表 9-2-2）。

表 9-2-2　粒径数据采集情况及用途

批次	批次一	批次二	批次三	批次四
样本量	12	13	12	17
数据集	校正集	验证集	校正集	校正集

b．样本粒径分布情况如图 9-2-19 所示。

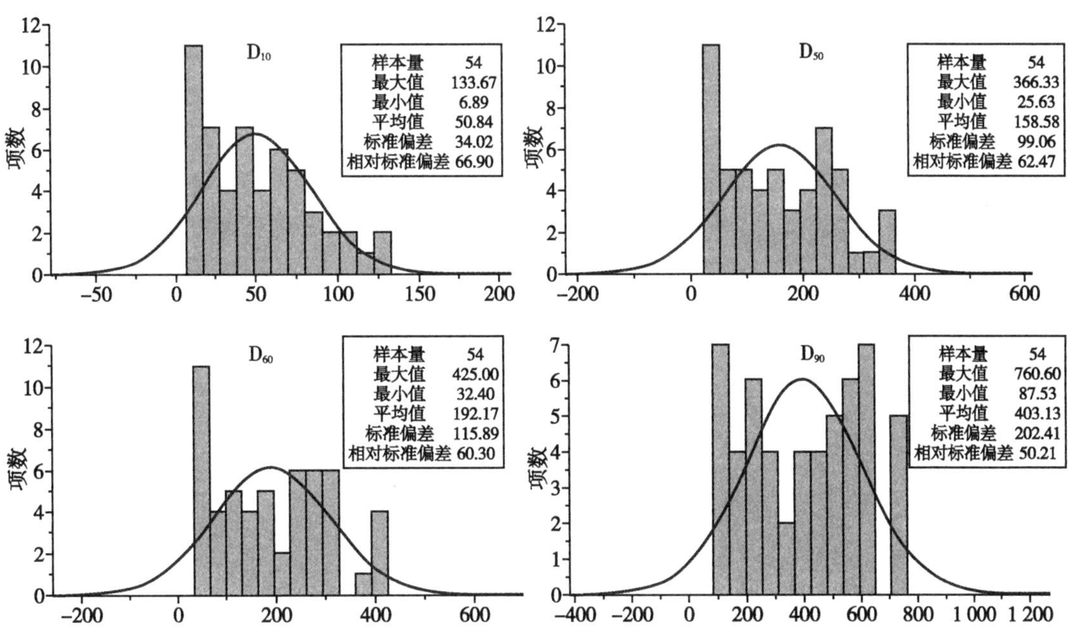

图 9-2-19　所选取样本的粒径值分布情况

选取 D_{50} 为代表指标，对应所建模型如图 9-2-20 所示。

由取样样本粒径分布图可知，样本分布较分散，RSD 值较大，若对某一粒径值模型的预测偏差可能会较大，以图 9-2-20 为例。调整方法：为了减少模型的预测偏差，提高模型的预测精度，对取样样本进行先定性后定量的分析方法进行建模。主成分分析（PCA）结果如图 9-2-21 所示，可将取样样本按照沸腾制粒时间分为两类。

由定性模型可知，两类样本的识别准确率为 100%。

建立分段模型，如图 9-2-22 所示。

由模型对比图可知，整体模型和分段模型的决定系数基本相当，均高于 0.965，但分段模型的预测标准偏差要远低于整体模型，即模型的预测性能更佳。以预测标准偏差值为统计参数，对各个模型进行统计对比，结果见表 9-2-3。

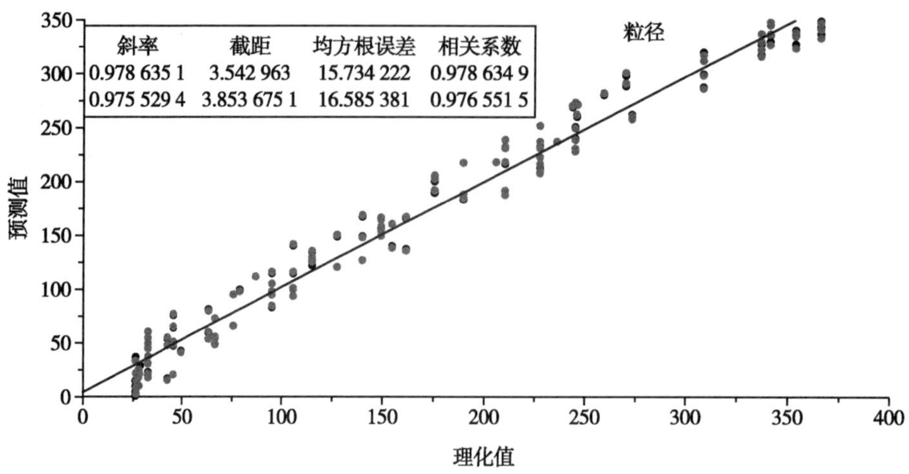

图 9-2-20 对应所建粒径模型

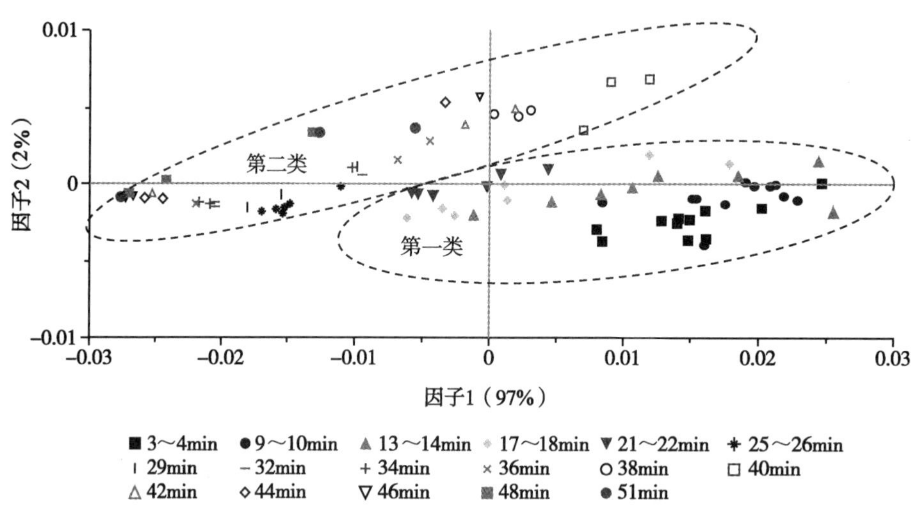

图 9-2-21 主成分分析（PCA）分析结果

表 9-2-3 两类模型的对比统计表

粒径分布	预测标准偏差	第一类		第二类	
		预测标准偏差	预测标准偏差变化 /%	预测标准偏差	预测标准偏差变化 /%
D_{10}	6.37	2.04	-67.97	4.72	-25.90
D_{50}	16.59	6.56	-60.46	12.05	-27.37
D_{60}	21.54	8.15	-62.16	13.39	-37.84
D_{90}	28.35	13.55	-52.20	23.15	-18.34
D（3，2）	12.27	4.03	-67.16	7.20	-41.32
D（4，3）	19.44	7.50	-61.42	11.34	-41.67

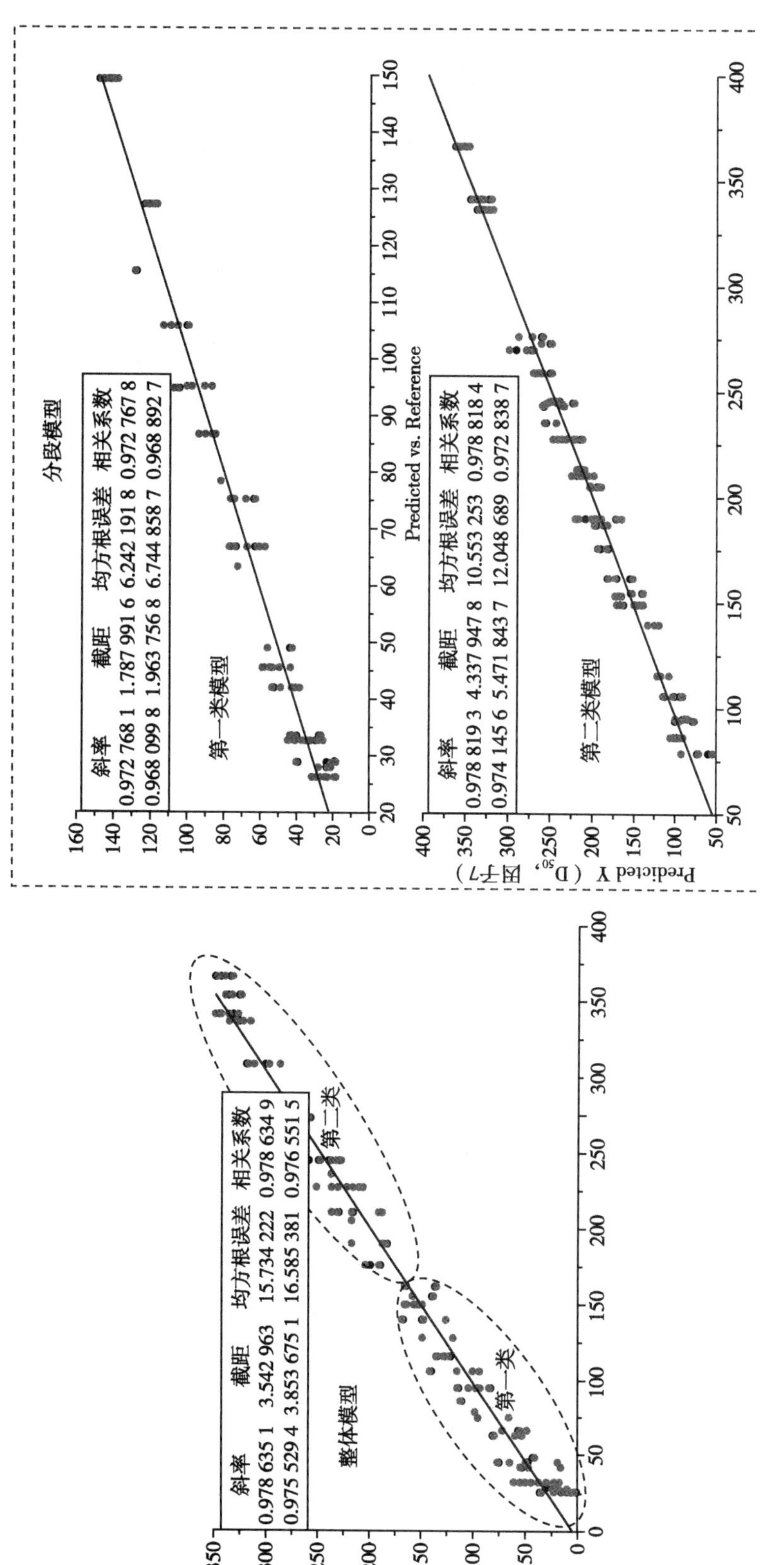

图 9-2-22　所建立的分段粒径模型

同整体模型相比，分段模型的预测标准偏差显著下降，第一类的预测标准偏差下降率高达 50% 以上，第二类的预测标准偏差下降 10%～42%，模型预测性能大幅提升。综上，定性模型和定量模型的性能均较优，因此通过建立分段模型测定流化床制粒过程中的粒径变化是可行的。

根据以上分析，采用上述过程分析技术，将解决传统生产过程检测所无法实现的实时性、连续性及低风险性。

（5）在线近红外检测仪在混合单元的应用：药物混合是活性药物成分（API）与辅料在空间上不断交换直到分布均匀的过程，是固体制剂制造的关键一环，将直接影响药品制剂疗效与安全性。其中关键质量控制参数主要为混合均匀度，因此实时监测混合过程变化是极有必要的。在评价混合均匀性上，传统方法需停机取样后进行离线分析，分析时效性较差且停机取样操作会破坏取样局部的混合平衡状态，采用近红外在线过程分析技术可以克服离线检测的缺点，满足药物在混合过程中进行在线监测的需求。

将在线近红外检测仪直接安装在混料机上，仪器随混料机一起转动，通过视窗对混料的均匀度进行在线实时检测分析。对实时吸光光谱进行移动窗口标准差法（MBSD）对比检测，实现实时动态地监测混合状态，避免出现过度混合或混合不足的情况，分析结果以 MBSD 趋势图和数据表的形式给出，简明、直观，对混料过程中的混料均匀度情况一目了然，并可实时获得药物粉末在混合过程中的变化信息，及时判断粉末混合终点，从而缩短了混料时间，提高了混料的效率，产品的质量稳定性也得到保障。

以中药某品种的二维混合为例，采集混料前各个单体的光谱、空气光谱及混合均匀的物料光谱（图 9-2-23），主要用于确定有效光谱的吸光度范围，设定光谱校正的参数。

1）根据现场工况及被检物特性合理科学地选取、创造在线近红外检测仪安装位置及条件：二维混料机进行自转的同时，还在进行左右两端的上下摆动（图 9-2-24）。采用近红外分析软件的光谱校正功能很容易将异常光谱进行剔除。

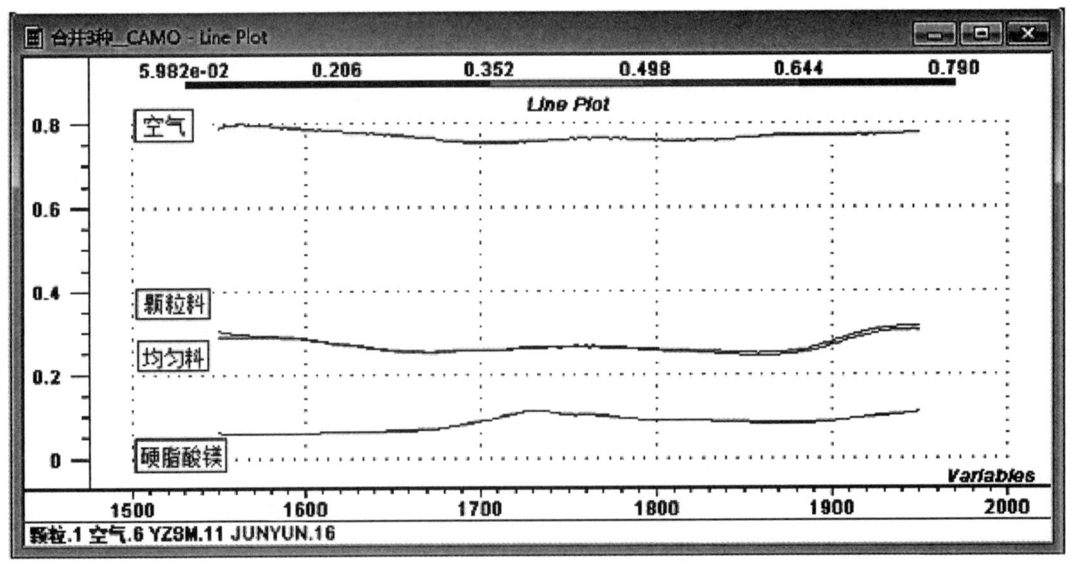

图 9-2-23　混料的各个物质近红外光谱对比图

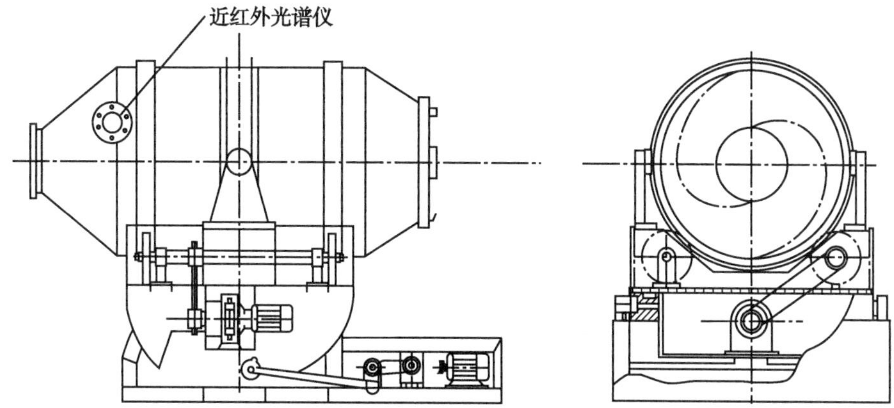

图 9-2-24　二维混合机结构及运动示意图

如图 9-2-25 所示，当仪器部分转动到上部由 B 至 A 时，由于仪器探头表面未覆盖到物料导致未能采集到有效光谱，而当到仪器部分转动到下部由 C 至 D 时，仪器探头表面物料富集，可采集到有效光谱用于混合均匀度的分析。

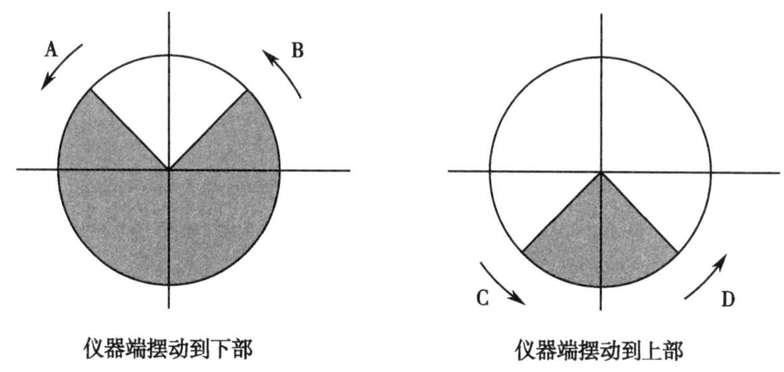

图 9-2-25　仪器运动轨迹示意图

通过对比正常样品的光谱（图 9-2-26），必须对近红外光谱进行校正才能进行均匀度分析。

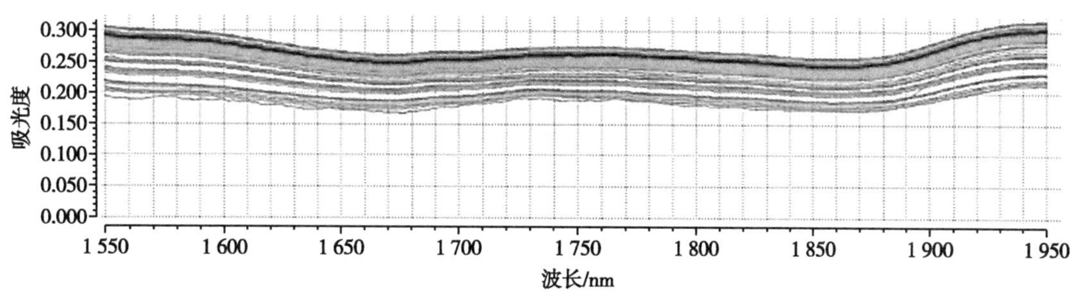

图 9-2-26　正常样品的光谱

从图 9-2-27 可看出，空气的光谱和有样品的光谱差异非常显著，很容易区分。

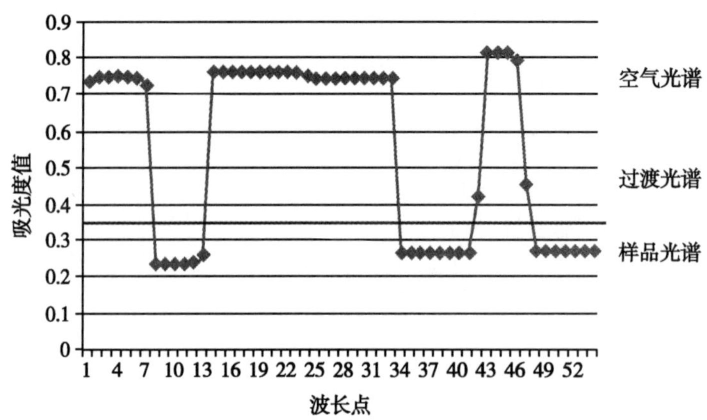

图 9-2-27　1 550nm 处吸光度值示意图

根据图 9-2-27、图 9-2-28 所示，经过光谱随时间变化的分析，设置近红外吸光度的校正范围为：1 550 ～ 1 950nm，吸光上限为 0.35。

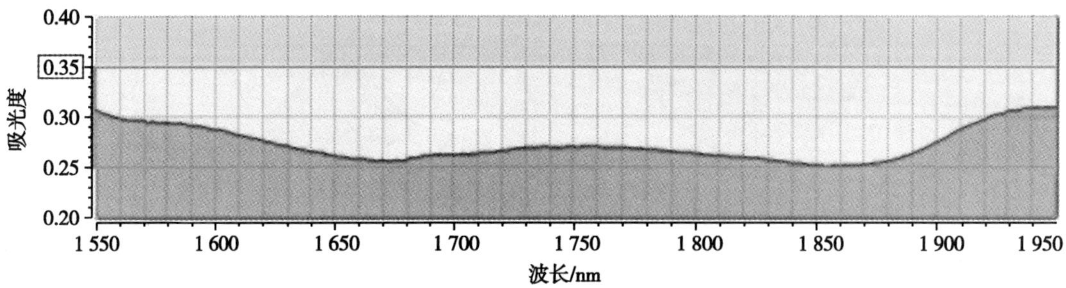

图 9-2-28　近红外光谱的校正范围示意图

2）过程分析：对混合均匀度的判断，此处采用的是 MBSD 法，计算公式为：

$$S_i=\sqrt{\frac{\sum_{j=1}^{n}(A_{ij}-\overline{A}_i)^2}{n-1}}\qquad S=\frac{\sum_{i=1}^{m}S_i}{m}$$

式中，i 为波长值，j 为光谱数，S 为标准偏差，S_i 为选取 n 个连续吸光度光谱，分别计算各个波长 i 处吸光度的标准偏差。

原理是对经过一阶微分处理之后的光谱选取 n 个连续的光谱的吸光度，分别计算各个波长处吸光度的标准偏差，求取最后的标准偏差值（S）。随着混料的进行，n 个连续吸光度作为一个模块是不断移动的。如果混料达到了均匀状态，那么会出现 n 个连续吸光度非常接近的情况，表现在趋势图上即出现比较稳定的平滑的 MBSD 曲线。S 值只能用于判断混合均匀度，S值变化小则混合均匀度好。

通过前期试验，并综合以上的分析，过程分析参数确定如下：波长 1 550 ~ 1 950nm；吸光上限为 0.35；波长增量为 2nm；采样次数为 10；扫描次数为 2；MBSD 限值 = 3.3×10^{-5}（0.000 033）。对参与实验的 5 个批次样品进行全程分析（图 9-2-29）。

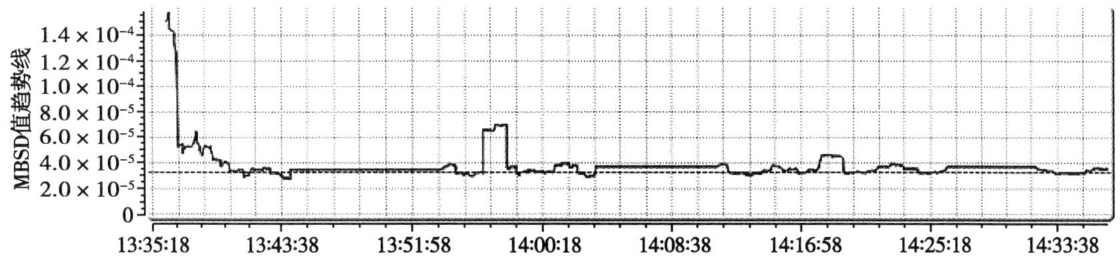

图 9-2-29 样品的过程趋势线

趋势线分析结果：以上的均匀度趋势线，完全符合混料均匀度的在线变化规律。随着混合的进行，MBSD 值开始由不稳定过渡到稳定状态，说明混合中的样品均匀度越来越好。

3）终点判定：对时间点 10min、20min、35min 和 40min 的 MBSD 值进行分析，35min 时均匀度达到最大值，超过 35min 均匀度又开始降低，即判定 MBSD 值为 3.3×10^{-5}（0.000 033）的即为均匀状态（表 9-2-4）。

表 9-2-4 均匀度随时间的变化情况

时间 /min	10	20	35	40
MBSD	2.4×10^{-5}（0.000 024）	2.4×10^{-5}（0.000 024）	3.3×10^{-5}（0.000 033）	2.6×10^{-5}（0.000 026）

为了实现在线控制，能即时显示均匀度稳定趋势，又能避免偶然因素造成的小于 MBSD 限值的情况，设定当出现连续 10 个时间点的 MBSD 值小于 3.3×10^{-5}（0.000 033）时则判断达到混合终点较合适。

4）结论：通过以上分析，利用在线近红外检测可以对总混过程进行准确均匀度终点判定，且弥补了传统生产检测存在的非连续性、非实时检测造成的事后控制的实质性痛点难题。利用在线近红外检测能够实现对混料过程的检测，实时掌握混料的均匀度情况，选择最佳的出料时间，提高效率。

2. 拉曼光谱 拉曼光谱也是近几年发展较快的一种过程分析仪。拉曼光谱属于分子振动光谱，但其产生原理与红外和近红外光谱有很大差异：红外和近红外光谱为吸收光谱，而拉曼光谱为散射光谱。当单色光束照射到物质上时发生散射，散射光中包括由弹性碰撞产生的与激发光波长相同的瑞利散射光和与激发光波长不同的拉曼散射光，两者的频率之差即为拉曼位移。拉曼位移是表征物质特性的物理量，不同的物质分子有不同的拉曼位移。拉曼光谱和近红外光谱是相互补充的技术，当用于某些过程分析时，拉曼光谱与红外光谱（包括近红外光谱）能起到相互补充的作用。拉曼光谱技术具备与近红外光谱技术相同的优点，如快速无损、无污染、可实时在线分析等。拉曼光谱仪的激发光及散射信号均落在可见或近红外区，因此同近红外光谱仪一样可进行光的传输，光谱仪主机可放置在远离恶劣环境的区域。拉曼光谱常用于在线监控固体制剂的湿法制粒、药物混合、包衣过程。

3．**微波** 微波检测的应用较为广泛，在各类工业场景下检测水分、密度均为适用。在线微波检测通过仪器产生的微波穿透过被检物后剩余微波量值建立与水分含量的线性关系，以检测到被检物所含水分。它利用水分对微波的特性，即水分子具有偶极性的特征，当微波穿透被检物时，驻留在物质表面上及内部的水分子会与电磁场产生吸收或共振，而被水分子吸收的这部分能量的强度与位置和水分子含量保持着线性关系，以此可量化被检物所含水分（图 9-2-30）。

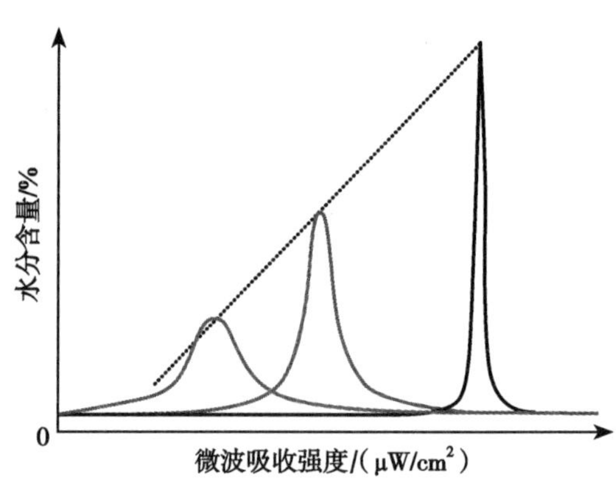

图 9-2-30 水分吸收的微波强度与水分含量存在线性关系

相比于对水分有较强特征性吸收的近红外检测技术，其优势在于能够渗透物质内部测得物质的总体含水量，并结合其测得的实时密度，可将总含水量换算成相对含水量，这对于制药等行业特定单元需严格控制相对水分而言是非常必要的。同时具备快速，实时，数据较为准确、无损的特性。在制药行业常用于在线监控固体制剂的前处理、沸腾干燥、混合等过程。

以下对在线监控固体制剂的沸腾干燥过程水分的实际应用案例予以介绍。

在线监控固体制剂的沸腾干燥过程水分应用案例：

通过收集含有不同水分含量的产品样品后，将微波共振读数与传统可信赖的实验室方法测出的水分含量进行对比，并将被检固体产品的密度和物料温度作为补偿因素共同建立校正模型，最终可以实时将微波共振读数经模型转化为水分含量显示。经过足够多批次的数据或者足够长时间数据的并行比对后，可以得到相关系数、标准差等衡量指标，均满足要求时，方可作为实时放行的标准，以取代原有的实验室测量数据放行的方法（图 9-2-31）。

应用该技术，工艺人员和质量人员可以在工艺过程中实时掌握物料的水分而无须等待取样分析的结果，如图 9-2-32 就是一个典型的固体制剂沸腾干燥过程。

通过实时水分监测的结果，在中药的生产全过程中，可以有如下应用：①中药原材料入库前的水分含量全检，避免由于水分不合格造成的产品发霉、变质等导致的质量问题；②中药制粒干燥过程的水分监控，可以控制批与批之间干燥终点水分的一致，保障后续成形工艺的稳定；③制粒过程实时水分监测，一旦发现水分异常，可以及时采取措施调整工艺参数，确保整批产品的质量稳定性。

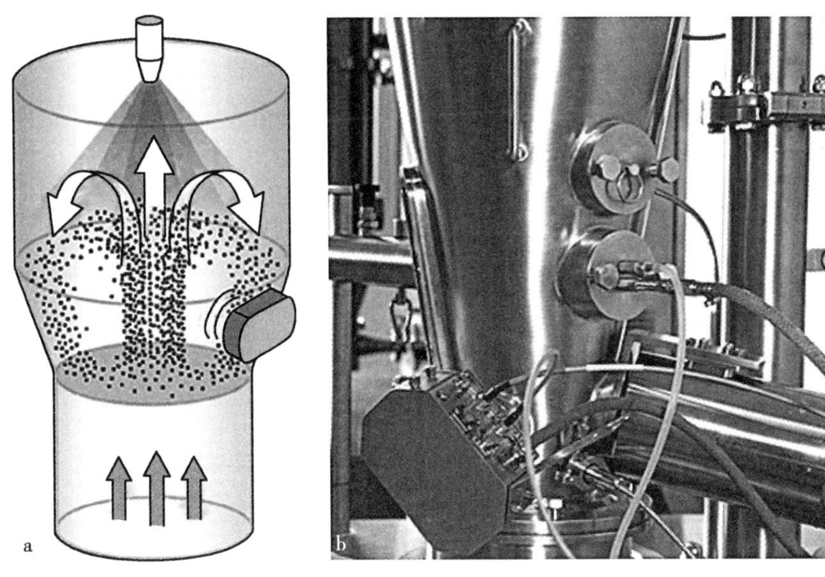

图 9-2-31　在线微波测水分应用原理及实物图

a. 示意图；b. 实物图。

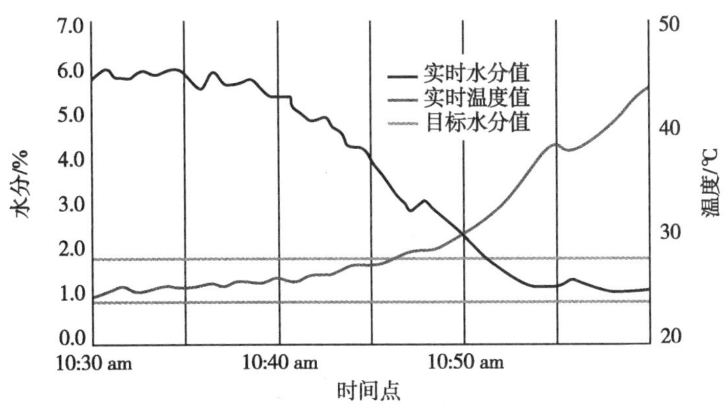

图 9-2-32　干燥过程实时监测水分

（二）力学——压力类检测

对于压片后的产品质量来说，使其波动的则是每批 / 时刻来料颗粒或粉末的堆密度、硬度、外形、粒径、黏性等物理 / 化学特性，因堆密度不一造成每冲的装填质量不一致，以及体积不一，导致上下冲的压制行程不一致，最终则体现在片重、硬度、片厚的不稳定，也决定着最终产品的崩解度等质量指标。针对衡量产品质量的三个关键参数——片重、硬度、片厚，现在大部分制药厂主要依靠人工取样、依据实验室检测结果判断产品的片剂质量状况，出现异常情况时依靠人工调节压片机参数，确保片剂质量，存在一定的时间滞后性及个体操作差异性，以及不合格率增加、不合格药品流入下道单元的风险。

这里介绍一种片剂在线检测控制系统，其通过自动取样机构实现自动取样和进样，通过组称机构和单粒检测机构，既满足单粒药片的质量检测，也能实现组称模式下快速检测一段时间内药片平均片重，并依据平均片重调节控制压片机参数的功能，片剂质量控制同时兼顾个体、整体与平均值变化趋势，在符合GMP相关要求的前提下更加科学、合理。控制机构通过对自动取样机构、组称机构和单粒检测机构反馈的信号进行接收并反馈至压片机，实现对压片机的运行参数的实时调节。根据需要调整粉末填充和冲压，以保持恒定的重量和硬度。

该片剂在线取样检测控制系统包括：自动取样机构、组称机构、单粒检测机构以及控制机构。

以片剂在线检测应用为例，进行阐述及分析。

（1）根据关键质量控制参数的意义以及其所处工况、条件设计片剂在线检测仪及其质量检测控制图（图9-2-33）。

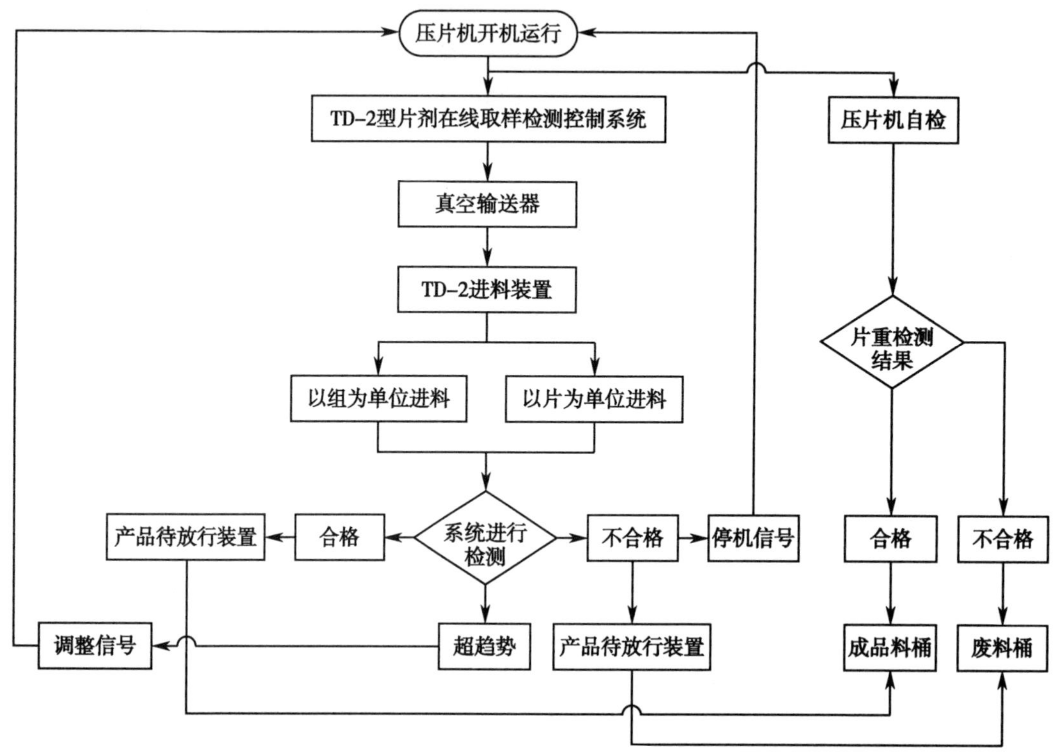

图9-2-33 片剂在线检测仪工作控制图

目前生产过程中，其检测模式为20片一组抽样检测，但考虑连续化检测、连续化反馈控制、连续化生产的开发需求，故增加了单片检测模式，同时增加了对硬度及片厚的检测，因此根据如上需求，设计出了一套在线称重、硬度、厚度检测仪。其具体控制逻辑及实物图如图9-2-34、图9-2-35所示。

（2）调试运行分析：在单粒模式下，运行数据如图9-2-36所示。

通过在线数据与合格范围的比对，可以在线快速地进行质量检测及实时判定。

该片剂质量检测系统对于片剂质量的检测更加科学合理，有效改善了片剂离线质量控制不能及时发现异常情况，人工调节片剂参数存在一定的滞后性，导致不合格率增加，不合格药品流入下道单元的风险增加等问题。

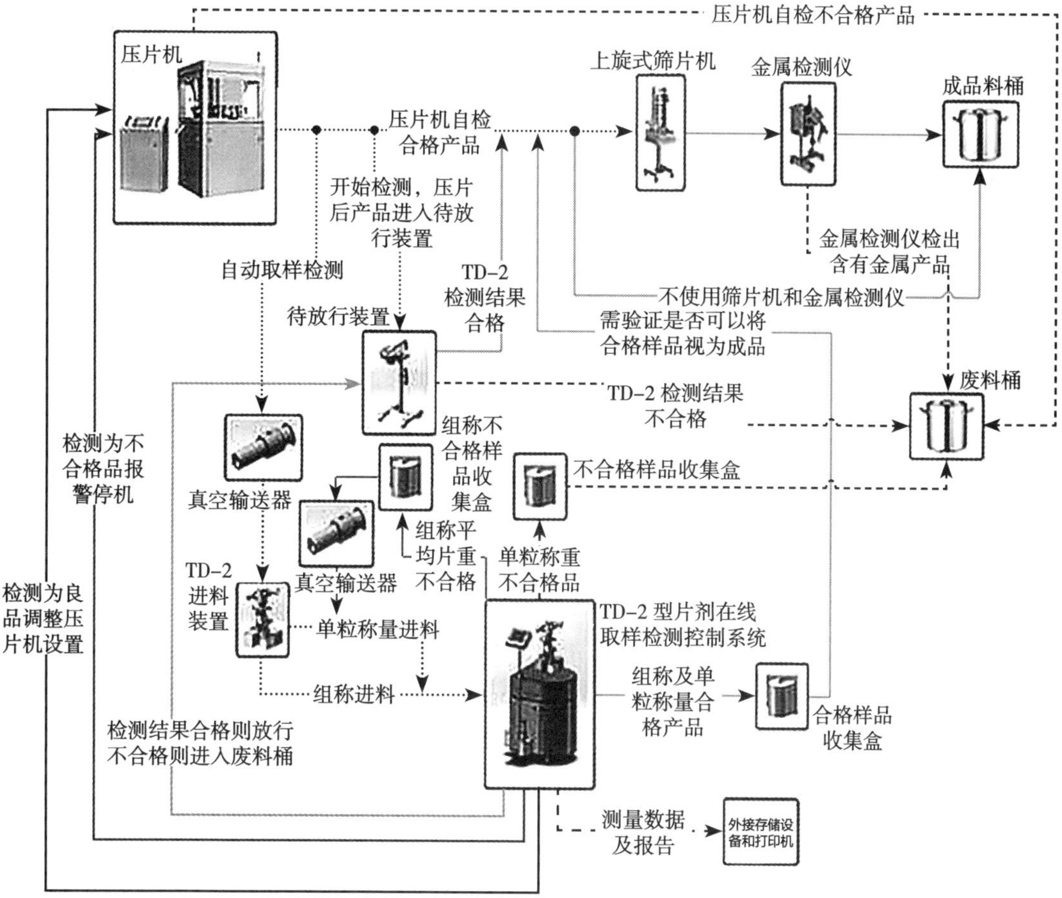

压片机自检不合格产品
压片机
压片机自检合格产品
上旋式筛片机
金属检测仪
成品料桶
开始检测，压片后产品进入待放行装置
自动取样检测
TD-2 检测结果合格
待放行装置
金属检测仪检出含有金属产品
不使用筛片机和金属检测仪
需验证是否可以将合格样品视为成品
废料桶
TD-2 检测结果不合格
检测为不合格品报警停机
真空输送器
组称不合格样品收集盒
不合格样品收集盒
真空输送器
组称平均片重不合格
单粒称重不合格品
检测为良品调整压片机设置
TD-2 进料装置
单粒称量进料
TD-2 型片剂在线取样检测控制系统
组称进料
组称及单粒称量合格产品
合格样品收集盒
检测结果合格则放行不合格则进入废料桶
测量数据及报告
外接存储设备和打印机

图 9-2-34　片剂在线检测仪控制逻辑图

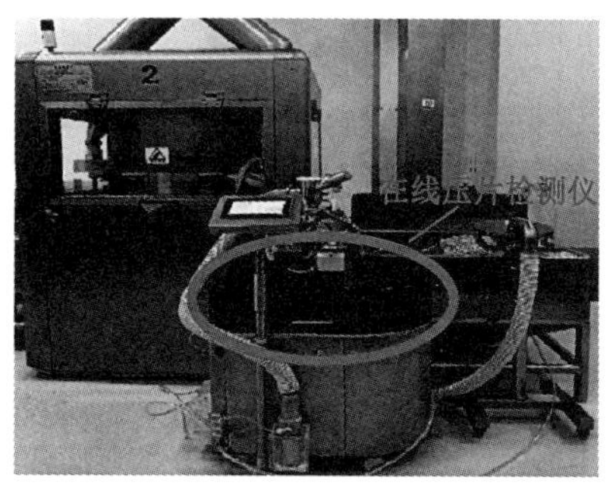

图 9-2-35　片剂在线检测仪实物图

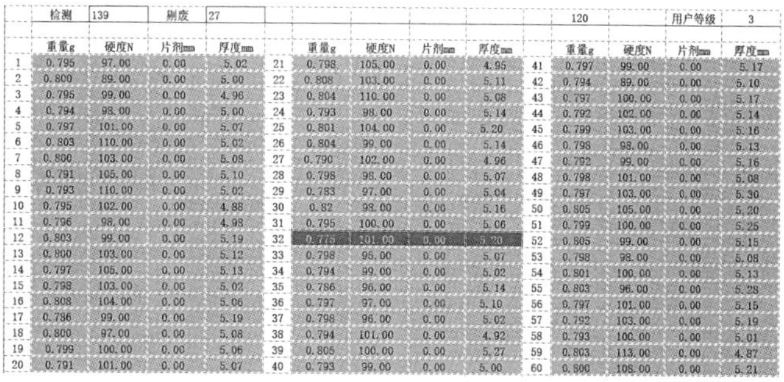

	检测	139	剔废	27							120		用户等级	3
	重量g	硬度N	片剂mm	厚度mm		重量g	硬度N	片剂mm	厚度mm		重量g	硬度N	片剂mm	厚度mm
1	0.795	97.00	0.00	5.02	21	0.798	105.00	0.00	4.95	41	0.797	99.00	0.00	5.17
2	0.800	89.00	0.00	5.00	22	0.808	103.00	0.00	5.11	42	0.794	89.00	0.00	5.10
3	0.795	99.00	0.00	4.96	23	0.804	110.00	0.00	5.08	43	0.797	100.00	0.00	5.17
4	0.794	98.00	0.00	5.00	24	0.793	98.00	0.00	5.14	44	0.792	102.00	0.00	5.14
5	0.797	101.00	0.00	5.07	25	0.801	104.00	0.00	5.20	45	0.799	103.00	0.00	5.16
6	0.803	110.00	0.00	5.02	26	0.804	99.00	0.00	5.14	46	0.798	98.00	0.00	5.13
7	0.800	103.00	0.00	5.08	27	0.790	102.00	0.00	4.96	47	0.792	99.00	0.00	5.16
8	0.791	105.00	0.00	5.10	28	0.798	98.00	0.00	5.07	48	0.798	101.00	0.00	5.08
9	0.793	110.00	0.00	5.02	29	0.783	97.00	0.00	5.04	49	0.797	103.00	0.00	5.30
10	0.795	102.00	0.00	4.88	30	0.82	98.00	0.00	5.16	50	0.805	105.00	0.00	5.20
11	0.796	98.00	0.00	4.98	31	0.795	100.00	0.00	5.06	51	0.799	100.00	0.00	5.25
12	0.803	99.00	0.00	5.19	32	0.775	101.00	0.00	5.20	52	0.805	99.00	0.00	5.15
13	0.800	103.00	0.00	5.12	33	0.798	95.00	0.00	5.07	53	0.798	98.00	0.00	5.08
14	0.797	105.00	0.00	5.13	34	0.794	99.00	0.00	5.02	54	0.801	100.00	0.00	5.13
15	0.798	103.00	0.00	5.02	35	0.786	96.00	0.00	5.14	55	0.803	96.00	0.00	5.28
16	0.808	104.00	0.00	5.06	36	0.797	97.00	0.00	5.10	56	0.797	101.00	0.00	5.15
17	0.786	99.00	0.00	5.19	37	0.798	96.00	0.00	5.02	57	0.792	103.00	0.00	5.19
18	0.800	97.00	0.00	5.08	38	0.794	101.00	0.00	4.92	58	0.793	100.00	0.00	5.01
19	0.799	100.00	0.00	5.06	39	0.805	100.00	0.00	5.27	59	0.803	113.00	0.00	4.87
20	0.791	101.00	0.00	5.07	40	0.793	99.00	0.00	5.00	60	0.800	108.00	0.00	5.21

图 9-2-36　片剂在线检测仪单例模式运行数据

第三节 实现连续制造

一、概述

在过去的半个世纪中，制药行业一直采用传统批量生产模式进行药物生产，但随着全球化、信息化、现代化步伐加快，能够缩短生产周期，在一定程度上提高药品质量和生产效率，具备敏捷性和灵活性特点的连续制造生产模式已成为新兴技术。连续制造是一种基于风险的科学方法进行过程设计的生产方式，是指原材料被持续不断送入系统而同时系统终端将持续不断产出成品，制造的各道单元前后必须紧密相连的生产方式，它将有助于确保质量始终如一的产品。连续制造系统的封闭性和连续性使其比几十年前传统批量生产模式更容易控制。

现在制药行业的固体制剂生产模式是以分批式生产为主，每一个生产步骤结束之后在实验室进行离线检验，抽样合格之后进行下一步骤生产，直至最后获得终产物。而固体制剂连续制造是通过控制系统将生产中的每一个步骤单元进行整合，原料连续加入生产线中，同时终产物以相同的速度连续获得，原料和终产物以相同的速度进出生产线，整个生产过程的时间缩短到几分钟、几小时。同时，在连续制造过程中对中间体和终产物用 PAT 实时监测，实现生产过程实时可控，保证产品的质量。

随着 PAT 的不断发展，制药行业也逐渐具备了由批生产模式向连续化生产转变的基础。

连续制造是一种“端到端”的生产模式，采用连续制造的固体制剂具有诸多的革新空间。

（一）供应链

供应链缩短不仅意味着降低了原辅料供应、运输过程中带来的安全风险、短缺风险和监管负担，减少了长供应链带来的不确定性和额外成本，更意味着制药行业的回归和由此带来的资本回归。

（二）效率和灵活性

1．**生产迅速** 减少生产用时，缩短生产周期。

2．**无需工艺放大** 产品量增大的同时，不需要考虑放大带来的各种问题，尤其是当突破性疗法和临床急需产品出现市场需求时，能够迅速满足临床需求，更容易应对药品短缺和疫情暴发，在快速响应的同时为企业缩短产品的上市耗时。

3．**剂型设计灵活** 能够为更广泛的剂型创新提供可能，尤其是对于组合产品来说，由于控制的范围更加精确，相应确认和验证的减少能够使得组合制剂的使用更加方便。

（三）质量和成本

更有可能在浪费最少的情况下，保证均一的高质量，提供更有意义的统计数据和更为及时稳定的工艺控制；实时的可控系统及有效数据，可减少过分监管，将监管资源集中于更高风险的领域，减少库存，缩短供货周期，提高服务水平，缓解环境污染压力。

值得注意的是，不管是使用批次生产还是连续制造技术，药品的质量合规性、药品安全是首要的。因此，连续制造仍面临较多的挑战，需要逐步攻克，比如，对于“批”（lot/batch）的定义，对货架期的定义，物料追溯系统的完善程度，对于滞留时间（residence time）的判断，对于中断 / 故障发生后选择性弃置产品量的选择。

连续制药技术的发展首先是几个生产单元通过整合成一个半连续生产线，实现半连续制造，再逐步实现整条生产线的连续化制造。

二、单元连续的固体制剂生产模式

（一）固体制剂连续生产工艺

口服固体制剂生产主要有三种工艺路线：直接压片、干法制粒和湿法制粒。

（二）固体制剂连续生产设备

1. 连续喂料机　连续生产采用的喂料机通常为失重式喂料器，是由料斗、破架桥机构、输送螺杆、称重系统和控制器组成的机器（图 9-3-1）。在操作中，料斗、物料和输送螺杆被共同、连续地进行称重。随着物料送出后，测量真实的失重速率，并将它与所需要的失重速率（设定值）加以比较。失重式喂料器通过调节输送螺杆速率来自动修正偏离设定点的偏值，从而可以均匀、准确、连续地喂送物料。

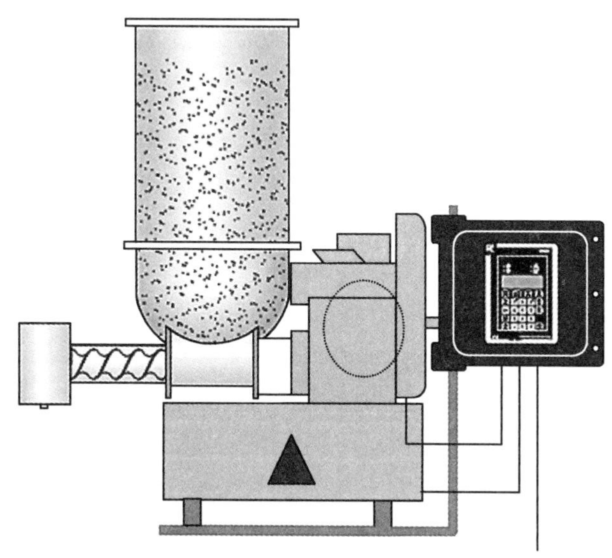

图 9-3-1　连续喂料机示意图

2. 连续湿法制粒机　双螺杆制粒机是一种理想的连续制粒工具，因为它可在一台设备中连续式地进行输送、混合、润湿和剪切。双螺杆制粒机最初由双螺杆挤出机转换而来，其结构与双螺杆挤出机基本相同，主要包括：给料、输送、加浆、捏合、冷却 / 加热等几个部分（图 9-3-2）。物料在双螺杆制粒机中的停留时间分布（RTD）是表征制粒机性能的一个重要参数。双螺杆制粒机同时也是一个高效的混合机。制粒机内物料的流动类似于一个连续式混合机。不同的揉捏和混合螺杆元件可以延长物料停留时间，并在此过程中形成

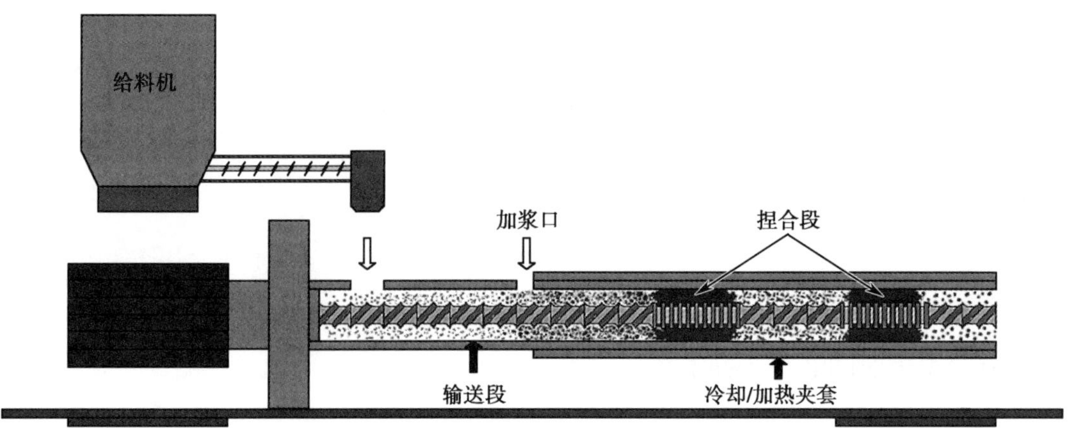

图 9-3-2 双螺杆制粒机示意图

轴向混合。因此，在某些情况下，原辅料不经过连续混合机，可以按比例直接进入双螺杆连续制粒机中完成混合。故了解 RTD 及 RTD 的影响因素对连续制粒及其控制非常重要。

3．**连续混合机** 在制药连续生产中使用的连续混合机为一种管状混合机（图 9-3-3）。管状混合机主要包含圆柱形的腔体及搅拌轴等。圆柱形腔体的直径一般为 3 ～ 6cm。搅拌轴沿轴线方向布置有许多叶片。搅拌轴的速度、叶片的形状和数量以及叶片的倾斜角度等参数对混合性能都会有直接影响，可以根据需要进行调节。粉体从混合机一端加入，通过旋转叶片及持续加入的粉体向前推动，从另一端排出。粉体在混合机中 RTD 的长短对混合性能的影响非常关键。除了通过改变上述参数来改变粉体停留时间以外，不同厂家的连续混合机还有各自独特的一些设计。如在混合机出口处增加挡板，改变挡板的角度可以改变 RTD；调节改变混合机的倾斜角度也可以改变 RTD。通过改变上述设备参数及设计，可以控制粉体平均停留时间分布，进而干预连续生产进程。

4．**连续干燥机** 连续生产的干燥还是基于传统的干燥技术。其原理是控制所有湿颗粒在干燥室内的停留时间一致，以使所有颗粒经过相同时间的干燥后得到含水量相同的干颗粒。目前使用较多的方式是半连续分区式流化床（图 9-3-4），将传统的批生产流化床产

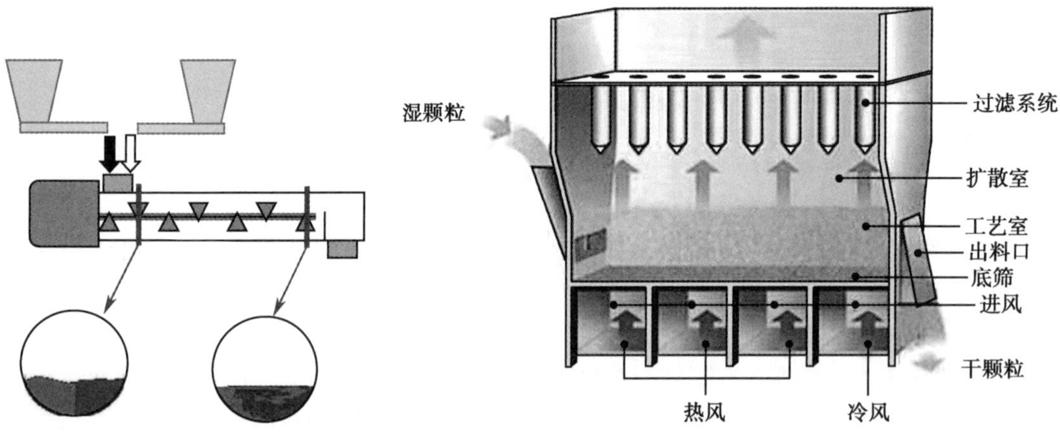

图 9-3-3 连续混合机示意图

图 9-3-4 连续干燥机示意图

品锅分隔成多个区域，分别为加料区、干燥区、出料区。加料区和出料区各一个，而干燥区一般有多个。物料流遵循先进先出的原则，连续的物料流被分成不同的小块，每一小块物料在不同的隔腔内进行干燥，干燥完排出然后再重新加载湿物料，周而复始，形成连续的干燥工艺。卧式连续流化床也可以实现连续干燥，此外国外还有人在干燥室内设置一定长度的管道，使所有颗粒匀速通过管道以控制停留时间。

5．压片机　压片机即是借助压力把颗粒间间隙缩小至产生足够的内聚力而紧密结合成片剂的过程。目前主流的压片技术均采用此原理设计，且压片机的整个工作过程也保持连续工作状态。将主要工作过程分为：①充填；②压片；③出片。三道工序连续进行。下冲的冲头由中模孔下端伸入中模孔中，封住中模孔底，由位于中模上侧的充填容积传感器联动设备上方的加料器向中模孔中填充药物颗粒或干粉，上冲的冲头部位自中模孔上端压入中模孔，并下行一定行程得以对中模中的内容物加压，内容物中的颗粒或干粉滑动、挤紧，颗粒间间隙逐渐缩小，空气逐渐排出；若干颗粒或结晶体被压碎，且碎片被压入间隙。当到达一定的压力、颗粒 / 碎片间隙接近到一定的程度时，产生足够的范德瓦耳斯力，使得疏松的颗粒或干粉压制成片。之后上冲提升出孔，下冲上升将药片顶出中模孔，完成一个周期的压片过程，且随着下冲降到原位，压片机又进入下一个周期，周而复始，同时整个过程为连续运行。而随着前后生产单元产能的要求，整个过程又可以在一个单元区间内进行叠加设计，继而出现双出料、三出料，达到高速、且产能线性翻倍的连续压片生产。

6．连续式包衣机　连续式包衣机的原理类似于卧式连续流化床，即在传统包衣机的基础上纵向延长包衣室，使药片在上下运动之外慢速向后方运动，最终出料。其原理同样是要控制所有药片在包衣室内的停留时间一致，使所有通过包衣室的药片包上相同厚度的包衣膜。

三、端到端连续制造模式

对于传统中药固体制剂制备，基于分批次检测，在某种程度上默认通过稳定成熟的工艺处理过程能使得物料的批内均匀，其特征更多为批次性、单元性、间隔性。而现代固体制剂的生产正在从传统的分批式向连续制造转变，连续制造效率高、成本低，更利于保证最终产品质量。

以片剂生产为例，传统固体片剂生产如图 9-3-5 所示。

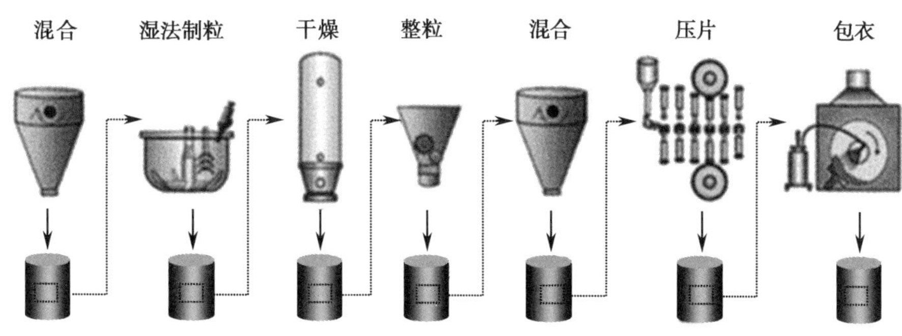

图 9-3-5　传统固体片剂生产模式

（1）物料 / 产品在每一步单元操作后统一收集，转至下一单元操作（事实上目前已有部分设备能够实现某些单元操作的半连续制造，如部分制粒和压片操作）。

（2）在所有操作完成后，在离线的实验室中进行检验，总体合格后放行。

（3）实际生产用时（每批）几天到几周不等。

而连续制造的特点与传统生产相比，摒弃了各单元间的间隔动作（离线取样、检测、放行、运输等），从而实现整线生产过程连续、顺畅。

固体制剂的连续制造生产方式：固体制剂连续制造是通过计算机控制系统将各个单元操作过程进行整合。以片剂的湿法制粒连续制造过程为例（图 9-3-6），通过对某些设备进行改造或采用一些替代的技术，将间歇的单元过程转换为连续制造过程，起始原料和成品以同样速率输入和输出，物料和产品在每个单元操作之间持续流动，整个生产过程实际用时只需几分钟至几小时；同时每个单元的关键控制点采用对应的在线检测技术，将检测动态监测结果与设备关键参数建立相关性控制模型，实现动态闭环反馈控制，形成“单元闭环”；并在顶层建立各控制与生产线放行 CQA 之间相关性模型，将各单元串联起来，生产线整体建立动态闭环控制，最终实现动态稳定质量的连续制造。

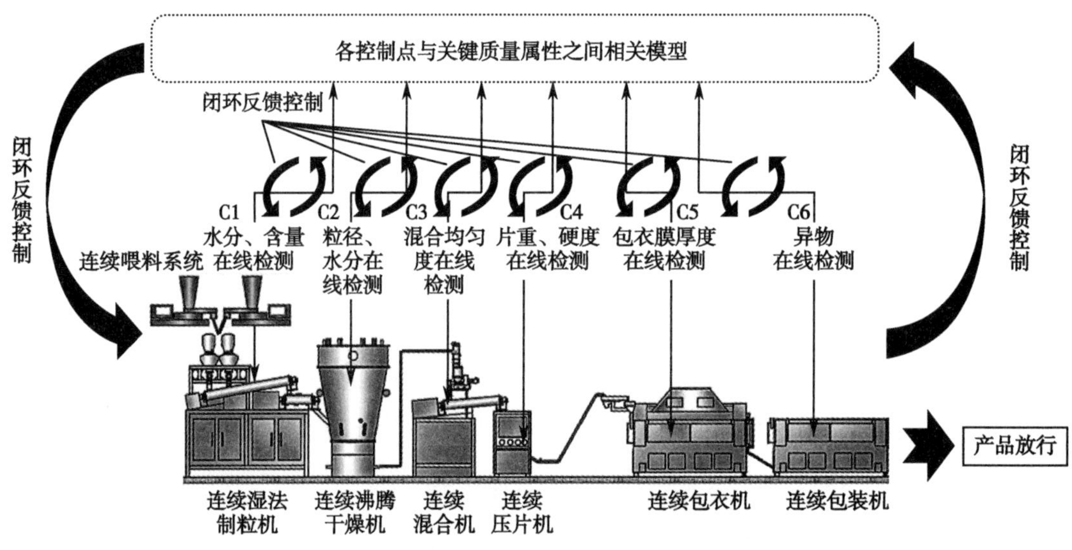

图 9-3-6　连续化固体制剂湿法生产模式

图 9-3-6 展示了一个典型的连续化固体制剂湿法生产模式，该模式的生产过程由连续喂料、连续湿法制粒、连续沸腾干燥、连续混合、连续压片、连续包衣、连续包装 7 大单元组成，每个单元间采取真空上料或重力方式进行连接，在制粒、干燥、混合、压片、包衣、包装中的关键属性监控点位（即图 9-3-6 中的 C1 ～ C6 共 6 个监控点）均设置 PAT 设备，实时检出每个单元生产过程中的产品质量，结合 PAT 模型的总体工艺过程模型根据检出质量参数对设备参数进行调控，以满足连续生产。

该连续系统具体生产过程：原辅料由前端源源不断地送入连续喂料机，喂料机内的螺杆根据后端制粒量将物料蠕动至制粒的暂存罐，暂存罐内的物料随时供连续双螺杆湿法制粒机备用。在此过程中，设备控制系统精准地根据前端的进料速度及后端制粒机的耗料速度实时地调控螺杆转动的圈速，使前后生产保持顺畅、连续，无间断、阻隔。

原辅料经过匀速输送至双螺杆机，在相对转动作用下混合，此过程中通过加浆口加入黏合剂（如浸膏液）将固态的原辅料润湿，通过双螺杆捏合、剪切制出湿颗粒。要实现整个过程真正的连续生产，在通过设定程序控制设备参数持续生产的基础上，还必须保证质量的持续实时稳定。故需要将湿法制粒过程中湿颗粒的实时 CQA 作为整个工艺过程模型当中的关键输入变量，通过 CQA 与设备参数建立数学函数关系，指导性地反馈调节设备控制单元，进而实现真正的稳态。湿法制粒中湿颗粒的 CQA 包含有效成分、颗粒大小分布、颗粒形状和含水量等，此处主要选择有效成分与含水量两项指标作为在线监测与控制，首先应确定合适的采样方法和准确的分析工具。在 C1 这个监控点位上，利用 NIR 对含氢基团（如最典型的—OH）敏感性较强的特性，可采用在线近红外对含水量进行监测，同时利用近红外对极性基团强特征性吸收特性以及拉曼散射对非极性基团的强特征性吸收（图 9-3-7）特性，即近红外与拉曼的互补效应（可以基本上覆盖大部分有机物的官能团，即大部分的有机物，如图 9-3-8），则可采用在线近红外 + 拉曼的方式对有效成分进行动态监测。

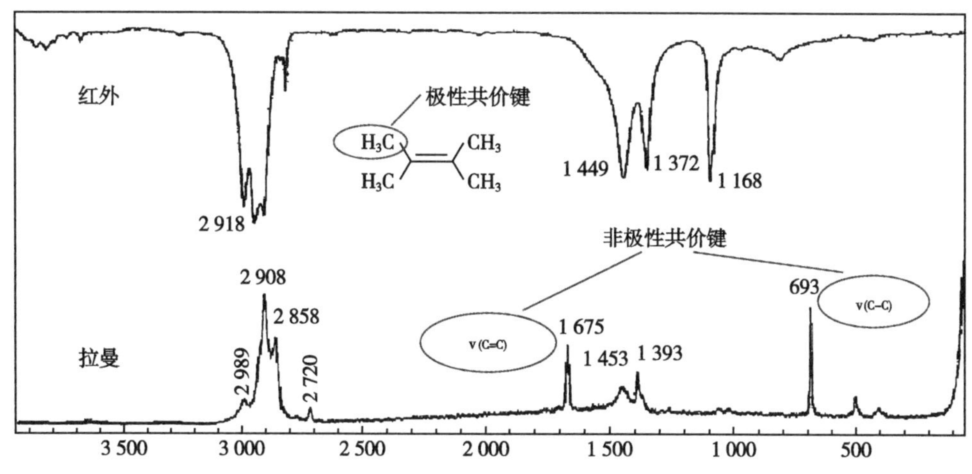

图 9-3-7　不同基团对近红外与拉曼吸收差异

对水分含量及有效组分采用线内在线的方式进行实时检测。为了考虑光谱采集、建模的对应性及有效性，故将在线光谱仪探头外罩设计成特定形状，装置在连续湿法制粒机内壁界面处保持弧形完好贴合，即与双螺杆的运动轨迹垂直，且取样口同样设计处理，并紧挨探头，位置在探头的前略下方（物料运动的方向）。这样做的目的是在不影响双螺杆正常制粒生产的情况下，利用双螺杆与内壁贴合面的刮扫作用，将探头上黏附的物料及时向前刮扫，并利用惯性和重力的作用向前下方顺势落到取样口处，取样口可根据具体工况进行开槽处理，以达到不破坏所取样物料样品的有效性。由传感器检测的数据反馈至工艺过程模型随时调控设备参数及运行速度，以达到动态实时放行。

经连续湿法制粒机制得的湿颗粒借助重力辅以沸腾干燥机的负压环境进入沸腾干燥腔室内，在被加热后的干燥空气随着底部的空气分配板，将空气以旋切方向吹向锅内，湿颗粒随着空气成漩涡状向上运动，并在气流的带动下自转、翻转，逐步成粒，上升至

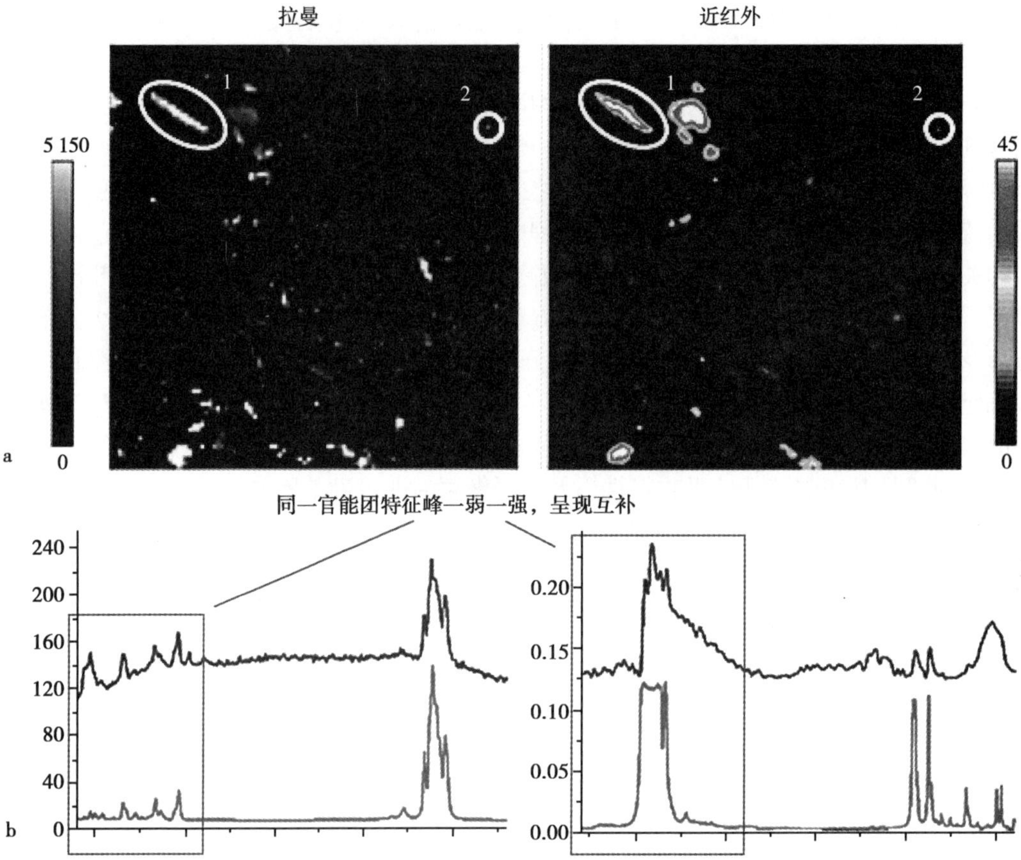

图 9-3-8 近红外与拉曼的互补效应

一定阶段受重力影响落下，再乘着气流斜向上送入下一阶段干燥腔室，反复干燥，直至最终干燥成形。在此过程中，颗粒的粒径作为成形的质量关键控制指标，而水分则是颗粒生产质量的直接体现，两项指标作为此处设立的 C2 监控点所控制的 CQA。若要观测锅内总体动态水分，可利用其透射性较好且对水分线性（水分含量与水分受微波振荡吸收的微波能量成线性相关关系）可检性的特性，对总体水分进行监控；若只观测局部水分，则可利用近红外透射性较差且对水分较强特征性吸收的特性，对局部水分进行监控。而对于粒径而言，可采用 3D 或平面视觉成像技术（图 9-3-9）进行粒径变化动态监测（图 9-3-10）。

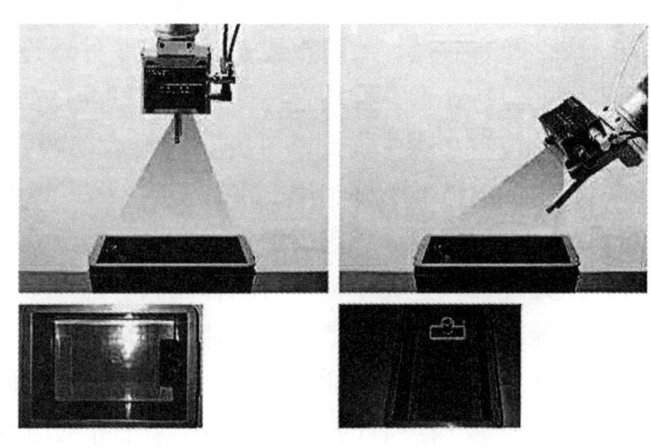

图 9-3-9 3D 或平面视觉成像技术

同样，将水分和粒径实时指标作为沸腾干燥阶段工艺过程模型的输入，动态调控着设备参数（如风量、风温等），物料流转到下一单元，使整个过程生产连续，质量动态稳定。

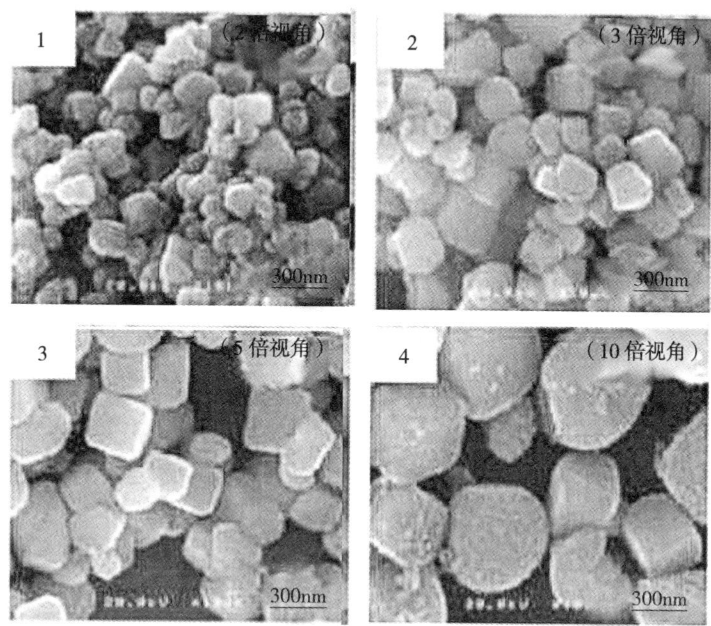

图 9-3-10　视觉监测粒径变化动态

合格颗粒从干燥处送至混合处，传统模式下一般采用叉车叉运 IBC 料斗送至压片机上端对接混合机下料，而对于连续生产，需要根据具体工况、成本考虑等因素选择合适对应的处理方法。若车间层高不受限制，则优先采用重力输送法；若层高受到限制，则可采用密闭助力式输送，最典型的是密闭气流输送技术。对于输送颗粒，特别是中药湿法颗粒剂，在制湿颗粒时的剪切作用下，颗粒表面放大看往往有棱有角，若是直接用压缩空气，很大程度上会出现颗粒撞击管道破损、磨损的现象，对于连续化生产而言，是一个无法控制质量损失的因素。故可采用负压密相输送技术，即末端真空抽动，中间脉冲补气，使得物料间隔呈栓塞状输送（图 9-3-11）。

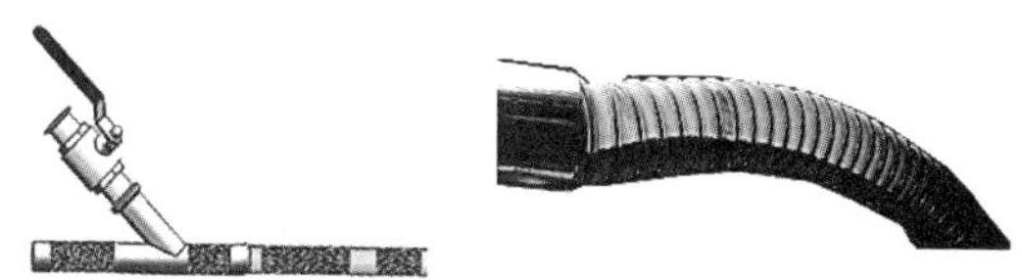

图 9-3-11　密闭密相气流输送下物料呈栓塞状输送

在混合阶段，与以往传统模式下采用二维混合等混合方式分锅次、分批次混合不同，连续生产采用双螺杆方式将物料进行充分连续混匀，在此基础上，设置 C3 监控点监控混合过程的 CQA——混合均匀度，以达到控制混合进程及 RTD 的目的。监测混合均匀度可采用近红外光谱，实时采集光谱对每次采集的光谱信息进行比对，当光谱信息的重合度大于某一设定值时，即标志着混合的结束，这也就是在本章“在线检测技术及在制药行业应用”中阐述的 MBSD 建模法。监测点的位置设在双螺杆混合的出口滑槽处，结合预测控制 - 比例积分导数（MPC-PID）方法控制设备，使混合均匀度快速达到设定点，合格的物料继而采用密闭密相气流输送方式送至压片。

压片本身即是连续式的，即利用中模的固定、上下冲的相互挤压使颗粒团压塑成片。这一过程中片剂的质量由片重、硬度以及厚度这三个 CQA 来决定。故在压片排片的出口处设置 C4 监控点采用称重、硬度检测及尺寸检测集成于一体的连续检测器进行检测，若出现不合格的情况，则通过工艺过程模型调控主压力等设备参数，使整个过程连续、质量稳定，合格品采用密闭密相气流输送方式送至包衣机。

连续式包衣机基于传统的流动层包衣机锅体技术基础上延长包衣筒，在设备上大量增加了喷枪数量，使药片在上下运动之外慢速向后方运动，最终出料。控制 RTD 使得各部分包衣膜的厚度均匀且达到设定值，因此在包衣过程中需要针对的 CQA 即是包衣膜厚度。包衣膜的厚度有多种方法检测，但须根据实际情况进行选择。若包衣膜的厚度与近红外吸收的相关性较强，则可采用近红外检测技术进行厚度监测。但相关性若不强、衍射性较强（表面可衍射），则采用光学相干层析成像技术（OCT）进行监测，相比于近红外的间接检测，这也是一种较为直接监测方式。其基于低相干干涉原理获得深度方向的层析能力，通过扫描可以重构出片剂内部结构的二维或三维图像（图 9-3-12），再通过比例测距，动态监测包衣膜厚度的变化。

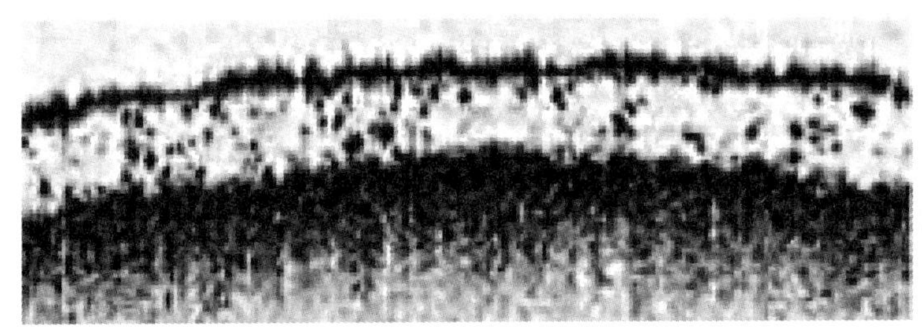

图 9-3-12　光学相干层析成像技术（OCT）对包衣膜厚度的检测

在包衣的出口位置 C5 监控点设置 OCT 检测仪，检出的厚度通过工艺过程模型调控设备参数（喷液时间、干燥时间等），以达到动态调控包衣质量。

最后一个单元是连续包装，只是在过程中需要对关键质量点——内、外包的包装情况（药片缺损、异物、三期位置等）进行质量控制，采用的手段则是基于 CCD 传感技术的高速视觉成像检测技术，设置 C6 监控点位于铝塑落片工段，结合人工智能（AI）识别技术，可及时发现连续包装高速运行中铝塑包装片剂的质量问题（图 9-3-13），设置监控点位于外包（如盒、箱等）包装工段，则可及时监控药品监管码、三期的位置是否发生偏移、错位（图 9-3-14）。

药品连续制造已在国外发展十余年，从 FDA 在 2004 年发布的《行业指南：过程分析技术（PAT）——用于规范创新药研发，生产及质量保证的框架》，2014 年欧盟、日本监管机构对药品连续制造采取监管措施，到 2018 年 ICH 批准 Q13 连续制造的议题，国外已就药品连续制造生产模式提出了众多新工具、新方法、新标准。药品连续制造作为新兴技术，是未来全球药品生产模式的大趋势和战略需求，这是一个机遇与挑战并存、变革与创新激荡的时代。制药行业的发展趋势正在逐渐发生转变，在生产经济性要求的推动下，制药行业将不得不采用更加经济的生产方式进行药品生产，低效的间歇式生产方式早就不能满足当今制药业的发展，连续制造则实际早就是任何行业实现先进制造的基本条件与基础，它取代了耗费时间和空间的批量单元操作，并将质量控制纳入生产过程，关键的是，在连续制造中，所有的过程和质量参数都在过程的每个阶段用集成的 PAT 系统不断

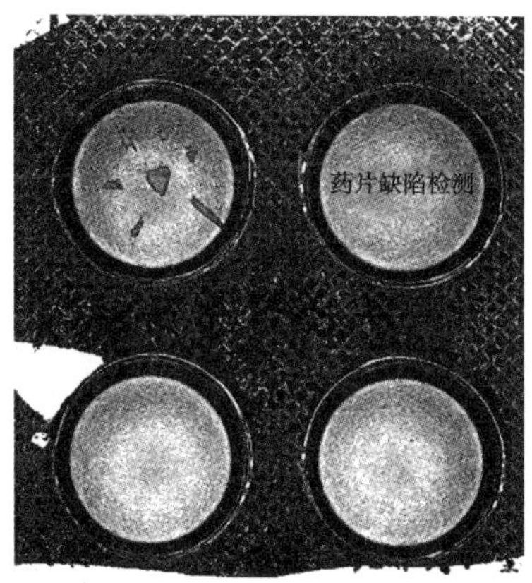

图 9-3-13　视觉检测应用于监控药片缺陷

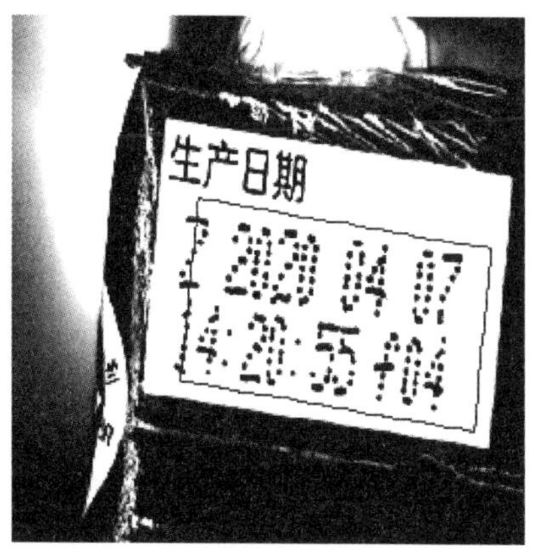

图 9-3-14　视觉检测应用于监控三期偏移

地监测和控制，这种持续的分析确保了最高的产品质量和效率，同时最大限度地减少了资源的使用、浪费和环境影响，节省了成本，提高了质量保证。正确看待和处理好合规与技术进步的关系是当今促进制药行业技术进步与发展的关键。我国药品连续制造工作想要有“质”的发展，完善法律法规体系需排在首位，有关药品连续制造的配套法律法规和政策文件的制定发布工作亟待开展；同时应进一步聚焦药品连续制造关键性、基础性、应用性和前瞻性的科学难题，加快推动我国从制药大国向制药强国的转变。

第十章

中药固体制剂工艺验证与设备确认

第一节　工艺验证与设备确认

一、概述

制药企业应当确定需要进行的确认或验证工作，以证明有关操作的关键要素能够得到有效控制，保证能始终如一地生产出符合国家法定标准的合格产品。确认或验证的范围和程度应当根据风险评估的结果确认。企业的厂房、设施、设备和检验仪器应当经过确认，应当采用经过验证的生产工艺、操作规程和检验方法进行生产操作和检验，并保持持续的验证状态。确认或验证应当贯穿于产品生命周期的全过程（图 10-1-1）。

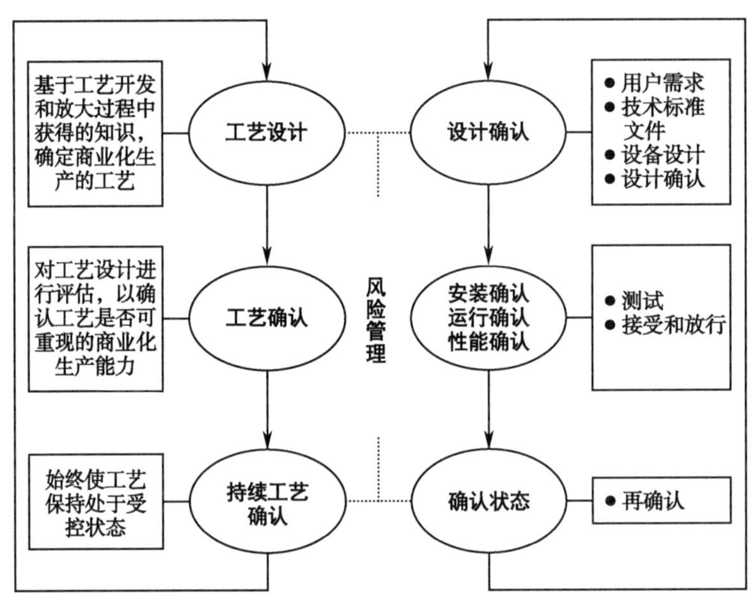

图 10-1-1　验证或确认的生命周期

（一）定义

验证：证明任何操作规程（或方法）、生产工艺或系统能达到预期结果的有文件证明的一系列活动。用来确保工艺、过程、方法或系统等能够实现预定的用途。

确认：证明厂房、设施、设备能正确运行并可达到预期结果的有文件证明的一系列活动。

（二）对象和范围

验证主要考察生产工艺、操作规程、检验方法、清洁方法、计算机化系统等。

确认主要针对厂房、设施、设备和检验仪器。

确认或验证的范围和程度应当经过风险评估来确定。

（三）确认和验证计划

企业应当制订验证总计划，以文件形式说明确认与验证工作的关键信息，所有对于确认和验证的组织、计划以及实施方式等的要求都应在验证总计划中进行描述，验证总计划或其他相关文件中应当作出限定，确保厂房、设施、设备、检验仪器、生产工艺、操作规程和检验方法等能够保持持续稳定（图 10-1-2）。

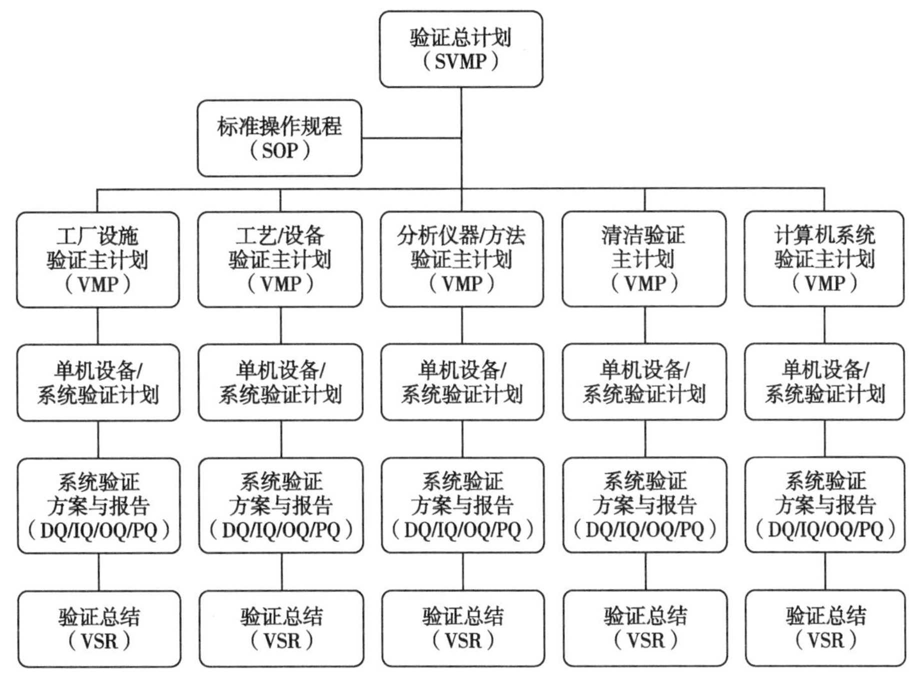

图 10-1-2　验证总计划与各层级计划框架

对于验证的策略、方法，进程以及责任人进行规定，这也是法规的要求。标准操作规程是对法规要求的转化，是对于验证过程中具体实施的指导和参考。通常来讲，固定化或者程序化的流程可以在 SOP 中规定，验证计划可以参考 SOP 的相关要求。对于计划性或者针对性的要求可以在验证计划中进行规定。为了便于对验证工作进行管理，可以在验证总计划（SVMP）的框架下，准备不同的验证主计划，对于单独的设备和系统最好准备各自的验证计划，但是要注意各个计划间的层级关系。这样进行管理的好处在于在某个方面的验证工作完成后，可以根据验证主计划（VMP）的要求准备验证总结报告，便于对验证工作进行有效的管理。同时需要注意的是，对于 SVMP，VMP 需要进行定期的更新，对其中的验证项目的进程以及相关内容进行回顾。验证总结（VSR）完成的 VMP 是需要再进行回顾的。

验证总计划是公司确认和验证的整体策略、目的和方法，它的作用是确定确认和验证的策略、职责以及整体的时间框架。

所有的确认与验证活动都应当事先计划，并且活动应按照批准的程序和方法实施（图 10-1-3）。

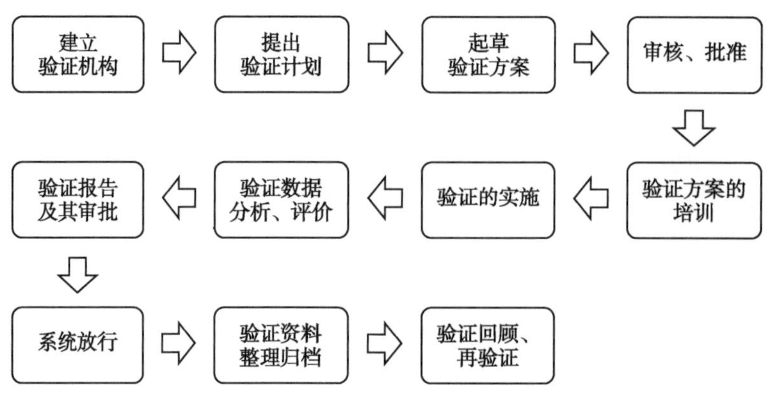

图 10-1-3 验证或确认的实施步骤

二、质量风险管理

质量风险管理是对风险进行评估、控制、沟通和审核的系统化过程。贯穿于整个验证和确认的生命周期中。

质量风险管理的目的是按照一个完整的风险管理流程，使风险发生的可能性降低、严重性减轻或者提高风险发生时的可预测性，将风险危害降低到可接受程度。

质量风险管理的原则是：以科学知识和对工艺的经验为基础，与产品质量和患者安全相关联。

质量风险管理是一种事先的、有组织的活动，要求企业基于各种历史数据、理论分析，对所有与风险相关的过程进行分析和评估，识别出潜在的风险；进而进行风险分级，通过风险评估的结果来决定所需采用的适宜控制方法，从而达到质量风险管理的目的（图 10-1-4）。

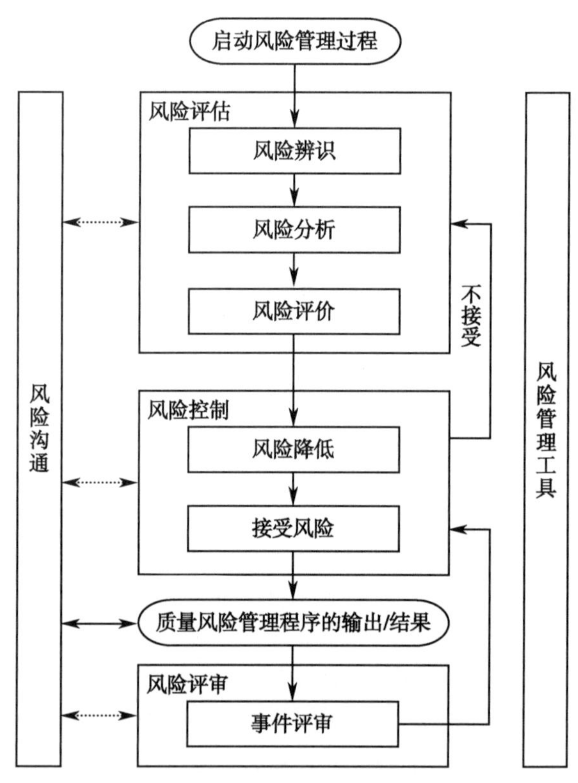

图 10-1-4 质量风险管理流程图

第二节　工艺验证

一、概述

工艺验证是指证明一个生产工艺按照规定的工艺参数能够持续生产出符合预定用途和注册要求产品的一系列活动。采用新的生产处方或生产工艺前，应当验证其常规生产的适用性。生产工艺在使用规定的原辅料和设备条件下，应当能够始终生产出符合预定用途和注册要求的产品。当影响产品质量的主要因素，如原辅料与药品直接接触的包装材料、生产设备、生产环境、生产工艺、检验方法等发生变更时，应当进行确认或验证。

工艺验证应当包括首次验证、影响产品质量的重大变更后的验证、必要的再验证以及在产品生命周期中的持续工艺确认，以确保工艺始终处于验证状态。

工艺验证是对从工艺设计阶段开始直至商业生产全程中的数据进行收集和评估的活动，收集并评估从工艺设计阶段贯穿整个生产的数据，用这些数据来确立科学证据，证明工艺能够持续生产出高质量的产品。

工艺验证活动的目的是工艺重现和始终如一地生产出优质产品，确保产品每一个批次内均一性和批次间一致性。

二、工艺验证的方式

（一）前验证

也称为前瞻性验证或预验证，是针对新的生产工艺或当工艺发生重大变化时所进行的一类验证方式。预验证主要反映关键步骤，通过运用最坏情况分析或析因设计等方法在工艺确认阶段分析生产过程中的单元操作，可以确定这些关键步骤的工艺参数是否会影响整个生产过程。在正式的三批预验证中，应该将关键步骤的工艺参数设定在操作范围内，而且在工艺操作中不能超出或低于它们的控制限。验证中所生产的产品批量应与最终上市的产品批量相同，通常要求进行不少于三个连续成功批次的生产，在验证成功结束之后才可以放行产品。

对于新品种或生产工艺改变生产出的产品，因为这种改变可能会影响药品的质量规范和质量特性，应采用前验证的方式。

（二）同步验证

是在正常生产过程中按照方案进行的验证。结果的评估应该作为建立后续中间体控制和成品检测的可接受标准和规范。同步验证中生产的产品如果符合所有验证方案中规定的要求，可以在最终验证报告完成之前放行。同步验证必须合理、有文件记录并且经过质量部门批准。

适用于以下情况：需求很小而不常生产的产品；生产量很小的产品；从前未经验证的遗留工艺过程没有重大改变的情况；已有的、已经验证的工艺过程发生较小的改变；已验证的工艺进行周期性再验证。

（三）回顾性验证

是通过对历史数据回顾的方式。这种验证方式涉及通过积累的中间体和最终成品的检验和控制数据，用以证实产品及其生产过程是受控的。适用于已经积累批生产、检验、控制数据的已上市产品的工艺验证，针对某些工艺已确立很久，并且原料、设备、系统、设施或生产工艺的变化对产品质量没有明显影响的情况。

（四）再验证

用于确认工艺和生产环境同时变化或其中一项发生变化，当处方、设备、工艺和包装发生明显变化可能会影响产品和生产工艺性能时。此外，当原料供应商发生变化时，药品生产企业应该敏感地意识到，原料质量特性的潜在不利变化可能会反过来影响产品和生产工艺性能，质量保证方案（变更控制）应该要求再验证。

三、工艺验证的生命周期

工艺验证三个阶段的生命周期（图 10-2-1）：

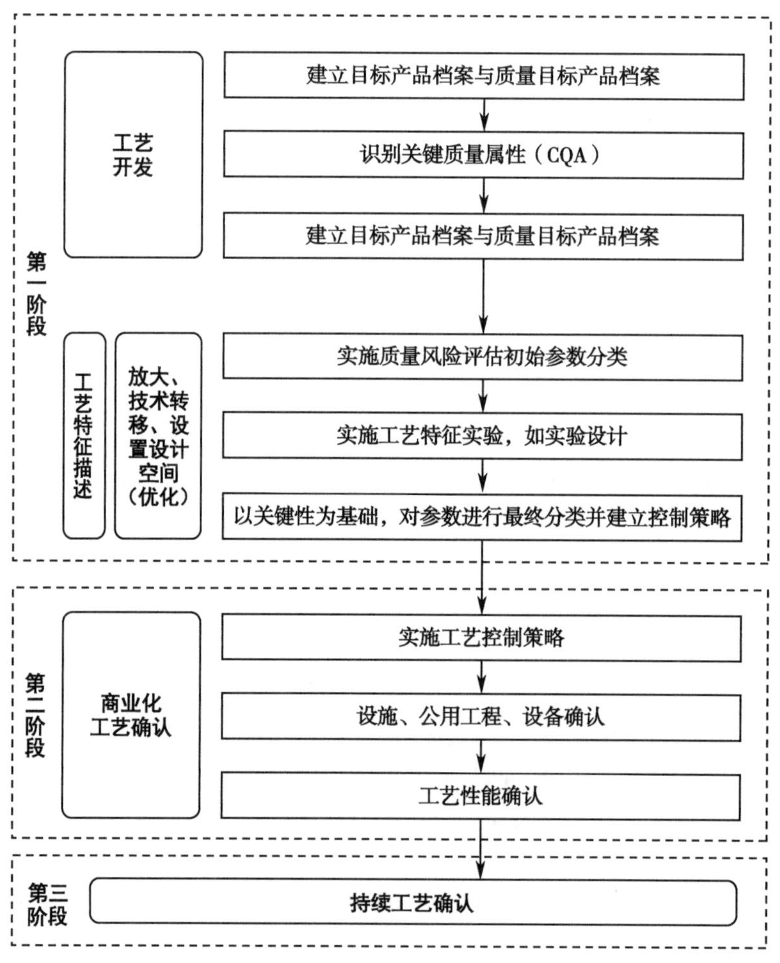

图 10-2-1 工艺验证活动全过程

第一阶段——工艺设计：基于工艺开发和放大过程中获得的知识，确定商业化生产的工艺。

第二阶段——工艺确认：对工艺设计进行评估，以确认工艺是否具备可重现的商业化生产能力。

第三阶段——持续工艺确认：在常规生产中持续的保证工艺处于受控状态。

四、工艺设计

制剂工艺设计就是对工艺参数的研究和优化，确定影响产品质量的关键工艺参数，通过确定工艺的耐用性研究，建立生产工艺操作范围，进而确定质量标准控制项目，并最终通过工艺的验证，体现不同批次产品质量的重现性。

工艺研究通过工艺参数的优化研究，确定达到产品质量要求的生产参数范围。也就是说，在参数范围内的生产，产品质量的均一性和重现性一般能得到较好的保证，这为生产工艺的实施（操作）提供可靠的实验依据。

首先，在样品的小试阶段，通过对工艺参数的评价，对处方的合理性进行验证，确定影响产品质量的关键参数。其次，通过中试样品或生产样品的生产，确定工艺的耐用性，为生产工艺建立操作范围，并通过过程控制得到符合质量要求的产品。中试规模样品的工艺研究的重点之一就是在GMP车间内，对生产设备以及制备工艺的关键参数进行确定，结合小试样品工艺研究数据，通过放大的设备对生产工艺进行重现性试验，确定工艺参数范围，为生产规模样品的生产提供试验数据，并通过此研究，确定生产工艺的基本流程。通过中试或生产规模的工艺研究，确定关键参数范围、工艺的耐用性以及规定过程控制点后，通过样品的生产检验以及对上述参数的数据评估，最终确定生产工艺。在建立以上研究参数后，最后对工艺进行验证。

（一）总体考虑

工艺设计应从开始就考虑到将来产业化生产的情况，一种方式是基于现有商业生产设备的功能性和局限性进行工艺设计；另一种方式是先设计产品工艺，最终根据产品工艺进行商业设备的选购，但是无论哪种思路其本质是相同的，即设计的工艺应便于控制，具有较大的可操作空间范围，能满足持续改进提高产品的质量需求。

（二）技术要求

1．产品开发报告的要求　产品开发报告应清晰描述处方和工艺的研究过程，目标产品开发的质量属性、物料性质、包装系统的研究，并对产品工艺和质量有影响的控制内容进行描述。

2．产品开发报告的主要内容（根据实际需要可以增减）　包括制剂的研究、目标质量属性的概述、API性质的研究、辅料性质研究以及原辅料相容性研究、处方的设计和优化、工艺的设计和优化、包装系统的研究、报批批生产过程的描述、报批批中间样品和成品的检测、报批生产批次稳定性等。

3．考虑因素

（1）产品开发的原则：固体制剂的设计应基于科学，根据大量科学实验的数据进行持续的改进和完善，同时在设计和开发过程中建立起可控的工艺和质量标准，并在后续控制中通过对工艺操作的控制，满足此质量标准。

（2）工艺路线的选择：固体制剂的路线选择应该始于产品的最初设计，选择的产品路线应该是容易从小批量向大批量工艺放大的。同一产品可以使用不同工艺得到同一质量标准的结果，但是不同工艺所用到的设备和物料可能不同。应尽可能设计出步骤较少的工艺，且各工艺参数有较大的操作空间以应对后续生产时可能出现的各种问题，持续地改进放大生产；同时还应考虑控制成本。

（3）工艺设计内容的主要方面：在成功完成处方前研究后，进行初步的工艺设计，工艺设计主要应包括工艺过程中关键的控制项及考虑到实际的可操作性能。

1）生产工艺：①工艺描述包括每个操作单元的工艺输入、输出、收率、中间检测与控制和工艺参数；②工艺处方、原材料及规格；③批记录和来自实验室或中试生产规模的生产数据。

2）分析方法（包括产品、中间产品和原材料）。

3）基于关键性和风险分析识别工艺参数。

4）工艺特性化：工艺特性化计划和方案，研究数据报告。

5）工艺控制策略：放行标准，中间产品控制与限度，工艺参数设定点和范围，日常监控要求（包括中间品取样和测试），中间产品、工艺步骤的时间限度，原材料 / 成分规格。

6）过程分析技术应用和算法（如果使用 PAT）。

7）产品特性化试验计划（即不包括产品放行检验中的试验）。

8）设备能力范围与适应性。

9）工艺设计报告。

工艺设计阶段通常建议采用不同批次的原料开展研究，并应确定关键工艺参数范围，对关键工艺参数上下限进行充分研究（可以根据试验结果对后续批次的工艺参数进行调整）。工艺确认的关键工艺参数应在经过确定的范围内选定，不对关键工艺参数上下限进行挑战确认。

具体工艺的选择不同（如：湿法制粒、直接压片、干法制粒等），工艺考虑的方面也不相同。

1）湿法制粒工艺设计主要考虑内容：加液量、加液速度、搅拌桨以及切割刀的速度、制粒速度、制粒时间、制粒终点判断、水分、混合时间。

2）直接压片工艺设计主要考虑内容：压片片重、硬度、厚度、脆碎度、崩解时间等。

3）干法制粒工艺设计主要考虑内容：下料速度、压轮压力、压轮形状、压轮间距、筛分筛网大小等。

（4）基于健康、安全、环境因素考虑：一些非 GMP 的风险例如粉尘污染、物理伤害、环境污染等也应注意。

（5）物料性质对工艺设计的影响：同一厂家、不同型号的辅料可能都符合同一质量标准（例如药典），但是不同型号的辅料之间的性质有较大的区别，需要根据设计的工艺选择不同型号的辅料。

不同厂家同一型号的物料，可能存在粒径等标准上的差别，在建立辅料标准时需要注意，保证后续物料的可获得性。

另外，有光敏感或者吸湿性较强的物料时应该在工艺设计时考虑，避光操作，降低操作环境的湿度，避免这些性质对产品质量的影响。

有些物料同其他物料混合使用会发生反应，因此选择物料时，应注意物料之间的相容性以及配伍禁忌。

（6）包装材料的选择：包装材料的选择需要考虑对产品在运输和存储中的保护，同时也要考虑成本。需要通过试验确认产品对光、湿的稳定情况，选择合适的包材。例如对光敏感的产品，在材质上可选择遮光性的包材（例如棕色或其他不透明的包材）；对湿度比较敏感的产品，则可以考虑使用双铝包装。

五、工艺确认

确定生产工艺后，需要对确定后的工艺进行工艺验证。在工艺验证的工艺确认阶段，对工艺设计进行评估以确认在此阶段对工艺设计进行评价，以确认工艺是否具备可重现的商品化生产能力。该阶段具有两个因素：①厂房设施设计以及设备和公用设施确认；②工艺性能确认。此阶段工艺验证是在 GMP 车间内，按照中试规模或生产规模，对工艺的关键参数、工艺的耐用性以及过程控制点全面检验，通过样品生产的过程控制和样品的质量检验，全面评价工艺是否具有较好的重现性以及产品质量的稳定性（图 10-2-2）。

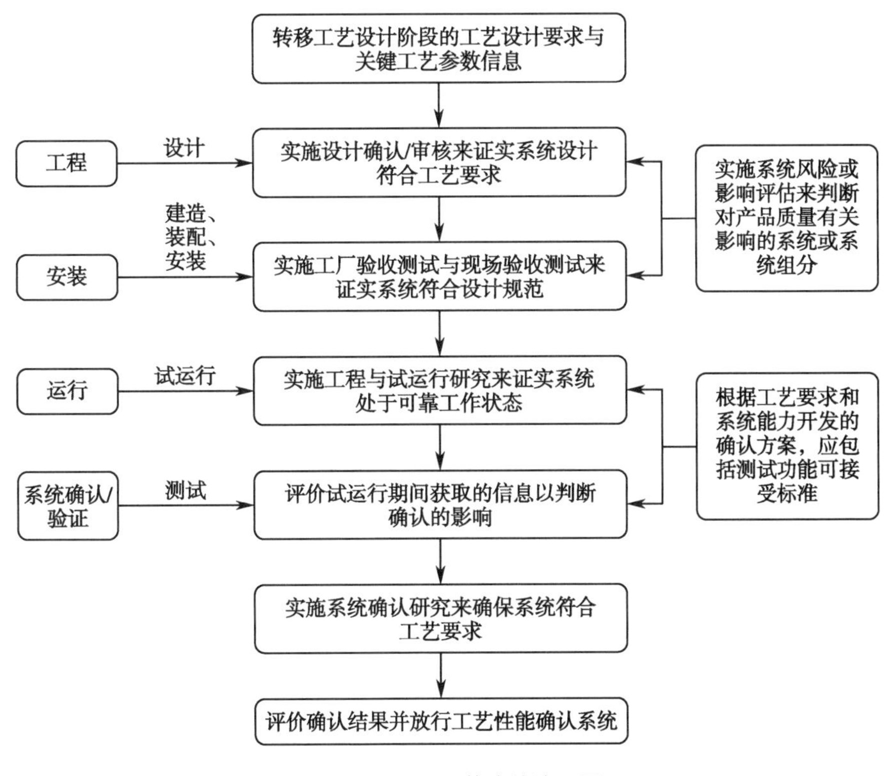

图 10-2-2　工艺确认流程图

（一）前提条件

工艺验证前至少应当完成以下工作。

（1）厂房、设施、设备经过确认并符合要求，分析方法经过验证或确认。

（2）日常生产操作人员应当参与工艺验证批次生产，并经过适当的培训。

（3）用于工艺验证批次生产的关键物料应当由批准的供应商提供，否则需评估可能存在的风险。

（4）应研究并确定产品的CQA、CPP以及合理的参数控制范围包括产品的合理得率范围。

（二）方案设计

验证方案应当至少包括以下内容。

（1）工艺的简短描述（包括批量等）。

（2）关键质量属性的概述及可接受限度。

（3）关键工艺参数的概述及其范围。

（4）应当进行验证的其他质量属性和工艺参数的概述。

（5）要使用的主要的设备、设施清单以及它们的校准状态。

（6）成品放行的质量标准。

（7）相应的检验方法清单。

（8）中间控制参数及其范围。

（9）拟进行的额外试验及测试项目的可接受标准，以及已验证的用于测试的分析方法。

（10）取样方法及计划。

（11）记录和评估结果的方法（包括偏差处理）。

（12）职能部门和职责。

（13）建议的时间进度表。

相关部门按审核与批准的验证方案进行执行。

（三）异常情况处理

验证批次若失败，应调查失败原因，并制定纠正预防措施。只有完成纠正预防措施后，才能重新开始验证。若失败原因并非来自生产工艺（如因设备故障，无法继续进行生产，导致保持时间不达标从而影响产品的各项指标等），那么相应批次应从验证批次中排除，并增补批次以获得足够的验证批次，这些需在验证方案中预先予以明确。

在完成验证后，必须对整个工艺性能确认的执行情况及结果进行书面报告或总结，并进行签批。

六、持续工艺确认

在产品生命周期中，应当进行持续工艺确认，对商业化生产的产品质量进行监控和趋势分析，以确保工艺和产品质量始终处于受控状态。

持续工艺确认，是确保工艺确认阶段成功后仍处于受控状态。

（一）方案设计

持续工艺确认方案通常应考虑关键要素，包括但不限于：

（1）将被监测或测试类型（如工艺参数、进厂物料、中间产品或成品的物料属性、OOT/OOS、偏差等）。

（2）取样和测试策略。

（3）数据评价方法。

（4）可接受标准。

（5）工艺变更 / 趋势异常时的处理。

（二）过程中工艺变更 / 趋势异常时的处理

在持续工艺确认过程中超限、工艺转变和趋势异常都会引发基于风险的评估行动与工艺的改进 / 优化计划。持续工艺确认期间，如果监测工艺发现了偏离，应进行分析调查，若超出行动限需执行偏差处理程序。根据偏差调查结果，如果是工艺问题应针对具体原因采取必要的措施，如增加取样、调整工艺及后续的持续工艺确认方案调整（如有必要）等。

持续工艺确认期间如发生关键工艺参数等可能影响产品质量的改变时，应进行变更审批。如发生处方、关键工艺参数等改变，需开展改变性工艺验证，验证合格后采用新的工艺处方、关键工艺参数等生产。

七、工艺验证的关键步骤

并非所有的工艺步骤都需要验证，应将验证的重点放在关键工艺步骤上，通常关键工艺步骤包括以下内容：①任何改变产品性状的步骤；②所有影响产品均一性的步骤；③所有影响鉴别、纯度或质量标准的步骤；④延长储存期的步骤。

工艺验证的关键因素包括但不限于如下内容。

1．**起始物料**　起始物料的波动可能对产品质量产生不良影响；起始原料决定了产品的关键特性。

2．**工艺变量**　如果工艺变量的波动可能对产品质量产生显著影响，则被认为是关键的工艺变量。在验证方案中，应对每一个关键变量设置特定的接受标准。关键工艺变量应通过风险评估进行确定，常见的关键工艺变量包括但不限于：工艺时间、温度、压力、电导率、pH 值、产率、微生物、均匀性、储存时间等。现以固体制剂为例，列出了关键工艺变量（表 10-2-1）。

表 10-2-1　关键工艺变量

操作单元	工艺变量	考察指标
制粒	负载	水分
	制粒速度	含量
	液体加入速度	均匀度
	制粒时间	能量消耗

续表

操作单元	工艺变量	考察指标
干燥	负载 进风温度 气流速度 干燥时间	水分 堆密度
整粒	筛网目数 加料速度 整粒速度	粒径分布 堆密度
混合	负载 混合速度 混合时间	混合均匀性
压片	压片速度 压片压力 加料器转速	片重 硬度 / 脆碎度 片厚 水分 溶出度 / 崩解时限
填充	机速 真空度	装量差异 水分 崩解时限
灌装	灌装速度 横封温度 纵封温度	外观 装量差异 水分 粒度 溶化性 密封性
包衣	锅体转速 进风温度 进风量 喷雾速度	外观 包衣增重 溶出度 / 释放度 崩解时限

3. 中间过程控制。
4. 成品质量测试。
5. 稳定性研究。
6. 取样计划。
7. **设备** 应确定工艺过程中涉及的所有设备，关键设备参数的设定范围。验证范围应包括“最差条件”，即最有可能产生产品质量问题的参数设定条件。

第三节　设备确认

一、概述

（一）确认与生命周期的对应关系

厂房、设施、设备等的生命周期包含设计、采购、施工、测试、操作、维护、变更以及退役，而确认工作应贯穿生命周期的全过程，确保生命周期中的所有步骤始终处于一种受控的状态。通过图 10-3-1 可以看出确认与生命周期的对应关系。

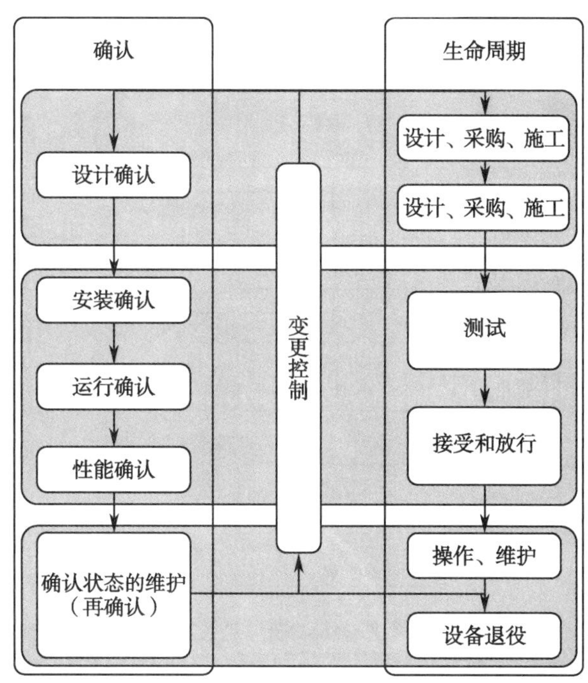

图 10-3-1　设备生命周期

确认包括设计确认（DQ）、安装确认（IQ）、运行确认（OQ）和性能确认（PQ）。《药品生产质量管理规范（2010 年修订）》第一百四十条对厂房、设施、设备的确认要求如下。

（1）设计确认应当证明厂房、设施、设备的设计符合预定用途和本规范要求。

（2）安装确认应当证明厂房、设施、设备的建造和安装符合设计标准。

（3）运行确认应当证明厂房、设施、设备的运行符合设计标准。

（4）性能确认应当证明厂房、设施、设备在正常操作方法和工艺条件下能够持续符合标准。

这里只讨论设备确认。

设备确认是保证产品质量的关键因素。只有对设备的设计、选型、安装及运行等设备生命周期全过程管理准确与否以及对产品工艺适应性作出评估，同时根据制药企业自身的生产实际情况，对相关设备进行设备确认，才能从设备方面为产品质量提供保证。

从本质来看，验证方案是实施验证的工作依据，也是重要的技术标准。验证的每个阶段，如设计确认、安装确认、运行确认、性能确认等都应有各自的验证方案。设备确认应按批准的方案进行流程执行（图 10-3-2）。

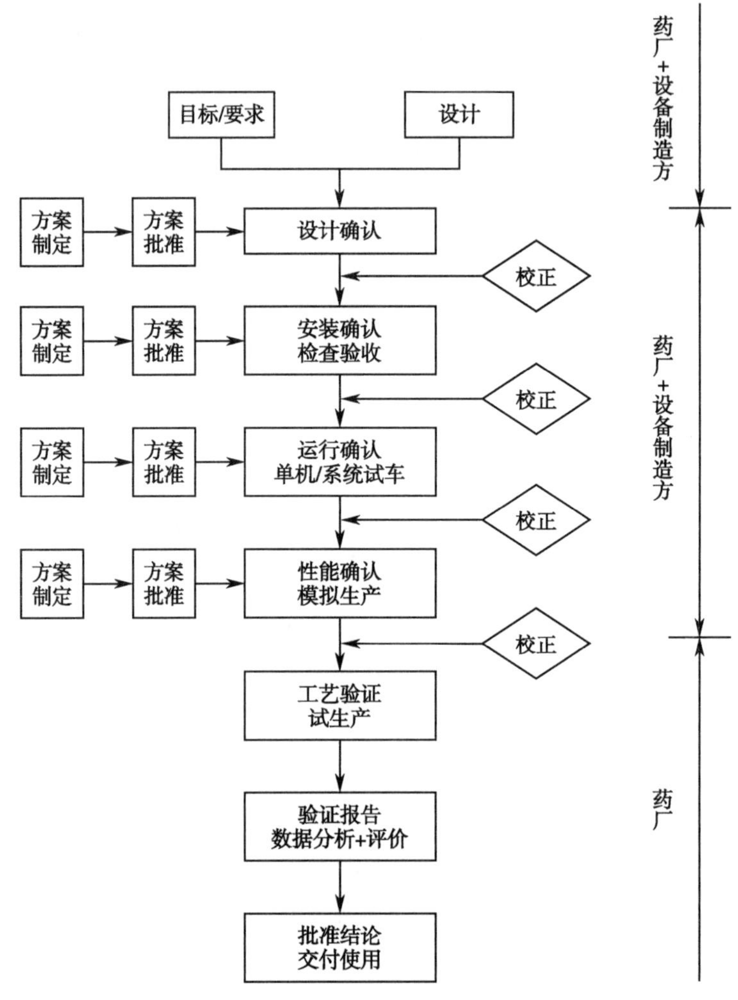

图 10-3-2　设备确认流程

（二）设备确认的目的

（1）工艺过程的每一个步骤均须进行控制，使得产品能够有效符合其一切品质特性及规范要求。

（2）保证优质产品，降低废品率，在药品制造过程出错时能够找出其故障原因进行解决。

（3）规范生产设备要求，符合法规。

（4）保证生产过程的稳定性、可靠性及设备性能。

（5）保证生产过程的产品质量。

设备是药品生产的重要资源之一，需要根据固体制剂产品的剂型及工艺特点要求和生产规模，选择和使用合理的生产设备，配备必要的工艺控制及设备功能，满足其生产工艺控制需要，降低污染和交叉污染的发生，并保证药品生产的质量、成本和生产效率的管理需要。通过完整的验证流程保证设备的性能满足预期要求，在使用中通过必要的校准、清洁和维护手段，保证设备的有效运行，并通过生产过程控制、预防维修、校验、再验证等方式保持持续验证状态。

二、设计确认

设计确认（DQ）通常指对设备的设计方案，包括功能说明、参数配置、平面布局、部件选型等是否符合 GMP 以及企业产品、生产工艺、维修保养、清洗、消毒等方面的要求。

新设备确认的第一步为设计确认，设计确认是有文件记录的对设备的设计所进行的审核活动，目的是确保设计符合用户所提出的各方面需求，经过批准的设计确认是后续确认活动（安装确认、运行确认、性能确认）的基础。

设计确认是验证的关键要素，因为设计的失误往往会造成设备或系统的先天性缺陷，最终可能造成企业工程进度延误和成本的浪费。

设计确认应重点审核设计中对产品质量、患者安全和数据完整性存在潜在影响的部分，主要包括：设备选型与功能完整性，性能参数和结构设计的合理性、先进性，操作方便和安全性，非正常情况的报警和保护措施等。

设计确认是为设备或系统的设计满足用户要求提供文件性证明。设计确认主要依据用户需求说明文件（user requirement specification，URS），对供应商文件进行审核，当供应商文件和 URS 内容不符时，需执行偏差程序。

通过起草 URS 文件来指导设计选型。可从设备的技术先进性、生产工艺适用性、经济合理性方面进行可靠性论证分析，并对设备的可用性、可靠性、可维护性、可行性、可操作性、安全性、卫生性、节能性、柔性配套性、服务等方面，进行市场调查和综合分析比较，确保设计和选型的正确。

通常设计确认包括以下项目。

（一）用户需求说明文件

从用户角度对设备提出的要求，需求的程度和细节应与风险复杂程度相匹配，针对固体制剂设备考虑以下几个方面。

（1）法规方面的要求（GMP 要求、健康环保安全要求）。

（2）功能方面的要求。

（3）安装方面的要求和限制（尺寸、材质、动力类型、洁净级别等）。

（4）文件方面的要求（供应商应提供的文件及格式要求，如图纸、维护计划、使用说明、备件清单等）。

（5）药品本身的特点以及工艺方面的要求。

用户需求说明是设备设计和选型的依据，决定了设备的性能，同时是设备的设计、采购、制造、安装、调试、验收等的基础。

用户需求说明文件的主要内容见表 10-3-1（根据实际需要可以增减）。

表 10-3-1 用户需求说明文件的主要内容

主要内容	具体描述
产品物理特性、化学特性	产品剂型、外形尺寸、密度、黏度、熔点、热性能、对温湿度的敏感程度、适应的储存条件、pH 值、氧化反应、毒性、腐蚀性、稳定性、其他特殊性质
生产规模要求	根据市场预测、生产条件、人力资源情况，预计设备涉及产品的年产量，每日班次
生产工艺要求	根据生产工艺流程提出设备工作流程需求；根据市场预测和生产条件提出能力需求，例如：生产批量，包装单位数量，装箱单位数量，生产设备的单位产出量，提升设备的最大提升重量和高度等
设备功能要求	根据生产工艺提出对设备功能需求，例如：温度范围及精度需求，速度范围及精度需求，混合均匀度需求，供料装置需求，传输装置需求，检测装置需求，成型需求，剪切需求，灌装精度、灌装形式需求等
关键材料要求	根据接触物料特性、环境特性、清洗特性、保证不与药品发生化学变化或吸附药品，而提出关键材料材质要求
清洁 / 消毒与灭菌要求	物料接触处无死角，表面粗糙度
外观要求	表面涂层色彩要求，拉丝处理、表面平面度、直线度，表面镀铬，不锈钢亚光，表面氧化防腐处理，表面喷塑
公用工程要求	符合当地的用电安全标准、工艺介质需求、排放标准，最大产能下和瞬时条件下的能耗和耗水量
环境安全、环境、健康要求	符合国家相关机器设备环境控制规范、当地的环保和行业安全规范
维护维修要求	关键的部件清单及备货、易损部件便于更换、各部位有维修空间、故障自动检测系统、物联网（IOT）系统、控制系统恢复启动备份盘、远程维护可能性
服务要求	项目进度、运输 / 安装和调试服务要求、测试 / 验证服务和文件要求、培训要求、维修反应时间与保修服务要求
技术资料要求	通常一式两份，纸质版和电子版各一份（技术图纸、操作手册等）

用户需求说明文件是用于采购合同、设备设计、制造、安装、调试、验收的技术文件。为了准确表述，应注意以下事项：需要用规范的相关设备技术语言，其中对关键技术指标、参数、功能作详细而明确的描述；需考虑设备可靠性、当前技术能力、投资成本方面因素；需要评估实现 URS 的可行性和风险。

（二）技术标准文件

从设计者角度对设备怎样满足用户需求所进行的说明，技术标准应根据用户需求说明文件中的条款准备，设备设计技术要求及关键要素描述（根据实际需要可以增减）见表 10-3-2。

表 10-3-2　设备设计技术要求及关键要素描述

技术要求	关键要素
工艺要求	工艺流程、各项工艺参数、批量大小、设备最大生产能力
功能要求	操作功能、工艺程序及操作配方、控制回路和联锁功能、报警功能、密码权限、系统数据及其他控制系统所需具备的功能等
设备结构选择	制剂设备机械传动结构应尽可能简单，尽可能选择密闭工艺过程结构设计；设备结构设计需要便于操作，方便维修；模具更换和需清洗的部件，易拆、易装、耐磨损并且定位准确，零件上和安装部位有清晰可见的零件号和定位标记，以保证零件安装正确，避免错位
材料选择	直接接触药品的材料不与药品发生反应、吸附或释放等不利影响；根据产品工艺特性考虑耐温、耐蚀、耐磨、强度等特性选材
检测功能	设备选型考虑在线检测功能；易发生偏差的部位安装相应的检测控制装置，关键工艺参数检测结果最好有数据记录及趋势图，便于分析、追踪；衡器、量具、仪器和仪表的测量范围、精度、分辨率应满足工艺要求
自控系统	制药设备宜采用以 PLC 为主的自控系统，按照得到用户审核批准的自控系统动作功能编程设计；操作界面应便于用户操作
安全、环保、健康要求	设备须符合国家及当地政府对安全、环境、健康的法规要求；设备须考虑人身和产品安全，通常有过载保护、进入危险部位的光电感应停机保护、安全报警装置、电离辐射防护、噪音、照度等设计；设备考虑人机工程设计，减少劳动者的劳动强度和长期高频活动损伤；尤其对产生粉尘、易燃挥发性气雾的设备、环境需要充分考虑设计防爆、防静电装置
公用工程的要求	为设备提供的动力能源（水、电、气等），废水废气排放应相匹配；设备接口及工艺连线设备要标准化，在工程设计中处理好接口关系

（三）比对文件（用户需求说明文件和技术标准文件）

将用户需求条款与设计条款进行逐条比对，将比对的结果进行记录，针对偏差，组织相关人员进行分析处理。

三、安装确认

安装确认（IQ）是对供应商所提供技术资料的核查，对设备、备品备件的检查、验收以及设备的安装检查，以证明其是否符合 GMP、厂商的标准及企业特定技术要求的一系列活动。

安装确认的目的是确认现场安装条件符合设计要求；确认设备材料正确、齐全；确认关键部件符合设计要求，安装正确；确定设备的安装过程满足 GMP 要求，符合公司生产要求。

对新的或改造后的设备需进行安装确认，企业应当根据用户需求和设计确认中的技术要求对厂房、设施、设备进行验收并记录。

设备的安装应对照设计确认文件进行检查，原则上，安装确认包括两方面的工作：一方面是核对供应商所提供的技术资料是否齐全，如设备、仪表、材料的合格证书、设备总图、零部件图纸、操作手册、安装说明书、备品备件清单等，并根据所提供资料与设备核对，检查到货与清单是否相符，是否与订货合同一致；另一方面是根据工艺流程、安装图纸检查设备的安装情况，如设备的安装位置是否合适，管路焊接是否光洁，所配备的仪表精度是否符合规定要求，安装是否符合供货商提出的安装条件等。针对固体制剂生产工艺多数为产尘岗位，从GMP防止污染和交叉污染、人员防护角度出发，要求工艺设备在安装确认时着重对设备密封件、使用部件材质、润滑剂进行确认。

安装确认应关注以下方面。

（1）根据最新的工程图纸和技术要求，检查设备、管道、公用设施和仪器的安装是否符合设计标准。

（2）收集及整理（归档）由供应商提供的操作指南、维护保养手册。

（3）相应的仪器仪表应进行必要的校准。

（4）做好各种检查记录，收集有关的资料及数据，制订固体制剂设备标准操作规程的草案。

安装确认应包括以下的检查项目（根据实际需要可以增减）（表10-3-3）。

表10-3-3 安装确认检查项目

项目	检查描述
货物的完整性	①实物与订单、发货单、DQ文件等进行核对；②检查设计确认文件中所规定的文件（如操作说明、备件清单、图纸等）是否齐全
材质和表面	①检查设备材质类型和表面的光滑程度；②可能对产品质量产生影响的其他物质（如润滑剂、冷却剂等）
安装和连接情况	①对照图纸检查安装情况（机械安装、电器安装、控制回路等）；②加工情况（如焊接、排空能力、管路斜度、盲管等）；③标识情况（设备编号的标识、管路标识等）；④检查设备设施与动力系统的连接情况；⑤检查设备设施与公用设施（如压缩空气系统、冷水系统等）的连接情况
校准	①对设备的控制或测量用的仪表进行校准需求的评估；②对需校准的仪表建立校准方法；③完成初始校准
文件	①收集及整理（归档）由供应商提供的操作指导、维护和清洁方面的要求；②建立设备工作日志；③技术图纸的审核

四、运行确认

运行确认（OQ）是通过检查、检测等测试方式，用文件的形式证明固体制剂设施、系统、设备的运行状况符合设备出厂技术参数，能满足用户需求说明和设计确认中的功能技术指标，是证明各项技术参数能否达到设定要求的一系列活动。

运行确认应在安装确认完成之后进行，其中的测试项目应根据对于工艺、设备和系统的相关知识而制定，测试应包括所谓的“最差条件”即操作参数的上下限度，而且测试应有足够的次数，以确保结果可靠并且有意义。

运行确认是确认设备所有可能影响产品质量的各个方面都在预期的范围之内运行。所有关键部件必须根据预先审批的确认方案进行测试，测试的方法和范围将根据设备的类型和复杂程度，以及设备的关键程度而定。运行确认的关键点是固体制剂设施、系统、设备的功能测试，在测试过程中将关注影响产品质量的关键参数，测试应证实其功能满足预定的运行范围。按照设备的操作 SOP，对设备的运行情况进行考察，观察其技术指标以及运行中的噪声、震动、控制系统等，各项控制参数的精度应能满足生产工艺所要求控制的精度范围，应在运行确认中确认参数稳定，可以精确控制，以确保设备运行能达到设备设计要求。

运行确认至少要求满足：根据设施、设备的设计标准制定运行测试项目；试验 / 测试应在一种或一组运行条件之下进行，包括设备运行的上下限，必要时选择“最差条件”。

通过规范性文件和记录，确定设备所有的关键部件和直接影响系统，在已定的限度和容许范围内能够正常运行，各项技术参数都能达到设定要求；确定设备的运行过程满足 GMP 要求，符合公司生产要求。

运行确认应包括以下内容（根据实际需要可以增减）（表 10-3-4）。

表 10-3-4　运行确认相关内容

内容	描述
功能测试	①设备的基本功能；②控制方面的功能（如报警、自动控制等）；③安全方面的功能（如设备的急停开关功能、安全联锁功能等）
培训	①人员已经过适当的培训；②培训内容：操作、维护、清洁、安全指导等方面
测量用仪器	所使用的测量用仪器仪表都经过校准
相关文件的准备情况	①操作规程；②预防性维护计划；③检准计划；④监测计划

五、性能确认

性能确认（PQ）是为了证明设备、系统是否达到设计标准和 GMP 有关要求而进行的系统性检查和试验。

就固体制剂设备而言，性能确认系指通过设备整体运行的方法，考察设备运行的可靠性、主要运行参数的稳定性和生产产品质量均一性、运行结果重现性的一系列活动。应当根据已有的固体制剂生产工艺、设施和设备的相关知识制定性能确认方案，使用生产物料、适当的替代品或者模拟产品来进行试验 / 测试。验证使用的物料必须符合规定的质量要求，可以使用与实际生产相同的物料，也可以使用有代表性的替代物料（如空白剂）。生产操作过程必须执行设备 SOP。应当评估测试过程中所需的取样频率。对于比较简单、运行较为稳定、人员已有一定同类设备实际运行经验或基于风险评估风险级别较低的生产线，可将性能确认与产品的工艺验证结合来进行。

性能确认包含但不局限于以下要求：

（1）现有的偏差或变更，不影响性能确认结果。

（2）采用产品物料或确认代替品或模拟产品进行测试，证明工艺技术要求和设备系统功能特征满足 GMP 要求，符合公司生产要求。

（3）确认过程中，可使用产品物料，或不影响测试效果的确认代替品。

（4）确认需覆盖关键控制系统、关键工艺参数、关键质量属性。

（5）性能确认前提是通过评估确定确认的项目、方法、标准。

（6）性能确认测试时所有参数范围须明确，且符合 URS 要求。

性能确认主要考查运行参数确定的前提下，设备功能相符性和稳定性、产品的质量参数和安全保护功能（如剔废率、破瓶率等）都符合要求、确认过程和结果的重现性。

性能确认文件需注意：

（1）设备确认方案中，须明确设备确认用参数和生产用参数。

（2）确认过程中需要的物料和包材等都需要在文件中注明。

（3）性能确认总结中要包括确认项目结果回顾、设备设置参数回顾、对确认状态是否漂移和如何达到确认状态的回顾。

六、再确认

对于再确认，《药品生产质量管理规范（2010 年修订）》第八十一条规定：“经改造或重大维修的设备应当进行再确认，符合要求后方可用于生产。”设备完成确认之后应通过变更管理系统进行控制，对它的确认状态进行维护。

在没有发生较大的变更的情况下，可以通过对维护、校准、工作日志、偏差、变更等的定期回顾确保设备的确认状态。这种周期性的回顾可视为再确认；当发生改造、变更或反复出现故障时，需通过风险评估确定是否进行再确认，以及再确认的范围和程度。

主要参考文献

[1] 方亮．药剂学 [M]．8 版．北京：人民卫生出版社，2016.

[2] 屠锡德，张均寿，朱家壁．药剂学 [M]．3 版．北京：人民卫生出版社，2004.

[3] 崔福德．药剂学 [M]．7 版．北京：人民卫生出版社，2011.

[4] 崔福德，游本刚，寸冬梅．粉体技术在制药工业中的应用 [J]．中国药剂学杂志，2003，1（2）：69-76.

[5] 洪晓轩，陈文．粉体混合评价技术的研究进展 [J]．中国新药杂志，2020，29（14）：1607-1614.

[6] 杜焰，冯怡，徐德生，等．药物粉体压缩与结合特性研究进展 [J]．中国现代应用药学，2021，29（1）：27-30.

[7] 杜焰，赵立杰，熊耀坤，等．茯苓粉的物理性质与直压特性的研究 [J]．中成药，2013，35（5）：928-932.

[8] 樊鹏帅，杨宗玲，王俊等．桑叶提取物压片糖果粉体造粒工艺优化 [J]．食品与发酵工业，2022，48（9）：179-185.

[9] 国家药典委员会．中华人民共和国药典 [S]．四部．北京：中国医药科技出版社，2020.

[10] 国家食品药品监督管理局药品认证管理中心．药品 GMP 指南 [M]．北京：中国医药科技出版社，2011.

[11] 曹光明．中药工程学 [M]．2 版．北京：中国医药科技出版社，2001.

[12] 国家药典委员会，中国食品药品国际交流中心．口服固体制剂制造风险管控关键技术要点 [M]．北京：中国医药科技出版社，2022.

[13] 付允强．振荡筛筛分机理的分析与研究 [D]．西安：长安大学，2008.

[14] 李范珠．药物制粒技术 [M]．北京：化学工业出版社，2007.

[15] 李海华，周进东．湿法制粒技术在颗粒剂的应用改进 [J]．海南医学，2004（10）：112-113.

[16] 胡启飞，杨继东，陈曼，等．中药颗粒剂制粒工艺现状和展望 [J]．世界科学技术（中医药现代化），2012，14（6）：2212-2216.

[17] 任沁，刘怡，祝旻卿，等．双螺杆挤出湿法制粒工艺参数对颗粒可压片性和片剂溶出速度的影响 [J]．中国医药工业杂志，2021，52（9）：1215-1223.

[18] FONTEYNE M, FUSSELL A L, VERCRUYSSE J, et al. Distribution of binder in granules produced by means of twin screw granulation[J]. Int J Pharm, 2014, 462(1/2): 8-10.

[19] KITTIKUNAKORN N, SUN C C, ZHANG F. Effect of screw profile and processing conditions

on physical transformation and chemical degradation of gabapentin during twin-screw melt granulation[J]. Eur J Pharm Sci, 2019, 131: 243-253.

[20] M. 莱文．国外药学专著译丛：制剂工艺放大 [M]．北京：化学工业出版社，2009.

[21] 刘耀，刘松青．挤出 - 滚圆法制备微丸的研究进展 [J]．中国药学杂志，2008，43（6）: 401-405.

[22] 魏增余．高效湿法混合制粒机在中药制剂生产中的应用 [J]．机电信息，2011（26）: 38-41.

[23] 王弘，郭代红，刘皈阳．湿法制粒工序参数的应用进展 [J]．中国新药杂志，2007(5): 361-365.

[24] 郑珂．湿法混合制粒新技术在固体制剂生产中的应用 [J]．中国药物经济学，2014，9（S1）: 58-59.

[25] 邢耀东．立式高速湿法制粒机 [P]．云南：CN204220110U，2015-03-25.

[26] 袁春平，时晔，王健，等．口服固体制剂连续制造的研究进展 [J]．中国医药工业杂志，2016，47（11）: 1457-1463.

[27] 潘新亮．双螺杆挤出机在调制可纺沥青中的应用 [J]．广东化工，2017，44（20）: 61-63.

[28] 于佳琦，徐冰，姚璐，等．中药质量源于设计方法和应用：智能制造 [J]．世界中医药，2018，13（3）: 574-579.

[29] VERCRUYSSE J, DíAZ D C, PEETERS E, et al. Continuous twin screw granulation: influence of process variables on granule and tablet quality[J]. European Journal of Pharmaceutics and Biopharmaceutics, 2012, 82(1): 205-211.

[30] PORTIER C, PANDELAERE K, DELAET U, et al. Continuous twin screw granulatio: influence of process and formulation variables on granule quality attributes of model formulations[J]. International Journal of Pharmaceutics, 2020, 576: 118981.

[31] 张长森．粉体技术及设备 [M]．2 版．上海：华东理工大学出版社，2020.

[32] SCHINDEL J. Tableting specification manual[M]. 6th ed. Washington DC:American Pharmaceutical Association, 2003.

[33] 陈露真．高速压片冲模片形面压片力额定值的计算 [J]．机电信息，2006（51）: 33-39.

[34] 陈露真．论高速压片冲模的尺寸检测 [J]．机电信息，2007（32）: 42-46.

[35] 管青宇．制药压片粉末流动性的评价方法［EB/OL］.（2020-01-18）［2022-06-28］. https://www.yiqi.com/zt2581/article_7220.html.

[36] 王晨光，邓丽，施春阳，等．药物粉体可压性影响因素及改善策略 [J]．中国药学杂志，2013，48（11）: 845-849.

[37] 刘茂军．中药片剂压片过程中应注意的问题及解决方法 [J]．继续医学教育，2007（33）: 92-94.

[38] 张媚媚，韩珂，吴传斌．微丸压片工艺研究进展 [J]．国际药学研究杂志，2008（2）: 128-132.

[39] 高春生，梅兴国．微丸压片技术的研究进展 [J]．中国药学杂志，2006（3）: 163-166.

[40] 岳鹏飞，郑琴，胡鹏翼，等．浅析全粉末直接压片技术及其在中药应用中的关键问题 [J]．中草药，2010，41（12）: 2099-2101.

[41] 张绪峤. 药物制剂设备与车间工艺设计 [M]. 北京：中国医药科技出版社，2000.

[42] 吴兴君. 特殊口服固体制剂——包芯片压片技术应用及特点 [EB/OL].（2019-07-09）[2022-06-28]. https://www.sohu.com/a/325798560_320025?qq-pf-to=pcqq.c2c.

[43] 于文强. 特殊口服固体制剂——MUPS 的技术及应用解析 [EB/OL].（2019-08-20）[2022-06-28]. https://www.sohu.com/a/335192646_320025.

[44] 韩前健. 从实际应用角度看 Courtoy 公司压片机效果 [J]. 机电信息，2010（8）：35-37.

[45] 黄健，高春生，单利，等. 微片的研究与应用概述 [J]. 中国药学杂志，2005，40（19）：1441-1443.

[46] 兰颐，杨琳，王雪娟，等. 儿童口服微片适宜性调查及研发策略 [J]. 中国新药杂志，2018，27（17）：2026-2032.

[47] 简晖，罗晓健，黄珊珊，微片制备工艺和设备的研究概况 [J]. 中国医药工业杂志，2017，48（7）：974-981.

[48] 邹华. 粉末直接压片工艺的应用与推广 [J]. 泰州职业技术学院学报，2008，8（1）：60-63.

[49] 丁立，邹玉繁. 药物制剂技术 [M]. 北京：化学工业出版社，2016.

[50] 杜秀园. 胶囊剂生产与检测技术 [M]. 北京：中央广播电视大学出版社，2015.

[51] 姚元超，赵禾粼. 浅析制药设备 GMP 功能及其应用 [J]. 黑龙江科技信息，2011（6）：30.

[52] 陈俊. 关于制药设备验证的探讨 [J]. 武汉工业学院学报，2011，30（3）：107-109.

[53] 孙广友，范存霞. 浅谈制药设备 GMP 验证 [J]. 机电信息，2010（2）：36-38.

[54] 冯怡. 中药固体制剂技术理论与实践 [M]. 北京：中国中医药出版社，2017.

[55] 陈宇洲. 制药设备与工艺 [M]. 北京：化学工业出版社，2020.

[56] 麻林. 一种新型药丸抛光机 [J]. 机电信息，2010，278（32）：26-27，40.

[57] SMITH G W, MACLEOD G S, FELL J T. Mixing efficiency in side-vented coating equipment[J]. AAPS Pharm Sci Tech, 2003: 71-75.

[58] 温玉琴，吕竹芬. 干包衣技术及其在微丸包衣中的应用 [J]. 广东药学院学报，2007（3）：346-349.

[59] JING Z H, MA Y L, ZHU J. Application of a novel electrostatic dry powder coating technology on capsules for enteric release[J]. Journal of Drug Delivery Science and Technolog, 2022(68):103058.

[60] FOPPOLI A, MARONI A, CEREA M, et al. Dry coating of solid dosage forms：an overview of processes and applications[J]. Drug Development and Industrial Pharmacy, 2017, 43(12):1919-1931.

[61] YANG Q L, YUAN F, XU L, et al. Moisture barrier films for herbal medicines fabricated by electrostatic dry coating with ultrafine powders[J]. Powder Technology, 2020(366):701-708.

[62] 肖菊香，马晓文，莫炜，等. 超临界流体制备 BSA 包衣微丸及释药特性 [J]. 复旦学报（医学版），2008，35（3）：380-383.

[63] 袁凤，杨庆良，杨燕，等. 药物固体制剂静电干粉包衣技术研究进展 [J]. 中国药学杂志，2018，53（20）：1709-1713.

[64] 关志宇，刘星宇，姜晟，等. 中药连续化生产的必要性与可行性探讨 [J]. 中草药，2022，53（12）：3573-3580.

[65] 肖丹凤. 连续制造发展趋势明确，国内药企向装备技术要红利 [EB/OL].（2022-07-22）[2022-10-25]. http://www.xinxiao114.com/news/show.php?itemid=3689.

[66] 孙钟毓，李浩源，陈丽芳，等. 国内外药品连续制造监管实践与发展的思考 [J]. 中国食品药品监管，2022（7）：26-37.

[67] 褚小立，张莉，燕译程. 现代过程分析技术交叉学科发展前沿与展望 [M]. 北京：机械工业出版社，2016.

[68] SWARBRICK J, BOYLAN J C. 制剂技术百科全书 [M]. 王浩，侯惠民，译. 北京：科学出版社，2009.

[69] 乔勇. 从 GMP 工艺验证的相关要求建立合理的工艺验证规程 [EB/OL].（2021-07-18）[2022-10-25]. https://mp.weixin.qq.com/s/TnfCIIhaGKjgvfNfmDp1dA.

56检